Dr. Mattern 23/01/95

DR. R. MATTERN
Paradiesgasse 8a
8450 Amberg

Bioprogressive™ Therapie

ROBERT M. RICKETTS, DDS, MS
RUEL W. BENCH, DDS
CARL F. GUGINO, DDS
JAMES J. HILGERS, DDS
ROBERT J. SCHULHOF, AB, MA

Bioprogressive™ Therapie

ROBERT M. RICKETTS, DDS, MS
RUEL W. BENCH, DDS
CARL F. GUGINO, DDS
JAMES J. HILGERS, DDS
ROBERT J. SCHULHOF, AB, MA

Übersetzung und Bearbeitung
der deutschen Ausgabe:
Prof. Dr. Manfred Heideborn

2. Auflage

rocky mountain®/orthodontics,
Denver, Col.

Dr. Alfred Hüthig Verlag Heidelberg

Die Originalausgabe ist 1979 bei Rocky Mountain®/Orthodontics, P. O. Box 17085, Denver, Colorado 80217, USA, unter dem Titel »Bioprogressive Therapy« erschienen.

ISBN 3-7785-1589-6

Deutsche Übersetzung:
Prof. Dr. Manfred O. Heideborn, Freiburg.

Für die Originalausgabe:
© 1979 by
    Robert M. Ricketts, D.D.S., M.S.
    Ruel W. Bench, D.D.S.
    Carl F. Gugino, D.D.S.
    James J. Hilgers, D.D.S.
    Robert J. Schulhof, A. B., M. A.
    Rocky Mountain®/Orthodontics
    JPO, Inc. (Journal of Clinical Orthodontics)

Für die deutsche Ausgabe:
© 1988 Dr. Alfred Hüthig Verlag GmbH, Heidelberg

Die Urheberrechte, insbesondere die der Übersetzung, des Nachdrucks, der Funksendung, der Wiedergabe auf photomechanischem oder ähnlichem Wege sowie der Speicherung und Auswertung in Datenverarbeitungsanlagen, bleiben, auch bei nur auszugsweiser Verwertung, vorbehalten.
Die Wiedergabe von Gebrauchsnamen, Handelsnamen, Warenbezeichnungen und dergleichen in diesem Buch berechtigt auch ohne besondere Kennzeichnung nicht zu der Annahme, daß solche Namen und Bezeichnungen im Sinne der Warenzeichen- und Warenschutzgesetzgebung als frei zu betrachten seien und daher von jedermann benutzt werden dürfen.
Printed in Germany.
Satz und Druck: Tutte Druckerei GmbH, Salzweg-Passau.

Vorwort

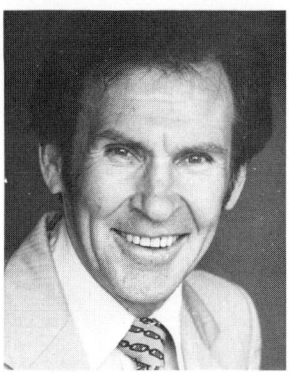

Robert M. Ricketts, D.D.S., M.S.

Es gibt zwei grundlegende Wahrheiten in der Kieferorthopädie: Die *eine* ist, daß Veränderungen der Technik unausweichlich sind. Dies liegt in der Tatsache begründet, daß ständig neue Materialien entwickelt werden und mit dem Aufkommen neuer Materialien neue Technologien. Die *andere* ist, daß sich die Biologie *nicht* verändert. Lebende Gewebe reagieren immer wieder auf die gleiche Art und Weise; die Lebensprozesse setzen sich Jahrtausend für Jahrtausend fort. Die wirkliche Aufgabe des Kieferorthopäden liegt darin, seine Kenntnisse und seine technischen Fertigkeiten innerhalb der biologischen Grenzen richtig anzuwenden. Er muß also Verständnis für die Natur haben und *zusammen mit ihr* auf ästhetisches und funktionelles Gleichgewicht sowie auf gute Funktion und Aufrechterhaltung der Gewebe hinarbeiten; dieses Grundprinzip ist wichtig für die dauerhafte Gesundheit und das Wohlbefinden des Patienten.

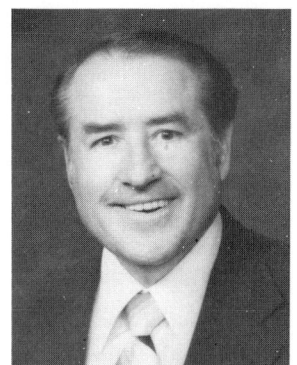

Ruel W. Bench, D.D.S.

Auf die Natur der Gewebe einzugehen, sie zu berücksichtigen, ist eine selbstverständliche Aufgabe jeder Kieferorthopädie, aber vielleicht ist diesbezüglich kein anderer methodischer Ansatz in der Gesamtheit seiner klinischen Konsequenzen so wohlabgewogen wie die *bioprogressive* Denkweise. Das Wort »bioprogressiv« ist natürlich nichts anderes als ein Etikett. Etwa im Jahr 1955 wurden neue wissenschaftliche Erkenntnisse und Beobachtungen bekannt, welche die Dogmen in Frage stellten, die früher das Fachgebiet der Kieferorthopädie geprägt hatten. Nachdem ein neues Prinzip nach dem anderen hatte Fuß fassen können, folgten die entsprechenden Veränderungen bei der klinischen Behandlung. Es dauerte allerdings eine Reihe von Jahren, bis die Richtigkeit einiger dieser neuen Prinzipien wirklich bewiesen wurde. Es bedurfte vieler Anstrengungen im klinischen Bereich an verschiedenen Projekten, damit die Behandlungstechnik diesen Prinzipien entsprechend verbessert werden konnte.

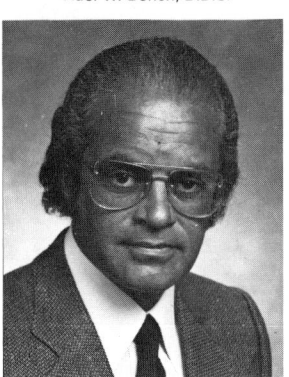

Carl F. Gugino, D.D.S.

Zur Zeit (1979), da ich dies schreibe, werden für mehr als tausend Kieferorthopäden in der ganzen Welt umfangreiche Seminare über diese Methodik veranstaltet. Kurzkurse wurden auch von mir selbst und von meinen Kollegen, den Kieferorthopäden Bench, Gugino, Hilgers und Fischer, abgehalten; außerdem haben viele andere ausländische und amerikanische Kollegen diese Methodik weiteren tausenden von Kollegen vermittelt. Diese Bewegung ist somit eine Kraft geworden, die den gesamten Berufsstand weltweit beeinflußt.

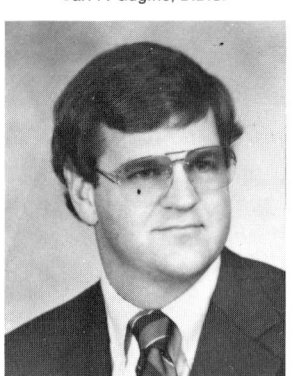

James J. Hilgers, D.D.S.

Die »bioprogressiven« Diagnose- und Therapieverfahren entstanden als eine Abkehr von den etablierten Verfahren anderer Multibandtechniken, besonders von der Edgewise-Therapie, die im allgemeinen vorsah, erst das bleibende Gebiß zu korrigieren, alle verfügbaren Zähne vollständig zu bebändern und unter Zuhilfenahme fortlaufender Bögen im gesamten Mund einen Zahn nach dem anderen zu behandeln. Eine detaillierte Analyse einer Reihe von Vollbänderungsverfahren zeigte, daß sie in vielen Fällen die Notwendigkeit zu extrahieren mit heraufbeschwören und daß sie oft unbiologisch und eng begrenzt in der klinischen Anwendung sind. Selbst wenn man von der direkten Klebemethode Gebrauch macht und das Separieren vermeidet, zeigen sich bei der Beklebung der Zähne und gleichzeitiger Kraftanwendung dieselben Grenzen, und es kommt häufig zu unerwünschten Zahnbewegungen. Der neue methodische Ansatz macht es erforderlich, Prioritäten zu setzen: Man

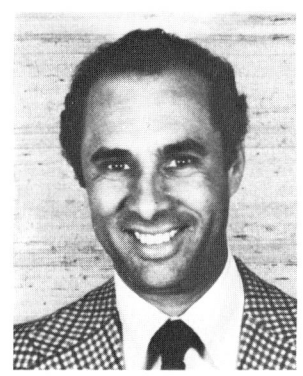

Robert J. Schulhof, A.B., M.A.

stellt also eine Hierarchie der einzelnen Bewegungen auf, und zwar in Relation zu den Kaukräften, den Wachstumskräften und den weiteren in diesem Bereich wirksamen Naturkräften. Immer wenn auf diese neue Weise vorgegangen wurde, kam es zu günstigen Veränderungsprozessen, weil die Hauptprobleme nach vernünftigen Prioritäten behandelt wurden und weil nie vergessen wurde, daß man es mit lebenden Geweben zu tun hatte. Daraus erklärt sich die Vorsilbe »bio«; sie wird also benutzt, um an die zwingenden biologischen Bedingungen zu erinnern, deren man sich bei dieser Technik stets bewußt sein sollte.

Vor ein paar Jahren habe ich 72 Prinzipien aufgelistet, von denen ich glaubte, daß sie in ihren jeweiligen biologischen und mechanischen Bereichen bestimmende Charakteristika dieser Technik seien. Einige der Hauptpunkte sind hier eingefügt; einer davon ist die überlegte Einbeziehung des Wachstums.

Wachstum wird der Verankerung im Sinne einer negativen Rückkoppelung gleichgesetzt. Wenn wir das zu erwartende Wachstum ausrechnen, können wir feststellen, welche Verankerung *nicht* erforderlich ist. So läßt sich der Umfang der bei richtiger Nutzung des Wachstums benötigten bzw. nicht benötigten Verankerung ermitteln.

Ein weiteres mit dem Wachstum zusammenhängendes Merkmal ist die stark gesteigerte Bedeutung orthopädischer Aspekte. Wenn ein ganzer Kiefer modifiziert oder in seiner Lage verändert werden kann – und zwar abweichend von dem, was ohne Behandlung geschehen würde –, so kann auf diese Weise der gesamte Zahnbogen beeinflußt werden, ohne daß die Zähne selbst im Alveolarfortsatz bewegt werden. Wir können dies bei der Abschätzung der orthopädischen Effekte im Oberkiefer feststellen und in gewissem Grade auch bei der Behandlung des Unterkiefers, nämlich wenn – besonders bei sehr jungen Patienten – Apparate verwendet werden, die den Unterkiefer in eine andere Lage bringen. Es ist also festzuhalten, daß orthopädische und orthodontische Maßnahmen bei unserer Methode mit den weiterhin wirksamen Kräften des normalen Wachstums kombiniert werden können.

Im Lichte der vorliegenden Beweise und auf der Basis einer langjährig erfolgreichen klinischen Praxis mit Langzeituntersuchungen, welche die Richtigkeit unseres Weges bestätigen, glauben wir, daß unsere Kenntnisse jetzt ein sehr fortgeschrittenes Stadium erreicht haben. Wachstumsvorhersagen können erstellt und Behandlungsziele dergestalt in die Vorhersagen eingearbeitet werden, daß ein »sichtbar gemachter Behandlungsplan« entsteht. Wir planen das gewünschte Ergebnis, bevor wir mit der Behandlung des Patienten anfangen. Auf dieser Grundlage können die einzelnen Behandlungsschritte überlegt und berechnet werden. Die Planung der Behandlung sowie die Aufeinanderfolge der zu erreichenden Ziele können, auf einer fachlich korrekten Basis ausgearbeitet, auf den einzelnen Patienten abgestimmt werden.

Als dritter sehr wichtiger Punkt ist auch gezeigt worden, daß Zähne intrudiert werden können; dies bezieht sich auf die oberen Molaren, die unteren Molaren, die oberen Schneidezähne und, besonders bei Tiefbißfällen, auch auf die unteren Schneidezähne. Das Ziel ist, ein funktionelles Gleichgewicht zu erreichen und die Okklusion so zu behandeln, daß die Zähne in Schlußbißstellung in Kontakt miteinander stehen und die Funktion sie in ihren neuen Stellungen stützt. Dies beinhaltet noch ein anderes Ziel, nämlich den Mundraum so zu verändern, daß der Patient die neuen dentalen Verhältnisse auch akzeptieren kann. Wenn die Umgebung nicht automatisch in der gewünschten Weise modifiziert wird, dann wird sie verbessert oder so weit erneuert, daß sich eine neue, zuträgliche Muskelaktivität sehr leicht einstellen kann. Auf der Basis dieser Prinzipien wurde gezeigt, daß bei Patienten, deren Prognose diese Art der Behandlung sinnvoll erscheinen läßt, die unteren Schneidezähne labial oder lingual bewegt und die Zahnbögen dauerhaft expandiert werden können.

Vorwort

Ein anderer grundlegender Faktor der bioprogressiven Denkweise besteht darin, die Kortikalis als eine der Basen für die Verankerung zu erkennen und zu nutzen. Dies beinhaltet aber auch das Umgehen der kortikalen Verankerung, wenn mit den Zahnbewegungen begonnen wird, und das wiederum erfordert zwei andere Notwendigkeiten: zum einen die genaue Kenntnis der Anatomie und zweitens die exakte Kontrolle der Kräfte und ihrer Richtung.

Um genau zu sein und die bestmögliche Information zu erhalten, werden die Messungen in den Computer eingespeist. So können auch Vergleiche mit anderen Standards angestellt werden. Spezielle Einzelheiten lassen sich identifizieren und zur Auswahl der spezifischen Behandlung in Bezug setzen.

Ein weiterer Faktor ist die umfangreiche Benutzung von vorgeformten Materialien mit »eingebauten« Eigenschaften. Dies bezieht sich nicht nur auf *den* Teil der Geräte, der zum Halten dient, sondern schließt auch die Aktivierungsmechanismen verschiedener Drahtformen und Hilfsgeräte ein.

Letztlich bilden alle diese Faktoren ein Managementwerkzeug und passen somit in das Gesamtprogramm. Sie ermöglichen Managementverhalten in der Praxis, mit dem eine sehr große Effizienz entwickelt werden kann, wobei gleichzeitig ein hoher Qualitätsstandard gewährleistet ist und nach exzellenten Ergebnissen gestrebt wird.

Wir hatten glücklicherweise in unserem Team einen Mathematiker, nämlich *Robert J. Schulhof* (meiner Meinung nach gleichzeitig ein »Bio-Ingenieur«). Wir haben in den vergangenen 13 Jahren zusammengearbeitet, um kieferorthopädische Informationen den Erfordernissen des Computers anzupassen. Die ausgezeichneten Beiträge von Herrn Schulhof sprechen für sich, und er hat unseren wissenschaftlichen Untersuchungen durch sein statistisches Können Genauigkeit und Vertrauenswürdigkeit gegeben.

Die Kieferorthopäden *Bench, Gugino* und *Hilgers* haben zwölf einzelne Kapitel geschrieben, um unsere »Philosophie« zu erklären. Es hat viel Arbeit gekostet, jede einzelne Technik genau zu beschreiben, da Schemazeichnungen allein – ihrer wesentlichen Aufgabe gemäß – immer die Tendenz zeigen, Phänomene und Zusammenhänge einfacher darzustellen, als diese in Wirklichkeit sind. Diese Männer haben mit der Vorstellung ihrer Ideen eine bemerkenswerte Arbeit geleistet. Man soll auch nicht vergessen, daß jeder einzelne Autor sein eigenes »Bewegungsmuster« hat und daß ihm bestimmte Verfahren besser liegen mögen als solche, die wiederum für andere günstiger sein können. Das Schöne an der Bioprogressiven Therapie ist – wie bei der Edgewise-Technik auch – ihre große Flexibilität. Ich möchte diese ausgezeichneten Kieferorthopäden zu ihren Darstellungen beglückwünschen und hoffe, daß sie erfolgreich an der Vermittlung von Information und Wissen weiterarbeiten – zum Nutzen unseres Fachgebietes.

Robert Murray Ricketts

Dank

Wir, die Autoren, wollen denjenigen aufrichtig danken, die uns bei der Veröffentlichung dieses ersten Buches über die Bioprogressive Therapie geholfen haben. Dieses Werk gibt zusammenfassend den jetzigen Entwicklungsstand der Bioprogressiven Therapie wieder, der in vielen Jahren wissenschaftlicher Forschung und klinischer Anstrengungen erreicht wurde. Für jeden von uns und auf jedem der verschiedenen Interessengebiete war die Arbeit an diesem Werk eine lohnende Erfahrung.

Unser spezieller Dank gilt einer Reihe von Einzelpersonen und Organisationen: *Eugene L. Gottlieb, D. D. S.*, Herausgeber des *Journal of Clinical Orthodontics*, der zuerst die einzelnen Kapitel von Teil 1 und Teil 4 veröffentlichte; der *Foundation for Orthodontic Research*, die zuerst die Teile 2 und 3 veröffentlichte; der *Rocky Mountain® / Communicators*, einer Abteilung der *Rocky Mountain® / Data Systems* – die, wie so oft, im Hintergrund stand – für ihre wissenschaftlichen Arbeiten und analytischen Beiträge sowie für ihre technische Hilfe und ihr Interesse für die Kieferorthopädie; der *Louis A. Allen Company* und der *Millenium Society* für die materielle Unterstützung.

Robert M. Ricketts, D.D.S., M.S.

Ruel W. Bench, D.D.S.

Carl F. Gugino, D.D.S.

James J. Hilgers, D.D.S.

Robert J. Schulhof, A.B., M.A.

Vorwort des Übersetzers

Die mitteleuropäischen Kieferorthopäden wurden vor zwei Jahrzehnten sowohl durch ausländische als auch inländische Fortbildungsveranstaltungen und die Lektüre der Fachzeitschriften mit dem Standard der internationalen Kieferorthopädie konfrontiert. Die festsitzenden Multibandgeräte kontrastierten in Konstruktion und Anwendung mit den damals in Deutschland dominierenden Geräten der sogenannten Standardtherapie, also den funktionskieferorthopädischen Geräten und den aktiven Platten. Wer als Kieferorthopäde in den USA die dortigen Behandlungen sah, fühlte sich dabei gelegentlich von den mechanistischen Denkweisen abgestoßen – zumindest bis zu dem Zeitpunkt, da er die umfassende biologische Fachfortbildung kennenlernen konnte.

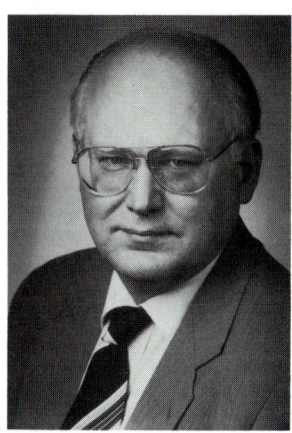

Prof. Dr. Manfred O. Heideborn

Für mich war damals nach langem Suchen und der intensiven Beschäftigung mit verschiedenen anderen Behandlungstechniken der Kontakt mit dem Arbeitskreis um die dominierende Persönlichkeit von Robert Murray Ricketts wegweisend. Wohl einmalig in der temporären „kieferorthopädischen Welt" ist hier die Synthese zwischen einer auf fundierten biologischen Kenntnissen aufbauenden Denkweise in Diagnostik und Therapie und einer minuziösen Beherrschung der temporären technologischen Möglichkeiten.

Bereits die frühen Arbeiten von R. M. Ricketts zeigen eine geradezu erstaunliche Vorwegnahme von Entwicklungen, die das kieferorthopädisch-orthodontische Fachgebiet erst wesentlich später – und teilweise leider bis heute nicht – realisiert hat. Als einige seiner wegweisenden Gedanken bereits in den fünfziger Jahren dürfen die Herausstellung der Bedeutung des Kiefergelenkbereiches, eine weitgehend exakte röntgenologische Darstellung und die Einbeziehung dieser Fakten und ihrer Implikationen in die Therapie gelten. Weiter zu nennen ist die Betonung der enormen Wichtigkeit einer für das jeweilige Wachstumsmuster und den individuellen Patienten „richtigen" und somit rezidivarmen Gestaltung von Okklusion und Artikulation. Nicht die zum Zeitpunkt der Erstellung der diagnostischen Unterlagen vorhandene Dysgnathie, sondern das zukünftige individuelle Ergebnis wird in den Mittelpunkt der Planung gestellt: „Man darf nicht auf die Malokklusion hin behandeln." (R. M. Ricketts)

Wenn eine Reihe der von Ricketts inaugurierten Verfahren, wie die Wachstumsvorhersage und die Aufstellung der sichtbar gemachten Behandlungsziele, in gewissen Kreisen noch einer gewissen Skepsis begegnen, so liegt dies wohl im wesentlichen daran, daß ihnen Fehlinterpretationen und Fehlanwendungen dichtauf folgten. Für den klinisch tätigen Kieferorthopäden setzen die sichtbar gemachten Behandlungsziele an die Stelle des Nichtwissens, des Hoffens und/oder des Behandelns in Richtung auf ein gewünschtes Behandlungsziel hin eine an das erreichbare Ergebnis sehr weitgehend angenäherte Perspektive.

Der Kieferorthopäde in Mitteleuropa muß unter ganz anderen psychologischen, sozioökonomischen und sozialpolitischen Bedingungen seine Behandlungen planen und durchführen. Hier ist es wichtig, daß sich von allen zur Zeit »gängigen« Behandlungstechniken die leichte Vierkantbogentechnik für eine Kombination mit den in Deutschland üblichen Verfahren der Standardtherapie aus den folgenden Gründen am besten eignet:

1. Sie hat eine fundierte, prinzipiell leicht verständliche Behandlungstechnik und gewährt biologischer Denkweise weiten Spielraum.
2. Sie besitzt viele Hilfsgeräte, die sich in idealer Weise mit abnehmbaren Geräten zur Lösung von Teilaufgaben kombinieren lassen.

3. Sie ist in geradezu idealer Weise zur Behandlung während der Wechselgebißphase geeignet.

4. Sie ist aber auch ideal zum Erzielen von langzeitstabilen Ergebnissen, da exakte Zahnbewegungen in allen drei Dimensionen des Raumes leicht, erfolgssicher und schnell durchgeführt werden können.

Da ich mich mit der amerikanischen Kieferorthopädie seit etwa zwanzig Jahren beschäftigt habe und die Autoren des Buches kenne, habe ich versucht, vor allem eine fachlich richtige Übersetzung zu geben. Der Leser wird gelegentlich »Amerikanismen«, vor allem in der didaktischen Form der beharrlichen Wiederholung, begegnen. Auch wenn diese amerikanische Eigenart, Fach- und Lehrbücher »lerngerecht« aufzubereiten, unseren Lesegewohnheiten nicht immer ganz entspricht, hielt ich es als Übersetzer – und im Rahmen dieser Aufgabe ohnedies nur als »engagierter Amateur« – für fair (und didaktisch zumindest nicht falsch), den Stil der Autoren so weit wie möglich beizubehalten und nicht einem deutschen Gewohnheitsrecht zuliebe in größerem Maße »umzugestalten«.

Da für eine Reihe von neugeschaffenen und seltenen Ausdrücken keine genau passenden deutschen Übersetzungen bekannt waren, habe ich mich zum großen Teil an die von mir selbst in meinen eigenen Vorträgen und Fachfortbildungskursen über die leichte Vierkantbogentechnik seit 1973 geprägten deutschen Übersetzungen gehalten. Kollegen, die hier andere oder bessere Ausdrücke kennen, mögen mir diese Egozentrik und ggf. Ungenauigkeit verzeihen.

Bekanntlich sind die einzelnen Kapitel des Buches aus überarbeiteten Zeitschriftenartikeln in der amerikanischen Fachpresse und aus ähnlichen Veröffentlichungen zusammengefügt worden; gelegentliche Überschneidungen und eine Art redundante Darstellung sind dadurch gegeben. Die Komplexität der Materie erfordert zweifellos die ruhige und engagierte Durcharbeitung aller Teile des Buches, wobei diese nach meiner Meinung nicht unbedingt immer dem chronologischen Ablauf der Kapitel folgen muß. Gerade beim Auftreten klinischer Probleme wird es günstig sein, das Buch – wenn nicht am Stuhl, so doch nach Feierabend bei der Planungsarbeit – zur Verfügung zu haben, um auftretende Probleme fachlich fundiert lösen zu können.

Manfred O. Heideborn

Inhalt

TEIL I Kapitel 1 Der »Management-Schirm« 15

Kapitel 2 Die Prinzipien der Bioprogressiven Therapie 29

Kapitel 3 Die sichtbar gemachten Behandlungsziele
(oder VTO = Visual Treatment Objectives) 51

Kapitel 4 Die Benutzung der Überdeckungsebenen
zur Erstellung des Behandlungsplans 71

Kapitel 5 Orthopädie im Rahmen der Bioprogressiven Therapie . . 87

Kapitel 6 Die in der Bioprogressiven Therapie genutzten Kräfte . . 111

Kapitel 7 Der Utilitybogen und die Sektionsbögen als Hilfsmittel
der Bioprogressiven Therapie 129

Kapitel 8 Die Bioprogressive Therapie im Wechselgebiß 147

Kapitel 9 Die Reihenfolge der Anwendung von biomechanischen
Hilfsmitteln bei Extraktionsfällen 169

Kapitel 10 Die Reihenfolge der Anwendung von biomechanischen
Hilfsmitteln bei der Behandlung von Dysgnathien
der Angle'Klasse II/1 193

Kapitel 11 Die Reihenfolge der Anwendung von biomechanischen
Hilfsmitteln bei der Behandlung von
Dysgnathien der Angle'Klasse II/2 207

Kapitel 12 Die Verfahren der Schlußbehandlung und der Retention . 227

TEIL II Kapitel 1 Faktoren für das Design von Bändern
und für die Bandanlage 249

Kapitel 2 Faktoren für die Bracketkonstruktion 257

Kapitel 3 Faktoren für das Design der Molarenröhrchen
und anderer Hilfsteile 263

Kapitel 4 Auswahl und Anpassen der Bänder 271

Kapitel 5 Die Vorbereitung für die Bandanlage
und das Vorgehen beim Zementieren 281

Kapitel 6 Der Aktivierungsmechanismus 287

Kapitel 7 Faktoren für das Design und die Verwendung
des Headgears 295

Kapitel 8 Die Entwicklung der Quad-Helix-Apparatur
(Vierschlaufenfeder) 305

Kapitel	9	Die Entwicklung des Utilitybogens	311
Kapitel	10	Die Entwicklung der Retraktionssegmente	319
Kapitel	11	Prinzipien der Anwendung elastischer Fäden	327

TEIL III

Kapitel	1	Reihenfolge des biomechanischen Vorgehens bei Nicht-Extraktionsfällen der Klasse II/1 mit Tiefbiß	335
Kapitel	2	Reihenfolge des biomechanischen Vorgehens bei Klasse-I-Extraktionsfällen	343
Kapitel	3	Variable Reihenfolge des biomechanischen Vorgehens bei vertikalem Wachstumstyp der Klasse II/1 mit frontal offenem Biß und Extraktion der ersten Prämolaren	353
Kapitel	4	Reihenfolge des biomechanischen Vorgehens bei Nicht-Extraktionsfällen der Klasse II/2 mit Tiefbiß	367
Kapitel	5	Der Unterkiefer-Utilitybogen – der Grundbogen der leichten Vierkantbogentechnik	375
Kapitel	6	Verankerungsplanung bei Extraktionsfällen	387
Kapitel	7	Die Bioprogressive Dreifachkontroll-Technik nach Ricketts	391

TEIL IV

Kapitel	1	Eine Methode in vier Schritten, orthodontische Veränderungen vom natürlichen Wachstum zu unterscheiden	415
Kapitel	2	Die Berücksichtigung der Luftwege bei der kieferorthopädischen Behandlung	435
Kapitel	3	Die dritten Molaren und die kieferorthopädische Diagnostik	441
Kapitel	4	Die Planung kieferchirurgischer Interventionen; neue Methoden der Kommunikation	451

Teil I

Kapitel 1	Der »Management-Schirm«	15
Kapitel 2	Die Prinzipien der Bioprogressiven Therapie	29
Kapitel 3	Die sichtbar gemachten Behandlungsziele (oder VTO = Visual Treatment Objectives)	51
Kapitel 4	Die Benutzung der Überdeckungsebenen zur Erstellung des Behandlungsplans	71
Kapitel 5	Orthopädie im Rahmen der Bioprogressiven Therapie	87
Kapitel 6	Die in der Bioprogressiven Therapie genutzten Kräfte	111
Kapitel 7	Der Utilitybogen und die Sektionsbögen als Hilfsmittel der Bioprogressiven Therapie	129
Kapitel 8	Die Bioprogessive Therapie im Wechselgebiß	147
Kapitel 9	Die Reihenfolge der Anwendung von biomechanischen Hilfsmitteln bei Extraktionsfällen	169
Kapitel 10	Die Reihenfolge der Anwendung von biomechanischen Hilfsmitteln bei der Behandlung von Dysgnathien der der Angle'Klasse II/1	193
Kapitel 11	Die Reihenfolge der Anwendung von biomechanischen Hilfsmitteln bei der Behandlung von Dysgnathien der Angle'Klasse II/2	207
Kapitel 12	Die Verfahren der Schlußbehandlung und der Retention	227

Kapitel 1
Der »Management-Schirm«

Bei der »Bioprogressiven Therapie« handelt es sich nicht einfach nur um eine orthodontische Technik; der Begriff impliziert vielmehr – was weit wichtiger ist – eine umfassende kieferorthopädische Philosophie. *Die Bioprogressive Therapie geht davon aus, daß ihre Aufgabe in der Behandlung des gesamten Gesichts besteht und sich nicht in dem viel enger gefaßten Ziel einer Korrektur der Zähne oder der Okklusion erschöpft.* Obwohl die Zähne und die Okklusion im Hinblick auf das weitgesteckte Behandlungsziel einer Gesichtsverbesserung eine große Bedeutung haben, muß die kieferorthopädische Behandlung insgesamt so angelegt sein, daß sie dem spezifischen Gesichtstyp, den muskulären Anlagen und den funktionellen Notwendigkeiten beim einzelnen Patienten gerecht wird. Von grundlegender Bedeutung sind die Muskulatur des Kinns und der Lippen sowie die Funktion der Zunge, deren Position die Atemverhältnisse des Individuums maßgeblich kennzeichnet.

Die Lage der Kiefer zueinander mit dem daraus resultierenden konvexen oder konkaven Profil weist schon auf die notwendige orthopädische Veränderung zum Erreichen des gewünschten Ergebnisses hin. Das fortschreitende »Entfalten« der Zahnbögen trägt in Verbindung mit den Veränderungen, die direkt durch die orthodontische Therapie geschaffen werden, dazu bei, die erwünschten Resultate zu erreichen – für die Gesichtsästhetik, die Okklusion und die Atmung. Voraussetzung für das Verständnis dieser möglichen Veränderungen ist die Kenntnis der unter normalen Verhältnissen wirksamen Wachstums- und Funktionsdynamik einerseits und der Variationsbreite der Abweichungen vom Normalen andererseits, die es bei der Beurteilung der im Einzelfall gegebenen spezifischen Notwendigkeiten und Möglichkeiten zu berücksichtigen gilt.

In diesem ersten Teil des Buches wollen wir den Leser vom Verstehen der »bioprogressiven« Denkweise bis zum Wissen um die speziellen Techniken führen, die für die Bioprogressive Therapie notwendig sind. An dieser Stelle erscheint es uns deshalb wichtig, den Mann zu nennen, der für die Entwicklung dieser Art der kieferorthopädischen Behandlung richtungweisend tätig war: DR. ROBERT MURRAY RICKETTS. Die jahrelange Entwicklungsarbeit war getragen von seiner unstillbaren intellektuellen Neugier, die er mit seinem überragenden Geschick in der Herstellung biomechanischer Hilfsmittel verbunden hat. Dr. Ricketts' kieferorthopädisches Denken und Handeln steht im Zeichen einer umfassenden therapeutischen Konzeption, die nicht nur als ein System von aufeinanderfolgenden technischen und mechanischen Behandlungsschritten gesehen werden darf. Diese Gesamtkonzeption heißt »Bioprogressive Therapie«; nach dieser Konzeption werden biologische Parameter, wie das Wachstum, die Entwicklung und die Funktion, für die funktionelle Normalisierung und für eine ästhetische Verbesserung genutzt.

Die Konzeption des »Management-Schirms«

Daß dieser erste Teil des Buches mit einer Besprechung von Managementfragen beginnt und dieser Themenkomplex nicht etwa in einem Nachwort behandelt wird, ist ein bewußter Hinweis auf die enorme Bedeutung, die dem Management in der Gesamtkonzeption der Bioprogressiven Therapie zukommt. Diese Therapie funktioniert sehr gut, wenn das Managementsystem effizient ist; *das Management sollte deshalb nicht einfach als eine zusätzliche Komponente zu einer Aufeinanderfolge von technischen Vorgängen betrachtet werden.*

Das Management der Gesamtpraxis bestimmt schließlich den Grad der Effizienz und Effektivität, mit dem der Kieferorthopäde die Probleme des einzelnen Patienten lösen kann. Gewiß, die Kenntnis der Theorie und die geschickte Anwendung der Technik stellen die Basis der kieferorthopädischen Praxis dar. Der *Erfolg* hängt aber davon ab, ob auch die zusätzlichen Bedingungen erfüllt werden: Die Verwaltung muß effizient sein, die Behandlungsverfahren müssen kontrolliert werden, der Qualitätsstandard muß gesichert bleiben.

Wenn die Kenntnisse und Arbeitsweisen der Systemingenieure, der Planungsforscher und der Manager in der Kieferorthopädie angewandt werden, entstehen neuartige Praxisformen und Verfahren, die sowohl die Effektivität der Dienstleistung als auch die Zufriedenheit im Beruf erhöhen.

Die Entwicklung von Führung

Natürliche Führung	→ Übergangsstadien von der natürlichen zur organisierten Führung	→ Krise! →	Führung durch Management
Sie ist spontan und zentriert. Die Führungsperson ist auf bestimmte Arbeitstechniken spezialisiert. Die Führung ist personenbezogen, die Entscheidungsfindung ist zentralisiert. Die Kommunikation verläuft in *einer* Richtung, Kontrolle durch Inspektion ist nötig.	Die Verwaltung weitet sich aus, Komitees vergrößern sich, der Mitarbeiterstab wächst. Der Betrieb wird größer bei gleichzeitiger Abnahme der Rendite. Die Mitarbeiter werden frustriert, die besten Leute verlassen den Betrieb. **Die Nachfolge für die Führungspositionen ist ungeklärt.**		Gruppenziele dominieren, Schwerpunkte werden vom Management gesetzt. Die Entscheidungsfindung ist dezentralisiert, die Organisation rationell. Die Kommunikation läuft in beiden Richtungen, die Aktionen sind logisch. Kontrolle ist eine Ausnahme.

Abbildung 1

In diesem Teil wollen wir ein grundlegendes Managementsystem vorstellen und seine Prinzipien auf die Diagnostik und das System der Behandlungsplanung anwenden. Wenn wir hier über Management nachdenken, steht uns zunächst die Entwicklung des Kieferorthopäden selbst vor Augen. Nicht zuletzt aufgrund ihrer Ausbildung, die ihnen ein hohes Maß an technischem Können vermittelt, sind die meisten Kieferorthopäden »natürliche Führer«. Viele von ihnen entwickeln technische Systeme – es ist eine natürliche Konsequenz ihrer Ausbildung –, kennen aber nicht die entscheidenden Managementtechniken, um das geeignete Umfeld zu schaffen, in welchem ihre technischen Neigungen und Fähigkeiten erst wirklich zum Tragen kommen können. Es entspricht dem Entwicklungsweg eines »natürlichen Führers«, daß der Kieferorthopäde seine Praxis »spontan« beginnt und die Organisation auf seine Person bezogen gestaltet. Die Kommunikation verläuft in *einer* Richtung, und zwar vom Kieferorthopäden zu seinen Angestellten und seinen Patienten. Er kontrolliert alles durch persönlichen Augenschein und versichert sich so, daß alles richtig läuft. Wenn die Praxis und mithin die Organisation wächst, gelangt er in ein Übergangsstadium. Die Größenzunahme veranlaßt den Kieferorthopäden, mehr Personal aufzunehmen, häufig ohne eine entsprechende Zunahme seines eigenen Einkommens verzeichnen zu können. Er kommt nun an einen kritischen Punkt, an dem er sich gewissermaßen zwischen zwei Räumen befindet: Er muß sich entscheiden, entweder zurückzugehen in eine Situation, in der er alle Aktivitäten persönlich kontrollieren kann, oder weiterzugehen und etwas über Management zu lernen.

Managementfähigkeiten sind nicht nur für diejenigen Kieferorthopäden von Bedeutung, die eine große Praxis haben; die Anwendung derartiger Fähigkeiten bewirkt für Praxen jeglicher Größe ein hohes Maß an Effizienz und Qualitätssicherung. Wenn der Kiefer-

Der »Management-Schirm«

orthopäde beginnt, sich mit dem Management seiner Praxis zu befassen, denkt er normalerweise in technischen Systemen. Jedoch: *Technische Systeme können nur effizient und dauerhaft funktionieren, wenn sie im Rahmen eines Management-Gesamtsystems oder unter einem »Management-Schirm« stehen.*

Das Management ist mit keinem anderen Tätigkeitsbereich zu vergleichen. Es beruht auf der Fähigkeit der Führungsperson, andere Menschen dazu zu bringen, mit ihr und für sie auf gemeinsame Ziele hinzuarbeiten. Für Ihre kieferorthopädische Praxis heißt das, daß Ihre Angestellten dazu gebracht werden sollten, die Patienten mit Ihnen und für Sie erfolgreich zu behandeln, und daß der einzelne Patient dahingehend beeinflußt werden muß, daß er die Behandlung voll unterstützt.

Ein Managementsystem für Kieferorthopäden

Ein Managementsystem für Kieferorthopäden sollte die drei folgenden Faktoren erfassen:
1. Qualität – dies bezieht sich auf die Qualität unserer Behandlungsergebnisse;
2. Quantität – dies bezieht sich auf die Anzahl der Patienten, die wir behandeln;
3. Effektivität – dies bezieht sich auf die Effektivität unserer Behandlungsplanung und Praxisführung.

Ein gutes Managementsystem erlaubt uns, alle drei Faktoren gleichzeitig zu verbessern. Natürlich entwickelt sich ein System auf der Basis einiger Voraussetzungen für das gewählte Vorgehen. *Diese grundlegenden Voraussetzungen sind unserer Meinung nach die Gründe dafür, warum überhaupt ein Management von extremer Bedeutung für die in seinem Einflußbereich hervorgebrachten technischen Systeme ist.* Unsere grundlegenden Voraussetzungen sind die folgenden:

1. Unser oberstes Ziel in der Kieferorthopädie ist ein befriedigendes Ergebnis. Diagnose und Behandlung sind lediglich Mittel zum Erreichen dieses Ziels; das Ziel steht immer an erster Stelle. Die Frage ist, wie wir unsere Resultate erreichen.

2. Die kieferorthopädische Praxis der Zukunft kann sich von der heutigen oder der der Vergangenheit deutlich unterscheiden. Die Effizienz einer Praxis ist immer von Bedeutung gewesen. Ihre noch viel größere Bedeutung heute aber resultiert daraus, daß es aufgrund der zunehmenden Zahl praktizierender Kieferorthopäden einerseits und abnehmender Geburtenziffern andererseits immer schwieriger wird, genügend viele Patienten zu bekommen. Zu diesen Schwierigkeiten gesellen sich Probleme sowohl auf der Einnahmeseite (Versicherungs- und Finanzverhältnisse der Patienten, Kostendämpfung) als auch auf der Ausgabenseite (rasch wachsende Praxisunterhaltskosten).

3. Die Kieferorthopädie, die älteste zahnärztliche Fachrichtung, sollte bei der Entwicklung wirksamer Präventivmaßnahmen für die Zukunft führend sein.

4. Die Frühbehandlung muß ein Teil der zukünftigen orthodontischen Planung sein, denn sie stellt einen extrem wichtigen Teil im Rahmen der Präventivmaßnahmen dar.

5. Der Kieferorthopäde sollte sehr genaue Kenntnisse auf den Gebieten der Okklusion und der Kiefergelenkfunktion besitzen.

6. Die Quantität ist nicht notwendigerweise ein Feind der Qualität, vorausgesetzt, daß der Qualität die Priorität eingeräumt wird.

7. Der Kieferorthopäde braucht eine bessere Kommunikation mit den Patienten und – bei jungen Patienten – deren Eltern, mit Allgemein-Zahnärzten und der Öffentlichkeit.

8. Die Zeit ist eines unserer wichtigsten Güter. Sie allein ist schon Grund genug für unsere auf den Gesamtprozeß des Managements gerichteten Bemühungen.

Wir benutzen das Managementsystem von Louis A. Allen, das auf einer einfachen Formel beruht: *Planen, organisieren, führen und kontrollieren.* Die

Elemente dieser Formel im einzelnen sind:

1. Durch das *Planen* werden Arbeitsabläufe im voraus festgelegt.
2. Durch das *Organisieren* werden die einzelnen zu bewältigenden Aufgaben in eine sinnvolle Reihenfolge und in gegenseitige Beziehung gebracht.
3. Durch das *Führen* wird sichergestellt, daß im Sinne unserer Ziele vorgegangen wird.
4. Durch das *Kontrollieren* werden die Ergebnisse geprüft und abgestimmt.

Problemlösen bedeutet einfach: entstehende Brandherde löschen. Aber auch die technischen Systeme, die jemand entwickelt, um die Probleme in den Griff zu bekommen, werden schließlich versagen, wenn sie nicht im Rahmen eines Managementsystems oder unter einem »Management-Schirm« vereinigt sind.

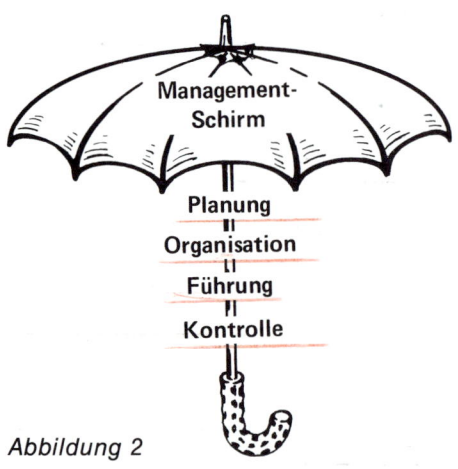

Abbildung 2

Ein System-Approach

In seinem Buch »The Practice of Management« (Die Praxis des Managements) stellt PETER DRUCKER die Entwicklung des »System-Approach« mit diesen Worten dar: »Es gibt nur eine einzige Antwort: Die Aufgaben müssen vereinfacht werden, und es gibt nur ein einziges Werkzeug, dies zu tun – man muß das, was früher aufgrund einer Augenblicksentscheidung oder einer intuitiven Entscheidung getan wurde, in ein System und eine Methode einbringen. Man muß das, was früher aufgrund von Erfahrungen und über den Daumen gepeilt getan wurde, auf Prinzipien und Konzeptionen zurückführen. Dies läuft auch auf den Ersatz der zufälligen Kenntnis verschiedener Einzelteile durch ein logisches und zusammenhängendes Gestaltungsmuster hinaus. Ganz gleich, welchen Fortschritt die Menschheit gemacht hat, welche Fähigkeiten sie auch in der Vergangenheit entwickelt hat, um mit neuen Aufgaben fertigzuwerden – all dies ist nur dadurch gelungen, daß man die Sachen einfach gemacht hat, indem man ein System zur Anwendung brachte.«

Die nächste Frage lautet natürlich: Was ist ein System? – Ein »System« ist ein Komplex miteinander verkoppelter Prozeduren, die so gestaltet und koordiniert sind, daß das Erreichen spezieller Ziele möglich wird. Wir müssen bereit sein, auch die fundamentalsten Praxisabläufe kritisch und wissenschaftlich zu analysieren – Tätigkeiten also, die wir schon seit vielen Jahren in stets derselben Art und Weise ausüben. Je weitgehender man sich unter einem »Management-Schirm« bewegt, desto schneller kann man sich den Veränderungen anpassen, die in unserer Gesellschaft unweigerlich stattfinden werden. *Es ist leicht, technische Systeme den sich verändernden Situationen anzupassen, wenn man ein Management-Gesamtsystem beherrscht und es in Funktion hält. Deshalb noch einmal: Technische Systeme müssen unter einem Managementsystem arbeiten.*

Man braucht nur die Verhältnisse bei den professionellen Dienstleistungen anzusehen, wo ja auch effizient und effektiv gearbeitet werden muß. Ganz gleich, ob die Leistungen durch eine Person oder durch fünf erbracht werden – man wird erkennen, daß es wie bei einem Rad ist: Wenn nur eine Speiche aus der Reihe steht, kann sich das Rad nicht sauber drehen – falls es sich überhaupt dreht. Der Arbeit eines Teams müssen Ziele vorgegeben sein, die von allen Teammitgliedern gleich klar verstanden werden und die ihrerseits die zu erreichenden Resultate klar umreißen und definieren müssen. Wenn die Mitarbeiter – und lassen Sie uns dabei nicht die Patienten vergessen! – wissen, wo wir gemeinsam hinwollen, dann werden sie auch mit der

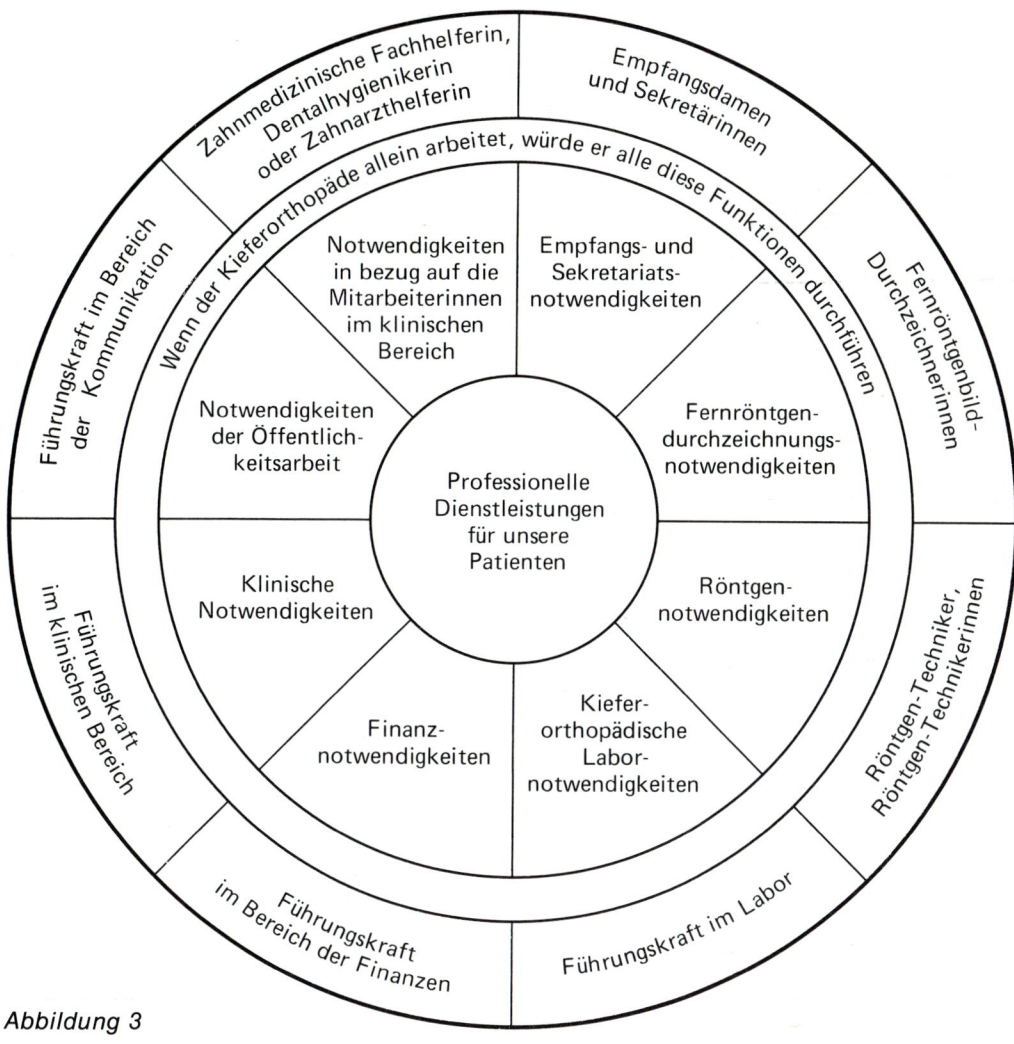

Abbildung 3

gewünschten Effektivität arbeiten. Als Chefs müssen wir sie freilich dennoch beeinflussen und ihnen helfen, Entscheidungen zu treffen, indem wir mit ihnen sprechen und sie motivieren – wir müssen unser Personal und unsere Patienten »entwickeln«. So schaffen wir eine Atmosphäre, in der die Mitarbeiter Befriedigung finden in ihrer Arbeit und die Patienten Befriedigung erfahren durch die Arbeit, die geleistet wird.

Wir schaffen eine Atmosphäre, in der gewährleistet ist, daß die Mitarbeiter ihre Arbeit ausführen können und daß der Patient die Instruktionen, die wir ihm geben, auch befolgen kann. Zugleich schaffen wir eine Atmosphäre, in der die Mitarbeiter sowohl gegenseitig als auch gegenüber den Patienten verantwortlich sind. Das diesem Zusammenhang zugrundeliegende Prinzip ist, daß die Produktivität steigt, wenn die zu leistende Arbeit auf verständliche und von den Mitarbeitern akzeptierte Ziele hin ausgerichtet ist. Da diese Ziele sowohl durch die Erfordernisse in unserer Praxis als auch durch die Bedürfnisse unserer Patienten bestimmt werden, sind sie von überragender Bedeutung sowohl für das Praxis- als auch für das Behandlungsmanagement.

Planung

Wir wollen nun die Managementfunktion der Planung aufzeigen, und zwar als ein Beispiel im Rahmen der Entwicklung unseres Diagnostik- und Behandlungssystems.

Alles, was vor der Behandlung stattfindet, wird im allgemeinen als *Planung* bezeichnet. Aus diesem Grund wollen wir die einzelnen Funktionen, die zur Planung gehören, skizzieren:

1. Vorhersage. Diese Planungsfunktion hat den Zweck, die zukünftigen

Zustände und das zukünftige Geschehen abzuschätzen und vorherzusagen. Bei unserem diagnostischen System sagen wir das normale Wachstum vorher.

2. Zielentwicklung. Diese Planungsfunktion hat den Zweck, die jeweiligen Behandlungsziele aufzustellen. Wir suchen diese individuellen Ziele im Rahmen unseres diagnostischen Systems anhand der »sichtbar gemachten Behandlungsziele« (VTO = Visual Treatment Objectives) zu erreichen.

3. Programmierung. Diese Planungsfunktion hat den Zweck, die einzelnen Aktionen zu bestimmen, die notwendig sind, damit gesteckte Behandlungsziele erreicht werden. Wir wählen die biomechanischen Hilfsmittel aus, mit denen wir die individuellen Ziele erreichen wollen, und legen die Reihenfolge ihrer Anwendung fest.

4. Einteilung. Diese Planungsfunktion hat den Zweck, die Zeit zu bestimmen, die zur Durchführung des Programms notwendig ist. Für unser Programm, gemäß dem wir die biomechanischen Hilfsmittel anwenden, legen wir eine durchschnittliche Anzahl von Behandlungssitzungen fest.

5. Kalkulation. Diese Planungsfunktion hat den Zweck, den Aufwand zu ermitteln, der nötig ist, damit die gewünschten Resultate innerhalb der Zeitgrenzen erreicht werden. So wird es uns möglich, das Honorar für den jeweiligen Fall zu bestimmen.

Verfahren und Richtlinien

Diese fünf Funktionen würden gleichsam in der Luft hängen, wenn wir dafür keine Verfahren und Richtlinien festsetzen würden. Wir entwickeln Verfahren, um *die* Arbeit zu standardisieren, die gemäß der Zielsetzung in immer der gleichen Weise durchgeführt werden soll. Wir schaffen Richtlinien, um die Entscheidungen zu standardisieren, die infolge der verschiedenen, während der Arbeit auftauchenden Fragen und Probleme getroffen werden müssen.

Verfahren und Richtlinien sind also zur Vervollständigung des Systems notwendig. Die Verfahren an sich ändern die Dinge nicht, sie erfüllen lediglich bestimmte festgelegte Aufgaben. Die Verfahren sagen dem Beteiligten, was er tun soll und wie er es tun soll. Man benötigt einen gewissen Spielraum in seinem System, um den sich verändernden Notwendigkeiten gerecht werden zu können. Man sagt den Mitarbeitern, was sie tun sollen, und diskutiert mit ihnen, wie sie es tun sollen. Ein System, das Management-Entscheidungen liefert, ist notwendig, wenn ein System, das Technisches hervorbringt, mit Erfolg installiert werden soll. Deshalb muß ein kieferorthopädischer Manager lernen,
1. sich selbst zu managen,
2. seine Mitarbeiter zu managen,
3. seine Patienten zu managen.

Wir werden das Managementsystem der Planung im folgenden benutzen, um unser diagnostisches und therapeutisches Vorgehen zu systematisieren.

Wenn wir unserem Qualitätsanspruch gerecht werden wollen, müssen vier Qualitätsmerkmale gewährleistet sein:
1. adäquate Diagnose;
2. exakte Behandlung;
3. Vermeidung von Komplikationen;
4. annehmbares Resultat.

System des diagnostischen und therapeutischen Vorgehens

Je mehr wir uns bei der Diagnostik und Behandlungsplanung auf ein System stützen, um so eher werden wir die verschiedenen Komplikationen vermeiden können. Für die Entwicklung eines solchen Systems müssen wir auf das Einfachste zurückgehen, auf das, was jeden Tag getan werden oder woran man jeden Tag denken muß. Wir alle richten dabei unser Augenmerk natürlich auf die drei Hauptziele der kieferorthopädischen Behandlung:
1. ideale Artikulation;
2. physiologische Stabilität unserer Resultate;
3. Gesamtbalance des Gesichts (ästhetische Belange des Gesichts und der Zähne).

Diese drei Kriterien veranlassen uns selbstverständlich, die grundlegenden

Aspekte einer kieferorthopädischen Behandlung zu überdenken:

1. Okklusion:
 a) gesundes Verhältnis zwischen Zähnen und Knochen;
 b) günstiges Verhältnis zwischen den beiden Zahnbögen;
 c) gesunde Beziehungen im Kiefergelenkbereich.

2. Funktionelles Gleichgewicht:
 a) Beurteilung der Tonsillen und der Adenoide;
 b) orale Dyskinesien (Habits);
 c) Muskulatur.

3. Ästhetisches Gleichgewicht (Weichteilanalyse).

4. Wachstum und Entwicklung.

Wenn wir uns dieser Aspekte der kieferorthopädischen Behandlung sehr genau annehmen und sie in Zusammenhang mit unseren vier Qualitätsmerkmalen bringen wollen, dann müssen wir die Planung in einer derart systematisierten Weise angehen, daß der Erfolg gewährleistet ist. Mit anderen Worten: Wir haben mit so vielen variablen Größen zu tun, daß ein unsystematisches Vorgehen die Wahrscheinlichkeit des Mißerfolgs stark erhöht. Demgegenüber kann eine logische Reihenfolge von Schritten die Möglichkeit des Scheiterns weitgehend ausschließen. Deshalb kommen die fünf Planungsfunktionen zur Geltung, und zwar in folgender Form:

1. Wir sagen das Wachstum des individuellen Patienten vorher.

2. Wir legen unsere Ziele anhand der »sichtbar gemachten Behandlungsziele« fest, die wir benutzen wie der Architekt seine Planzeichnung beim Hausbau.

3. Wir programmieren die Reihenfolge von biomechanischen Maßnahmen so, daß wir unsere Ziele mit Hilfe des »sichtbar gemachten Behandlungsplans« erreichen.

4. Wir teilen unsere durchschnittlich für die Behandlung benötigte Zeit entsprechend der erforderlichen Einwirkung der biomechanischen Hilfsmittel ein.

5. Wir kalkulieren den Aufwand, wodurch es uns möglich ist, für den Einzelfall die Kosten der Behandlung festzulegen.

Natürlich brauchen wir Systeme, um Richtlinien und Verfahren entwickeln zu können, damit dem allem im Routinefall entsprochen wird. Wir wollen jetzt die einzelnen Schritte der Diagnostik und des Behandlungsplanungssystems für die Bioprogressive Therapie kurz umreißen; das dargestellte Vorgehen nennen wir »diagnostisches Programmieren«.

System der Diagnostik und der Behandlungsplanung

Planung

1. Vorhersage ▷ normales Wachstum
2. Zielentwicklung ▷ individuelle Behandlungsziele
3. Programmierung ▷ geeignete biomechanische Hilfsmittel und zielführende Reihenfolge in deren Anwendung
4. Einteilung ▷ durchschnittliche Einwirkungszeit der biomechanischen Hilfsmittel
5. Kalkulation ▷ Kosten der geplanten Behandlung

Abb. 4

Klinisches Datenblatt

1. Luftwege des Nasopharynx:
 a) Tonsillen vorhanden ☐
   entfernt ☐
 b) Atmung normal ☐
   eingeschränkt ☐
2. Orale Dyskinesien (Habits):
 a) Zunge _____
 b) Daumen _____
 c) Lippen _____
 d) Andere: _____
3. Muskulatur:
 a) Periorale Muskulatur
   gespannt ☐
   normal ☐
   locker ☐
 b) Kaumuskulatur
   stark ☐
   normal ☐
   schwach ☐
 c) Wangenmuskulatur
   stark ☐
   normal ☐
   schwach ☐

Abb. 5

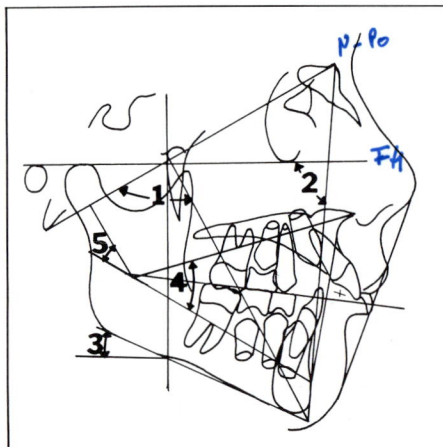

Beschreibung des Gesichtes

	Typ		
	dolichofazial	mesiofazial	brachyfazial
1. Fazialachsenwinkel			
2. Fazialebenenwinkel			
3. Unterkieferebenenwinkel			
4. Untere Gesichtshöhe			
5. Unterkieferbogenwinkel			

Abbildung 6

Diagnostisches Programmieren

1. Schritt: Klinische Untersuchung des Patienten (*Abb. 5*).

2. Schritt: Beschreibung der Dysgnathie.

3. Schritt: Beschreibung des Gesichts (*Abb. 6*).

4. Schritt: Beschreibung der funktionellen Bedingungen:
a) Beurteilung des Nasopharynx;
b) Beurteilung der Muskulatur;
c) Beurteilung von oralen Dyskinesien (Habits);
d) Beurteilung der Weichgewebe.

5. Schritt: Aufstellung der »sichtbar gemachten Behandlungsziele«. Sie erfolgt so, daß wir unsere fünf Überdeckungsgebiete entwickeln können. Die »sichtbar gemachten Behandlungsziele« sind ein Managementwerkzeug, das uns erlaubt, den Fall lückenlos und in logischer Reihenfolge zu durchdenken und dabei sowohl die Wachstums- als auch die Behandlungseffekte zu überlegen (*Abb. 7*).

6. Schritt: Ermittlung der Überdeckungsebenen. Die Überdeckungsebenen, die aus unseren »sichtbar gemachten Behandlungszielen« resultieren, geben uns die individuellen Ziele für den jeweiligen Behandlungsfall an (*Abb. 8*), und zwar bezüglich
a) Kinn;
b) Oberkiefer;
c) Zähne im Unterkiefer;
d) Zähne im Oberkiefer;
e) Profil.

7. Schritt: Zusammenstellung der Beurteilungsgebiete. Diese Gebiete entwickeln wir aus den Überdeckungsebenen (*Abb. 9*), um die richtigen biomechanischen Hilfsmittel für die Behandlung auszuwählen, und zwar im Hinblick auf
a) die Veränderung des Kinns;
b) die Veränderung des Zahnbogens;
c) die beabsichtigte Stellung der oberen Schneidezähne;
d) die beabsichtigte Stellung der oberen Molaren und die hierfür notwendigen Behandlungsmaßnahmen;
e) die beabsichtigte Stellung der unteren Molaren;
f) die beabsichtigte Stellung der unteren Schneidezähne;
g) die Weichgewebe.

8. Schritt: Auswahl und Festlegung der Behandlungsgeräte. Wenn wir im Zusammenhang mit der Entwicklung von Systemen an Zusatzgeräte oder festsitzende Band-Bogen-Geräte denken, so tun wir dies unter vier Aspekten (*Abb. 10*).

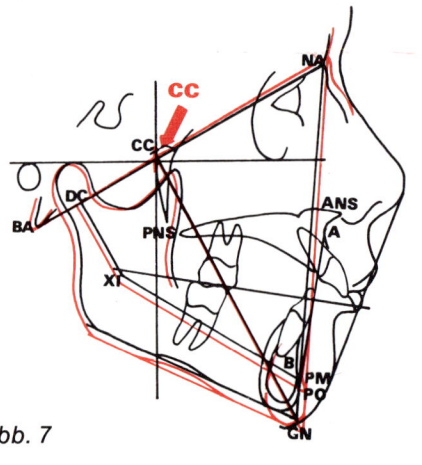

Abb. 7

Der »Management-Schirm«

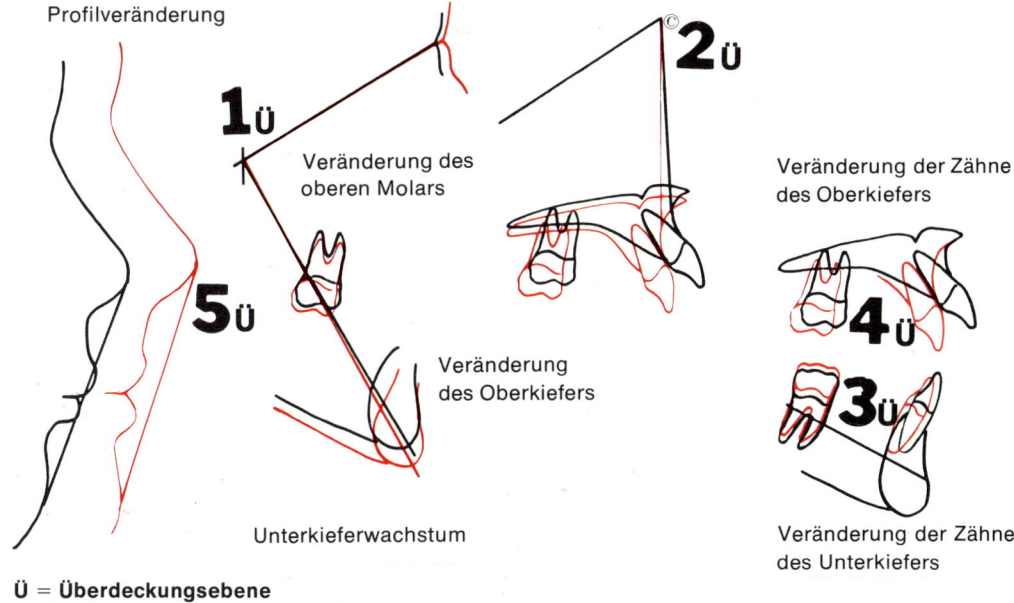

Ü = Überdeckungsebene

Abbildung 8

Überdeckungsebenen	Beurteilungsgebiete
1. Kinn	1. Kinn
2. Oberkiefer	2. Oberkiefer
3. Zähne im Unterkiefer	3. Unterkieferschneidezähne
	4. Unterkiefermolaren
4. Zähne im Oberkiefer	5. Oberkiefermolaren
	6. Oberkieferschneidezähne
5. Profil	7. Weichgewebe
6. Unterkieferzahnbogen (Computer)	8. Zahnbogenform

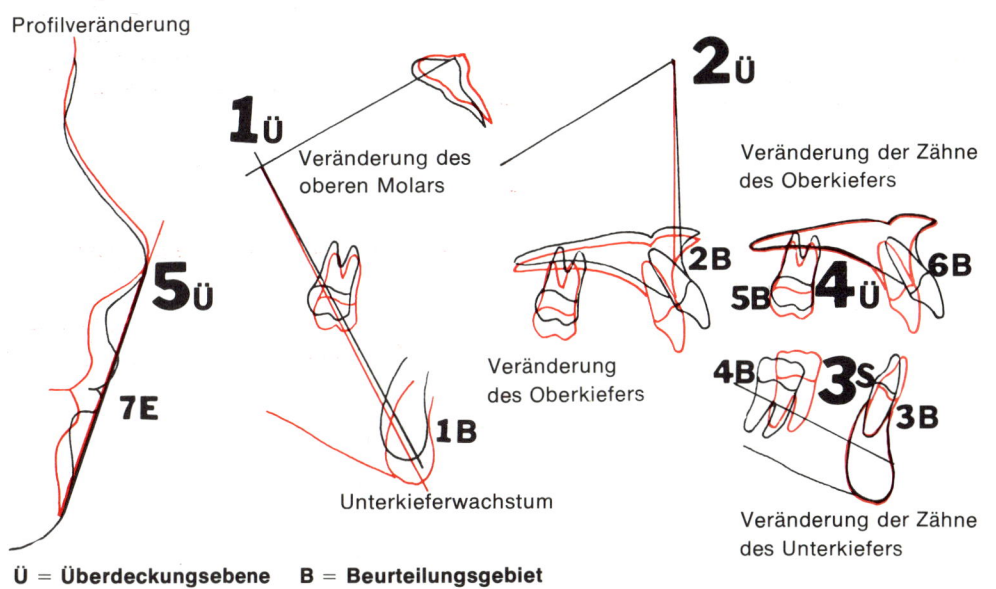

Ü = Überdeckungsebene   B = Beurteilungsgebiet

Abbildung 9

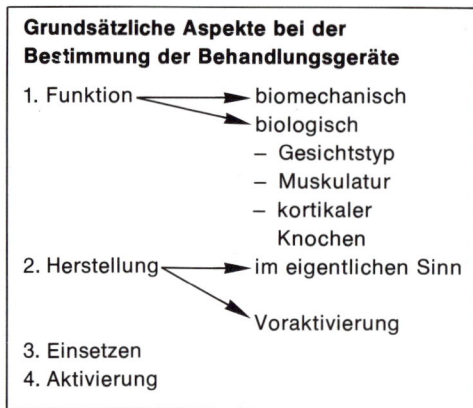

Abb. 10

8.1. Funktion. Wir müssen zwischen mechanischer und biologischer Funktion unterscheiden. Die biologische Funktion bezieht sich auf den Gesichtstyp, die Muskulatur und den kortikalen Knochen.
8.2. Herstellung. Sie umfaßt die eigentliche Herstellung des Drahtgeräts und dessen Aktivierung vor dem Einsetzen.
8.3. Einsetzen des fertiggestellten Behandlungsgeräts in den Mund.
8.4. Aktivierung im Mund.

Anhand der sieben Beurteilungsgebiete suchen wir aus den verschiedenen, zur Verfügung stehenden Hilfsgeräten – je nach den individuellen Zielen – die geeigneten aus:
a) die verschienenen Arten von Headgears,
b) die Quad-Helix für den Oberkiefer,
c) die Bi-Helix für den Unterkiefer,
d) die forcierte Oberkieferdehnung,
e) den Lip-Bumper,
f) den umgekehrten Nance-Haltebogen,
g) die Fazialmaske,
h) Platten,
i) den Aktivator.

Nachdem wir die einzelnen Hilfsgeräte, die wir benutzen wollen, ausgewählt haben, entscheiden wir uns für das festsitzende Gerät, mit dem wir die individuellen Ziele in dem jeweiligen Fall erreichen wollen. Natürlich können wir entweder Bänder oder direkt geklebte Brackets als Befestigungselemente verwenden. In späteren Abschnitten dieses Buches werden wir die einzelnen Teile der biomechanischen Hilfsmittel, wie sie bei der Bioprogressiven Therapie Anwendung finden, genau beschreiben und diskutieren.

9. Schritt: Bestimmung der Reihenfolge in der Anwendung der biomechanischen Hilfsmittel. Diese erfolgt, sobald wir die Hilfsgeräte ausgesucht und unsere festsitzende Apparatur festgelegt haben.

10. Schritt: Zeiteinteilung. Im Rahmen der Planung ist nun eine durchschnittliche Zeitspanne zu bestimmen, in der die biomechanischen Hilfsmittel einwirken und die entsprechenden Veränderungen stattfinden sollen.

11. Schritt: Kalkulation. Nun können wir auch die fünfte Planungsfunktion erfüllen: Wir ermitteln den Aufwand für den jeweiligen Fall und stellen einen Kostenplan auf.

Die »bioprogressive« Diagnostik und das entsprechende Behandlungssystem werden in den folgenden Kapiteln des Buches behandelt.

Der »Management-Schirm«

	aus	aus	aus	aus	aus	aus	aus	aus	Fall-Nr.
Name der Mutter				Geburtsdatum	Geschlecht	Anschrift			Nachprüfung
Name des Vaters					Rasse				/ /
Hauszahnarzt d. Pat.				Schule des Patienten			Alter __ Jahre __ Mon.		/ /
Hausarzt d. Pat.				Medizinische Probleme		Medikamente			/ / Farbe

Datum	Kontrolle der Fehler				Kontrolle der Mitarbeit				Tragen der Gummizüge		Tragen des Headgear		Heutige Behandlung und Kommentare	Dr	ZH	nächste Kontrolle		
	1	2	3	4	Oralhygiene	dringende Benachrichtigung	HG	GZ	Größe	Art	Größe	Std.				Wo.	Dat.	Zeit
1. Sitzung													Anpassen der Bänder 6 u. Abdruck f. Nance-Haltebogen. Anpassen u. Zementieren d. Bänder 46, 45, 43, 42, 41, 31, 32, 33, 35, 36. Utilitybogen, Retraktionsbögen					
2. Sitzung													Zementieren des Nance u. Anpassen und Zementieren d. Bänder 14, 13, 12, 11, 21, 22, 23, 24. Utilitybogen u. Retraktionssegmente					
3. Sitzung													Anpassen					
4. Sitzung													Anpassen					
5. Sitzung													Sektionsbögen re. u. li. Kontraktions-Utilitybogen anpassen					
6. Sitzung													Retraktionssegmente an 3+3 anpassen					
7. Sitzung													Anpassen					
8. Sitzung													Utilitybogen anpassen / Sektionsbögen					
9. Sitzung													Kontraktions-Utilitybogen anpassen					
10. Sitzung													Anpassen					
11. Sitzung													Intrusionsbogen OK u. UK					
12. Sitzung													Anpassen					
13. Sitzung													Anpassen					
14. Sitzung													Endbehandlungsbogen OK u. UK					
15. Sitzung													Abdrücke für die Retention OK u. UK					

HG = Headgear
GZ = Gummizüge

Abb. 11: Patientenkarte mit Eintragungen, die vor der Behandlung gemäß der Planung gemacht wurden.

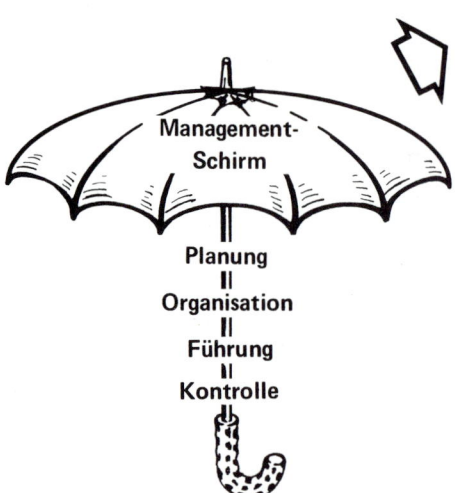
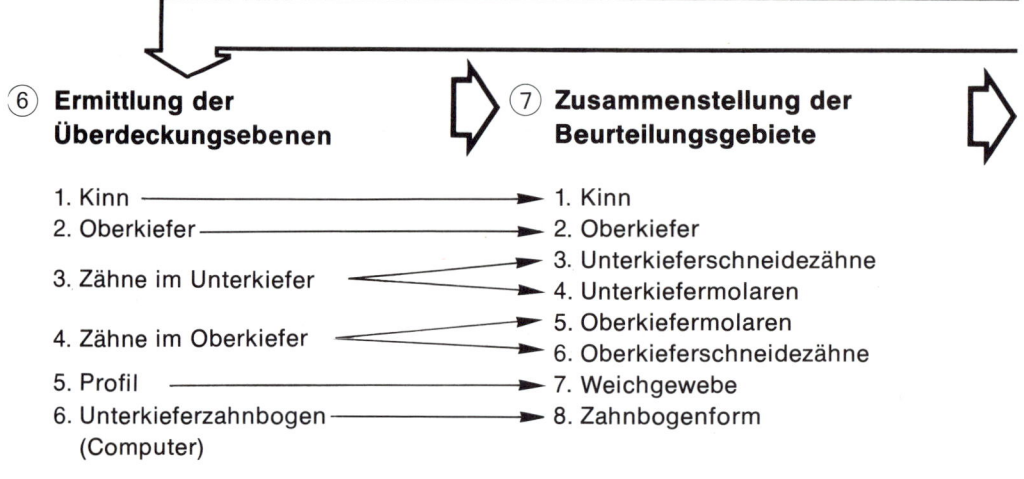

Abb. 12: Zusammenfassende Übersicht.

Der »Management-Schirm«

Diagnostisches Programmieren

① **Klinische Untersuchung des Patienten**

② **Beschreibung der Dysgnathie**

③ **Beschreibung des Gesichts**

④ **Beschreibung der funktionellen Bedingungen**
   1 Beurteilung des Nasopharynx
   2 Beurteilung der Muskulatur
   3 Beurteilung oraler Dyskinesien (Habits)
   4 Beurteilung der Weichgewebe

⑤ **Aufstellung der »sichtbar gemachten Behandlungsziele« und Festlegung der Form des unteren Zahnbogens**

⑧ **Bestimmung der Behandlungsgeräte**   **Auswahl der Hilfsgeräte anhand der Beurteilungsgebiete**

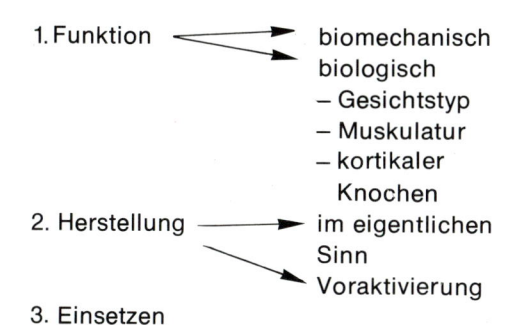

1. Funktion → biomechanisch   1. Headgear
              biologisch   2. Quad-Helix
              – Gesichtstyp   3. Bi-Helix
              – Muskulatur   4. forcierte Oberkieferdehnung
              – kortikaler   5. Lip-Bumper
                Knochen   6. umgekehrter Nance-
2. Herstellung → im eigentlichen   Haltebogen
                 Sinn   7. Fazialmaske
              → Voraktivierung   8. Platten
3. Einsetzen   9. Aktivator
4. Aktivierung

⑩ **Zeiteinteilung**   ⑪ **Kalkulation**

Bestimmung der durchschnittlichen   Ermittlung des Aufwands
Zeit, die für die beabsichtigten   für den jeweiligen Fall
Veränderungen notwendig ist   und Aufstellung eines
                                       Kostenplans

Kapitel 2
Die Prinzipien der Bioprogressiven Therapie

Der Kieferorthopäde muß sein therapeutisches Vorgehen und die Geräte dazu nach den einzelnen Zielen ausrichten, die er erreichen möchte. Auf dieser Grundlage muß er die zielführenden Behandlungsabläufe und -geräte auswählen; er sollte nicht blind einer *mechanischen* Technik folgen und sich nicht mit *irgendeinem* Resultat zufriedengeben, das damit zu erreichen ist. Stets sollten uns bei der Auswahl und der Anwendung der biomechanischen Hilfsmittel die Diagnose und die gewünschten Resultate leiten. Wir sollten uns auf keinen Fall mit *dem* zufriedengeben oder hinsichtlich des Resultats durch *das* einengen lassen, was ein bestimmter Draht, ein Band oder irgendeine andere Vorrichtung bewirken kann.

Wir haben *zehn Prinzipien* aufgestellt, die ein adäquates Verständnis für diejenigen biomechanischen Verfahren vermitteln sollen, welche die Bioprogressive Therapie bei der Erstellung eines Behandlungsplans (einschließlich der Geräteauswahl) sowie bei der Geräteanwendung spezifisch für den einzelnen Patienten einsetzt. Das gleiche Behandlungsgerät kann, je nachdem wie es bei den verschiedenen Gesichtstypen benutzt wird, bei verschiedenen Patienten zu unterschiedlichen Resultaten führen.

Zehn Prinzipien der Bioprogressiven Therapie

1. Diagnose und Behandlung nach systematischem Konzept: Die »sichtbar gemachten Behandlungsziele« als Basis der Behandlungsplanung, der Beurteilung der Verankerung und der Kontrolle der Resultate

2. Wurzeltorquekontrolle während der gesamten Behandlung

3. Muskelverankerung und kortikale Knochenverankerung

4. Bewegung jedes beliebigen Zahns in jede mögliche Richtung durch die richtige Anwendung von Kräften

5. Orthopädische Veränderung

6. Behandlung des vertikalen Überbisses vor der sagittalen Stufe

7. Behandlung mit Sektionsbögen

8. Konzeption der Überbehandlung

9. »Aufschließen« der Dysgnathie durch aufeinanderfolgende Behandlungsschritte, um so wieder eine normalere Funktion zu erreichen

10. Konzept der Vorfertigung der Geräte für effiziente Behandlung mit hochwertigen Ergebnissen

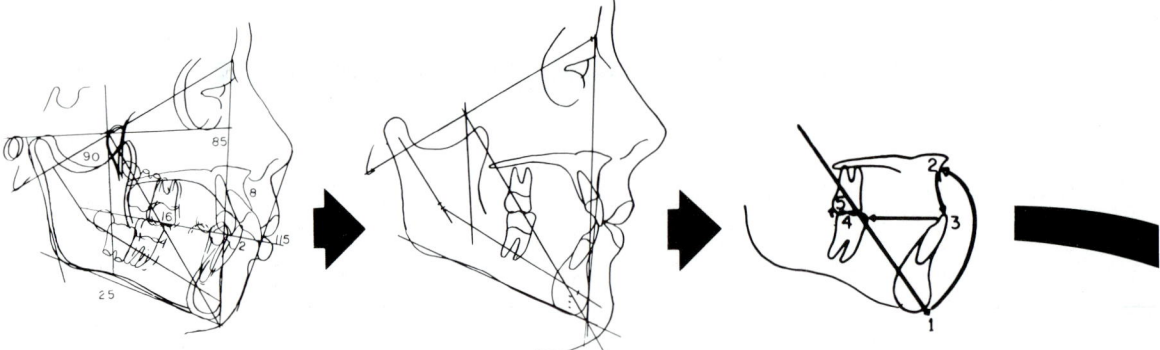

Abb. 1: Die Durchzeichnung des bei der Eingangsuntersuchung von lateral aufgenommenen Fernröntgenbildes erlaubt dem Kieferorthopäden, das Kinn, den Oberkiefer, die Zähne und die Weichteile des Gesichts so, wie sie vor der Behandlung gegeben sind, morphologisch zu beurteilen. Auf der Basis dieser Durchzeichnung wird ein »sichtbar gemachtes Behandlungsziel« als Vorschlag für den Patienten bzw. dessen Eltern erstellt.

Abb. 2: Die »sichtbar gemachten Behandlungsziele« (englisch: VTO = visual treatment objective) sind als ein »kephalometrisches Szenario« anzusehen, welches das erwartete Wachstum und die Behandlungsveränderungen erfaßt, wie sie sich aus der ursprünglichen Dysgnathie und der Gesichtsmorphologie ergeben werden.

Abb. 3: Die »sichtbar gemachten Behandlungsziele« ermöglichen es dem Kieferorthopäden, die gegenseitige Abhängigkeit der Veränderungen zu beurteilen, die sich entsprechend der vorgeschlagenen Therapie ergeben – vom Kinn (1) zum Oberkiefer (2), zum unteren Schneidezahn (3), von diesem zum unteren Molar (4) und zum oberen Molar (5), zum oberen Schneidezahn und zu den Weichgeweben.

1. Prinzip
Diagnose und Behandlung nach systematischem Konzept

»Sichtbar gemachte Behandlungsziele« als Basis der Behandlungsplanung, der Beurteilung der Verankerung und der Kontrolle der Resultate

Im Rahmen der Bioprogressiven Therapie wird bei der Erstellung des »kephalometrischen Szenarios« nach einem systematischen Plan vorgegangen; diese Aufstellung wird – wie ein Gipsmodell – gemacht, damit die Veränderungen, die beim individuellen Patienten zu erwarten sind, vorhergesagt werden können. Um die Veränderungen, die sich vollziehen sollen, exakt planen zu können, muß der Kieferorthopäde die vorliegende Situation richtig beurteilen können; er muß das zu erwartende Wachstum prognostizieren können und den spezifischen Effekt seiner orthodontisch-orthopädischen Behandlung kennen. Diese Behandlungsvorhersage, die von RICKETTS entwickelt und von HOLDAWAY »Visual Treatment Objective« (»sichtbar gemachtes Behandlungsziel«) genannt wurde, erlaubt dem Kieferorthopäden, im voraus die Veränderungen sichtbar zu machen, die später geschehen werden, und die entsprechend dieser Zielsetzung notwendige Behandlung planend festzulegen (Abb. 1 und 2).

Es ist sehr wichtig, die Veränderungen, die bei der Korrektur der Fehlstellung hilfreich sind, als solche zu erkennen sowie diejenigen Wachstumsfaktoren zu beachten, die das Problem verschlimmern oder die Behandlung sehr komplizieren könnten. Bei einer im Durchschnitt zwei Jahre dauernden Behandlung bewirken die therapeutischen Maßnahmen in der Regel 70–80% der Veränderungen, während das Wachstum nicht mehr als 20–30% der Veränderungen verursacht. Deshalb ist es für unsere Planung von zentraler Bedeutung, daß wir die spezifischen Veränderungen, die durch unsere biomechanische Therapie bewirkt werden, genau kennen. Zu diesem Zweck wird das »sichtbar gemachte Behandlungsziel« wie eine Blaupause

Die Prinzipien der Bioprogressiven Therapie

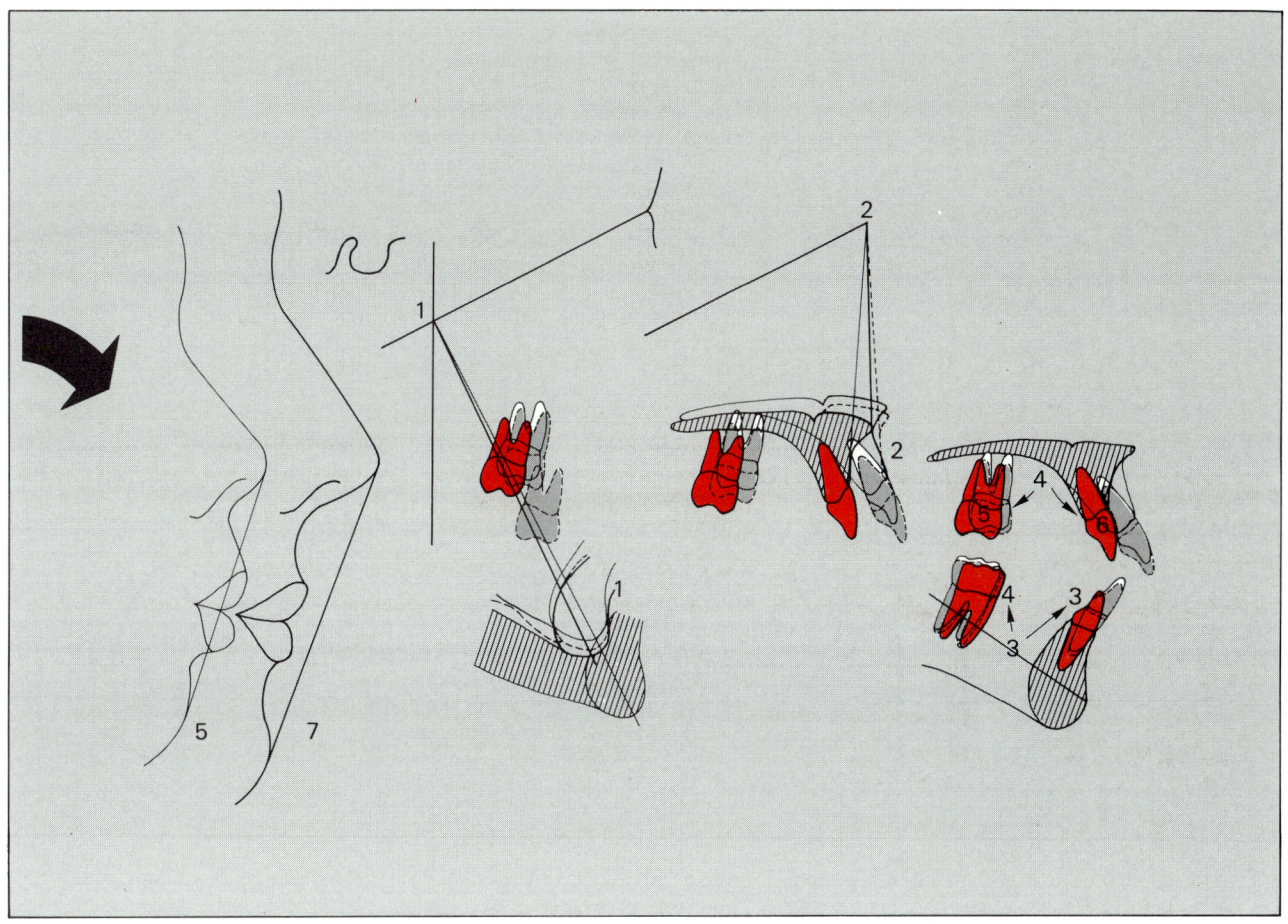

Abb.4: Auf der zeichnerischen Darstellung des Behandlungsplans werden zur Analyse der Veränderungen fünf Überdeckungsebenen mit sieben Beurteilungsgebieten erarbeitet. So läßt sich die zum Zwecke der vorgeschlagenen Veränderungen nötige Behandlung visuell erfassen und dem Patienten (bzw. den Eltern) verdeutlichen.

oder eine Entwurfszeichnung des endgültigen Resultats benutzt. Das »sichtbar gemachte Behandlungsziel« ist ein Management-Werkzeug; es erlaubt uns die Beurteilung der Veränderung, die für jedes einzelne Gebiet vorgeschlagen wird, und die Vorhersage des Effekts, den eine Veränderung auf die jeweils anderen Gebiete haben wird. Die wechselseitigen Abhängigkeiten sind unbedingt zu berücksichtigen — zuerst die Wirkung auf das Kinn und den Effekt von diesem auf den Oberkiefer, dann den resultierenden kombinierten Effekt auf den unteren ersten Molar und schließlich den Effekt, den die veränderte Stellung dieses Molars auf den oberen Molar, den oberen Schneidezahn und das Weichteilprofil ausübt (Abb. 3).

Einer der größten Vorteile der »sichtbar gemachten Behandlungsziele« liegt darin, daß sie einen wesentlichen Beitrag leisten zum Verständnis dieser Interdependenzen zwischen den verschiedenen, sich ständig verändernden Teilen und zum Erkennen des Einflusses, den ein Gebiet auf das andere haben kann. Diese gegenseitige Abhängigkeit der Veränderungen ist in einzigartiger Weise durch das »sichtbar gemachte Behandlungsziel« erfaßt — ein großer Vorteil für die Behandlungsplanung, von der wiederum die Qualität der Ergebnisse in hohem Maße abhängt. Die beabsichtigte orthopädische Behandlung in einem Gebiet reicht häufig aus, in einem anderen Gebiet die notwendige Verankerung zu schaffen: So können die einzelnen Schritte der Behandlung koordiniert und optimiert werden.

Es werden fünf »Überdeckungsebenen« bzw. »Überdeckungsgebiete« ausgesucht; sie dienen der Analyse der Veränderungen, die vorhergesagt worden sind, damit die

Der Zyklus des Behandlungsmanagements

Bei Anwendung auf die Behandlung zeigt der Zyklus des Managements seine Vorzüge sowohl zur allgemeinen als auch zur spezifischen Planung der Therapie:
Ausführung, Feedback und Analyse bilden mit ihren Wechselbeziehungen ein kybernetisches System zur ständigen Verbesserung der Behandlungsqualität.

Ruel W. Bench, 1970

Behandlungsplanung
(Reihenfolge der Planungsmaßnahmen)
1. Beschreibende Analyse + Untersuchungsergebnisse = Diagnose
2. Sichtbar gemachte Behandlungsziele (VTO)
3. Analyse der 5 Positionen in bezug auf Wachstum und Behandlung
4. Planung der Abfolge der mechanotherapeutischen Behandlungsschritte 1,2,3,4

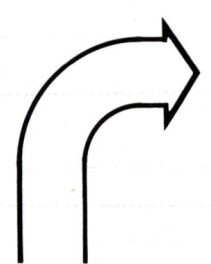
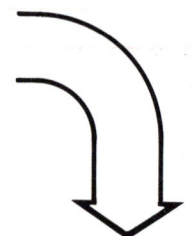

Analyse der Ergebnisse
1. Vergleich der Durchzeichnung des Retentions-FRS mit
   a. der Durchzeichnung vor der Behandlung
   b. der Durchzeichnung mit den sichtbar gemachten Behandlungszielen
2. Unterscheidung der Veränderungen durch Wachstum von den Veränderungen durch Behandlung
   a. zur Erkennung anomaler Wachstumsvariationen
   b. um unerwartete Behandlungseffekte festzustellen
   c. um das erwartete Wachstum und die erwarteten Behandlungseffekte zu verifizieren

Ausführung der Behandlung
1. Funktionelle Korrektur
2. Orthopädische Korrektur
3. Notwendigkeiten bezüglich der Zahnbogenlänge
4. Notwendigkeiten, die sich aus der Extraktion von Zähnen bzw. der Verankerung ergeben
5. Abfolge der mechanotherapeutischen Behandlungsschritte 1,2,3
6. Programmierte Behandlung

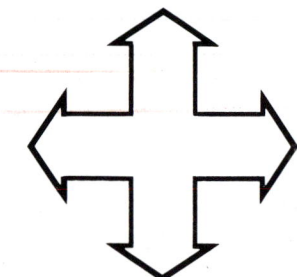

Feedback des Behandlungsfortschritts
1. Durchzeichnung des neuen Fernröntgenbildes (von lateral) zur Kontrolle des Fortschritts
2. Durchzeichnung des neuen Röntgenbildes in Überdeckung mit der Durchzeichnung des Anfangsröntgenbildes und derjenigen der sichtbar gemachten Behandlungsziele
3. Fortschrittsuntersuchung und ggf. Korrektur

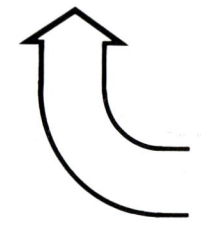
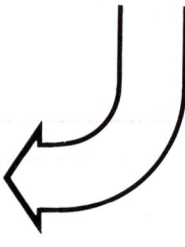

Abbildung 5

Differenz zwischen dem (ohne Behandlung) zu erwartenden Wachstumsergebnis und den durch die geplante Behandlung zu bewirkenden Veränderungen sichtbar wird. Die größte Differenz wird sich bei den notwendigen behandlungsbedingten Veränderungen zeigen, da die erwarteten Wachstumsveränderungen bereits in die Vorhersage eingeschlossen wurden. Sieben »Beurteilungsgebiete« dienen dazu, die verschiedenen Schritte zu bestimmen, die notwendig sind, damit man die gesteckten Ziele erreichen und die Behandlung so planen kann, daß optimalen Ergebnissen und einer maximalen Effizienz (in dieser Reihenfolge) Priorität zukommt.

2. Prinzip
Wurzeltorquekontrolle während der gesamten Behandlung

Einige Behandlungstechniken benutzen Brackets mit geringem Kontakt zum Bogen, damit die Zähne effizienter bewegt werden. Es wird auch empfohlen, Runddrähte zu verwenden, um die Kontrolle zu begrenzen und dem Zahn mehr Freiheit und Bewegung einzuräumen. Die Vertreter der Bioprogressiven Therapie stehen dagegen auf dem Standpunkt, daß die Zähne effizienter bewegt und verschiedene Behandlungsmaßnahmen effektiver durchgeführt werden können, wenn die Richtung der Wurzelbewegungen kontrolliert werden kann. Der Einsatz des Edgewise-Schlößchens macht es möglich, das Bracket und die Drahtstärken kleiner zu dimensionieren und trotzdem über genügend Torquekontrolle in den verschiedenen Phasen der Behandlung zu verfügen.

Es gibt vier Behandlungssituationen, in denen Wurzeltorquekontrolle notwendig ist:

1. Die Zähne müssen im gut durchbluteten, spongiösen Knochen bleiben, damit die Bewegung effizient ist. Die umfangreichen Zahnbewegungen während der Anfangsstadien der Behandlung können mittels einer Analyse der »sichtbar gemachten Behandlungsziele« vorhergesagt werden. Während der Anfangsbewegungen, zum Beispiel bei der Intrusion der Schneidezähne oder der Retraktion der Eckzähne – wenn die Bewegungen in weniger dichtem spongiösem Knochen vollzogen werden sollen, weil sie dann effizienter sind –, erlaubt uns die Torquekontrolle, die Wurzeln vom dickeren, kompakteren kortikalen Knochen weg und damit in den weniger dichten Teilen des vaskularisierten trabekulären Knochens zu bewegen (*Abb. 6*).

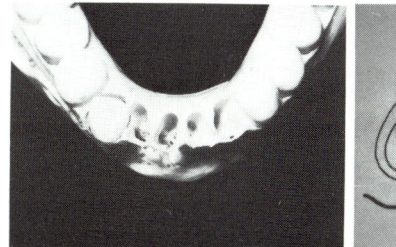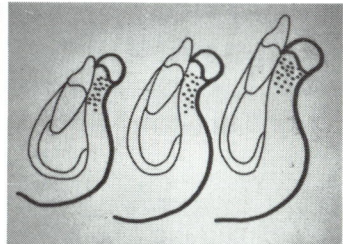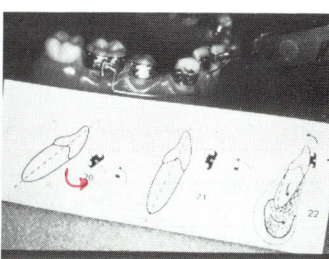

Abb. 6: Die unteren Schneidezähne werden durch den lingualen kortikalen Knochen abgestützt, und es ist vestibulärer Wurzeltorque notwendig, um sie durch den spongiöseren Knochen zu intrudieren.

2. Zur Stabilisierung und besseren Verankerung von Zähnen werden die betreffenden Wurzeln nach außen gegen den dichteren kortikalen Knochen gedrückt (kortikale Verankerung!). Man benutzt also die Torquekontrolle dieser Zähne, um ihre Wurzelstellung, wenn möglich, unter größerer Kraft aufrechtzuerhalten, so daß die entsprechenden Zahnbewegungen durch die Stabilität des dichten, weniger durchbluteten kortikalen Knochens eingeschränkt werden (*Abb. 7*).

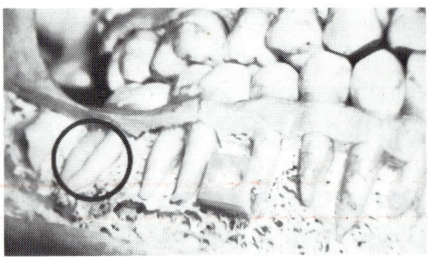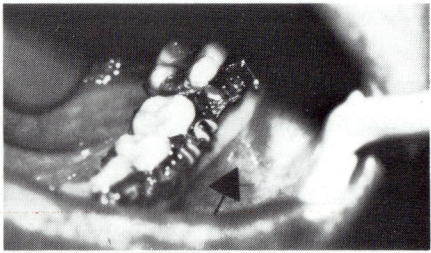

Abb. 7: Die unteren Molaren werden dadurch verankert, daß ihre Wurzeln in den dichteren kortikalen Knochen expandiert werden.

3. Durch Torquekontrolle wird der Versuch der Remodellierung des kortikalen Knochens unternommen. Bestimmte neue Positionierungen von Zähnen machen es notwendig, daß die Wurzeln in den dichten, weniger durchbluteten kortikalen Knochen bewegt werden. Beispiele für solche Situationen sind unter anderem:
a) Retraktionen der oberen und unteren Schneidezähne durch die dichten palatinalen bzw. lingualen kortikalen Knochenplatten;
b) Torquebewegungen der oberen Schneidezähne;
c) Impaktion der oberen Eckzähne im Gaumen oder hoch im Vestibulum;
d) Mesialbewegungen der unteren Molaren zum Lückenschluß bei fehlenden oder extrahierten Zähnen.

Derartige Bewegungen benötigen eine längere Zeit, damit der dichtere, weniger vaskularisierte Knochen sich anpassend modellieren kann. Man benötigt sehr leichte ununterbrochene, unter genauer Richtungskontrolle stehende Kräfte, um während dieser kritischen Zeit die Wurzeln exakt zu positionieren. Werden die Wurzelbewegungen nicht exakt kontrolliert, kann es zu starken, mühsam wiedergutzumachenden Kippungen kommen, so daß die effiziente Bewegung kompliziert und verzögert wird.

4. Torque wird schließlich benötigt, wenn die Zähne hinsichtlich letzter okklusaler Feinheiten exakt eingestellt werden sollen. Die Torquekontrolle der Wurzeln ist also auch in den dem okklusalen »Finishing« gewidmeten Stadien der Endbehandlung erforderlich, damit das gewünschte exakte Passen der Zähne erreicht wird. Eine exakte Wurzeleinstellung ist eine unbedingte Voraussetzung für verbesserte Stabilität und gesunde Funktion.

3. Prinzip
Muskelverankerung und kortikale Knochenverankerung

Muskelverankerung

Wir befassen uns hier mit der Verankerung im Sinne einer Stabilisierung der Molaren und der Positionierung der Zähne: Die Verankerung dient der Verhinderung von unerwünschten Bewegungen während der verschiedenen Stadien der kieferorthopädischen Behandlung. Der Stabilisierung der Zähne gegen Horizontalbewegungen und auch gegenüber den vertikalen oder extrudierenden Kräften, wie sie von einem zervikalen Headgear an den oberen Molaren hervorgerufen werden, wirken die hinteren Kaumuskeln entgegen, insbesondere Masseter und Temporalis. Klasse-II-Gummizüge an den unteren Molaren verursachen ähnliche Effekte und machen die gleichen stützenden physiologischen Kräfte der Muskulatur erforderlich. Bei verschiedenen Gesichtsentwicklungstypen scheint diese Muskulatur stärker ausgeprägt zu sein und die meisten orthodontischen Behandlungskräfte überwinden zu können, während sie bei manchen anderen Gesichtstypen schwächer ist und

Die Prinzipien der Bioprogressiven Therapie

ihrerseits leicht durch die orthodontischen Kräfte übertroffen wird. In den letztgenannten Fällen müssen die Behandlungsfortschritte in Anbetracht der schwächeren Verankerung sehr genau kontrolliert werden; nötigenfalls sind Korrekturen vorzunehmen.

Viele Kieferorthopäden haben festgestellt, daß für die Gesichtstypen mit stärkerer Muskulatur brachyfaziale Strukturen wie Tiefbiß und kleiner Unterkieferebenenwinkel charakteristisch sind. Bei den dolichofazialen Typen mit großem Unterkieferebenenwinkel, vertikalem Gesichtsentwicklungsmuster und offenem Biß ist die Muskulatur schwächer ausgebildet; deshalb können sie denjenigen kieferorthopädischen Kräften weniger standhalten, die den Muskelkräften entgegenwirken und die Tendenz haben, den Biß zu öffnen und eine Rückrotation des Unterkiefers herbeizuführen.

Neuere Untersuchungen über die Morphologie des Unterkiefers und des Untergesichts weisen darauf hin, daß bestimmte kephalometrische Messungen geeignet sind, diese Gesichtstypen mit größerer wissenschaftlicher Genauigkeit zu beschreiben. Diese Messungen vermögen auf typbedingte Gegebenheiten aufmerksam zu machen und können uns dadurch veranlassen, unsere Behandlungsverfahren entsprechend zu modifizieren, d. h., die Verankerung nicht nur nötigenfalls zu verstärken, sondern sie auch zu verringern, wenn sie zu stark erscheint.

Die Ausmessungen der Schädelbasis in bezug auf die Unterkieferebene oder der Fazialachse bis zum Kinn haben uns allgemeine Hinweise auf diese Typen der Verankerung und der Gesichtsentwicklung gegeben. Aber erst durch die Nutzung der Messungen, die sich direkt auf die Unterkieferform und die untere Gesichtshöhe beziehen, können wir diese Strukturen spezieller definieren – genau *die* Strukturen also, welche die Funktion oder die muskuläre Abstützung determinieren, die ihrerseits wiederum so kritisch für die richtige Verankerung und die Behandlungsplanung sind. Der Xi-Punkt, der in der Mitte des Ramus ascendens des Unterkiefers dem Foramen mandibulae gegenüber liegt, wird so der Punkt, von dem sich der Unterkieferbogenwinkel konstruieren läßt. Dieser Bogen vom aufsteigenden Ast des Unterkiefers durch die Unterkieferkörperachse beschreibt die innere Form des Unterkiefers und charakterisiert seine wahre Funktion mehr als die weiter entfernt liegenden Schädelbezugspunkte, die auch Variationen der Morphologie der Schädelbasis beschreiben können.

Der Xi-Punkt wird somit auch zur Spitze eines Winkels, der die untere Gesichtshöhe beschreibt: Er wird durch die Korpusachse des Unterkiefers (als untere Begrenzung) und die Linie vom Xi-Punkt zur Spina nasalis anterior des Gaumens (als obere

Die Ebene durch den Xi-Punkt

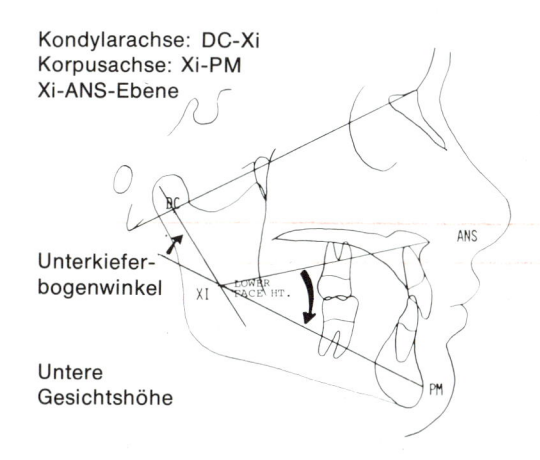

Kondylarachse: DC-Xi
Korpusachse: Xi-PM
Xi-ANS-Ebene

Unterkieferbogenwinkel

Untere Gesichtshöhe

Abbildung 8:
Die neuen Messungen durch den Punkt Xi im Mittelpunkt des aufsteigenden Astes des Unterkiefers ermitteln die untere Gesichtshöhe (46° ± 4°) und den Unterkieferbogenwinkel (27° ± 3°). Sie beschreiben die Muskelfunktion und die Verankerung besser, denn sie sind, im Gegensatz zu weiter entfernten Bezugspunkten des Schädels, innerhalb der Unterkieferstrukturen gelegen. Die genannten Winkel helfen bei der richtigen Auswahl des Headgears und weisen auf die erforderliche Art der Verankerung der unteren Molaren hin.

Begrenzung) dieses oralen Gnomons gebildet. Bei normalem Wachstum ändert sich dieser Winkel der unteren Gesichtshöhe nicht; er gilt deshalb als ein guter Indikator des augenblicklichen Zustandes wie auch des Potentials für die künftige Physiologie und Form des oralen Bereichs.

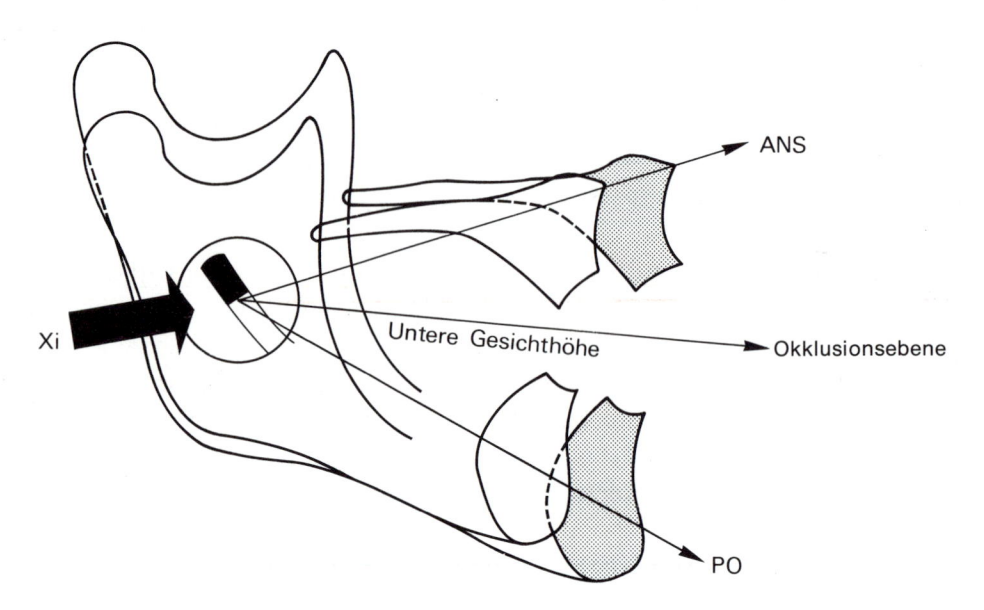

Abb. 9: Der Winkel, der die untere Gesichtshöhe angibt, ändert sich nicht mit dem Wachstum, sondern bleibt konstant und gibt einen guten Hinweis auf die Funktion der Gesichtsmuskulatur.

Kortikale Knochenverankerung

Durch den kortikalen Knochen bewegen sich die Zähne langsam. Aus diesem Grunde spricht der Kieferorthopäde häufig von »Kortikalisverankerung« oder »Kortikalisunterstützung«. Die Kortikalis ist durch eine dichte Lamellenstruktur mit sehr geringer Blutversorgung charakterisiert. Die Blutversorgung im Knochen stellt den Schlüsselfaktor für die Zahnbewegung dar. Durch die Gefäße werden sowohl *die* zellulären Elemente transportiert, die Knochen resorbieren, als auch *solche*, die neuen Knochen aufbauen. In der Kortikalis jedoch, in der die Blutversorgung sehr gering ist, sind diese physiologischen Vorgänge stark verzögert und die Zahnbewegungen entsprechend langsamer.

Die Zahnbewegung kann weiter verzögert werden, wenn sehr starke Kräfte auf die Kortikalis einwirken und die Blutversorgung unterbinden, so daß die physiologischen Vorgänge eingeschränkt werden und demgemäß auch die Zahnbewegung nur langsam vonstatten geht. In der Bioprogressiven Therapie wird das Prinzip der Kortikalisverankerung zur Stabilisierung der Zähne in *den* Gebieten angewandt, in denen man die Zahnbewegungen gering halten will. Die Verstärkung im unteren Molarenbereich wird durch das Expandieren der Wurzeln in die dichte Kortikalis im bukkalen Bereich erreicht. Ein extremer vestibulärer Wurzeltorque und zusätzliche Expansion werden in die Unterkieferbögen eingebogen, um die Wurzeln unter den kortikalen Knochen zu bewegen. Bei der Bioprogressiven Therapie möchte man sich die Torquekontrolle in den verschiedenen Geräten zunutze machen, um die Verankerung in den Gebieten, in denen es notwendig ist, zu verstärken.

Der obere erste Molar, der sich in der Gegend des Arcus zygomaticus, der Nebenbuchten der Kieferhöhle und der vestibulären Kortikalisflächen des Alveolarfortsatzes befindet, muß für seine Aufgaben im Rahmen der orthopädischen Veränderun-

Die Prinzipien der Bioprogressiven Therapie

gen verankert werden. Die starken Kräfte des Headgears, mit denen die Wurzeln in die Kortikalis expandiert werden, helfen dabei, diesen Molar für die notwendige Abstützung der gesamten orthopädischen Bewegung des Oberkiefers zu stabilisieren. Hierzu wird der Innenbogen des Headgears vor dem Eingliedern 5–10 mm transversal expandiert.

Während man einerseits den kortikalen Knochen benutzt, um die Zähne gegen unerwünschte Bewegungen zu verankern, so muß diese Knochenstruktur andererseits auch beachtet werden, wenn man die Zähne effizient bewegen will: Ihre Bewegung kann durch das Verständnis dafür, wo die Kortikalis liegt und wie man Störungen durch sie vermeidet, verbessert werden.

4. Prinzip
Bewegung jedes beliebigen Zahns in jede mögliche Richtung durch die richtige Anwendung von Kräften

Die Behauptung, jeden Zahn in jede Richtung bewegen zu können, scheint überheblich zu sein. So kann es zum Beispiel unmöglich erscheinen, die Intrusion oberer oder unterer Molaren durchzuführen. Viele Kieferorthopäden glauben nicht, daß man sogar untere Schneidezähne intrudieren kann, beziehungsweise vertreten die Ansicht, daß sie – wenn man es dennoch versucht – nicht intrudiert bleiben. Andererseits stimmen dieselben Kieferorthopäden jedoch zu, daß man Eckzähne retrudieren kann und daß die Frontzähne rotiert oder getorquet und in einen harmonischen Zahnbogen bewegt werden können.

Wir sind dafür dankbar, daß uns das physiologische Verhalten der tragenden Knochengewebe alle diese Zahnbewegungen ermöglicht. Die osteoklastische und osteoblastische Aktivität der Blutzellen verändert den Knochen und läßt die Zahnbewegungen zu. Der Schlüsselfaktor für die Geschwindigkeit, mit der Zahnbewegungen vor sich gehen, ist die Blutversorgung, welche die physiologischen Vorgänge unterstützt, die im Knochen selbst stattfinden. Kräfte, die die Blutversorgung und die Zellularphysiologie beeinflussen, wirken sich dementsprechend stark auf die Zahnbewegung aus. Zu starke Kräfte bewirken, daß ein Gebiet nur noch unzureichend durchblutet und die Zahnbewegung als Folge davon verzögert wird, weil die Resorptionsvorgänge langsamer ablaufen. Bei der Anwendung selbst leichtester Kräfte wird die ideale, dauernde Frontresorption nur an wenigen Stellen auftreten, wenn überhaupt, und die Resorption erfolgt im wesentlichen von der Seite her. BRIAN LEE nimmt in Weiterführung der Arbeiten von STOREY und SMITH in Australien an, daß die effizienteste Kraft für eine Zahnbewegung von der Größe der Wurzeloberfläche der zu bewegenden Zähne abhängt, die er die »En-face-Wurzeloberfläche« nannte, bzw. von dem Teil der Wurzel, der in der Richtung der Zahnbewegung liegt.

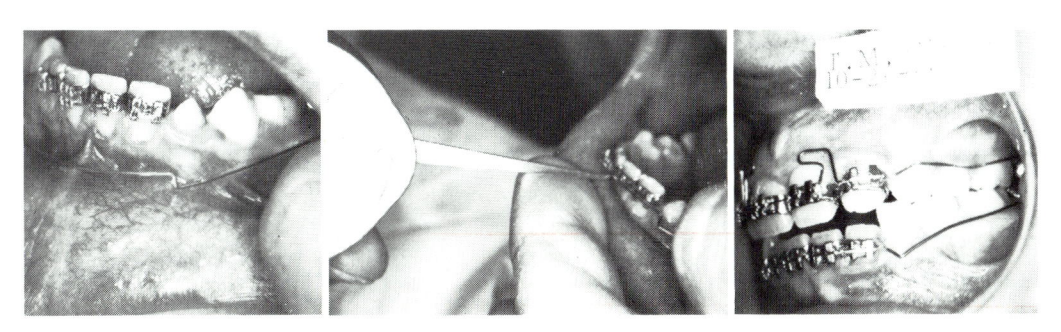

Abb. 10: Die unteren Schneidezähne werden durch eine Kraft von 60 p auf alle Zähne intrudiert, d.h. mit 15 p pro Zahn. Die Wurzeln der unteren Schneidezähne müssen durch entsprechenden Wurzeltorque nach bukkal aus dem dichten kortikalen Knochen wegbewegt werden.

Er glaubt, daß eine Kraft von 200 p/cm²* der En-face-Wurzeloberfläche die optimale Kraft für eine effiziente Zahnbewegung sei. Bei der Anwendung der Bioprogressiven Therapie kann die Kraft um die Hälfte auf 100 p/cm² der En-face-Wurzeloberfläche reduziert werden. Wir haben die Eckzähne mit einer Kraft von 75–100 p retrudiert, und klinische Beobachtungen haben uns gezeigt, daß die vier unteren Schneidezähne mit einer Kraft von 60–80 p oder 20 p pro Zahn intrudiert werden können. Die oberen Schneidezähne, die im Querschnitt doppelt so groß wie die unteren Schneidezähne sind, benötigen 160–200 p zu ihrer Intrusion.

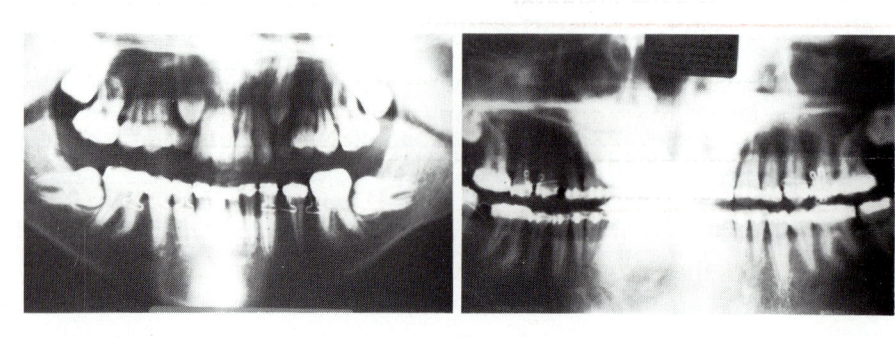

Abb. 11: Die Röntgenbilder zeigen, daß sogar dritte Molaren aus einer horizontalen, impaktierten Stellung bewegt werden können, wenn leichte Kräfte von etwa 100 p/cm der En-face-Wurzeloberfläche dabei in kontinuierlicher Weise angewandt werden und der kortikale Knochen gemieden werden kann.

Bei der Berechnung der optimal anzuwendenden Kraft sollte auch die Richtung der Zahnbewegung beurteilt und die En-face-Oberfläche, die der gewünschten Bewegung gegenübersteht, in Betracht gezogen werden.
Verschiedene Bewegungen in verschiedenen Richtungen unter Benutzung verschieden großer Wurzeloberflächen benötigen auch verschieden große Kräfte, wobei als Grundlage eine Kraft von 100 p/cm² exponierter En-face-Wurzeloberfläche dienen kann.
Ein weiterer, die Geschwindigkeit der Zahnbewegung beeinflussender Faktor ist die Dichte des tragenden Knochens. Die Bewegung der Zähne durch den dichten lamellären Kortikalisknochen mit geringer Blutzirkulation macht die Anwendung von noch leichteren Kräften erforderlich, damit überhaupt noch eine ausreichende Blutversorgung aufrechterhalten wird.
Die mechanischen Hilfsmittel, die wir bei der Bioprogressiven Therapie anwenden, sind so ausgelegt, daß sie die stützenden Knochenstrukturen in ihrer Integrität respektieren, die Größe der Wurzeln der einzelnen Zähne berücksichtigen und so die richtige Kraft zur optimalen Zahnbewegung anwenden. Bögen und Loopsysteme, die leichte und weitgehend kontinuierliche Kräfte liefern, sind außerordentlich effizient in der Auslösung der gewünschten biologischen Gewebereaktionen. Es wurde festgestellt, daß die dünneren .016 x .016 Chrom-Kobalt-Molybdän-Drähte mit Bögen weiter Spannweite, Sektionsbögen oder Multiloopbögen die leichteren kontinuierlichen Kräfte liefern, die zur effizienten Zahnbewegung notwendig sind.
Diese Bögen und unsere diversen Kraftanwendungssysteme werden später in einzelnen Kapiteln genauer beschrieben.

---

* Die Angaben in »Pond« (p) nennen nach heutiger Definition nur Annäherungswerte. Wir haben jedoch auf die Umrechnung in »Newton« verzichtet, um die runden Originalwerte der Autoren nicht durch ungerade Zahlen und mehrere Stellen hinter dem Komma zu komplizieren. *Übersetzer und Lektorat*

Die Prinzipien der Bioprogressiven Therapie

5. Prinzip
Orthopädische Veränderung

Die Bioprogressive Therapie setzt sich für eine orthopädische Veränderung als Teil der Behandlungsmaßnahmen ein, sie erwartet sie und berücksichtigt sie bei der Planung. Im Gegensatz zu den Zahnbewegungen, die im wesentlichen im Alveolarfortsatz lokalisiert sind, verändert die orthopädische Beeinflussung das Verhältnis der grundlegenden Kieferstützstrukturen zueinander.

Die orthopädischen Beeinflussungen oder Veränderungen der Stützstrukturen wendet man vor allem beim kleineren Kind an, bei dem die Behandlung effizienter ist, weil sich bei ihm diese grundlegenden Strukturen noch in der Entwicklung befinden. Viele wissenschaftliche Untersuchungen der letzten 30 Jahre haben die Veränderungen des Oberkiefers durch die Anwendung der verschiedenen Arten des extraoralen Headgears belegt. Dieses Gerät kann mit Kräften von mehr als 450 p eine Veränderung der Wachstumsrichtung dieser Strukturen produzieren. Seitwärts gerichtete Kräfte im Bereich der Sutura palatina mediana können an ihr Veränderungen über das Ausmaß hinaus bewirken, das im Normalfall, also ohne Behandlung, zu erwarten wäre. Die Sutura palatina mediana kann durch verschiedene Apparate geöffnet und geweitet werden, die so orthopädische Veränderungen produzieren.

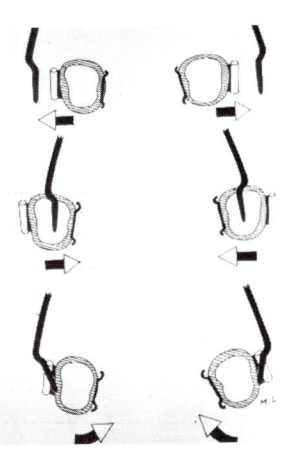

Abb. 12: Durch Expansion des inneren Headgear-Bogens kommt es zu einer Dehnung im Bereich der Sutura palatina mediana, vorausgesetzt, die Schneidezähne sind nicht mit Bändern oder Brackets versehen und man gibt der Sutur Zeit zur Anpassung.

Obwohl man mit der Vorstellung der orthopädischen Veränderung im allgemeinen stärkere Kräfte assoziiert, zeigen Berichte neueren Datums über die abnehmbaren funktionellen Geräte, daß mit diesen auch andere Gebiete, über die Zähne hinaus, zu beeinflussen sind – Gebiete, die mit den grundlegenden Stützstrukturen einschließlich der Kondylen des Unterkiefers, der Bereiche des Gaumens und des Oberkiefers zusammenhängen. Unser Verständnis dafür, wie diese grundlegenden Strukturen normalerweise wachsen und wie sie sich ohne Behandlungseingriffe entwickeln, ist eine unabdingbare Voraussetzung, wenn wir die Veränderungen richtig beurteilen wollen, die durch die verschiedenen Geräte bei Anwendung verschiedener Kraftgrößen in verschiedenen Richtungen bewirkt werden. Das Verständnis der Gewebeantwort der Kaumuskulatur ist wichtig bei der Planung der orthopädischen Veränderungen. Bei der Aufstellung der »sichtbar gemachten Behandlungsziele« und bei der Anwendung der verschiedenen Behandlungsverfahren wird die orthopädische Veränderung im zweiten Überdeckungsgebiet zur Analyse des A-Punktes im Oberkiefer und der Veränderung der Gaumenneigung benutzt. Diese Einflüsse erreichen auch die Nasenspitze und sogar das Weichteilprofil.

Die Art des anzuwendenden Headgears wird im allgemeinen durch die Erwartung der dabei eintretenden Unterkieferrotation und durch den vorliegenden Gesichtstyp bestimmt. Man erwartet verschiedene Ergebnisse bei verschiedenen Gesichtstypen und verschiedenen Kombinationen der Behandlungsgeräte und stellt sich bereits bei der Planung darauf ein. Der zervikale Headgear, der Kombinations-Headgear und der High-pull-Headgear haben jeweils besondere Aufgaben und Anwendungen, die man genau beachten sollte. Im allgemeinen nimmt man an, daß die orthopädische Veränderung der grundlegenden skelettalen Strukturen im Oberkiefer – insbesondere im Bereich des A-Punktes – und in der Gaumen-Oberkiefer-Ebene stattfindet. Aber andere Einflüsse, wie zum Beispiel auf die Funktion des Kiefergelenkes und die Entwicklung des unteren Zahnbogens, zeigen, daß als Folge der Veränderung der Okklusion und der funktionellen Anpassung viele Veränderungen auftreten.

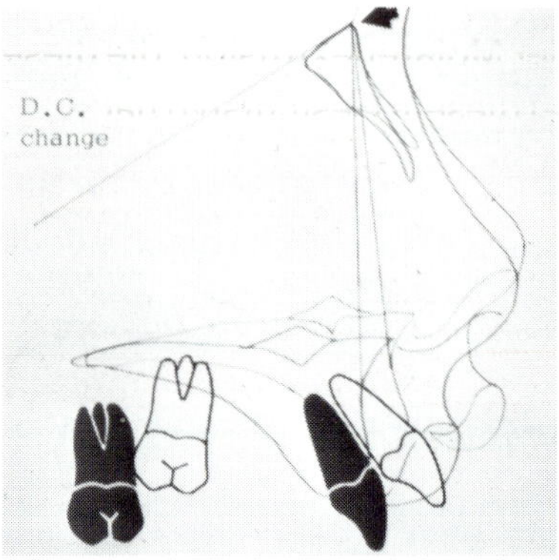

Abb. 13: Durchzeichnungen vor und nach orthopädischer Korrektur zeigen die Veränderungen, die den Bereich der Spina nasalis und die Weichteilnase betreffen.

Die Anwendung des Headgears zur orthopädischen Veränderung und zur Veränderung der basalen Kieferstrukturen sollte *der* Headgear-Anwendung gegenübergestellt werden, die der Zahnbewegung und zur Verstärkung der Molarenverankerung bei orthodontischen Behandlungen dient.

6. Prinzip
Behandlung des vertikalen Überbisses vor der sagittalen Stufe

Eine der Hauptaufgaben bei der erfolgreichen Behandlung von Dysgnathien und bei der Ausformung der Zahnbögen liegt in der Korrektur der vertikalen Schneidezahnverhältnisse des vorderen Teils des Zahnbogens sowie der Klasse-II-Molarenverzahnung. Die meisten Klasse-II-Dysgnathien, die den Hauptteil unserer Behandlungsprobleme darstellen, haben einen tiefen Schneidezahnüberbiß als Teil der dysgnathen Zahnreihenbeziehungen. Sowohl die protrudierten oberen Schneidezähne der Angle'Klasse II/1 als auch die retrudierten oberen Schneidezähne der Klasse II/2 reichen weit über die Schneidekanten der unteren Schneidezähne bis in einen vertikalen Überbiß, den man oft als 100–200%igen Schneidezahnüberbiß diagnostiziert.

Zum Erreichen einer Stabilität sowohl der Funktion als auch der Form während der Zeit der Retention und später muß man den tiefen Schneidezahnüberbiß exakt korrigieren und ein richtiges Verhältnis zwischen dem vertikalen Frontzahnüberbiß, der sagittalen Stufe und dem Interinzisalwinkel herstellen. Werden die Schneidezähne in einem Tiefbiß und mit einem großen Interinzisalwinkel belassen, so kommt es aus funktionellen Gründen häufig zu einem Rezidiv der Tiefbißverzahnung. Die Korrektur des tiefen Schneidezahnüberbisses kann auf zwei Arten erfolgen: Eine Möglichkeit ist die Extrusion der Seitenzähne, wodurch es zu einer Vergrößerung der unteren Gesichtshöhe durch Rotation des Unterkiefers kommt; die andere Methode besteht in der Intrusion der oberen oder unteren Schneidezähne ohne oder mit geringer Unterkieferrotation. Allerdings bedingen die vorwiegend vertikal ausgerichteten Gesichtsentwicklungsmuster häufig eine Öffnung im Schneidezahnbereich durch Extrusion der Molaren und Rotation des Unterkiefers – eine Kondition, die durch diese zweite Behandlungsmethode noch weiter verschlechtert wird. Die bereits übermäßige untere Gesichtshöhe wird durch die Behandlung noch weiter vergrößert. Hierdurch wieder kommt es zu einer Erhöhung der Lippenspannung und zur Verschlimmerung der ungünstigen Konstellation von kurzer Oberlippe, Vorstehen der Unterlippe und Hyperaktivität des Musculus mentalis, die – umgekehrt – durch eine Verringerung der primär zu großen unteren Gesichtshöhe gebessert würde.

Der Gesichtstyp mit einer niedrigen vertikalen Gesichtshöhe und einem kleinen Unterkieferebenenwinkel würde am meisten von der Unterkieferrotation profitieren, jedoch widersetzt sich seine starke Muskelfunktion der Molarenextrusion, die diese Art der Öffnung hervorrufen könnte. Häufig wird es bei diesem Gesichtstyp nach der Behandlung zu einem Zurückkehren zur ursprünglichen Gesichtshöhe kommen, selbst in solchen Fällen, bei denen die Therapie eine gewisse Rotation des Unterkiefers mit sich gebracht hat. Eine andere Komplikation bei der Tiefbißbehandlung liegt in der Distalverlagerung des Kondylus in der Fossa, wodurch es zu einer Fehlfunktion der Kiefergelenke kommen kann und zu einer Instabilität im Schneidezahngebiet als Folge traumatischer Interferenzen durch den bestehenden Tiefbiß.

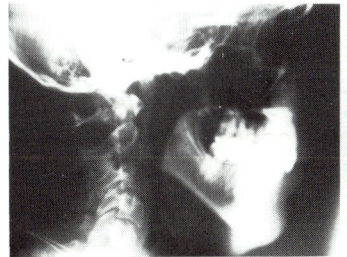

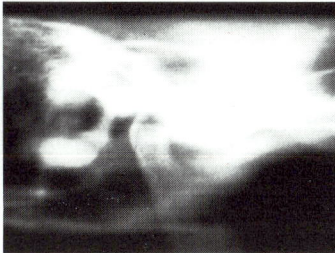

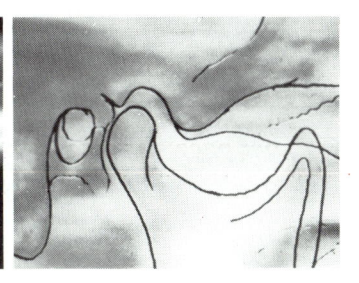

Abb. 14: Wenn die Endbehandlung einen Tiefbiß hinterläßt, kann es zu einer Verlagerung des Kondylus nach dorsal kommen.

Wegen dieser biologischen und physiologischen Gewebeantworten bei den vertikalen Gesichtstypen und den Tiefbißgesichtern erachtet die Bioprogressive Therapie die Intrusion der Schneidezähne mit biomechanischen Hilfsmitteln als das Mittel der Wahl – vor allem, weil sie auch nach der Behandlung zur Stabilität der Resultate und zur Optimierung der Funktion entscheidend beiträgt. Durch die Behandlung des vertikalen Überbisses vor der Behandlung der sagittalen Frontzahnstufe lassen sich Schneidezahninterferenzen vermeiden, und die hinteren Zähne bleiben in ihrer normalen stabilen Okklusion, wie sie durch die Muskulatur hergestellt wurde. Korrigiert man den vertikalen Schneidezahnüberbiß nicht vor der Retraktion der Schneidezähne, so kommt es zu einer Interferenz in diesem Gebiet und damit zu einem fehlerhaften propriozeptiven Einfluß auf des Patienten Fähigkeit zum Zubeißen im Seitenzahngebiet. Wenn diese neuromuskuläre Interferenz die Fähigkeit des Patienten begrenzt, die Seitenzähne in Okklsuion zu bringen, extrudieren die Molaren, und es kommt zu einer vertikalen Bißöffnung. Bei bestehenden Schneidezahninterferenzen wird der Headgear die oberen Molaren leichter extrudieren, und die anschließend angewandten Klasse-II-Gummizüge extrudieren die unteren Molaren.

Spezielle Behandlungsverfahren, die zur Intrusion der unteren Schneidezähne angewandt werden, benutzen Bögen mit weiter Spannweite: die Utilitybögen. Sie wurden entwickelt, um den vertikalen Überbiß vor der sagittalen Stufe zu behandeln und so die ungünstigen Resultate der Interferenzen im Schneidezahngebiet zu vermeiden.

Die Behandlung mit Sektionsbögen wird angewandt, um die Kontrolle über die Stellung der Schneidezähne zu verbessern, so daß Zahnbewegungen, insbesondere die Intrusion der Schneidezähne, unter einem geeigneten Kraftsystem vorgenommen werden können, das die für die Größe der Zähne und die Richtung ihrer Bewegung richtige Kraftgröße erzeugt. Sektionsbögen werden benutzt, um die Okklusion im Seitenzahngebiet in Verbindung mit der Anwendung der Utility-Spannbögen auf die Schneidezähne zu stabilisieren, so daß man eine leichtere kontinuierliche Kraft auf die Schneidezähne einwirken lassen kann, um ihre Intrusion und Torquebewegung zu erreichen. Befinden sich die Schneidezähne in der Schlußphase der kieferorthopädischen Behandlung noch in einem tiefen vertikalen Überbiß, so wird ihre Interferenz eine gute Okklusion im Seitenzahngebiet verhindern.

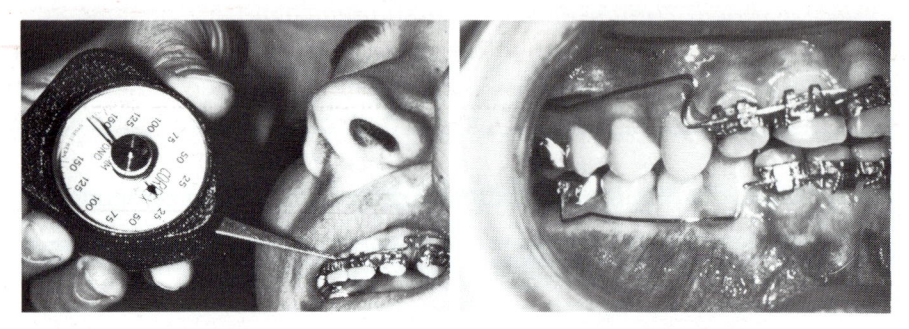

Abb. 15: Die Anwendung von oberen und unteren Utilitybögen zur Intrusion des vertikalen Überbisses vor der Korrektur der sagittalen Frontzahnstufe. 60–80 p werden zur Intrusion der unteren Schneidezähne benötigt, 160–200 p zur Intrusion der oberen Schneidezähne.

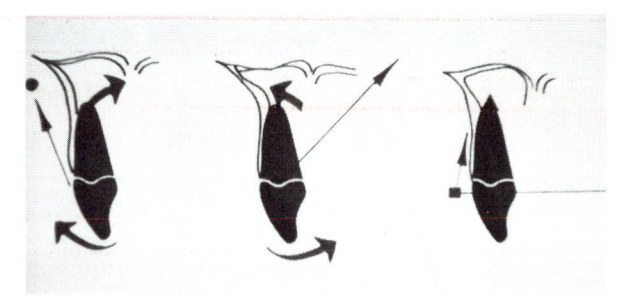

Abb. 16: Interferenzen im Schneidezahngebiet können durch die Anwendung von Sektionsbögen und Utilitybögen vermieden werden; sie erlauben eine Überbehandlung.

7. Prinzip
Behandlung mit Sektionsbögen

Die meisten kieferorthopädischen Behandlungsverfahren benutzen heute Bänder auf allen Zähnen und schreiben dann eine Anzahl von Bögen vor, mit denen die Zähne in jedem Zahnbogen nivelliert, rotiert und an die richtige Stelle bewegt werden. In den ersten Phasen der Behandlung werden dabei meist leichte Rundbögen benutzt, danach geht man zu den stärkeren Bögen über, wie sie bei der Edgewise-Therapie benutzt werden. Mit der Begründung, den Bogen bei der Ausformung und der Wirkung seiner Funktion auch auf die Zähne des Gegenkiefers besser kontrollieren zu können, werden alle einzelnen Zähne in einen fortlaufenden Bogen eingebunden. Die Kraft und die Hebelwirkung zur Bewegung der fehlstehenden Zähne

Die Prinzipien der Bioprogressiven Therapie

kommen im wesentlichen von den Nachbarzähnen, und wegen der kurzen Spannweite zwischen ihren Brackets werden im allgemeinen sehr hohe Kräfte kurzer Dauer angewandt.
Bei der Anwendung der Bioprogressiven Therapie ist die Behandlung mit Sektionsbögen ein grundlegendes Behandlungsverfahren, bei dem man die langen Bögen in Teile oder Segmente einteilt, um so die Anwendung der Kräfte in bezug auf Richtung und Umfang günstiger für die Zahnbewegung zu gestalten. Im folgenden werden *vier Vorteile der Sektionsbogenbehandlung* näher erläutert:

1. Die Sektionsbogenbehandlung erlaubt die Anwendung leichterer kontinuierlicher Kräfte auf die einzelnen Zähne, um eine effiziente Zahnbewegung zu erreichen. Da die Bögen in Segmente unterteilt werden und das Seitenzahngebiet somit von den Schneidezähnen getrennt ist, können mittels eines langen Hebelarmes durch den Utilitybogen sehr leichte kontinuierliche Kräfte auf die Schneidezähne aufgebracht werden. Der Utilitybogen spannt sich von den Molaren bis zu den Schneidezähnen und läuft an den Prämolaren und Eckzähnen vorbei. Durch die Segmentierung der Bögen können die Molaren stabilisiert und durch die Prämolaren und Eckzähne gegen die Torquebewegung gestützt werden, die an den Molaren als Folge der Intrusion des mit langer Spannweite hebelnden Utilitybogens entsteht.

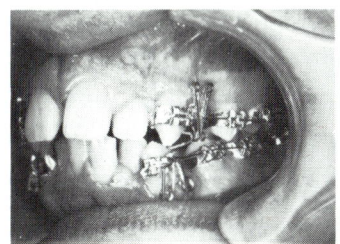

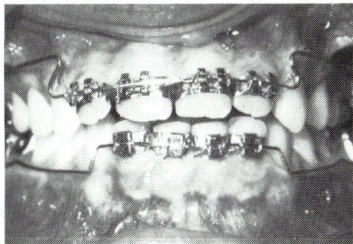

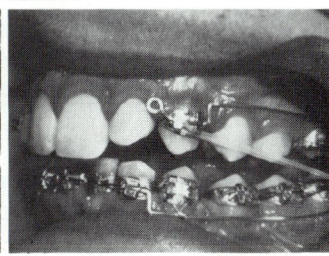

Abb. 17: Die Segmentbogenbehandlung erlaubt die Anwendung leichterer Kräfte bei den einzelnen Zähnen unter Verwendung von Utilitybögen zur Intrusion der oberen und der unteren Schneidezähne, außerdem das Anlegen von Sektionsbögen an die Eckzähne bei Extraktionsfällen oder von Gummizügen gegen Sektionsbögen.

Die Kräfte, die von Klasse-II-Gummizügen entwickelt werden, sind weniger schädlich, wenn sie gegen einen oberen Segmentbogen wirken, als wenn dies gegen einen durchlaufenden Bogen geschieht; außerdem bewirken sie eine geringere Beanspruchung der Verankerung des Stützbogens. Während die Okklusion im Seitenzahngebiet ausgeformt wird, können gleichzeitig die Schneidezähne durch die Wirkung des Utilitybogens bewegt werden, wobei Intrusion, Retraktion oder Torque notwendig sein können.
Werden die Eckzähne mittels Schlaufensektionsbögen retrahiert, so kann die Kraft, die zu ihrer Rückbewegung bei Verwendung von biomechanischen Hilfsmitteln zur Behandlung von Extraktionsfällen angewandt wird, bis zu einem Optimum von 100–150 p reduziert werden, während gleichzeitig die Verankerung der Molaren durch den von den Schneidezähnen ausgehenden Spanneffekt des Utilitybogens verstärkt wird.

2. Während der grundlegenden Zahnbewegungen ist eine effizientere Wurzelkontrolle möglich. Für eine effiziente Intrusion der unteren Schneidezähne müssen ihre Wurzeln bukkal getroquet werden, um die stützende linguale Kortikalis zu meiden; ebenso müssen die Wurzeln der Eckzähne um die Ecke des Bogens herum nach bukkal getorquet werden, um den kortikalen Knochen auf ihrer lingualen Seite zu meiden. Diese Bewegungen sind bei der traditionellen Behandlung mit fortlaufenden Bögen sehr schwierig durchzuführen. Bei der Anwendung von Runddrähten kommt es zum Rollen der Schneidezahnkronen nach unten und vorne. Dabei werden ihre Wurzeln nach lingual gegen den dichteren kortikalen Knochen gekippt, wodurch es zu einer Begrenzung ihrer tatsächlich möglichen Intrusion kommt. Die Eckzahnwurzeln werden bei der Behandlung mit fortlaufenden Rundbögen während der Phase der Bewegung um die Ecke herum nach distal gekippt; dadurch kommt es zur Begrenzung ihrer Intrusion und der Bogennivellierung. Die Molaren rollen bei Verwendung eines Rundbogens häufig nach mesial und richten sich weg von ihrem bukkalen kortikalen Knochen auf, der zu ihrer Abstützung dienen sollte.

Die Segmentbogenbehandlung erlaubt uns, die Schneidezahnwurzeln durch entsprechenden Torque von dem lingualen kortikalen Knochen wegzubewegen, wodurch wir eine leichtere Intrusion erreichen; so können die Eckzähne dann einzeln entlang einer Linie des geringsten Widerstandes intrudiert werden, während gleichzeitig der Molarentorque und die Rotationskontrolle zur Verstärkung der Verankerung beibehalten werden. Die Behandlung mit fortlaufenden Bögen versucht die Schneidezahnbewegung durch das Gebiet der Eckzähne um die Ecke herum zu beeinflussen: Weil aber die Eckzähne in einer verschiedenen vertikalen Ebene der Knochenabstützung liegen – wegen ihrer Position an der Ecke –, ist es schwierig, wenn nicht unmöglich, mechanische Hilfsmittel zu konstruieren, welche die Schneidezahnbewegungen gleichzeitig bei Aufrechterhaltung der Kontrolle über den Eckzahn bewirken. Wegen der Stellung der Eckzähne ist eine effiziente Intrusion der Schneidezähne bei Verwendung eines fortlaufenden Bogens fast unmöglich.

3. Die Sektionsbogenbehandlung unterstützt die orthopädische Veränderung im Oberkiefer. Bei der Klasse II unterstützt diese Methode den Headgeareffekt zur orthopädischen Veränderung im Oberkiefer dadurch, daß sie die Korrektur der Okklusion im Seitenzahnbereich ohne Störung des orthopädischen Anpassungsgeschehens im Gebiet der Sutura palatina mediana erlaubt. Über den Frontzahnbereich hinweg fortlaufende Bögen verbinden die Oberkieferteile miteinander und begrenzen die Anpassung und die transversale Dehnung, wie sie bei der orthopädischen Behandlung des Oberkiefers erwünscht sind. Eine transversale Expansion von 10 mm kommt häufig im Molaren- oder Prämolarengebiet vor, wenn diese Anpassung nicht durch fortlaufende Bögen verhindert wird, sondern wenn genügend Freiheit gegeben ist, daß sich der Innenbogen des Headgears, der expandiert wird, auswirken kann. Die Expansion im Bereich der Sutura palatina mediana läßt sich sehr dramatisch durch die Aktivierung einer Dehnschraubenapparatur demonstrieren, aber eine ähnliche transversale Expansion ist auch möglich, wenn eine Sektionsbogenbehandlung der Angle'Klasse II zusätzlich mit einem orthopädischen Headgear vorgenommen wird.

4. Die Sektionsbogenbehandlung verkleinert den Reibungseffekt der am Bogen entlang gleitenden Brackets. Die oberen Eckzähne und die anderen Zähne werden nämlich in ihren Bewegungen begrenzt, wenn sie – um entlang dem Bogen bewegt zu werden – zuerst die Reibung und den Befestigungseffekt der Brackets überwinden müssen. Die Sektionsbogenbehandlung dagegen erlaubt es dem Eckzahn, sich freier zu bewegen, weil der Befestigungseffekt beim Gleiten entlang einem kontinuierlichen Bogen entfällt. Ein Segmentbogen, der auf die Eckzähne angewandt wird, reduziert die Reibung an dem kurzen Segment noch mehr und erlaubt die effiziente Retraktion der Eckzähne. Bei der Verwendung der biomechanischen Hilfsmittel zur Behandlung von Extraktionsfällen erlauben die Vielschlaufen-Retraktionsfedern den Eckzähnen eine freie Bewegung ohne die Befestigungsbegrenzung des Brak-

Die Prinzipien der Bioprogressiven Therapie

kets, das entlang dem Bogen gleitet. Immer dann, wenn wir die mechanischen Einflüsse der Reibung und der Befestigung der Zähne, die zu bewegen sind, verringern, können die angewandten Kräfte leichter wie auch effizienter sein, und sie werden dann die Stützgewebe weniger beanspruchen.

Bei Behandlung mit Sektionsbögen können die Zähne im Seitenzahnbereich freier durchbrechen und in Funktion treten. Dadurch werden die Faktoren reduziert, die eine normale Entwicklung verhindern. Wenn auf die Zahnbogenlänge im Unterkiefer von den Molaren zum Schneidezahnbereich durch die vestibuläre Brücke des Utilitybogens die Wangenmuskulatur abgehalten wird, können sich die durchbrechenden Zähne im Seitenzahnbereich günstiger orientieren und mit den übrigen Strukturen des Gesichtes besser in Funktion treten. Unterstützt man mit einem Utilitybogen den Durchbruch der Prämolaren und Eckzähne im Unterkiefer, so brechen sie häufig in einen um 5–8 mm weiteren Zahnbogen durch, verglichen mit dem Zahnbogen des Milchzahngebisses.

8. Prinzip
Konzeption der Überbehandlung

Die kieferorthopädische Behandlung beginnt im allgemeinen mit Zähnen, die in fehlerhafter Okklusion stehen und sich oft mit anomaler Funktion in fehlerhaft proportionierten skelettalen Strukturen befinden. Die Behandlung stellt die Zähne an den richtigen Platz und normalisiert die Funktion in den Grenzen, die die skelettalen Strukturen erlauben. Es kommt zu entsprechenden Knochenanpassungen in den weiter entfernt liegenden Suturen und zur lokalen Remodellierung um die Einzelzähne. Mit diesem »Aufschließen« der Dysgnathie und dem Beginn einer normaleren Funktion – den notwendigen Veränderungen, um die Zähne in eine richtig ausgeformte Okklusion zu bringen – darf sich der Kieferorthopäde jedoch nicht zufriedengeben, sondern er muß auch die Veränderungen vorhersehen können, die dann folgen, wenn die Geräte entfernt werden und die Anpassungen beginnen, die sich üblicherweise am Ende der Behandlung einstellen. Diese Anpassungen wie auch sonstige Veränderungen werden unter der Dynamik der Funktion weiterlaufen. Um der Rückfalltendenz und den Veränderungen, die normalerweise nach der Behandlung eintreten müssen, richtig begegnen zu können, muß man sie entsprechend einschätzen können und sich mit der Planung rechtzeitig auf sie einstellen. Es gibt bestimmte Fälle, bei denen eine *Unterbehandlung* angesichts der speziellen Wachstumsprobleme und der speziellen Probleme der Dysgnathie angebracht sein kann. Die Bioprogressive Therapie schlägt insgesamt vier Gebiete vor, bei denen die Konzeption der *Überbehandlung* dabei helfen kann, die erwarteten Anpassungserscheinungen nach der Behandlung zu kompensieren, wie nachfolgend dargelegt.

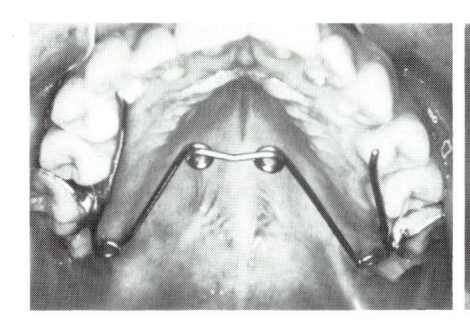

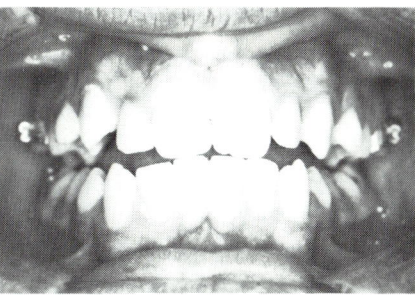

Abb. 18: Schmale, V-förmige Zahnbögen müssen stark erweitert werden, wobei unter der Funktion Anpassungen erfolgen werden.

1. Überbehandlung zur Überwindung muskulärer Kräfte, die auf die Zahnoberflächen wirken

Der muskuläre Einfluß von Zunge, Lippen und Wangen auf die Oberflächen der Zähne verlangt häufig eine Überbehandlung, um die nach der Behandlung eintretenden Veränderungen zu kompensieren. Sie sind das Resultat der dauernden Einwirkung dieser Muskulatur, die erst im Laufe der Zeit lernt, die neugeschaffene Okklusion zu stützen.

Wenn man den schmalen kollabierten oberen Zahnbogen aus dem Kreuzbiß heraus expandiert, muß man notwendigerweise eine Überbehandlung durchführen, da es unter dem Einfluß der Wangenmuskulatur zu einem gewissen Rezidiv im Bereich des Alveolarfortsatzes kommen kann. Eine Überexpansion ist auch deshalb notwendig, weil hierdurch die Zunge angeregt wird, eine »höhere« Lage einzunehmen und so zur Stützung der Zahnbögen in ihrer neuen Okklusion beizutragen.

Ein frontal offener Biß muß in einen Tiefbiß verwandelt werden – wann immer dies möglich ist –, um so dem zu erwartenden Rückfall infolge anomaler Zungenfunktion Widerstand zu leisten und um außerdem der exzessiven Zunahme der unteren Gesichtshöhe (die bei extrem vertikalen Gesichtswachstumstypen immer zunimmt) Rechnung zu tragen. Diese übermäßige untere Gesichtshöhe verstärkt die Tendenz zum offenen Biß. Eine Überbehandlung im Sinne der Überkorrektur der sagittalen Schneidezahnstufe bis zu einem richtigen Interinzisalwinkel ist immer dann kritisch, wenn das Lippensaugen die Protrusion der oberen Schneidezähne beeinflußt und die unteren Schneidezähne in einen Steilstand gebracht hat, ebenso wenn die kurze Oberlippe, Mentalis-Habits oder eine sublabiale Kontraktion weiterhin die Stellung und die Stabilität der Schneidezähne beeinflussen.

2. Notwendige Wurzelbewegungen zum Erreichen der Stabilität

Eine Überbehandlung bei den Wurzelbewegungen – indem die Wurzeln über die idealen Positionen hinaus bewegt werden – ist notwendig, um einem in gewissen Gebieten zu erwartenden Rezidiv zu begegnen. Die Behandlung des tiefen vertikalen Schneidezahnüberbisses erfolgt am günstigsten durch eine starke Intrusion und einen überidealen Torque der oberen Schneidezähne. Eine Parallelisierung der Wurzeln der Zähne, die den Extraktionslücken benachbart sind, ist wichtig zur Aufrechterhaltung des Lückenschlusses. Komprimiertes Gewebe und insbesondere die stark beanspruchten Parodontalfasern benötigen eine gewisse Zeit, um sich an die neue Stellung anzupassen. Extreme Rotationen werden infolge der Elastizität der Ligamente des Parodontiums eine langdauernde Rezidivneigung haben. Deshalb ist es in solchen Fällen notwendig, die Wurzeln mehr als bis zum normalen Winkel zu drehen, um dem Rezidiv vorzubeugen. Die Reorganisation der Ligamente benötigt eine lange Zeit – wenn man nicht zu parodontalchirurgischen Maßnahmen greifen will, um die Stabilität zu unterstützen.

3. Überbehandlung zur Vorbeugung des orthopädischen Rezidivs

In den Fällen, in denen starke orthopädische Kräfte angewandt werden, um orthopädische Veränderungen zu erreichen, unterliegen auch die Stützstrukturen einem gewissen Rezidiv, wenn diese starken Kräfte aufgehoben oder verringert werden. Diese Strukturen passen sich an, wenn sie im Laufe der Zeit unter den Einfluß des normalen Wachstums und der Funktion in ihrer neuen Umgebung kommen. Funktionelle Einflüsse, die für die Entstehung der ursprünglichen Dysgnathie verantwortlich waren, können teilweise weiter bestehen. Bei extrem vertikalen Gesichtsentwicklungstypen scheint die sehr stark ausgeprägte Konvexität im Bereich des

Die Prinzipien der Bioprogressiven Therapie 47

A-Punktes einen zusätzlichen negativen Effekt auszuüben, der eine stärkere Überbehandlung zum Erreichen stabiler Resultate notwendig macht.

Eine Dorsalrotation des Unterkiefers oder eine Bißöffnung erfolgen im allgemeinen bei der orthopädischen Korrektur infolge einer Extrusionswirkung auf die hinteren Seitenzähne. Bei der Behandlung der Klasse II wird der Rezidiveffekt, der zu einer Vertiefung des Bisses führt, das Kinn nach vorne bringen. In diesem Fall ist also ein Rezidiv sogar von Vorteil. Bei der Behandlung der Dysgnathien der Angle'Klasse III dagegen wird die Vorrotation des Kinns und die Vorentwicklung des Unterkiefers das Verzahnungsproblem noch verstärken und verschlimmern. Einige Anpassungserscheinungen in Form eines Rezidivs sind günstig – die meisten werden aber die Problematik der Behandlung der Dysgnathie verschlimmern oder in Richtung auf eine Rückkehr des ursprünglichen Problems wirken. Aus den oben genannten Gründen ist die Überbehandlung in Erwartung dieser Anpassungserscheinungen in der Nachbehandlungsperiode notwendig.

4. Überbehandlung, damit sich die Zähne während der Retentionszeit »setzen« können

Eine Überbehandlung der einzelnen Zähne innerhalb der Zahnbögen erlaubt ihnen, sich in eine gute Artikulation zu »setzen«. Das Konzept für die Retentionszeit bei der Beendigung der aktiven Behandlung oder beim Entfernen der Bänder besteht nicht darin, das zu halten bzw. zu retinieren, was man erreicht hat, sondern den Zähnen die Möglichkeit zu geben, sich aus einer Überbehandlungsstellung richtig in die Okklusion einzustellen. So werden Retainer als »aktive« Apparaturen angesehen, um diese Aktion des »Sich-Setzens« zu ermöglichen und nicht nur den erreichten Zustand zu halten. Somit erwarten wir nicht nur einen gewissen Rückfall, der deshalb eintritt, weil die Zähne bewegt wurden, sondern wir unterstützen ihn sogar in bestimmter Weise, indem wir den Zähnen die Freiheit geben, sich in die gewünschte funktionelle Stellung einzupassen. Aus unserer Sicht erscheint es fast unmöglich, die genaue Lokalisation und Funktion jedes Kauflächenabhanges anders zu erreichen als durch unsere Konzeption einer geführten Anpassung aus der Überbehandlungsstellung heraus.

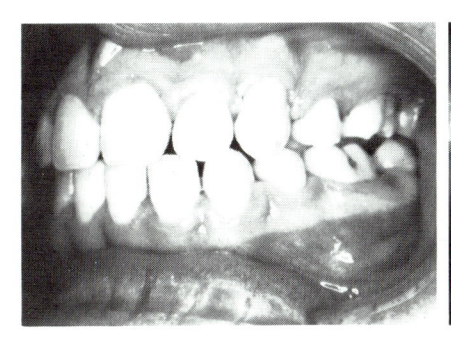

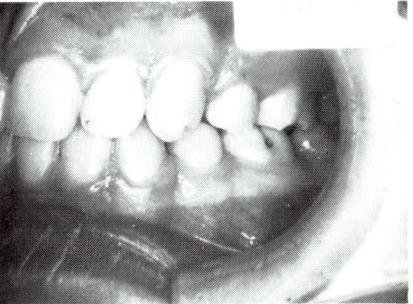

Abb. 19: Die Rotation der Molaren und der Schneidezahntorque wurden bis zum Zeitpunkt der Entbänderung überbehandelt, um so die richtigen Anpassungen während der Retention zu ermöglichen.

Eine Überbehandlung im Rahmen der typischen Klasse-II-Korrektur beginnt bei den Molaren, wobei sie durch Distalrotation des oberen ersten Molars »hinter« einem aufgerichteten und nach distal rotierten unteren Molar in eine »Superklasse I« eingestellt werden. Die Überbehandlung erfolgt auch im Seitenzahngebiet, wo die oberen Prämolaren und die Eckzähne etwas weiter distal als eigentlich erwünscht in bezug auf ihre Gegenzähne im Unterkiefer eingestellt werden. Auch der vertikale und sagittale Schneidezahnbiß werden überkorrigiert, und zwar durch Intrusion in demjenigen Zahnbogen, in dem die Zähne zu weit durchgebrochen sind. Ein extrem starkes Torquen der oberen Schneidezähne ist in *den* Tiefbißfällen notwendig, in denen die Funktion im Sinne eines Rezidivs des Tiefbisses wirkt.

9. Prinzip
»Aufschließen« der Dysgnathie durch aufeinanderfolgende Behandlungsschritte, um so wieder eine normalere Funktion zu erreichen

Eine der gängigen Konzeptionen der kieferorthopädischen Behandlung geht von der Vorstellung aus, daß eine Dysgnathie innerhalb der Struktur und der Funktion ihrer augenblicklichen Umgebung stabil ist, daß die Struktur der Kiefer und die Funktion der Muskulatur die Stellung und Anordnung der Zähne im Zahnbogen geschaffen haben und daß diese in sich stabil sind und während der Behandlung nicht verändert werden sollten. Diese Art der Behandlung empfiehlt im allgemeinen eine Anpassung an die bestehende Zahnbogenform, um so die Adaptation der Zähne an die augenblickliche Funktion und Artikulation sowie eine Stabilität der Ergebnisse zu erreichen. Bei Engstand sei im allgemeinen die Extraktion von Zähnen notwendig, um die vorhandene Zahnbogenform nicht zu vergewaltigen, denn man nimmt ja an, daß diese stabil sei. Weil die Funktion praktisch nicht verändert werden kann, sollte die Behandlung sie akzeptieren und sich darauf einstellen.

Die Bioprogressive Therapie unterscheidet sich von dieser Denkweise sehr stark, denn sie geht davon aus, daß die meisten Dysgnathien aufgrund anomaler Funktionen entstanden sind und daß eine bestehende Dysgnathie zwar unter den augenblicklichen abnormen Funktionszuständen stabil ist, daß sie aber einfach niemals die Gelegenheit zu einer normalen Entwicklung gehabt hat.

Ohne das Vorliegen einer normalen Entwicklung ist eine normale Funktion unmöglich – und so entsteht ein Teufelskreis; denn die Fehlfunktion verursacht eine Fehlentwicklung, die ihrerseits wieder eine Umgebung schafft, die eine Fehlfunktion verursacht.

Bei der Bioprogressiven Therapie wird in einzelnen Behandlungsschritten so vorgegangen, daß es zu einem progressiven »Aufschließen« der Dysgnathie kommt, um so eine normale Umgebung zu schaffen oder wieder zu schaffen, so daß schließlich eine normale Funktion möglich wird. Eine weitgehend normalisierte Funktion kann die neue Umgebung stabilisieren und unterstützen; dies gilt auch für die neu ausgeformte Okklusion. Will man die möglichen Veränderungen durch die Behandlung beurteilen, so sollte man bei der Eingangsuntersuchung und bei der Beurteilung die folgenden drei Überlegungen zur Diagnostik berücksichtigen:

1. Es ist notwendig, die Dysgnathie zu beschreiben und die Stellung der Zähne sich so vor Augen zu führen, daß man versteht, welche funktionellen Einwirkungen für ihre gegenwärtige Stellung verantwortlich gemacht werden können.

2. Es ist weiterhin notwendig, den Gesichtstyp und die skelettalen Strukturen auf der Basis von Fernröntgenbildern und die daraus folgende Funktion zu beschreiben.

3. Es ist notwendig, die augenblickliche Fehlfunktion in bezug auf die Zahnbögen zu beschreiben; falls keine Fehlfunktion vorliegt, ist ein genuines Ausbleiben der Entwicklung wahrscheinlich.

Nach der Konstruktion eines »sichtbar gemachten Behandlungszieles« und seiner Beurteilung werden die einzelnen Behandlungsvorgänge genau vorgeschrieben – als Folge eines logischen Entscheidungsprozesses: Die einzelnen Schritte werden dabei genau überlegt und danach die Geräte konstruiert, die die geplanten Veränderungen ausführen sollen.

Zur Aufstellung des Behandlungsplans und zur Beschreibung der verschiedenen Geräte und der Behandlung geht man von folgenden Kriterien der Beurteilung aus:

1. funktionelle Einflüsse und ihre Korrektur;
2. orthopädische Veränderungen, die notwendig sein können;
3. Zahnbogenform und Zahnbogenlänge (eventuelle Notwendigkeit der Extraktion);
4. Zahnbewegung und Planung der Verankerung;
5. Durchführung der Behandlung, wobei die einzelnen Schlüsselfaktoren während der Behandlung kontrolliert werden.

Es gibt viele Gebiete, in denen die kieferorthopädische Behandlung die Umgebung verändert, wodurch es dann zu einer verbesserten Funktion kommt, die diese Veränderung trägt. Wir wollen die folgenden drei wesentlichen Veränderungen genauer betrachten:

1. Die Expansion des Oberkieferzahnbogens

Dieses Vorgehen wird im Falle eines unterentwickelten, sehr schmalen V-förmigen oberen Zahnbogens angewandt, bei dem Mundatmung und/oder sonstige Atmungsprobleme die ursprüngliche Position der Zunge und ihre normale Funktion verändert haben dürften. Die eingeschränkte, tiefe Lage der Zunge in ihrer Beziehung zu dem sich entwickelnden oberen Zahnbogen betrachtet man dabei als einen die Dysgnathie begünstigenden Faktor. Wenn der obere Zahnbogen expandiert wird, ist es der Zunge möglich, ihre Lage und ihre Funktion zu normalisieren und so den expandierten Zahnbogen zu stützen. Änderungen durch das Wachstum und die orthopädische Expansion helfen dabei auch, die Atmung zu verbessern und eine bessere Zungenfunktion zu schaffen. Bei der Bioprogressiven Therapie hat sich die Vierschlaufenfeder im Oberkiefer als sehr geeignet zur Expansion und Rotation kollabierter Zahnbögen erwiesen.

2. Die Korrektur des Labialstandes der Schneidezähne

Das Daumenlutschen oder eine sehr starke skelettale Konvexität können die Stellung der oberen oder der unteren Schneidezähne verändern und eine so starke Protrusion schaffen, daß die Unterlippe hinter den oberen Schneidezähnen »gefangen« wird und somit eine bereits fehlfunktionierende Artikulation noch mehr verstärkt, indem sie die unteren Schneidezähne zurückkippen läßt und die oberen Schneidezähne noch weiter protrudiert. Durch die Korrektur dieses sehr ungünstigen Verhältnisses zwischen der sagittalen Frontzahnstufe und dem vertikalen Überbiß der Schneidezähne ändert sich die Lippenfunktion, so daß jetzt die neue Stellung der Zähne durch die Orthofunktion gestützt wird.

3. Die Fehlfunktion der Kiefergelenke

Eine weitere Kontraktion des schon verschmälerten oberen Zahnbogens kann zu einem funktionellen Kreuzbiß führen, bei dem die okklusalen Interferenzen jetzt die Entwicklung des oberen Zahnbogens hindern. Es kommt zu einer Seitenverschiebung der Kondylen und zu einer Veränderung in der Funktion des Kiefergelenks und damit auch seiner Entwicklung. Schichtaufnahmen des Kiefergelenks zeigen bei sehr stark ausgeprägten skelettalen Klasse-II/1-Dysgnathien, daß bei 25% von ihnen die Kondylen weit anterior im Fossabereich liegen; entsprechend muß die Behandlung zusätzlich auf die Korrektur einer normalen Kondylus-Fossa-Beziehung gerichtet sein. Aus diesem Grunde ist die Frühbehandlung eines funktionellen Kreuzbisses und skelettaler Klasse-II-Fälle notwendig, um so die Zähne in eine bessere Stellung zu bewegen, die ihrerseits dann eine verbesserte Funktion und eine verbesserte Entwicklung des Kiefergelenks ermöglicht.

10. Prinzip
Das Konzept der Vorfertigung der Geräte für effiziente Behandlung mit hochwertigen Ergebnissen

Die Erfahrung lehrt, daß es zu effizienten Behandlungen dann kommt, wenn der Kieferorthopäde die physikalischen Detailwirkungen seiner mechanischen Maßnahmen genau kennt und wenn er Verständnis für den Einfluß seiner biomechanischen Geräte auf die Anatomie und Physiologie der Gesichtsstrukturen hat, die in die therapeutischen Prozesse einbezogen werden. Es kommt zu gravierenden Fehlern oder ungünstigen Behandlungsresultaten, wenn wir einfach »Kochbuchrezepten« folgen, die sich im Lauf der Geschichte als Folge von unkritisch übernommenen Gewohnheiten eingebürgert haben, anstatt unserer ständigen Kontrolle und ständigen Verbesserung der Behandlungsergebnisse im Einzelfall. Dies kann bekanntlich durch die Benutzung der fünf Überdeckungsgebiete und der sieben Beurteilungsgebiete im Fernröntgenbild geschehen. Nur wenn man sich von Anfang an sehr bemüht, wird man Qualitätsresultate bekommen. Die Behandlung eines kieferorthopädischen Falles muß bis zum Abschluß entsprechend dem ursprünglichen Behandlungsplan erfolgen. Einzelne Details, die notwendig sind, um ein gutes Produkt oder eine gute Dienstleistung höchster Qualität zu erreichen, müssen von Anfang an beachtet werden. Ohne eine eindeutige visuelle Vorstellung unseres Behandlungsziels können wir dieses nicht genau definieren, die notwendigen Details auf dem Wege dahin nicht anwenden und die Technik nicht meistern. Einzelheiten, wie die Breite im Molarengebiet, die Rotation der Zähne und der Torque, werden in den letzten Behandlungsphasen kritische Bedeutung bekommen, und sie sollten deshalb schon in den Anfangsbögen der ersten Behandlungsphase berücksichtigt werden. Die Einzelheiten und die kleinen Genauigkeiten, die notwendig sind, um ein gutes Endresultat zu erreichen, haben immer schon eine ganze Menge Energie und Zeit des Kieferorthopäden und des Patienten in Anspruch genommen.

Um wenigstens einen Teil dieser Bürde durch die vielen einzelnen Verfahren, die bei der Konstruktion und Anwendung kieferorthopädisch-orthodontischer Geräte notwendig sind, zu erleichtern, benutzt die Bioprogressive Therapie das Konzept der Vorfertigung von Geräten zur klinischen Anwendung. Dadurch ist es dem Kieferorthopäden möglich, seine Energie den Einzelheiten der Anwendung zu widmen, anstatt sie bei der Herstellung der Apparate zu erschöpfen. Die Energien des Kieferorthopäden sollten ganz vorrangig auf die Diagnose und die Behandlungsplanung gerichtet sein sowie auf eine effiziente Gerätetechnik und auf die Motivation des Patienten. Schon in seinen frühen Publikationen hat Edward H. Angle darauf hingewiesen, daß man Geräte vorfabrizieren könnte, und heute produzieren die orthodontischen Zulieferfirmen Materialien, die die Zeit am Behandlungsstuhl enorm reduziert haben.

Kapitel 3
Die sichtbar gemachten Behandlungsziele (oder VTO = Visual Treatment Objectives)

Die »sichtbar gemachten Behandlungsziele« (VTO) sind wie die Blaupause, von der der Baumeister beim Hausbau ausgeht. Die sichtbar gemachten Behandlungsziele sind ein Plan, um das normale Wachstum des Patienten und die erwarteten Behandlungseinflüsse vorherzusagen, um so die individuellen Ziele, die wir bei diesem speziellen Patienten erreichen wollen, zu festigen. Die Behandlung eines wachsenden Patienten muß auf die künftige Entwicklung hin geplant werden – im Hinblick auf das Gesicht und die Strukturen, die in Zukunft zu erwarten sind, nicht auf die skelettalen Strukturen, die der Patient am Anfang zeigt. Der Behandlungsplan sollte, wenn irgend möglich, die günstigen Wachstumseffekte benutzen und andererseits alle unerwünschten Wachstumseffekte zu mindern versuchen.

Die sichtbar gemachten Behandlungsziele erlauben auch die Entwicklung verschiedenartiger Behandlungspläne. Wenn erst einmal im zeichnerischen Entwurf die Zähne in das zu erwartende oder ausgewachsene Gesichtsmuster ideal eingefügt sind, muß der Kieferorthopäde entscheiden, wie weit er mit seinen biomechanischen und orthopädischen Hilfsmitteln diese Ziele erreichen kann, ob es möglich ist, sie überhaupt zu erreichen, und was für Alternativen sich ergeben.

Wenn die Behandlung einmal angefangen hat, besteht ständig die Notwendigkeit, ein sichtbar gemachtes Ziel vor Augen zu haben, gegen das man den Behandlungsfortschritt messen und kontrollieren kann. Legt man eine Durchzeichnung des Behandlungsfortschrittes über die zeichnerische Darstellung des ursprünglichen Zustands und über das vorhergesagte Behandlungsziel, so kann man den Fortschritt entsprechend einer genau festgelegten Route feststellen. Jede Abweichung von dem erwarteten Fortschritt wird gleich sichtbar sein, und die Notwendigkeit für Korrekturen während der Behandlung läßt sich auf Anhieb feststellen. Diese Korrekturen können sofort vorgenommen werden. Obwohl die Mehrheit der Fälle entsprechend der Vorhersage auf die Behandlung reagiert, gibt es doch immer einige, die von dem allgemeinen Verhalten abweichen und entsprechende Veränderungen des Vorgehens notwendig machen.

Unterschiede in der therapeutischen Antwort können aufgrund mangelnder Mitarbeit des Patienten entstehen, aber auch infolge von abweichenden Wachstumsmustern oder ineffizienter Mechanotherapie. Es ist unbedingt notwendig, diese Art der Kontrolle durchzuführen, wenn man die Behandlung an die individuellen Gegebenheiten anpassen will.

Die Vorhersage der Resultate in Form der sichtbar gemachten Behandlungsziele ist für die Verbesserung der Leistungen des Kieferorthopäden von großem Nutzen, weil sie ihm erlaubt, seine Ziele im voraus festzulegen und sie dann mit den Resultaten am Ende der Behandlung zu vergleichen. Die Feststellung der Unterschiede zwischen den Behandlungszielen und seinen tatsächlich erreichten Ergebnissen gibt ihm ein objektives Bild der Gebiete seiner Behandlung, die noch verbessert werden können.

Die Konstruktion der »sichtbar gemachten Behandlungsziele«

Wir werden jetzt ein schrittweises Vorgehen vorstellen, nach welchem Sie die »sichtbar gemachten Behandlungsziele« für den Fall M. G. in der folgenden Ordnung aufstellen und zeichnerisch konstruieren können (wir werden dabei von dem durchschnittlichen

Wachstum in der Zeitdauer der Behandlung von zwei Jahren ausgehen und die Ziele annehmen, die wir mit unseren biomechanischen Hilfsmitteln erreichen wollen):

1. Vorhersage der Schädelbasis;
2. Vorhersage des Wachstums des Unterkiefers;
3. Vorhersage des Wachstums des Oberkiefers;
4. Lage der Okklusionsebene;
5. Lokalisation der Zahnreihen;
6. Gestalt der Weichteile des Gesichtes.

Wir benötigen Transparentpapier, einen roten Bleistift und ein Lineal mit Millimetereinteilung.

Es ist wichtig, daß Sie die Anweisungen für jeden einzelnen Schritt bei der Konstruktion dessen, was wir als die »sichtbar gemachten Behandlungsziele« bezeichnen, sehr genau lesen und immer wieder auf die Originaldurchzeichnung des Falles M.G. auf dieser Seite zurückgreifen, wenn Sie nach und nach die verschiedenen Teile des sichtbar zu machenden Gesamt-Behandlungsziels zeichnen. Wenn Sie dann jeweils einen einzelnen Schritt fertig haben, vergleichen Sie ihn mit der roten Auszeichnung dieses Schrittes in der kompletten Darstellung auf der zu diesem Arbeitsschritt gehörigen Seite des Buches.

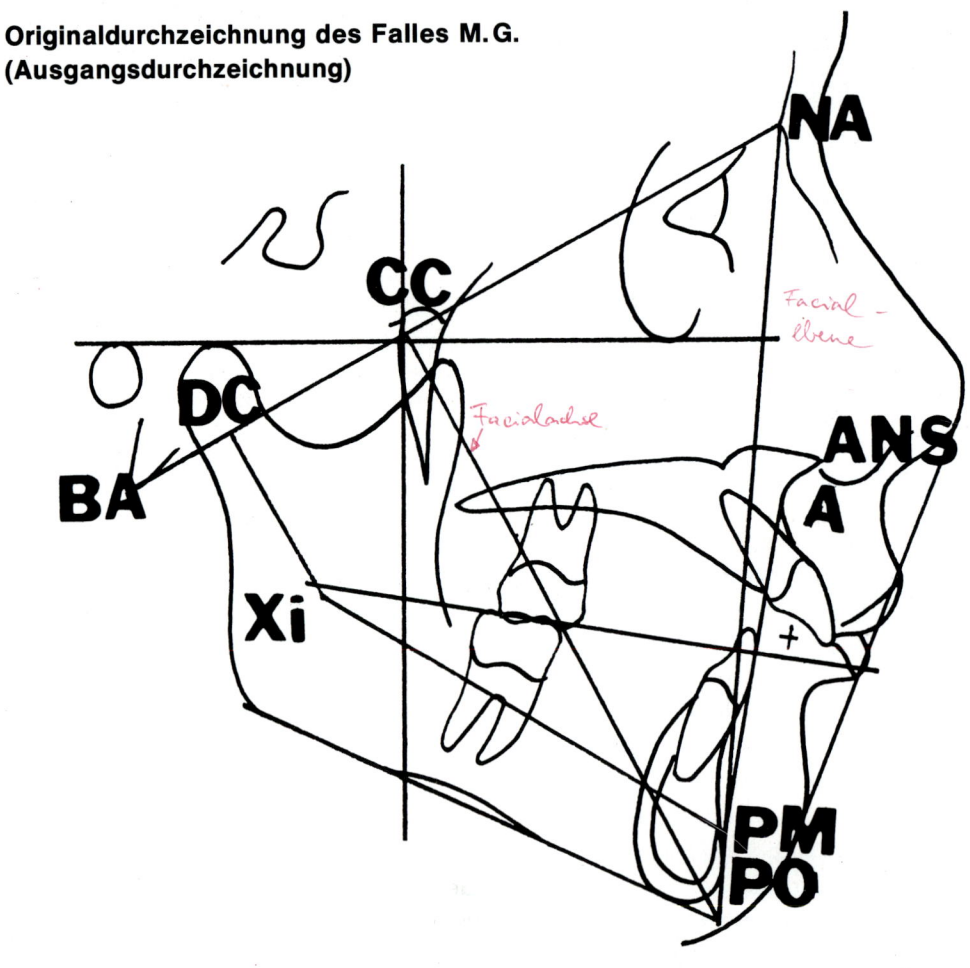

Originaldurchzeichnung des Falles M.G. (Ausgangsdurchzeichnung)

A	der tiefste Punkt auf der Kurvatur des Oberkiefers zwischen der Spina nasalis anterior und der Alveole des Zahns;
ANS	Spitze der Spina nasalis anterior;
BA	der am weitesten hinten unten liegende Punkt des Os occipitale;
CC	Schnittpunkt zwischen der Nasion-Basion-Ebene und der Fazialachse;
DC	Punkt in der Mitte des Kondylushalses, wo ihn die Nasion-Basion-Ebene schneidet;
NA	ein Punkt auf der vorderen Begrenzung der Sutura nasofrontalis;
PM	ein Punkt, der auf dem Vorderrand der Symphyse zwischen dem B-Punkt und dem Pogonion ausgewählt wurde – an der Stelle, wo die anteriore Kurvatur von der Konkavität in die Konvexität übergeht;
PO	der vorderste Punkt auf dem mittleren sagittalen Symphysenteil – als Berührungspunkt mit der Fazialebene;
Xi	das geometrische Zentrum des aufsteigenden Astes des Unterkiefers.

1. Sichtbar gemachtes Behandlungsziel: Vorhersage der Schädelbasis

Na-B / Facialachse

Legen Sie das Transparentpapier über die Originaldurchzeichnung und beginnen Sie beim Punkt CC mit den folgenden Schritten zur Konstruktion der Schädelbasis:

Schritt 1: Zeichnen Sie die Basion-Nasion-Ebene ein. Markieren Sie den Punkt CC.

Schritt 2: Verlängern Sie im Bereich des Nasions um einen Millimeter pro Jahr (normales Wachstum vorausgesetzt!) entsprechend der vorher angenommenen Behandlungszeit von zwei Jahren.

Schritt 3: Verlängern Sie im Bereich des Basions um einen Millimeter pro Jahr (normales Wachstum vorausgesetzt!) entsprechend der vorher angenommenen Behandlungszeit von zwei Jahren.

Schritt 4: Verschieben Sie die Durchzeichnung nach rückwärts, so daß die Nasion-Punkte übereinstimmen, und zeichnen Sie das Gebiet des Nasions durch.

Schritt 5: Verschieben Sie jetzt die Durchzeichnung nach vorn, so daß die Basion-Punkte übereinstimmen, und zeichnen Sie das Gebiet des Basions ein.

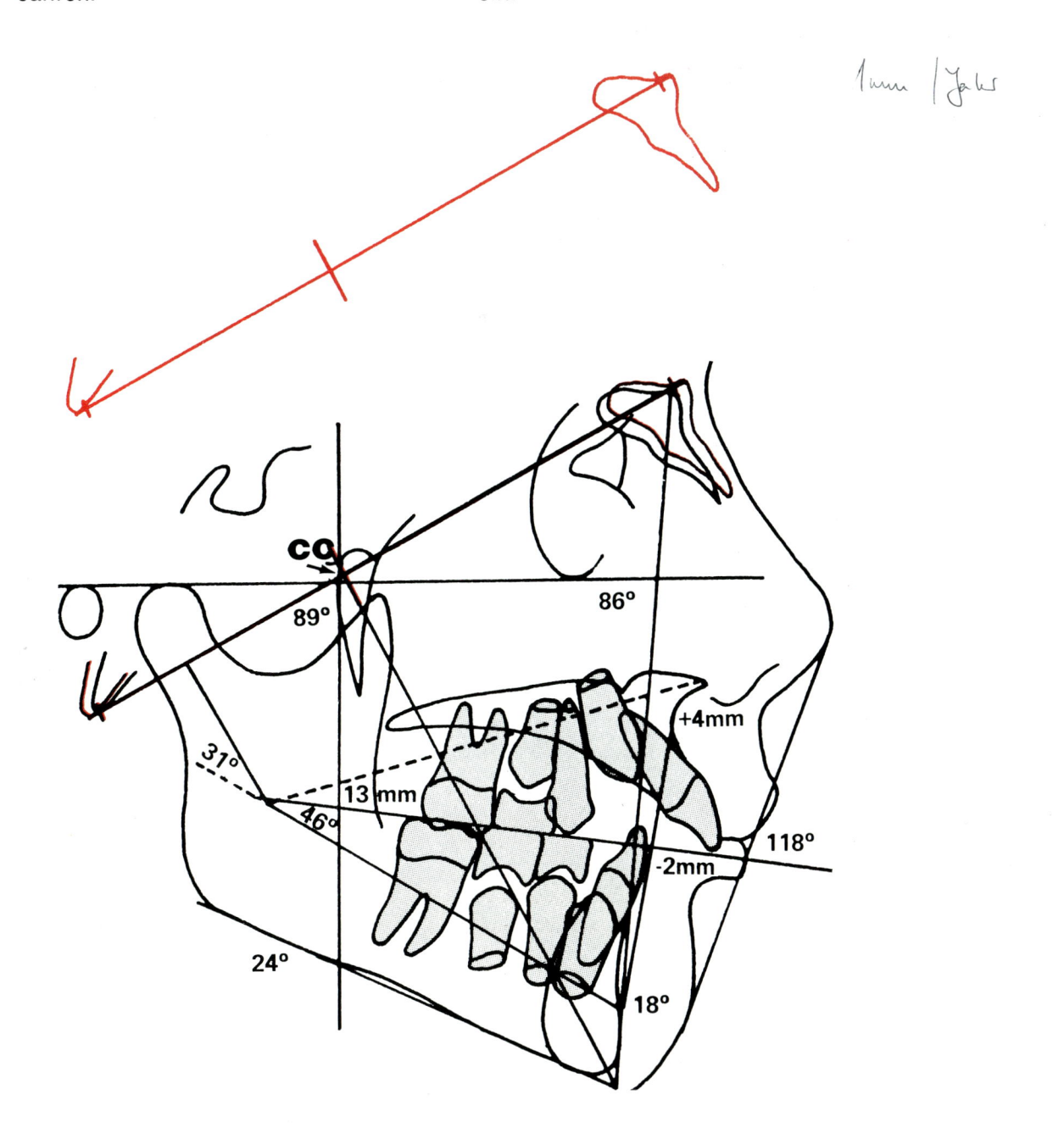

1mm / Jahr

2. Sichtbar gemachtes Behandlungsziel: Vorhersage des Wachstums des Unterkiefers

2.1. Rotation

Die Konstruktion des Unterkiefers und seiner neuen Stellung beginnt mit der zu erwartenden Rotation: Der Unterkiefer rotiert im Sinne einer Öffnung oder einer Schließung als Folge der Anwendung biomechanischer Hilfsmittel und des vorgegebenen Wachstumsmusters des Gesichtes. Die durchschnittliche Wirkung auf die Rotation des Unterkiefers ist folgende:

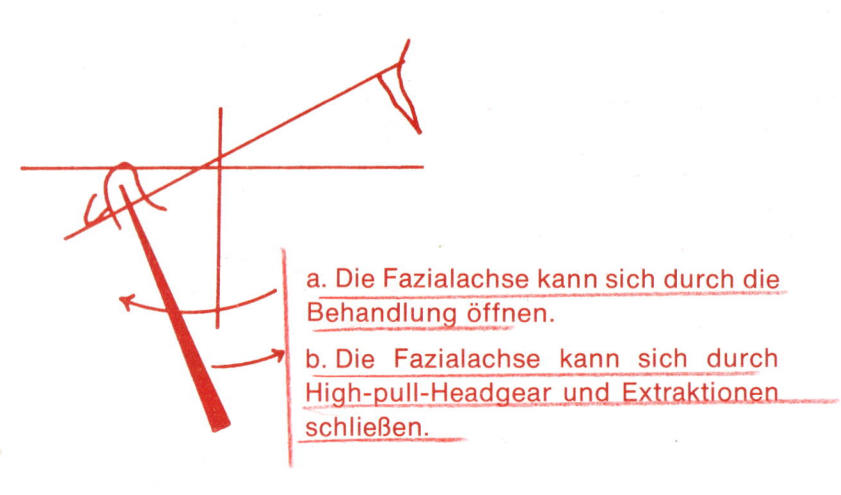

a. Die Fazialachse kann sich durch die Behandlung öffnen.

b. Die Fazialachse kann sich durch High-pull-Headgear und Extraktionen schließen.

Dabei können sich folgende biomechanische Auswirkungen ergeben:

– Bei der Reduktion der Konvexität öffnet sich die Fazialachse pro Grad um 5 mm.

– Bei der Richtigstellung der Molaren öffnet sich die Fazialachse pro Grad um 3 mm.

– Bei der Korrektur des vertikalen Überbisses öffnet sich die Fazialachse pro Grad um 4 mm.

– Bei der Beseitigung des Kreuzbisses öffnet sich die Fazialachse um $1-1\frac{1}{2}°$. Sie schließt sich später während der Anpassung um die Hälfte dieses Betrages.

– Der Gesichtstyp spielt eine Rolle: Die Fazialachse öffnet sich um 1° pro einer Standardabweichung beim dolichofazialen Typ; ein Schließungseffekt um 1° tritt beim brachyfazialen Typ auf.

Bei der Konstruktion der »sichtbar gemachten Behandlungsziele« müssen diese Faktoren in Betracht gezogen werden, wenn man entscheidet, was in bezug auf die Fazialachse wahrscheinlich geschehen wird. Die Behandlung kann die Fazialachse bei der Verwendung von Klasse-II-Gummizügen öffnen oder kann sie bei der Benutzung eines High-pull-Headgears oder aufgrund von Extraktionen schließen. Die Fazialachse öffnet sich um einen Millimeter auf 5 mm Verringerung der Konvexität – bei 3 mm Korrektur des Molarenverhältnisses und bei 4 mm Korrektur des Überbisses. Sie öffnet sich um $1-1\frac{1}{2}°$ bei der Korrektur des Kreuzbisses und schließt sich dann um die Hälfte dieses Betrages wieder. Für jede Standardabweichung zum dolichofazialen Gesichtstyp hin öffnet sie sich um 1 Grad und für jede Standardabweichung in Richtung auf die brachyfaziale Seite schließt sie sich um 1 Grad.

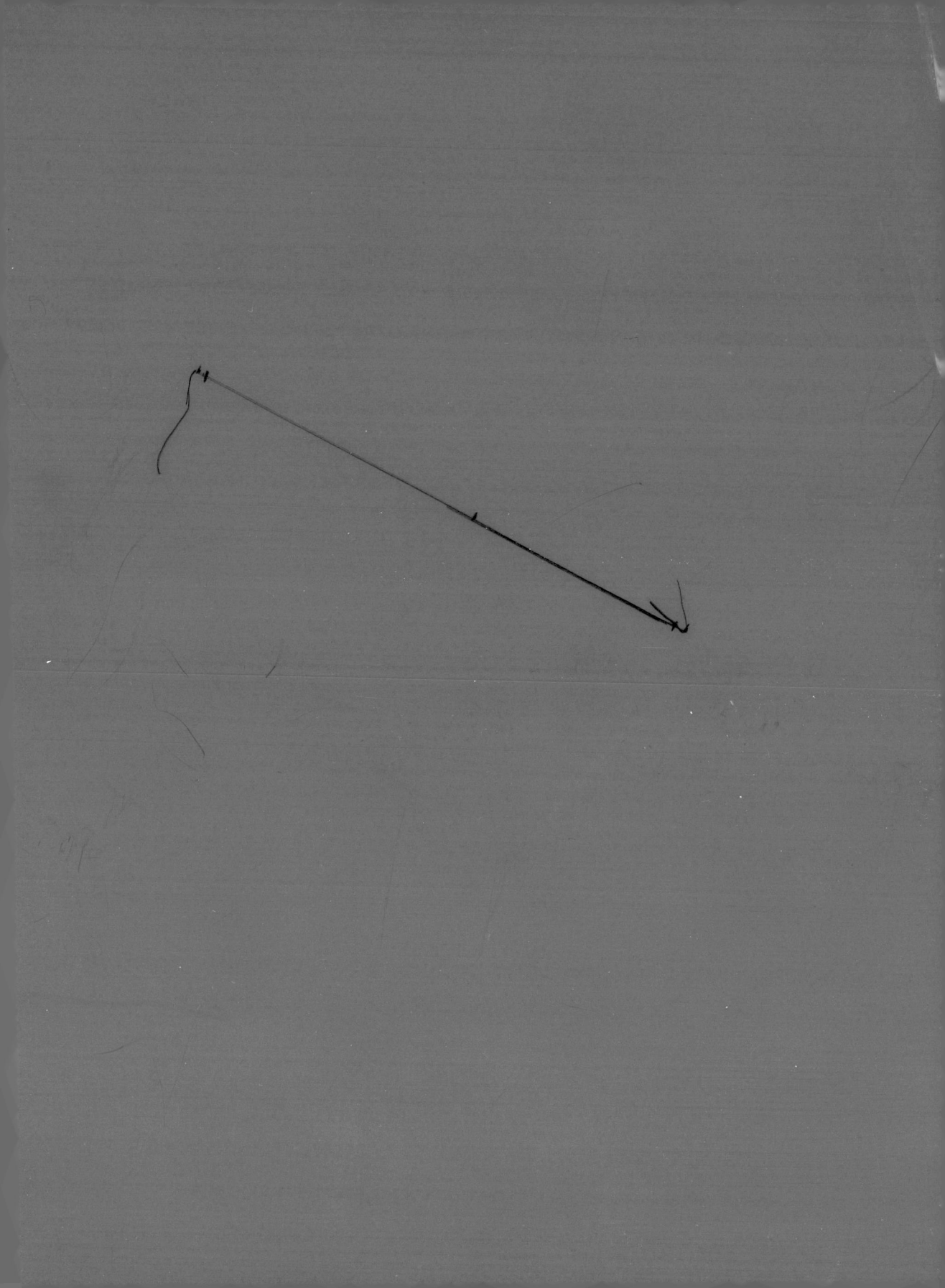

Die sichtbar gemachten Behandlungsziele

Gehen Sie jetzt wieder auf die Ausgangsdurchzeichnung des Falles M. G. zurück.

Schritt 6: Überdecken Sie im Punkte Basion entlang der Basion-Nasion-Ebene. Rotieren Sie im Nasion nach oben, um den Biß zu öffnen, und nach unten, wenn Sie den Biß schließen wollen – wobei Sie jeweils den Punkt DC als Drehpunkt benutzen. Diese Rotation hängt von den erwarteten Behandlungseffekten ab, und zwar je nachdem, ob die Behandlung die Fazialachse zum Schließen oder zum Öffnen bringen wird.

Schritt 7: Zeichnen Sie die Kondylarachse, den Processus coronoideus und den Kondylus ein.

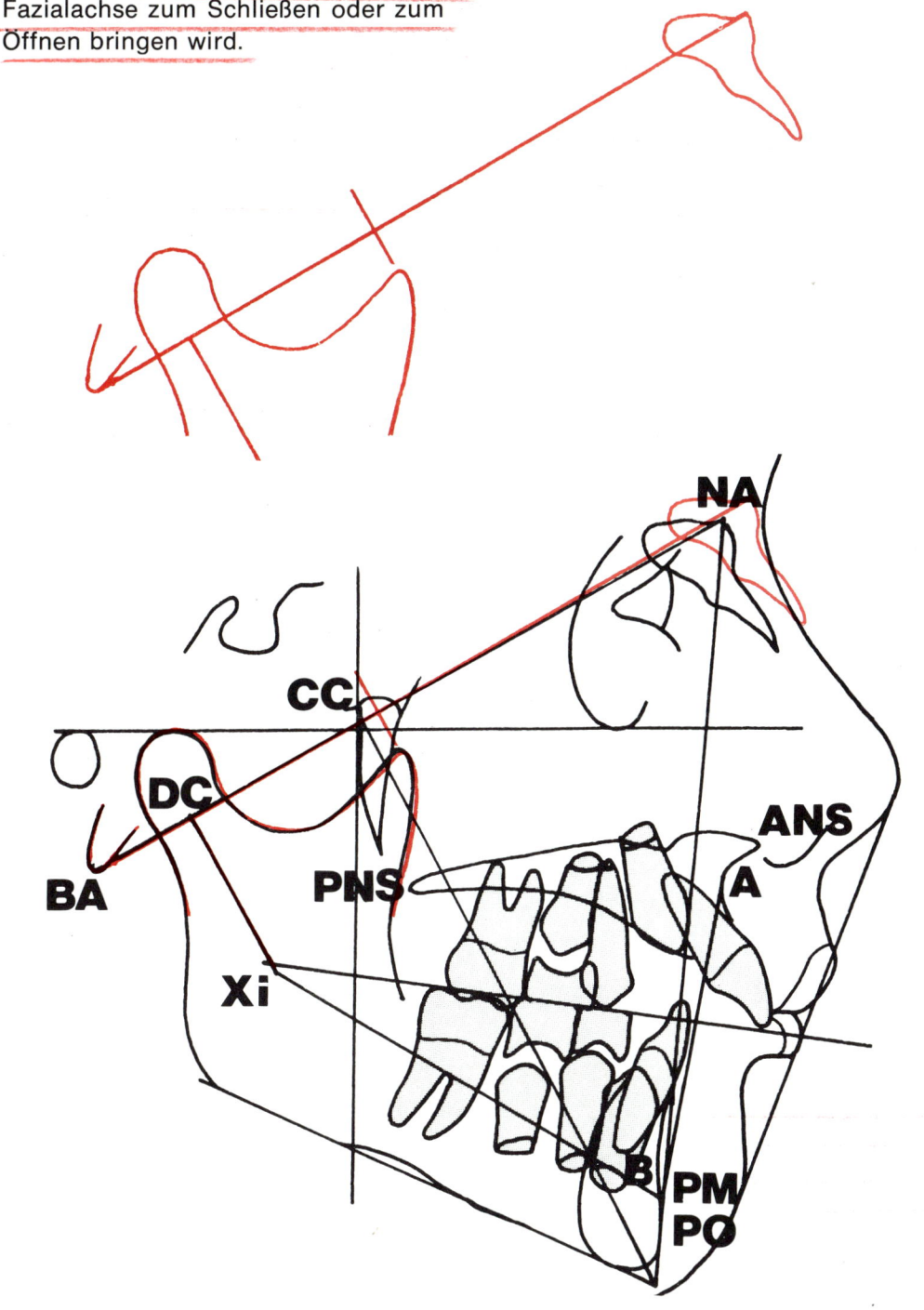

2. Sichtbar gemachtes Behandlungsziel: Vorhersage des Wachstums des Unterkiefers

2.2. Wachstum entlang der Kondylarachse und entlang der Korpusachse

Gehen Sie jetzt wieder auf die Ausgangsdurchzeichnung des Falles M. G. zurück.

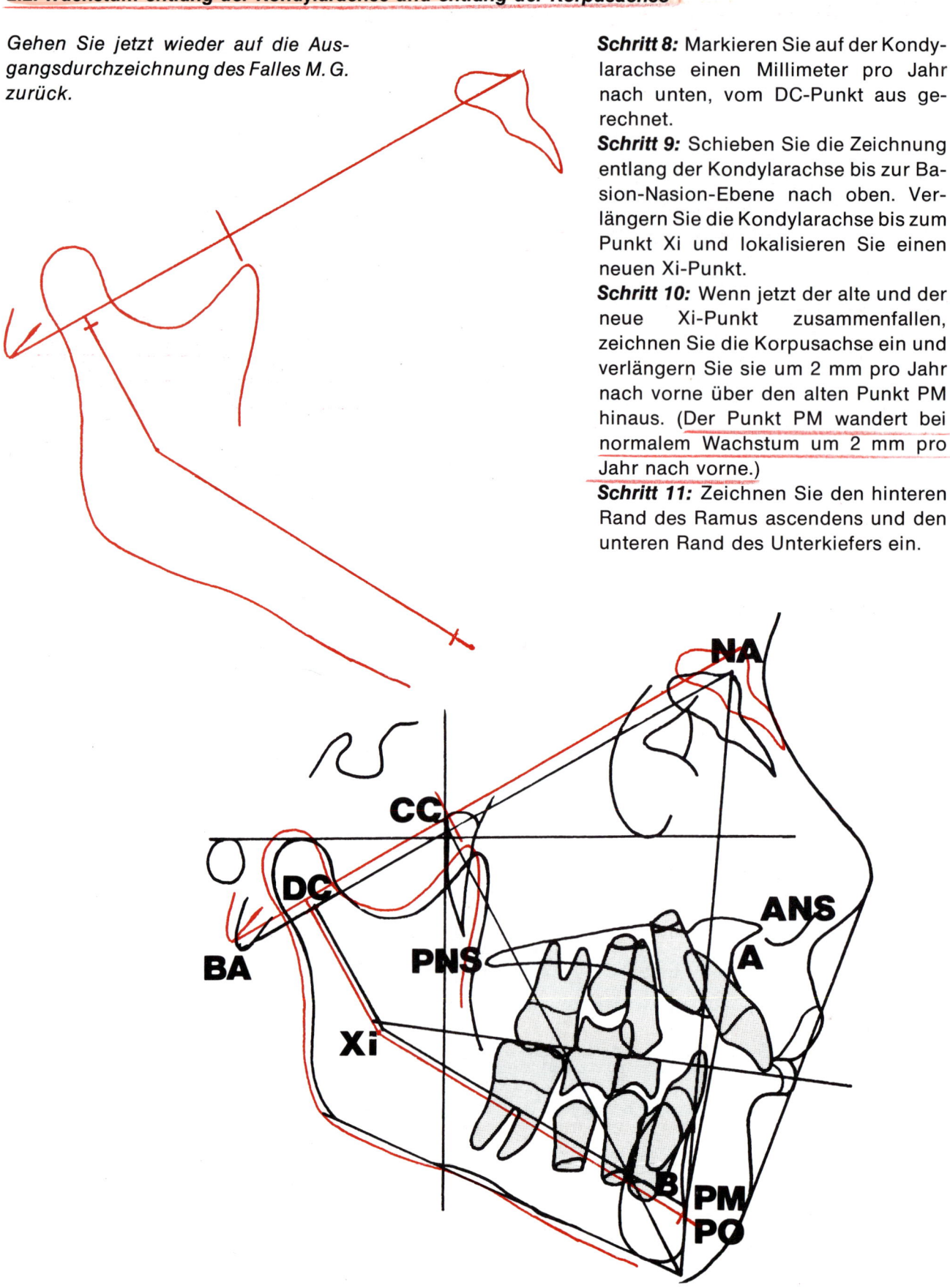

Schritt 8: Markieren Sie auf der Kondylarachse einen Millimeter pro Jahr nach unten, vom DC-Punkt aus gerechnet.

Schritt 9: Schieben Sie die Zeichnung entlang der Kondylarachse bis zur Basion-Nasion-Ebene nach oben. Verlängern Sie die Kondylarachse bis zum Punkt Xi und lokalisieren Sie einen neuen Xi-Punkt.

Schritt 10: Wenn jetzt der alte und der neue Xi-Punkt zusammenfallen, zeichnen Sie die Korpusachse ein und verlängern Sie sie um 2 mm pro Jahr nach vorne über den alten Punkt PM hinaus. (Der Punkt PM wandert bei normalem Wachstum um 2 mm pro Jahr nach vorne.)

Schritt 11: Zeichnen Sie den hinteren Rand des Ramus ascendens und den unteren Rand des Unterkiefers ein.

Die sichtbar gemachten Behandlungsziele

2. Sichtbar gemachtes Behandlungsziel: Vorhersage des Wachstums des Unterkiefers

2.3. Die Konstruktion der Symphyse

Gehen Sie auf die Ausgangsdurchzeichnung des Falles M.G. zurück.

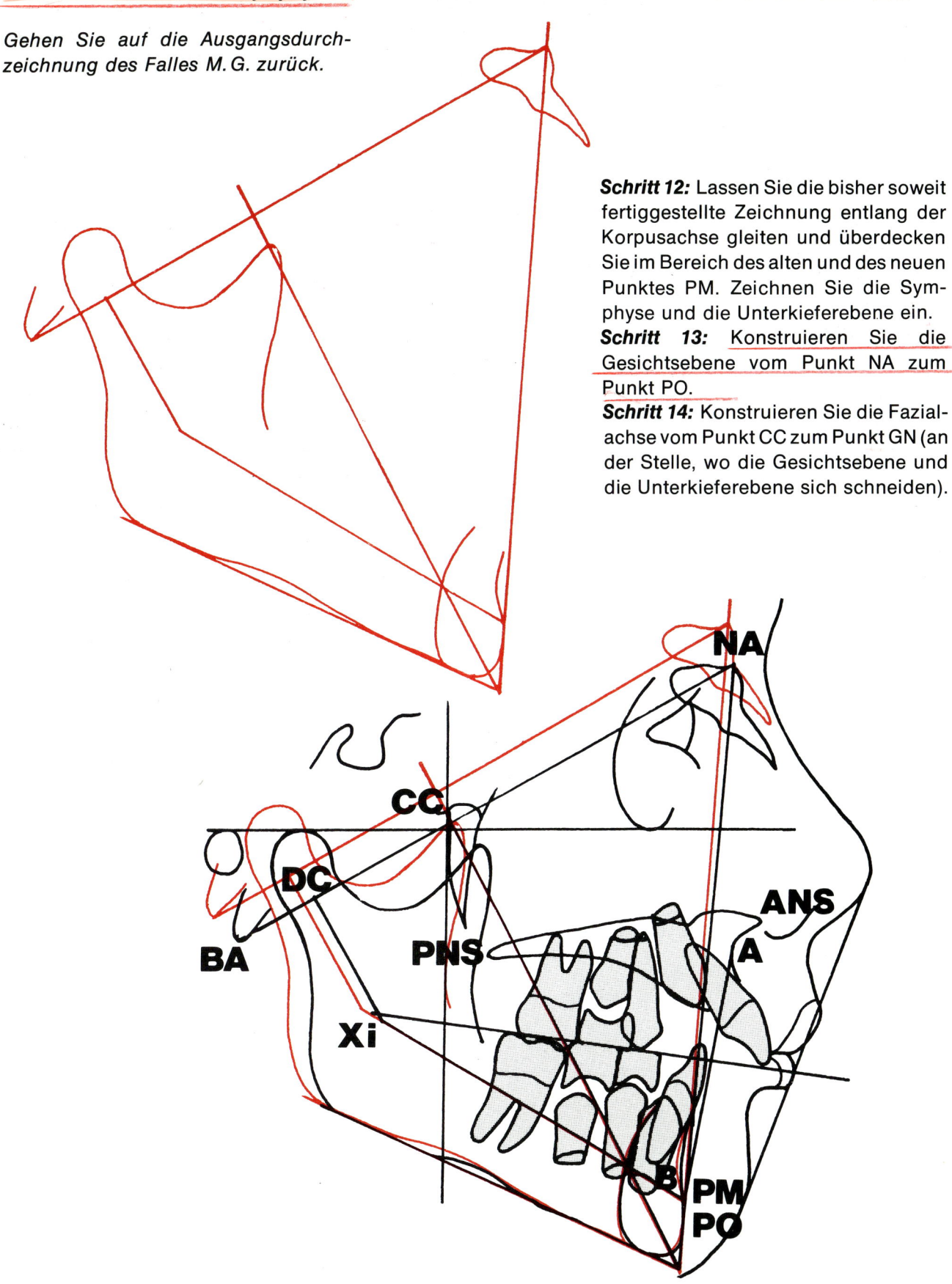

Schritt 12: Lassen Sie die bisher soweit fertiggestellte Zeichnung entlang der Korpusachse gleiten und überdecken Sie im Bereich des alten und des neuen Punktes PM. Zeichnen Sie die Symphyse und die Unterkieferebene ein.

Schritt 13: Konstruieren Sie die Gesichtsebene vom Punkt NA zum Punkt PO.

Schritt 14: Konstruieren Sie die Fazialachse vom Punkt CC zum Punkt GN (an der Stelle, wo die Gesichtsebene und die Unterkieferebene sich schneiden).

3. Sichtbar gemachtes Behandlungsziel: Vorhersage des Wachstums des Oberkiefers

3.1. Der »neue« Oberkiefer

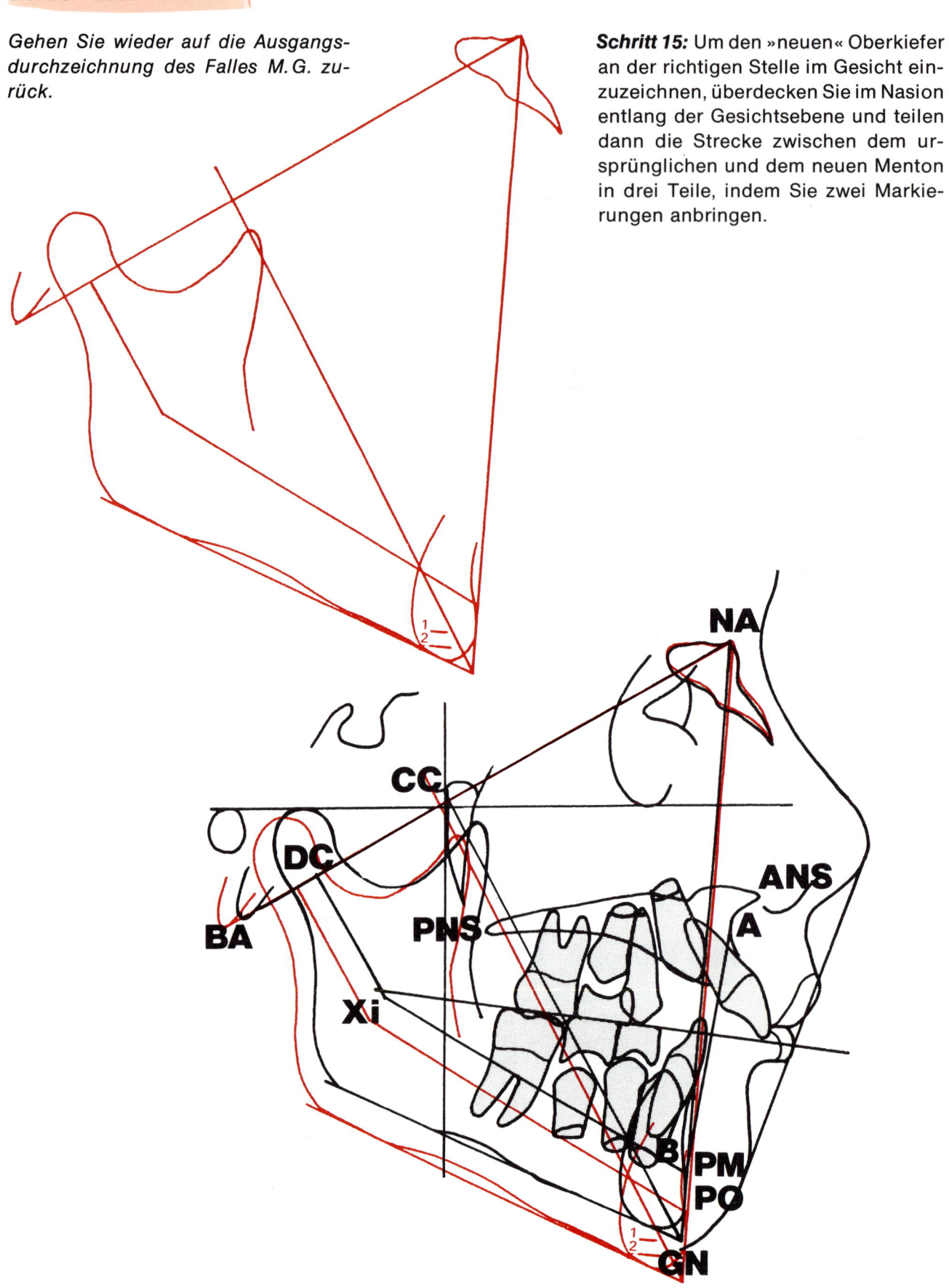

Gehen Sie wieder auf die Ausgangsdurchzeichnung des Falles M.G. zurück.

Schritt 15: Um den »neuen« Oberkiefer an der richtigen Stelle im Gesicht einzuzeichnen, überdecken Sie im Nasion entlang der Gesichtsebene und teilen dann die Strecke zwischen dem ursprünglichen und dem neuen Menton in drei Teile, indem Sie zwei Markierungen anbringen.

Die sichtbar gemachten Behandlungsziele

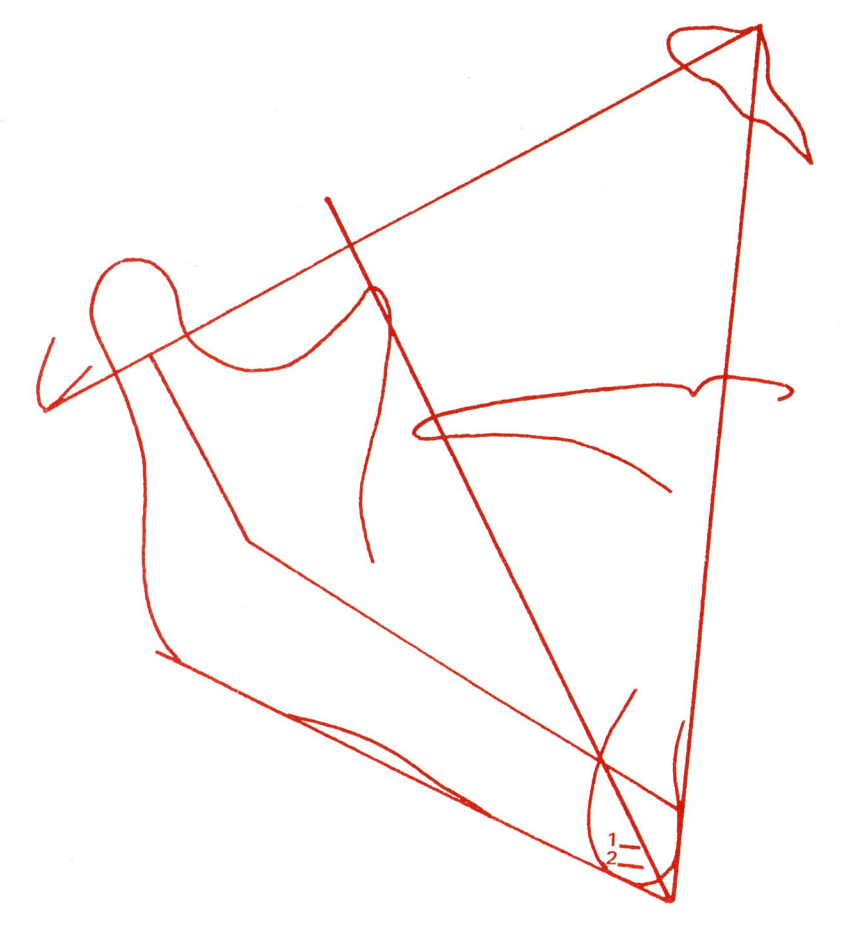

Schritt 16: Um die Begrenzung des Oberkieferknochens zu finden, überdecken Sie in der oberen Markierung, der Markierung 1, im ursprünglichen Menton entlang der Gesichtsebene. Dann wird der Gaumen ohne den A-Punkt eingezeichnet.

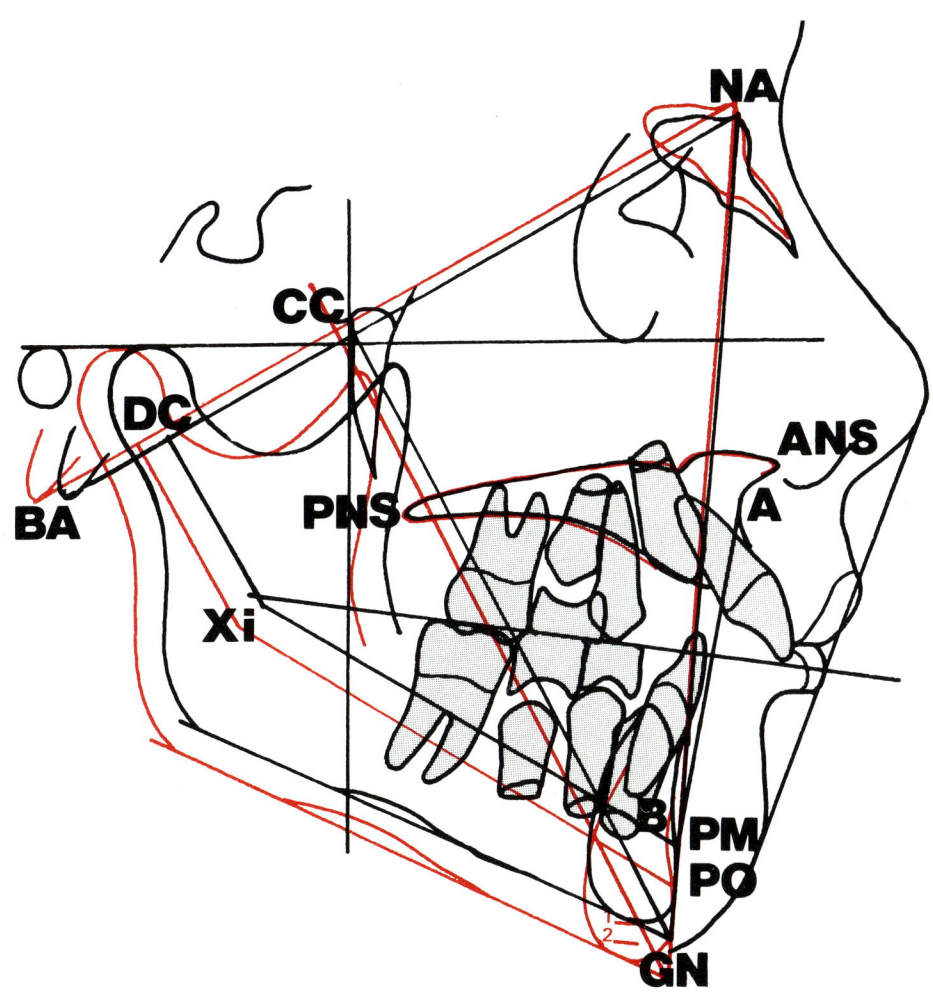

3. Sichtbar gemachtes Behandlungsziel: Vorhersage des Wachstums des Oberkiefers

3.2. Die Veränderungen des A-Punktes in Relation zur Linie Basion – Nasion

Die im folgenden genannten Werte sind die maximalen Veränderungen des A-Punktes bei der Anwendung verschiedener biomechanischer Hilfsmittel:

Biomechanische Hilfsmittel	Maximaler Umfang der Veränderung
a. Headgear	− 8 mm
b. Klasse-II-Gummizüge	− 3 mm
c. Aktivator	− 2 mm
d. Palatinaler Wurzeltorque	− 1 bis − 2 mm
e. Klasse-III-Gummizüge	+ 2 bis + 3 mm
f. Gesichtsmaske	+ 3 bis + 4 mm

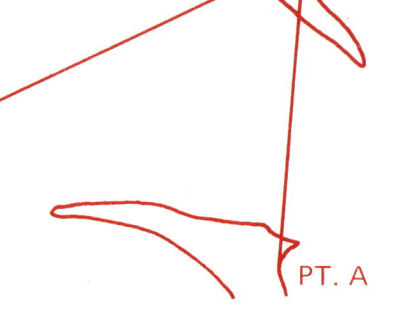

Die Veränderung des A-Punktes erfolgt als Folge des Wachstums und der biomechanischen Einflüsse.
Der A-Punkt und die neue A–PO-Ebene werden in den folgenden Schritten eingezeichnet *(gehen Sie dazu wieder auf die Ausgangsdurchzeichnung des Falles M.G. zurück):*

Schritt 17: Der A-Punkt kann durch die Behandlung nach dorsal verschoben werden. Diese Veränderung sollte entsprechend dem vorliegenden orthopädischen Problem und den gewählten Behandlungszielen erfolgen. Für jeden Millimeter der Dorsalbewegung wird der A-Punkt auch um einen halben Millimeter nach kranial wandern.

Schritt 18: Konstruieren Sie eine neue A–PO-Ebene.

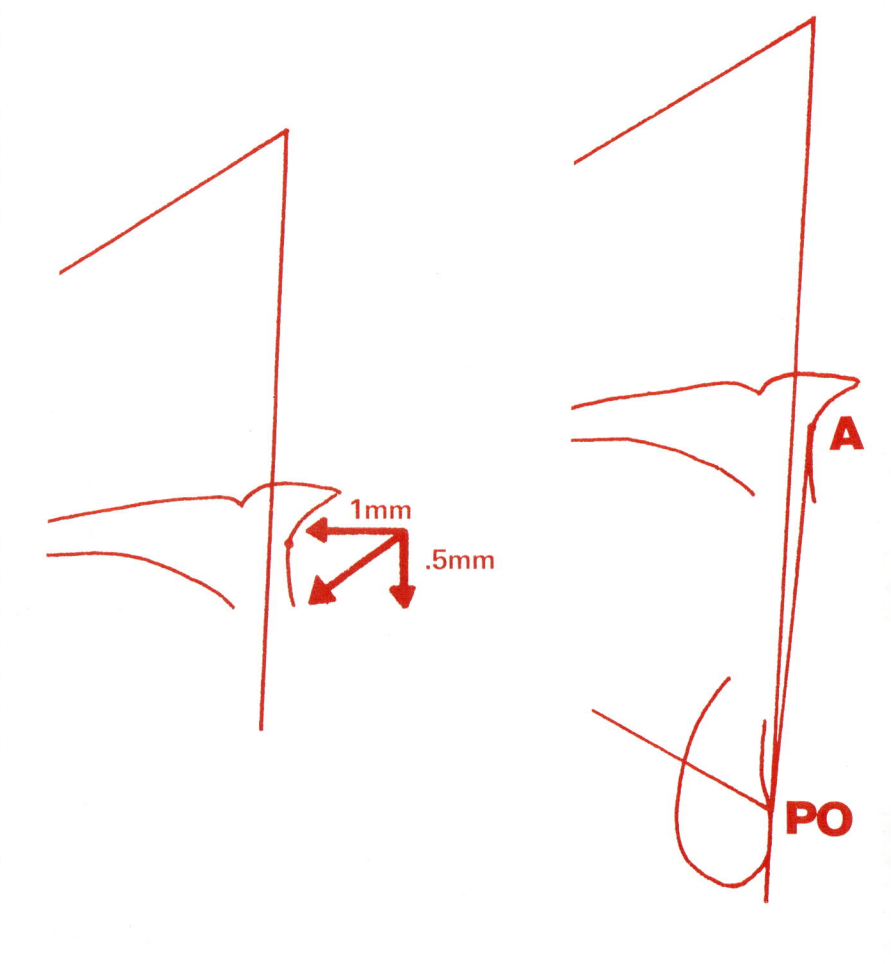

Die sichtbar gemachten Behandlungsziele

4. Sichtbar gemachtes Behandlungsziel: Lage der Okklusionsebene

Gehen Sie auf die Ausgangsdurchzeichnung des Falles M.G. zurück.

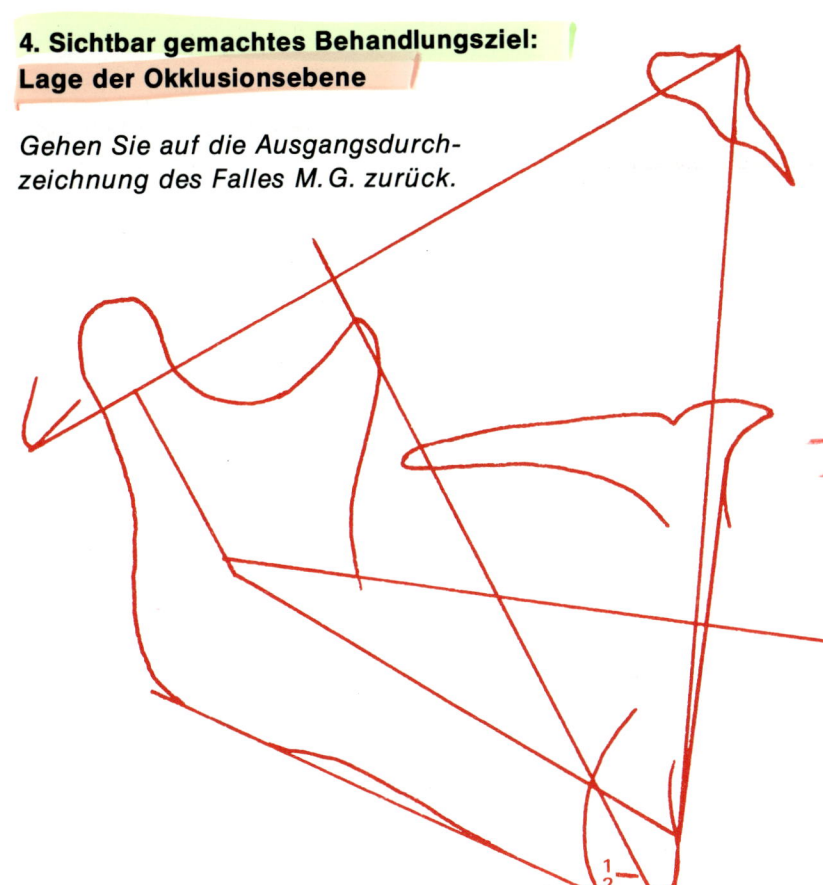

Schritt 19: Überdecken Sie die Markierung 2 im Originalmenton und auf der Gesichtsebene. Parallelisieren Sie dann die beiden Unterkieferebenen durch Rotation im Menton. Konstruieren Sie die Okklusionsebene, wobei diese sich, als Folge der Behandlung der Klasse II oder der Klasse III, um 3° in die eine oder andere Richtung neigen kann.

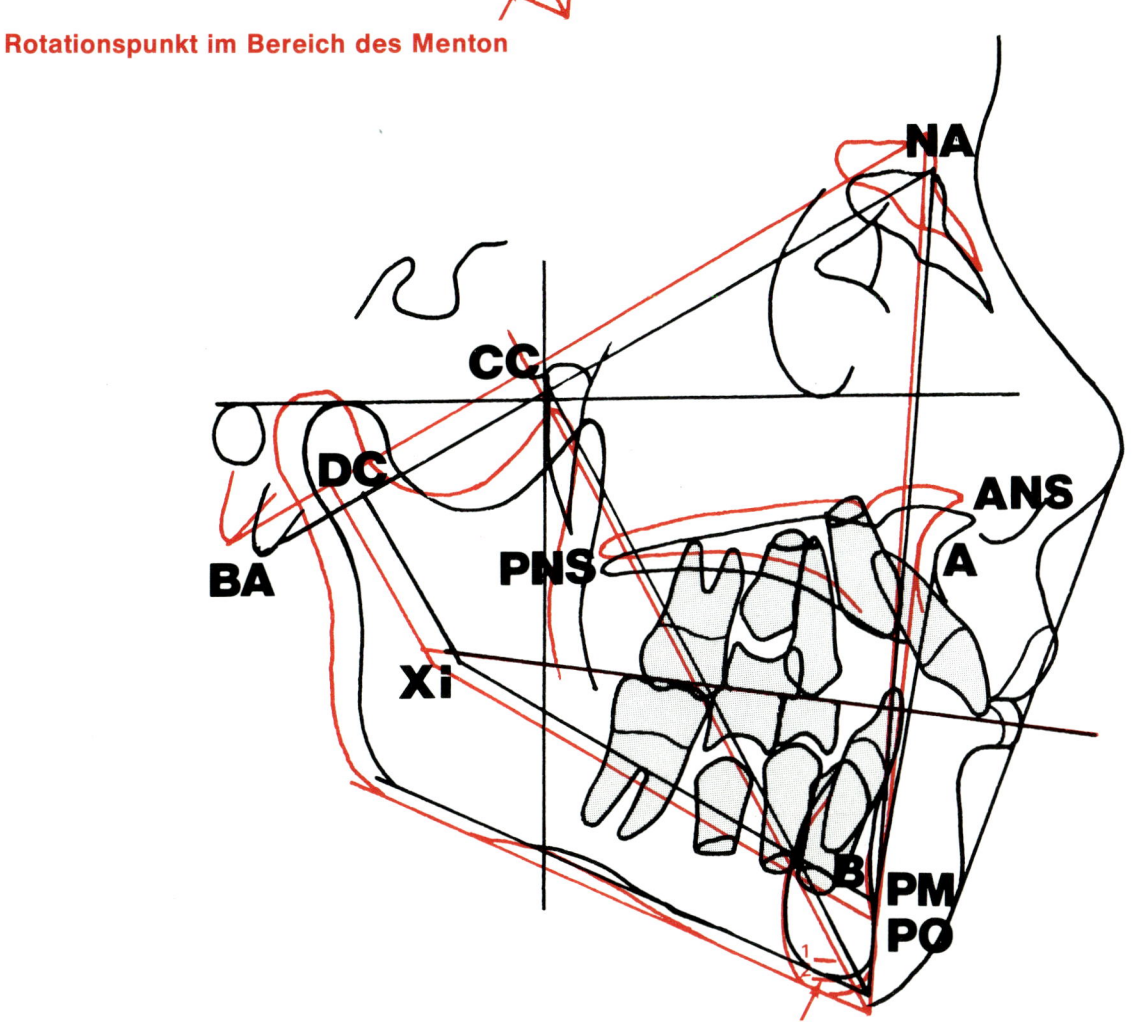

Rotationspunkt im Bereich des Menton

Rotationspunkt im Bereich des Menton

5. Sichtbar gemachtes Behandlungsziel: Lokalisation der Zahnreihen

5.1. Unterer Schneidezahn

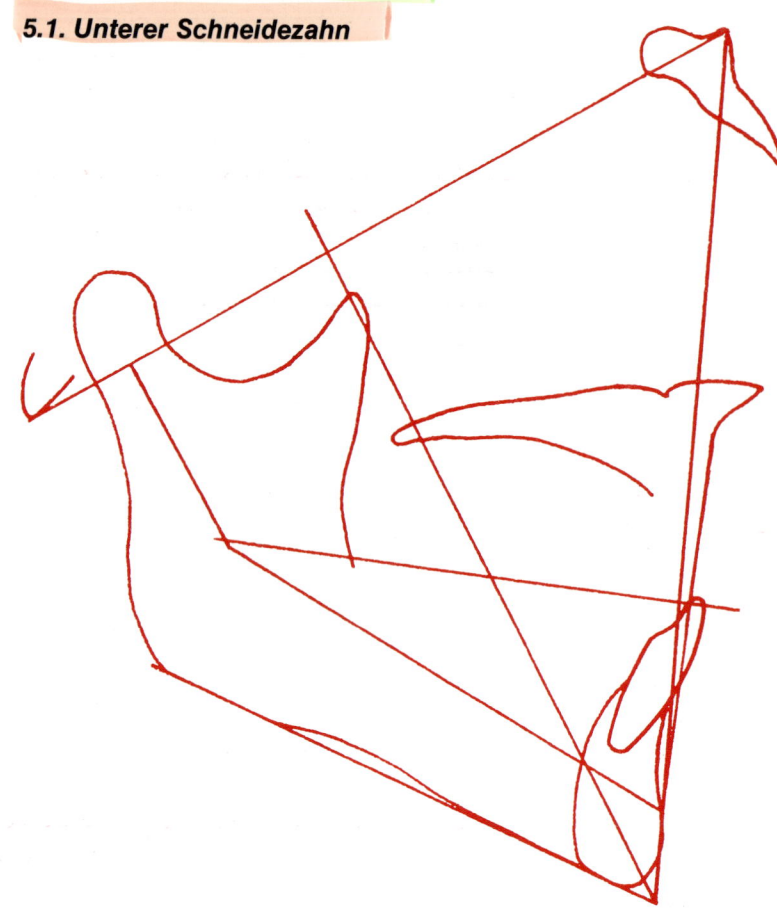

Der untere Schneidezahn wird im Verhältnis zur Symphyse des Unterkiefers, zur Okklusionsebene und zur A–PO-Ebene plaziert. Seine genaue Stellung wird durch die Erfordernisse der Zahnbogenlänge und durch die realistische Vorstellung der erreichbaren Behandlungsergebnisse bestimmt.

Gehen Sie auf die Ausgangsdurchzeichnung des Falles M. G. zurück.

Schritt 20: Überdecken Sie auf der Korpusachse im Punkt PM. Zeichnen Sie mit einem Punkt die Spitze des unteren Schneidezahns in der idealen Stellung zur Okklusionsebene ein, die 1 mm über der Okklusionsebene liegt und 1 mm vor der A–PO-Linie.

Schritt 21: Der untere Schneidezahn wird in seiner endgültigen Stellung gezeichnet, die durch die benötigte Zahnbögenlänge bestimmt wird. Dazu paust man entweder die Kontur des Schneidezahns in seiner ursprünglichen Stellung durch, oder man verwendet eine Zeichenschablone.

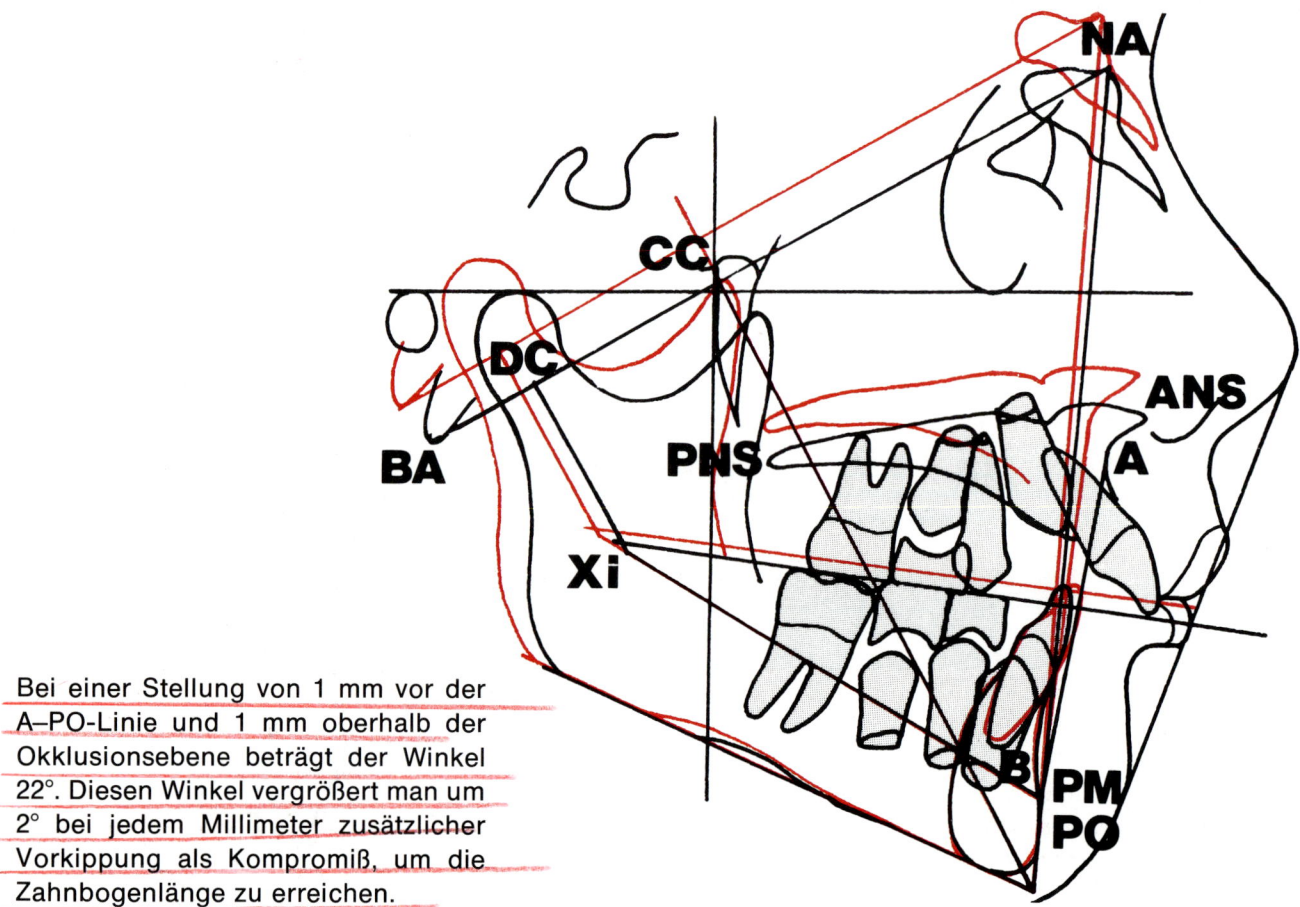

Bei einer Stellung von 1 mm vor der A–PO-Linie und 1 mm oberhalb der Okklusionsebene beträgt der Winkel 22°. Diesen Winkel vergrößert man um 2° bei jedem Millimeter zusätzlicher Vorkippung als Kompromiß, um die Zahnbogenlänge zu erreichen.

Die sichtbar gemachten Behandlungsziele 63

5. Sichtbar gemachtes Behandlungsziel: Lokalisation der Zahnreihen

5.2. Unterer erster Molar

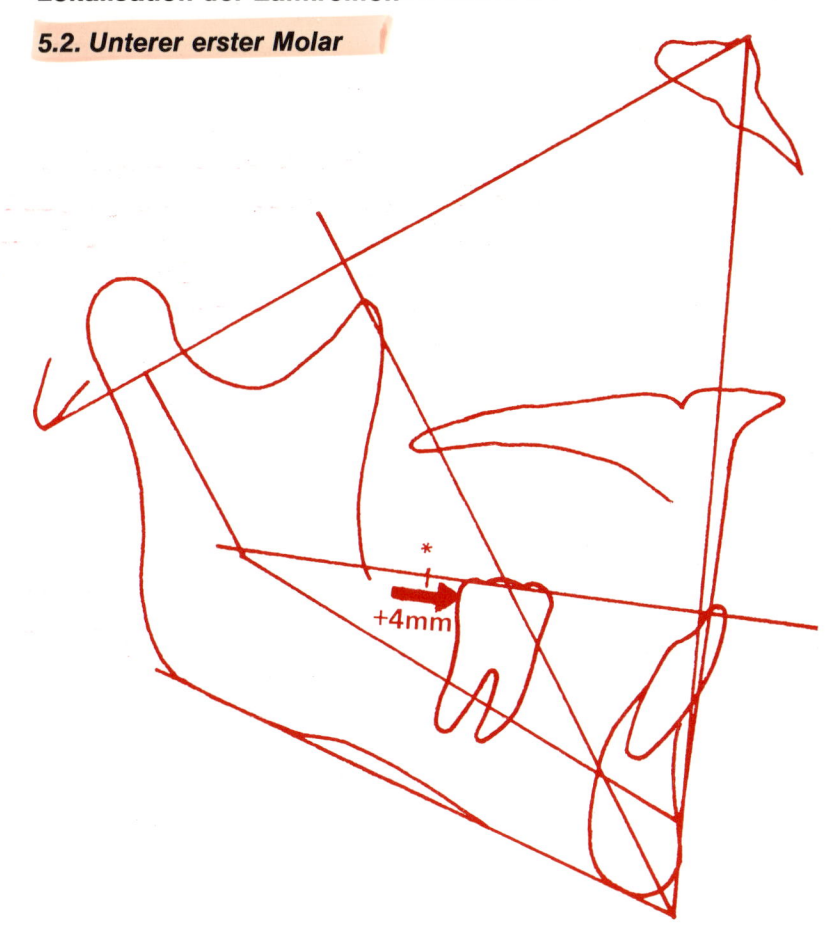

Ohne Behandlung wird der untere erste Molar direkt in Richtung auf die neue Okklusionsebene durchbrechen. Wird eine Behandlung durchgeführt, so entspricht 1 mm Molarenbewegung nach distal einer Zahnbogenlänge von 2 mm. Wir bewegten in diesem Fall den unteren Schneidezahn um 2 mm nach anterior. Es gab auch noch 4 mm leeway space. So kommen wir in der folgenden Rechnung zu einer Vorwärtsbewegung der unteren Molaren auf jeder Seite um 4 mm:

Unterer Schneidezahn

Vorwärtsbewegung
um 2 mm = + 4 mm Zahnbogenlänge
leeway space, d. h.
die Platzdifferenz zwischen Prämolaren und Milchmolaren
= + 4 mm Zahnbogenlänge
_____
+ 8 mm Zahnbogenlänge

(Das heißt, daß der untere Molar auf jeder Seite um 4 mm nach vorne kommen kann.)

Gehen Sie auf die Ausgangsdurchzeichnung des Falles M.G. zurück.

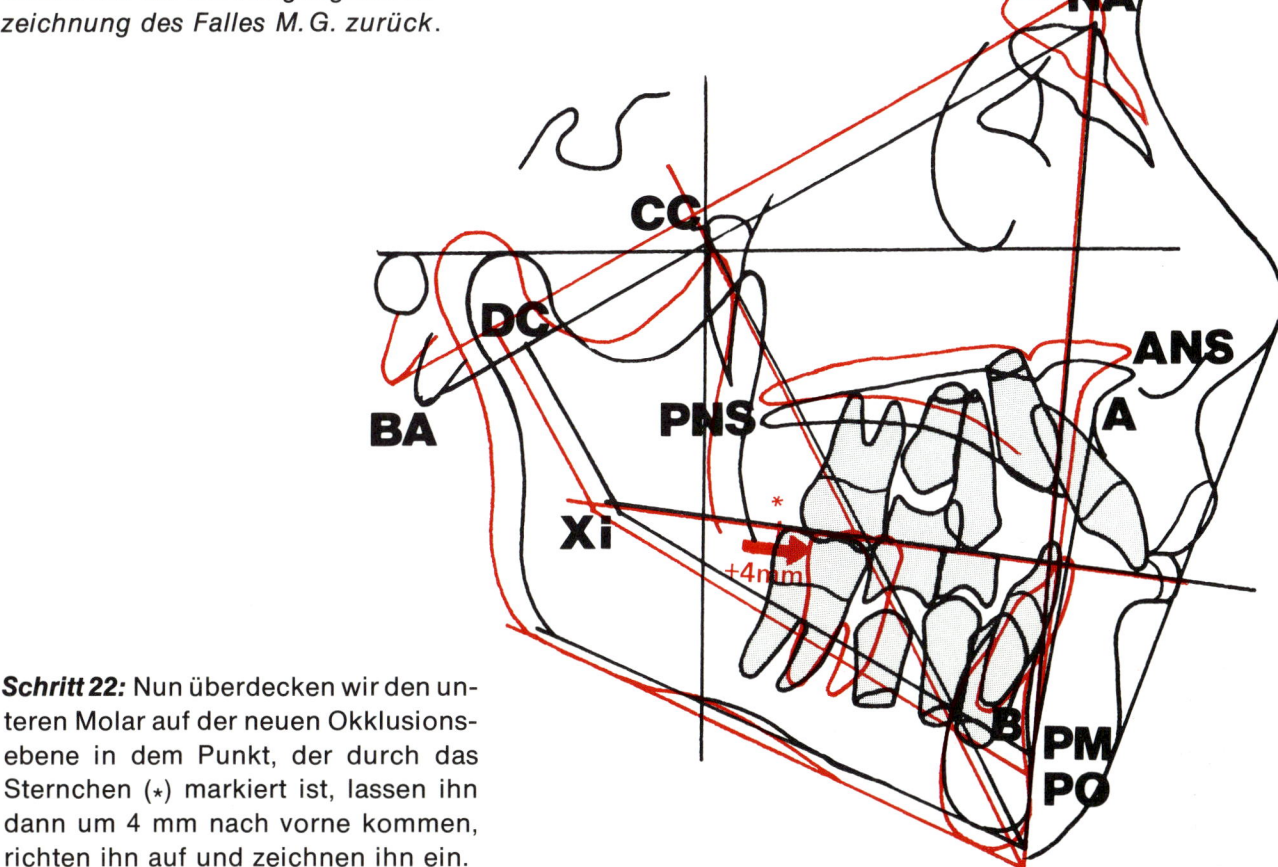

Schritt 22: Nun überdecken wir den unteren Molar auf der neuen Okklusionsebene in dem Punkt, der durch das Sternchen (∗) markiert ist, lassen ihn dann um 4 mm nach vorne kommen, richten ihn auf und zeichnen ihn ein.

5. Sichtbar gemachtes Behandlungsziel: Lokalisation der Zahnreihen

5.3. Oberer erster Molar

Gehen Sie auf die Ausgangsdurchzeichnung des Falles M.G. zurück.

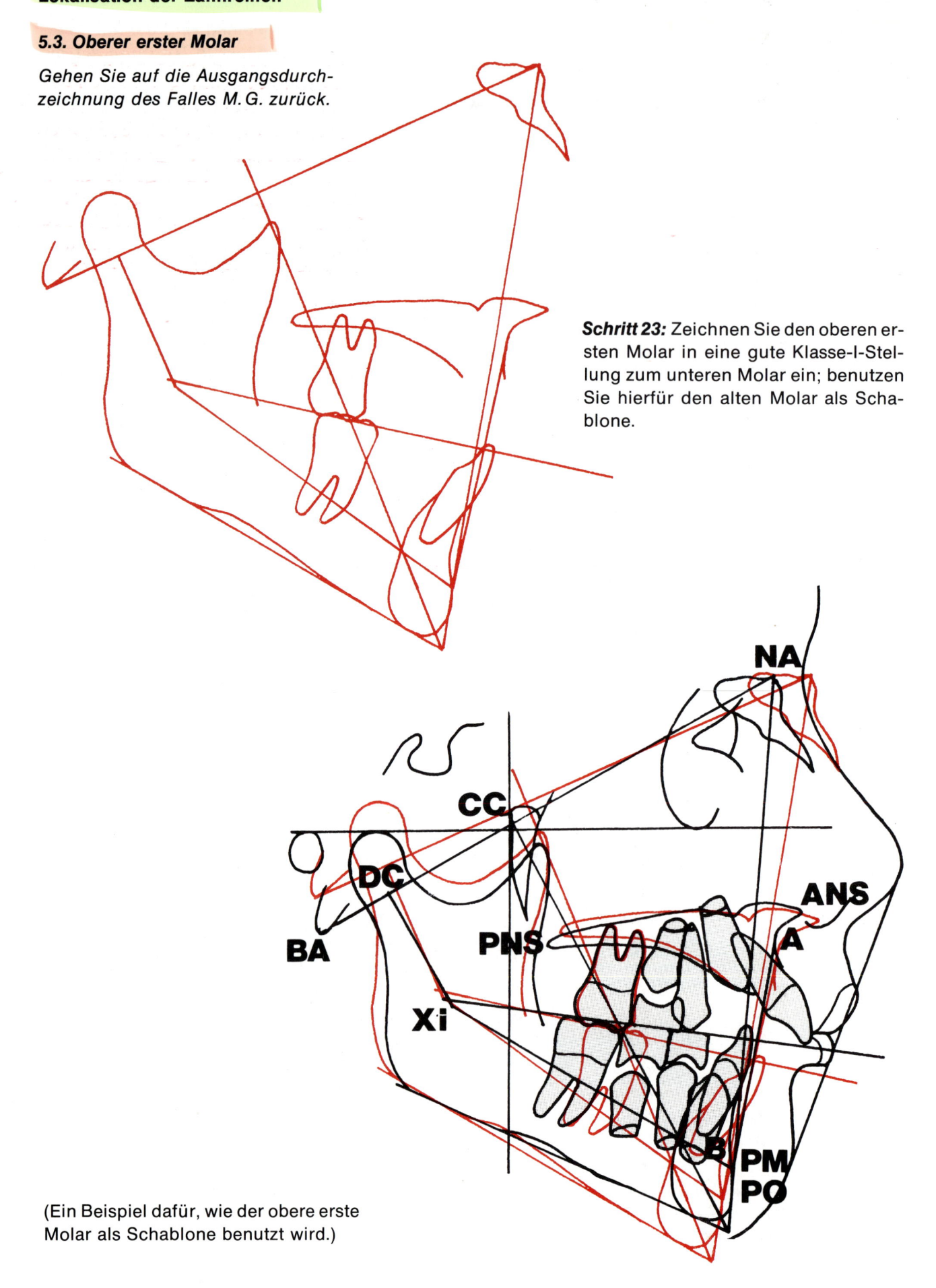

Schritt 23: Zeichnen Sie den oberen ersten Molar in eine gute Klasse-I-Stellung zum unteren Molar ein; benutzen Sie hierfür den alten Molar als Schablone.

(Ein Beispiel dafür, wie der obere erste Molar als Schablone benutzt wird.)

Die sichtbar gemachten Behandlungsziele

5. Sichtbar gemachtes Behandlungsziel: Lokalisation der Zahnreihen

5.4. Mittlerer oberer Schneidezahn

Gehen Sie auf die Ausgangsdurchzeichnung des Falles M.G. zurück.

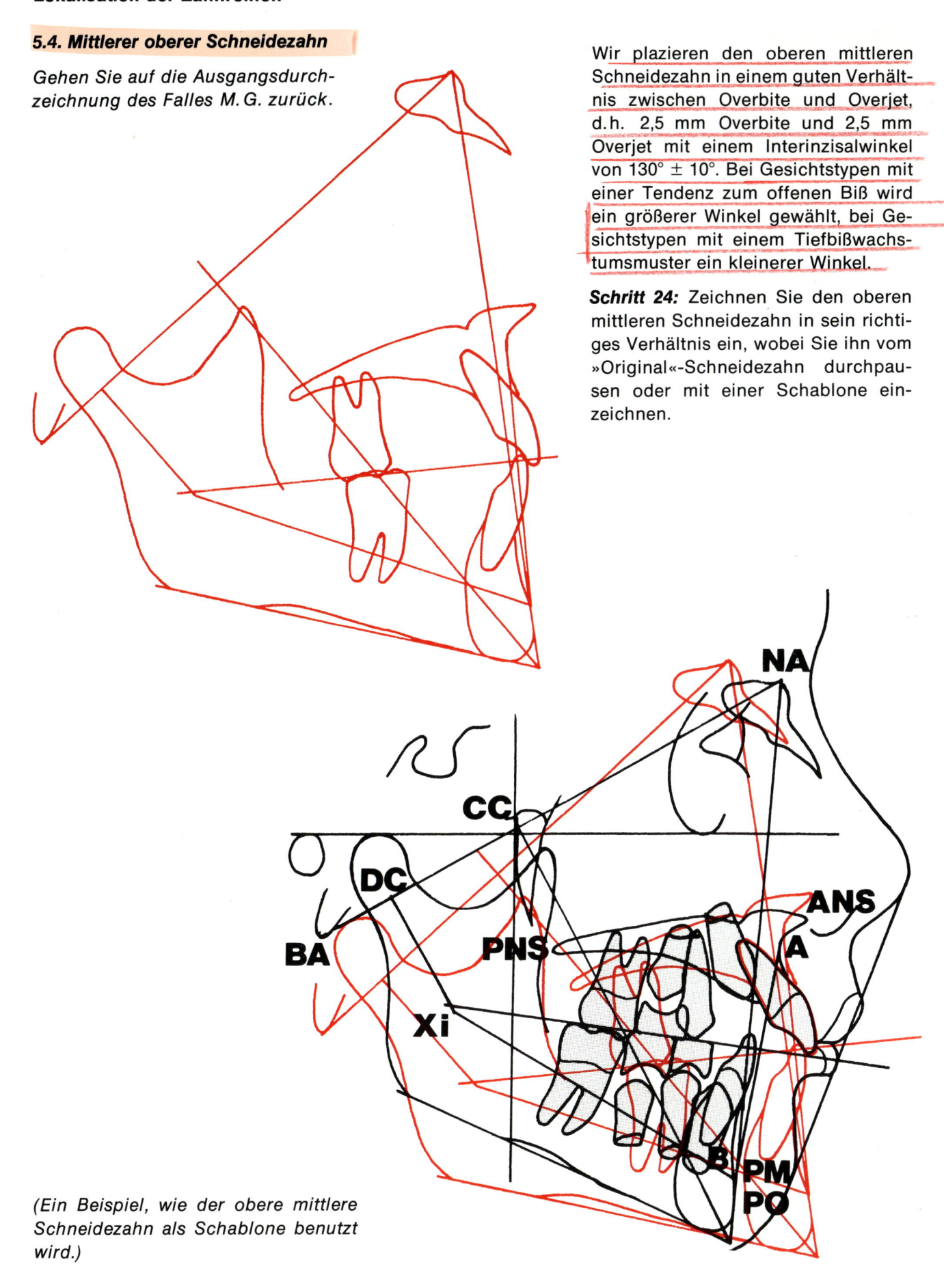

Wir plazieren den oberen mittleren Schneidezahn in einem guten Verhältnis zwischen Overbite und Overjet, d.h. 2,5 mm Overbite und 2,5 mm Overjet mit einem Interinzisalwinkel von 130° ± 10°. Bei Gesichtstypen mit einer Tendenz zum offenen Biß wird ein größerer Winkel gewählt, bei Gesichtstypen mit einem Tiefbißwachstumsmuster ein kleinerer Winkel.

Schritt 24: Zeichnen Sie den oberen mittleren Schneidezahn in sein richtiges Verhältnis ein, wobei Sie ihn vom »Original«-Schneidezahn durchpausen oder mit einer Schablone einzeichnen.

(Ein Beispiel, wie der obere mittlere Schneidezahn als Schablone benutzt wird.)

6. Sichtbar gemachtes Behandlungsziel: Gestalt der Weichteile des Gesichtes

6.1. Die Nase

Gehen Sie auf die Ausgangsdurchzeichnung des Falles M.G. zurück.

Schritt 25: Überdecken Sie im Nasion entlang der Gesichtsebene. Zeichnen Sie die Brücke der Nase ein.

Schritt 26: Überdecken Sie im Punkt ANS entlang der Oberkieferebene.

Schritt 27: Bewegen Sie die sichtbar gemachte Vorhersage um 1 mm pro Jahr »zurück« (d.h. um 2 mm bei diesem Fall) auf der Oberkieferebene. Zeichnen Sie die Nasenspitze ein, und lassen Sie sie in die Brücke auslaufen.

Die sichtbar gemachten Behandlungsziele 67

6. Sichtbar gemachtes Behandlungsziel: Gestalt der Weichteile des Gesichtes

6.2. Punkt A und Oberlippe

Gehen Sie auf die Ausgangsdurchzeichnung des Falles M. G. zurück.

Schritt 28: Überdecken Sie entlang der Gesichtsebene in der Okklusionsebene. Benutzen Sie dabei dieselbe Technik, die Sie für die Markierung der Symphyse angewandt haben, und teilen Sie die horizontale Strecke zwischen der »Original«-Schneidezahnspitze und der »neuen« Schneidezahnspitze in Drittel, indem Sie zwei Markierungen anbringen.

Weichteil-Punkt A

Schritt 29: Der Weichteil-Punkt A bleibt im selben Verhältnis zum Knochen-Punkt A wie in der Originalzeichnung. Überdecken Sie dann den neuen und den alten A-Punkt des Skeletts, und machen Sie im Bereich des Weichteil-Punktes A eine Markierung.

Schritt 30: Während Sie die Okklusionsebenen parallel halten, überdecken Sie die Markierung 1 (die hintere Markierung) auf der Spitze des »Original«-Schneidezahns (indem Sie sie um $2/3$ nach vorne gleiten lassen).
Nun wird die Oberlippe eingezeichnet und mit dem Weichteil-Punkt A verbunden.

6. Sichtbar gemachtes Behandlungsziel: Gestalt der Weichteile des Gesichtes

6.3. Unterlippe, B-Punkt und Weichteilkinn

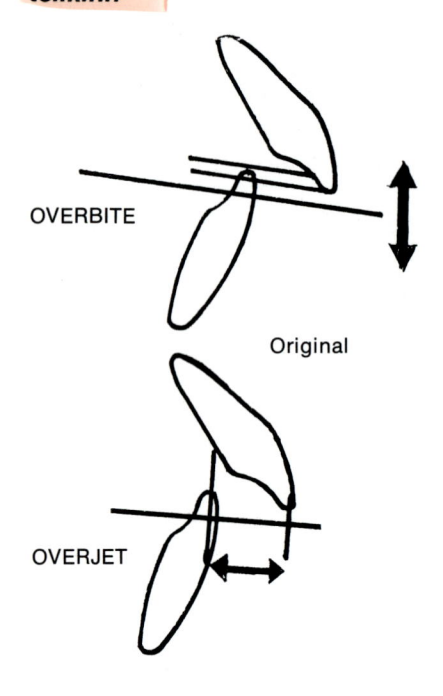

Gehen Sie auf die Ausgangsdurchzeichnung des Falles M.G. zurück.

Zur Konstruktion der Unterlippe halbieren wir den Overjet und den Overbite auf der Originaldurchzeichnung und markieren diesen Punkt. Dann halbieren wir den Overjet und den Overbite der sichtbar gemachten Behandlungsziele und markieren den Teilungspunkt.

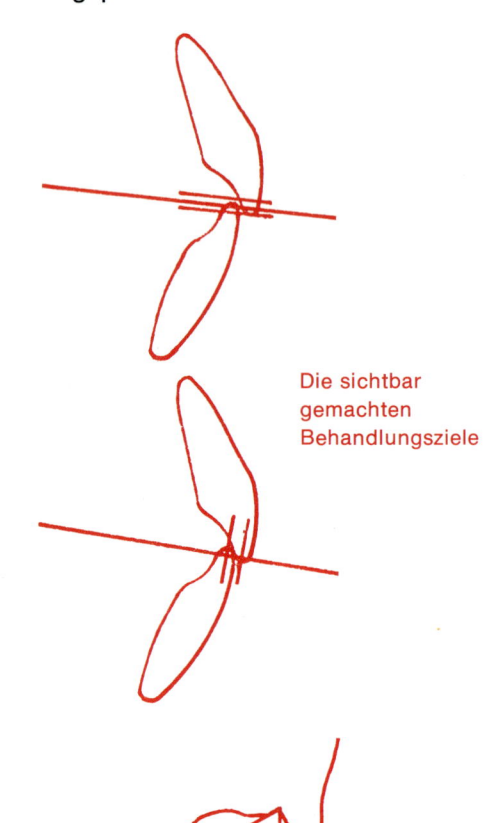

Die sichtbar gemachten Behandlungsziele

Schritt 31: Überdecken Sie die Punkte zwischen den Schneidezähnen und halten Sie dabei die Okklusionsebene parallel. Jetzt werden die Unterlippe und der Weichteil-Punkt B eingezeichnet. Die Weichteile unterhalb der Unterlippe bleiben im selben Verhältnis zum B-Punkt wie in der Originaldurchzeichnung. Der Weichteil-Punkt B verlagert sich nach unten, wenn die Unterlippe ihre neue Gestalt annimmt.

Weichteil-Punkt B

Die sichtbar gemachten Behandlungsziele

7. Die sichtbar gemachten Behandlungsziele: Komplettierung

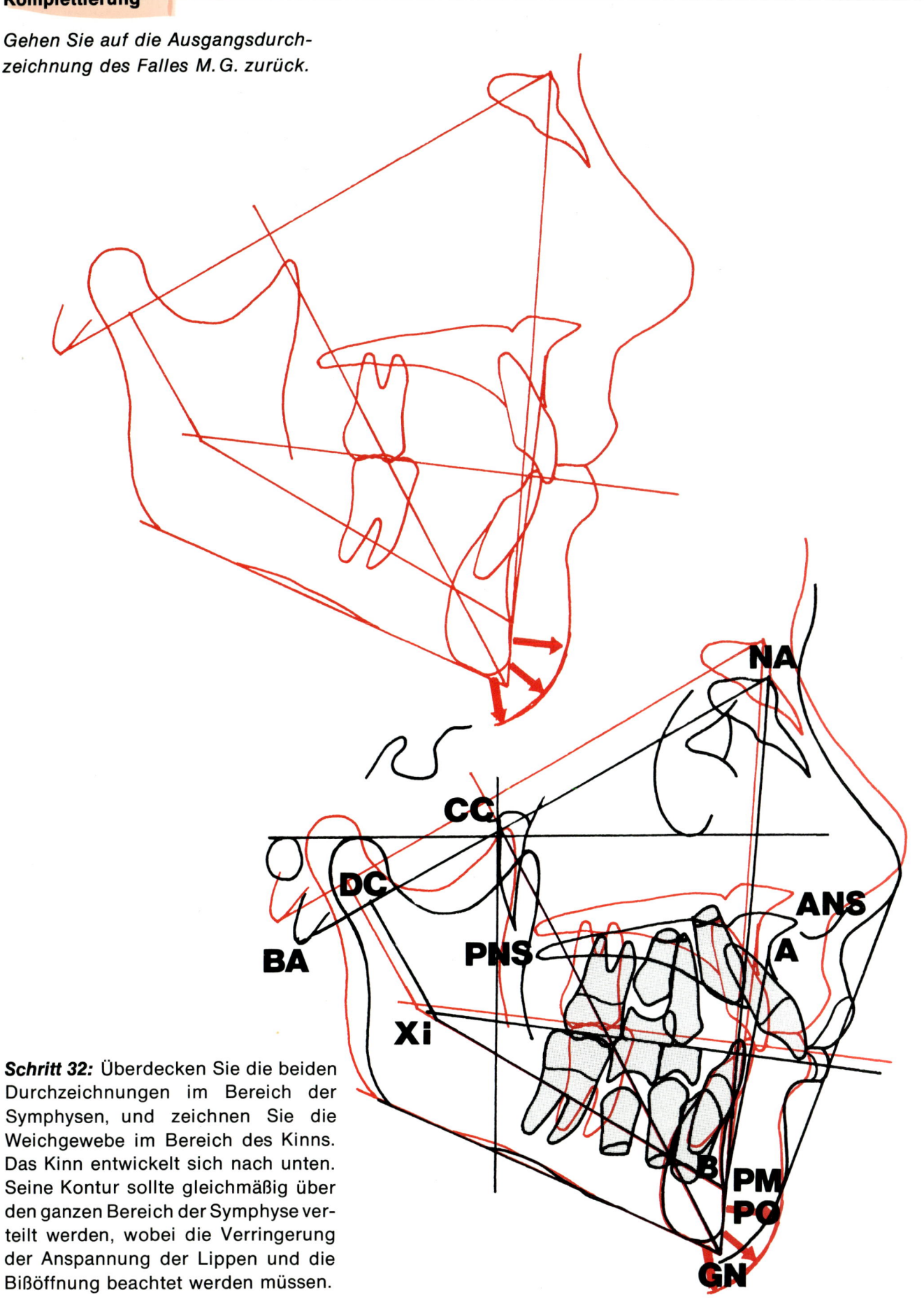

Gehen Sie auf die Ausgangsdurchzeichnung des Falles M.G. zurück.

Schritt 32: Überdecken Sie die beiden Durchzeichnungen im Bereich der Symphysen, und zeichnen Sie die Weichgewebe im Bereich des Kinns. Das Kinn entwickelt sich nach unten. Seine Kontur sollte gleichmäßig über den ganzen Bereich der Symphyse verteilt werden, wobei die Verringerung der Anspannung der Lippen und die Bißöffnung beachtet werden müssen.

Die Beurteilung der sichtbar gemachten Behandlungsziele des Patienten M.G.

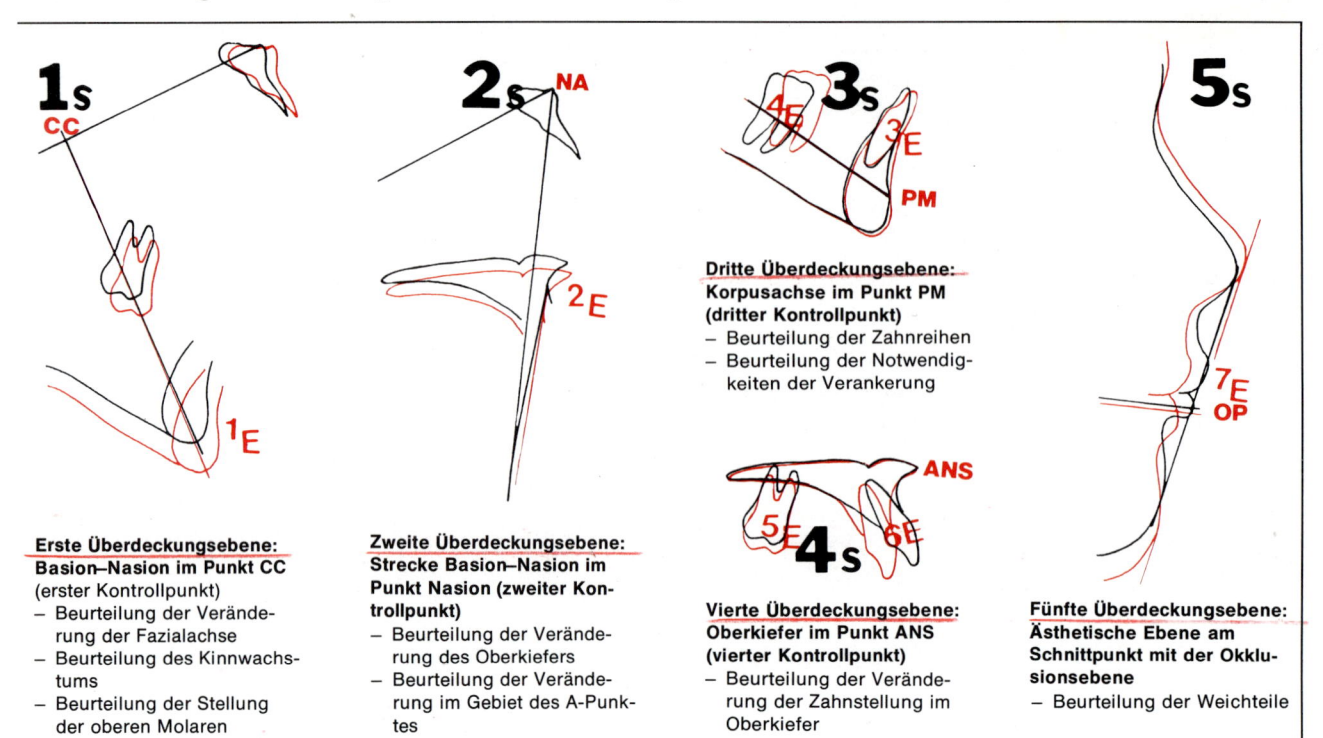

Erste Überdeckungsebene:
Basion–Nasion im Punkt CC
(erster Kontrollpunkt)
– Beurteilung der Veränderung der Fazialachse
– Beurteilung des Kinnwachstums
– Beurteilung der Stellung der oberen Molaren

Zweite Überdeckungsebene:
Strecke Basion–Nasion im Punkt Nasion (zweiter Kontrollpunkt)
– Beurteilung der Veränderung des Oberkiefers
– Beurteilung der Veränderung im Gebiet des A-Punktes

Dritte Überdeckungsebene:
Korpusachse im Punkt PM
(dritter Kontrollpunkt)
– Beurteilung der Zahnreihen
– Beurteilung der Notwendigkeiten der Verankerung

Vierte Überdeckungsebene:
Oberkiefer im Punkt ANS
(vierter Kontrollpunkt)
– Beurteilung der Veränderung der Zahnstellung im Oberkiefer

Fünfte Überdeckungsebene:
Ästhetische Ebene am Schnittpunkt mit der Okklusionsebene
– Beurteilung der Weichteile

Wenn Sie die einzelnen Schritte vollzogen haben, sehen Sie jetzt die sichtbar gemachten Behandlungsziele vor sich. Legen Sie nun Ihre Durchzeichnung in den fünf Überdeckungsebenen auf die Originaldurchzeichnung, um so Ihre individuellen Ziele für diesen Fall herauszufinden.

In der ersten Überdeckungsebene »Basion–Nasion im Punkt CC« gilt die Beurteilung der Veränderung im Kinnbereich. In diesem Fall ist das Ziel, eine Öffnung der Fazialachse um 2° zuzulassen, um den sichtbar gemachten Umfang des Kinnwachstums zu erwarten – ebenso auch, daß der obere Molar nach unten entlang der Fazialachse wachsen wird.

In der zweiten Überdeckungsebene »Strecke Basion–Nasion im Punkt Nasion« gilt Ihre Beurteilung den Veränderungen im Oberkiefer. Eines Ihrer Ziele war, den A-Punkt in diesem Fall lediglich um 2 mm zu verringern.

In der dritten Überdeckungsebene »Korpusachse im Punkt PM« gilt die Beurteilung den unteren Schneidezähnen. In diesem Fall wollen wir die unteren Schneidezähne nur leicht vorkippen. In diesem Überdeckungsgebiet finden wir auch die vierte Beurteilung, die den unteren ersten Molaren gilt. In diesem Fall sollten wir die unteren Molaren um annähernd 4 mm vorbringen.

In der vierten Überdeckungsebene »Oberkiefer im Punkt ANS« ist uns als fünfte Beurteilung die der oberen ersten Molaren aufgegeben: In diesem Falle ist es lediglich notwendig, die oberen Molaren an der Vorwanderung zu hindern, das heißt, sie nur am Ort zu halten, obwohl es sich um eine Klasse-II/1-Dysgnathie handelt. Diese vierte Überdeckungsebene beinhaltet auch noch die sechste Beurteilung, die den oberen Schneidezähnen gilt: In dem vorliegenden Fall sehen wir, daß wir die oberen Schneidezähne nach palatinal zu beeinflussen haben.

In der fünften Überdeckungsebene »Ästhetische Ebene am Schnittpunkt mit der Okklusionsebene« haben wir die siebente Beurteilung, die den Weichteilen gilt. In dem vorliegenden Fall wird eine große Reduktion der Weichteile notwendig sein.

Kapitel 4
Die Benutzung der Überdeckungsebenen zur Erstellung des Behandlungsplans

Die Veränderungen aufgrund des normalen Wachstums und durch die verschiedenen biomechanischen Behandlungshilfsmittel sind bei jedem Individuum verschieden – entsprechend der individuellen Morphologie und dem Gesichtstyp. Um präzise vorhersagen und einen wirklich effizienten Behandlungsplan entwerfen zu können, ist es notwendig, daß wir den Patienten als Individuum verstehen, das heißt, daß wir uns vorweg seine individuellen grundlegenden fazialen, skelettalen und dentalen Strukturen vor Augen führen. An zweiter Stelle müssen wir versuchen, das zu erwartende normale Wachstum – in seinem Umfang und seiner Richtung – in den verschiedenen Gebieten des Gesichtes und der Kiefer zu verstehen. An dritter Stelle müssen wir die Antwort der individuellen skelettalen und fazialen Strukturen des Patienten auf die verschiedenen Behandlungsmechaniken verstehen. Wir benutzen das Fernröntgenbild und die Durchzeichnung als grundlegende Hilfsmittel zur Erstellung der Behandlungsplanung, um so die vier Ziele zu erreichen:
1. eine grundlegende Beschreibung der Schädelstrukturen;
2. eine Analyse der Veränderungen im Verlauf des normalen Wachstums;
3. eine Behandlungsplanung;
4. eine Beurteilung der Resultate des Wachstums und der Behandlung.

Aus der Durchzeichnung der als Seitenprofile aufgenommenen Fernröntgenbilder werden elf Faktoren aus den grundlegenden Gesichts- und den tieferen skelettalen Strukturen verwendet, um das Kinn, den Oberkiefer, die Zähne und die Weichgewebe zu beschreiben.

Fünf Überdeckungsebenen mit insgesamt sieben Beurteilungsgebieten werden benutzt, um das normale Wachstum und die Veränderung durch die Behandlung sowohl in bezug auf den Umfang als auch auf die Richtung zu beurteilen. Die sichtbar gemachten Behandlungsziele beinhalten die erwarteten Veränderungen des normalen Wachstums bei dem individuellen Patienten wie auch die aufgrund der Behandlung erwarteten Veränderungen und werden somit in ihrer Gesamtheit zu einem entscheidenden Hilfsmittel bei der Planung der Behandlungsvorgänge.

Die einzelnen Behandlungsabschnitte werden so geplant, daß sie eine sinnvolle Aufeinanderfolge der einzelnen Behandlungsvorgänge darstellen: Zuerst gilt es, funktionelle Probleme zu beseitigen, darauf die Behandlung der skelettalen Dysgnathie folgen zu lassen, und drittens müssen zur Korrektur der dentalen Fehlbildungen die Zahnbogenlänge, die notwendigen verschiedenen Einzelzahnbewegungen und die Verankerung einschließlich eventuell notwendiger Extraktionen geplant werden.

Zusammenfassung der Elf-Faktoren-Analyse

Die Elf-Faktoren-Analyse wird in vier Abschnitte eingeteilt:

1. die Festlegung des Kinns im Raum;
2. die Lokalisation des Oberkiefers durch die Konvexität des Gesichtes;
3. die Lokalisation der Zahnbögen im Gesicht;
4. die Beurteilung des Profils.

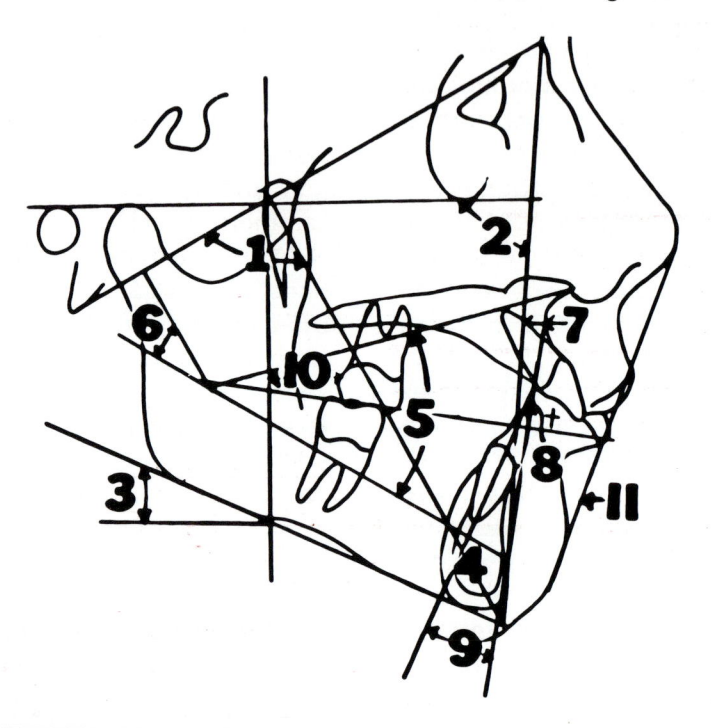

Elf-Faktoren-Analyse (in vier Abschnitten)	Mittelwerte bei neunjährigen Kindern	Veränderung
Das Kinn im Raum		
1. Fazialachse	90° ± 3°	Keine Veränderung mit dem Alter
2. Gesichtstiefe (Winkel)	87° ± 3°	Veränderung = + 1° in 3 Jahren
3. Unterkieferebene	26° ± 4°	Veränderung = 1° in 3 Jahren
4. Konuswinkel	68° ± 3,5°	Keine Veränderung
5. Untere Gesichtshöhe	47° ± 4°	Keine Veränderung
6. Unterkieferbogen	26° ± 4°	UK-Bogen schließt sich um 0,5°/Jahr, wodurch der Winkel selbst sich um 0,5°/Jahr vergrößert
Konvexität des Gesichtes		
7. Konvexität des A-Punktes	2 mm ± 2 mm	Veränderung = −1 mm in 3 Jahren
Zähne und Zahnbögen		
8. Unterer Schneidezahn zur A-PO	+ 1 mm ± 2 mm	Keine Veränderung mit dem Alter
9. Neigung des unteren Schneidezahns	22° ± 4°	Keine Veränderung mit dem Alter
10. Stand des oberen ersten Molars zur Pterygoidsenkrechten	+ 3 mm ± 2 mm	Veränderung um 1 mm pro Jahr
Das Profil		
11. Abstand der Unterlippe zur ästhetischen Ebene	− 2 mm ± 2 mm	Wird mit fortschreitendem Alter flacher

Die Benutzung der Überdeckungsebenen

Die Beschreibung des Gesichtes

Es werden drei grundlegende Gesichtstypen unterschieden:

1. *der mesiofaziale Gesichtstyp* – der am meisten verbreitete, durchschnittliche Gesichtstyp;
2. *der brachyfaziale Gesichtstyp*, der ein horizontales Wachstumsmuster hat;
3. *der dolichofaziale Gesichtstyp* mit vertikalem Wachstumsmuster.

Aus der Elf-Faktoren-Analyse werden fünf Winkel benutzt, um das Gesicht zu beschreiben:

1. *Der Fazialachsenwinkel.* Er gibt uns die Richtung des Wachstums des Kinns an und drückt das Verhältnis der Gesichtshöhe zur Gesichtstiefe aus. Außerdem wächst der obere Sechsjahrmolar auf der Fazialachse schräg nach unten.

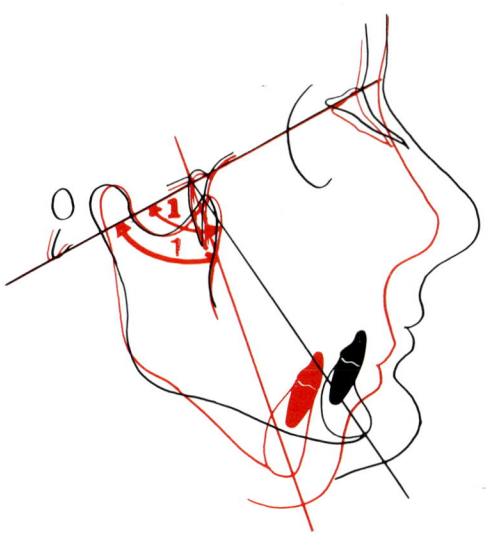

Fazialachsenwinkel beim brachyfazialen Gesichtstyp bzw. Wachstumsmuster (schwarz) und beim dolichofazialen Gesichtstyp (rot).

2. *Der Fazialwinkel.* Er lokalisiert das Kinn in horizontaler Richtung im Gesicht. Er ist ein Indikator für die Gesichtstiefe und bestimmt, ob eine skelettale Klasse II oder skelettale Klasse III aufgrund des Unterkiefers vorliegt.

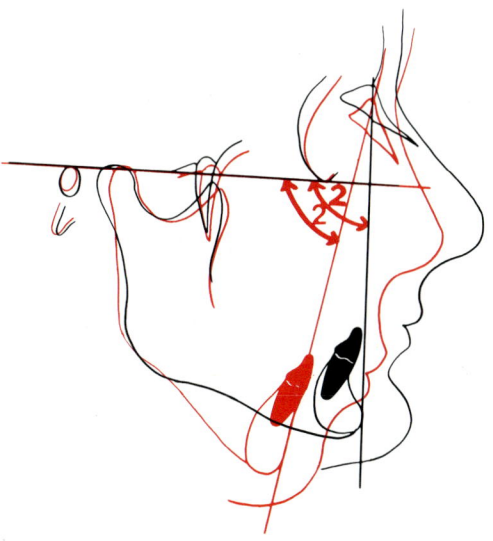

Fazialwinkel beim brachyfazialen Gesichtstyp (schwarz) und beim dolichofazilen Gesichtstyp (rot).

3. *Der Unterkieferebenenwinkel.* Ein großer Unterkieferebenenwinkel bedeutet, daß ein offener Biß wegen der skelettalen Klasse des Unterkiefers vorhanden ist. Ein kleiner Unterkieferebenenwinkel bedeutet, daß ein skelettal tiefer Biß aufgrund der Unterkieferstruktur vorhanden ist.

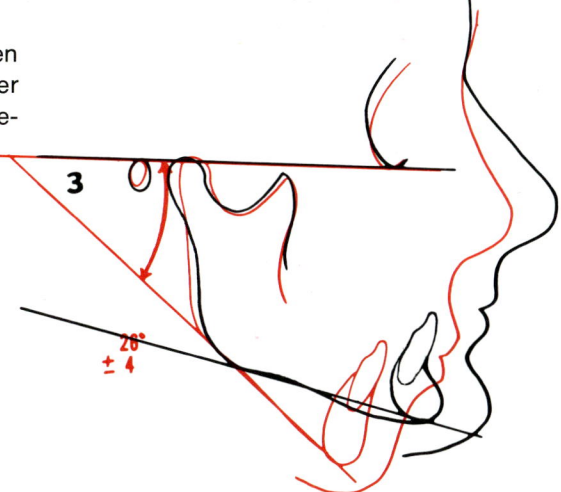

Unterkieferebenenwinkel beim brachyfazialen Gesichtstyp (schwarz) und beim dolichofazialen Gesichtstyp (rot).

4. *Die untere Gesichtshöhe*. Sie beschreibt die Divergenz der Mundhöhle. Skelettal offene Bisse haben hohe Werte, skelettale Tiefbisse niedrige Werte.

5. *Der Unterkieferbogenwinkel*. Er beschreibt den Unterkiefer und sagt uns, ob wir es mit einem weitgehend nach anterior wachsenden Unterkiefer oder mit einem weitgehend nach posterior wachsenden zu tun haben.

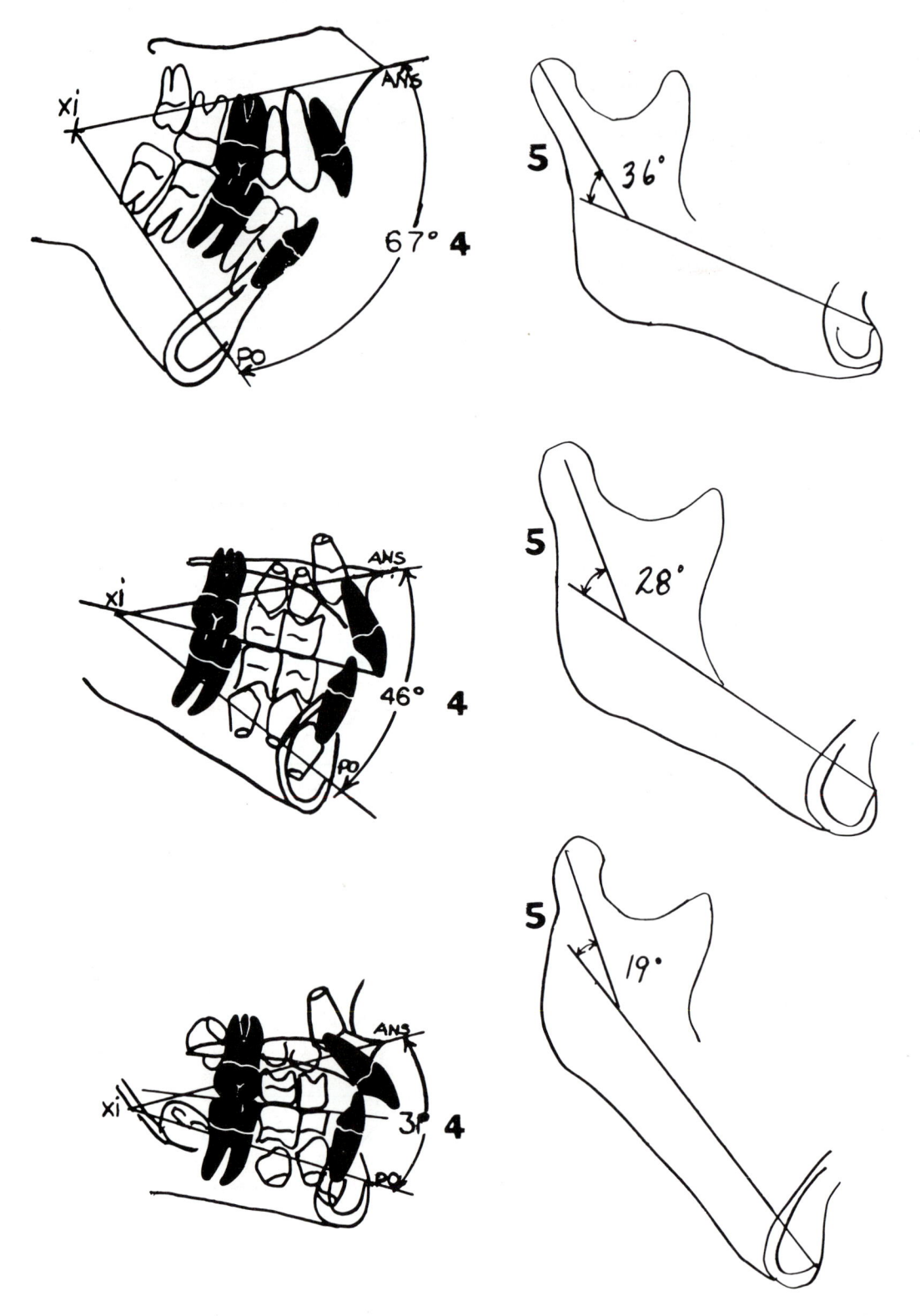

Untere Gesichtshöhe

Unterkieferbogenwinkel

Diese Winkel beschreiben zusammen, ob ein Gesichtstyp mesio-, brachy- oder dolichofazial ist. In einer Gauß'schen Verteilungskurve stellt der mittlere Anteil, der eine klinische oder Standardabweichung auf jeder Seite der Maximalverteilung ist, den Umfang des mesiofazialen Gesichtstyps dar. Etwa 70% der Fehlbildungen, die wir behandeln, fallen in den Bereich des mesiofazialen Wachstumsmusters; etwa 12,5% befinden sich auf der brachyfazialen Seite und noch einmal 12,5% auf der dolichofazialen Seite, die durch eine zusätzliche Standardabweichung vom Mittelwert entfernt sind. Somit bleiben etwa 2,5% auf jeder Seite der Gauß'schen Verteilungskurve, welche die extremen brachyfazialen und die extremen dolichofazialen Gesichtstypen umfassen und mehr als zwei Standardabweichungen vom Mittelwert entfernt sind.

Drei verschiedene Gesichter sollen demonstrieren, wie wir die fünf Faktoren benutzen, um das Gesicht zu beschreiben:

1. Bei M. G. handelt es sich um einen mesiofazialen Typ mit einem brachyfazialen Unterkiefer.

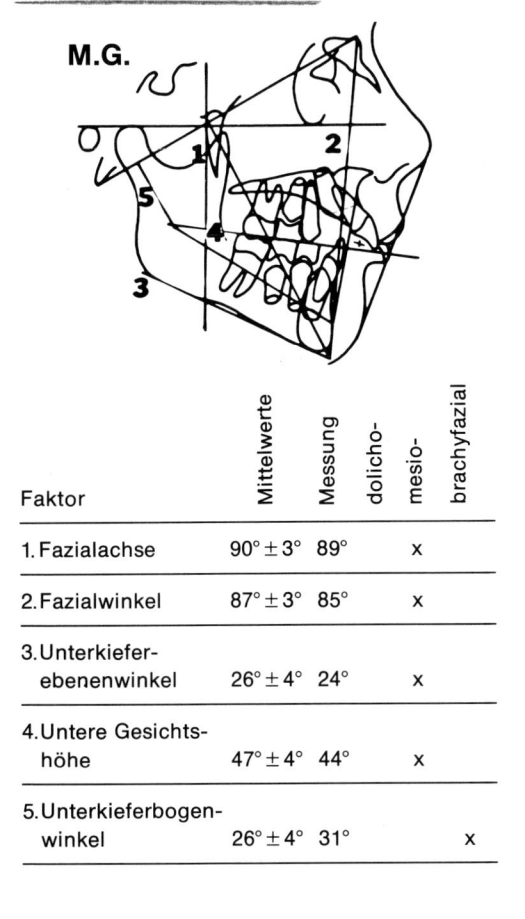

2. A. P. ist ein sehr stark dolichofazialer Gesichtstyp bzw. ein vorwiegend vertikal wachsender Typ.

3. S. K. ist ein brachyfazialer oder horizontaler Wachstumstyp.

A.P.

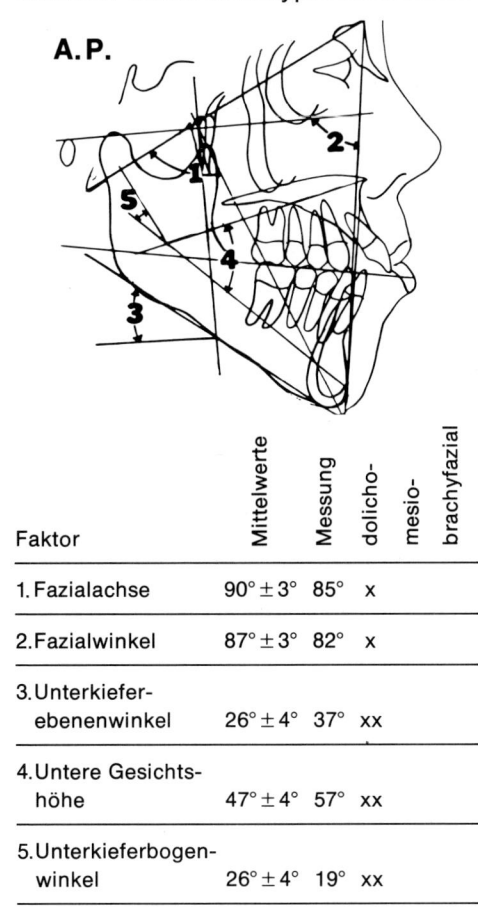

Faktor	Mittelwerte	Messung	dolicho-	mesio-	brachyfazial
1. Fazialachse	90°±3°	85°	x		
2. Fazialwinkel	87°±3°	82°	x		
3. Unterkieferebenenwinkel	26°±4°	37°	xx		
4. Untere Gesichtshöhe	47°±4°	57°	xx		
5. Unterkieferbogenwinkel	26°±4°	19°	xx		

M.G.

Faktor	Mittelwerte	Messung	dolicho-	mesio-	brachyfazial
1. Fazialachse	90°±3°	89°		x	
2. Fazialwinkel	87°±3°	85°		x	
3. Unterkieferebenenwinkel	26°±4°	24°		x	
4. Untere Gesichtshöhe	47°±4°	44°		x	
5. Unterkieferbogenwinkel	26°±4°	31°			x

S.K.

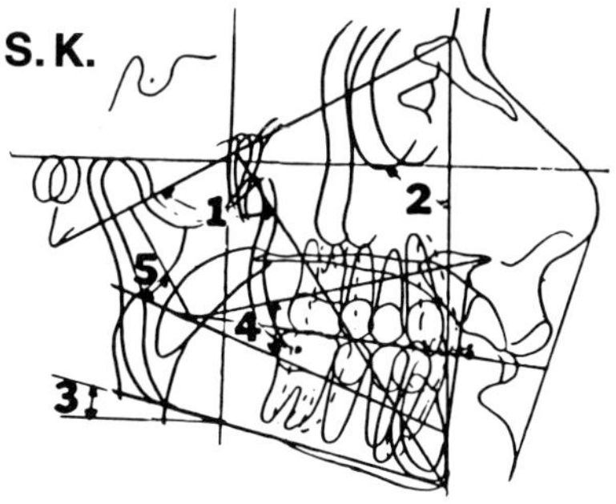

Faktor	Mittelwerte	Messung	dolicho-	mesio-	brachyfazial
1. Fazialachse	90°±3°	96°			xx
2. Fazialwinkel	87°±3°	91°			x
3. Unterkieferebenenwinkel	26°±4°	13°			xx
4. Untere Gesichtshöhe	47°±4°	35°			xx
5. Unterkieferbogenwinkel	26°±4°	39°			xx

Gauß'sche Verteilungskurve

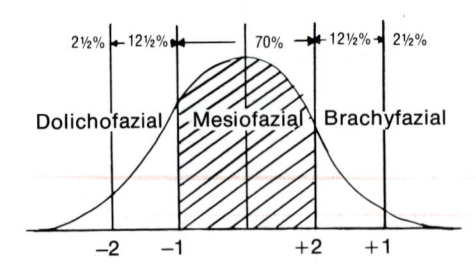

2½% – 12½% – 70% – 12½% – 2½%

Dolichofazial / Mesiofazial \ Brachyfazial

−2 −1 +2 +1

Standardabweichungen

Es ist sehr wichtig, genau festzulegen, um welchen Gesichtstyp es sich handelt; denn die Reaktion auf die biomechanischen Hilfsmittel und die Stabilität der Zahnbögen hängen von der Analyse des Gesichtstyps ab. So zeigen z.B. brachyfaziale Gesichtstypen einen merkbaren Widerstand gegenüber einer Rotation des Unterkiefers während der Behandlung und können deutlich protrusivere Zahnbögen annehmen, während andererseits dolichofaziale Gesichtstypen während der Behandlung zur Dorsalrotation neigen und konkavere Zahnbögen benötigen, wenn das Behandlungsergebnis stabil bleiben soll. Das zeigt, daß gewisse Erwartungen, die aufgrund der Tatsache, daß kieferorthopädisch behandelt wird, beim Patienten oder Kieferorthopäden entstehen können, unter Berücksichtigung des bei dem Patienten vorliegenden Gesichtstyps modifiziert werden müssen.

Fünf Überdeckungsebenen

Der Fazialachsenwinkel öffnet sich um 1° bei 5 mm Verkleinerung der Konvexität.
Der Fazialachsenwinkel öffnet sich um 1° bei 3 mm Korrektur der Molarenstellung (*Anm. des Übersetzers:* im Sinne einer Distobukkalbewegung der Molaren).
Nach der Beschreibung des Gesichtes und der Bestimmung des Gesichtstyps befassen wir uns mit den fünf Überdeckungsebenen, indem wir die Ausgangsdurchzeichnung mit den sichtbar gemachten Behandlungszielen oder mit Durchzeichnungen von Fortschritts-Röntgenbildern überdecken. So lassen sich Veränderungen berechnen, von denen wir erwarten, daß sie entweder aufgrund des Wachstums oder unserer biomechanischen Hilfsmittel bei der Behandlung eintreten. Dies hilft uns, unsere Behandlung zu planen, die dafür benötigten therapeutischen Hilfsmittel auszuwählen und schließlich auch die Veränderungen zu beschreiben, die eintreten werden. Ungefähr 70 bis 80 Prozent der Veränderungen während der zweijährigen Behandlung erfolgen aufgrund der Einwirkung der von uns gewählten Behandlungsgeräte; nur 20 bis 30 Prozent treten aufgrund des Wachstums während derselben Zeit ein.
Die fünf Überdeckungsebenen benutzen wir zur Beurteilung des Gesichtes in dieser Reihenfolge:

1. das Kinn;
2. der Oberkiefer;
3. die Zähne im Unterkiefer;
4. die Zähne im Oberkiefer;
5. das Profil des Gesichtes.

Erste Überdeckungsebene (Beurteilungsgebiet 1)

Die erste Überdeckung »Basion–Nasion im CC-Punkt« liefert uns das Beurteilungsgebiet 1, in welchem wir den Umfang des Wachstums des Kinns in Millimetern beurteilen. Jede Veränderung im Kinnbereich im Sinne einer Öffnung oder einer Schließung kann als Folge der Einwirkung unserer therapeutischen Hilfsmittel eintreten; dasselbe gilt für die Veränderungen der Stellung des oberen ersten Molars. Beim sogenannten »normalen Wachstum« wächst das Kinn nach unten entlang der Fazialachse, ebenso wachsen die Zwölfjahrmolaren entlang dieser Achse nach unten. Die Rotation der Fazialachse im Sinne einer Öffnung oder Schließung als Folge der Wirkungen der Behandlungsgeräte und anderer Einwirkungen ist wie folgt:
– Der Fazialachsenwinkel öffnet sich um 1° bei 4 mm der Korrektur des vertikalen Überbisses.
– Der Fazialachsenwinkel öffnet sich um 1–1,5° im Verlaufe der Korrektur des Kreuzbisses, wobei die Hälfte dieser Rotation später wieder zurückgeht.
– Der Fazialachsenwinkel öffnet sich um 1° pro einer Standardabweichung beim dolichofazialen Gesichtstyp; beim brachyfazialen Gesichtstyp tritt

Erste Überdeckungsebene (1s)
(Überdeckung Basion-Nasion
im Punkt CC)

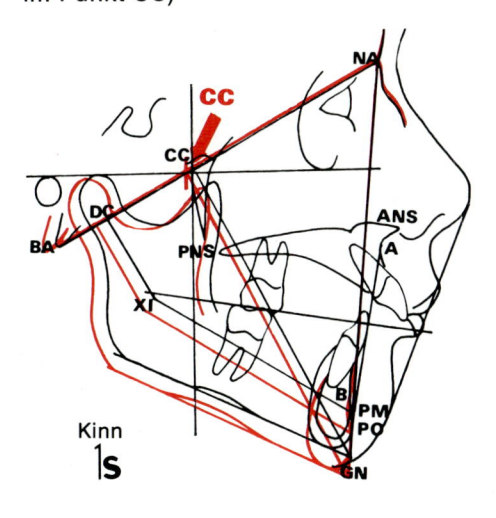

Kinn
1s

Beurteilungsgebiet 1 (1E)

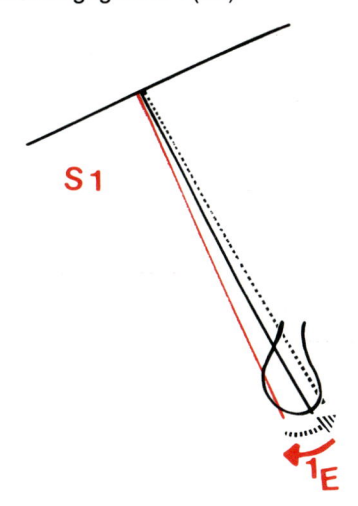

S1

1E

ein Schließungseffekt des Fazialachsenwinkels um 1° gegen die biomechanischen Hilfsmittel ein.
– Der Fazialachsenwinkel kann sich entweder öffnen oder schließen – je nach Art des verwendeten Headgears und seiner Anwendung.
– Der Fazialachsenwinkel kann sich bei Extraktionen schließen.

Bei der Beurteilung einer möglichen Verwendung des Headgears müssen wir an die Wirkung denken, die er auf die Rotation des Unterkiefers haben kann. Sollten wir in diesem Fall einen orthodontischen Headgear oder eine orthopädische Kraft anwenden? Ist die Anwendung von zervikalem Headgear, Oblique-Headgear, vertikalem Zug oder Kombinations-Headgear angezeigt?

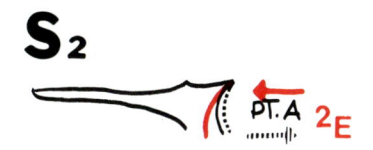

Zweite Überdeckungsebene (Beurteilungsgebiet 2)

Die zweite Überdeckung »Basion–Nasion im Punkt Nasion« stellt das Beurteilungsgebiet 2 dar, in welchem die Veränderungen des Oberkiefers (A-Punkt) beurteilt werden. Der Winkel Basion-Nasion–Punkt A verändert sich beim normalen Wachstum nicht; somit müssen alle Veränderungen dieses Winkels aufgrund der Wirkung unserer biomechanischen Hilfsmittel erfolgen. Wir beurteilen jetzt die Wirkung des Headgears (Kraft und Art), der Klasse-II-Gummizüge, der Klasse-III-Gummizüge, des Torques, des Aktivators etc. auf die Konvexität des Oberkiefers.

Durch die Einwirkung der verschiedenen biomechanischen Hilfsmittel kann der A-Punkt maximal wie folgt verlagert werden: Am Beurteilungsgebiet 2 entscheiden wir, ob wir einen Headgear mit orthodontischen oder orthopädischen Kräften im Oberkiefer anwenden.

Biomechanische Hilfsmittel	Maximale Veränderung
1. Headgear	– 8 mm
2. Klasse-II-Gummizüge	– 3 mm
3. Aktivator	– 2 mm
4. Palatinaler Wurzeltorque	– 1 bis – 2 mm
5. Klasse-III-Gummizüge	+ 2 bis + 3 mm
6. Gesichtsmaske	+ 3 bis + 4 mm

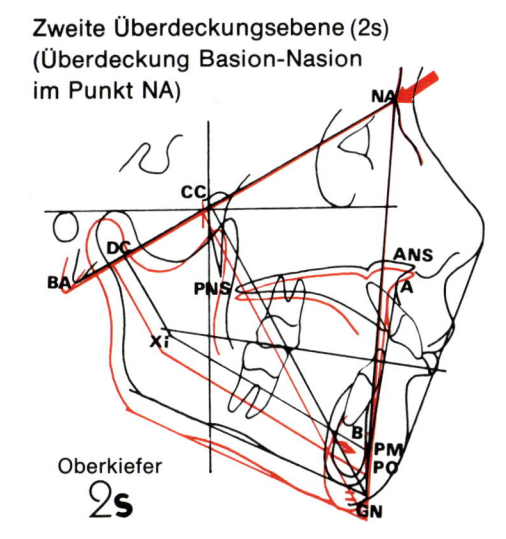

Zweite Überdeckungsebene (2s)
(Überdeckung Basion-Nasion im Punkt NA)

Oberkiefer
2s

Beurteilungsgebiet 2 2E)

S2

PT.A 2E

Dritte Überdeckungsebene (Beurteilungsgebiete 3 und 4)

Die dritte Überdeckung »Korpusachse im Punkt PM« umfaßt die Beurteilungsgebiete 3 und 4 für die Veränderungen, die im Bereich des Unterkieferzahnbogens stattfinden. Bei normalem Wachstum bleibt der untere Zahnbogen in demselben Verhältnis zur A–PO-Ebene (Gebißebene).

Im Beurteilungsgebiet 3 müssen wir uns entscheiden, ob wir die unteren Schneidezähne intrudieren, extrudieren, körperlich vorbringen oder retrudieren; so können wir dann auch bestimmen, welche Art von Utilitybogen wir benutzen werden.

Im Beurteilungsgebiet 4 bestimmen wir die Stellung der unteren Molaren; und daraus folgt, welche Art der Verankerung wir benötigen und ob wir die unteren Molaren vorbringen, nach distobukkal aufrichten oder nur an Ort und Stelle halten.

Dritte Überdeckungsebene (3s)
(Überdeckung der Korpusachse im Punkt PM)

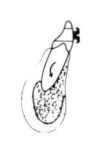

Unterkieferzähne
3s Körperachse

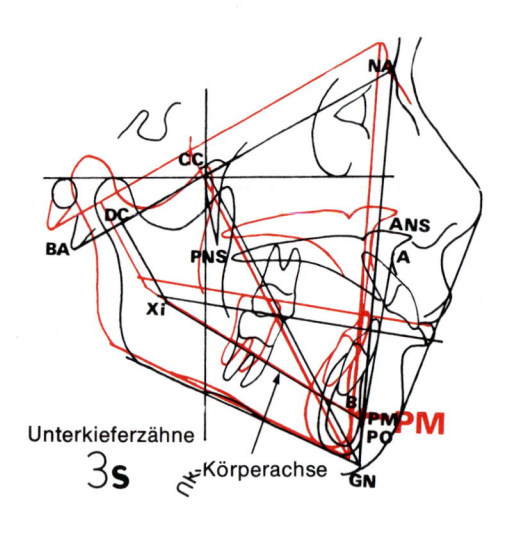

Beurteilungsgebiet 3 (3E) – die unteren Schneidezähne

Unterkiefer-Utilitybogen

Intrusion 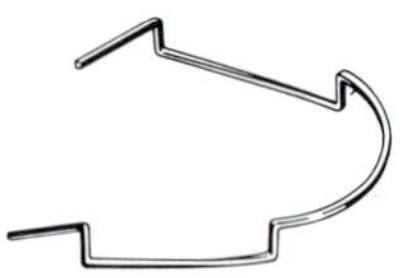 — Utilitybogen

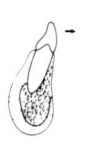

Vorbringen 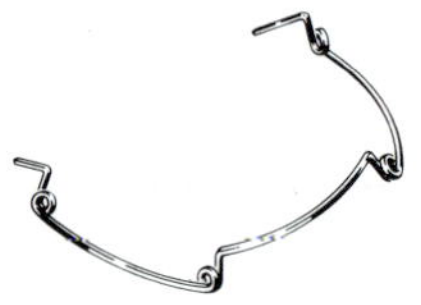 — Expansions-Utilitybogen

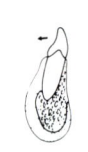

Retraktion 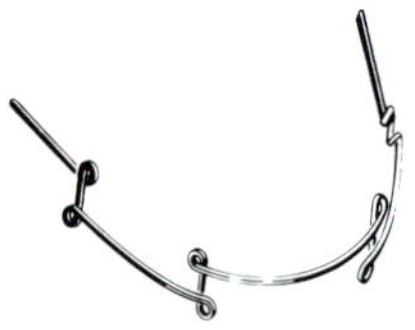 — Kontraktions-Utilitybogen

Beurteilungsgebiet 4 (4E) – die Stellung des unteren Molars

Maximale Verankerung

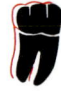

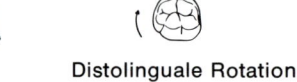

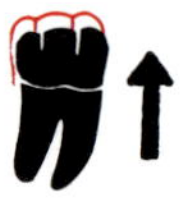

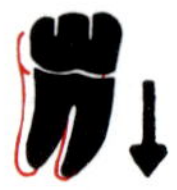

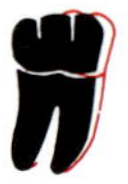

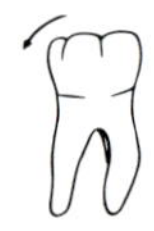

Verankerung

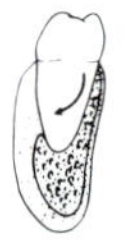

Unterkiefer-Utilitybogen

Bukkaler Wurzeltorque

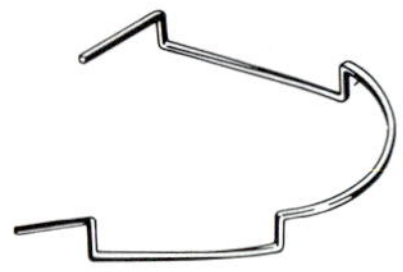

Distolinguale Rotation

Aufrichtung nach distal

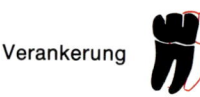

Vierte Überdeckungsebene (Beurteilungsgebiete 5 und 6)

Die vierte Überdeckung »Oberkiefer im Punkt ANS« umfaßt die Beurteilungsgebiete 5 und 6. Mit ihnen können wir alle Veränderungen feststellen, die im Oberkieferzahnbogen vor sich gehen. Im Normalfall wachsen die oberen Molaren und die unteren Schneidezähne auf ihrer Polarachse.

Im Beurteilungsgebiet 5 stellen wir fest, was mit den oberen Molaren zu geschehen hat – ob sie gehalten, intrudiert, extrudiert, nach distobukkal bewegt oder nach vorne gebracht werden müssen. Anhand des Beurteilungsgebietes 6 können wir feststellen, was wir mit den oberen Schneidezähnen tun müssen, d. h., ob sie intrudiert, extrudiert, retrudiert, vorgebracht, getorquet oder gekippt werden müssen.

Vierte Überdeckungsebene (4s)
(Überdeckung des Oberkiefers im Punkt ANS)

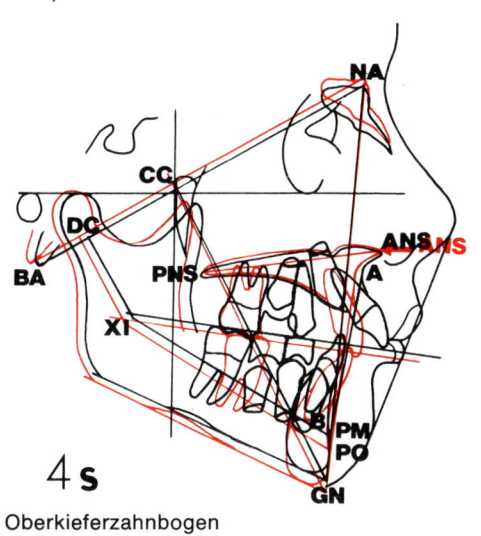

Beurteilungsgebiet 5 (5E)
– der obere Molar

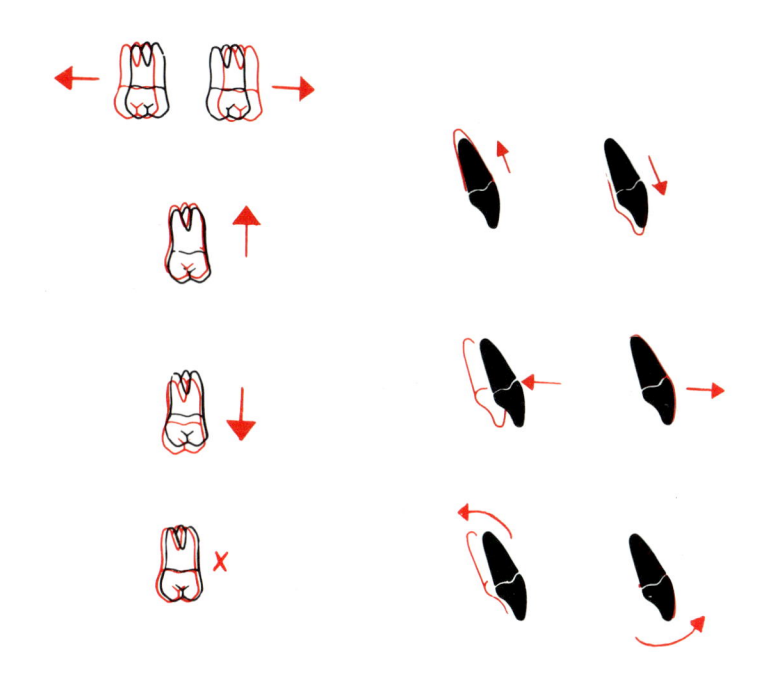

Beurteilungsgebiet 6 (6E)
– der obere Schneidezahn

Oberkieferzahnbogen

Fünfte Überdeckungsebene
(Überdeckung der ästhetischen Ebene im Schnittpunkt mit der Okklusionsebene)

Beurteilungsgebiet 7 (7E)

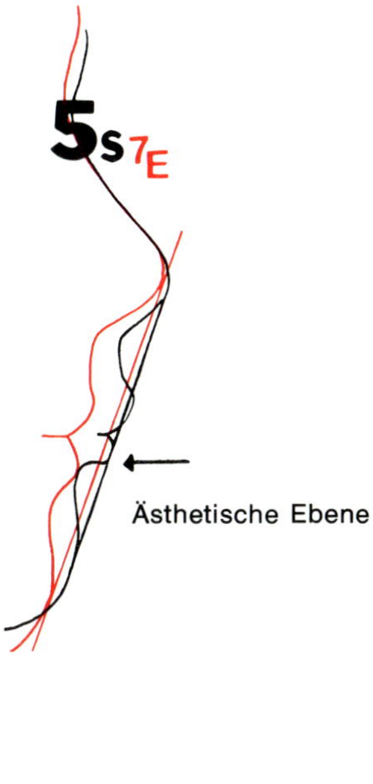

Fünfte Überdeckungsebene (Beurteilungsgebiet 7)

Die fünfte Überdeckung »Ästhetische Ebene im Schnittpunkt mit der Okklusionsebene« stellt das Beurteilungsgebiet 7 dar, anhand dessen wir das Weichteilprofil bestimmen. Beim normalen Wachstum wird das Gesicht in bezug auf die ästhetische Ebene weniger protrusiv. Unter Benutzung des Überdeckungsgebietes 5 und des Beurteilungsgebietes 7 können wir die Effekte unserer biomechanischen Hilfsmittel auf die Weichgewebe des Gesichtes bestimmen.

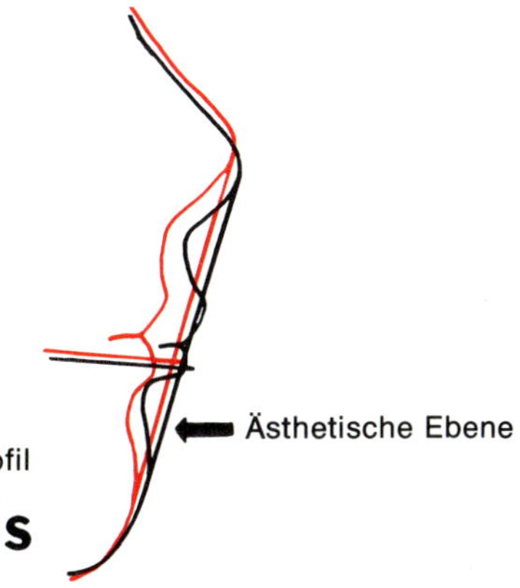

Originaldurchzeichnung – Fall M. G.

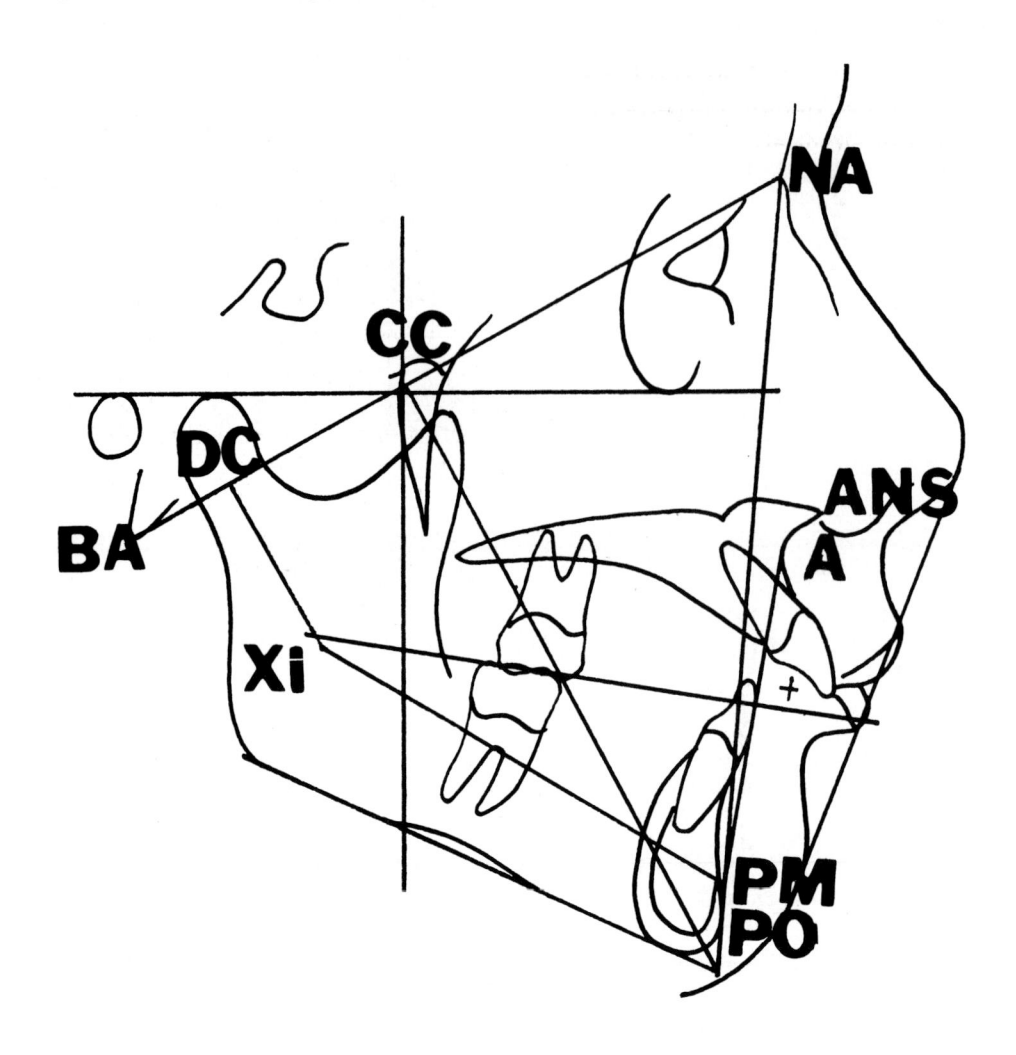

A — der tiefste Punkt auf der Kurvatur des Oberkiefers zwischen der Spina nasalis anterior und der Alveole des Zahns
ANS — Spitze der Spina nasalis anterior
BA — der am weitesten hinten unten liegende Punkt des Os occipitale
CC — der Schnittpunkt zwischen der Nasion-Basion-Ebene und der Fazialachse
DC — Punkt in der Mitte des Kondylushalses, wo ihn die Nasion-Basion-Ebene schneidet
NA — ein Punkt auf der vorderen Begrenzung der Sutura nasofrontalis
PM — ein Punkt, der auf dem Vorderrand der Symphyse zwischen dem B-Punkt und dem Pogonion ausgewählt wurde – an der Stelle, wo die anteriore Kurvatur von der Konkavität in die Konvexität übergeht
PO — der vorderste Punkt auf dem mittleren sagittalen Symphysenteil – als Berührungspunkt mit der Fazialebene
Xi — das geometrische Zentrum des aufsteigenden Astes des Unterkiefers

Überdeckung und Beurteilung (Demonstration des Vorgehens)

Anhand der Durchzeichnung des Falles M. G. auf der gegenüberliegenden Seite und der sichtbar gemachten Behandlungsziele, die wir bereits konstruiert haben, wollen wir jetzt die fünf Überdeckungsebenen und die sieben Beurteilungsgebiete im einzelnen durchgehen, um die sichtbar gemachten Behandlungsziele zu beurteilen.

Die erste Überdeckungsebene stellt uns den *ersten Kontrollpunkt* zur Beurteilung der Veränderungen der Fazialachse und des Kinns dar. Hierzu werden die sichtbar gemachten Behandlungsziele über die Originaldurchzeichnung des Falles M.G. in der Strecke Basion–Nasion im CC-Punkt überdeckend aufgelegt. Nun läßt sich feststellen, daß sich der Fazialachsenwinkel um 1–2° geöffnet hat. Dies besagt, daß die biomechanischen Hilfsmittel den Fazialachsenwinkel um 1–2° öffnen werden.

Erste Überdeckungsebene:
Strecke Basion–Nasion im Punkt CC
(erster Kontrollpunkt)

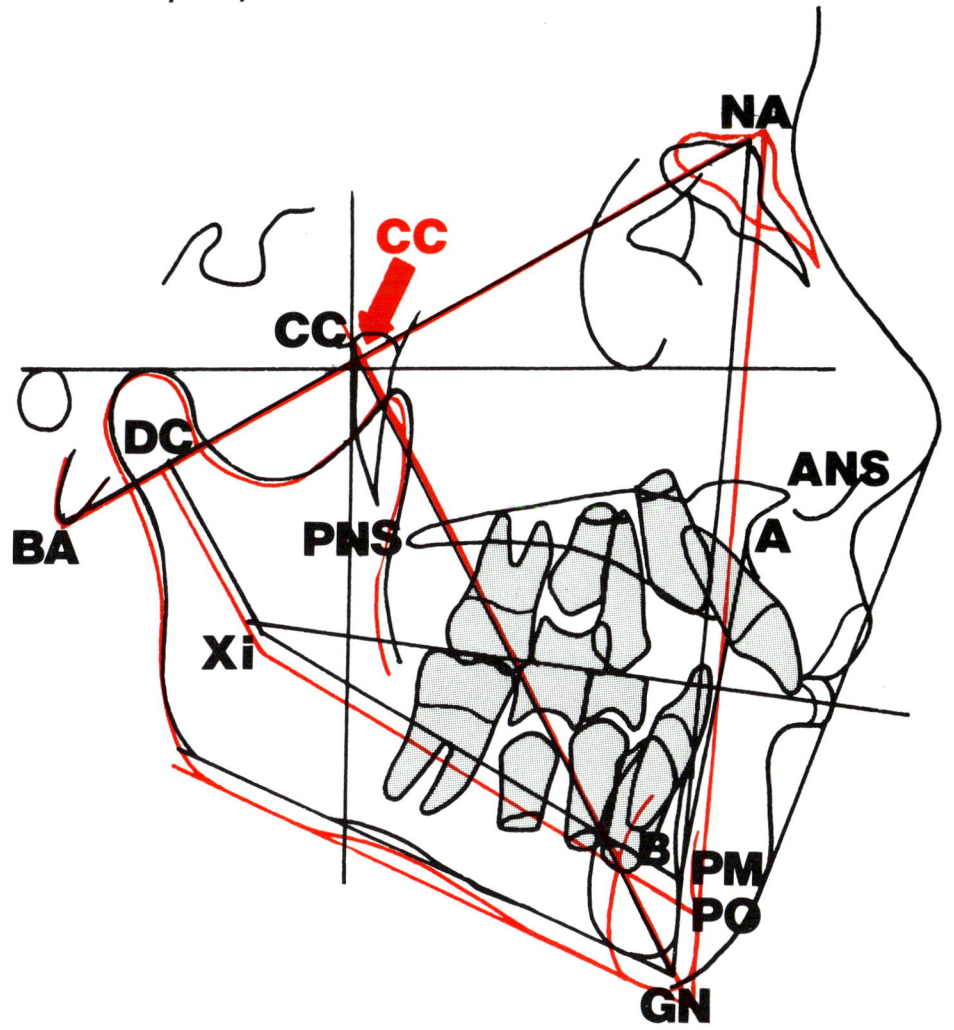

Die zweite Überdeckungsebene stellt den *zweiten Kontrollpunkt* zur Beurteilung der Veränderungen im Oberkiefer dar, d.h., der Veränderung im Bereich des A-Punktes. Hierzu legen wir die sichtbar gemachten Behandlungsziele über die Originaldurchzeichnung des Falles M.G. entlang der Strecke Basion–Nasion im Punkt Nasion.

Der Winkel Basion–Nasion–Punkt A verändert sich während des normalen Wachstums nicht. Wenn Sie jetzt auf Ihre Durchzeichnung blicken, werden Sie feststellen, daß der A-Punkt um 2 mm reduziert wurde. Daraus schließen wir, daß unsere biomechanischen Hilfsmittel den A-Punkt während der Behandlung dieses Patienten nach dorsal beeinflussen werden.

Zweite Überdeckungsebene:
Strecke Basion–Nasion im Punkt Nasion (zweiter Kontrollpunkt)

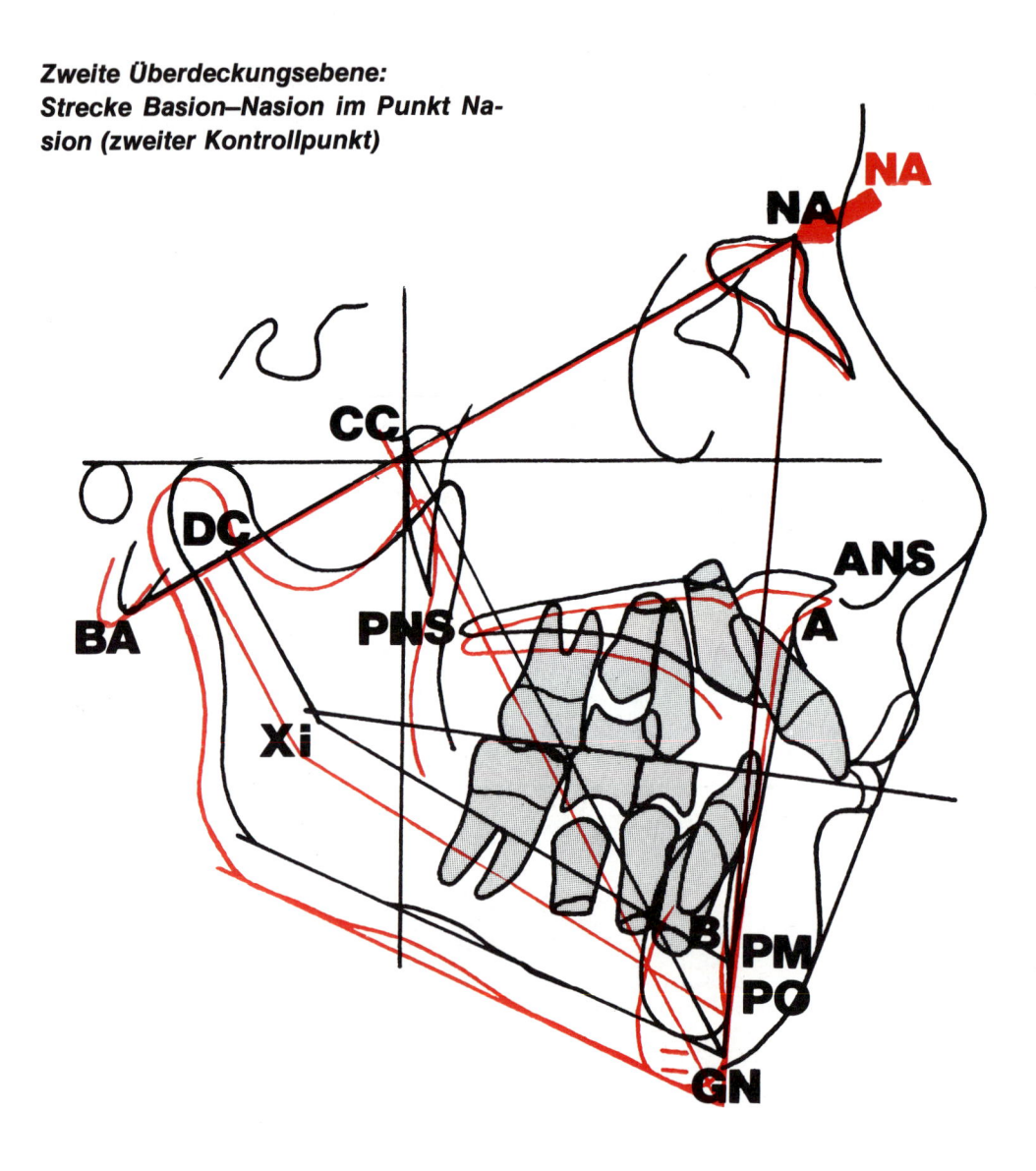

Die dritte Überdeckungsebene stellt den *dritten Kontrollpunkt* zur Beurteilung des Unterkieferzahnbogens insgesamt, des unteren ersten Molars und der unteren mittleren Schneidezähne dar. Decken Sie die sichtbar gemachten Behandlungsziele über die Originaldurchzeichnung des Falles M.G. auf der Korpusachse im Punkt PM. Jetzt zeigt sich, daß wir die unteren Schneidezähne um etwa 2 mm vorkippen und die unteren Molaren um etwa 4 mm nach vorne bringen wollen.

Dritte Überdeckungsebene:
Korpusachse im Punkt PM (dritter Kontrollpunkt)

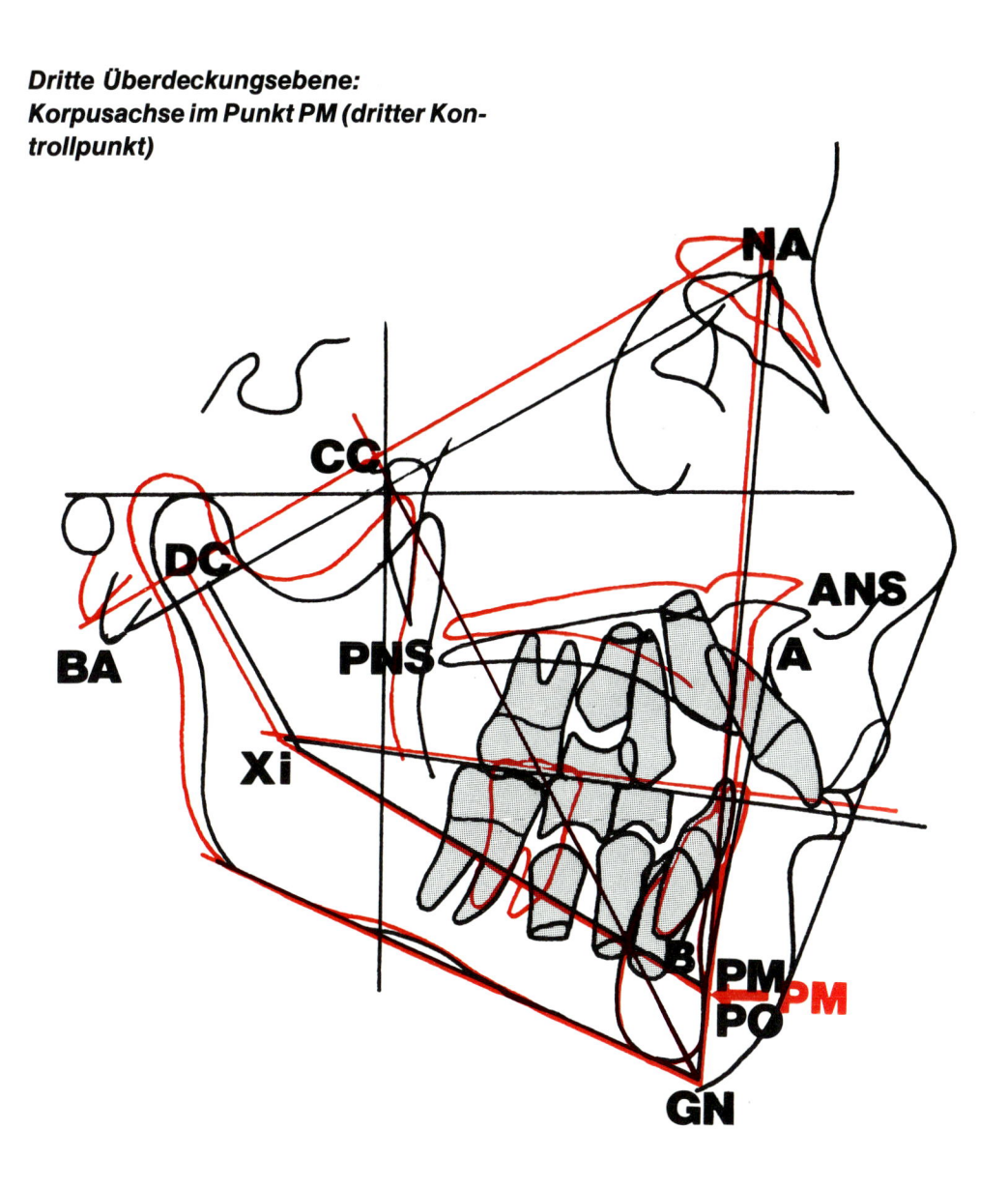

Die vierte Überdeckungsebene gibt uns den *vierten Kontrollpunkt* zur Beurteilung des Oberkieferzahnbogens insgesamt, des oberen ersten Molars, der oberen mittleren Schneidezähne und des A-Punktes. Decken Sie die sichtbar gemachten Behandlungsziele über die Originaldurchzeichnung des Falles M. G. auf dem Gaumen im Punkt ANS. Da wir die unteren Schneidezähne und die unteren Molaren nach vorne bringen wollen, müssen wir, obwohl es sich hier um eine Dysgnathie der Angle'Klasse II handelt, lediglich die oberen ersten Molaren an Ort und Stelle halten, um die Korrektur der Klasse-II-Verzahnung herbeizuführen. Die Beurteilung des oberen mittleren Schneidezahns zeigt jetzt, daß wir die oberen Schneidezähne retrahieren und torquen müssen. Außerdem läßt sich feststellen, daß die mögliche Anwendung von Klasse-II-Gummizügen und des Torques im Gebiet der oberen Schneidezähne den A-Punkt nach dorsal beeinflussen wird.

**Vierte Überdeckungsebene:
Oberkiefer im Punkt ANS
(vierter Kontrollpunkt)**

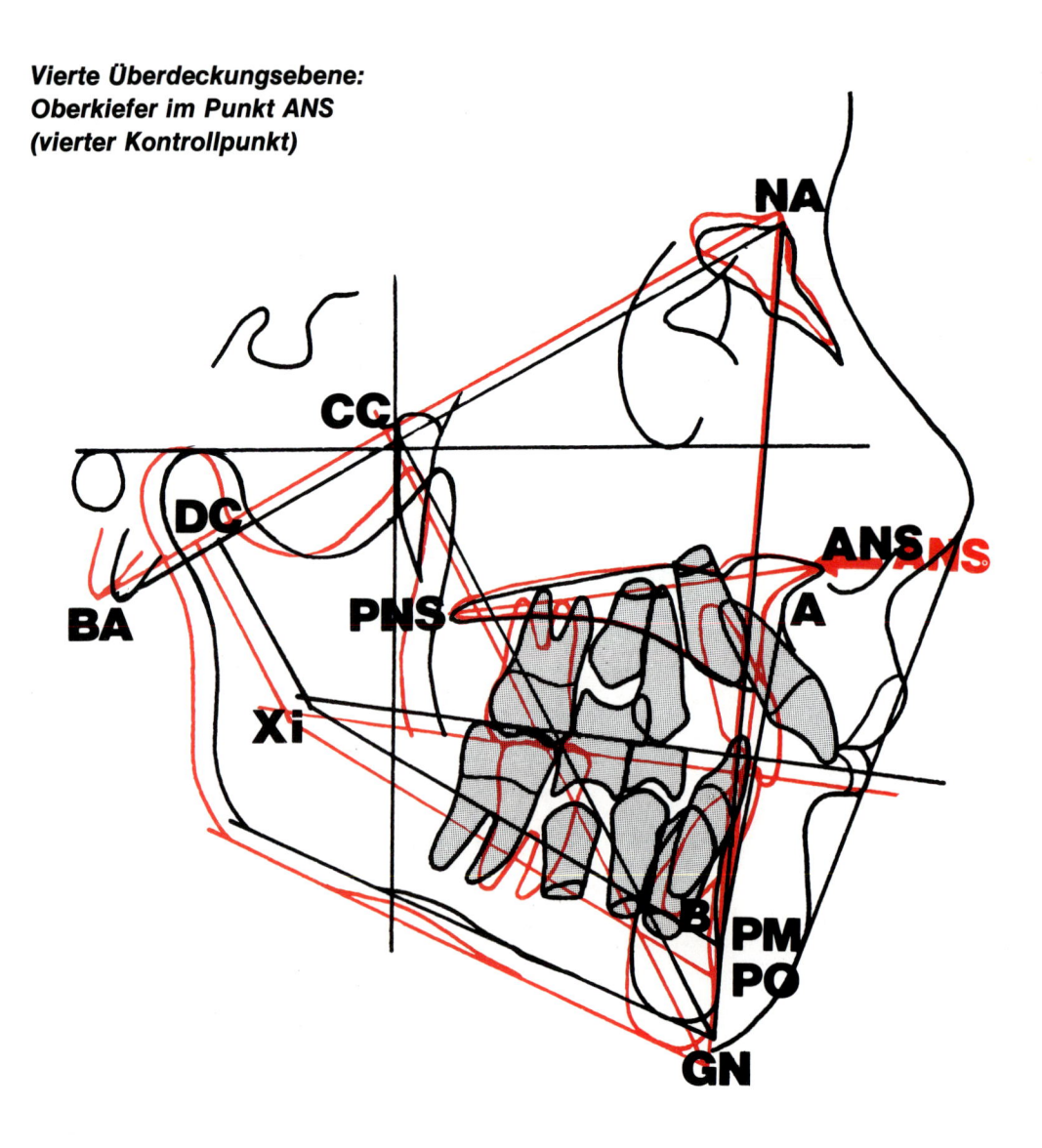

Die Benutzung der Überdeckungsebenen 85

Die fünfte Überdeckungsebene stellt den *Kontrollpunkt zur Beurteilung der Weichgewebe des Gesichtes* dar. Hierzu werden die sichtbar gemachten Behandlungsziele über die Originaldurchzeichnung des Falles M.G. auf der ästhetischen Ebene gelegt – im Schnittpunkt mit der Okklusionsebene. Jetzt zeigt sich, daß eine Dorsalbeeinflussung des oberen Zahnbogens eine Reduktion des Weichteilprofils zur Folge hat.

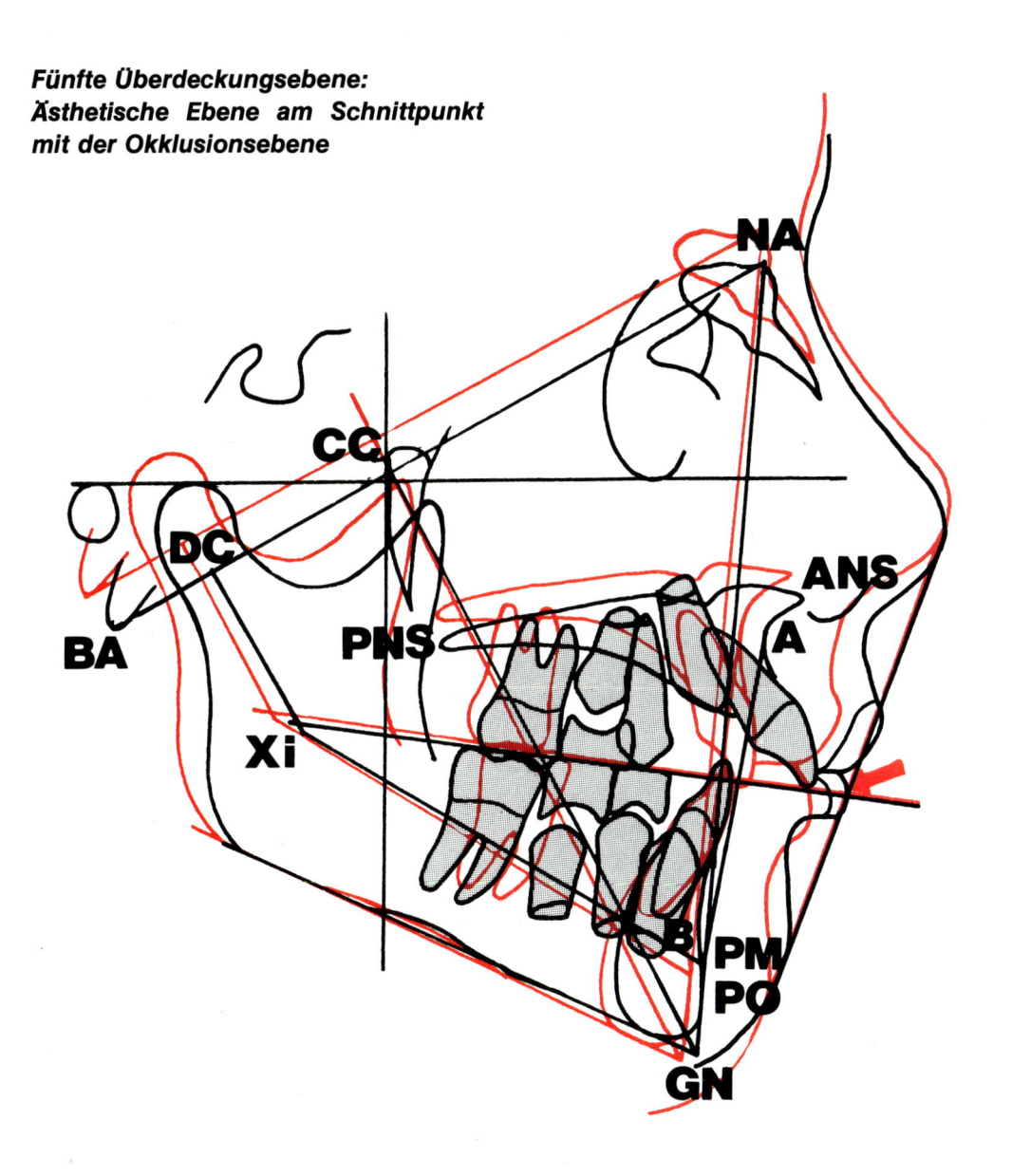

**Fünfte Überdeckungsebene:
Ästhetische Ebene am Schnittpunkt mit der Okklusionsebene**

Im Vorangegangenen haben wir die Nutzung der sichtbar gemachten Behandlungsziele als Managementinstrumentarium dargestellt. Hierbei wurden fünf Überdeckungsgebiete verwendet, wodurch wir sieben Beurteilungsgebiete erhielten. Wir glauben, daß wir auf diese Weise einen sehr logischen Weg gefunden haben, der uns ermöglicht, jeden Einzelfall aus der Tiefe heraus zu verstehen, und der uns außerdem erlaubt, jederzeit auf die gleiche Art zu behandeln. In den folgenden Teilen des Buches werden wir in ähnlicher Weise eine Dysgnathie der Angle'Klasse II/1, eine der Angle' Klasse II/2 und eine der Angle'Klasse III mit ihren entsprechenden aufeinanderfolgenden Anwendungen der biomechanischen Hilfsmittel durcharbeiten und besprechen.

Kapitel 5
Orthopädie im Rahmen der Bioprogressiven Therapie

Die verschiedenen Auffassungen und Thesen in bezug auf die kieferorthopädischen Veränderungen durch die Anwendung der verschiedenen Arten von Headgears scheinen mehr Kontroversen verursacht zu haben als jedes andere Teilgebiet der Kieferorthopädie. Dies geht so weit, daß jeder einzelne Kieferorthopäde sich des langen und breiten über die Vorteile seiner eigenen Technik auslassen kann... Die Skala der Möglichkeiten reicht dabei vom völligen Verzicht auf den Headgear bis zur Benutzung dieses Geräts bei wirklich allen größeren Zahnbewegungen.

Als Praktiker glauben wir, daß ein nach distobukkal gerichteter Headgear-Zug günstig für die Verankerung oder als Methode zur Korrektur der Klasse-II-Dysgnathie ist. Als Richtschnur für unser Vorgehen haben wir es uns zum unumstößlichen Prinzip gemacht, die Okklusionsverhältnisse der oberen und unteren ersten Molaren genau zu überwachen, und in dem Moment, in dem die Klasse-I-Verzahnung erreicht ist, setzen wir den Headgear ab. Eine andere Methode ist, den Headgear so lange tragen zu lassen, wie es dem Patienten unserem Eindruck nach zumutbar ist – und sobald diese Grenze erreicht wird, beenden wir den Fall mit Klasse-II-Gummizügen. Dies dürfte das schnellste therapeutische Vorgehen sein.

Es gibt tatsächlich einen Unterschied

Jede der verschiedenen Arten, mit dem Headgear zu behandeln, ist dann richtig, wenn sie uns hilft, das Resultat zu erzielen, das wir im jeweiligen Einzelfall erzielen wollen. Das Problem liegt allerdings darin, daß wir im allgemeinen unser Ziel nicht genau kennen. Es besteht ein großer Unterschied zwischen der Richtigstellung der Zähne und der Korrektur der Kieferlage. Wir müssen in Zukunft noch viel mehr an eine differenzierende Behandlung der Dysgnathien der Klasse II denken. Das bedeutet, daß bestimmte Zugewinne im Rahmen der Korrektur einer Dysgnathie gezielt durch Kieferveränderungen (d.h., orthopädische Veränderungen) und bestimmte andere Anteile der Verbesserung – nicht weniger gezielt – durch Zahnbewegungen im Zahnbogen (d.h., orthodontische Veränderungen) angestrebt werden sollten.

Es ist deshalb am logischsten, wenn wir, bevor wir unsere verschiedenen Headgear-Typen für die Behandlung auswählen, definieren, was sie bewirken sollen: Die Veränderungen, die bei dem einen Patienten sehr günstig wären, könnten bei einem anderen extrem katastrophale Ergebnisse produzieren. Die »sichtbar gemachten Behandlungsziele« sind das hilfreichste Mittel, das wir zur Beurteilung des Weges zum richtigen Behandlungsergebnis haben, und sie zeigen uns auch die Methoden auf, um dieses Ziel zu erreichen. Nachdem wir in den vorangegangenen Kapiteln über die Bioprogressive Therapie insgesamt eine Methode beschrieben haben, wie die Ziele des sichtbar gemachten Behandlungsplanes erreicht werden können, soll das folgende zeigen, wie wir unsere spezifischen *orthopädischen* Ziele erreichen können.

Eine Methodik der Beurteilung

Da die meisten signifikanten Veränderungen, die durch die Headgear-Behandlung herbeigeführt werden, anhand von Seitenprofil-Fernröntgenbildern festgestellt werden (die im Verlauf der Behandlung in bestimmten Zeitabschnitten aufgenommen werden), ist es wichtig, noch einmal den Weg zu definieren, durch den die orthopädischen und/oder orthodontischen Veränderungen ziemlich genau beurteilt werden können.

Orthopädische Veränderungen definieren wir als jene Eingriffe (und deren Resultate), die das skelettale System und die damit zusammenhängenden Bewegungssysteme (Muskulatur und Nerven) verändern. Aus der Sicht der Praxis können wir beim wachsenden Kind als orthopädische Veränderung jeden Eingriff definieren, der das normale Wachstum des Zahn-Kiefer-Gesichtskomplexes entweder in bezug auf seine *Richtung* oder seinen *Umfang* verändert.

Es ist einsehbar, daß wir eine einigermaßen exakte Methode haben müssen, um zwischen der Gewebeantwort des Körpers auf die biomechanischen Hilfsmittel (d.h., Veränderungen, die durch den Kieferorthopäden verursacht werden) und dem normalen Wachstum unterscheiden zu können. Deshalb ist es nötig, zu den vier grundlegenden Überdeckungsgebieten zurückzukehren. Wir müssen in der Lage sein, das Wachstum in seiner Richtung wie auch im Umfang vorherzusagen. Obwohl natürlich keine Methode fehlerlos ist, haben sich doch diejenigen, die wir hier vorgestellt haben, sowohl aus der Sicht des Statistikers als auch aus der des Klinikers bewährt.

Wenn wir davon ausgehen, daß sich ein bestimmter kephalometrischer Punkt (im Fernröntgenseitenbild) auf einem bestimmten Überdeckungsvektor mit einer bestimmten Zunahme pro Jahr verlagert – unter der Voraussetzung eines bekannten statistischen Fehlergrenzwertes –, können wir annehmen, daß große Abweichungen von diesem normalen Wachstum durch unsere Verfahren tatsächlich verhindert worden sind. Wenn wir zum Beispiel wissen, daß sich der A-Punkt um etwa 1 mm pro Jahr nach vestibulär bewegt und dabei auf seinem gnomischen Vektor wandert und daß dieser Punkt um 6 bis 8 mm pro Jahr durch Anwendung des Headgears verändert werden kann, so darf man annehmen, daß der Unterschied zwischen der normalen, d.h., der erwarteten oder vorhergesagten Stellung des Oberkiefers, und der, die tatsächlich auftritt, aufgrund äußerer Kräfte erreicht wurde. Selbst unter Einbeziehung aller Arten von Fehlern und Irrtümern – die im Fernröntgenbild vorkommen können, aber sich auch als Durchzeichenfehler, als individuelle Wachstumsunterschiede etc. manifestieren können – lassen sich 5–10 mm Gesamtbewegung in diesem Zeitraum doch nicht wegdiskutieren. Nur wenn es uns möglich ist, ein geistiges Bild von einem bestimmten Punkt im Fernröntgenbild in die Zukunft zu projizieren – wobei wir das Wachstum sowohl in bezug auf Richtung als auch auf den Umfang beurteilen –, können wir einen Rückkoppelungsmechanismus zur Beurteilung der Gewebeantwort auf die Einwirkung biomechanischer Kräfte entwickeln.

Der Einfachheit halber ist es nun wichtig, **nur vier Überdeckungsgebiete** *genau zu beurteilen:* Die ersten beiden Überdeckungsebenen sollen dabei die spezifisch orthopädischen Veränderungen definieren, also Veränderungen der Wachstumsrichtung oder des -umfangs oder von beidem in bezug auf den Basalknochen. Die folgenden zwei Überdeckungsgebiete werden benutzt, um spezifisch die Zahnbewegungen auf den Kieferbasen, also die orthodontischen Bewegungen *(Abb. 1)* zu beurteilen.

Die Analyse eines orthopädischen Problems

Da ja ein Hauptziel der orthopädischen Veränderungen darin liegt, ein akzeptables Gleichgewicht zwischen Oberkiefer, Unterkiefer und Gesicht zu erreichen (was praktisch heißt, den Oberkiefer in günstiger Weise zur Gesichtsebene in Beziehung zu setzen), ist es wichtig, die spezifischen Charakteristika eines klassischen orthopädischen Problems in bezug auf das Gesicht und die Zahnreihen zu beschreiben.

So hat BIMLER das klassische, stark ausgeprägte Konvexitätsproblem als eine »mikrorhine Dysplasie« (negativer Faktor 4) beschrieben. In einer Stichprobe von 234 Klasse-II-Fehlbildungen

Orthopädie im Rahmen der Bioprogressiven Therapie

Zwei Überdeckungsgebiete zur Bestimmung der orthopädischen Veränderungen

(A, B: Bestimmung der Veränderungen in bezug auf das normale Wachstum des Basalknochens in Umfang oder Richtung)

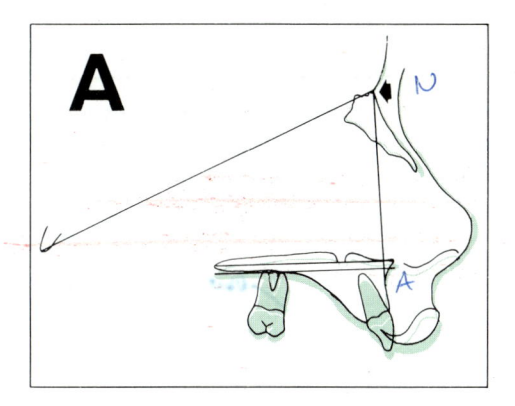

A. Das skelettale Verhalten des Unterkiefers . Ou in Beziehung der Gerichts- ebene

Überdecken Sie die Linie Basion-Nasion. Ein normales Wachstumsmuster würde zeigen, daß der Oberkiefer parallel mit dem A-Punkt direkt entlang der Linie Nasion-Punkt A wächst. Durchschnittliche Veränderung = 0°; Standardabweichung der Veränderung = ± 2°/Jahr.

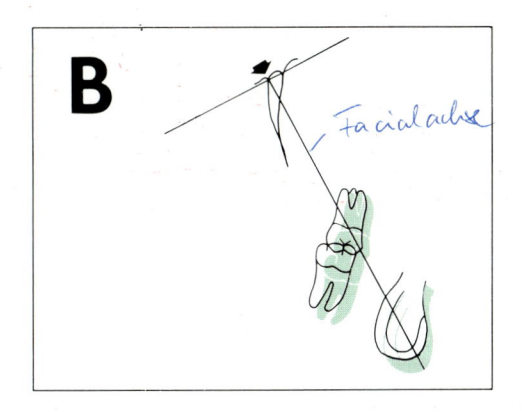

B. Das skelettale Verhalten des Kinns

Überdecken Sie die Basion-Nasion-Linie am Schnittpunkt mit der Fazialachse. Bei normalem Wachstum würde die Symphyse entlang der Fazialachse um etwa 2,8 mm pro Jahr wachsen. Mittlere Veränderung = 0°; Standardabweichung der Veränderung = ±2,3°/Jahr.

Zwei Überdeckungsgebiete zur Bestimmung orthodontischer Veränderungen

(C, D: Bestimmung der Veränderung des normalen Durchbruchsverhaltens der Zähne in Umfang oder Richtung)

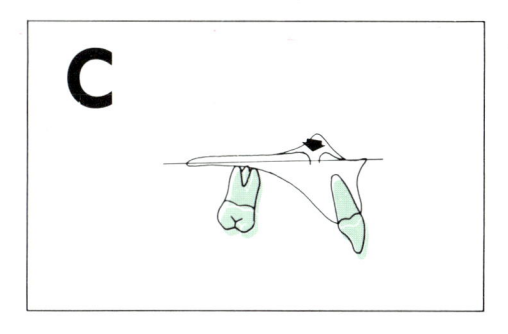

C. Das Verhalten des oberen Zahnbogens in bezug zum Basalbogen des Oberkiefers

Überdecken Sie die Strecke ANS–PNS im Canalis incisivus. Bei normalem Zahndurchbruch würde der obere Molar direkt nach unten und leicht nach vorne durchbrechen. Der obere Schneidezahn würde in diesem Fall entlang seiner Längsachse durchbrechen.

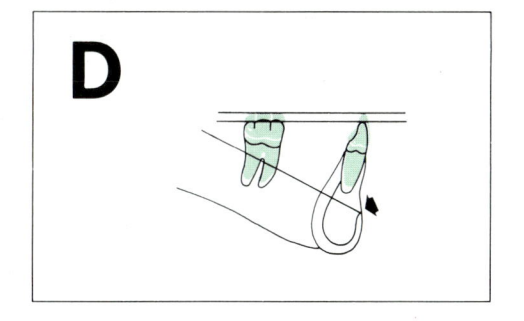

D. Das Verhalten des unteren Zahnbogens in bezug zum Basalbogen des Unterkiefers

Überdecken Sie die Korpusachse im Bereich der Protuberantia mentalis. Beim normalen Wachstum würden der untere erste Molar und der Schneidezahn direkt nach oben durchbrechen, wobei die Okklusalebenen parallel bleiben.

Abb. 1: Die vier Überdeckungsgebiete zur Bestimmung der orthopädischen und orthodontischen Veränderungen.

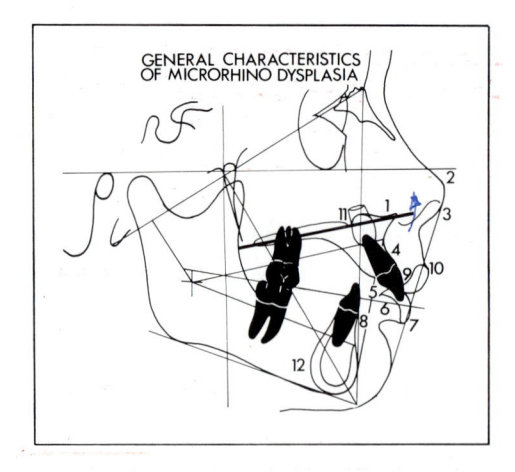

Abbildung 2

1. Aufwärtsneigung des harten Gaumens;
2. kurze vertikale Höhe der Nase;
3. aufgebogene Nasenlöcher;
4. große Konvexität (+6 mm oder mehr);
5. große sagittale Schneidezahnstufe;
6. oral bezogene Fehlfunktion der Finger, der Zunge oder der Lippen;
7. hypertonische Unterlippe;
8. zurückliegender unterer Zahnbogen;
9. frakturierte obere Schneidezähne;
10. hypotonische Unterlippe;
11. Vestibulärstand der oberen seitlichen Schneidezähne und der Eckzähne;
12. Fehlrelation des Unterkiefers zum Oberkiefer.

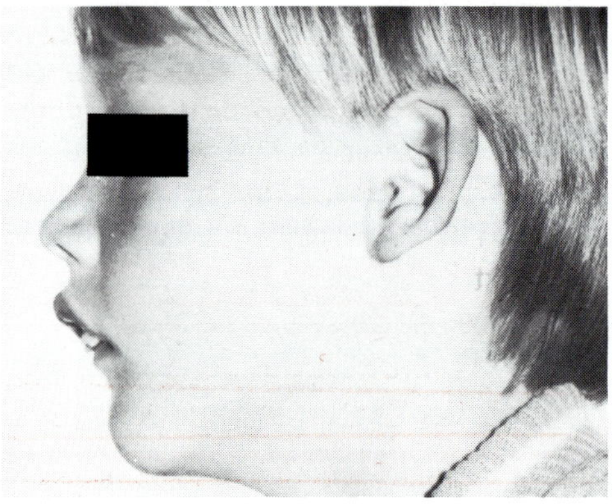

Abbildung 2a:
Allgemeine Charakteristika der mikrorhinen Dysplasie (sehr starker Labialstand des Oberkiefers)

Abbildung 2b:
Die typische Konfiguration bei der mikrorhinen Dysplasie. Beachten Sie die kurze vertikale Höhe der Nase, die Aufwärtsneigung der Nasenlöcher, die hypotonische Oberlippe und den Labialstand der oberen Schneidezähne.

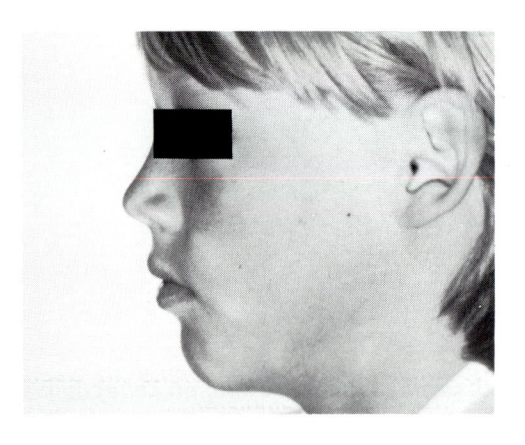

Abbildung 2c:
Nach Behandlung mit dem zervikalen Headgear. Beachten Sie die Zunahme der vertikalen Höhe der Nase, die Veränderung der Neigung der Nasenlöcher und die entspannte Lippenhaltung.

zeigten über 60% der Fälle mit großer Konvexität (+6 mm oder mehr) die meisten der charakteristischen Symptome einer mikrorhinen Dysplasie. Weil die meisten Klasse-II-Dysgnathien (und die Fälle, die wir typischerweise mit den verschiedenen Arten des Headgears behandeln) diese Charakteristika zeigen, ist es wichtig, sie zu definieren und die Theorien über ihren Ursprung und ihre Bedeutung zu diskutieren.

Normalerweise ist die Gaumenlinie parallel oder leicht geneigt zur Frankfurter Horizontalen. Bei der mikrorhinen Dysplasie liegt eine Kippung der Oberkieferlinie nach oben und außen vor, wobei die Spina nasalis anterior wenigstens um 4° oder sogar mehr gegenüber der Frankfurter Horizontalen gekippt ist. Diese nach oben und außen gerichtete Kippung bewirkt den starken Vorstand des Oberkiefers. In Abhängigkeit vom Alter des Patienten ist eine Konvexität von 6 mm oder mehr ein Anzeichen für eine falsche Stellung des Oberkiefers. Die nach oben gerichtete Neigung des Gaumens ist dabei begleitet von einer kleinen vertikalen Nasenhöhe, einer nach oben gerichteten Neigung der Nasenlöcher und einem unproportional kleinen Obergesicht im Vergleich zum Untergesicht (Abb. 2). In ästhetischer Hinsicht bieten die aufgebogenen, nach oben gekippten Nasenlöcher, zusammen mit einem flachen nasiolabialen Winkel, eine ungünstige Nasenstellung.

Die lange, nach vorne ausgezogene Oberkieferzahnreihe, die gegenüber der Mittellinie aufgebogen erscheint, bringt soviel sagittalen Überbiß mit sich, daß in der Ruhelage die Unterlippe unter den oberen Schneidezähnen gehalten wird. Beim Schlucken drückt dann der Patient die Zunge nach vorne, um die hyperaktive Unterlippe zu erreichen und so den Lippenschluß beim Schlucken zu bewerkstelligen. Auf diese Weise kommt es zur Progressivität eines primär funktionellen Syndroms, das oft durch den Finger *eingeleitet*, durch die Zunge *verstärkt* und durch die Lippe *unterhalten* wird. Die durch die funktionelle Fehlhaltung der Finger, der Zunge und der Lippen entstehenden Kräfte werden nach oben gerichtet, sie verzögern die vertikale Kaudalentwicklung des vorderen Oberkiefers und verstärken hierdurch die mikrorhine Dysplasie oder die Protrusion des Oberkiefers.

Die hyperaktive Unterlippe, die in dem sagittalen Überbiß liegt, retrudiert dann den unteren Zahnbogen. Der vorstehende Oberkiefer, der in der Breite durch den Muskelkomplex des Musculus caninus (M. levator anguli oris) eingeengt wird, läuft spitz und schmal zu und führt so zu einer Ausblockung oder Impaktion der oberen seitlichen Schneidezähne und der Eckzähne.

Der Zungenraum, der wegen der starken Verengung des Zahnbogens weiter eingeschränkt ist, bietet so die ideale Umgebung für ein anteriores Zungenpressen. Der schmale, komprimiert erscheinende Oberkiefer, zusammen mit einer engen Nasenhöhle, verstärkt eine tiefe Zungenlage und ein anteriores Zungenpressen im Sinne einer Anlagerung der Zunge an die Lippe während des Schluckaktes.

Die Molaren sind bei den Fällen der

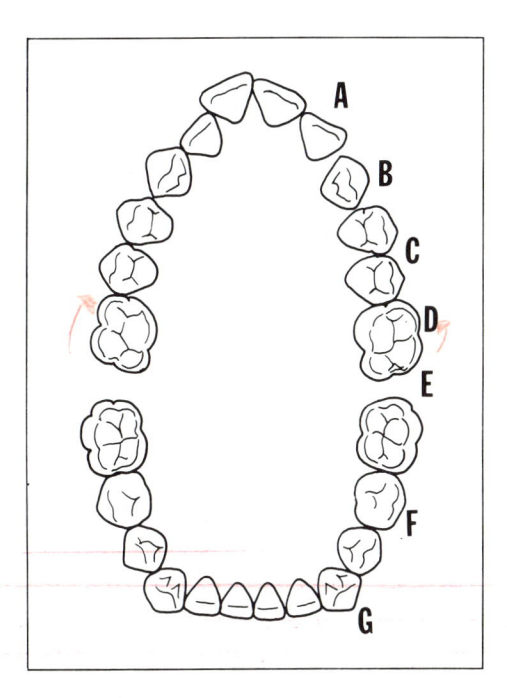

Abbildung 3:
Die Charakteristika der Zahnbogenform bei der mikrorhinen Dysplasie.

A. Vorstand und Engstand des vorderen Zahnbogens, der häufig den Durchbruch der oberen seitlichen Schneidezähne verhindert.
B. Die Zahnbogenbreite im Eckzahngebiet ist klein und durch den Musculus caninus verschmälert.
C. Auch die Zahnbogenbreite im Gebiet der oberen Prämolaren...
D. und der oberen Molaren ist stark verkleinert, aufgrund ihrer anterioren Stellung in bezug auf den unteren Zahnbogen.
E. Die oberen Molaren sind nach mesial rotiert.
F. Die unteren Molaren befinden sich ebenfalls in Mesialdrehung. Die unteren Prämolaren sind häufig nach lingual geneigt.
G. Die untere Zahnbogenform ist im Bereich der Schneidezähne abgeflacht, so daß die unteren Schneidezähne lingual der Eckzähne stehen.

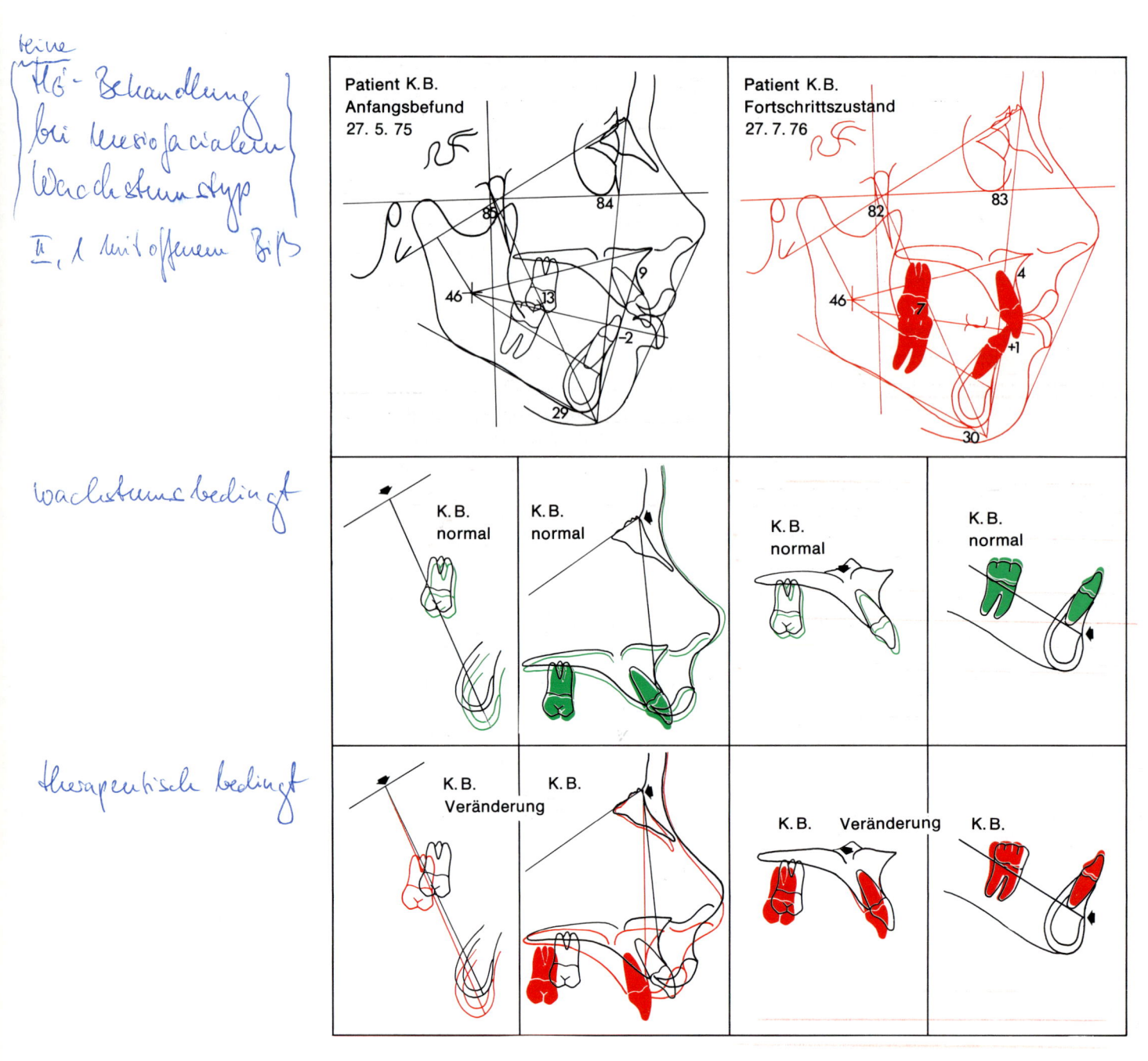

Abb. 4: Die fernröntgenologische Beurteilung einer Headgear-Behandlung (ohne zusätzliche Geräte) mit einer Krafteinwirkung von 900 p während 12–14 Stunden/Tag über einen Zeitraum von 14 Monaten. Es handelt sich um eine Klasse II/1 mit offenem Biß und starkem Labialstand im Oberkiefer; leicht ausgeprägte mikrorhine Dysplasie bei mesiofazialem Wachstumstyp. Die Überdeckung zeigt eine leichte Rotation der Fazialachse (negative Unterkieferrotation) und eine beträchtliche orthopädische Rotation des Oberkiefers. Die Weichteilnase hat sich vertikal verlängert, und es ist zu einer Veränderung der Neigung der Nasenlöcher gekommen. Die Überdeckung in bezug auf die Oberkieferzähne zeigt eine leichte Distalbewegung und Extrusion der oberen ersten Molaren. Die oberen Schneidezähne wurden durch die Muskelfunktion retrudiert. Die Überdeckung in bezug auf die Zähne im Unterkieferzahnbogen zeigt eine Aufrichtung der unteren mittleren Schneidezähne.

Angle'Klasse II/1 typischerweise nach mesial rotiert, und die verengte obere Zahnbogenform definiert und beschränkt die untere Zahnbogenbreite und Zahnbogenform *(Abb. 3)*.

Die stark vorstehenden oberen Schneidezähne werden bei einem Unfall viel leichter frakturiert; außerdem verursacht das Vorstehen eine hypotonische Oberlippe (die oft wegen der geschwollenen Drüsen kurz und dick in labiolingualer Richtung ist), und schließlich begünstigt die funktionelle Lippenfehlhaltung die Fehlstellung des Unterkiefers.

Das wichtigste Charakteristikum der mikrorhinen Dysplasie ist jedoch, daß sie *augenscheinlich* keine Relation zu dem Wachstumstyp des Gesichtes hat. Die starke Ausprägung der Merkmale für den protrudierten Oberkiefer ist genau so häufig bei brachyfazialen Typen der Angle'Klasse II zu beobachten (deutlicher ausgeprägtes Unterkieferwachstum) wie bei Klasse II mit dolichofazialem Gesichtstyp (schwaches Unterkieferwachstum). Dieses wichtigste der Charakteristika erlaubt uns, den geeigneten Headgear auszuwählen, um so den massiven Vorstand des Oberkiefers bei den verschiedenen Wachstumstypen zu beseitigen, wie er durch das unterschiedliche Wachstumsverhalten des Unterkiefers geprägt wird. Obwohl das Profil des Mittelgesichtes im Fernröntgenbild gleich aussehen kann, wird also bei diesen Gesichtstypen das Untergesicht mit seinen verschiedenartigen muskulären Gewebeantworten die Art der Headgear-Anwendung und damit den Typ des auszusuchenden Headgears bestimmen. (Dieser wichtige Punkt wird später noch genauer ausgeführt.)

Klassische Gewebeantworten bei differenzierender Headgear-Therapie

Um Verständnis dafür zu entwickeln, was man vernünftigerweise von der Anwendung verschiedener Headgears bei unterschiedlichen Gesichtstypen erwarten kann, müssen wir zuerst beschreiben, wie man sich die klassische Gewebeantwort auf differenzierte bio-mechanische Hilfsmittel vorstellt und wie man sie beurteilt.

Man geht davon aus, daß die Gewebeantworten manchmal exzessiver Natur sind (oder in manchen Fällen sogar unerwünscht), aber man weiß auch, daß diese Gewebeantworten bei routinemäßig behandelten klinischen Fällen zu demonstrieren sind – freilich in unterschiedlich starker Ausprägung –, wenn eine gleiche Therapie angewandt wird. Durch genaue *Definition, Beurteilung und Relativierung zum Gesichtstyp und zu den Gewebeantworten auf die Behandlung* ist es wahrscheinlich, daß der Kieferorthopäde die geeignete Art von Headgear auswählen, sich die mechanische Anwendung zunutze machen und vorhersagbare Resultate erwarten kann.

Wegen der großen Variationen der Headgear-Anwendungen wie auch der Headgear-Typen wollen wir uns in diesem Teil der Beschreibung nur mit der alleinigen therapeutischen Anwendung des Headgears befassen, wobei die Hauptbetonung auf den zervikalen Headgear gelegt wird. Wir sind uns dabei bewußt, daß der zervikale oder der kombinierte (gerichtete) Headgear als Therapiemittel nicht die einzigen sind, um orthopädische Veränderungen zu erreichen; sie sind jedoch allgemein bekannte Anwendungsformen des Headgears und deshalb so gut geeignet zur Diskussion der klassischen Gewebeantworten, die bei ihrer Anwendung erwartet werden können.

Allgemeine orthopädische Gewebeantwort bei alleiniger Anwendung des Headgears *(Abb. 4)*

So wie die allgemeine orthopädische Gewebeantwort im Unterkiefer in Abhängigkeit vom Wachstumstyp des Gesichts ziemlich variiert, trifft dies für den Oberkiefer nicht zu. Hier gibt es eine mit großer Sicherheit vorhersagbare Veränderung auf eine Kraft, die bis zum Niveau oder unterhalb des Rotationszentrums des Oberkiefers angewandt wird. Der Oberkieferkomplex rotiert im Uhrzeigersinn um einen Punkt, der – grob gesprochen – der

Spitze der Fissura pterygomaxillaris entspricht, und so scheinen alle Punkte des Oberkiefers ein fast konzentrisches Verhalten an den Tag zu legen *(Abb. 5)*.

Als Folge dieses Rotationseffektes kommt es zu einer Verringerung des Labialstandes im Oberkiefer, zu einer Neigung der Oberkiefergrundebene nach kaudal und zu den begleitenden Veränderungen im Bereich der Nase. Der Nasenknochen, der im Normalfall mit dem Älterwerden etwas mehr vorstehend wird, schwenkt nach kaudal und dorsal im Bereich der Sutura frontonasalis, wobei sich der Punkt Rhinion nach dorsal bewegt.

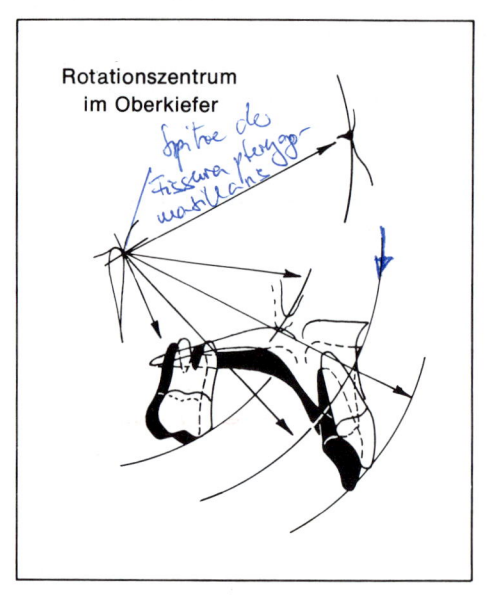

Abb. 5: Greift ein Kraftvektor unterhalb des Resistenzzentrums des Oberkiefers an, das an der Spitze der Fissura pterygomaxillaris liegt, so zeigt sich ein orthopädischer Rotationseffekt auf den ganzen Oberkiefer. Alle Punkte im Fernröntgenbild scheinen dann in konzentrischer Weise zu rotieren, wobei die Basis des Oberkiefers das Rotationszentrum darstellt.

Da der Oberkieferkomplex im Sinne des Uhrzeigers rotiert, werden die daran angrenzenden Suturen des Mittelgesichtskomplexes ebenfalls verändert, die den hinteren stützenden Spheno-Okzipital-Komplex bilden und durch ihn hindurchlaufen. In vielen Fällen, in denen sich die Ossa pterygoidea im Seitenprofil-Fernröntgenbild klar abbilden, läßt sich zeigen, daß sie nach dorsal beeinflußt werden, während das Mittelgesicht komprimiert wird.

Wie wir schon früher festgestellt haben, zeigen sich die variabelsten Gewebeantworten im Unterkiefer. Bei den muskulär schwächeren Typen (im allgemeinen die dolichofazialen Entwicklungstypen) verursacht die Extrusion sowohl der oberen ersten Molaren als auch die Kaudalbewegung des Oberkiefers eine reziproke Rotation des Unterkiefers im Uhrzeigersinn. Hierdurch kommt es zu einer Öffnung der Fazialachse und der Unterkieferebene und zu einer geringeren Entwicklung des Kinns nach vorne. Bei extrem schwachen Wachstumstypen kann diese kaudal und dorsal gerichtete Rotation des Kinns den gesamten günstigen Einfluß der Oberkieferrotation zunichte machen, so daß es zu einer noch größeren Gesichtshöhe mit ungünstigen Einflüssen auf die Weichteilspannung und zu fehlerhaften Muskelfunktionen kommt. Bei normaleren oder brachyfazialen Wachstumstypen sind die Folgen jedoch entgegengesetzt. Auch bei den starken muskulären Typen kann es zu einer geringen Unterkieferrotation kommen, doch kompensiert der Umfang der Gewebeantwort im Oberkiefer, vom vektoriellen Standpunkt aus gesehen, diese Unterkieferrotation um das Drei- bis Vierfache. Kurz gesagt gilt, daß bei muskulär schwachen Wachstumstypen der extrudierende Effekt des Headgears eine negative Gewebeantwort des Unterkiefers zur Folge hat, die ihrerseits natürlich orthopädisch ist. Bei muskulär starken Wachstumstypen nimmt man an, daß die extrudierenden Kräfte des zervikalen Headgears eine Gewebeantwort der Zahnreihen mit sich bringen, das heißt, daß die Reaktion orthodontischer Natur ist.

Allgemeine orthodontische Gewebeantwort bei alleiniger Anwendung des zervikalen Headgears

Die nach dorsal und kaudal gerichteten Kräfte des zervikalen Headgears, der sich allein an den oberen ersten Molaren abstützt, extrudieren diese Zähne auf intermittierende Weise. Die ersten Molaren werden dann häufig um die kortikale Krypte des gerade durchbrechenden zweiten Molars rotiert. Diese Gewebeantwort wird jedoch hauptsächlich durch den Typ der muskulären Ausprägung, die Länge des Außenbogens, die Okklusion der geneigten Ebenen (oberer Molar gegenüber unterem Molar) und die tägliche Tragedauer bestimmt. Häufig läßt sich sogar überhaupt keine Kippung bei Anwendung des zervikalen Headgears feststellen.

Der obere Schneidezahn wird nach lingual kippen. Die Theorie besagt, daß diese Gewebeantwort stattfindet, nachdem die sagittale Frontzahnstufe so weit reduziert worden ist, daß die nach außen gekehrte Unterlippe sich jetzt über den oberen Schneidezahn legen kann, anstatt weiter ihre frühere Lage auf der Lingualseite dieses Zahnes einzunehmen. Es kommt also zu einer funktionellen Retraktion der oberen Schneidezähne.

Die unteren Molaren richten sich auf und bewegen sich häufig nach distobukkal – infolge der Einwirkung der schiefen Ebenen der extrudierten oberen ersten Molaren, die selbst nach distobukkal bewegt werden. Der vertikale Durchbruch der unteren Molaren hält sich im allgemeinen in normalen Grenzen. Das schließlich erreichte Ergebnis der Eruption des unteren und des oberen Molars bestimmt die tatsächlich eintretende Rotation des Unterkiefers. Der untere Schneidezahn, jetzt nicht mehr durch die Unterlippe nach dorsal beeinflußt, wird häufig nach labial kippen. Sobald die Ober- und die Unterlippe ein Gleichgewicht erreichen, übernimmt die Zunge wieder die dominierende Rolle in bezug auf die Zahnstellung im Cavum oris proprium.

Obwohl sich dieselbe Gewebeantwort durch verschiedene Arten von Headgear-Kombinationen erreichen läßt, so wird doch der zervikale Headgear von den Patienten am liebsten getragen. Und auch die reziproke Gewebeant-

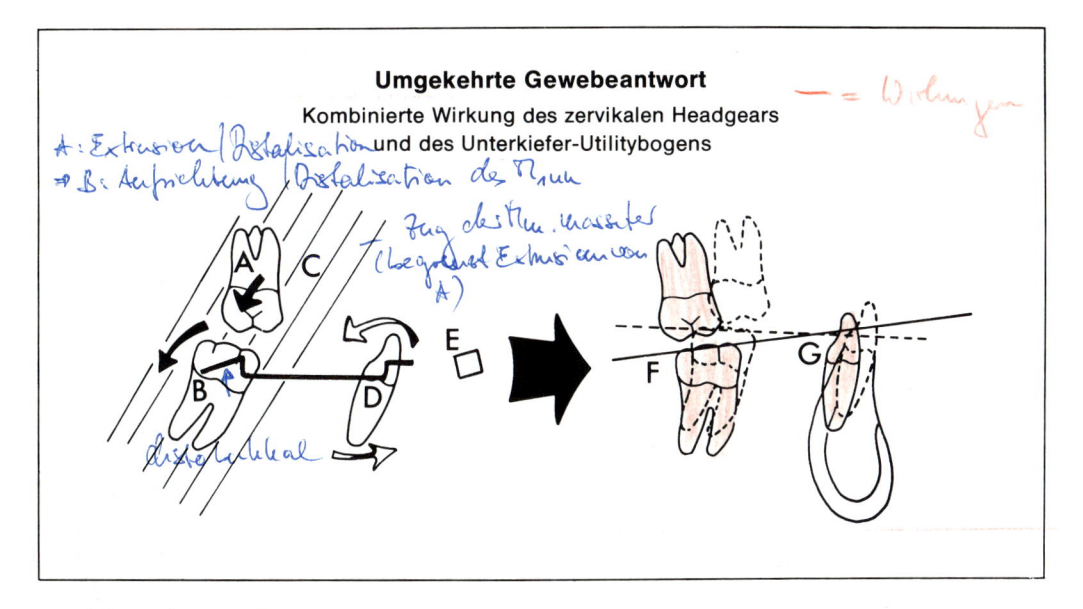

Abbildung 6:
Wenn der obere Molar in intermittierender Weise extrudiert und distalisiert wird, wirken seine schiefen Ebenen im Sinne einer Aufrichtung und Distalisation des unteren ersten Molars. Diese Wirkung wird durch die Rückkippungsbiegung im unteren Utilitybogen (B) und den labialen Wurzeltorque im Bereich der unteren Schneidezähne verstärkt (D). Der vertikale Zug der Massetermuskeln und der Musculi pterygoidei bewirkt eine Stabilisierung der unteren ersten Molaren und begrenzt die Extrusion der oberen Molaren. Der labiale Wurzeltorque im unteren Utilitybogen (E) macht es den unteren Schneidezähnen möglich, das Planum alveolare während ihrer Intrusion zu vermeiden. Als Ergebnisse dieser biomechanischen Wirkung zeigen sich eine begrenzte Eruption oder eine begrenzte Intrusion im Bereich des unteren Molaren (F) und eine Distalbewegung des unteren Schneidezahns (G) mit gleichzeitigen Änderungen im Bereich der Okklusionsebene.

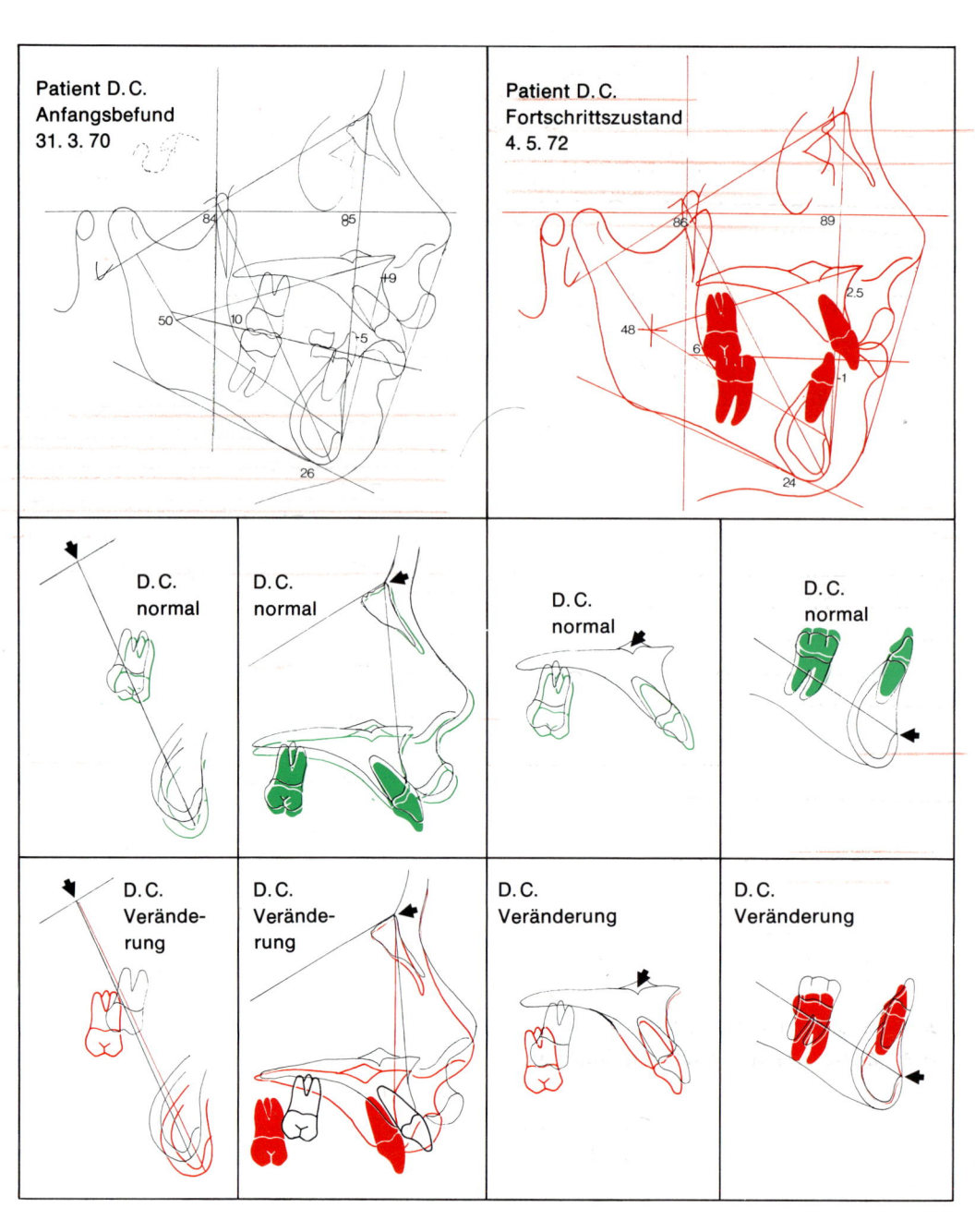

Abb. 7: Die fernröntgenologische Auswertung der Wirkung des zervikalen Headgears – 900 Pond Kraft, 12–14 Stunden Tragezeit pro Tag während 16 Monaten und 8 Stunden jeden zweiten Tag während 6 Monaten – in Verbindung mit dem unteren Utilitybogen. Es handelt sich um eine Dysgnathie der Angle' Klasse II/1 mit starkem Oberkieferlabialstand und mesiofazialem Wachstumsverhalten. Die Überdeckung zeigt ein Schließen des Fazialachenwinkels und einen deutlichen orthopädischen Rotationseffekt im Oberkiefer. Die Überdeckung zur Darstellung der Veränderung der Lage der Oberkieferzähne zeigt eine Extrusion und eine distale Wurzelkippung der oberen Molaren sowie eine funktionelle Retraktion der oberen Schneidezähne. Die dentalen Überdeckungen im unteren Zahnbogen zeigen eine Aufrichtung nach distal und eine Intrusion des unteren ersten Molars. Der untere Schneidezahn wurde – zusammen mit dem unteren Molar – durch die Wirkung des Utilitybogens leicht retrudiert (umgekehrte Gewebeantwort).

wort, die im Unterkiefer als Folge seiner Anwendung eintritt, macht diesen Headgear bei starken Labialabständen im Oberkiefer zum Gerät der Wahl bei normalen Gesichtsentwicklungstypen bis hin zum brachyfazialen Gesichtstyp. Der zervikale Headgear ist das Idealgerät für den ersten Teil der Behandlung, bei dem ein Minimum von Bändern erwünscht ist; er ist aufgrund der intermittierenden Weise seiner Einwirkung auch sehr gut für die späteren Behandlungsstadien geeignet.

Die entgegengesetzte Gewebeantwort

Bei den Fällen der Anwendung des zervikalen Headgears in Kombination mit einem unteren Utilitybogen wird der orthopädische Respons im Oberkiefer die klassische Rotationsanwort sein. Im Unterkiefer zeigt sich jedoch ein ganz unterschiedliches orthopädisches Verhalten dazu: Die Unterkieferebene und die Fazialachse werden einigermaßen gleich bleiben, und bei muskulär starken Typen (brachyfazialen Typen) wird der Unterkiefer entgegengesetzt dem Uhrzeigersinn rotieren, wodurch es zu einem Schließen der unteren Gesichtshöhe, der Unterkieferebene wie auch der Fazialachse kommt.

Diese ungewöhnliche orthopädische Gewebeantwort im Unterkiefer läßt sich zum Zahnbogen zurückverfolgen und stellt seine gewebliche Reaktion auf die Kombination der einwirkenden biomechanischen Kräfte dar. Die Extrusion des oberen Molars wird während seiner Distobukkalbeeinflussung durch den Effekt der schiefen Ebenen den unteren Molar erreichen und diesen in distaler Richtung aufrichten. Dieser Effekt wird noch durch die Rückkippungsbiegung im Utilitybogen verstärkt. Während sich so der untere Molar aufrichtet, wird die distalisierende Kraft durch den Utilitybogen auf die unteren Schneidezähne übertragen. Diese Zähne werden zuerst intrudieren und dann den unteren Molaren nach distal zu folgen beginnen. Falls der untere Zahnbogen nun nicht nach vorne gehalten wird, wird der untere Schneidezahn schließlich in dem dichten kortikalen Knochen des Planum alveolare der Symphyse verankert werden, und eine weitere Intrusion der Schneidezähne wird dann schwierig. Wenn zu diesem Zeitpunkt die Wirkung des Utilitybogens weiter besteht, wird die Gewebeantwort eine Verzögerung des normalen vertikalen Wachstumsverhaltens des unteren Molars sein (Abb. 6 und 7).

Die intermittierende Extrusion des oberen Molars bei starkem muskulären Wachstumstyp hat im allgemeinen eine Stabilisierung und manchmal auch eine Distalbeeinflussung des ganzen unteren Zahnbogens zur Folge. Diese Wirkung nennt man die »gegenteilige Wirkung des Utilitybogens«; sie kann benutzt werden, um den unteren Zahnbogen nach dorsal zu beeinflussen, ebenso zur besseren Verankerung und zum Gewinn von Zahnbogenlänge. Zusammengefaßt läßt sich sagen, daß diese Wirkung eine Kompensation der Extrusion des oberen Molars ist. Sie findet nur dann statt, wenn der obere Molar tatsächlich extrudiert wird. Auf diese Weise kann der Oberkiefer komprimiert und nach dorsal rotiert werden – ohne eine unerwünschte Rotation des Unterkiefers. Diese Gewebeantwort ist lediglich eine funktionelle Reaktion bzw. eine Muskelantwort und sie steht im Gegensatz zu unserer allgemeinen Konzeption der Zahnbewegung nach dorsal mit der üblichen kompensatorischen Unterkieferrotation. Es gibt eine immer vorhandene Stabilität im Muskelbereich, und so lange wir die Fähigkeiten der Muskulatur, diese Stabilität aufrechtzuerhalten, nicht exzessiv überbeanspruchen, können wir sicher die unerwünschten Nebenwirkungen der Anwendung des zervikalen Headgears kontrollieren. Diese Nebenwirkungen, von denen wir bisher geglaubt haben, daß sie schädlich seien – insbesondere die der Extrusion der oberen Molaren! –, können die Faktoren sein, die eine sehr erwünschte Gewebeantwort im unteren Zahnbogen schaffen.

Expansionswirkungen des Headgears

Die Änderungen der Zahnbogenform, die als Folge einer Langzeiteinwirkung des Headgears eintreten, sind integrierender Bestandteil der gesamten orthopädischen Gewebeantwort und stellen einen Teil der oft unbemerkt eintretenden Vorteile der Headgear-Therapie dar.

Bei der Angle'Klasse II ist der vordere Teil des Oberkiefers im allgemeinen zur Mittellinie hin verschmälert, und so würde die Okklusion ein beidseitiger Kreuzbiß, wenn man den Oberkiefer direkt nach hinten in eine Klasse-I-Stellung über die augenblicklich gegebene Unterkieferzahnbogenform brächte. Die fortschreitende Verschmälerung des Oberkiefers, die im wesentlichen durch den einengenden Einfluß des Musculus caninus gegen den nach oben und außen gestellten oberen Zahnbogen verursacht wird, schafft so eine Umgebung, die zum ektopischen Durchbruch des gesamten oberen Zahnbogens führt. Die oberen Molaren brechen in Distalbißstellung durch und werden durch die Schiefe-Ebenen-Wirkung der Kauflächen des unteren Zahnbogens in eine starke Rotation nach mesial geführt, wodurch es zu einer weiteren Verringerung des Platzes für die später durchbrechenden Zähne kommt.

Da die beiden Hälften des Oberkiefers orthopädisch distal komprimiert werden, entstehen zwei grundlegende Expansionsphänomene: Eines entwickelt sich aufgrund der anatomischen Konfiguration des Oberkieferkomplexes und das andere durch die biomechanische Anpassung des Innenbogens des Headgears.

Die dorsale Abstützung des Gaumenbogens bilden die Processus pterygoidei des Os sphenoidale. Der harte Gaumen als der dazwischenliegende Knochen wirkt als eine Ausdehnungskupplung oder als ein Gebiet der Anpassung zwischen dem Oberkieferknochen und dem Os sphenoidale. Anatomisch stellen diese drei Knochen eine nach außen gerichtete Abschrägung direkt distal der Tuber des Oberkiefers dar. Jede Kraft, die eine nach dorsal gerichtete Kompression auf diesen Komplex ausübt, erzeugt gleichzeitig eine Expansionswirkung auf die Sutura palatina mediana. Wenn jetzt die Gewölbe des Oberkiefers auf der nach außen gerichteten Abschrägung der Sutur nach unten gleiten, kann es zu einer deutlich sichtbaren Ausdehung im Bereich der Sutura palatina mediana kommen *(Abb. 8)*.

Sind jedoch die beiden Hälften des Oberkiefers in der Mittellinie durch Bänder und fortlaufende Bögen zusammengebunden, so verlieren wir viel von dieser natürlichen Expansion. In der überwiegenden Zahl der Fälle ist diese Gewebeantwort in Form einer Expansion günstig für die Schaffung einer Zahnbogenform, die zu einer guten Anordnung der Zähne führt.

Vom mechanischen Standpunkt aus betrachtet, wird eine fortschreitende Verbreiterung und Kippung der alveolären Basis des Oberkiefers durch eine Verbreiterung des Innenbogens des Gesichtsbogens hervorgerufen. Dieser Expansionsvorgang führt zu verschiedenen exakten Folgerungen:

1. *Reziproke Expansion des unteren Zahnbogens:* Dadurch, daß die obere Zahnbogenform sich langsam ändert, kommt es auch zu einer natürlichen Verbreiterung des unteren Zahnbogens. Eine normalere Muskelfunktion ohne die Anspannung, die bei starkem Labialstand der oberen Zähne immer vorhanden ist, beginnt nun den unteren Zahnbogen zu beeinflussen und stellt einen reziproken Faktor für die Veränderungen im Sinne einer Dehnung des Oberkiefers dar. Diese Veränderungen können im seitlichen Fernröntgenbild als Vorwärtsbewegung der unteren Schneidezähne bemerkt werden. In der Horizontalen kommt es zu einer Zunahme der Zahnbogenbreite.

2. *Verhinderte Impaktierung der zweiten Molaren:* Wird der obere erste Molar nach distal ohne eine Expansion bewegt, so kommt es durch seine schiefen Ebenen zu einer reziproken Verschmälerung der unteren Molaren und diese werden nach lingual beein-

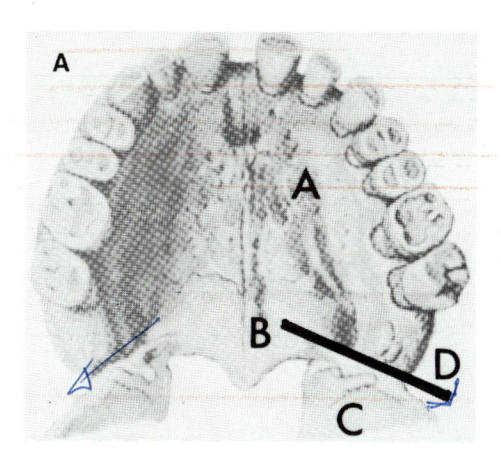

Orthopädie im Rahmen der Bioprogressiven Therapie

Abbildung 8:

A. Der Knochen des harten Gaumens (B) bildet einen nach außen schrägen Abhang zwischen den Tubern des Oberkiefers und des Os sphenoidale (C). Wird der Oberkiefer dorsal komprimiert, so bewegt er sich nach außen auf dem Abhang (D) und im oberen Zahnbogen tritt eine natürliche Expansion ein.

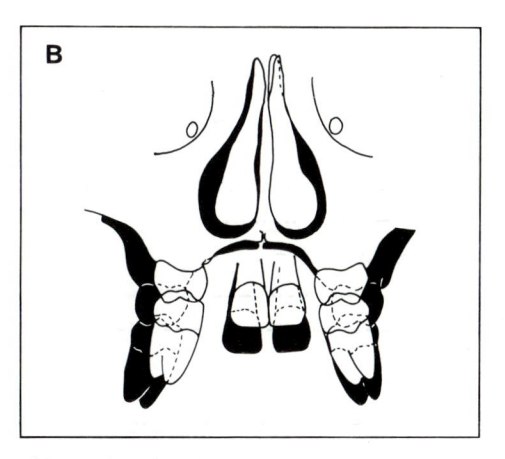

B. Bei Überdeckung im Foramen rotundum in der Norma frontalis zeigt sich, daß die Behandlung mit einem zervikalen Headgear im Bereich der Nasenhöhle eine Breitenentwicklung schafft, ein Auseinanderweichen im Bereich der Sutura palatina mediana und eine Expansion im Bereich der Alveolarfortsätze des Oberkiefers sowie eine reziproke Expansion des unteren Zahnbogens.

flußt. Fällt dies sehr früh auf – und zwar vor dem Durchbruch des zweiten Molars –, so wird die Lingualbewegung des unteren ersten Molars sich entweder in einer Impaktierung des zweiten Molars zeigen oder dieser Zahn wird nach vestibulär beeinflußt. Somit ist es wichtig zu beachten, daß die beste Art, eine Impaktierung des unteren zweiten Molars zu verhindern, die ist, den Innenbogen des Headgears im Oberkiefer deutlich expandiert zu lassen.

Ästhetische Veränderungen der Weichteile

Das normale Wachstum der Weichteilnase, wie es sich uns bei Überdeckung entlang der Strecke Basion–Nasion im Nasion darbietet, zeigt eine Art konzentrisches Wachstum *(Abb. 9)*. Als Folge der um einen Drehpunkt gerichteten orthopädischen Veränderungen des Oberkiefers kommt es zu einer Überkreuzung der Weichteilnase im Bereich der Brücke. Dabei steht die Nasenspitze weniger stark vor, und es kommt infolge der Muskelverbindung zum Bereich der Spina nasalis anterior zu einer Vertikalverlängerung der Nase, während der vordere Teil der Oberkieferebene sich nach kaudal entwickelt.

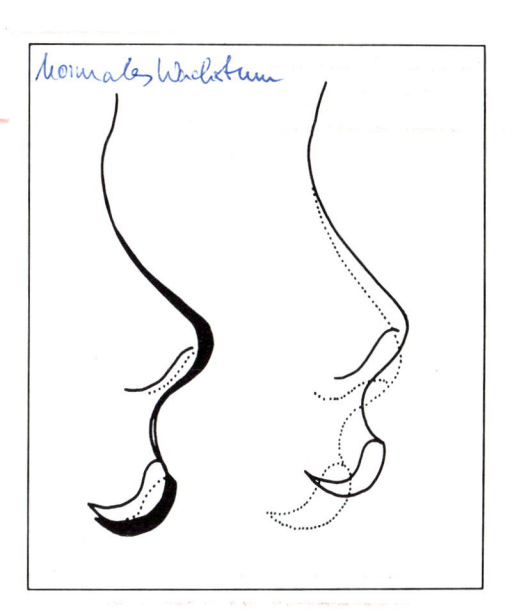

Abbildung 9:
Veränderungen in der Gesamtstellung und im Gesamtwachstum der Weichgewebenase zeigen sich deutlich nach orthopädischer Rotation des Oberkiefers. Beim normalen Wachstum (links im Bild) wächst die Weichteilnase konzentrisch 1 mm pro Jahr an der Nasenspitze. Die Neigung der Nasenlöcher bleibt unverändert. Als Folge der Headgeartherapie (rechts) kommt es zu einer Überkreuzung im Bereich der Brücke, zu einer vertikalen Verlängerung, und schließlich werden die früher nach oben geneigten Nasenlöcher nach unten in eine horizontalere Stellung gekippt.

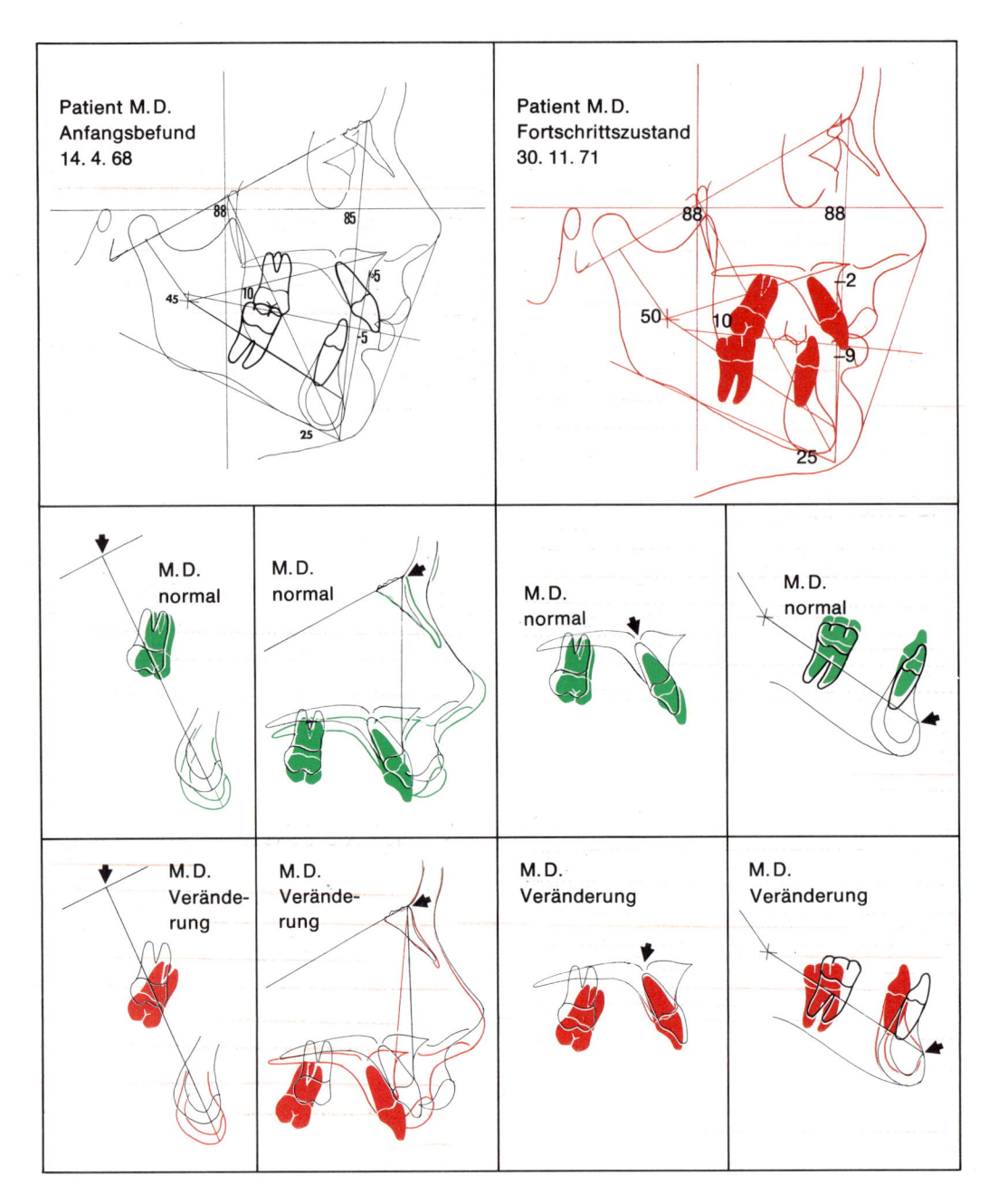

Abb. 10: Die fernröntgenologische Auswertung der Wirkung des zervikalen Headgears – 900 Pond Kraft, 12–14 Stunden pro Tag, 24 Monate lang – in Verbindung mit einem unteren Utilitybogen, der 16 Monate getragen wurde (extreme Überbehandlung). Es handelt sich um eine Klasse II/1 mit mittlerem Labialstand der Oberkieferfrontzähne, leichter mikrorhiner Dysplasie, mesiofazialem Wachstumstyp und zurückliegendem unteren Zahnbogen. Die Überdeckung zeigt einen stabilisierten Unterkiefer und eine klassische orthopädische Rotation der beiden Teile des Oberkiefers. Die Überdeckung zur Beurteilung der Oberkieferzahnreihen zeigt eine extreme Extrusion und Distalkippung der oberen Molaren und eine leichte Retraktion der unteren Schneidezähne. Die dentale Überdeckung im unteren Zahnbogen zeigt eine extreme Dorsalstellung des unteren Zahnbogens als Folge umgekehrter Reaktion bei gleichzeitiger Wirkung des unteren Utilitybogens. Das Endergebnis dieser Kombination von biomechanischen Einwirkungen über eine längere Zeit war eine sehr starke Abflachung des Mittelgesichtes und eine Dorsalverlagerung des gesamten Zahnbogens, die das ästhetische Problem noch verstärkte. Die Distalbewegung des unteren Zahnbogens als Folge der orthopädischen Rotation des Oberkiefers war stark ausgeprägt, und die Klasse-II-Verzahnung konnte nicht korrigiert werden. Die extreme Überbehandlung hatte eine sehr ungünstige gesamtorthopädische Gewebeantwort zur Folge.

Die frühere, nach oben gerichtete Neigung der Nasenlöcher tendiert jetzt nach unten, und der nasolabiale Winkel wird spitzer – all dies sind ästhetisch erwünschte Reaktionen im Falle einer mikrorhinen Dysplasie. Die Oberlippe, infolge einer fehlenden Funktion oft atrophisch, wird jetzt den Oberkiefer nach kaudal drehen, ohne Schaden für die Längenrelation Zahn zu Lippe. So stellt sich eine normale Funktion im Bereich der Oberlippe ein, sobald die sagittale Stufe und die Spannung aufgrund des früheren Labialstandes verbessert worden sind.

Die Unterlippe, die in ihrer nach vestibulär gerichteten Stellung unter den protrudierten oberen Schneidezähnen hypertonisch war, rückt den unteren Schneidezahnbogen nach lingual, so daß es zu einem vestibulären Durchbruch der Eckzähne und zu einer Lingualstellung der Schneidezähne in bezug auf die A–PO-Linie kommt. Sobald die sagittale Frontzahnstufe um ein genügendes Maß reduziert worden ist, wird die Unterlippe nach außen gedrängt, in Ruhelage, und sie beginnt dann die oberen Schneidezähne von vestibulär zu halten, während die Zunge ihrerseits auf die Lingualflächen der unteren Schneidezähne einen Druck ausübt. Das Resultat ist häufig eine funktionelle Retraktion der oberen Schneidezähne und ein funktionelles Vorbringen der unteren Schneidezähne.

Die Verringerung des Labialstandes der Oberkieferzähne erlaubt auch dem Weichgewebe im Kinnbereich (das früher durch die nach oben gerichtete Spannung des Musculus mentalis und den kontrahierenden Einfluß des Musculus quadratus dominiert wurde), sich jetzt über den ganzen Teil der Symphyse gleichmäßig auszubreiten. Das anteriore Zungenpressen, das bei offenem Biß ein natürliches Phänomen ist, kann jetzt behoben werden – vorausgesetzt der sagittale Überbiß ist genug verringert worden, um eine Anlagerung zwischen der Unterlippe und der nach vorne drängenden Zunge zu vermeiden *(Abb. 10)*.

Allgemeine Gewebeantworten bei der Anwendung von Kombinations-Headgears *(Abb. 11)*

Bei den Fällen mit starkem Oberkiefervorstand, aber geringem Unterkieferwachstum (dolichofaziale Gesichtstypen) ist es häufig erwünscht, einen orthopädischen Rotationseffekt im Oberkiefer zu schaffen und gleichzeitig eine Stabilität im Unterkiefer aufrechtzuerhalten.

Die Anwendung des zervikalen Headgears bringt in diesen Fällen häufig eine sehr starke Extrusion des oberen Molaren ohne den verzögernden Effekt durch die starke funktionelle Gewebeantwort im Unterkiefer: Der Unterkiefer rotiert dann nach dorsal. Eine langdauernde Therapie mit einem gerichteten Headgear, der nur zeitweise getragen wird und bei dem die Kraft unterhalb des Resistenzzentrums des Oberkiefers angewandt wird, bewirkt dann wieder die klassische orthopädische Gewebeantwort, aber ohne die Extrusion der oberen Molaren. Wenn die angewandte Kraft den Oberkiefer nach dorsal beeinflußt, ohne eine zu starke Einwirkung auf die Muskulatur zu haben, kann in Verbindung mit dem Unterkieferwachstum die untere Gesichtshöhe geschlossen werden oder zumindest gleich bleiben, während der Labialstand des Oberkiefers verringert wird. Sehr häufig wird jedoch die dorsale Kompression des Oberkiefers bei ganzzeitigem Tragen in kurzer Zeit eine ungünstige Unterkiefer-Gewebeantwort hervorrufen, obwohl der obere Molar intrudiert wird. Die Dorsalbeeinflussung des Oberkiefers wird so definiert, daß vom rein geometrischen Standpunkt der Unterkiefer nach dorsal rotieren muß. Die ungünstigen Gesichtsveränderungen in diesen Fällen hängen mehr vom Verhältnis zwischen der unteren und der oberen Gesichtshöhe ab als von der Unterkieferrotation. Wenn die untere Gesichtshöhe verkleinert wird, d. h., wenn es zu einer größeren Rotation des Oberkiefers als des Unterkiefers kommt, wird die Gesamtveränderung günstig.

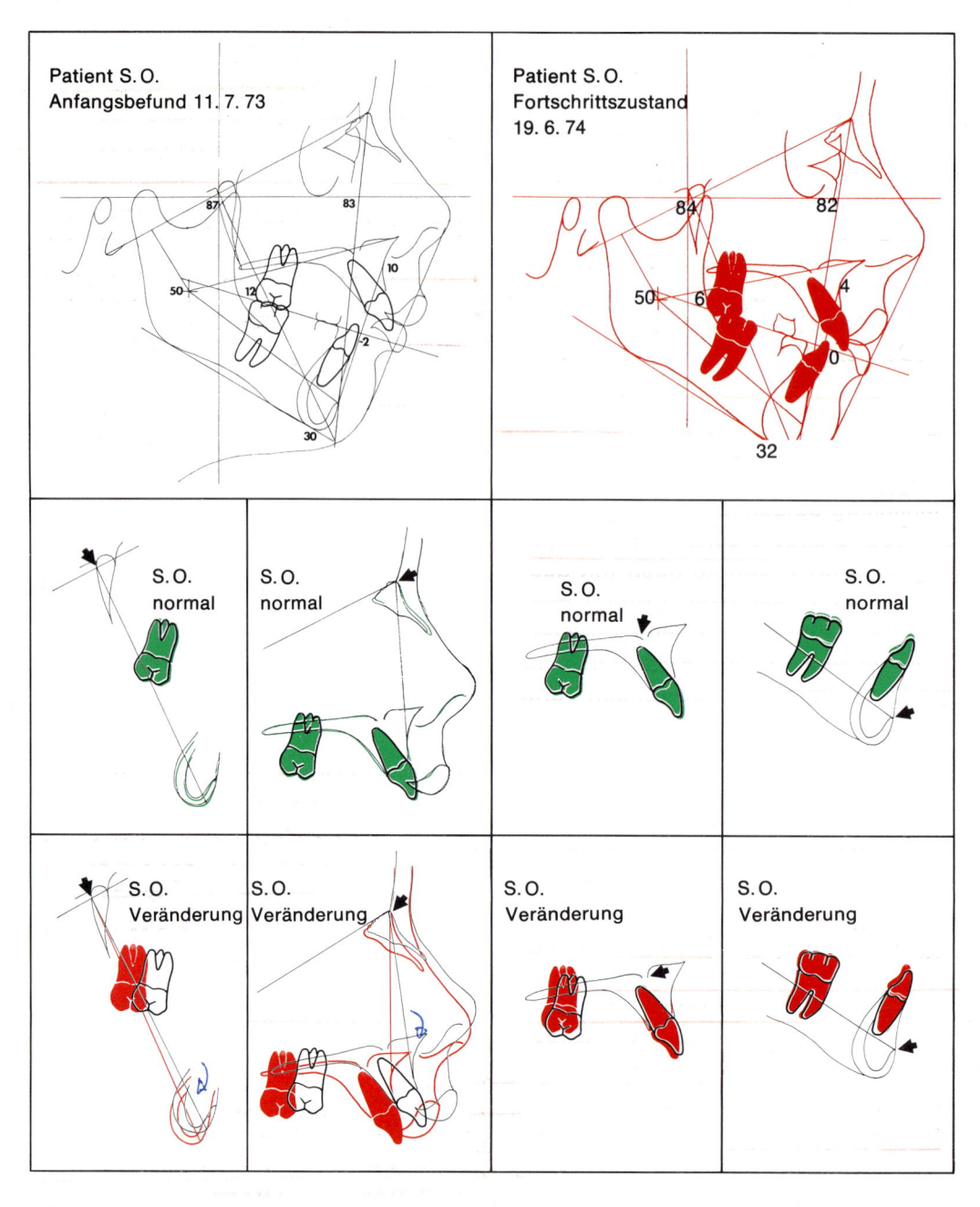

Abb. 11: Die fernröntgenologische Auswertung der Wirkung des Kombinations-Headgears – 1000 p High-pull, 500 p Nackenzug, 20 Stunden pro Tag während 9 Monaten – in Verbindung mit einem unteren Utilitybogen. Es handelte sich um einen Fall der Klasse II/1 mit offenem Biß und sehr starkem Labialstand der oberen Frontzähne, mikrorhiner Dysplasie und dolichofazialem Wachstumstyp. Die Überdeckung zeigt eine Rotation der Fazialachse um 5° (negative Unterkieferrotation) und eine beträchtliche Rotation des Oberkiefers. Die Oberkieferrotation glich die Unterkieferrotation aus, so daß die untere Gesichtshöhe von 50° erhalten geblieben ist. Die Überdeckung und Beurteilung der Oberkieferzähne zeigte eine Intrusion der oberen Molaren und eine leichte Retraktion der oberen Schneidezähne, woraus folgt, daß fast die gesamte Korrektur der Klasse II durch orthopädische Bewegungen im Oberkiefer bewirkt wurde. Die Überdeckung im Unterkiefer zeigt einen normalen Zahndurchbruch im unteren Zahnbogen. Obwohl die oberen Molaren intrudiert wurden, kam es zu einer Unterkieferrotation, weil die beiden Teile des Oberkiefers distal komprimiert wurden und nicht genug Zeit für ein Unterkieferwachstum und eine muskuläre Stabilisierung vorhanden war.

Differenzierung zwischen orthopädischen und orthodontischen Bewegungen

Als die wesentliche Determinante zur Differenzierung zwischen den *Veränderungen, die in den Kiefern selbst verursacht werden (Orthopädie),* und den *Veränderungen im Bereich der Zahnreihen (Orthodontie)* wird die *Größe der einwirkenden Kraft* erachtet. In verschiedenen Studien konnte gezeigt werden, daß Kräfte oberhalb der Größenordnung von 400 Pond ausreichen, um Suturen zu öffnen und den Muskelzug aufzuheben, für die Zahnbewegung andererseits aber nicht genügen. Jedoch konnte auch mit ausreichender Genauigkeit gezeigt werden, daß es möglich ist, eine ununterbrochen einwirkende Kraft von sehr großem Umfang anzuwenden und nichts mit Ausnahme der Zahnreihen selbst zu bewegen, wenn die Kraft in der richtigen Richtung orientiert ist. Wir glauben deshalb heute, daß die *Richtung und Dauer der angewandten Kraft* genauso wichtig sind wie ihre Größe.

Die Kraftrichtung wird dann wichtig, wenn der resultierende Kraftvektor unter dem Resistenzzentrum des Oberkiefers liegt: – in der Nähe des Endes der Fissura pterygomaxillaris. Jede Resultante von Kräften, deren Vektor unter diesem Punkt liegt, wird die Tendenz haben, einen Rotationseffekt auf den Oberkiefer auszuüben *(Abb. 12).* Tatsächlich ist es auch sehr schwierig, eine Gesamtkraft, die über dieser Ebene liegt, auf den Oberkiefer anzuwenden. Daraus folgt, daß die meisten Arten der Anwendung des Headgears einen orthopädischen Rotationseffekt auf den Oberkiefer mit sich bringen. Die Kräfte, die oberhalb der Wurzel des Oberkiefers angewandt werden, haben eine Tendenz, das nach ventral und kaudal gerichtete Wachstum des Oberkiefers einzuschränken, d.h., sie verändern den Umfang des Wachstums. Weil die angewandten Kräfte die benachbarten Suturen des Oberkiefers mehr komprimieren als dort Abscherkräfte erzeugen, kommt es zu keinem ausgeprägten Rotationseffekt, also zu keiner Veränderung in der Wachstumsrichtung. Man sollte darauf achten, daß High-pull-Headgears, die an dem vorderen Zahnbogen befestigt werden, einen Kraftvektor haben, der oberhalb des Resistenzzentrums des Oberkiefers verläuft, und daß diese Headgear-Typen deshalb eher einen Wachstumshemmeffekt als einen Rotationseffekt bewirken.

Die Kraftdauer – definiert durch andauernde Kräfte im Gegensatz zu intermittierenden Kräften – spielt ebenfalls eine deutliche Rolle für die Art der zustandekommenden Bewegung.

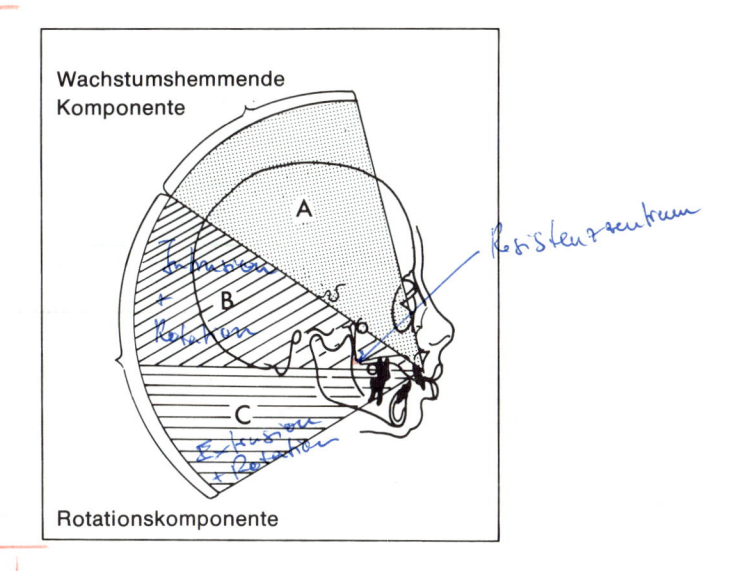

Abb. 12: Kräfte, die durch den Gesichtsbogen auf die Oberkieferhälften angewandt werden, hemmen entweder das Wachstum (d.h., sie verzögern das nach kaudal und ventral gerichtete Wachstum) oder sie haben eine Rotationskomponente (d.h., sie kippen den Oberkiefer nach dorsal und kaudal). Liegt die Summe der Kräfte der Vektoren oberhalb des Resistenzzentrums des Oberkiefers (A), so hemmen sie den Oberkiefer im Wachstum. Liegt die Summe der Vektoren der Kräfte unter dem Resistenzzentrum des Oberkiefers (B und C), so kommt es zu einem Rotationseffekt. Eine Summe von Kraftvektoren, die oberhalb des Resistenzzentrums des oberen Molars liegt (B), wird eine Rotation des Oberkiefers verursachen und den oberen Molar gleichzeitig intrudieren. Eine Summe von Kraftvektoren, die unterhalb des Resistenzzentrums des oberen Molars liegt (C), wird einen Rotationseffekt auf die beiden Hälften des Oberkiefers ausüben, aber sie wird auch den oberen ersten Molar extrudieren.

Trotz der vorgebrachten Argumente dafür, daß extrem starke Kräfte eine pathologische bzw. nach dorsal gerichtete Resorption im Zahnbogen mit sich bringen, kann andererseits gezeigt werden, daß alle kontinuierlichen Kräfte – gleich, welchen Umfanges – eine Tendenz haben, die Zahnreihe zu bewegen. Wenn sie nach dorsal und kaudal angewandt wird, kann diese Kraft auch die Kieferknochen bewegen. Die Hälfte der gesamten Klasse-II-Korrekturen, die sich als Folge der Headgear-Therapie einstellen, wird typischerweise durch Zahnbewegungen bewirkt, die andere Hälfte durch orthopädische Bewegungen.

Im allgemeinen wird in den Fällen, in denen eine orthopädische Rotation der Oberkieferhälften erwünscht wird, eine große Kraft (über 400 Pond) unterhalb des Resistenzzentrums des Oberkiefers intermittierend angewandt. Dabei sollte auch beachtet werden, daß diese Art der Kraftanwendung die Auswahl unter zahlreichen Kombinationen von Gesichtsbögen bedingt, wobei als Hauptkriterium der Wahl gilt, ob der obere erste Molar extrudiert, gehalten oder intrudiert werden soll. Wenn in derselben Richtung eine starke kontinuierliche Kraft angewandt wird, wird der Molar sich so weit nach distobukkal bewegen, daß überhaupt keine Zeit für eine orthopädische Veränderung besteht. Dies kann man verhindern, indem man den oberen Molar an die oberen Schneidezähne anbindet, wodurch die Verankerung im Oberkiefer verstärkt wird.

Ein anderer Faktor, der bei der orthopädischen Bewegung mithilft, ist die Art des Knochens, der unterhalb der Zahnreihe liegt. Dieser Knochen, der die Zähne umgibt, variiert in Abhängigkeit von verschiedenen Faktoren:

1. Die Entwicklung der Sinus maxillares

Bei manchen Kindern kommt es sehr früh zur Ausbildung der Sinus, und ein starker, 2–3 mm dicker kortikaler Knochen am Boden der Nasennebenhöhle umfaßt die Wurzeln des oberen ersten Molars. Kommt dies bei einem Kind mit aktiver Anpassung der Suturen vor, so wird die Bewegung der beiden Teile des Oberkiefers verstärkt – infolge der Unfähigkeit des oberen ersten Molars, sich durch diesen starken kortikalen Knochen zu bewegen. Diese Beziehung der Nasennebenhöhlen kommt im allgemeinen bei Fällen mit niedrigem Alveolarfortsatz und früher Ausbildung der Sinus maxillares vor; diese Kondition läßt sich leicht im Fernröntgenseitenbild feststellen.

2. Distale Wurzelneigung

Jeder nach distobukkal gerichtete Druck gegen den oberen ersten Molar hat eine Tendenz, diesen um die Wurzelspitze zu kippen, um die kortikale Krypte des gerade durchbrechenden zweiten Molars herum. Durch die sorgfältige Beachtung und das rechtzeitige Ergreifen von Gegenmaßnahmen kann diese Tendenz zur distalen Kronenkippung verhindert werden, wodurch die orthopädische Bewegung des Oberkiefers verbessert wird, während hingegen die orthodontische Bewegung der Molaren extrem klein gehalten werden kann. Wir haben festgestellt, daß die Anwendung eines langen Außenbogens, der im Gebiet der Ohrläppchen nach oben gebogen ist, diesem Kippeffekt vorbeugt. Nach intermittierender Einwirkung orthopädischer Kräfte über lange Zeit hat sich gezeigt, daß infolge des Effektes der schiefen Ebenen der Kauflächen und der Tendenz der Muskeln, ihre alte Stellung und Lage einzunehmen, die oberen Molaren sich nach distal bewegen, ohne zu kippen – selbst bei der Anwendung des zervikalen Headgears.

3. Verstärkungsfaktoren

Durch Verstärkung der Verankerung im Oberkiefer kann die orthopädische Gewebeantwort vergrößert werden. Es sei daran erinnert, daß wir – bei Befestigung des Headgears an den oberen ersten Molaren – in Wirklichkeit die Kraft gegen insgesamt sechs Zähne einwirken lassen: – auf die ersten, zweiten und dritten Molaren auf beiden Seiten. Versehen wir noch weitere Zähne des Zahnbogens mit Bändern oder Brackets, so werden damit die Wurzeloberflächen vergrößert. Andererseits hat die Vollbebänderung im Oberkiefer bei Anwendung des zervikalen Headgears viele Nachteile. Deshalb muß die meiste Zeit der mit Vollbänderung und Headgear arbeitenden Therapie dem gerichteten Headgear vorbehalten bleiben.

4. Freiheit der Suturen

Der bedeutendste Faktor für die Definition der orthopädischen gegenüber der orthodontischen Gewebeantwort liegt in der relativen Fähigkeit der benachbarten Oberkiefersuturen, sich an expansive, kompressive und abscherende Kräfte anzupassen. Hier besteht eine direkte Relation zum Alter: Der Oberkiefer zeigt ein Anpassungswachstum des Knochens, das gewöhnlich nach der Pubertät sehr schwer beeinflußbar wird. Die meisten großen orthopädischen Veränderungen finden bei Kindern und Jugendlichen bis zum Alter von 14 Jahren statt. Eine wirklich orthopädische Gewebeantwort im reifen Skelettknochen ist sehr selten, und man kann deshalb nicht hierauf als Mittel zur Korrektur der Klasse-II-Dysgnathie bauen.

Mechanische Anwendung des zervikalen Headgears

Da der zervikale Headgear das Hauptgerät zur Schaffung einer orthopädischen Knochengewebeantwort beim wachsenden Kind ist, soll hier nachfolgend seine mechanische Anwendung besprochen werden.
Wenn eine spezielle orthopädische Rotation und eine Expansion des Oberkiefers zusammen mit den reziproken Gewebeantworten im Unterkiefer erwünscht sind, werden die folgenden Headgear-Anpassungen empfohlen:

1. Kraftgröße

Eine Kraft oberhalb 400 p ist ideal. Vom praktischen Standpunkt aus gesehen, ist es auch schwierig, beim durchschnittlichen Nackenzug eine Kraft unter 400 p anzuwenden. Von den meisten Patienten werden sogar Kräfte bis 1000 p gut toleriert und sollten, wenn möglich, auch angewandt werden.

2. Intermittierendes Tragen

Wird der zervikale Headgear intermittierend getragen, so werden damit mehrere wichtige Vorteile erreicht:
a. Eine starke intermittierende Kraft gegen die oberen Molaren wird eine sklerotische Veränderung um die Wurzeln dieser Zähne mit sich bringen. Durch die somit eintretende relative Unfähigkeit dieser Zähne, sich im Knochen zu bewegen, ergibt sich als Gesamteffekt, daß die Zahnbewegung verringert wird und die orthopädische Bewegung sich vergrößert.
b. Ein Rezidiv kann teilweise intermittierend auftreten, woraus Stabilität im Unterkiefer resultiert, besonders bei stärkeren Wachstumstrends. Wenn man diese muskulären Rezidive in Verbindung mit dem unteren Utilitybogen nutzt, können sie eine Distalbewegung des gesamten unteren Zahnbogens hervorrufen. Die langsame und methodische Expansion der beiden Oberkieferteile erlaubt der Zahnbogenform Weitenveränderungen, die sehr häufig auch im unteren Zahnbogen eintreten. Obwohl die Rotation des Oberkiefers um einen Drehpunkt auch mit ununterbrochenem Headgear-Tragen in effizienter Weise hervorgerufen werden kann, so erscheint doch das intermittierende Tragen günstiger zu sein, denn es erlaubt eine Art physiologisches Rezidiv, eine bessere Muskelanpassung und eine entsprechende Veränderung der Zahnbogenform und -breite.
c. Da während der Nacht mehr Wachstum stattfindet und am Tage mehr Funktion auftritt (wenn die Zähne während des Schluckens in Kontakt treten), ist es ideal, wenn der zervikale Headgear vor allem in der Nacht bzw. während der Schlafstunden getragen wird.
d. Die Akzeptanz durch den Patienten ist für ein Tragen während der Nacht viel größer. Die meisten Kinder lassen sich relativ leicht dazu bewegen, einen Headgear während der Nacht zu tragen, während der Vorschlag, den Headgear die ganze Zeit zu tragen, bei den meisten Jugendlichen auf erheblichen und durchaus begreiflichen Widerstand stößt.

3. Länge und Stellung des Außenbogens

Um ein Kippen der oberen Molaren möglichst gering zu halten, wird ein langer und starrer Außenbogen vorgeschlagen, der weit hinter den Molaren verläuft. Der Außenbogen sollte um etwa 15° annähernd in Richtung auf die Ohren gekippt sein, um so den resultierenden Kraftvektor über das Resistenzzentrum des oberen Molars zu bringen. Hierdurch wird eine extrem schnelle Bißöffnung durch übermäßiges Kippen des Molars verhindert, und es kommt zu einer Vergrößerung der orthopädischen Gewebeantwort, wobei die Wurzeln gegen die kortikale Krypte des oberen zweiten Molars bewegt werden.

4. Expansion und Rotation

Während die Oberkieferhälften nach kaudal und dorsal rotiert werden, bringt die Dorsalbewegung dieser Knochen sie in einen Kreuzbiß in bezug auf den unteren Zahnbogen. Deshalb ist es sehr wichtig, den Innenbogen des zervikalen Headgears ständig zu expandieren, um so nicht nur die Kreuzbißtendenz zu korrigieren, sondern auch eine funktionelle Entwicklung des unteren Zahnbogens zu ermöglichen. Zusätzlich sollten die nach mesial rotierten oberen Molaren nach distal rotiert werden, um so bei der Klasse-II-Korrektur zu helfen und ihre endgültige ideale Rotation zu bewirken. Vom praktischen Standpunkt ist ein flexibler Innenbogen für den zervikalen Headgear geeignet, da er ein gutes Mittel ist, diese expansiven Rotationsveränderungen zu erreichen. Jedes Kind wird darauf hingewiesen, daß es den Innenbogen vor dem Einsetzen 2 cm expandieren muß. Eine Distalrotation der oberen Molaren wird erreicht werden, da eine direkt nach distal gerichtete Kraft auf die Bukkalflächen der oberen Molaren einwirkt und diese Zähne damit um ihre großen palatinalen Wurzeln dreht. Bei jeder Sitzung rotiert man mit einer Headgear-Zange die distalen Enden des Innenbogens weiter, so daß es auch tatsächlich zu dieser Distalrotation der Molaren kommt.

5. Die Freiheit der Bewegung der Oberkieferhälften

Von außerordentlicher Bedeutung ist es, daß die Wirkung des Headgears am Oberkiefer selbst genutzt wird. Zu den Gesamtveränderungen, die wir diskutiert haben, wirken verschiedene Faktoren zusammen:

a. Gleichzeitig mit der Rotation des Oberkiefers vergrößert sich der vertikale Überbiß durch die Kaudalentwicklung des vorderen Teils des Oberkiefers. Wenn die oberen Schneidezähne mit den unteren Schneidezähnen in Kontakt treten, kommt es zu einer traumatischen Okklusion; diese sucht der Patient im allgemeinen zu vermeiden, woraus eine Einschränkung der Funktion resultiert. Die Einschränkung der Funktion erlaubt den Seitenzahnsegmenten zu extrudieren, und der Unterkiefer rotiert reziprok nach dorsal. Hieraus läßt sich ableiten, warum der Patient mit einer mikrorhinen Dysplasie und offenem Biß, aber mit gut funktionierender Muskulatur so gut auf die Therapie mit dem zervikalen Headgear anspricht. Die Rotation des Oberkiefers schließt den offenen Biß, während die normale Funktion im Unterkiefer eine relative Stabilität aufrechterhält.

b. Werden die oberen Schneidezähne mit Bändern versehen und an die Molaren »angebunden«, so sehen wir uns dem Problem in einer anderen Dimension konfrontiert: Jede Distalkippung der oberen Molaren wird direkt auf die oberen Schneidezähne als extrudierende Kraft weitergeleitet. Wie wir schon früher erwähnt haben, wird eine Extrusion des gesamten Oberkiefers die Lippen-Zahn-Relation nicht ungünstig beeinflussen. Andererseits kann jedoch eine Extrusion der oberen Schneidezähne den ungünstigen Effekt zur Folge haben, daß beim Lächeln zuviel Zahnfleisch »gezeigt« wird. Um jetzt eine ideale orthopädische Veränderung des Oberkiefers zu erreichen und das reziproke Rezidiv im Unterkiefer in maximaler Weise zu erreichen, muß man unbedingt nach dem Prinzip vorgehen: *Korrektur des vertikalen Überbisses vor der Korrektur des sagittalen Überbisses!* Die ungünstigsten und schädlichsten Effekte haben wir beim zervikalen Headgear gesehen, wenn er gegen einen vollbebänderten oberen Zahnbogen mit Tiefbiß angewandt wurde.

c. Tatsächlich machen wir viele der günstigen Expansionseffekte der zervikalen Headgear-Anwendung zunichte, wenn wir die beiden Oberkieferhälften an der Mittellinie zusammenbinden. Die freie und natürliche Nach-Außen-Bewegung der Oberkieferhälften wird durch eine Kompression in dorsaler Richtung behindert, genauso wie die reziproken Zahnbogen- und Expansionsveränderungen, die wir sonst im Unterkiefer erwarten dürften. Wenn wir die Oberkieferhälften nicht mit Bändern zusammenbinden, schaffen die Veränderungen der Zahnbogenform entsprechend Platz für die seitlichen Schneidezähne und die Eckzähne.

Faktoren, die eine extreme Unterkieferrotation verursachen

Man hat den zervikalen Headgear wegen seiner verursachenden Rolle für die negative Unterkieferrotation so schlecht gemacht, daß einige Kieferorthopäden den Glauben an den tatsächlichen Wert dieser Art der Headgear-Anwendung verloren haben – trotz der vielen Fälle, in denen sich die Gewebeantwort in toto dabei als ideal herausgestellt hat. Verschiedene dieser Art der Therapie inhärente Faktoren sind für die extreme Rückrotation des Unterkiefers verantwortlich und sollen darum im folgenden diskutiert werden.

1. Schwache Muskulatur

In den Fällen, in denen bei intermittierendem Tragen des Headgears das muskuläre Teil-Rezidiv im Sinne einer Stabilisierung der Unterkieferhaltung nicht ausreicht, um die gesamte Unterkieferstabilität aufrechtzuerhalten, übertreffen die Extrusion, Kippung und Distalbewegung der oberen Molaren sowohl die funktionellen als auch die Wachstumspotenzen. Eine Stabilität kann dann nicht mehr aufrechterhalten werden. Dies trifft typischerweise für Patienten zu, die einen sehr großen Unterkieferebenenwinkel haben und vorwiegend vertikales Wachstum zeigen. Der Gesamtzug des Masseter-Pterygoideus-Komplexes ist in diesen Fällen mehr nach vorne als vertikal gerichtet, wie das bei den meisten normal wachsenden und bei den brachyfazialen Gesichtsentwicklungstypen der Fall ist. Wir empfehlen deshalb die Stimulierung einer funktionellen Muskelantwort durch Kaugummikauen und harte Nahrung und schließlich das großzügige Erweitern des Innenbogens, um so einen größeren Speichelfluß zu schaffen.

2. Verzögerung der Eruption der Molaren

Es ist darauf zu achten, daß der Eruptionseffekt der unteren Molaren nicht verzögert wird: Wenn es zu einer Extrusion der oberen Molaren bei gleichzeitiger distaler Kompression kommt und die unteren Molaren während der gleichen Zeit normal durchbrechen können, tritt eine negative Rotation des Unterkiefers ein. Bei einigen Gesichtsentwicklungsmustern kann dies vielleicht akzeptiert werden oder sogar wünschenswert sein, damit sich die untere Gesichtshöhe vergrößert. Eine Verzögerung der normalen, nach kranial und ventral gerichteten Entwicklung des unteren Molars wird die Tendenz mit sich bringen, dem gesamten Rotationseffekt des Unterkiefers entgegenzuwirken, während trotzdem eine orthopädische Gewebeantwort im Oberkieferkomplex erfolgt. Bei diesen mesiofazialen bis brachyfazialen Fällen sollte man, wenn man einen zervikalen Headgear anwenden will, den unteren Zahnbogen durch die Anwendung eines unteren Utilitybogens stabilisieren, falls man dies wünscht.

3. Starkes Kippen der oberen Molaren

Eine starke Extrusion und Kippung der oberen ersten Molaren führt zur Öffnung des Mundes durch eine Verlängerung der mesialen Facetten dieser Zähne. Dieser Kippeffekt kann durch eine Neigung des Außenbogens nach oben verringert werden. Starke Kippung findet sich auch in den Fällen, in denen das Wachstum beendet ist und die dorsale Abstützung des Oberkiefers sich nicht den nach dorsal gerichteten Kräften anpassen kann.

4. Vollbänderung ohne Freihalten der Okklusion im Frontzahnbereich; inzisales Trauma

Eine Folge der gegenwärtigen kieferorthopädischen Therapie, die runde Bögen zur Nivellierung benutzt, sind Interferenzen im Gebiet der Schneidezähne, wenn der Oberkiefer nach dorsal rotiert wird und es damit zu einer Verschlechterung des Tiefbißproblems kommt; die Schneidezahninterferenzen führen schließlich zu einer negativen Rotation des Unterkiefers. So entsteht dann eine Situation, in der keine effektive Korrektur der Dysgnathie der Angle' Klasse II möglich ist, da der Oberkiefer den Unterkiefer nach dorsal beeinflußt. Für diese Fälle, in denen ein sehr starker Tiefbiß vorliegt, wird vorgeschlagen, zuerst eine sagittale Stufe zu schaffen, um dem vorderen Teil des Oberkiefers genügend Freiheit zu geben, ohne das inzisale Trauma zu verstärken. Eine effektive Bewegung der Zähne und/oder der Kiefer kann nur eintreten, wenn sie frei von negativen Einflüssen sind.

5. Ganztägiges Tragen des zervikalen Headgears

Da die Stabilität des Unterkiefers weitgehend durch das muskuläre Teilrezidiv und das Wachstum bestimmt ist, wird eine Behandlung, welche die Grenzen dieser natürlichen Rezidiv-Wachstumsphänomene überschreitet oder zu stark eingeengt, schließlich zu einer Rotation des Unterkiefers führen. Die Extrusion der oberen Molaren *kann* günstige Effekte im Unterkieferzahnbogen hervorrufen. Dies wird jedoch nur in Fällen auftreten, die eine Fähigkeit zum starken muskulären Rezidiv haben.

Zusammenfassung

Die orthopädische Veränderung der Skelettbereiche ist eine ganz wesentliche These der Bioprogressiven Therapie. Vor den genau geplanten orthodontischen Bewegungen, die eine ideale Okklusion bewirken sollen und können, ist es notwendig, eine akzeptable Symmetrie zwischen dem Oberkiefer und dem Unterkiefer zu schaffen; denn ohne sie kann keine ästhetische, funktionale und stabile Okklusion hergestellt werden. Wie wir gezeigt haben, besitzen wir nicht nur das Instrumentarium, das Wachstum zu halten oder zu richten, sondern wir können damit auch tatsächlich physisch auf die Stellung beider Kiefer einwirken. Eine Beeinflussung des Oberkiefers durch Rotation, die manchmal zwischen 6 und 8 mm Bewegung gegenüber der normalen Wachstumsrichtung erzielt, ist möglich, wenn diese Kräfte richtig angewandt werden.

Es konnte gezeigt werden, daß jede Kraft, die unter dem Resistenzzentrum des Oberkiefers ansetzt, diesen Rotationseffekt verursacht. Die Kontrolle der Stellung des oberen Molars wird durch unsere Fähigkeit bedingt, eine gerichtete Kraft auf diesen Zahn einwirken zu lassen. Die Extrusion des oberen Molars kann sehr günstig sein, indem sie eine reziproke Zahnbewegung im unteren Zahnbogen bewirkt – nämlich wenn der obere Molar intermittierend extrudiert wird und wenn die Funktion gegen einen unteren, mit Bändern oder Brackets versehenen Zahnbogen wirkt (Utilitybogen). Diese Fälle zeigen ein gutes physiologisches Rezidiv und sind ideal für die Therapie mit dem zervikalen Headgear geeignet. Da die überwiegende Mehrzahl der Klasse-II-Dysgnathien vorwiegend im Bereich des mesio- und brachyfazialen Wachstums liegen, wurden die Prinzipien der zervikalen Headgear-Therapie im einzelnen diskutiert. Bei der Behandlungsplanung stellen die orthopädischen Veränderungen der Kiefer einen bedeutenden Anteil zur Schaffung einer Harmonie sowohl der Okklusion als auch der Profilästhetik dar.

Faktoren, welche die Wahl des Headgears bestimmen
(Faktoren, die auf eine starke funktionelle, vor allem Muskel-Antwort hindeuten)
1. Unterkieferebenenwinkel von 25° und darunter;
2. Fazialachsenwinkel von 90° oder darüber;
3. Gesichtshöhe von 45° oder darunter;
4. Unterkieferbogenwinkel von 25° oder darüber;
5. Wachstum des Kondylus nach kranial und ventral.

Allgemeine Gewebeantwort auf verschiedene Systeme der Kraftanwendung

System der Kraftanwendung	Gesichtstypenbereich	Dauer der intermittierenden Kraftanwendung	Ausgeübte Kraft (in Pond)	Generalisierte Gewebeantwort
1. Zervikaler Headgear	Mesiofazial bis brachyfazial	je 12–14 Stunden Langzeit-Anwendung	400 p und darüber	Öffnung der Fazialachse; Oberkiefergewebeantwort; Aufrichtung der unteren Molaren; Expansion.
2. Zervikaler Headgear und 2x4 im Unterkiefer	Mesiofazial bis brachyfazial	je 12–14 Stunden Langzeit-Anwendung	400 p und darüber	Halten oder Schließen der Fazialachse; Oberkiefergewebeantwort; Rückverlagerung des Unterkiefers Expansion
3. Kombinations-Headgear	Mesiofazial bis dolichofazial	je 12–14 Stunden Langzeit-Anwendung	1000 p und darüber	Halten der Fazialachse; Oberkiefergewebeantwort; keine Unterkiefergewebeantwort; Expansion.
4. Kombinations-Headgear und 2x4 im Oberkiefer	Mesiofazial bis dolichofazial	jeweils über 20 Stunden Kurzzeit-Anwendung	1000 p und darüber	Öffnen der Fazialachse; Oberkiefergewebeantwort; keine Unterkiefergewebeantwort; Halten der Zahnbogenform.
5. Klasse-II-Gummizüge	Brachyfazial	jeweils über 20 Stunden Kurzzeit-Anwendung	150 p	Öffnen der Fazialachse; leichte Gewebsantwort im Oberkiefer; Vorbringen des unteren Zahnbogens; Zahnbewegung im Oberkiefer.
6. High-pull-Headgear	Dolichofazial	jeweils über 14 Stunden Langzeit-Anwendung	250 p und darüber	Schließen der Fazialachse; leichte Gewebeantwort im Oberkiefer; keine Gewebeantwort im Unterkiefer.

Headgear

Headgear

Kapitel 6
Die in der Bioprogressiven Therapie genutzten Kräfte

Die Physiologie der Zahnbewegung

Die kieferorthopädische Bewegung der Zähne tritt als Resultat der gesamt-biologischen Antwort und der physiologischen Reaktion auf Kräfte auf, die wir mit unseren mechanischen Verfahren anwenden. Deshalb müssen wir bei der Planung unserer verschiedenen Geräte darauf achten, daß wir die Kräfte berücksichtigen, die sie bei dem jeweiligen Behandlungsverfahren hervorrufen, und ebenso auch die physiologische Antwort auf diese Kräfte. Der physiologische Vorgang der Resorption durch Osteoklasten ist die grundlegende Aktivität, die es dem Knochen erlaubt, sich zu verändern, und dem Zahn, sich zu bewegen. Da diese osteoklastischen Zellen durch das Blut an die Stelle ihrer Aktivität und der daraus resultierenden Knochenresorption gebracht werden, scheint der *Blutkreislauf*, in dem diese Zellen transportiert und in ihrer Aktivität unterhalten werden, *der Schlüsselfaktor für die wirksame Bewegung der Zähne* zu sein. Wenn eine reichliche Blutversorgung durch die Anwendung leichter Kräfte aufrechterhalten werden kann, wird die Zahnbewegung effizienter sein. Wenn die Blutversorgung in einem bestimmten Gebiet eingeschränkt wird, kann die osteoklastische Aktivität der Knochenresorption nur in begrenztem Umfange stattfinden, und die Zähne werden sich nicht oder nur langsam bewegen. Starke Kräfte, die das Blut aus den Zellen drücken, können die physiologische Gewebeantwort begrenzen und die Bewegungsrate deutlich beeinträchtigen.

Brian Lee, der die Arbeit von Storey und Smith weiterführte, hat die optimale Kraft während der Eckzahnretraktion herausgefunden. Er maß die Oberfläche der Wurzel, die der Bewegung ausgesetzt ist, und nannte sie die »Enface-Oberfläche« der Wurzel. Bei seiner Untersuchung fand er, daß bei der Eckzahnretraktion 150–260 Pond pro Quadratzentimeter exponierter Wurzeloberfläche einwirken. Er schlug deshalb 200 Pond pro Quadratzentimeter der En-face-Wurzeloberfläche, die der Bewegung ausgesetzt ist, als optimale Kraft für die effiziente Zahnbewegung vor. Da die Kraft pro Flächeneinheit als *Druck* definiert ist, würde dann die angewandte Kraft entsprechend der Oberfläche der betroffenen Wurzel und entsprechend der Richtung der geplanten Bewegung variieren *(Abbildung 1A, B, C)*.

Wenn ein Zahn in anterior-posteriorer Richtung im Seitenzahnsegment oder in lateraler Richtung im Frontzahngebiet bewegt wird, berechnet man dazu die mesiodistale Größe der Wurzeloberfläche. Die bukkolinguale Seite der Wurzeloberfläche wird bewertet, wenn der Zahn in transversaler Richtung bewegt werden soll. Der Querschnitt der Wurzeloberfläche wird in Rechnung gesetzt, wenn die Intrusion oder Extrusion der Zähne geplant ist. Für die Bioprogressive Therapie schlagen wir aufgrund unserer Auswertungen nur 100 p/cm² der Enface-Wurzeloberfläche oder der exponierten Oberfläche als Optimum der anzuwendenden Kräfte vor. Dies ist die Hälfte der Kraft, die von Lee genannt wurde, und sie ist manchmal zehnmal leichter als die Kräfte, die in konventioneller Weise bei vielen heute üblichen Behandlungsverfahren benutzt werden.

Die Biomechanik, die bei der Anwendung des Utilitybogens zur Intrusion der unteren Schneidezähne angewandt wird, hat gezeigt, daß die vier unteren Schneidezähne sehr effektiv mit Kräften in der Größenordnung von 15–20 p pro Zahn oder 60–80 p für alle

Resultanten der Krafteinwirkung auf die En-face-Wurzeloberflächen bei anterior-posterioren Bewegungen

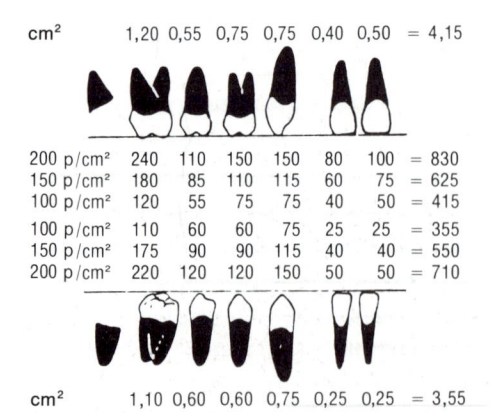

cm²	1,20	0,55	0,75	0,75	0,40	0,50	= 4,15
200 p/cm²	240	110	150	150	80	100	= 830
150 p/cm²	180	85	110	115	60	75	= 625
100 p/cm²	120	55	75	75	40	50	= 415
100 p/cm²	110	60	60	75	25	25	= 355
150 p/cm²	175	90	90	115	40	40	= 550
200 p/cm²	220	120	120	150	50	50	= 710
cm²	1,10	0,60	0,60	0,75	0,25	0,25	= 3,55

Abb. 1A: Die En-face-Wurzeloberfläche, die anterior-posterioren Bewegungen ausgesetzt ist (mesiodistale Oberfläche bei den Seitenzähnen und labiolinguale Oberfläche bei den Frontzähnen), wird in Quadratzentimetern gemessen. Für jeden Zahn kann die notwendige Kraft anhand seiner beteiligten Wurzeloberfläche errechnet werden. Diese werden dargestellt für 200, 150 und 100 p/cm². Die Bioprogressive Technik empfiehlt eine Kraft von 100–150 p pro Quadratzentimeter der En-face-Wurzeloberfläche.

Resultanten der Krafteinwirkung in lateraler Richtung (transversale Bewegungen) auf die En-face-Wurzeloberflächen

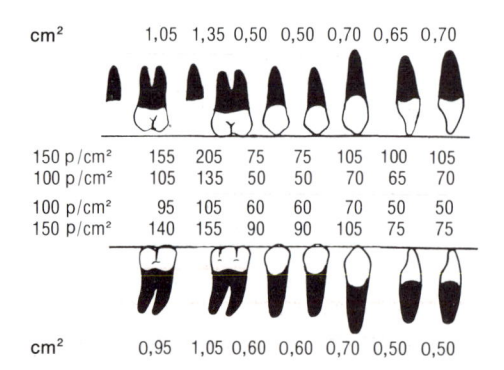

cm²	1,05	1,35	0,50	0,50	0,70	0,65	0,70
150 p/cm²	155	205	75	75	105	100	105
100 p/cm²	105	135	50	50	70	65	70
100 p/cm²	95	105	60	60	70	50	50
150 p/cm²	140	155	90	90	105	75	75
cm²	0,95	1,05	0,60	0,60	0,70	0,50	0,50

Abb. 1B: Die En-face-Wurzeloberflächen, die bei transversalen Bewegungen der Zähne (bukkolinguale Oberflächen der Seitenzähne und mesiodistale Oberflächen der Schneidezähne) der Kraft ausgesetzt sind, werden in cm² ausgedrückt. Daraus ermittelt sind die Kräfte, die für Einwirkungen von 150 und 100 p/cm² En-face-Wurzeloberfläche insgesamt benötigt werden.

Resultanten der Krafteinwirkung auf die En-face-Wurzeloberflächen bei Intrusion und Extrusion (vertikale Bewegungen)

cm²	0,70	0,80	0,30	0,30	0,45	0,30	0,40
150 p/cm²	105	120	45	45	65	45	60
100 p/cm²	70	80	30	30	45	30	40
100 p/cm²	75	85	30	30	35	20	20
150 p/cm²	110	130	45	45	50	30	30
cm²	0,75	0,85	0,30	0,30	0,35	0,20	0,20

Abb. 1C: Die Größen der für die Intrusion von Zähnen einzuteilenden Kraftwirkungen werden durch den größten Querschnitt der Wurzeloberfläche in Quadratzentimetern ermittelt. Die hierfür benötigten Kräfte werden bei 150 und 100 p/cm² erzeugt. Die unteren Schneidezähne zeigen eine En-face-Wurzeloberfläche von 0,20 cm², die oberen Schneidezähne eine von 0,40 cm².

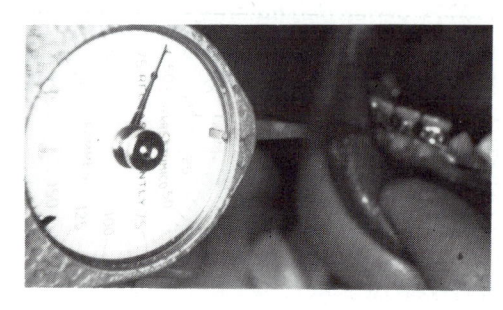

Abb. 2: Bei Anwendung des Utilitybogens wird eine Kraft von 60–80 p auf die vier unteren Schneidezähne einwirken. Diese Kraft von 15–20 p pro Zahn entspricht einer Kraft von 100 p/cm² des exponiertem Querschnitts der Wurzeloberfläche.

vier Zähne intrudiert werden können (Abb. 2). Diese Kraft entspricht einer solchen von 100 Pond pro cm², wie wir der Querschnittsgrafik für den unteren Schneidezahn entnehmen können (Abb. 1C), die nur 0,2 cm² Querschnitt für die Wurzeloberfläche jedes einzelnen Zahnes zeigt, was demnach bedeutet: 0,2 cm² x 100 p/cm² = 20 Pond für die Intrusion eines unteren Schneidezahnes. Die oberen Schneidezähne haben eine fast zweimal so große Wurzeloberfläche im Querschnitt wie die unteren Schneidezähne; deshalb muß die Kraft, die zu ihrer Intrusion benötigt wird, zweimal so groß sein wie im Unterkiefer, und zwar insgesamt annä-

Die genutzten Kräfte

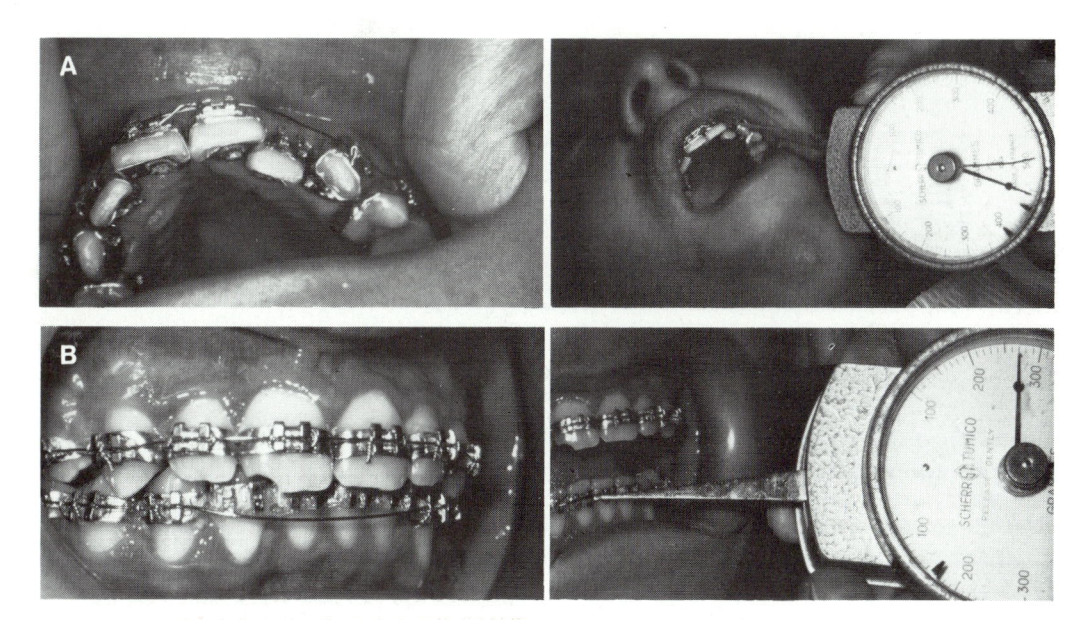

Abb. 3: Starke Kräfte – bis zu zehnfach größer als diejenigen, die für die Bioprogressiven Therapien vorgeschlagen werden – können selbst mit einem .014-Runddraht angewandt werden, wenn die Spannweite des Drahtes relativ kurz ist.

A. 400 p gegen den oberen seitlichen Schneidezahn;

B. 300 p gegen den unteren seitlichen Schneidezahn bei Ligierung eines Bogens mit umgekehrter Spee'scher Kurve.

hernd 160 Pond oder 40 Pond pro Einzelzahn. Die Analyse der grafischen Darstellungen der Wurzeloberflächen hilft uns, die Kräfte zu beurteilen, die für die verschiedenen Behandlungssituationen notwendig sind. Die Analyse der bukkolingualen Wurzeloberfläche zeigt, daß eine Kraft von 40 Pond notwendig ist, wenn der obere seitliche Schneidezahn nach labial in den Zahnbogen bewegt werden soll, weil die labiale Oberfläche dieses Zahnes eine En-face-Wurzeloberfläche von 0,40 cm² hat, die der Bewegung ausgesetzt ist.

Werden die üblichen alten Behandlungsverfahren der Edgewise-Mechanik untersucht – zum Beispiel die Verwendung von Runddrähten, um die Schneidezähne richtigzustellen und die Spee'sche Kurve zu nivellieren *(Abb. 3)* –, so finden wir, daß gegenwärtig oft noch etwa zehnmal so große Kräfte angewandt werden, wie angebracht wären. Eine Kraft von 400 p läßt sich messen, wenn ein runder .014-Bogen in die Brackets der seitlichen Schneidezähne einligiert wird. Eine Kraft von 300 Pond läßt sich bei der Einligierung in das Bracket des unteren Schneidezahns messen, wenn ein

umgekehrt konturierter Bogen in die Seitenzähne eingebunden wird. Eine offene Vertikalschlaufe in einem .018 x .022-Stahldraht kann 800 bis 1000 Pond Kraft bei der Retraktion oberer oder unterer Eckzähne entfalten, obwohl eigentlich nur 100–150 p notwendig wären. Diese schweren Kräfte werden dann buchstäblich die Blutversorgung unterbinden und die biologische Gewebeantwort stark begrenzen, die für die physiologische Veränderung des Knochens und eine effiziente Zahnbewegung notwendig ist.

Die Kontrolle der Kräfte

THUROW hat gezeigt, daß bei der Durchbiegung eines .016-Chrom-Runddrahtes um 3 mm über eine Spanne von einem halben Inch (13 mm) eine Kraft von 650 Pond entsteht *(Abb. 4)*. Wenn Stahldraht benutzt wird, so verdoppelt sich die Kraft auf über 1000 Pond. Daraus folgt, daß es bei bestimmten klinischen Konditionen, bei denen wir den fortlaufenden Bogen über kurze Spannen einligieren, zur Entstehung sehr großer Kräfte kommen kann – Kräfte, die weit über den optimalen Kräften

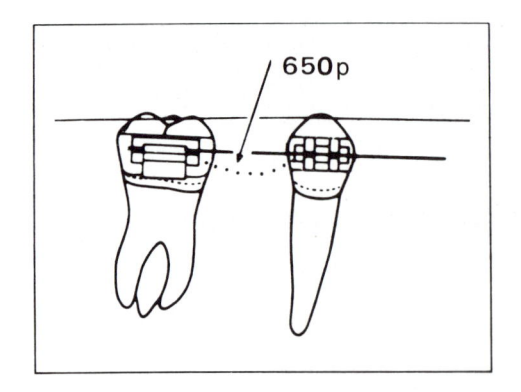

Abb. 4: Eine Durchbiegung um 3 mm erzeugt bei einem .018-Runddraht eine Kraft von 650 Pond.

liegen, die notwendig sind, um noch die physiologische Gewebeantwort für effiziente Zahnbewegungen zu erlauben. Um die Krafteinwirkung auf einen einzelnen Zahn oder eine Zahngruppe zu verringern, benutzt man das Prinzip eines langen Hebelarmes. Mit mehr Draht zwischen den Zähnen läßt sich die angewandte Kraft deutlich senken und die Länge der Aktivierungszeit erhöhen. Somit können wir unsere *Konzeption der leichten kontinuierlichen Kräfte* vorstellen, mit der wir die notwendigen günstigen physiologischen Gegebenheiten für eine Zahnbewegung unterstützen, anstatt sie zu begrenzen.

Die Grenze der elastischen oder proportionellen Verformung liegt bei der Kraftgröße, die gerade noch auf einen bestimmten Draht einwirken kann, bevor er eine dauerhafte Biegung ohne Rückkehr in seinen Ausgangszustand erfährt. Die elastische oder proportionale Verformungsgrenze von Elgiloy-Draht der Stärke .016 x .016 wird bei einem Abstand von 25 mm mit annähernd 80 p erreicht. Die Biegebelastung bei einem Abstand von 25 mm beträgt 25 mm x 80 Pond; das bedeutet eine Kraft von 2000 Pond pro Millimeter. Kürzere Abstände verursachen größere Kräfte. Wenn mehr Draht eingearbeitet wird, so wird die Kraft proportional verringert *(Abb. 5)*.

Der Utilitybogen benutzt einen langen Hebel oder das Spannbogenprinzip, um von den Molaren bis zu den Schneidezähnen eine Entfernung von 20–40 mm zu überbrücken – entsprechend der Länge des Zahnbogens und der dentalen Dysgnathie. Die Spannweite im Unterkiefer vom ersten Molar bis zu den Schneidezähnen beträgt 25–30 mm, und hierdurch kommt es zu den erwünschten 80 p Kraft, die man braucht, um die unteren Schneidezähne beim Nivelliervorgang zu intrudieren. Bei der längeren Distanz von 35–40 mm im Oberkiefer ist ein größerer Bogen (.016 x .022) nötig, um die erwünschten 160 Pond für die Intrusion der oberen Schneidezähne zu erzeugen.

Um die angewandten Kräfte auf die erwünschten 100 p/cm^2 zu reduzieren, verwendet man in der Bioprogressiven Therapie mehr Draht bei der Gestaltung der Schlaufen, so daß man leichtere Kräfte bekommt, die in ihrer Wirkung kontinuierlicher sind. Die Länge des Drahtes in den üblichen einfachen Schlaufen läßt sich leicht ausmessen *(Abb. 6)*.

Die Gestaltung von Schlaufen zur Kraftkontrolle

Durch die Kombination von unterschiedlichen Drahtlängen und verschiedenen Schlaufenformen zu zusammengesetzten Schlaufen kann man die Menge des Drahtes weiter vergrößern, so daß die Kraft sich reduzieren läßt und die Aktivierungsdauer zunimmt. Zusätzlich erhöht die Kompression des Drahtes während der Aktivierung der Schlaufe ihre Aktion und vergrößert ihre Effektivität.

Elastische Verformungsgrenze eines .016 x .016 Elgiloy-Drahtes	
Länge	Biegekraft
30 mm	+ 70 p
25 mm	+ 80 p
20 mm	+ 100 p
10 mm	+ 200 p
5 mm	+ 400 p
4 mm	+ 500 p
3 mm	+ 600 p

Abb. 5: Eine Verlängerung des Drahtes reduziert die Kraft. Die Werte wurden für den klinischen Gebrauch auf- bzw. abgerundet.

Die genutzten Kräfte

		Drahtlänge in einfachen Schlaufen
Spiralschlaufe		10–14 mm
Offene Vertikalschlaufe (weit gestellt)		12–17 mm
Offene horizontale Schuhschlaufe		20 mm
Offene horizontale T-Schlaufe		25 mm

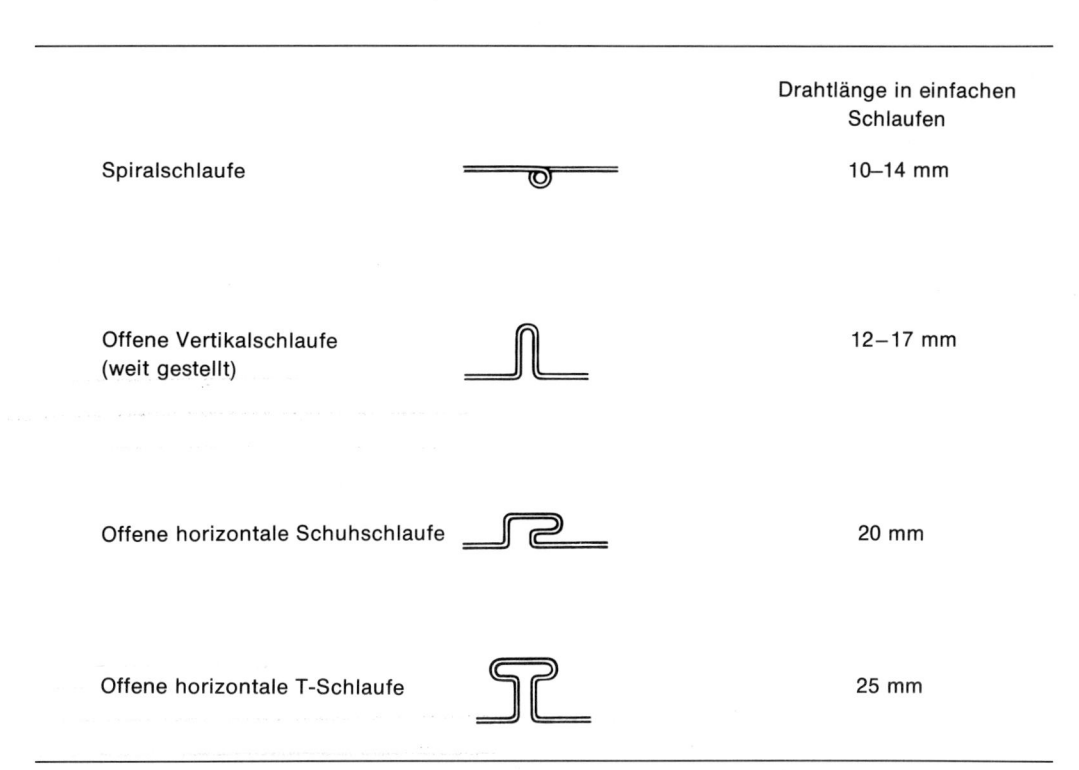

Abb. 6: Durch die Gestaltung einfacher Schlaufen kann mehr Draht zwischen die Zähne eingebracht und so der Umfang der angewandten Kraft reduziert werden.

		Drahtlänge in zusammengesetzten Schlaufen	Kraft pro mm der Aktivierung
Geschlossene vertikale Spiralschlaufe		24 mm	120 p/mm
Doppeldelta-Retraktionsschlaufe (Lückenschlußschlaufe)		36 mm	100 p/mm
Doppelte vertikale Lückenschlußschlaufe in Form eines gekreuzten »T«		40 mm	80 p/mm
Doppelte vertikale Spiralschlaufe zum Lückenschluß		60 mm	75 p/mm
Doppelte geschlossene verlängerte Spiralschlaufe		70 mm	50 p/mm

Abb. 7: Durch die Gestaltung von zusammengesetzten Schlaufen, die Kombinationen von einfachen Schlaufen und zusätzlichem Draht zur weiteren Reduzierung der Kraftgröße nutzen, wird die Kraftwirkung kontinuierlicher. Ein zusätzlicher günstiger Faktor liegt darin, daß die Schlaufen so konstruiert sind, daß sie während der Aktivierung komprimiert werden.

Unterkiefer-Eckzahn-Retraktionsfeder

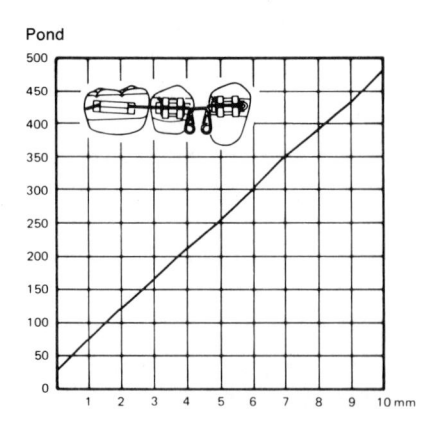

A. Die Unterkiefer-Eckzahn-Retraktionsfeder enthält 60 mm Draht und ergibt etwa 75 p Kraft bei einer Aktivierung um 1 mm. Eine Aktivierung von 2–3 mm wird für die Retraktion des unteren Eckzahnes vorgeschlagen.

Oberkiefer-Eckzahn-Retraktionsfeder

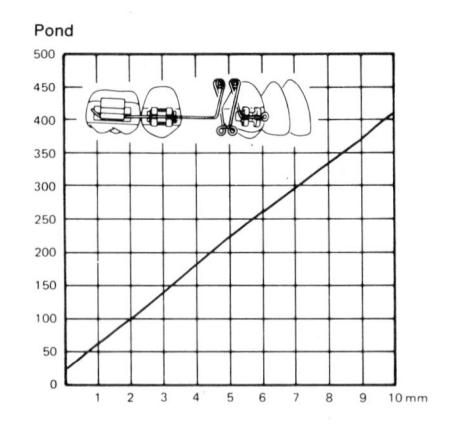

B. Die Oberkiefer-Eckzahn-Retraktionsfeder enthält 70 mm Draht und ergibt etwa 50 p Kraft pro Aktivierung um 1 mm. Für die Aktivierung zur Eckzahnretraktion werden 3 mm vorgeschrieben.

Utilitybogen

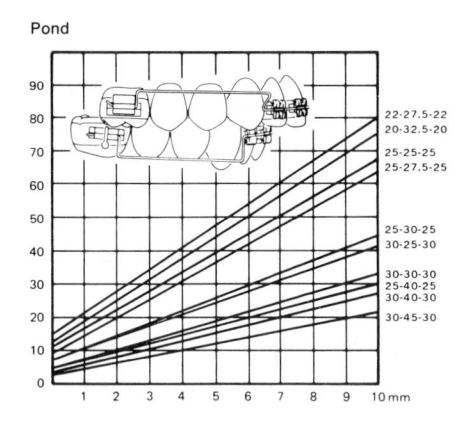

Ablenkung im Frontzahnbereich in p/mm

C. Die Kraftverteilung auf die Schneidezähne durch den Utilitybogen ist abhängig von der von den Molaren vorgegebenen Spannweite. Eine Messung von 10 mm Abbiegung der 40 mm Spannweite erbringt eine Kraft von 80 p, während dieselbe Abbiegung auf einer Spannweite von 30 mm nur eine Kraft von 20 p bei .016 x .016 blauem Elgiloy-Draht produziert.

Doppeldelta-Retraktionsschlaufe

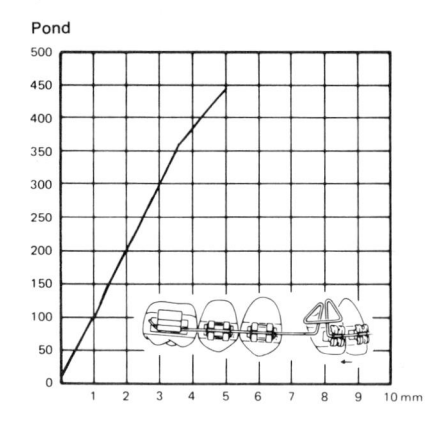

D. Die Doppeldelta-Retraktionsschlaufe, die zur Retraktion der Schneidezähne und zum Lückenschluß im Zahnbogen benutzt wird, enthält 36 mm Draht und gibt etwa 100 p Kraft pro 1 mm Aktivierung. Diese Federkonstruktion enthält nur die halbe Drahtlänge der Oberkiefer-Eckzahn-Retraktionsfeder, und als Folge hiervon kommt es zum Entstehen der doppelten Kraft bei derselben Aktivierung. Eine Aktivierung von 2 mm wird während der Retraktion der oberen Schneidezähne vorgeschrieben.

Abb. 8: Die Charakteristika von Schlaufenbögen in bezug auf Kraft und Aktivierung (das Verhältnis von Kraft zu Abbiegung).

Die genutzten Kräfte

Einige zusammengesetzte Schlaufen, die so gestaltet sind, daß der Draht während der Aktivierung komprimiert wird, zeigt die *Abbildung 7 (Seite 115):*
– die geschlossene vertikale Spiralschlaufe;
– die Doppeldelta-Retraktionsschlaufe (Lückenschlußschlaufe);
– die doppelte vertikale Lückenschlußschlaufe in Form eines gekreuzten »T«;
– die doppelte vertikale Spiralschlaufe zum Lückenschluß;
– die doppelte vertikale Spiralschlaufe mit verlängertem überkreuzten »T« zum Lückenschluß (doppelte geschlossene verlängerte Spiralschlaufe).

Das Verhältnis zwischen Last und Abbiegung für jede einzelne Feder zeigt den Umfang der Kraft, die bei jedem Millimeter Aktivierung produziert wird *(Abb. 8)*. Aufgrund dieser Information kann der Umfang der Aktivierung, der zur Erzeugung der richtigen Kraft gebraucht wird, um einen Druck von 100 p/cm² beteiligter Wurzeloberfläche zu produzieren, in der speziellen klinischen Situation errechnet und dann auch angewandt werden.

Die Unterkiefer-Eckzahn-Retraktionsfeder ist eine zusammengesetzte Feder. Sie besteht aus einer doppelten vertikalen Spiralschlaufe zum Lückenschluß. Sie enthält 60 mm blauen Elgiloydraht der Stärke .016 x 0.16 und ergibt etwa 75 p Kraft pro mm der Aktivierung. Durch verschiedene Schlaufengrößen und den jeweiligen Draht-Typ ist eine gewisse Variationsbreite gegeben. 2–3 mm Aktivierung sind deshalb notwendig, um die entsprechende Kraft zu produzieren. Die Enface-Oberfläche des Eckzahns in distaler Richtung ist 0,75–1 cm² groß und benötigt somit eine Kraft von 100 bis 150 Pond *(Abb. 8A)*.

Die Oberkiefer-Eckzahn-Retraktionsfeder besteht aus einer doppelten vertikalen Spiralschlaufe mit Verlängerung in Form einer gekreuzten T-Lückenschlußfeder und enthält 70 mm Draht. Sie produziert nur 50 p pro 1 mm Aktivierung, und alle ihre Schlaufen werden während der Aktivierung kontrahiert. 2–3 mm Aktivierung sind ausreichend zur Retraktion des oberen Eckzahns *(Abb. 8B)*.

Der untere Kontraktions-Utilitybogen ist eine aus einer L-Schlaufe und expandierten überkreuzten T-Schlaufen zusammengesetzte Schlaufe, die in ihrer Konstruktion 40 mm Draht enthält. Sie setzt 80 p Kraft pro 1 mm Aktivierung während des Lückenschlusses im Bereich der unteren Schneidezähne frei. Nur 2 mm Aktivierung sind notwendig, um den vorgeschriebenen Druck für die unteren vier Schneidezähne zu erbringen *(Abb. 8C)*.

Die Doppeldelta-Retraktionsschlaufe enthält 36–50 mm Draht in ihrer Konstruktion und ergibt etwa 100 p Kraft pro 1 mm Aktivierung während der Retraktion der oberen Schneidezähne und beim Lückenschluß. Die dabei erzeugte Kraft ist – da wesentlich weniger Draht eingesetzt wird – fast doppelt so groß wie die von der Oberkiefer-Eckzahn-Retraktionsfeder erzeugte. Sie wirkt allerdings auch auf die vier Schneidezähne des Oberkiefers, die ihrerseits eine größere Krafteinwir-

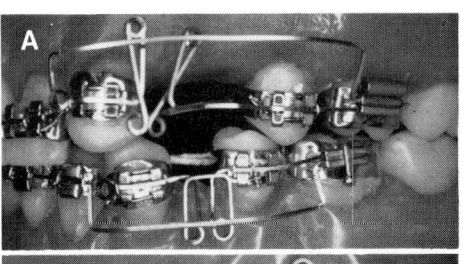

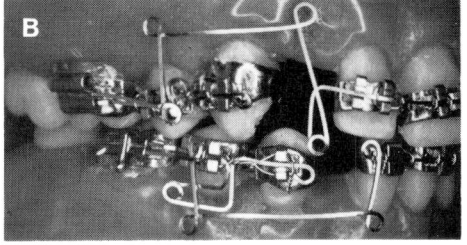

Abb. 9: Kombinationen von fortlaufenden Bögen und zusammengesetzten Schlaufenkonstruktionen können so gestaltet werden, daß sie die Verankerungsmöglichkeiten verstärken und gleichzeitig die ersten mechanischen Bewegungen, wie die Intrusion der Schneidezähne und die Retraktion der Eckzähne, fördern (A). Biomechanische Hilfsmittel mit mehrfacher Wirkung können die Effizienz bei der Retraktion der unteren Schneidezähne oder bei dem Torque der oberen Schneidezähne fördern (B).

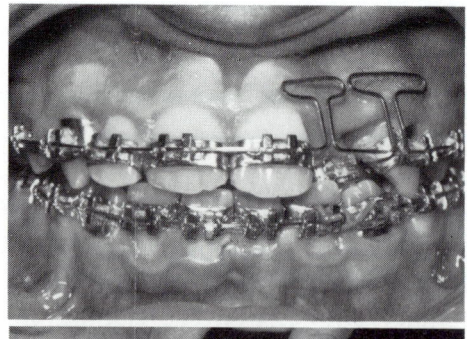

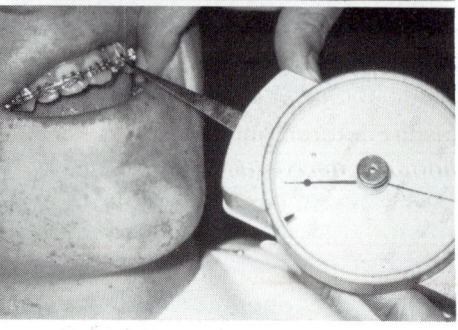

Abb. 10: Horizontale T-Schlaufen auf jeder Seite des Zahns können 50 mm Draht im Bogen aufnehmen, wodurch es zu einer deutlichen Reduktion der Kraft und zu einer Zunahme der kontinuierlichen Wirkung kommt. Anstatt den 400 p eines fortlaufenden Bogens wird nur eine Kraft von 75 p aufgewendet.

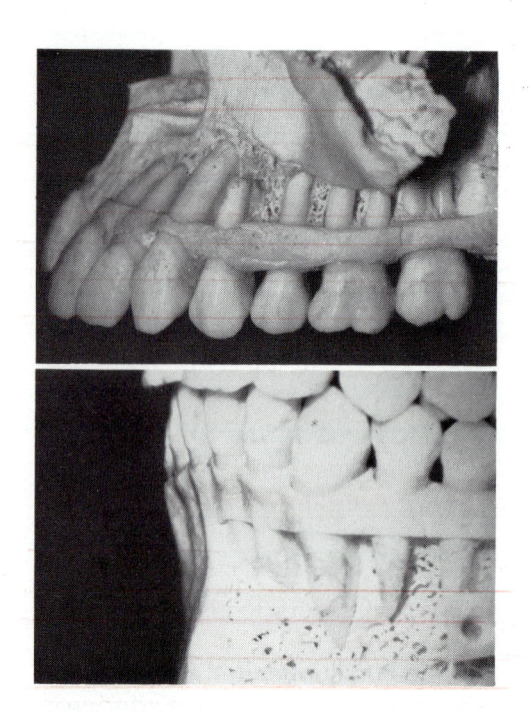

Abb. 11: Die Struktur des Kieferskeletts beinhaltet sowohl dichten, avaskulären kortikalen Lamellenknochen als auch lokkeren, stark vaskularisierten spongiösen Trabekelknochen.

kung benötigen als der einzelne Eckzahn *(Abb. 8D)*.

So benötigt jeder Zahn zu seiner effizienten Bewegung eine optimale Kraft, um die entsprechenden Bewegungen ausführen zu können. Die Federn werden durch den Einbau verschiedener zusammengesetzter Schlaufen so mit Biegelastquotienten ausgestattet, daß die notwendige optimale Kraft entsteht *(Abb. 9)*. Die horizontale T-Schlaufe enthält 25 mm Draht und läßt sich zur Ausformung, Rotation, Extrusion oder Intrusion benutzen; außerdem kann sie bei Verwendung an einem fortlaufenden Bogen 5–6 mm Platz im Zahnbogen schaffen *(Abb. 10)*.

Die Gesamtbewegung der Zähne kann nicht durch Metallzähne in einem Wachstypodonten simuliert werden. Die Theorie, daß die für die Zahnbewegungen erforderlichen Kräfte in einem Verhältnis zu den En-face-Wurzeloberflächen stehen, hat sich für die Einzelzähne bewährt. Bei der Analyse der intermaxillären Verhältnisse und der reziproken Faktoren stellt sich jedoch heraus, daß auch andere Faktoren in Betracht gezogen werden müssen zur Gesamtbeurteilung der Zahnbewegungen. Einer dieser Faktoren ist die Art des Knochens, durch den die Zähne bewegt werden müssen. Da die Bewegung von Zähnen eine entsprechende zelluläre Veränderung im tragenden Knochen zur Voraussetzung hat, müssen die physikalischen und physiologischen Eigenschaften des die Zähne umgebenden Knochens analysiert und in Betracht gezogen werden.

Die Konzeption der kortikalen Knochenverankerung

Während die Charakteristika des Knochens auf der Zellenebene überall gleich sind, finden wir zwei sehr verschiedene makroskopische Strukturen vor. Einerseits gibt es einen sehr dicht lamellären, avaskulären kortikalen Knochen, welcher der Kieferstruktur ihre Stärke verleiht und die Zähne stützt. Ganz gegensätzliche Charakteristika zeigen sich in den lose verwobenen, offenen Räumen des alveolären oder trabekulären Knochens *(Abb. 11)*. In diesen locker texturierten Räumen muß weniger Knochen verändert werden, sie sind sehr stark vaskularisiert und führen so die notwendigen Zellen und Stoffe für eine Remodellierung des Knochens heran; und natürlich können sie selbst – aufgrund ihrer Textur – leichter verändert werden. Da eine entsprechende Blutversorgung für die zellulären Veränderungsvorgänge notwendig ist, um überhaupt einen Zahn zu bewegen, sollten wir danach streben, eine gute Blutversorgung aufrehctzuerhalten und die Zähne in den weniger dichten und stärker vaskularisierten trabekulären Knochen hineinzubewegen, andererseits den dichten avaskulären kortikalen Knochen bei Zahnbewegungen möglichst zu vermeiden.

Die Konzeption der kortikalen Knochenverankerung basiert auf dem Prinzip, die Wurzeln eines Zahns, den man verankern will, mit schweren Kräften in die Nachbarschaft des dichten kortikalen Knochens zu bringen, – mit Kräften also, welche die schon von Anfang an geringe Blutversorgung weiterhin drosseln. Hierdurch kommt es zu einer Verankerung des Zahnes durch die Verringerung der physiologischen Aktivität in einem Gebiet dichten lamellären Knochens. Aufgrund seiner Dichte und seiner begrenzten Blutversorgung widersteht der kortikale Knochen Veränderungen, und die Zahnbewegung ist dementsprechend gering. Wenn wir den Zahn bewegen wollen, sollten wir also einen Weg durch den weniger dichten spongiösen Knochen finden, in dem unter einer leichten Kraft eine gute Blutversorgung aufrechterhalten werden kann, so daß es zu einer physiologischen osteoklastischen Knochenresorption kommt: die Reaktion, die für eine effiziente Zahnbewegung notwendig ist. Für eine solche sollten unsere biomechanischen Verfahren die Wurzeln von dem dichteren kortikalen Knochen weg und durch die weniger dichten Kanäle des stark vaskularisierten, spongiösen Knochens steuern.

Da jeder Zahn durch den kortikalen Knochen gestützt wird, ist ein gewisses Verständnis für diese Knochenstruktur notwendig, wenn wir entweder die Wurzeln im kortikalen Knochen bewegen und sie dort verankern oder aber den kortikalen Knochen – wenn irgend möglich – im Verlaufe einer effizienten Zahnbewegung meiden wollen. Jeder Kiefer und jeder Zahn werden im folgenden unter dem Aspekt verschiedener klinischer Notwendigkeiten analysiert, um die praktische Anwendung dieser Faktoren bei der klinischen Behandlung darzustellen.

Untere Schneidezähne, Eckzähne und erste Prämolaren

Im Unterkieferzahnbogen werden die unteren Schneidezähne, die Eckzähne und die ersten Prämolaren auf der Lingualseite durch den kortikalen Knochen des Planum alveolare gestützt *(Abb. 12)*. Die diversen Zahnbewegungen müssen diesen dichteren kortikalen Knochen entsprechend berücksichtigen. Während der Intrusion der unteren Schneidzähne müssen ihre

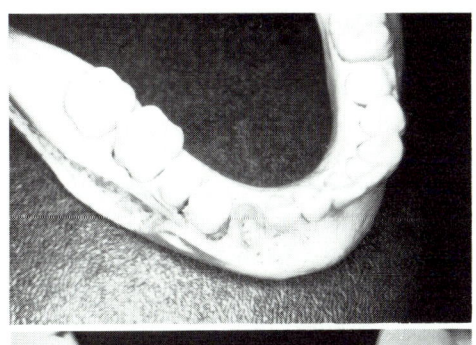

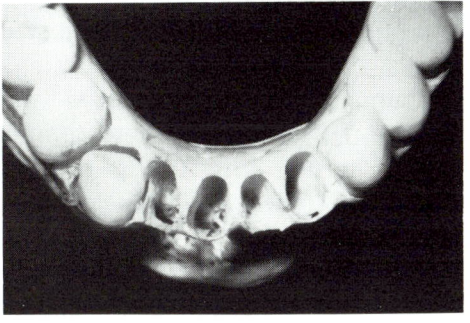

Abb. 12: Die unteren Schneidezähne, die Eckzähne und die ersten Prämolaren werden auf der lingualen Seite durch das Planum alveolare unterstützt. Um eine effiziente Schneidezahnintrusion oder eine Eckzahnretraktion durchzuführen, muß man sehr auf diesen dichteren Stützknochen achten.

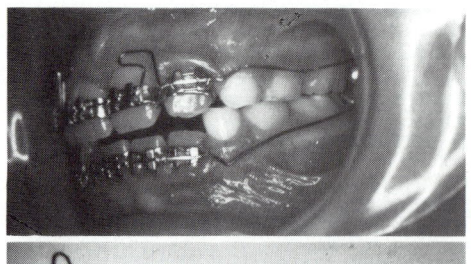

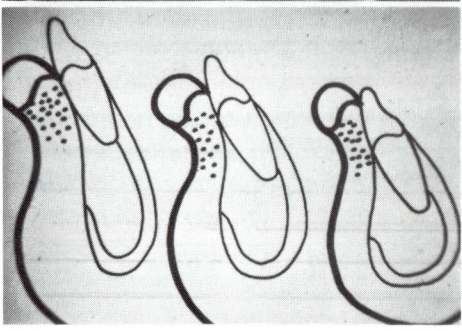

Abb. 13: Der Utilitybogen ist so konstruiert, daß er während der Intrusion der unteren Schneidezähne deren linguale Wurzeloberflächen vom kortikalen Knochen abhält, wenn ein 15–20° bukkaler Wurzeltorque angewandt wird.

Wurzeln den lingualen kortikalen Knochen meiden und nach bukkal weg von diesem stärkeren Knochen bewegt werden.

Um die Unterstützung dieses lingualen Knochens auszuschließen, wendet der Utilitybogen 15–20° bukkalen Wurzeltorque bei der Aktivierung zur Intrusion der unteren Schneidezähne an *(Abb. 13)*. Runde Nivellierungsbögen andererseits kippen die Schneidezähne in diese kortikale Knochenstütze, und dabei verhaken die Wurzelspitzen so, daß es zu einer Begrenzung der Intrusionsbewegung kommt. Bei einem Vergleich der Kräfte stellt sich heraus, daß der Utilitybogen mit seinem langen Hebelarm etwa 80 p Kraft produziert, während die kurze Spanne eines Runddrahtes 300 p garantiert. Durch das Meiden des kortikalen Knochens können wir die Zähne für ihre Bewegung unter leichten kontinuierlichen Kräften entsprechend befreien – oder aber wir können die Wurzeln im kortikalen Knochen bei Anwendung schwerer Kräfte verankern. Bei der Retraktion der unteren Eckzähne müssen deren Wurzeln vom dichteren kortikalen Knochen auf der Lingualseite abgehalten und gewissermaßen »um die Ecke« bewegt werden – in den ersten Stadien ihrer Retraktion, um sie so in der Rinne des spongiösen Knochens zu führen –, damit sie bleiben *(Abb. 14)*. Wenn die Eckzahnwurzeln diesen lingualen Knochen berühren, strapazieren sie die Verankerung und es kommt mit großer Wahrscheinlichkeit zu einer Kippung um diesen knöchernen Drehpunkt: – eine Kippung, bei der die Krone nach distal kommt und die Wurzel ihrerseits nach vorne durch den labialen kortikalen Knochen stößt.

Bei der Extraktionsbehandlung retrahiert man die Eckzähne zuerst an Segmentbögen, um die Eckzahnwurzeln in der Rinne des spongiösen Knochens zu halten und sie so »um die Ecke zu führen«, daß der dichte lin-

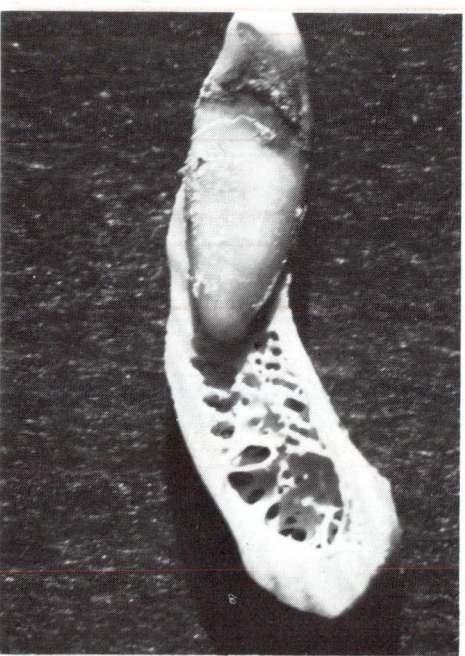

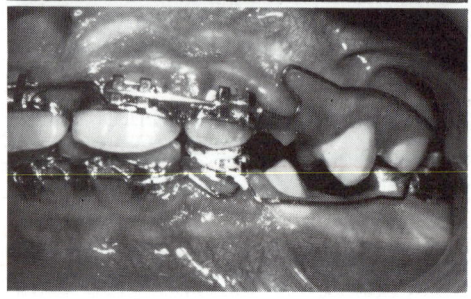

Abb. 14: Auch bei der Intrusion der unteren Eckzähne muß der kortikale Knochen gemieden werden, wenn die Bewegung auf effiziente Weise durchgeführt werden soll. Durch Anwendung von elastischen Fäden am Utilitybogen wird dem Zahn eine genügende Freiheit zur Eigenbewegung während der Intrusion gegeben.

Die genutzten Kräfte

guale alveoläre oder kortikale Knochen gemieden wird. Während des nächsten Schrittes des Lückenschlusses aber müssen die Schneidezahnwurzeln nun durch den starken kortikalen Knochen bewegt werden, und man muß seine Remodellierung abwarten. Um den physiologischen Kräften den remodellierenden Wiederaufbau des dichten kortikalen Knochen zu ermöglichen, müssen noch leichtere kontinuierliche Kräfte angewandt werden *(Abb. 15)*. Wendet man bei der Retraktion der Schneidezähne starke Kräfte an, so werden die Wurzeln in der Nähe des kortikalen Knochens verankert werden. Diese Verankerung im kortikalen Knochen wird die Molarenverankerung ihrerseits sehr stark beanspruchen, und es wird gleichzeitig zu einer Kippung und zu einer Extrusion der Schneidezähne um das Planum alveolare als Drehpunkt kommen. Diese Kippung und Extrusion der Schneidezähne verursacht die Probleme in bezug auf den vertikalen Überbiß, wie man sie oft im Zusammenhang mit der Anwendung der Extraktionsmechanik erhält.

Es gibt drei Hauptaspekte im Kontext von Zahnbewegung und kortikaler Knochenstütze:

1. Man sollte den kortikalen Stützknochen meiden, wo immer dies möglich ist, und die Wurzeln durch den dünneren und stärker vaskularisierten spongiösen Knochen bewegen. Hier können leichte Kräfte angewandt werden, die eine gute Durchblutung bewirken, wie sie für die physiologische Gewebeantwort und eine effiziente Zahnbewegung notwendig ist.

2. Werden zur Verankerung von Zähnen deren Wurzeln unter Einwirkung großer Kräfte in die Nachbarschaft des dichteren kortikalen Knochens bewegt, so werden diese Kräfte die Blutversorgung »ausquetschen« und damit die physiologische Gewebeantwort gering halten, die für Knochenveränderungen und Zahnbewegungen notwendig ist. Die Konzeption der kortikalen Knochenverankerung besteht darin, die Wurzeln im kortikalen Knochen zu stabilisieren.

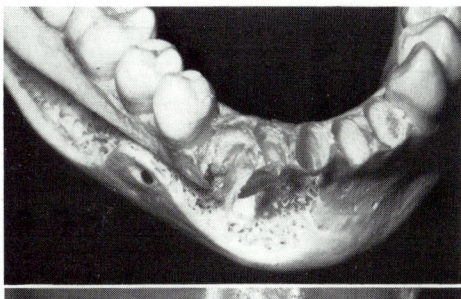

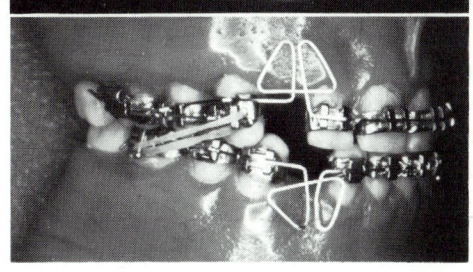

Abb. 15: Die Retraktion der unteren Schneidezähne und der Lückenschluß bedingen eine Remodellierung und Veränderung des dichten kortikalen Knochens. Sehr leichte Kräfte sind notwendig, damit eine gute Blutversorgung aufrechterhalten werden kann, die ihrerseits wiederum die physiologische Osteoklastenantwort erleichtert. Eine zu starke Kraft wird die Bewegung sehr begrenzen.

3. Wenn es die Behandlungsziele erfordern, daß wir die Zähne durch den kortikalen Stützknochen bewegen – an einer Stelle, an der der dichte Knochen nicht gemieden werden kann –, müssen die Kräfte noch leichter gehalten werden, um die charakteristischen Eigenschaften des Knochens und seine begrenzte Blutzufuhr sowie die physiologische Gewebeantwort zu respektieren. Denn der Knochen muß sich remodellieren können. Eine schwere Kraft führt uns zurück zum zweiten Aspekt in bezug auf die Verankerung und die begrenzte Veränderung.

Diese Aspekte werden sehr wichtig bei der Erwachsenenbehandlung, bei der die Lamina cribriformis der Alveolenwand dichter ist, ähnlich dem kortikalen Knochen, und so werden leichte Kräfte anfangs dringend notwendig, um eine entsprechende Blutversorgung für die Zahnbewegung sicherzustellen. Wegen der Dichte des Knochens wird die Zahnbewegung beim Erwachsenen in den Anfangsphasen langsamer sein. Nach dem Anfangsstadium und der entsprechenden Knochenveränderung werden die Bewegungen und der Behandlungsfortschritt ähnlich wie bei unseren jungen Patienten sein.

Untere zweite Prämolaren und Molaren

Die unteren zweiten Prämolaren und die Molaren werden von der bukkalen Seite her durch den kortikalen Knochen gestützt, der entlang ihrer bukkalen Oberfläche in die Linea obliqua externa einstrahlt. Um die unteren Molaren zu verankern, müssen wir ihre Wurzeln expandieren und in diesen dichteren Ring vaskularisierten kortikalen Knochens torquen. Wie man bei der Untersuchung von Schädelmaterial feststellen kann, ist dieser Knochen nicht sehr stark, aber an der bukkalen Oberfläche der Molarenwurzeln ist er kompakter und dichter *(Abb. 16)*. Diese Dichte des Knochens begrenzt die Blutzufuhr und somit – infolge der sehr begrenzten Veränderung im Knochen – die Bewegung.

Klinische Beobachtungen haben gezeigt, daß im Unterkiefer eine gute Molarenverankerung aufrechterhalten werden kann, wenn die Lingualhöcker nach apikal gehalten werden (die Wurzeln sind dabei expandiert und nach bukkal getorquet). Wenn sich die Molaren aufrichten und extrudieren, bewegen sich ihre Wurzeln durch den kortikalen Knochen weg von der Unterstützung, und es kommt so zu einer Schwächung ihrer Verankerung. Die unteren Molaren richten sich zuerst auf und wandern dann nach vorne, wie es typisch für Fälle mit Verankerungsverlusten ist. Wenn wir dagegen die Molaren nach vorne bringen *wollen*, ist demnach eine sehr starke Verringerung der Molarenverankerung notwendig: Die Zähne werden dann in aufrechter Stellung gehalten, so daß die Wurzeln nach lingual weg vom dichteren kortikalen Knochen bewegt werden können *(Abb. 17)*. Die Expansion und der bukkale Wurzeltorque werden in diesen Fällen sehr gering gehalten, um den Molar aufrechtzuerhalten und ihm entsprechende Bewegungsmöglichkeiten zu geben. Ein Runddraht im Molarenröhrchen und eine kontinuierliche Kraft werden seine Vorwärtsbewegung begünstigen.

Um einen gekippten oder impaktierten zweiten oder dritten Molar zu distalisieren oder aufzurichten, ist die Anwendung einer leichten kontinuierlichen Kraft notwendig. Wegen der ungünstigen Lokalisation sind Schlaufenkonstruktionen oder Federn, die an diesen Molaren befestigt werden, schwierig einzusetzen. Diese Zähne lassen sich gut bewegen, wenn eine leichte kontinuierliche Kraft einwirkt. Eine längere Zeit muß freilich für diese Bewegung zur Verfügung stehen, damit es zu der gewünschten Knochenveränderung kommen kann. Für die

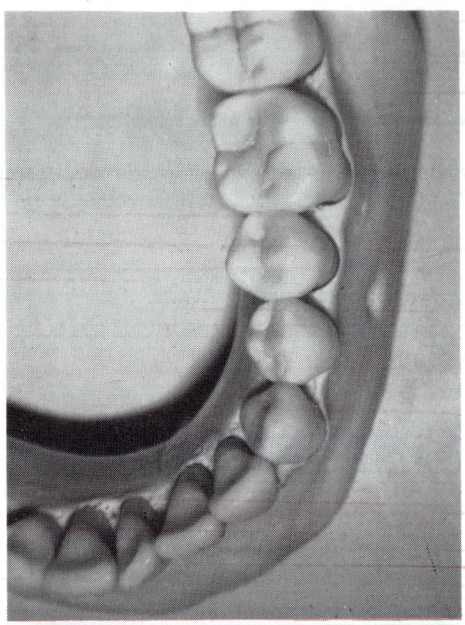

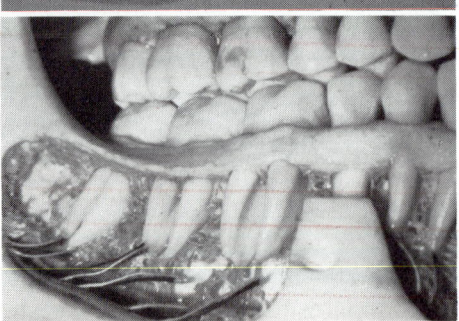

Abb. 16: Die unteren zweiten Prämolaren und die Molaren werden auf der vestibulären Seite durch gering vaskularisierten kortikalen Knochen gestützt. Um diese Zähne entsprechend zu verankern, müssen ihre Wurzeln nach bukkal getorquet werden; außerdem müssen sie in diesen dichteren Knochen expandiert werden, indem bei Anwendung stärkerer Kräfte ihre Bewegung stark begrenzt wird.

Die genutzten Kräfte

Bioprogressive Therapie gilt, daß sich jeder beliebige Zahn in jeder beliebigen Richtung bewegen läßt, wenn der richtige Druck (Kraft pro Flächeneinheit) einwirken kann.

Die Zähne im Oberkiefer

Der Oberkiefer unterscheidet sich vom Unterkiefer in der Struktur des kortikalen Stützknochens: Der Unterkiefer ähnelt einem langen Röhrenknochen, wobei die kortikale Unterstützung durch die ganze Länge des U-förmig gebogenen Knochens läuft. Die kortikale Knochenstruktur baut um diese röhrenförmige Gestalt herum den Alveolarfortsatz, den Processus coronoideus und den Processus condylaris auf. Der Oberkiefer ist im Gegensatz dazu lamellenartig strukturiert und stützt mehrere Kavitäten, die zum Teil durch Septen zweigeteilt sind: – die

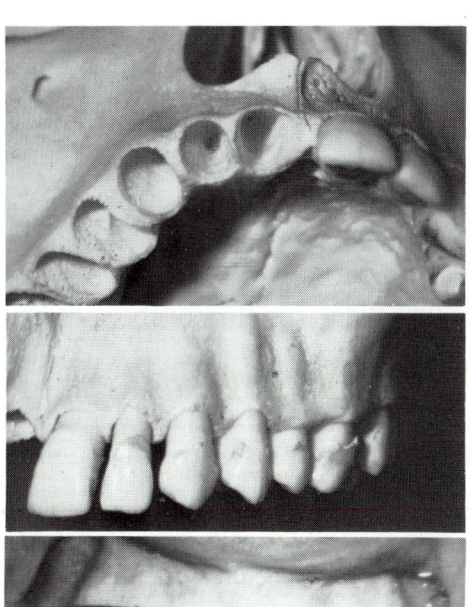

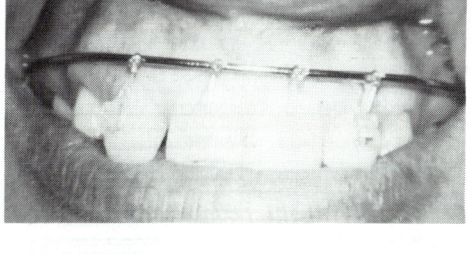

Abb. 19: Bei der Intrusion der oberen Schneidezähne sollte der kortikale Knochen gemieden und eine Bewegung in den breitesten Teilen des Alveolarfortsatzes vorgenommen werden. Wenn die Wurzelspitze sehr weit nach vorne steht, wie es bei vielen Klasse-II/2-Dysgnathien der Fall ist, müssen die Schneidezahnkronen zuerst nach vestibulär gekippt werden (wobei die Wurzeln nach palatinal kippen), bevor eine Intrusion vorgenommen wird. Eine Kraft von annähernd 40 p auf jeden Zahn ist notwendig, damit er effizient intrudiert werden kann. Elastische Gummifäden, die an einem schweren Labialbogen laufen, können die Krone kippen und eine leichte Kraft zur Anwendung bringen.

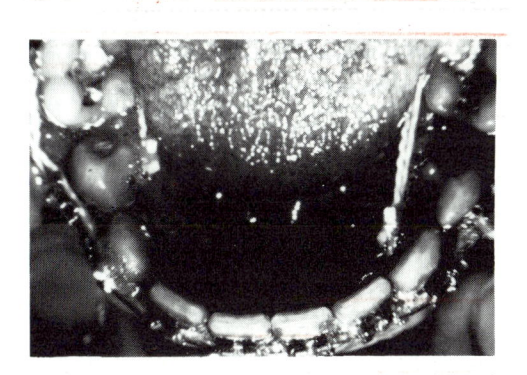

Abb. 17: Um einen Molar nach anterior zu bewegen, muß er in aufrechter Position und unter Einwirkung leichter kontinuierlicher Kräfte gehalten werden, wobei die kortikale Verankerung gemieden werden muß.

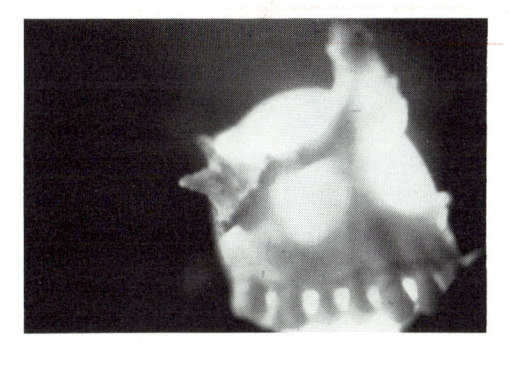

Abb. 18: Der Oberkiefer trägt vier Kavitäten: Die Augenhöhlen, die Nasennebenhöhlen, die Nasenhöhle, die Mundhöhle. Der kortikale Knochen im Oberkiefer umgibt diese Höhlungen und auch den Alveolarfortsatz, in welchem die Zähne sitzen.

Nasenhöhle, die Nasennebenhöhlen, die Augenhöhlen und die Mundhöhle *(Abb. 18)*. Diese Höhlen sind mit kortikalem Knochen ausgekleidet, der zusammen mit der Kortikalis, die den Kieferkörper bedeckt, die Gesamtunterstützung des Oberkiefers darstellt und die Zähne bei ihren Bewegungen beeinflußt. Die Wurzeln der Oberkieferzähne, die nahe an den Nebenhöhlen liegen, werden durch deren kortikale Knochenauskleidung gestützt. Auch innerhalb des Alveolarfortsatzes sind die maxillären Zähne durch kortikalen Knochen auf der palatinalen Seite wie auch an ihren bukkalen und labialen Oberflächen gestützt. Will man Zahnbewegungen im Oberkiefer vornehmen, muß man genau überlegen, wie die Wurzeln im Verhältnis zum kortikalen Knochen lokalisiert sind, der die Nebenhöhlen auskleidet, und das Gleiche gilt für ihr Verhältnis zum Alveolarfortsatz.

Die oberen Schneidezähne

Die Oberkieferschneidezähne lassen sich am leichtesten entlang ihrer Längsachse in das breiteste Gebiet des Alveolarfortsatzes intrudieren. Wenn die Wurzelspitzen nach anterior lokalisiert sind – wie bei Fällen der Klasse II/2-Dysgnathie –, müssen die Kronen vestibulär bewegt und die Wurzeln retrahiert werden, bevor die Intrusion ausgeführt werden kann. So können die Wurzeln den kortikalen Knochen im Gebiet des A-Punktes des Oberkiefers meiden *(Abb. 19)*. Bei Fällen mit geringer Gesichtshöhe muß die Intrusion auch den Nasenhöhlenboden respektieren. Die ersten Bewegungen, die mit einem Utilitybogen zur Intrusion der oberen Schneidezähne vorgenommen werden, müssen zuerst die Kronen nach vestibulär vorbringen, um so die Wurzelspitzen weiter weg von einer Interferenz mit dem labialen kortikalen Knochen zu bringen.

Die oberen Eckzähne

Die Eckzähne des Oberkiefers stellen dasselbe »Eckenproblem« dar wie im Unterkiefer, also erfordert auch ihre Behandlung, daß sie bei ihrer Retraktion und ihrer Einstellung »um die Ecke herum« gebracht werden. Die Eckzahnwurzelspitze liegt häufig gefährlich zwischen dem schmaler werdenden Alveolarfortsatz in der bukkolingualen Ecke der Fossa canina und dem kortikalen Knochen, der die laterale Seite der Apertura nasalis auskleidet *(Abb. 20)*. Läßt man eine zu starke Kippung zu, so kann die Wurzelspitze durch den vestibulären kortikalen Knochen durchbrechen; dann werden die Aufrichtung und der Torque extrem schwierig sein. Um die oberen Eckzähne in der Rinne des spongiösen Knochens zwischen der Kortikalis auf der lingualen und der labialen Seite des Alveolarfortsatzes zu halten, müs-

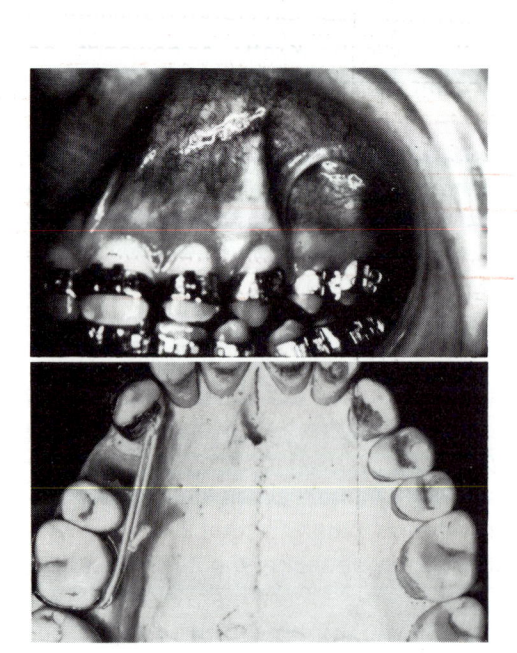

Abb. 20: Während der Retraktion der oberen Eckzähne »um die Ecke herum« muß die Behandlung den verengten und gewellten kortikalen Knochen auf der Vestibulärseite und außerdem den palatinalen kortikalen Knochen im Gebiet der Apertura nasalis berücksichtigen.

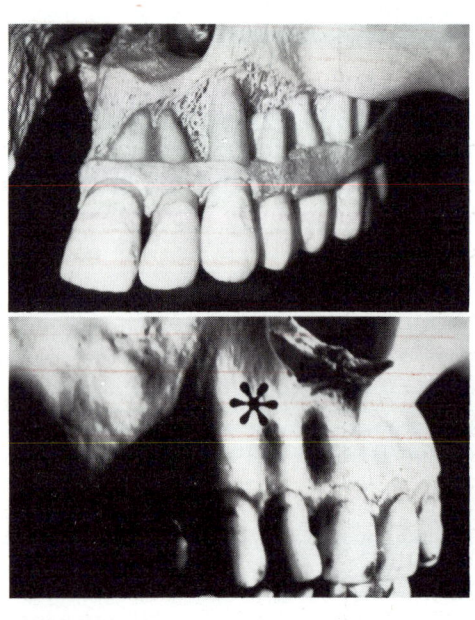

Abb. 21: Während der Anfangsstadien der Eckzahnretraktion im Oberkiefer sollte die Anwendung eines lingualen Gummi- oder Kunststoff-Fadens vermieden werden, da er nur zu einer Kippung um den palatinalen kortikalen Knochen des Alveolarfortsatzes führt.

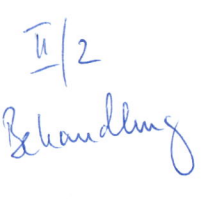

sen sie sehr genau beobachtet und die Wurzeln bei ihrer Retraktion genau um die Ecke geführt werden. Kräfte, die bei der beginnenden Retraktion auf der Lingualseite der Eckzahnkrone angewandt werden, kippen oft diese Wurzeln nach bukkal; der linguale Gummi- oder Kunststoff-Faden sollte deshalb während der Anfangsphasen nicht angewandt werden (Abb. 21).

Die oberen Prämolaren und Molaren

Die Oberkieferprämolaren werden im Alveolarfortsatz zwischen den bukkalen und den lingualen Kortikalisplatten gehalten. Die Wurzeln der zweiten Prämolaren und der Molaren ragen häufig in den kortikalen Knochen hinein, der die Nasennebenhöhlen auskleidet. Während der Intrusion dieser Zähne müssen wir die Nebenhöhlen und ihre Lokalisierung im Verhältnis zu den Wurzelspitzen beachten. Die Intrusionskräfte müssen leicht und kontinuierlich sein, da sie auf einen kortikalen Knochen im Gebiet der Nebenhöhlen gerichtet sind.

Die Oberkiefermolaren ragen mit ihren drei Wurzeln in den kortikalen Knochen des Nasennebenhöhlenbodens und liegen an der Basis bestimmter Abschnitte des Processus zygomaticus (Abb. 22). Die Molaren lassen sich durch Expansion und Rotation in der vestibulären Kortikalis verankern. Ein Headgear, der eine Kraft von 500 p einwirken läßt, expandiert die Molaren in den vestibulären kortikalen Knochen, in dem sie »verankert« werden. Durch diese so verankerten Molaren kann eine orthopädische Beeinflussung im gesamten Oberkiefer eintreten, der damit in den Anpassungsgebieten der Suturen verändert wird. Dies wurde bereits in dem vorhergehenden Teil über die orthopädische Veränderung genauer diskutiert.

Werden alle Zähne des Oberkiefers mit Bändern versehen und durch einen fortlaufenden Bogen miteinander verbunden, so wird die Kraft, die vom Headgear ausgeht, durch die Wurzeln aller Zähne verteilt und es kommt zu einer orthodontischen Zahnbewegung. Wenn dagegen eine orthopädische Veränderung im Oberkiefer er-

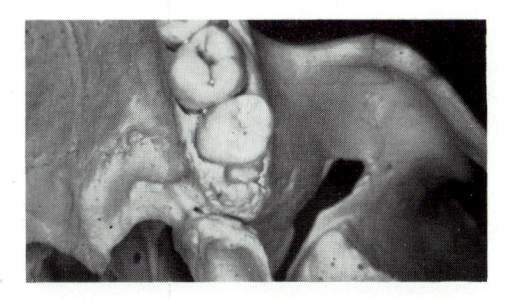

Abb. 22: Die oberen Molaren werden durch die Basis von Teilen des Processus zygomaticus gestützt. Die Verankerung der oberen Molaren wird durch ihre Expansion in dieses dichtere Unterstützungsgebiet verbessert. Während der orthopädischen Behandlung im Oberkiefer kommt es zu einer Anpassung im Gebiet der Sutur. Ein Nance-Bogen, eine Oberkiefer-Quad-Helix, eine Platte zur forcierten Oberkieferdehnung oder ein Headgear kann zur Expansion der Molaren führen.

wünscht ist, dürfen nur die Molaren oder die Seitenzähne einbezogen werden, weil so eine Verankerung der Molaren geschaffen werden kann, die dann ihrerseits als ein Ansatz für die orthopädische Veränderung des Oberkiefers und die Anpassung an die weiter entfernt liegenden Suturen benutzt wird. Werden starke transversale orthopädische Kräfte angewandt, so kommt es zu einer Verankerung der Seitenzahnsegmente im Oberkiefer und zu einer sehr starken Anpassung im Bereich der Sutura palatina mediana, wie das üblicherweise bei der Anwendung von Apparaturen zur Erweiterung der Gaumennaht der Fall ist. Die zur Dehnung eingesetzte Vierschlaufen-Federapparatur und ein stark expandierter Headgear rufen dieselbe Reaktion hervor – vorausgesetzt, sie werden richtig angewandt. Diese Reaktion tritt ein, wenn die Schneidezähne nicht mit Bändern versehen sind und es der Sutura palatina mediana möglich ist, sich den orthopädischen Kräften anzupassen, die auf sie einwirken.

Ist es dagegen erwünscht, nur den oberen Molar zu distalisieren, den Oberkiefer als Ganzes aber nicht orthopädisch zu verändern, dann sollte man den Molar genau in der spongiösen Rinne halten und die Kräfte leich-

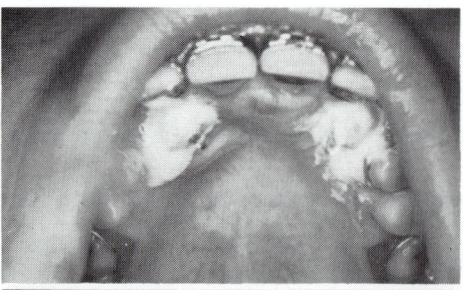

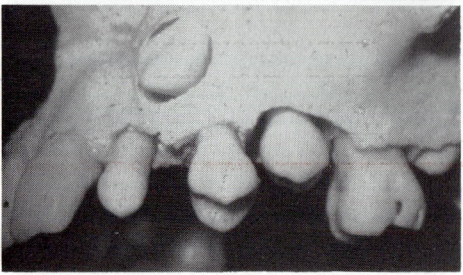

Abb. 23: Eckzähne, die im Vestibulum oris oder im Bereich des Gaumens liegen, müssen bei ihrer Einstellung den kortikalen Knochen in entsprechender Weise resorbieren. Die Anwendung zu starker Kräfte kann zur Verankerung dieser Zähne führen, so daß sie dann ankylosiert erscheinen.

ter und kontinuierlicher für eine orthodontische Zahnbewegung gestalten. Unter gewissen Umständen ist es nötig, Zähne im Oberkiefer durch den dichten kortikalen Knochen zu bewegen. Die Retraktion und das Torquen der Schneidezähne nach primärer Intrusion stellen eine Bewegung dar, welche die Remodellierung des palatinalen kortikalen Knochens erfordert. Bögen mit langen Armen aus dem Gebiet der bereits stabilisierten Molaren erlauben uns während dieser kritischen Phase der Schneidezahnretraktion und der Torquebewegung die Anwendung solcher Kräfte, die zugleich leicht und kontinuierlich sind.

Die Bewegung von impaktierten Eckzähnen in den Zahnbogen hinein – entweder durch das Vestibulum oder durch die Gaumenwölbung – fordern eine Beachtung des entsprechenden kortikalen Knochens, durch den sie sich bewegen müssen *(Abb. 23)*. Auf diesen dichteren Knochen dürfen nur sehr leichte kontinuierliche Kräfte angesetzt werden, damit die osteoklastischen Blutzellen in dem Knochen ihre resorbierende Aktivität entfalten können. Wird eine starke Kraft angewandt, so kann der Eckzahn ankylosiert erscheinen und sich nicht bewegen. Die chirurgische Schaffung eines Kanals durch diesen dichteren Knochen kann dann seine Bewegung erleichtern. Bei diesem chirurgischen Eingriff muß man aber sorgsam darauf achten, die parodontale Befestigung intakt zu lassen.

Die muskuläre Verankerung

Der Gesichtstyp, der durch die Schädelmasse definiert wird, die wir aus dem Fernröntgenseitenbild ermitteln, spiegelt die Muskulatur wider, die die Okklusion stützt. Eine starke Muskulatur, wie sie sich charakteristischerweise beim Tiefbiß, einer niedrigen Unterkieferebene und dem brachyfazialen Gesichtstyp zeigt, stellt für die Zähne eine »natürliche Verankerung« dar. Beim offenen Biß des vertikalen, dolichofazialen Typs scheint die Muskulatur schwächer zu sein und weniger fähig, den extrudierenden und bißöffnenden Effekt unserer Behandlungsmittel auf die Molaren zu überwinden. Zwei kephalometrische Messungen, die im Xi-Punkt im Mittelpunkt des Ramus ascendens des Unterkiefers beginnen, haben eine spezielle Relation zu den beteiligten Strukturen und sie stellen eine sehr genaue Beschreibung der Unterkiefermorphologie und der Muskelfunktion dar *(Abb. 24)*.

Diese Messungen beziehen sich direkt auf die innere Unterkiefermorphologie und nicht etwa auf einige weit entfernt liegende Punkte im Bereich der Schädelbasis. Der untere Winkel, der die untere Gesichtshöhe angibt, stellt ein Spiegelbild der Funktion der Muskulatur zwischen dem Ober- und dem Unterkiefer dar. Der Unterkieferbogenwinkel beschreibt seinerseits die innere Struktur des Unterkiefers und dessen Funktion. Der untere Gesichtshöhenwinkel weist im Normalfall 47° mit einer Standardabweichung von ± 4° auf, während der Unterkieferbogenwinkel 27° ± 4° beträgt. Variationen, die außerhalb dieser Standardabweichung auftreten, stellen Fälle dar, bei denen wir die Verankerung und die Behandlungsmechanik sehr genau beachten müssen – einschließ-

Die genutzten Kräfte

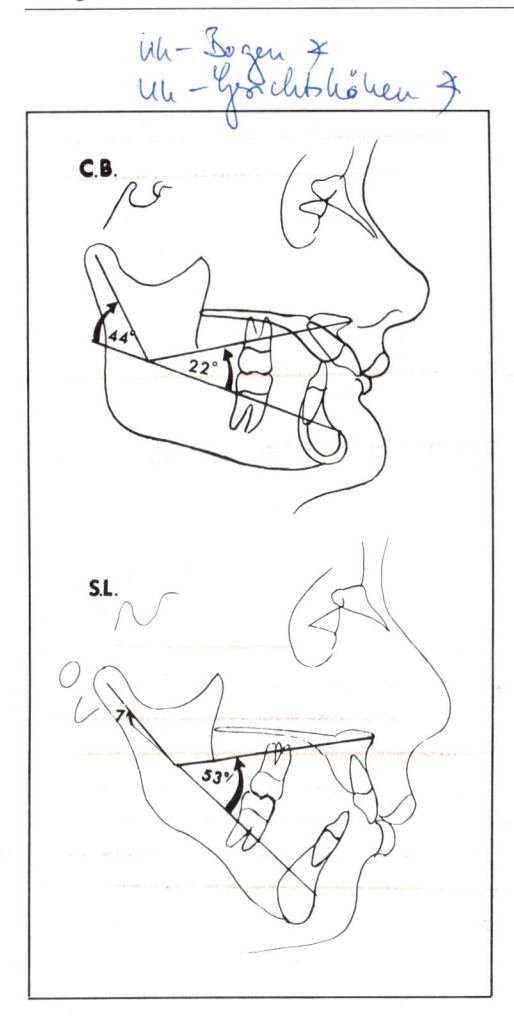

Abb. 24: Die kephalometrische Morphologie spiegelt die Muskulatur wider, die die Okklusion stützt. *Der Winkel, der die untere Gesichtshöhe definiert (Norm 47° ± 4°), und der Unterkieferbogenwinkel (Norm 27° ± 4°) sind sehr gute Indikatoren für den Gesichtstyp und die Art der muskulären Verankerung. Im Falle C. B. handelt es sich um einen extremen Tiefbiß bei brachyfazialem Gesichtsentwicklungstyp, während der Fall S. L. einen extremen vertikalen offenen Biß beim dolichofazialen Entwicklungstyp darstellt. Die Planung der Behandlung einschließlich der Planung der Verankerung muß dem vorliegenden Gesichtstyp und der jeweiligen muskulären Verankerung Beachtung schenken.*

lich der verschiedenen Arten von Headgear und des Torques im unteren Molarengebiet.

Zusammenfassung

Wollen wir die effiziente Zahnbewegung mittels der Bioprogressiven Therpaie durchführen, müssen wir auf *vier Kriterien* achten:

1. Die Größe der den angewandten Kräften ausgesetzten Wurzeloberfläche

Die En-face-Oberfläche der Wurzel, die der Bewegung ausgesetzt ist, bestimmt die Größe der anzuwendenden Kraft. Diese Fläche wird in ihrem Ausmaß je nach der Richtung der Bewegung und der Beschaffenheit der Wurzel (Zahntyp) variieren. Für Intrusionsbewegungen muß man den Querschnitt der Wurzel in Betracht ziehen. Die bukkolingualen oder mesiodistalen Oberflächen werden benutzt, um die Größe der Kraft zu berechnen, die für die Bewegung einzelner Zähne in anterior-posteriorer oder in transversaler Richtung notwendig ist.

2. Die Größe der angewandten Kraft

Die Größe der angewandten Kraft hängt von der Größe der in Betracht kommenden Wurzel ab, wenn man einen optimalen Druck von 100 p pro Quadratzentimeter der En-face-Wurzeloberfläche voraussetzt. (Druck wird definiert als Kraft pro Flächeneinheit.) Ist das Gebiet genau bekannt, so kann durch die Anwendung eines langen Hebelarmes und die Einarbeitung von zusätzlichem Draht in die Konstruktion der Schlaufe die angewandte Kraft weiter reduziert werden, so daß sie leichter und kontinuierlicher wird. Diese Anwendung einer leichteren kontinuierlichen Kraft wirkt sich günstig auf die Blutzufuhr aus, die notwendig ist, um die physiologische Gewebeantwort aufrechtzuerhalten.

3. Die Stützung durch den kortikalen Knochen

Jeder Zahn wird durch kortikalen Knochen gestützt, der seinerseits genau beurteilt werden muß, wenn eine effiziente Bewegung von Zähnen erfolgen soll. Wenn wir einen Zahn effizient bewegen wollen, werden wir – wenn immer möglich – den dichten, gering vaskularisierten kortikalen Knochen zu meiden versuchen und den Zahn vielmehr durch die offenen Räume des spongiösen trabekulären Knochens bewegen. Ist dagegen die Verankerung eines Zahns oder einer Zahngruppe bei der Anwendung reziproker mechanischer Hilfsmittel erwünscht, so werden die Zähne unter Einwirkung großer Kräfte gegen den dichten kortikalen Knochen bewegt. Diese großen Kräfte und der avaskuläre Knochen begrenzen die Blutzufuhr sehr stark, die für die Knochenveränderungen und Bewegung notwendig ist.

4. Muskuläre Verankerung, widergespiegelt durch den Gesichtstyp

Starke Kaumuskeln geben eine zusätzliche Verankerung für die Zähne in den Kiefern eines brachyfazialen Wachstumstyps ab; der vertikal offene Biß dagegen verweist auf die schwächeren Muskeln des dolichofazialen Typs. Die Gesichtstypen mit ihrer unterschiedlichen Muskelfunktion können durch die entsprechenden Variationen, wie sie im Fernröntgenseitenbild festgestellt werden, identifiziert werden. Die untere Gesichtshöhe und der Unterkieferbogenwinkel sind starke Hinweise auf den Gesichtstyp und die Funktion der Muskulatur.

Kapitel 7
Der Utilitybogen und die Sektionsbögen als Hilfsmittel der Bioprogressiven Therapie

Jede bedeutendere kieferorthopädische Behandlungsmethode zeichnet sich jeweils durch ein Merkmal aus, das der Gesamtheit der Kieferorthopäden in aller Welt als typisch und bezeichnend für diese spezielle Technik gilt. Die wahrscheinlich am leichtesten als »typisch« anzuerkennende Einzelheit der Bioprogressiven Therapie wäre in diesem Kontext der *Utilitybogen*. Er stellt eine grundlegende Einheit dar, »um die herum« die anderen biomechanischen Hilfsmittel bei den verschiedenen Arten von Fällen angewandt werden. Er ist gewissermaßen der Katalysator, der die verschiedenen anderen biomechanischen Hilfsmittel zusammenfaßt, die später noch genauer erörtert werden sollen.

In diesem Kapitel wollen wir die Herstellung, die Aktivierung und die Anwendung des *unteren Utilitybogens* und seine Rolle als Anfangsapparatur der Bioprogressiven Therapie beschreiben. Eine grundlegende Ausführung über die mechanischen und physiologischen Antworten in bezug auf die Anwendung des Utilitybogens stellt den Beginn für die spätere Diskussion seiner biomechanischen Wirkungsweise zur Therapie der verschiedenen klassischen Dysgnathien dar.

Historischer Rückblick

Die augenblicklich üblichen Methoden der Edgewise-Behandlung mit Vollbänderung gehen davon aus, daß die effizienteste Methode zur Behandlung von Rotationen und zur Nivellierung der tiefen Spee'schen Kurve in der ersten Behandlungsphase in der Anwendung einer Serie von leichten kontinuierlichen Bögen besteht. Im Verlauf der Entwicklung des Fachgebietes haben die Kieferorthopäden – seit sie den runden fortlaufenden Bogen zur Nivellierung des Zahnbogens benutzen – eine Reihe von Maßnahmen geschaffen, um einigen der ungünstigen und schädlichen Folgen der Anwendung von Runddrähten entgegenzuwirken.

Ligiert man einen geraden runden Draht oder einen Draht, der eine umgekehrte Spee'sche Kurve hat, im Unterkieferzahnbogen ein, so ist die übliche Folge eine Extrusion der unteren Prämolaren, eine Aufrichtung der unteren Molaren (die zurückgekippt werden) und die Vorkippung der unteren Schneidezähne *(Abb. 1)*. Um die Vorwärtsbewegung der unteren Schneidezähne zu vermeiden, hat man die Bögen entweder zurückgebunden oder sie distal abgebogen. Wenn sich dann die umgekehrte Spee'sche Kurve bei den Rundbögen auswirkt, werden die Wurzeln der unteren Schneidezähne gegen den dichten kortikalen Knochen des Planum linguale der Symphyse bewegt. Hierdurch kommt es zu einer Verankerung und als deren Folge zur Vorbewegung der unteren Schneidezähne und zu einer gleichzeitigen Vorbewegung der unteren Molaren *(Abb. 2)*.

Bei dem Versuch, der Vorwärtsbewegung des unteren Zahnbogens bei dieser Art des Nivellierens entgegenzuarbeiten, wurden Klasse-III-Gummizüge angewandt, welche die unteren Schneidezähne zurückhalten sollten, während der Zahnbogen selbst nivelliert wurde. Dies bedeutete dann, daß die unteren Schneidezähne und die oberen Molaren unter den Einfluß der extrudierenden Klasse-III-Gummizüge kamen *(Abb. 3)*. Um diesen ungünstigen Reaktionen zu begegnen, hat man dann entweder einen High-pull-Headgear eingesetzt, oder man befand, daß Extraktionen notwendig seien, um die unerwünschten Nebeneffekte der Nivellierung mittels des Rundbogens zu beseitigen. *Es zeigt sich somit, daß eine ganze Reihe von gegenläufigen Verfahren nur deshalb durchgeführt werden mußten, damit die aus der Verwendung des Rundbogens zur Nivellierung entstehenden ungünstigen Nebeneffekte verkleinert wurden.*

Selbst wenn der leichteste Rundbogen einligiert wird, um den Zahnbogen zu nivellieren und Rotationen zu beeinflussen, wird immer eine Expansion im Seitenzahnbereich durchgeführt, wodurch es zu einer Okklusal- und Auswärtsbewegung und den entsprechenden ungünstigen Achsenneigungen kommt. Bei Nicht-Extraktionsfällen, bei denen man die Nivellierungstechnik mit dem Rundbogen anwendet, braucht man ziemlich häufig die ganze erste Hälfte der Behandlung nur dazu, die schädlichen Effekte des fortlaufenden Rundbogens zu beseitigen – anstatt daß man die Zähne *direkt* in Richtung auf ihre endgültigen idealen Stellungen bewegen würde.

Auch bei Extraktionsfällen stellt uns die Gewebeantwort der fortlaufenden Bögen vor die gleichen Probleme. Werden leichtere kontinuierliche Kräfte angewandt, um die Eckzähne zurückzubewegen, so kommt es zu einer Vorwärtskippung der Verankerungseinheit der Molaren und zu einer Intrusion des unteren zweiten Prämolars. Die unteren Schneidezähne werden außerdem häufig während des Nivellierens nach vestibulär gebracht, was zu einer sinnlosen Hin- und Herbewegung im Verlaufe ihrer Retraktionsbewegung führt.

Die Entwicklung des Utilitybogens

Man hat sehr lange geglaubt, daß die Intrusion der unteren Schneidezähne als Mittel zur Nivellierung der tiefen Spee'schen Kurve unmöglich sei. In den späten fünfziger Jahren haben RICKETTS und andere versucht, die Kippung, die im Bereich der Seitenzähne bei Extraktionsfällen eintrat, dadurch zu behandeln, daß sie die angeblich unbeweglichen unteren Schneidezähne als Verankerungseinheit benutzten, so daß die unteren zweiten Prämolaren und die unteren Molaren während des Retraktionsvorganges aufrecht gehalten wurden. Während der Retraktionsphase der Eckzähne hat man Rundbogensegmente von den unteren Molaren und den Prämolaren zu den Schneidezähnen geführt. Es zeigte sich, daß als Folge dessen nicht nur die Seitenzahnsegmente aufrecht stehen blieben, sondern daß auch die unteren Schneidezähne durch diese leichten kontinuierlichen Kräfte intrudiert wurden. Später wurde dann das entwickelt, was jetzt klassischerweise als der *Stufengrundbogen* oder der *Ricketts'sche untere Utilitybogen* be-

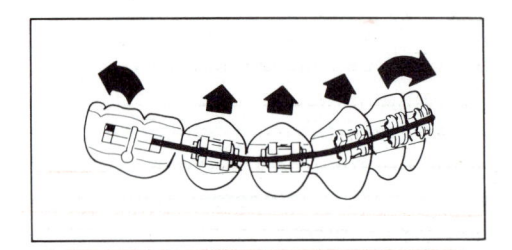

Abb. 1: Die Bewegungen der Zähne als Folge der Einwirkung eines fortlaufenden Rundbogens mit umgekehrter Spee'scher Kurve.

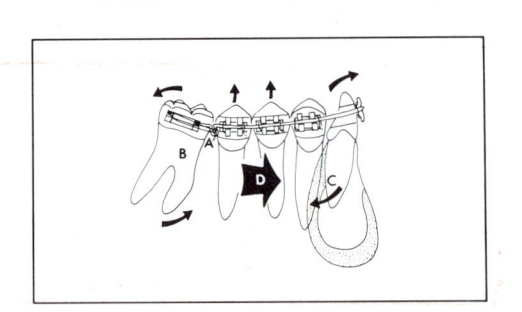

Abb. 2: Die Bewegungen der Zähne als Folge der Anwendung des fortlaufenden Rundbogens mit einer umgekehrten Spee'schen Kurve bei gleichzeitiger Anwendung einer Rückhalteligatur.

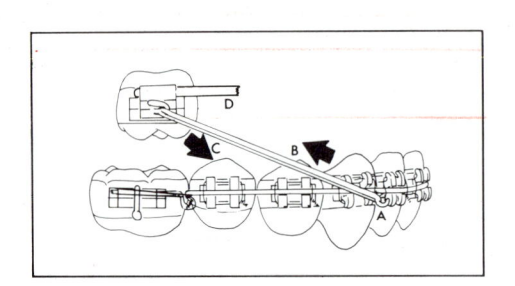

Abb. 3: Die Bewegung der Zähne bei Anwendung eines fortlaufenden Rundbogens bei gleichzeitigem Einsatz von Klasse-III-Gummizügen und eines vertikalen Headgears (High-pull-Headgear).

zeichnet wird. Obwohl der Utilitybogen sich in seiner Gestalt seit seiner ursprünglichen Konzeption nicht wesentlich geändert hat, ist das Verständnis für seine Aktionen und Reaktionen gegenüber den anderen biomechanischen Hilfsmitteln inzwischen sehr gewachsen. Es wurde erkannt, daß dieser relativ einfache Sektionsbogen nicht nur einige der schwierigsten kieferorthopädischen Einzelprobleme löst, sondern daß sich seine Vorteile auch auf viele andere, komplexere Gebiete erstrecken.

Die Aufgaben und Funktionen des unteren Utilitybogens

1. Stellung des unteren Molars, die eine Kortikalisverankerung erlaubt

Die Fortsetzung des kortikalen Knochens der Linea obliqua externa stellt die normale Stütze für die unteren Seitenzähne dar. Schon TWEED sagte, daß ein nicht bewegter Zahn die beste Verankerungseinheit darstelle. Die Kieferorthopäden haben lange Zeit darüber diskutiert, ob es sinnvoll sei, die lingualen Höcker der Seitenzähne tiefer im Kiefer (in bezug auf die Okklusionsebene) zu halten, damit ihre Verankerung besser wird. Querschnitte durch den Schädel *(Abb. 4)* zeigen sehr deutlich, daß die unteren Molaren, Prämolaren und selbst die Eckzähne teilweise eine Kortikalisstruktur an ihren vestibulären Wurzeln haben – als Teil der Linea obliqua externa. Die Biologen konnten dann zeigen, daß eine Zahnbewegung durch diesen dichten kortikalen Knochen sehr stark retardiert oder verzögert wird, wenn die entsprechende Blutversorgung fehlt, so daß es zu einer Verringerung der Resorptionseffekte kommt.

Es ist wichtig, festzustellen, daß die unteren Molaren bei ihrem normalen Durchbruchsverhalten nicht nach bukkal bewegt oder bukkal getorquet werden müssen, damit sie in ihre idealen Verankerungspositionen bewegt werden können. Wenn die normale Durchbruchsstellung und die Abstützung der Zähne vom Beginn der Behandlung an aufrechterhalten und die Zähne nur aufgerichtet wurden (für den Fall, daß sie bei tiefer Spee'scher Kurve nach mesial rotiert und gekippt waren), so ist ihre normale Position mit guter Verankerung versehen. Wie wir schon früher festgestellt haben, ist eines der Probleme bei der Verwendung von fortlaufenden Runddrähten zur Nivellierung, daß diese Drähte die unteren Molaren aufrichten, nach vestibulär bewegen und auch die Achsenneigung nicht nur dieser Zähne selbst (den bukkalen Wurzeltorque!), sondern auch im gesamten unteren Seitenzahnbereich durcheinanderbringen.

Nach dem Aufrichten der unteren ersten Molaren sollte der Kieferorthopäde deren mesiale Wurzeln in ihrer idealen Achsenneigung nach der Utilitybogen-Behandlung palpieren können.

2. Die Beeinflussung und Ausformung des unteren Schneidezahnsegmentes

Wenn man sie als ein Segment behandelt, werden die vier unteren Schneidezähne von den unteren Molaren aus beeinflußt, so daß sie in den ersten Phasen der Therapie entweder gehalten, intrudiert oder extrudiert werden. Zusätzlich können wir durch die Veränderung der Form des unteren Utilitybogens die unteren Schneidezähne nach vestibulär bewegen oder retrahieren, ohne daß man hierbei die Eckzähne und die Prämolaren in ihren Stellungen stört oder von ihnen abhängig ist. Man sollte sich immer vor Augen halten, daß die unteren Schneidezähne und die unteren Seitenzahn-

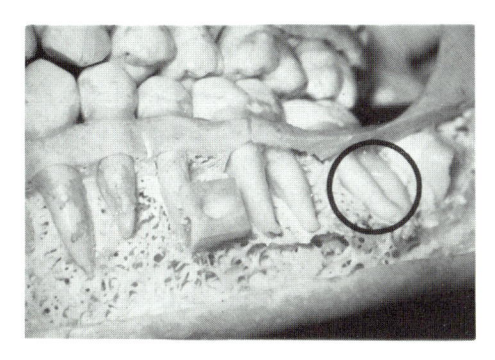

Abb. 4: Die Unterstützung des dichten kortikalen Knochens und sein normales Verhältnis in bezug auf die unteren Seitenzähne.

segmente sich in zwei verschiedenen Ebenen des Raumes befinden. Die unteren Schneidezähne lassen sich am besten behandeln, wenn man sie als ein selbständiges Segment therapiert. Werden sie dagegen mit den Seitenzähnen (die sich ja in einer anderen Ebene des Raumes befinden) im Frühstadium der Therapie verbunden, so wird ihre ideale Beeinflussungsmöglichkeit durch die Bewegungen der Seitenzähne beeinträchtigt. Darüber hinaus sind die kieferorthopädischen Kräfte, die sich besonders gut zur Ausformung und Intrusion im unteren Schneidezahnbereich eignen, recht schwierig aufzubringen, wenn man die unteren Schneidezähne nicht als eine getrennte Einheit bzw. als Segment behandelt.

3. Die Stabilisierung des unteren Zahnbogens und die Behandlung der Seitenzahnsegmente

Bei den meisten Fällen der Angle' Klasse II/2 – in denen die unteren Schneidezähne und die Eckzähne extrudiert sind, um einer Okklusion zu begegnen, die durch den Overjet diktiert wird – sollten die Seitenzahnbereiche und besonders die Eckzähne als Segmente behandelt werden, um die Möglichkeit zu nutzen, diese Zähne in der direkten Richtung auf ihre endgültige ideale Stellung hin zu bewegen. Bei dem üblichen Vorgehen mit Rundbögen werden die unteren Schneidezähne nach vestibulär gekippt, und reziprok werden die Eckzähne mit der Wurzel nach vorne und mit der Krone nach hinten gebracht (anstelle einer Intrusion dieser Zähne). Ist es dagegen möglich, die Schneidezähne in ihrer eigenen Raumebene für sich zu intrudieren, bevor die unteren Eckzähne intrudiert werden, so läßt sich jedes Segment einzeln behandeln, und es kommt zur günstigsten Gewebeantwort im Sinne einer sehr effizienten Zahnbewegung.

Indem man die Prämolaren und die Eckzähne in der ersten Phase umgeht, kann man – wenn nötig – die unteren Schneidezähne durch die Distanz der unteren Eckzähne hindurch bewegen, sie intrudieren – falls auch dies notwendig ist – und sie als separate Einheit behandeln, die nicht abhängig ist von den Bewegungen der Seitenzähne. Nach der frühzeitigen Aufrechterhaltung der Verankerung im Molarenbereich und einer richtigen Anordnung der unteren Schneidezähne können individuelle Rotationen und eine Nivellierung im Seitenzahnbereich erfolgen, ohne daß die idealisierte Stellung der anderen Segmente gestört wird.

4. Die physiologische Rolle des unteren Utilitybogens

Wenn der propriozeptive Reflex im Schneidezahnbereich dadurch verlorengeht, daß die unteren Schneidezähne von ihrem Einbiß im Gaumen wegbewegt werden, kommt es zu einer reaktiven Vorverlagerung des Unterkiefers; er stellt sich nach vorne ein, um möglichst wieder diesen propriozeptiven Input zu erreichen. Dieser »Aktivatoreffekt« oder »Vorverlagerungseffekt« erlaubt den unteren Zähnen, in den ersten Phasen der Behandlung die Höckerneigungen der Oberkieferzähne zu erreichen. So kommt es sehr oft zu einer günstigen muskulären Reaktion, die uns bei der Korrektur der Klasse-II-Verzahnung helfen kann. Wenn der Unterkiefer am Ende der Behandlung nicht die Tendenz hat, nach vorne abzugleiten, kommt es als Folge des primären Befreiens der Okklusion im Frontzahnbereich, das von einer Distalbewegung entweder des Oberkiefers insgesamt und/oder seiner Zähne gefolgt wird, zu einer Verhinderung des Entstehens von okklusalen Interferenzen. (Diese verzögern häufig eine günstige Bewegung der Zähne.)

Zieht man eine zusätzliche Headgear-Therapie zu Anfang in Betracht, so kann sich die frühzeitige Entfernung von okklusalen Interferenzen durch die Intrusion der unteren Schneidezähne sehr günstig auswirken, indem ein entsprechender Raum für den Oberkiefer geschaffen wird; dieser bewegt sich dann nach kaudal und dorsal, wodurch es zu einer Verkleinerung der sagittalen Stufe kommt. Man sollte sich daran erinnern, daß der Rotationseffekt im Oberkiefer sehr häufig eine Bißvertiefung zur Folge hat, wenn nicht das inzisale Trauma vermieden werden kann. Dies geschieht entweder durch ein Vorbringen der oberen Schneidezähne oder eine Intrusion der unteren Schneidezähne. Sonst bewirkt das Schneidezahntrauma gewöhnlich eine Rotation des Unterkiefers im Uhrzeigersinn nach dorsal, wodurch es gleichzeitig zu einer Verschlechterung der Stellung des Kinns im Gesicht kommt. Bei der frühzeitigen Intrusion der unteren Schneidezähne wird das bekannte Prinzip der Behandlung des vertikalen Überbisses vor einer Verbesserung der sagittalen Frontzahnstufe eingehalten. Außerdem wird durch eine effiziente Torquekontrolle im Bereich der unteren Molaren und der Schneidezähne bereits zu Beginn der Behandlung die endgültige Zahnbogenform früher determiniert, so daß die Seitenzähne durchbrechen und sowohl durch die Zunge als auch durch die Wangenmuskulatur an ihre richtige Stelle gebracht werden können. Sehr häufig läßt sich so ein natürlicher und nicht durch die Therapie bestimmter Zahnbogen schaffen – anstelle eines »Zahnbogens aus dem Lehrbuch«, der nicht der Idealtyp für den Individualfall sein kann.

5. Überbehandlung

Bei Verwendung von fortlaufenden Bögen ist es sehr schwierig, die Seitenzahnsegmente überzubehandeln, bevor die oberen und die unteren Schneidezähne in eine Kante-zu-Kante-Stellung gebracht worden sind. Behandelt man jetzt die oberen und die unteren Schneidezähne als getrennte Segmente und befreit die Seitenzähne zur ungehinderten Korrektur der Klasse-II-Verzahnung, so ist es *nicht notwendig, die Therapie des vertikalen Überbisses mit der des sagittalen Überbisses direkt zu verbinden*. Da diese also jeweils für sich behandelt werden können, ist es somit möglich, den vertikalen Überbiß (durch Intrusion der oberen und unteren Schneidezähne) gleichzeitig mit der Behandlung der Seitenzähne einzustellen. Es ist nicht ungewöhnlich, daß man später während der Behandlung wieder auf Utilitybögen zurückgreift, um Schneidezahn-Interferenzen zu vermeiden, die gelegentlich wieder auftreten, wenn Lücken in größerem Umfange geschlossen werden oder eine ungünstige Kaufunktion besteht.

6. Die Rolle des Utilitybogens im Wechselgebiß

Durch den Utilitybogen wird die Ausformung des Schneidezahnbereichs und die Kontrolle der Molarenstellung während der Wechselgebißphase dadurch möglich, daß man die Milchzähne im Seitenzahngebiet umgeht. Dies bedeutet, daß die meisten Zahnbögen nivelliert werden können, ohne daß eine Extrusion der bleibenden Seitenzähne notwendig ist. Eine eingehende Besprechung der Anwendung des Utilitybogens im Wechselgebiß folgt in einem späteren Abschnitt.

7. Die Kontrolle der Zahnbogenlänge

Der untere Utilitybogen kann als *das* bestimmende Element für die Zahnbogenlänge angesehen werden, die entweder aufrechterhalten, wiedergewonnen oder teilweise verloren wurde:

7.1. Die Aufrichtung des unteren Molars

Ist eine tiefe Spee'sche Kurve vorhanden und außerdem die Möglichkeit, den unteren Molar aufzurichten, so dient die Rückkippung im unteren Uti-

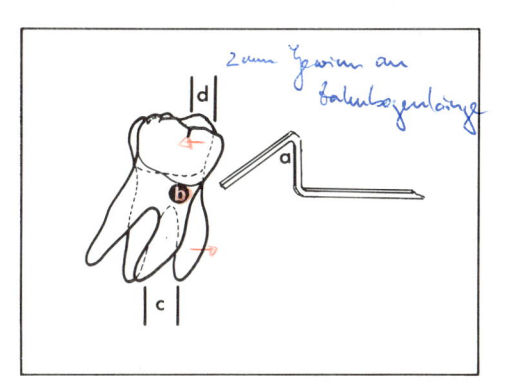

Abb. 5: Der Aufrichteffekt einer einfachen Rückkippungsbiegung (a) am unteren ersten Molar zeigt, daß das Resistenzzentrum (b) am Gingivalrand der mesialen Wurzel liegt. Hierdurch wird eine Vorwärtsbewegung der mesialen Wurzel (c) ermöglicht, und es kommt zu einem Platzaustausch im Alveolarfortsatz (d).

litybogen dazu, die Wurzeln des unteren ersten Molars nach vorne zu bringen. Da das Resistenzzentrum dieses Zahns dicht unterhalb der Schmelz-Zement-Grenze im Bereich des oberen Teils der mesialen Wurzel liegt, wird ein einfaches Drehen des ersten Molars eine Vorwärtsbewegung der Wurzel um 2 mm und gleichzeitig eine Rückwärtsbewegung der Krone ebenfalls um 2 mm bewirken. Dabei handelt es sich in Wirklichkeit nur um einen Platzaustausch vom Alveolarknochen zum Zahnbogen. So kann bis zu 4 mm Zahnbogenlänge gewonnen werden, während gleichzeitig die Spee'sche Kurve nivelliert wird *(Abb. 5)*.

7.2. Das Vorbringen der unteren Schneidezähne

Sind die unteren Schneidezähne in einem Lingualstand (oder einer Retrusion) und können sie mit dem Utilitybogen gleichzeitig nach unten und vorne gebracht werden, so besagt die *Steiner'sche Regel*, daß für jeden einzelnen Millimeter, den die Zähne kephalometrisch nach vorne gebracht werden, auch 2 mm Zahnbogenlänge gewonnen werden. Die Möglichkeit, diese Bewegung im Bereich der unteren Schneidezähne nach unten und vorne vorzunehmen, wird durch die Form der Symphyse und die sichtbar gemachten Behandlungsziele bestimmt.

7.3. Die Expansion im Bereich der Seitenzähne

Da die unteren Schneidezähne und die Molaren als getrennte Segmente behandelt werden, ergibt sich die Möglichkeit für eine natürliche Entwicklung im unteren Seitenzahnbereich im Sinne einer natürlichen Expansion. Sehr häufig kommt es als Folge einer Expansion im Oberkiefer in den frühen Entwicklungsphasen des Gebisses zu einer funktionellen Expansion im unteren Zahnbogen. Die *Ricketts'sche Regel* besagt, daß für jeden Millimeter Expansion im Eckzahnbereich auch ein Millimeter Zahnbogenlänge gewonnen wird. Jede Expansion im Bereich der Prämolaren oder der Milchmolaren um einen Millimeter bringt einen Gewinn von einem halben Millimeter in der Zahnbogenlänge; und jede Expansion um einen Millimeter im Molarenbereich bringt einen Drittel-Millimeter zusätzliche Zahnbogenlänge.

7.4. Der Erhalt des Platzes im Bereich der zweiten Milchmolaren: der Leeway Space

Üblicherweise läßt sich etwas Raum gewinnen, wenn die unteren zweiten Milchmolaren verlorengehen. Nach den Untersuchungen von Nance kommt es infolge der kleineren zweiten unteren Prämolaren als Ersatzzähne zu einem Platzgewinn von etwa 2,5 mm. Wie in *Tabelle 1* gezeigt, kann man große Mengen von Platz durch den Utilitybogen schaffen, wenn alle einzelnen Möglichkeiten hierfür genau genutzt werden. Auch bei Extraktionsfällen mit Tiefbiß ist es möglich, entweder die Verankerung zu verstärken oder noch mehr Platz zu schaffen als die 14 mm, die durch die typischen Extraktionslücken gegeben sind. Somit zeigt sich, warum die große Anzahl

Tabelle 1:
Charakteristika der Zahnbogenlänge bei verschiedenen Wachstumstypen

	brachyfazial	dolichofazial
1. Vorbringen oder Retrusion (Steiner'sche Regel 2:1)	3 x 2 = + 6,0 mm	3 x 2 = –6 mm
2. Transversale Expansion (Ricketts'sche Regel)	+ 3,5 mm	0
3. Aufrichtung der unteren Molaren	2 x 2 = + 4,0 mm	0
4. Platzgewinn im Bereich des zweiten Milchmolars (Leeway Space)	+ 4,0 mm	+ 4,0 mm
5. Extraktion bleibender Zähne	0	+ 15,0 mm
	+ 17,5 mm	+ 13,0 mm

brachyfazialer Gesichtstypen vorwiegend Nicht-Extraktionsfälle sind und die dolichofazialen Typen mehr zu den Extraktionsfällen neigen. Die Autoren glauben, daß der Utilitybogen einen langsamen, überlegten und funktionell gerechtfertigten Typ der Expansion erlaubt, so daß eine größere Anzahl von Fällen als bisher als Nicht-Extraktionsfälle behandelt werden kann.

Physiologische und mechanische Faktoren

Um zu beschreiben, *warum* der untere Utilitybogen so und nicht anders hergestellt wird, ist es sehr wichtig, die biologischen bzw. physiologischen Gewebeantworten zu verstehen. Sie sind die Folge von Aktivierungen im Sinne der Rückkippung, des Torques und der Expansion im Bereich der unteren Molaren und die Folge der Einwirkung der Intrusion, des Torques und der Ausformung im Bereich der unteren Schneidezähne:

1. Rückkippung 30° bis 45°, angewandt auf die ersten Molaren im Unterkiefer

Weil dichter kortikaler Knochen die unteren Molaren auf der bukkalen Seite stützt, und wegen der entsprechenden Position der bereits durchgebrochenen oder noch durchbrechenden unteren zweiten Molaren, wird eine Rückkippung der unteren ersten Molaren diese Zähne aufrichten. Dabei werden ihre Wurzeln nach mesial und ihre Kronen nach distal bewegt: Sie kippen um ein Resistenzzentrum in der Nähe des oberen Drittels ihrer mesialen Wurzeln. Da der untere Molar auf der Bukkalseite durch eine schwere kortikale Knochenplatte und auf der Distalseite durch den zweiten Molar abgestützt ist, wird seine gewöhnliche Bewegung bei der Einwirkung einer aufrichtenden Kraft eine *Distalrotation* sein *(Abb. 6)*.
Bei Extraktionsfällen, in denen sowohl eine mesiale Kraftkomponente (der Retraktions-Segmentbogen) als auch eine aufrichtende Kraftkomponente vorhanden sind, muß eine deutliche Distalrotation in den Bogen eingebogen werden, um die Mesialrotation der unteren Molaren zu vermeiden. *Es gibt also einen Unterschied zwischen dem Utilitybogen im Extraktionsfall und dem Utilitybogen im Nicht-Extraktionsfall!* Deshalb kommt es häufig bei Nicht-Extraktionsfällen, wenn das distale Ende des unteren Utilitybogens mit einer zu ausgeprägten Distalrotation gebogen wird, zu einer exzessiven Überrotation dieser Zähne: Die Ursachen liegen in der distalen Abstützung des zweiten Molars und der vestibulären Abstützung durch die Linea obliqua externa.

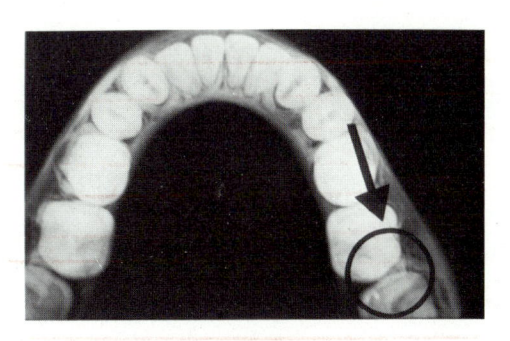

Abb. 6: Der Pfeil zeigt das übliche Verhältnis zwischen der Aufrichtung des ersten und des zweiten Molars. Die Aufrichtung des unteren ersten Molars gegen die Stützpfeiler der Linea obliqua externa und des zweiten Molars bringt automatisch eine Distalrotation des ersten Molars mit sich. Dieses Verhalten muß bei der Herstellung von Utilitybögen für Nicht-Extraktionsfälle in Betracht gezogen werden.

2. Bukkaler Wurzeltorque 30° bis 45°, angewandt auf die ersten Molaren im Unterkiefer

Alles, was sich von einem passiven Torque im Molarenbereich unterscheidet, wird eine differentielle Kronen-Wurzel-Bewegung zur Folge haben. Da der untere Molar natürlich nicht unterscheiden kann zwischen bukkalem Wurzeltorque (das heißt, einer Bewegung der unteren Molarenwurzel nach bukkal) und lingualem Kronentorque (das heißt, einer Bewegung der Kronen des unteren Molaren nach lingual), wenn jeweils ein bukkaler Wurzeltorque von 45° in die distalen Anteile des Utility eingebogen wird, verhält sich der Umfang der Wurzelbewegung proportional zum Umfang

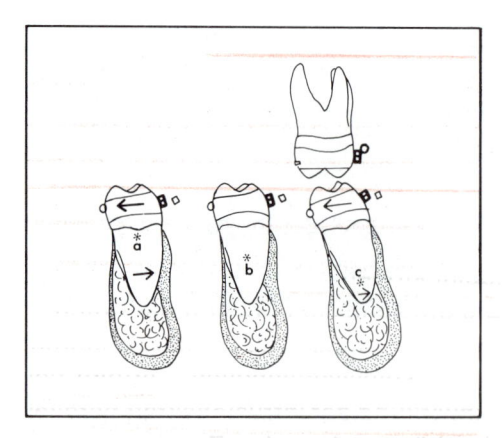

Abb. 7: Eine gründliche Expansion (2 cm) des unteren Utilitybogens erlaubt es, das Resistenzzentrum (a) hoch genug zu legen, damit die linguale Kronenbewegung gering gehalten wird. Ein Utilitybogen ohne Expansion (b) hat ein niedriges Resistenzzentrum zur Folge, und die linguale Kronenbewegung ist stärker als die bukkale Wurzelbewegung. Wenn der obere Molar nicht expandiert wird, kommt es in Folge seiner Distalbewegung mit dem Headgear (c) dazu, daß die schiefen Ebenen dieses Zahns den unteren Zahn nach lingual bewegen, während sich das Resistenzzentrum des unteren Zahns weiter in Richtung auf den Apex des Zahnes verschiebt.

der Kronenbewegung nach lingual. In der Frontalebene befindet sich das Resistenzzentrum des unteren ersten Molars leicht oberhalb der Schmelz-Zement-Grenze *(Abb. 7)*. Die einzige Art, in der sich ein bukkaler Wurzeltorque auch durch Bukkalbewegung der Wurzel ausdrücken kann – bei gleichzeitiger Stabilisierung der Krone –, ist die Expansion des Utilitybogens. Deshalb ist es sowohl zur Verstärkung der kortikalen Verankerung des ersten Molars als auch zur Aufrechterhaltung einer normalen Zahnbogenbreite sehr wichtig, daß die distalen Anteile des Utilitybogens vor dem Einsetzen im Munde deutlich expandiert werden. Wir haben bereits in dem Kapitel über die orthopädische Veränderung darüber gesprochen, daß eine Expansion des Innenbogens des Headgears auch die Breite des unteren Zahnbogens beeinflußt.

3. Lange Hebelarme wirken auf die unteren Schneidezähne

Wirkt ein langer Hebelarm von den unteren Molaren auf die unteren Schneidezähne, so wird es zu einer Veränderung des Torques kommen. Wenn beim Einsetzen ein 0-Grad-Torque im Bereich der Schneidezähne vorhanden ist, so wird während der Intrusionsbewegung (einer Bewegung nach gingival auf einem Bogen, der vom Molar ausgeht) eine leichte fortschreitende Veränderung stattfinden,

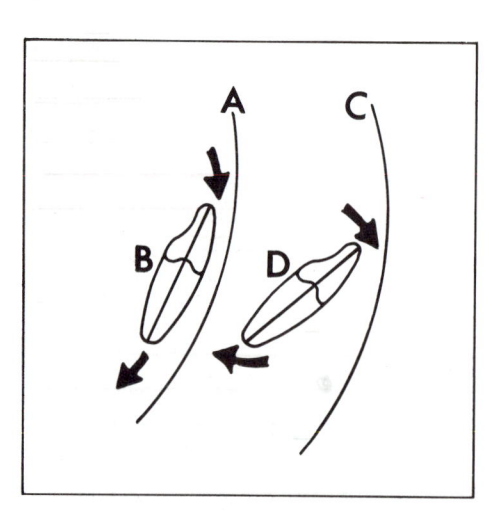

Abb. 8: Der Bogen, auf dem die Intrusion des unteren Molars durchgeführt wird (A), ist parallel zur Längsachse des Zahns (B) und bringt eine effektivere Intrusion mit sich (typisch für brachyfaziale Gesichtstypen). Derselbe Bogen (C) bringt, wenn er auf einen weiter nach labial gekippten Zahn (D) angewandt wird, eine stärkere Labialkippung und eine geringere Intrusion mit sich (typisch für Biprotrusionen).

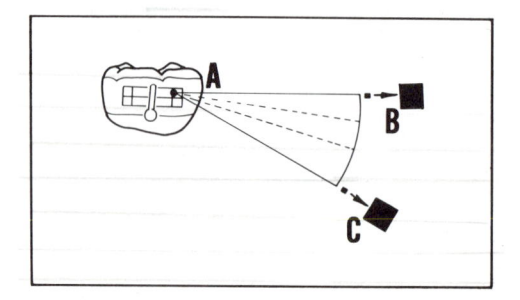

Abb. 9: Der Utility wirkt wie ein Kreisbogen (A) vom unteren Molar, und ein fehlender Torque (B) im Bereich der unteren Schneidezähne wird somit progressiv zu einem labialen Kronentorque (C) während der Intrusion der Schneidezähne. Ein leichter labialer Wurzeltorque kann diese mechanische Folge verhindern und erlaubt es den Schneidezähnen, bei ihrer Intrusion das linguale Planum alveolare zu meiden.

die im Sinne eines labialen Kronentorques (oder lingualen Wurzeltorques) auf die unteren Schneidezähne wirkt. Der Gesamteffekt dieser Torqueveränderung besteht darin, daß er die Wurzel des unteren Schneidezahns wieder zurück in ihr Stützgebiet bringt, nämlich zum lingualen Planum alveolare, und es somit zu einer Verhinderung einer weiteren Intrusion kommt. Das hat häufig eine labiale Auffächerung oder Kippung der unteren Schneidezähne zur Folge *(Abb. 8 u. 9)*. Dies Verhalten beruht zum Teil auf der ursprünglichen labialen Neigung der unteren Schneidezähne und ihrer Stellung in Relation zur Symphyse wie auch auf der Ausbildung der Symphyse selbst *(Abb. 10)*. Bei den brachyfazialen Typen, bei denen der untere Schneidezahn deutlich mehr vertikal geneigt ist und nicht hoch im Alveolarfortsatz sitzt, hat ein Wurzeltorque im Bereich der unteren Schneidezähne einen geringen Effekt auf die Intrusion dieser Zähne. Somit werden sie sich häufig sehr leicht intrudieren lassen. Bei den Fällen, in denen der untere Schneidezahn vestibulär geneigt ist (wie im Falle der Biprotrusion), wird eine Krafteinwirkung direkt nach unten, zur Intrusion der Schneidezähne, häufig zur Folge haben, daß diese Zähne noch weiter nach labial kippen.

Die effizienteste Intrusion der unteren Schneidezähne – oder jedes anderen Zahns selbstverständlich – erfolgt bei Einwirkung der Intrusionskraft parallel der Längsachse des Zahnes. In den meisten Fällen wird ein leichter labialer Wurzeltorque (5–10°) die Apices der unteren Schneidezähne aus dem lingualen Planum alveolare befreien und somit ihre Intrusion erlauben, ohne daß es zu einer labialen Auffächerung kommt. Aus diesen Gründen muß bei der Intrusionsbehandlung dieser Zähne die kephalometrische Analyse der Symphysengröße und -form zusammen mit der Neigung und der Abstützung der unteren Schneidezähne sehr genau beachtet werden.

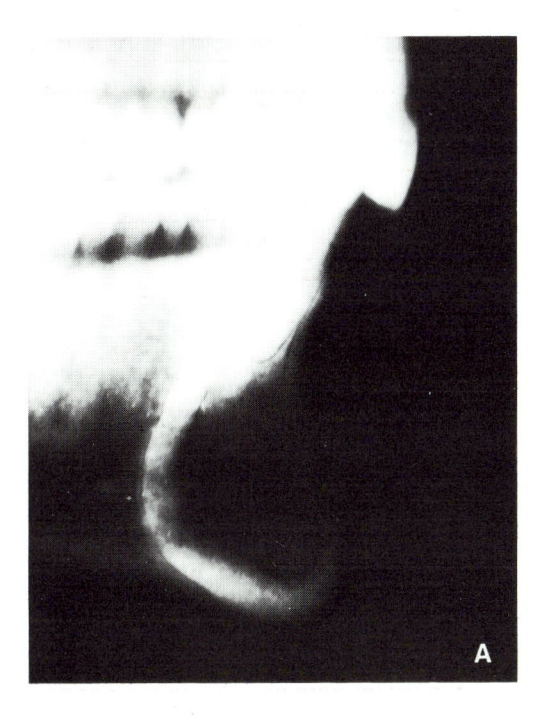

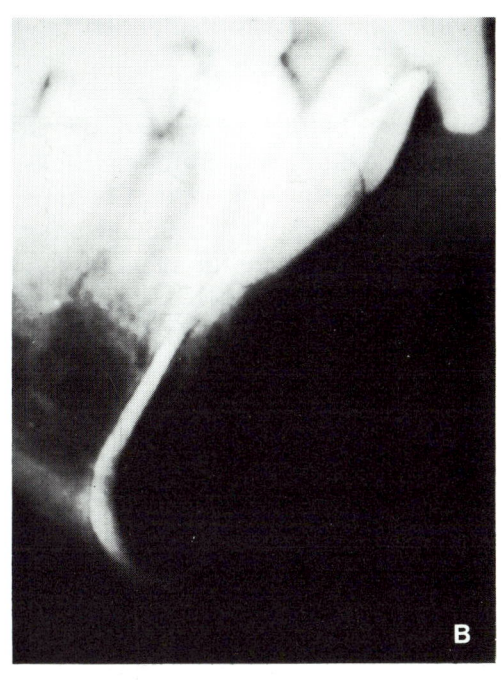

Abbildung 10
A: Man beachte das Verhältnis der Wurzel des unteren Schneidezahns zu den Gesamtformen der Symphyse, die Neigung des Zahns und das linguale Planum alveolare. Die Zähne haben geradezu eine ideale Stellung für eine effiziente Intrusion.
B: Ein Fall dolichofazialen Gesichtstyps mit labial vorgekippten unteren Schneidezähnen, die oben auf einem langen schmalen Alveolarfortsatz sitzen. Eine effiziente Intrusion dieser Zähne ist bei dieser Symphysenform selbst im günstigsten Fall schwierig.

4. Intrusionskraft von 75 Pond auf die unteren Schneidezähne

Der Unterkiefer-Utilitybogen wird am besten aus blauem .016 x .016 Elgiloydraht hergestellt, um so ein Hebelsystem zu schaffen, das eine kontinuierliche Kraft auf die unteren Schneidezähne in der Größenordnung von 50–75 Pond abgibt. Die Konstruktion des Bogens ergibt sich aus der Notwendigkeit, daß eine leichte Kraft auf kontinuierliche Weise von einem langen Hebelarm vom Molar aus auf die Schneidezähne aufgebracht wird. Der Bogen zeigt eine Biegung nach unten im Bereich des Molars, verläuft dann im Vestibulum oris und zeigt eine weitere Biegung nach oben im Bereich der Schneidezähne, um so eine Interferenz durch die Kaukräfte zu vermeiden, die ihn verbiegen würden. Dieses bukkale Brückensegment wird leicht nach bukkal aufgebogen, damit eine Irritation der Gewebe gegenüber den vertikalen Stufen vermieden wird, wenn sich der Bogen diesen Weichgeweben im Verlauf der Intrusion der Schneidezähne nähert.

Obwohl es sich beim Unterkiefer-Utilitybogen um einen fortlaufenden Bogen von dem einen Molar zum anderen handelt, sollte er funktionell als Sektionsbogen betrachtet werden. Jeder Molar wird bezüglich Torque, Rückkippung und Rotation separat behandelt; dasselbe gilt für die Seitenzahnsegmente wie auch für die unteren Schneidezähne *(Abb. 11)*.

Die Herstellung des Unterkiefer-Utilitybogens *(Abb. 12)*

1. Die Höhe der Stufe *(Abb. 12A)*

Die Höhe der vertikalen Stufe im Unterkiefer-Utilitybogen variiert zwischen 3 und 5 mm. Die einzige Funktion der vertikalen Stufe liegt darin, den relativ weichen blauen .016 x .016 Elgiloydraht aus dem Bereich der Okklusion wegzubringen, damit eine Deformation durch funktionelle Bewegungen vermieden wird. Obwohl das Vestibulum oris meistens tief genug ist, eine Abbiegung von 5 mm zu erlauben, kann eine Gewebsirritation vermieden werden, wenn man die Höhe der Stufe auf 3 mm begrenzt. Da im allgemeinen die vier vertikalen Stufen im Utilitybogen mit einer How-Zange gebogen werden, sollten zur Herstellung des Bogens routinemäßig Zangen mit einer Arbeitsspitze zwischen 3 und 5 mm benutzt werden. Vor dem Einsetzen in das Molarenröhrchen zur genauen Abmessung formt man die erste Stufe von 3 mm. Das distale Ende wird dann in das Bukkalröhrchen eingeführt. Etwa 2 bis 3 mm distal am Braket des unteren seitlichen Schneidezahnes bringt man eine Markierung an. Dieser Platz erlaubt eine gewisse Ausformung im Bereich der unteren Schneidezähne und gibt dem Bogen genügend Raum zur Anpassung, wenn er einligiert wird.

Sehr selten sieht man eine Irritation der Gingiva oder der Mukosa des Vestibu-

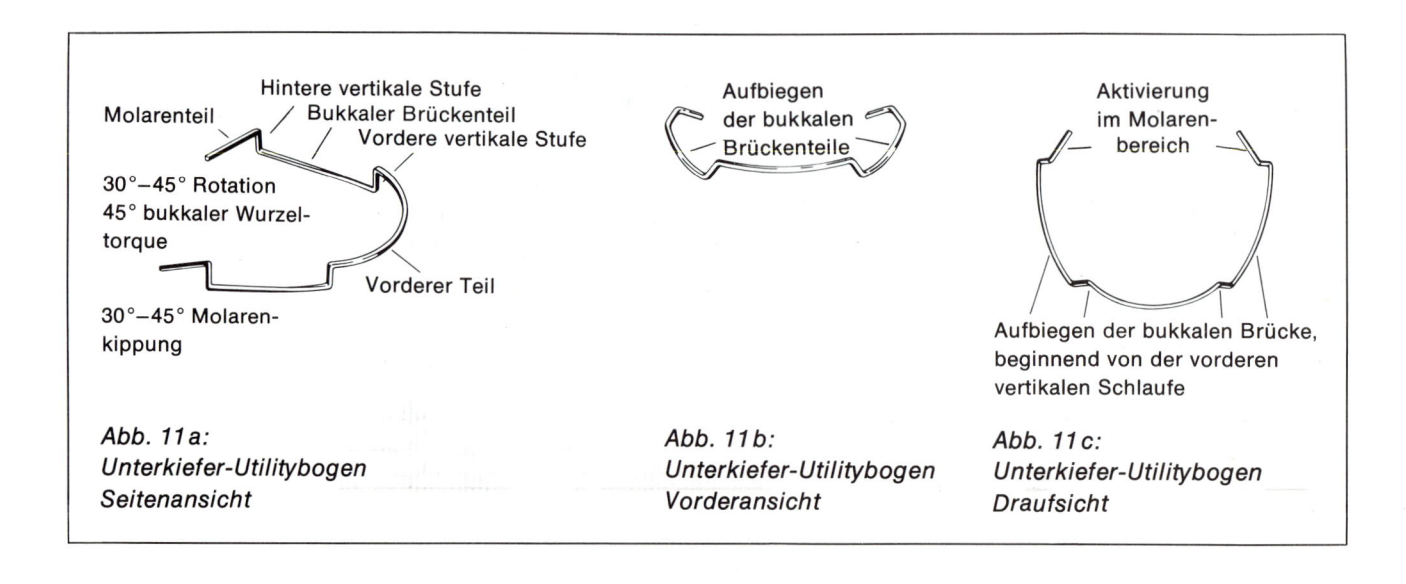

Abb. 11a:
Unterkiefer-Utilitybogen Seitenansicht

Abb. 11b:
Unterkiefer-Utilitybogen Vorderansicht

Abb. 11c:
Unterkiefer-Utilitybogen Draufsicht

lums durch den Utilitybogen – vorausgesetzt, dessen Höhe stimmt und die vestibulären Arme sind richtig konturiert. Manche Patienten zeigen jedoch eine nervöse Tendenz, ihre Wangenschleimhaut unter die vestibulären Anteile des Utilitybogens zu schieben, oder es gibt auch Situationen, bei denen sich infolge eines anomalen Schluckverhaltens die bukkale Muskulatur nach aufwärts bewegt (Zungenpresser), so daß es zu einer Verletzung der Gewebe kommen kann. Wie bei anderen kieferorthopädischen Geräten, so gibt es auch hier eine geraume Zeit der Anpassung, bevor eine ge-

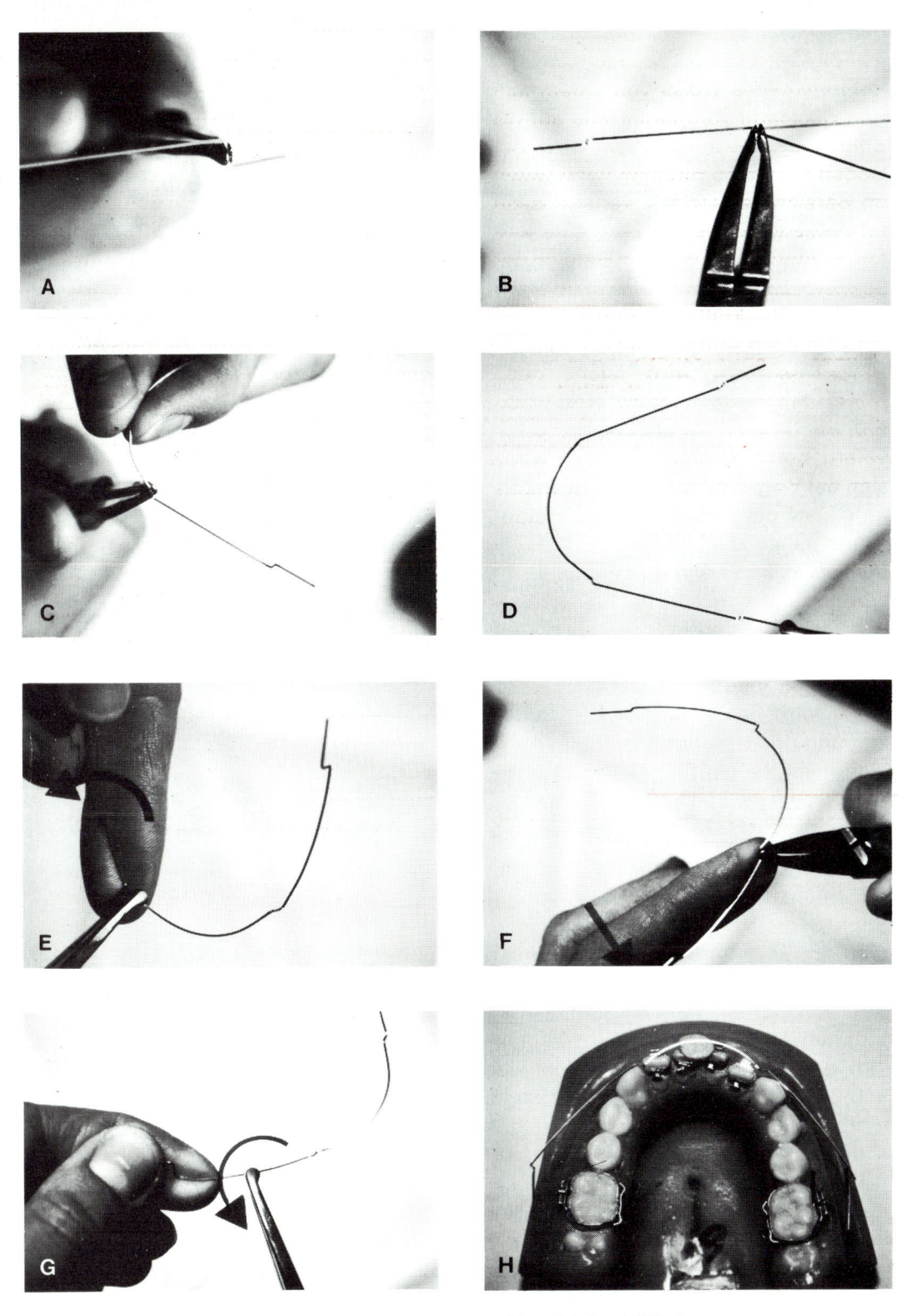

Abb. 12 A–H: Die Herstellung des Unterkiefer-Utilitybogens.

wisse Keratinisierung der Weichteile beginnt, die dann weitere Gewebsirritationen verhindert. Kommt es zu einer Irritation, so sollte in diesen Fällen der Utilitybogen für 1–2 Wochen entfernt und dann wieder eingesetzt werden. Die Irritation wird im allgemeinen nicht wieder auftreten.

2. Das Einbringen des labialen Wurzeltorques

Der Bogen wird nach oben an der Markierungsstelle distal des Brackets des seitlichen Schneidezahns abgebogen. Man biegt den Draht an dieser Stelle – während man ihn mit der How-Zange hält – in einem leichten Winkel nach innen *(Abb. 12B)* in der Richtung entsprechend der Biegung des Zahnbogens. Der Bogen wird also *nicht* gerade nach unten gebogen und in derselben Ebene gehalten! Wenn man den Draht um 10–15° leicht nach innen biegt, bekommt man einen labialen Wurzeltorque auf den frontalen Anteil des Utilitybogens. Während man den Bogen an der vorderen vertikalen Stufe hält, wird die vordere Zahnbogenform eingebogen, indem man den Draht zwischen Zeigefinger und Daumen hindurchgleiten läßt *(Abb. 12C)*.

3. Die Fertigstellung der gegenüberliegenden Seite

Nachdem die linke Seite des Utilitybogens fertiggestellt ist, wird sie über die unteren Schneidezähne gelegt und eine Markierung 2–3 mm distal vom Bracket des seitlichen unteren Schneidezahns angebracht. Wieder wird eine 3–5 mm hohe Stufe auf der rechten Seite des Bogens eingebogen. Es wird kein Versuch unternommen, den labialen Wurzeltorque, der im anterioren Anteil eingebogen wurde, auszugleichen; aber man wird feststellen, daß die rechte Seite des Utilitybogens eine Tendenz hat, etwas mehr lingual zu liegen als die linke Seite des Bogens. Eine entsprechende Anpassung kann später vorgenommen werden, wenn die letzten Details eingebogen werden. Indem man die Spanne auf der rechten Seite entweder im Munde mißt oder von der früher gebogenen linken Seite übernimmt, wird die letzte vertikale Stufe an der mesialen Seite des gegenüberliegenden ersten Molars angebracht *(Abb. 12D)*.

4. Das Konturieren der bukkalen Brückenanteile

Die bukkalen Brückenanteile werden dann leicht mit den Fingern oder mit einer Konturzange geformt, um so eine leichte Kurvatur in den Bogen einzubringen, die der der Seitenzähne entspricht. Es ist zu beachten, daß sehr häufig eine etwas stärkere Kontur nötig ist, um das Gebiet der Eckzähne zu umgehen. Das vordere (getorquete) Segment des Utilitybogens wird dann mit einer How-Zange gehalten, und die bukkalen Brücken werden nach bukkal aufgebogen *(Abb. 12E)*. Hierdurch wird vermieden, daß der bukkale Anteil des Utilitybogens die Schleimhaut verletzt, während sich der vordere Teil des Bogens als Folge der Intrusion der Zähne nach gingival bewegt. Es kommt so auch zu einer geringfügigen Verstärkung des bukkalen Wurzeltorques im Bereich der unteren Molaren. Während man die vordere vertikale Stufe des Utilitybogens hält, werden gleichzeitig die bukkalen Brücken stark expandiert, wodurch – anstatt einer lingualen Kronenbewegung – eine bukkale Wurzelbewegung auf die unteren Molaren ausgeübt wird; dies wurde schon früher genauer erklärt. Je nach den Erfordernissen des Einzelfalles wird die distale Stufe des unteren Utilitybogens auf jeder Seite um circa 1 mm expandiert, d.h. um 2 mm insgesamt *(Abb. 12F)*.

5. Die Aktivierung der distalen Schenkel

Jetzt werden die geeigneten Aktivierungen der distalen Schenkel des Utilitybogens vorgenommen, die für die Torquekontrolle, die Ausformung der unteren Schneidezähne und die Aufrichtung der unteren Molaren gebraucht werden. Der Torque im Molarenbereich wird normalerweise eingebracht, indem man die bukkale Brücke etwa in der Mitte mit einer How-Zange hält. Die vertikale Stufe am Molar wird dann nach bukkal mit den Fingern abgebogen, um sowohl den unteren Mo-

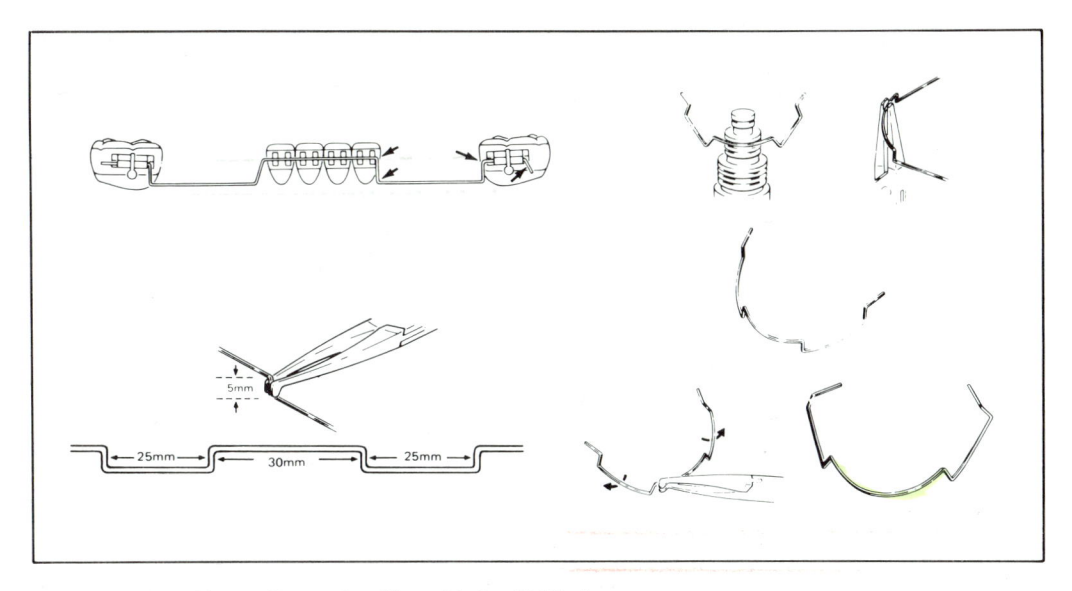

Abb. 12 I: Die Herstellung des Unterkiefer-Utilitybogens.

lar zu torquen als auch die hintere vertikale Stufe noch weiter nach auswärts zu bringen, weg von dem birnenförmig aufgewulsteten Gewebe, das sich am gingivalen Teil des unteren ersten Molars befindet. Falls noch mehr Torque notwendig ist, wird er gewöhnlich eingebracht, indem man die hintere vertikale Stufe hält und den Draht direkt im Bereich der Rückkippungsbiegung abbiegt *(Abb. 12 G)*. Es sollte sehr genau darauf geachtet werden, daß der richtige Umfang des Torques und der bukkalen Aufbiegung im Bereich der Brücke und der vertikalen Stufen eingebracht ist, damit eine Irritation der Weichgewebe vermieden wird. Die Aktivierung zur Intrusion der unteren Schneidezähne und zur Aufrichtung der unteren Molaren (Rückkippung) wird eingebracht, indem man die hintere vertikale Stufe mit der How-Zange an ihrer letzten Biegung hält. Die hinteren Schenkel werden dann um annähernd 45° zurückgekippt; sie müssen symmetrisch und parallel zueinander sein. Wie bereits früher festgestellt wurde, wird der untere Molar, wenn er aufgerichtet ist, auch nach distal rotieren, so daß das Einbiegen einer distalen Rotationsbiegung beim Nicht-Extraktions-Utilitybogen häufig zu einer Überrotation des unteren ersten Molars führen wird. Die einzelnen Biegungen sind natürlich sehr individuell vorzunehmen; sie werden durch die individuellen Gegebenheiten jedes Einzelfalles bestimmt.

6. Die endgültige Bogenform und charakteristische Eigenschaften der Aktivierung

Der untere Utilitybogen sollte eine ganz andere Form haben als jeder andere Bogen, der in der Bioprogressiven Therapie verwendet wird. Seine vordere Biegung sollte ganz dicht den unteren Schneidezähnen anliegen. Dadurch können die unteren Schneidezähne, besonders die seitlichen, ohne ein Vorkippen ihrer Kronen intrudiert werden (durch welches sonst die Wurzeln nach lingual in das Planum alveolare geworfen und an einer leichten Intrusion gehindert werden). Ein labialer Wurzeltorque von 5–10° wird die vorwärtskippende Wirkung, die häufig bei Intrusionsbögen auftritt, gegenläufig beeinflussen. So wird sich die Verankerung aufgrund des umgekehrten Torques verstärken und den Wurzeln der unteren Schneidezähne außerdem die Möglichkeit gegeben, den kortikalen Knochen im Gebiet ihrer Apices zu meiden. Die bukkalen Brücken werden aufgebogen, um eine Beschädigung der Weichgewebe zu verhindern, und sie werden stark expandiert, um eine linguale Kronenbewegung der unteren Molaren zu vermeiden. In die hinteren Schenkel des Utilitybogens, die zueinander parallel sind, ist ein bukkaler Wurzeltorque von 45° eingebogen, so daß sie die bukkale Kortikalisabstützung im unteren Molarenbereich benutzen können. Es ist wichtig, zu beachten, daß – wenn mehr Torque in die hintere vertikale Stufe eingebogen wird – auch eine größere Expansion notwendig ist. Die endgültige Gestalt des unteren Utilitybogens *(Abb. 12 H und I)* sollte dann über ein Gipsmodell des unteren Zahnbogens gelegt werden, damit die Symmetrie und die richtige Konstruktion kontrolliert werden können *(Abb. 13)*.

Das Einsetzen des unteren Utilitybogens

So leicht wie der blaue Elgiloydraht zu biegen ist, so leicht ist er auch zu deformieren. Auch wenn dieser Draht benutzt wird, genau die richtigen Kräfte auf die einzelnen Zähne aufzubringen, so muß dabei doch sehr darauf geachtet werden, daß er richtig eingesetzt ist, weil sonst ein Teil oder die gesamte ursprüngliche Aktivierung verlorengeht. Sind die unteren Molaren bereits zu Beginn nach mesial gekippt, so wird das Einführen des Bogens mit einer Rückkippung um 45° ohne eine Veränderung dieser Aktivierung ziemlich schwierig sein. Beim Einbringen des Bogens wird der ganze Rückkippungsteil am besten dadurch geschützt, daß man die gesamte hintere vertikale Stufe mit der How-Zange festhält. Nachdem der distale Schenkel in das gingival liegende Röhrchen der linken Seite eingebracht ist, wird man bemerken, daß der Bogen auf der gegenüberliegenden Seite schräg zur Okklusionsebene läuft und daß der vordere Anteil die Tendenz hat, sich im Vestibulum einzugraben. In diesem Fall wird man dann mit Hilfe einer Assistenz den vorderen Teil des Bogens bis zum Niveau der unteren Schneidezähne heben und ihn dort halten lassen, während man selbst die andere Seite in das Röhrchen einführt. Auch die Gegenseite sollte dabei an der Rückkippungsbiegung so gehalten werden, daß eine Verbiegung verhindert wird. Danach kann man dann wieder zurückgehen und die Brackets der unteren Schneidezähne einligieren, ohne daß die Aktivierung verbogen wird *(Abb. 14)*.

Kommt es zu einem Aufliegen der vorderen vertikalen Stufe im Gebiet der Eckzähne, muß hier noch einmal leicht aufgebogen werden, wobei der vestibuläre Arm mit dem Finger vor dem Gewebe geschützt wird. So vermeiden wir, daß die hintere vertikale Stufe verbogen wird, wodurch es zu einer Mesialrotation des unteren Molars kom-

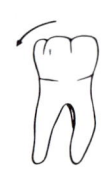

A. Aufrichtung nach distal
Die Aufrichtungs- und Kippwirkung auf die unteren Molaren entsteht durch die reziproke Wirkungsweise des unteren Utilitybogens. Hierdurch ist es möglich, den Platz zu halten, der sich infolge des physiologischen Verlustes des zweiten Milchmolars im Zahnbogen ergibt.

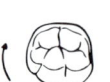

B. Rotation nach distolingual
Die Rotation nach distolingual bewegt den unteren ersten Molar in eine Stellung, in der er mit der Kaufläche des oberen ersten Molars gut okkludieren kann.

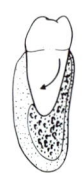

C. Bukkaler Wurzeltorque
Der bukkale Torque bewegt die Wurzeln des unteren ersten Molars unter die Kortikalis der Linea obliqua externa; er stellt eine der grundlegenden Bewegungen zur Erreichung der Verankerung im Unterkiefer dar.

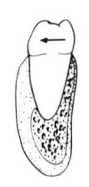

D. Transversale Expansion
Eine leichte Bukkalbewegung der unteren Molarenwurzeln hilft dabei, den Molar nicht nach innen vor den zweiten Molar zu lassen.

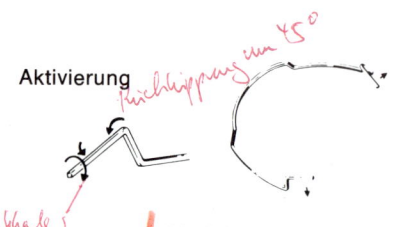

Aktivierung

Die Pfeile zeigen einen bukkalen Wurzeltorque von 45°, eine Rotation um 30° und eine Rückkippung um 45° sowie eine Expansion um 2 mm pro Seite.

Abb. 13: Zwecke der Molarenaktivierung.

men würde. Gibt es eine Druckstelle im Bereich der hinteren vertikalen Stufe, so sollte der Dreht noch einmal entfernt und bukkal stärker aufgebogen werden, da jede intraorale Anpassungsbiegung im Bereich dieser hinteren vertikalen Stufe eine Veränderung des Torques und/oder der Rückkippung mit sich bringen würde.

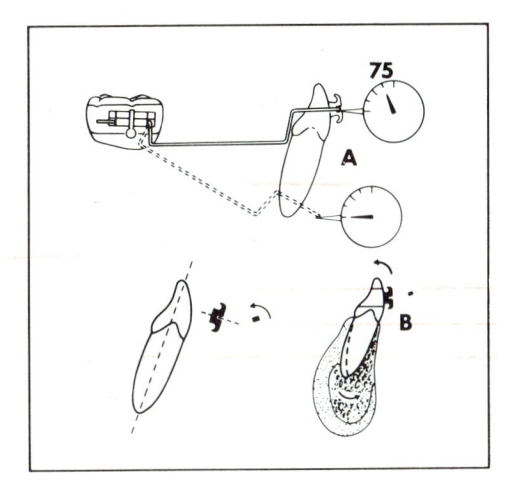

Abb. 14: Wenn der untere Utilitybogen in die unteren Schneidezähne einligiert wird, sollte eine intrudierende Kraft von 50–55 p (A) angewandt werden. Ein leichter labialer Wurzeltorque von 5–10° erlaubt es den Schneidezähnen, den kortikalen Knochen während ihrer Intrusionsbewegung zu meiden (B).

Intraorale Anpassungsbiegungen

Normalerweise werden intraorale Anpassungsbiegungen bei der zweiten oder dritten Kontrollsitzung nach dem ersten Einfügen des Utilitybogens vorgenommen; sie werden allerdings *nur* dann gemacht, wenn die ursprüngliche Aktivierung nicht ausreicht. Aufgrund der funktionellen Struktur des unteren Utilitybogens als Sektionsbogen und der relativen Flexibilität des blauen Elgiloydrahtes können Anpassungen vorgenommen werden, um die erwünschten Bewegungen durch Reaktivierung zu erreichen. Die Zange, die am häufigsten benutzt wird, um intraorale Anpassungen durchzuführen, ist die große Tweed-Zange. Es sollte sehr darauf geachtet werden, daß eine genaue Kontrolle über das Verhalten der Schneidezähne und der Molaren besteht. Ungünstige Anpassungsbiegungen könnten sehr leicht dazu führen, daß der gesamte Draht verbogen wird. Als allgemeines Prinzip gilt, daß intraorale Anpassungen nur entweder parallel oder rechtwinklig zu *dem* Teil des Bogens vorgenommen werden sollen, der reaktiviert werden soll. Hierdurch wird die Aktion in derselben Ebene aufrechterhalten, und es kommt zu keiner Veränderung des ursprünglichen Torques im Draht.

Eine Aktivierung im Molarenbereich macht man senkrecht zum Molarenanteil des Drahtes – entweder auf der hinteren vertikalen Stufe oder, ihr benachbart, auf der bukkalen Brücke. Die Zange muß dabei von hinten ansetzen, damit sie wirklich in einem 90°-Winkel auf das Molarensegment trifft. Die *Abbildung 15* zeigt die ideale Lokalisierung für intraorale Anpassungen zur Reaktivierung des unteren Utilitybogens.

Es ist sehr wichtig, daß man sich der Bedeutung der Höhe der Stufe bei der Reaktivierung des Utilitybogens bewußt ist. Liegt die Höhe der vertikalen

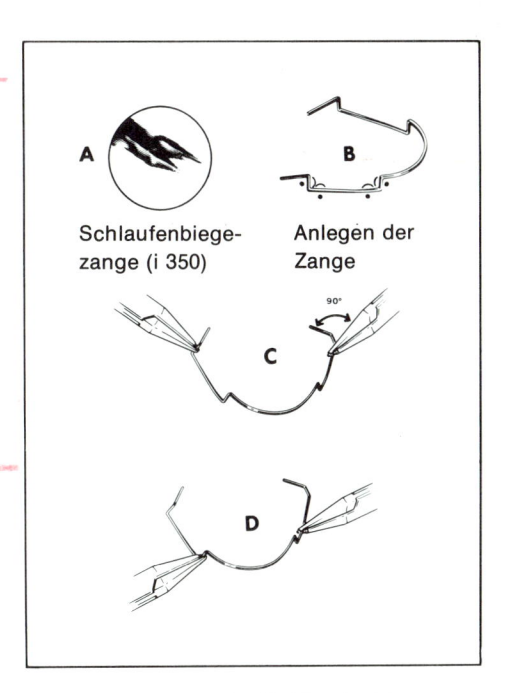

Abb. 15: Eine große Schlaufenbiegezange nach Tweed (A) wird für die intraoralen Anpassungen benutzt. Das Anlegen der Zange zeigt die Abbildung B. Um die Intrusion zu verstärken, wird die Zange im Molarenbereich angelegt (C). Um den Torque zu verändern, wird die Zange im Bereich der Schneidezähne eingesetzt (D).

Stufe bei 5 mm (oder mehr) und wird dann eine Reaktivierungsbiegung auf dem bukkalen Arm *(Abb. 16)* gemacht, so kommt es zu einer Verstärkung der Rückkippung, und die hintere vertikale Stufe kippt im wesentlichen nach hinten und vergrößert die tatsächliche Länge des vorhandenen Drahtes. Bei einer Höhe von 5 mm im Bereich der posterioren vertikalen Stufe wird als Folge hiervon ein Vorbringen der unteren Schneidezähne um etwa 2 mm pro Seite erfolgen oder ein Vorbringen um 2 mm im Bereich der Schneidekanten. Reduziert man dagegen die Höhe der Stufe auf 3 mm, so wird die Vergrößerung der Bogenlänge auf 1 mm pro Seite oder auf 1 mm Vorbringen im Bereich der Schneidezähne reduziert. Es muß deshalb in Erinnerung gerufen werden, daß die intraoralen Anpassungsbiegungen – obwohl sie einesteils sehr effizient sind zur Reaktivierung der Intrusionseffekte des Drahtes – häufig zu einem Vorbringen der unteren Schneidezähne führen. Man sollte bei Fällen, in denen ein Vorbringen der unteren Schneidezähne nicht erwünscht ist, keine intraoralen Aktivierungen vornehmen.

Vergrößert man den Umfang der Rückkippungsbiegung durch eine intraorale Aktivierungsbiegung direkt auf der vertikalen Stufe selbst, so kann man das intrudierende Kraftmoment des Bogens verstärken, ohne daß man die Zahnbogenlänge selbst vergrößert.

Da man intraorale Biegungen üblicherweise vornimmt, wenn der Bogen fest eingebogen ist, läßt sich die Symmetrie dieser Rückkippungsbiegung nur auf eine einzige Art erreichen – nämlich bei vollständigem Schluß der Tweed-Zange. Wenn man dagegen die Zange nicht vollständig schließt, kommt es im allgemeinen zu einer asymmetrischen Aktivierung. Das Üben am Typodonten mit einligiertem Utilitybogen wird einem deutlich vor Augen führen, daß eine gleichmäßige Symmetrie der Rückkippung nur bei vollständigem Schluß der Zange erreicht werden kann.

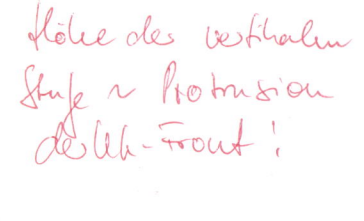

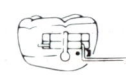

Molarenteil der bukkalen Brücke

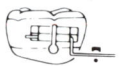

Kronentorque oder Retraktion nach lingual (Zange umgedreht)

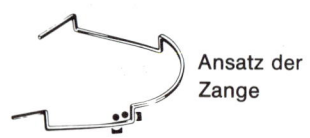

Ansatz der Zange

Kneifen des vorderen Teils der bukkalen Brücke

Abb. 16: Intraorale Anpassungsbiegungen.

Wirkung auf die Schneidezähne

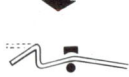

Durch die Aktivierung entsteht ein Kronentorque der Schneidezähne

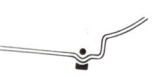

Retraktion nach lingual

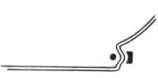

Kneifen um den vorderen Teil der vertikalen Stufe

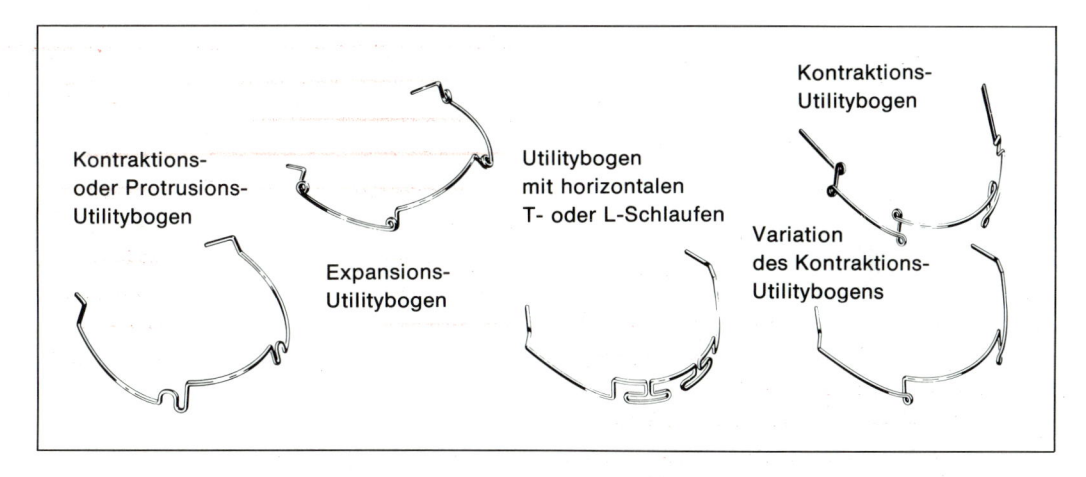

Abb. 17: Typische Variationen des Unterkiefer-Utilitybogens.

(Bildbeschriftungen: Kontraktions- oder Protrusions-Utilitybogen; Expansions-Utilitybogen; Utilitybogen mit horizontalen T- oder L-Schlaufen; Kontraktions-Utilitybogen; Variation des Kontraktions-Utilitybogens)

Schneidezahn-Anpassung

Intraorale Anpassungsbiegungen für das Schneidezahnsegment sollten auf der vorderen vertikalen Stufe oder unmittelbar daneben im Bereich der bukkalen Brücke vorgenommen werden. Bei diesen Anpassungen muß man darauf achten, daß sie jeweils parallel zur Kontur des vorderen Anteils des Zahnbogens geführt werden. Um diese Anpassung einzubiegen, wird die Zange von hinten angesetzt, damit man Parallelität zur Kontur des anterioren Teils bekommt. Es sollte dabei beachtet werden, daß eine Aktivierung näher an den Schneidezähnen selbst eine Veränderung des Torques zur Folge hat, während Aktivierungen, die näher an den Molaren liegen, eine Veränderung in bezug auf den Umfang der intrudierenden Kraft haben.

Die Autoren halten es für sehr wichtig, daß man zuerst lernt, ohne intraorale Anpassungsbiegungen mit dem Utilitybogen umzugehen, bevor man auch diese praktiziert. Die Anpassungsbiegungen stellen allerdings einen sehr günstigen Aktivierungsmechanismus für den Draht dar und kosten nur wenig Zeit bei der Therapie am Behandlungsstuhl.

Technische Modifikationen der Grundform des Utilitybogens

So wie der grundlegende Utilitybogen sich sehr gut eignet als Anfangsapparatur der Bioprogressiven Therapie – gleich, ob beim Extraktions- oder beim Nicht-Extraktionsfall – so ist er auch eine sehr nützliche Apparatur bei fortschreitender Behandlung, um den Torque, die Zahnneigung und die Intrusion der Schneidezähne während der ganzen Therapie exakt zu kontrollieren. Bei jedem der üblichen mechanischen Verfahren kommt es nach der zuerst durchgeführten Bißöffnung häufig zu einer Vertiefung des Bisses, weil die Schneidezähne während des Lückenschlusses extrudieren und/oder die Molaren und Prämolaren wegen zu starker Okklusionskräfte kippen. Bestimmte Modifikationen des unteren Utilitybogens haben sich zum Vorbringen oder zum Retrudieren der unteren Schneidezähne sehr bewährt. Indem man einfach bestimmte Schlaufensysteme in den ursprünglichen Utilitybogen einbringt, ist es möglich, seine Funktion stark zu vergrößern – als ein Kräftesystem, das die Bewegung der Schneidezähne und der Molaren in allen Ebenen des Raumes bestimmt. Einige der typischen Variationen des unteren Utilitybogens, die während der Therapie benutzt werden, zeigt die *Abbildung 17*.

Die Anwendung dieser Bögen wird genau beschrieben und erklärt, wenn die mechano-therapeutischen Aufgaben bei der Behandlung klassischer Dysgnathien diskutiert werden (Kapitel 10–12).

Kapitel 8
Die Bioprogressive Therapie im Wechselgebiß

Die meisten Kieferorthopäden dünkt die Behandlung im Wechselgebiß *das* große Geheimnis zu sein. Sind die Vorzüge, die sich durch die frühe Intervention erreichen lassen, wirklich die Zeit, die Anstrengung und das viele Geld wert, um die schwer erfaßbaren Ziele zu erreichen? Viele von uns glauben, daß wir uns zur frühen Intervention durch unser sozioökonomisches System zwingen lassen, außerdem durch die natürliche Neigung, ein Problem immer gleich dann lösen zu wollen, wenn es auftritt, sowie durch die manchmal zu stark betonte Konzeption des vorbeugenden Eingriffs gegenüber der Korrektur.

Der Zweck dieses Kapitels besteht darin, die grundlegenden Ziele der Frühbehandlung abzuklären und dabei vom praktischen Standpunkt aus zu differenzieren zwischen den Fällen, die wirklich einer frühen Behandlung zugeführt werden sollten, und solchen, die am besten nach dem vollen Durchbruch der bleibenden Zähne zu behandeln sind. Es ist dabei auch sehr wichtig, ein genaues Verständnis für unsere *spezifischen Ziele für jeden Individualfall* zu entwickeln, so daß wir, nachdem die ersten therapeutischen Eingriffe vollzogen sind, zurückblicken und feststellen können, was wir für diesen Patienten erreicht haben.

Hat man sich einmal entschlossen, einen Fall im Sinne der *abfangenden Behandlung* zu beginnen, so ist es notwendig, ein biomechanisches Gerät zu finden, das es uns ermöglicht, die spezifischen Ziele zu erreichen. Die grundlegenden biomechanischen Hilfsmittel zum Erreichen dieser Ziele werden im Folgenden beschrieben. Wir werden uns nicht mit dem Terminus »präventiv« befassen, da wir meinen, daß *alles*, was der Kieferorthopäde tut – selbst der Entschluß, nicht zu behandeln –, der Prävention dient.

Die Ziele der Behandlung im Wechselgebiß

1. Die Auflösung funktioneller Probleme

Wenn man kein weiteres Ziel in der ersten Phase der Behandlung erreichen kann, ist es fraglich, ob die funktionellen Probleme allein überhaupt gelöst werden können. Denn die praktische Definition des Wortes »*funktionelles Problem*« besagt, daß es sich dabei um die Summe all der Probleme handelt, die das Wachstum, die Gesundheit und die Funktion des Kiefergelenkkomplexes stören.

2. Das Lösen von Problemen in bezug auf eine Zahnbogenlängendiskrepanz

Wenn alle anderen Probleme gleichbedeutend sind, ist als erstes Ziel angebracht, die Zahnbogenlängendiskrepanz so früh wie möglich aufzulösen, weil damit alle *die* Fälle, die in einer Nicht-Extraktionstherapie behandelt werden können, auch tatsächlich so behandelt werden, daß keine bleibenden Zähne entfernt werden müssen.

3. Die Korrektur vertikaler Probleme

Da es ein Grundsatz in der Bioprogressiven Therapie ist, daß der vertikale Überbiß vor der sagittalen Stufe korrigiert werden soll, ist es auf jeden Fall günstig, das Tiefbißproblem oder das Problem des offenen Bisses vor der Lösung des Problems der sagittalen Stufe oder wenigstens zusammen mit ihm zu lösen.

4. Die Korrektur von Problemen im Zusammenhang mit der sagittalen Stufe

Um ein akzeptables Verhältnis zwischen Ober- und Unterkiefer zu schaffen und außerdem eine Klasse-I-Verzahnung zu erreichen, erscheint eine Kombination von orthopädischen und orthodontischen Bewegungen gerechtfertigt.

Überlegungen zum Wachstum

Will man das beschreiben, was man als normales Wachstum, normale Gesundheit und normale Funktion des Kiefergelenkskomplexes ansieht, so ist es wichtig, vorher eine Vorstellung vom normalen Wachstum des Unterkiefers zu entwickeln. Wenn wir die Entstehung der verschiedenen Theorien in bezug auf das Unterkieferwachstum verstehen und sie uns dann im Licht der gegenwärtigen Forschung betrachten, können wir sowohl die Gründe für eine Störung im Kiefergelenksbereich finden als auch eine effiziente Therapie dagegen entwickeln, mit deren Hilfe ein normales Wachstumsverhalten erreicht werden kann. Viele Jahre lang haben die Kieferorthopäden mit der Vorstellung des nach oben und hinten gerichteten Wachstums des Kondylus als Norm der Unterkieferentwicklung gearbeitet. Wir benutzten dabei die als stabil angenommene Unterkieferebene und Punkte im Bereich der Symphyse als Referenzpunkte zur Überdeckung, um einen nach oben und leicht nach hinten gerichteten Durchbruch der Zähne zu beschreiben *(Abb. 1)*.

Frühe Forschungen von Hunter, der am Unterkiefer eines Schweines einen Draht um den Ramus ascendens befestigte, zeigten, daß am vorderen Teil des aufsteigenden Astes eine Resorption und am hinteren Teil eine Apposition eintrat. Später hat Brash die Untersuchungen von Hunter an einem gleichen Versuchstier wiederholt: Er kam zu ähnlichen Schlüssen über das Wachstum des Unterkiefers. Brodie wies dann auf die Proliferation des Knorpels am oberen hinteren Teil der Kondylen hin und nahm für den Unterkiefer das gleiche, nach unten und vorne gerichtete Wachstum an, wie es der Oberkiefer zeigt. Dies schien alles vernünftig zu sein: Der Unterkiefer wird also nach unten und vorne gedrückt – so glaubte man –, während gleichzeitig der hintere Teil des Kondylus die Fossa ausfüllt.

Sicher und DeBrul zeigten in ihrer Veröffentlichung »Das anpassungsfähige Kinn«, daß im anthropologischen Ver-

Die traditionelle Vorstellung des Unterkieferwachstums und der Zahnentwicklung

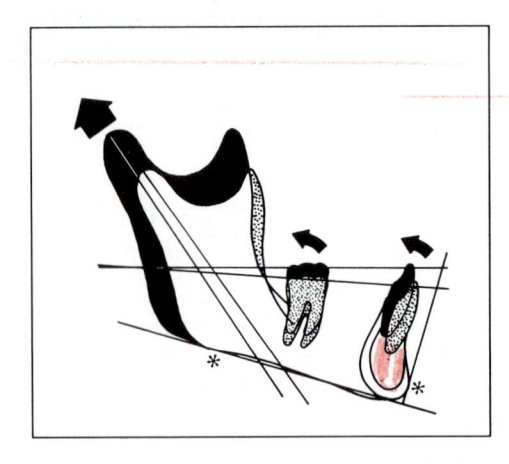

Abb. 1: Die alten Untersuchungen ließen die Wissenschaftler glauben, daß das normale Wachstum des Kondylus nach hinten oben gerichtet sei. Eine Überdeckung in der Unterkiefergrundebene und entweder im Menton oder im Pogonion zeigte einen nach oben und leicht nach hinten gerichteten Durchbruch der Zähne. Es sollte dabei beachtet werden, daß bei diesen Untersuchungen der Unterkieferrand als stabile Referenzebene angenommen wurde.

ständnis die Protuberantia mentalis (Suprapogonion) ein stabiler Punkt ist, über dem Überdeckungen gemacht werden können. Dies wurde später durch Implantatstudien im Knochen bewiesen.

Erst später fingen wir dann an, über resorptive Veränderungen im Bereich des B-Punktes zu diskutieren, die als Folge von Bewegungen der Zähne eintreten. Unsere ursprünglichen Annahmen über das Unterkieferwachstum und den Durchbruch der Zähne basierten auf frühen wissenschaftlichen Studien. Sie waren begrenzt durch unsere damaligen Möglichkeiten, das Wachstumsproblem wirklich zu untersuchen.

Unsere Anschauungen vom Wachstum des Unterkiefers begannen sich zu verändern, als Björk mit seinen Knochenimplantaten zeigte, daß die Unterkieferebene (unser bis dahin für langzeitstabil gehaltener Referenzpunkt) in Wirklichkeit während des normalen Wachstums der Resorption unterliegt. Björk's Arbeit zeigt auch, daß bei sehr vielen Fällen die Kondylen nicht nach oben und hinten wachsen, wie man ursprünglich geglaubt hatte, sondern daß sie entweder direkt nach oben oder nach oben und vorne wachsen. Obwohl zu jenem Zeitpunkt unsere Gesamtvorstellungen zum Wachstum des Unterkiefers noch nicht genügend entwickelt waren, wurde uns damit doch sofort klar, daß die Unterkieferebene nicht länger als stabile Bezugsebene gelten konnte, von der aus der normale Durchbruch der Zähne genau zu definieren wäre. Später konnte MOFFET von der University of Washington in Seattle unter Benutzung der Tetracyclin-Markierungstechniken an menschlichen Unterkiefern nachweisen, daß es ein vorherrschend appositonelles Knorpelwachstum am oberen und vorderen Teil des Kondylus gibt. So sammelte sich langsam ein neues Wissen an, das unsere bisherigen Anschauungen über das Wachstum des Unterkiefers untergrub. In den letzten Jahren hat MOSS seine These untermauert, daß das Unterkieferwachstum als Entwicklung entlang einer logarithmischen Spirale zu definieren sei, und RICKETTS entwickelte die Theorie, daß das Wachstum des Unterkiefers ziemlich genau vorhergesagt werden könne, wenn man durchschnittliche Wachstumszunahmen in bezug auf bestimmte anatomische Strukturen projiziere, wie sie im bogenförmigen Wachstum beschrieben werden *(Abb. 2)*.

Wahrscheinlich ist der interessanteste Aspekt von Ricketts' Arbeit die unwahrscheinliche Genauigkeit, mit der ein spezielles Wachstum des Unterkiefers definiert werden kann. Wenn aber unsere augenblicklichen Vorstellungen des Unterkieferwachstums nur relativ akkurat sind – wie können wir dann überhaupt die Gesamtmorphologie des Unterkiefers mit solcher Genauigkeit über lange Zeitperioden hinweg vorhersagen? Die wissenschaftlichen Untersuchungen gehen weiter, um nicht nur die Art und Weise, in der der Unterkiefer selbst wächst, genau festzustellen, sondern auch zu erfassen, wie dieser Knochen in das Gesamtwachstum des Gesichtskomplexes paßt *(Abb. 3)*.

Die augenblicklich gültige Konzeption der Biogrogressiven Diagnstik und Therapie für das Unterkieferwachstum und die Zahnentwicklung

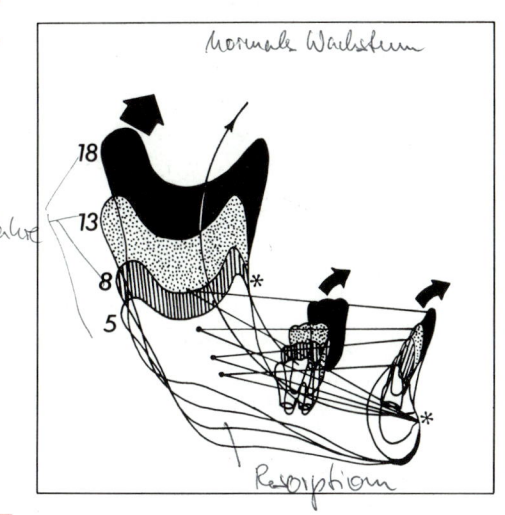

Abb. 2: Neuere Untersuchungen haben gezeigt, daß bei normalem Wachstum die Kondylen nach oben und vorne wachsen, wobei das größte Wachstumspotential am oberen Teil des Ramus ascendens vermutet wird. Viele Referenzpunkte im vorderen Abhang des Processus coronoideus und im Bereich des Suprapogonion deuten darauf hin, daß der Unterkieferrand selbst der Resorption unterliegt und daß der Durchbruch der Zähne nach oben und vorne gerichtet ist. Diese Abbildung zeigt das Unterkieferwachstum vom fünften bis zum 18. Lebensjahr.

Ein Punkt dabei ist aufgrund der bisherigen Forschung zur genauen Beschreibung des normalen Unterkieferwachstums relativ klar: Es konnte nämlich gezeigt werden, daß die Fälle mit starkem Unterkiefer-Wachstumsverhalten auch eine Tendenz zum Wachstum des Kondylus nach oben und vorne haben. Andererseits zeigen die Fälle mit einem schwachen Wachstumsverhalten auch ein mehr nach oben und hinten gerichtetes Wachstum des Kondylus. Schon die Morphologie per se deutet darauf hin, daß die nach oben und vorne gerichtete Neigung und Biegung des Kondylus und seines Halses bei den brachyfazialen Typen ebenso wie die nach oben und hinten gerichtete Neigung und Biegung des Kondylus und seines Halses bei dolichofazialen Gesichtstypen das restliche Wachstum und die Vorwärts-

Die Einpassung des Unterkiefers in das Gesamtwachstum des Gesichtes

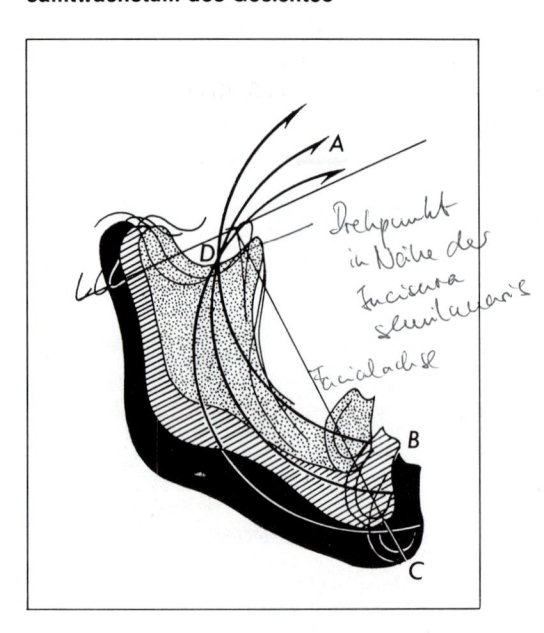

Abb. 3: Obwohl das gesamte Wachstum des Unterkiefers in verschiedenen Altersstufen sich entlang desselben Bogens vollzieht (A), öffnet sich der Bogen weiterhin (B), während das Kinn nach unten entlang der Fazialachse wächst (C). Jeder identische Bogen überschneidet sich dabei in einem Drehpunkt in der Nähe der Incisura semilunaris (D)

haltung des Kinns im Gesicht vorwegnehmen (vorzeichnen).
So läßt sich denn schließlich ein funktionelles Problem als die Summe all dessen definieren, was die normale Wachstumsrichtung im Individualfall in Frage stellt. Obwohl es vielleicht ideal erschiene, die Richtung des Wachstums bei den extremen Enden des biologischen Spektrums zu ändern (bei den extrem dolichofazialen und den extremen brachyfazialen Typen), so ist doch ein Hauptziel der Kieferorthopädie die Beseitigung der funktionellen Probleme, welche die schädlichen Einflüsse auf das Unterkieferwachstum im breiten Spektrum der Fälle, also bei den mesiofazialen Gesichtsentwcklungstypen, verursachen. Wir wollen hier nicht die genauen Einzelheiten des Wachstums des Unterkiefers entlang dem Bogen beschreiben, aber wir wollen festhalten, daß eine Reihe von Anwendungen dieser Wachstumskonzeptionen direkt in unserer biomechanischen Therapie berücksichtigt werden:

1. Die unteren Zähne brechen im Normalfall nach oben und vorne durch.
2. Die Unterkieferebene ist keine vertrauenswürdige Ebene für die Langzeitkontrolle von Veränderungen.
3. Bei allen Wachstumstypen mit Ausnahme des dolichofazialen Typs wachsen die Kondylen direkt nach oben oder nach oben und vorne.
4. Die Protuberantia mentalis (Suprapogonion) und die inneren Unterkiefer-Referenzpunkte sind die Gebiete, die sich für überdeckende Beurteilung am besten eignen.

Die Behandlung funktioneller Probleme an sich geht in der Mehrzahl der Fälle davon aus, daß ein nach oben und vorne gerichtetes Wachstum des Unterkiefers geschützt werden soll. *Wir können somit alles, was dieses nach oben und vorne gerichtete Wachstum gefährdet, als eine Kiefergelenkstörung ansehen, die sinnvollerweise eine Behandlungsintervention rechtfertigt* – egal, wie alt der Patient ist. Wir glauben somit, daß sehr viele Kiefergelenk-Dysfunktionssyndrome lediglich die Manifestationen von Wachstumsstörungen sind, die sehr früh im Leben des Patienten begonnen haben.

Die Rolle der Fernröntgen-Schichtaufnahme

Am besten geeignet zum Studium der Normalität im Kiefergelenksbereich ist das dentale Fernröntgen-Schichtaufnahmegerät. Zur Beurteilung der verschiedenen funktionellen Probleme anhand von Schichtaufnahmen ist es wichtig, vorweg die normale Stellung des Kondylus in der Kiefergelenkpfanne zu definieren, wobei die augenblicklich gültigen Vorstellungen des normalen Unterkieferwachstums berücksichtigt werden müssen.
In den frühen 50er Jahren begannen RICKETTS UND MITARBEITER, Standards für die normalen Variationen des Kiefergelenkes auszuarbeiten, wie sie sich auf Fernröntgen-Schichtaufnahmen darstellen. Obwohl es einen weiten Variationsbereich bezüglich der Größe der Kiefergelenksgrube und der Größe

Normalwerte im Fernröntgen-Schichtbild für die Lokalisierung des Kondylus

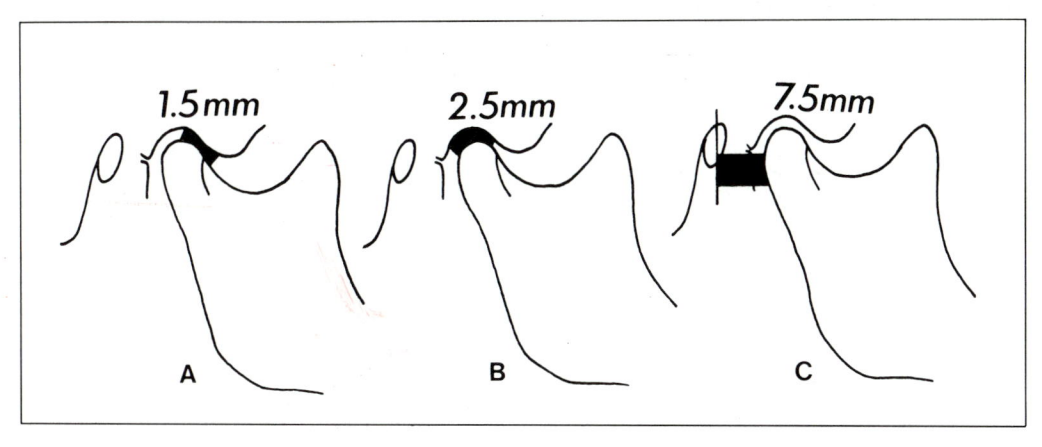

Abb. 4: Der Mittelwert der Kondyluslokalisation bei 100 »Normalfällen«. Man beachte dabei die gut zentrierte Stellung und die abgerundeten Gelenkoberflächen. A: Der Abstand Kondylus – Eminentia; B: der Abstand Kondylus – Fossa; C: Abstand Kondylus – Meatus acusticus. (Ricketts, American Journal of Orthodontics, Juni 1955)

des Kondylus selbst gibt, wurde festgestellt, daß in der Zentralrelation der Kondylus eine zentrierte Position einnimmt, bei der sich die anterior-superiore Oberfläche des Köpfchens in einer bestimmten Beziehung zur Eminentia articularis befindet. Es wurde außerdem festgestellt, daß der Gelenkspalt oberhalb und distal des Kondylus in der normalen zentrischen Relation steht. Der Abstand zwischen dem Kiefergelenksköpfchen und der Eminentia – 1,5 ± 0,5 mm – gibt dem Kieferorthopäden Hinweise auf die ideale Artikulation zwischen den beiden. Der Abstand zwischen dem Kondylus und dem Dach der Kiefergelenkgrube – 2,5 ± 1 mm – zeigt eine etwas höhere Variation *(Abb. 4)*.

Bei der Betrachtung einer Schichtbildaufnahme sollte darauf geachtet werden, daß das normale Kiefergelenk dadurch charakterisiert ist, daß der Kondylus in der Fossa zentriert ist, seine Oberflächen nicht rauh sind (glatte Konturen) und eine besondere Verdickung der subchondralen Schichten fehlt. Es gilt zu beachten, daß die wichtigste Messung diejenige des Verhältnisses der nach oben und vorne gerichteten Anteile des Kondylus zur Eminentia selbst ist, da große Variationen von dieser Stellung (wo der Kondylus weit weg von der Eminentia artikuliert) eine anomale Position des Köpfchens in zentrischer Okklusion bedingen: Sie können Hinweise geben auf ein anomales Wachstum sowie auf eine gestörte Gesundheit und eine gestörte Funktion des Kiefergelenk-(TMJ-)Komplexes *(Abb. 5)*.

Um die Schichtaufnahmen klarer zu gestalten, macht man zuerst Basalaufnahmen zur Feststellung der exakten Neigung der Längsachse (mesiolateral) des Kondylus zur medianen Sagittalebene. Es werden große Variationen dieser Neigung beobachtet, und zwar gilt dies auch für die verschiedenen Seiten desselben Patienten. Diese Messung ist besonders zur genauen Darstellung der Position des Kondylus in der Fossa wichtig; beim kleinen Kind, das noch sehr kleine Kondylen hat, erscheint sie von überragender Bedeutung *(Abb. 6)*.

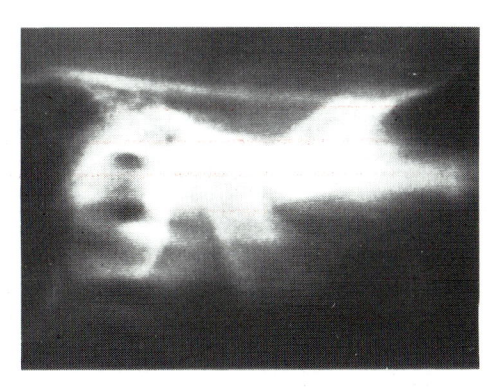

Abb. 5: Das um 20° geneigte Fernröntgen-Schichtbild zeigt ein ideales Verhältnis zwischen Kondylus und Eminentia sowie Kondylus und Dach der Kiefergelenkgrube.

Die Durchzeichnung der Basalaufnahme zur Beurteilung der Neigung der Kondylen

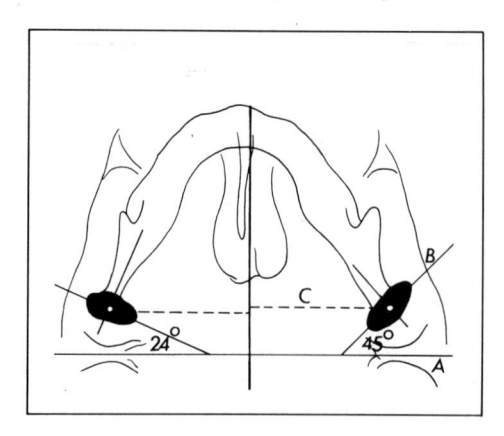

Abb. 6: Eine Methode für die Analyse der Basalaufnahme zur Bestimmung der individuellen Inklination und Größe der Kondylen (wie von Williamson und Wilson vorgeschlagen, American Journal of Orthodontics, August 1976).
A – Transporionachse.
B – Kondylarachse; man beachte dabei die mediolaterale Neigung der Kondylen auf den beiden Seiten desselben Patienten.
C – Die Abstände zu der mittleren Sagittalebene.

Stellt man im Fernröntgen-Schichtbild eine Verschmälerung der Kiefergelenkräume und eine Sklerosierung oder eine subkondylare Verdickung des Knochens im Bereich der Artikulationsflächen fest, so weist dies auf beginnende pathologische Veränderungen am Kiefergelenk hin. Bereits bei jungen Patienten läßt sich eine deutliche Abflachung und eine Erosion des Kiefergelenkköpfchens bei anomaler Haltung des Kondylus aufgrund der Okklusion feststellen.

Diagnose funktioneller Probleme

Im frühen Kindesalter lassen sich neun allgemeine Kategorien von Funktionsproblemen durch klinische oder röntgenologische Untersuchung des Patienten ausmachen:
1. Abweichung des Unterkiefers in Schlußbißstellung;
2. frontaler Kreuzbiß;
3. offener Biß – Fehlen der Schneidezahnführung;
4. extreme funktionelle Möglichkeiten der Unterkiefermotilität;
5. dorsale Verlagerung;
6. Verlust der dorsalen Abstützung – Verlagerung nach oben;
7. Fingerlutschen; Lippenlutschen; Zungenpressen;
8. Atmung und Luftwegprobleme;
9. echte Klasse-III-Entwicklung.

1. Abweichung des Unterkiefers in Schlußbißstellung (Abb. 7)

1.1. Klinische Beurteilung

Als Abweichung in Schlußbißstellung kann jeder Zustand diagnostiziert werden, bei dem ein oder mehrere Zähne eine laterale Abweichung des Unterkiefers während der letzten Phase des Mundschlusses verursachen. Im allgemeinen lassen sich diese Interferenzen durch die Beobachtung des Unterkiefers beim Mundschluß erkennen. Der Patient soll dafür den Mund zuerst weit öffnen; beim anschließenden Schließen des Mundes beobachtet man die Bewegung.
Als typische Erscheinung wird man bei der Abweichung in Schlußbißstellung eine Lateralabweichung in eine »bequeme« Okklusion feststellen oder einen breiten Schließbogen ganz auf die eine oder zu der anderen Seite. Bei maximaler Mundöffnung wird sich im allgemeinen die Mittelposition einstellen; erst während des Mundschlusses wird es zu einer Abweichung von der Mittellinie infolge des neuromuskulä-

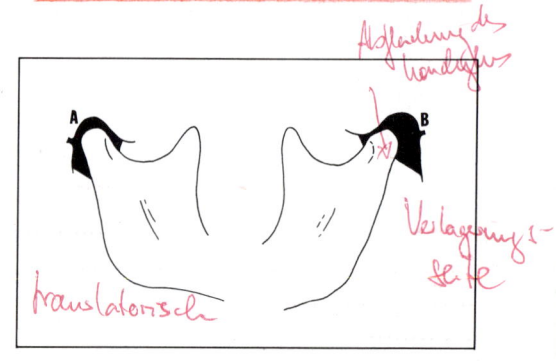

Abb. 7: Abweichung in Schlußbißstellung. Auf der translatorischen Seite (A) zeigt sich entweder eine normale Position des Kondylus oder eine dorsale Verlagerung. Der sich bewegende Kondylus (B) ist aus der Fossa gekommen und befindet sich auf dem vorderen Teil der Eminentia. Bei diesem zwölf Jahre alten Kind zeigt sich außerdem eine deutliche Abflachung des Kondylus.

ren Reflexgeschehens kommen. Bei diesen Fällen liegt im Normalfall ein Kreuzbiß im posterioren Bereich vor; aber dieser Zustand kann auch durch einen einzigen Zahn oder durch eine einzige Facette an einem Zahn verursacht werden. Häufig wird der Kreuzbiß im Seitenzahnbereich des Milchgebisses keine Unterkieferabweichung verursachen, da diese Zähne zur Abrasion und damit zur Abmilderung derartiger Interferenzen neigen. Die Abweichung des Unterkiefers beginnt häufig mit dem Durchbruch der oberen und unteren ersten Molaren.

1.2. Fernröntgen-Schichtuntersuchung

Wenn der Unterkiefer sich zur einen Seite oder zur anderen bewegt, zeigen die Röntgenbilder, daß der Kondylus typischerweise auf der einen Seite auf der Eminentia nach unten gleitet und dabei entweder auf der anderen Seite seine ideale Stellung einnimmt oder leicht nach dorsal abgleitet. Die der Verlagerung gegenüberliegende Seite verhält sich translatorisch, während die Verlagerungsseite des Kondylus mit dem höchsten Punkt der Eminentia in Kontakt tritt.

1.3. Die daraus resultierenden Wachstumsveränderungen

Während der abweichende Kondylus ein normales Wachstum zeigt, wird es auf der gegenüberliegenden Seite im allgemeinen zu einem Wachstumsrückstand auf der anterior-superioren Oberfläche kommen und zu einem verstärkten Wachstum auf der posterior-superioren Oberfläche. Die Langzeiteffekte des Wachstums zeigen dann eine Neigung der Okklusionsebene, eine anomale Höhe des Ramus ascendens und anomale Höhen des Alveolarfortsatzes sowie eine fehlerhafte Stellung des Kinns.

1.4. Zeiteinteilung und die Art der Behandlung

Sobald man eine Unterkieferabweichung feststellt, sollte sie schnellstmöglich beseitigt werden. Im Milchgebiß heißt dies, daß man die Seitenzähne oder den Eckzahn einschleift, damit die Abweichung verringert wird. Besteht das Problem allerdings auf-

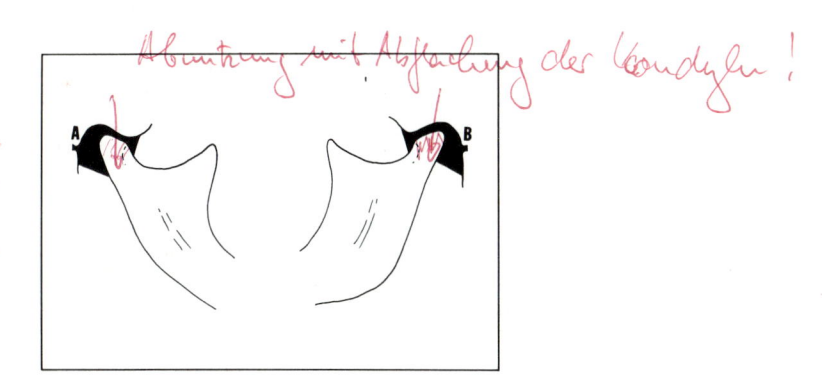

Abb. 8: Frontaler Kreuzbiß. Beide Kondylen (A und B) werden nach anterior auf der Eminentia gehalten und zeigen bei dieser 32 Jahre alten Frau eine sehr starke Abnutzung. Beim offenen Biß kann es auch zu einer normalen Stellung der Kondylen in der Kiefergelenkgrube kommen.

grund einer beidseitigen Kontraktion des Oberkiefers, so sollte eine Oberkieferdehnung durchgeführt werden – vorausgesetzt allerdings, die oberen bleibenden Molaren sind schon so weit durchgebrochen, daß ein Expansionsgerät eingesetzt werden kann.

2. Frontaler Kreuzbiß (Abb. 8)

2.1. Klinische Beurteilung

Stehen ein oder mehrere Frontzähne deutlich falsch, so wird der Unterkiefer durch diese anteriore Interferenz nach vorne geführt. Klinisch läßt sich das genaue Gebiet der anterioren Interferenz sehr einfach feststellen, wenn der Unterkiefer leicht nach distal geführt und geschlossen wird. Nicht selten wird die Vorverlagerung bei Fällen von sehr starkem Engstand und/oder ektopischem Durchbruch der Schneidezähne festgestellt.

2.2. Fernröntgen-Schichtuntersuchung

Bei der Vorverlagerung des Unterkiefers werden häufig beide Kondylen bis auf den vorderen Rand der Eminentia (d.h. aus der Kiefergelenkgrube heraus) gebracht, und es zeigt sich ein deutlicher Gelenkspalt oberhalb und hinter den Gelenkköpfchen.

2.3. Die daraus resultierenden Wachstumsveränderungen

Werden beide Kondylen auf der Eminentia nach vorne geführt, so kommt es zu einem nach oben und hinten gerichteten bilateralen Wachstum der Gelenkköpfchen. Hieraus kann eine Vergrößerung der Unterkieferlänge resultieren – ein Faktor, der zur Entstehung der Klasse III beiträgt.

2.4. Zeiteinteilung und die Art der Behandlung

Zuerst sollte bestimmt werden, ob es sich bei dem vorliegenden Fall um eine echte Klasse-III-Dysgnathie oder um einen einfachen frontalen Kreuzbiß handelt. Handelt es sich lediglich um einen frontalen Kreuzbiß, so ist die Richtigstellung des Einzelzahns oder der verschiedenen Zähne die ideale Behandlung. Dies wird am leichtesten vor dem kompletten Durchbruch der Schneidezähne unternommen bzw. bevor das Schneidezahntrauma die Zähne in diesem Gebiet schädigt.

3. Offener Biß – das Fehlen der Schneidezahnführung (Abb. 9)

3.1. Klinische Beurteilung

Während der aktiven Phase des Zahndurchbruches zeigen alle Fälle entweder einen frontal offenen Biß oder einen seitlich offenen Biß. Ist der Durchbruchsvorgang der oberen und unteren Schneidezähne – gewöhnlich durch den Kontakt mit dem Weichgewebe der Lippe oder der Zunge – beendet worden, so entsteht – infolge des Fehlens einer propriozeptiven Führung durch die Frontzähne in bezug auf die Stellung der Kondylen in den Kiefergelenkgruben – ein übermäßiger Beweglichkeitsspielraum für den Unterkiefer. Klinisch beobachtet man, daß diese Patienten sehr große Schwierigkeiten haben, die habituelle Okklusion zu finden: Wenn man den Patienten bittet, den Mund zu schließen, wird der Unterkiefer in drei oder vier verschiedene Stellungen gebracht. Im allgemeinen ist auch eine Vorschubkomponente des Unterkiefers vorhanden, infolge des Versuchs, die Propriozeption der Schneidezahnführung zu erreichen, und gewöhnlich läßt sich der Unterkiefer sehr leicht nach dorsal einstellen, indem man den Daumen zwischen die unteren und die oberen Schneidezähne einführt.

3.2. Fernröntgen-Schichtuntersuchung

Die Kondylen befinden sich im allgemeinen weit vorne in der Kiefergelenkgrube und auf der Eminentia

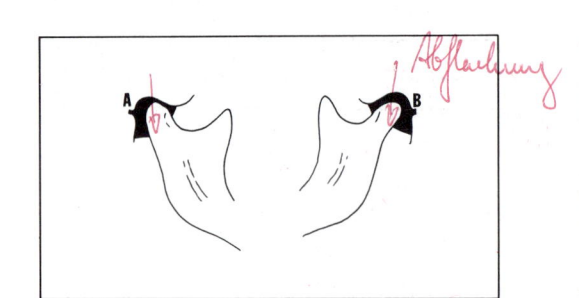

Abb. 10: Extremer Funktionsumfang. Man beachte die Abflachung in dem nach oben und vorne gerichteten Teil des rechten Kondylus (A) und eine distale Abknickung des linken Kondylus (B) bei diesem 5 Jahre alten Jungen.

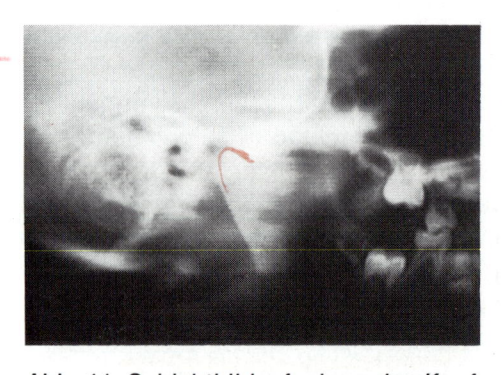

Abb. 11: Schichtbildaufnahme des Kopfes eines 5 Jahre alten Jungen mit extrem stark ausgebildeter Dysgnathie der Angle'Klasse II. Man beachte, daß der Kondylus nach vorne gelagert und gleichzeitig an dem nach oben und vorne gerichteten Anteil abgeflacht ist. Das Kind mußte den Unterkiefer vorschieben, um überhaupt eine Klasse-II-Molarenverzahnung zu erreichen.

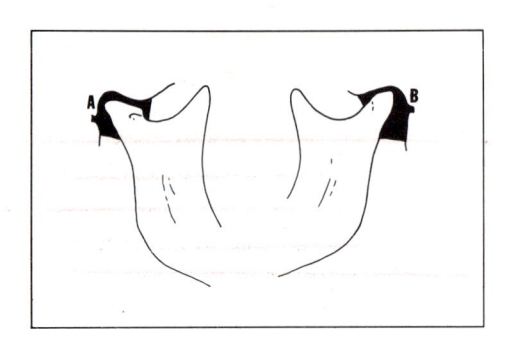

Abb. 9: Bei diesem 27jährigen Mann zeigt sich ein Zusammenbruch der Kondylenkontur.

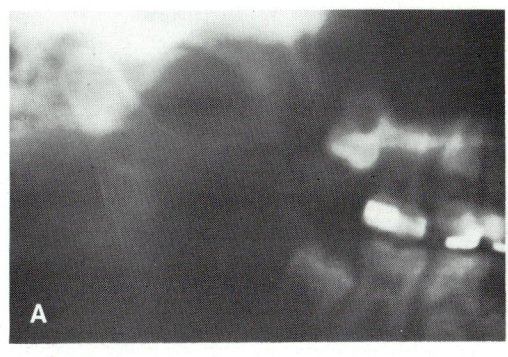

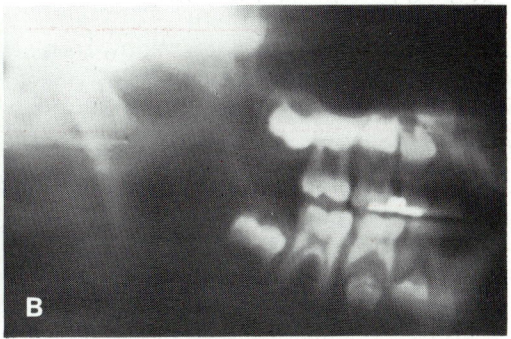

Abbildung 12
A: Röntgenschichtaufnahme eines 7 Jahre alten Kindes; extrem stark ausgebildete Klasse II mit frontal offenem Biß. Man beachte das Kante-zu-Kante-Molarenverhältnis und die Vorverstellung des Kondylus. Der Kondylus ist außerdem aus der Fossa herausgezogen und nach dorsal abgebogen.
B: Nach zehn Monaten Therapie mit dem Kombinations-Headgear ist das Molarenverhältnis noch immer Kante-Kante, d.h. Klasse II, verzahnt. Man beachte, daß sich der Kondylus jedoch nach dorsal in die Fossa zurückverlagert hat und daß ein normaleres Aussehen und eine normalere Kontur sichtbar sind.

nach unten verlagert; eine Abflachung der Irregularität der vorderen und oberen Oberflächen der Kondylen ist sichtbar.

3.3. Die daraus resultierenden Wachstumsveränderungen

Das Fehlen der Kondylenführung in der Pfanne führt zu einer Abrasion infolge des übermäßigen anterior-posterioren Gleitens. Hierdurch kann es zu einem Wachstum am oberen Teil des Kondylus kommen und zu einer Zunahme des nach oben und hinten gerichteten Wachstums.

3.4. Zeiteinteilung und die Art der Behandlung

Da es verschiedene Entstehungsmechanismen des offenen Bisses gibt, ist es ziemlich schwierig, alle funktionellen Probleme im Rahmen einer Frühbehandlung zu beheben. Deshalb müssen verschiedene ursächliche Gebiete für die Entstehung des offenen Bisses genau untersucht werden, bevor therapiert wird. Zu diesen Maßnahmen gehören:

a. die Untersuchung der Luftwege in bezug auf die Notwendigkeit einer Tonsillektomie und/oder Adenoidektomie;

b. die orthopädische Expansion und Rotation des Oberkiefers, um den Zungenraum zu verbessern, die vertikale Höhe des Nasenbereichs zu vergrößern und die Neigung des Oberkiefers – besonders bei stark ausgeprägten Klasse-II-Fällen – zu verändern;

c. die Beurteilung allergischer Symptome;

d. die frühzeitige Verbesserung eines starken vorderen Engstandes, um einen normalen Schneidezahndurchbruch zu ermöglichen;

e. die Beurteilung der Zungengröße, der Zungenlage und des Zungenpressens.

Bei nicht sehr schweren offenen Bissen können Inhibitionsgeräte an einer Oberkieferplatte geeignet sein, um die Propriozeption im Schneidezahngebiet zu schaffen.

4. Extremer Funktionsumfang der Unterkieferbewegung (Abb. 10)

4.1. Klinische Beurteilung

Bei einem starken Labialstand der oberen Frontzähne muß der Unterkiefer nach vorne geführt werden, damit er eine »bequeme« habituelle Okklusion einnehmen kann. Diese Fälle nennt man auch »Superklasse-II-Dysgnathien«, da man den Unterkiefer nach vorne führen muß, um ihn überhaupt in eine Klasse-II-Verzahnung zu bringen. Vom klinischen Standpunkt aus gesehen, manifestiert sich ein anomaler Funktionsumfang in den schweren Klasse-II-Dysgnathien, bei denen der Unterkiefer leicht in die Zentrik gebracht werden kann, so daß sich bei dem so herbeigeführten Zahnreihenschluß ein noch ungünstigeres Verhältnis zwischen Ober- und Unterkiefer zeigt.

4.2. Fernröntgen-Schichtuntersuchung

In der habituellen Okklusion werden sich die Kondylen vorne in der Fossa und unten vorne auf der Eminentia befinden, und es wird sich häufig eine Abflachung der anterior-superioren Oberfläche der Kondylen zeigen. Eine sehr starke Ausprägung des Gelenkspaltes ist oben und dorsal von den Kondylen auszumachen, außerdem eine nach oben und hinten gerichtete Abknickung des Kiefergelenkhalses und der Kondylen.

4.3. Die daraus resultierenden Wachstumsveränderungen

Eine Druckatrophie und eine sklerotische Veränderung auf der vorderen und oberen Oberfläche der Kondylen verstärken das nach oben und hinten gerichtete Wachstum, und als Folge davon kommt es zu einem mehr dolichofazialen Wachstumstyp.

4.4. Zeiteinteilung und die Art der Behandlung

Obwohl es nicht unbedingt notwendig ist, daß die gesamte Klasse-II-Verzahnung korrigiert wird, ist es wichtig, daß der Oberkiefer und/oder die Zähne nach dorsal so weit beeinflußt werden, daß der Unterkiefer geschlossen werden kann, ohne daß es gleichzeitig zu einer Vorbewegung der Kondylen nach unten auf der Eminentia kommt. Es ist nicht ungewöhnlich, daß man nach einer initialen Headgear-Therapie im Fernröntgenseitenbild eine Dorsalbeeinflussung des gesamten Oberkiefers feststellen kann, ohne daß es zu einer merkbaren Korrektur der Klasse-II-Molarenbeziehung gekommen ist. Dies kann die Folge einer Dorsalbewegung des gesamten Unterkiefers sein, wenn die Kondylen sich nach hinten in die Kiefergelenksgruben zurückverlagern. Vielleicht ist dieses die wichtigste funktionelle Veränderung, die bei der Headgear-Therapie eintritt *(Abb. 12)*.

5. Dorsalverlagerung *(Abb. 13)*

5.1. Klinische Beurteilung

Die echte Dorsalverlagerung, bei der der Kondylus in den dorsalen Anteil der Kiefergelenkgrube verlagert ist, wird im allgemeinen durch den Steilstand der oberen und der unteren Schneidezähne verursacht – ein Phänomen, das besonders bei der Dysgnathie der Angle'Klasse II/2 auftritt. Obwohl es auch möglich ist, daß es zu einer dorsalen Verlagerung des Unterkiefers aufgrund der Neigungen der Seitenzähne kommt, so sind doch im allgemeinen Interferenzen im Schneidezahnbereich daran schuld. Sie sind im allgemeinen die ersten funktionellen Probleme, die Schmerzen im Kiefergelenksbereich verursachen, und man kann Reibegeräusche, Ohrenklingen und einen frühzeitigen Verlust der normalen Mobilität schon beim kleinen Kind beobachten.

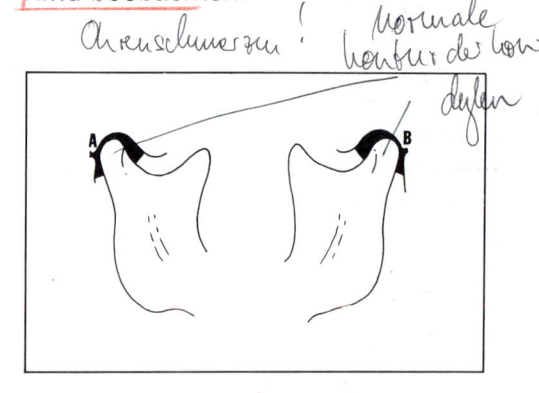

Abb. 13: Beide Kondylen (A und B) bei dieser 52 Jahre alten Frau sind nach dorsal in die Fossa verlagert, sie drücken gegen das Os tympanicum und die Fissura petrotympanica. Die Kontur der Kondylen ist normal.

5.2. Fernröntgen-Schichtuntersuchung

Die Kondylen befinden sich dorsal in den Kiefergelenkgruben; damit entsteht ein sehr breiter Gelenkspalt anterior und superior. Die hintere Partie des Kondylus scheint dabei häufig gegen das Os tympanicum und die Fissura petrotympanica des Os temporale zu drücken. Im allgemeinen sind keine Irregularitäten im Bereich der Kondylen zu beobachten *(Abb. 14)*.

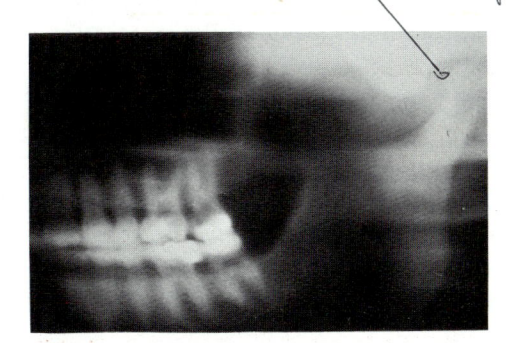

Abb. 14: Die Schichtaufnahme zeigt eine direkte Dorsalverlagerung bei einer Klasse-II/2-Dysgnathie. Der Kondylus ist in der Kiefergelenkgrube nach dorsal verlagert, infolge der Vertikalneigung der Schneidezähne und der schiefen Ebenen der Seitenzähne.

5.3. Die daraus resultierenden Wachstumsveränderungen

Da es keine Interferenz mit dem anterior-superioren Anteil der Kondylen gibt, zeigen diese Fälle oft ein normales Wachstumsverhalten im Bereich der Gelenkköpfchen. Manche Autoren glauben, daß das Fehlen des normalen Gelenkdrucks im Bereich der vorderen und oberen Partien der Kondylen den brachyfazialen Aspekt bei diesen speziellen Fällen verstärkt.

5.4 Zeiteinteilung und die Art der Behandlung

Da die Dorsalverlagerung häufig durch das vertikale Durchbruchsverhalten der oberen und der unteren Schneidezähne verursacht wird, sollten klinische Faktoren, die einen derartigen Durchbruchsmodus fördern, vermieden werden. Eine frühzeitige Entfernung der Milchschneidezähne bei brachyfazialen Gesichtsentwicklungstypen mit Tiefbiß wird dazu führen, daß die Frontzähne nach lingual kippen können. Hierdurch kommt es zu einer weiteren Bißvertiefung, und das Schneidezahntrauma wird die Kondylen nach dorsal in die Kiefergelenkgruben verlagern. Sollte eine frühzeitige Entfernung der Milcheckzähne notwendig sein, weil ein extremer Engstand vorliegt, so schlagen wir die Anwendung eines unteren Lingualbogens vor, den wir einsetzen, damit eine extreme Lingualkippung sowohl der oberen als auch der unteren Schneidezähne vermieden wird. Liegt ein starker Steilstand der Schneidezähne bereits vor, so wird eine frühe Aufrichtung der oberen Schneidezähne (um eine sagittale Frontzahnstufe zu schaffen) der Muskulatur, die den Unterkiefer hebt, eine entsprechende Anpassung und den Kondylen die Befreiung aus der Dorsalverlagerung ermöglichen. Ein extremer vertikaler Überbiß des Unterkiefers mit exzessivem interokklusalem Raum erlaubt es den Kondylen ebenfalls, sich in den Gelenkgruben nach dorsal zu verlagern. Die Korrektur dieser Dorsalverlagerung läßt sich am besten mit langzeitig angewandten leichten Klasse-II-Gummizügen bewirken, die dabei helfen, den Unterkiefer nach vorne einzustellen, und die außerdem eine Extrusion der hinteren Seitenzähne mit sich bringen. Bei extremen brachyfazialen Typen muß die Extraktion von Zähnen unbedingt vermieden werden, damit sich eine gute Vertikalabstützung im Seitenzahnbereich entwickeln kann *(Abb. 15)*.

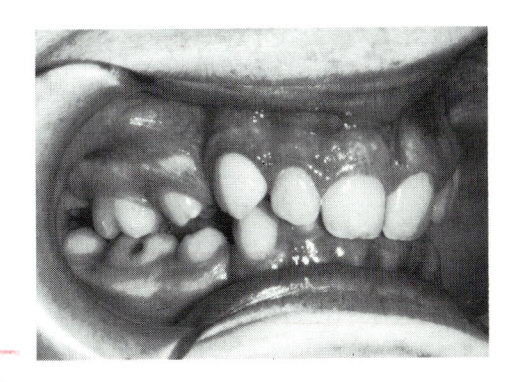

Abb. 15: Reihenextraktion bei einem Nicht-Extraktionsfall der Klasse II mit brachyfazialem Wachstumstyp. Die unteren Schneidezähne wurden nicht vorne gehalten, so daß es zu einer Lingualstellung der oberen Schneidezähne und zu einer Dorsalverlagerung des Unterkiefers bei diesem 12 Jahre alten Mädchen kam. Schmerzen im Kiefergelenkbereich treten sehr früh auf.

6. Verlust der dorsalen Abstützung – Verlagerung nach kranial (Abb. 16)

6.1. Klinische Beurteilung

Bei Fällen mit multiplen Nicht-Anlagen oder bei solchen mit extrahierten Seitenzähnen kommt es gewöhnlich zur Mesialkippung der übrigen Seitenzähne, da der Vertikalzug der Muskulatur stärker ist als die dorsale Abstützung, welche die Kiefer voneinander getrennt hält. So kommt es zu einer kranial-dorsalen Bewegung der Kondylen, und wie bei der Dorsalverlagerung können sich früh Schmerzen einstellen. Eine Ankylose zahlreicher Milchzähne und/oder das Fehlen vieler bleibender Zähne kann in seltenen Fällen auch im Wechselgebiß das gleiche funktionelle Problem einer Kranialverlagerung der Kondylen schaffen. Eine Verlagerung nach kranial wird jedoch am häufigsten beim erwachsenen Patienten beobachtet, bei dem die Frontzähne übriggeblieben sind, während die Seitenzähne extrahiert wurden, und damit eine geeignete vertikale Abstützung im Seitenzahnbereich nicht mehr aufrechterhalten werden konnte. Ebenfalls findet man eine Kranialverlagerung bei Fällen von offenem Biß, bei denen ein Zusammenbiß nur im Seitenzahngebiet stattfindet. Die Kondylen befinden sich dann im kranialen Anteil der Kiefergelenkgruben, und der Unterkiefer rotiert um die wenigen hinteren okklusalen Kontaktpunkte.

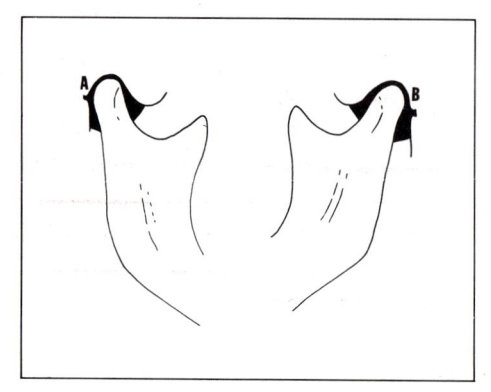

Abb. 16: Verlagerung nach kranial. Beide Kondylen (A und B) bei diesem 37jährigen zahnlosen Mann sind nach oben in die Kiefergelenkgruben hinein verlagert, so daß ihre normale Artikulation nicht mehr gewährleistet ist.

6.2. Fernröntgen-Schichtuntersuchung

Der obere Anteil der Kondylen lagert sich am Dach der Kiefergelenkgruben an, und im medialen Bereich der Kondylen entsteht ein deutlicher Platzüberschuß.

6.3. Die daraus resultierenden Wachstumsveränderungen

Wie bei den Dorsalverlagerungen scheint es keine frühen Anzeichen einer Wachstumsveränderung aufgrund der Kranialverlagerung zu geben.

6.4. Zeiteinteilung und die Art der Behandlung

Da die Kranialverlagerung durch den Verlust der dorsalen Abstützung entstehen kann, wird in vielen Fällen die frühzeitige Entfernung kariöser Milchzähne ohne eine Aufrechterhaltung der Vertikaldimension diese anomale Position der Kondylen schaffen. Bei einem muskulär starken Gesichtstyp muß für den Fall, daß eine größere Anzahl von Milchzähnen entfernt werden muß, ein Retainer zum Ersatz dieser Zähne eingegliedert werden. Das Syndrom des exzessiven vertikalen Überbisses entwickelt sich erst im Verlaufe der Zeit und ist sehr schwer zu behandeln, wenn einmal die vertikale Dimension verlorengegangen und es zu einer Anpassung der verbliebenen Frontzähne an diese Kondylenposition gekommen ist.

7. Fingerlutschen, Lippensaugen und Zungenpressen

7.1. Klinische Beurteilung

Das Syndrom des offenen Bisses wird gewöhnlich durch den Finger geschaffen, durch die Lippe verstärkt und durch die Zunge aufrechterhalten: Es kann im allgemeinen als *funktionelles Problem* insofern angesehen werden, als diese Fehlfunktionen die Entwicklung oder die Verstärkung eines offenen Bisses verursachen können. Nicht selten lutschen Kinder bis zum Alter von 5 oder 6 Jahren am Daumen. Wenn dann die ersten bleibenden Schneidezähne durchbrechen, kommt es zu einer Deformierung des vorderen Anteils des Alveolarfortsatzes mit einer Labialkippung der Zähne und einem offenen Biß. Ist dieser offene Biß einmal entstanden, werden die Zunge und die Lippe während des Schluckaktes einander entgegenarbeiten und den offenen Biß verstärken und unterhalten.

7.2. Fernröntgen-Schichtuntersuchung

Diese Untersuchung ist die gleiche wie beim offenen Biß.

7.3. Die daraus resultierenden Wachstumsveränderungen

Die Wachstumsveränderungen sind die gleichen wie beim offenen Biß.

7.4. Zeiteinteilung und die Art der Behandlung

Das funktionelle Muskelproblem sollte man angehen, indem man das Kind dazu motiviert, die Habits zu lassen. Sollte das Kind nicht fähig sein, seine Fehlfunktion aufzugeben, so können Expansions- und »Daumenlutsch-Verhinderungsapparate« eingesetzt werden, wenn die unteren und die oberen Schneidezähne sowie die ersten Molaren sich im Durchbruch befinden. Weil diese oralen Fehlfunktionen häufig zu einer Kontraktion des Oberkiefers und zu einem Kreuzbiß im Seitenzahnbereich führen, sollten auch die Expansionsgeräte eingegliedert werden, während das Daumenlutschen gemildert wird.

8. Atmung und Luftwegprobleme
(Abb. 17)

8.1. Klinische Beurteilung

Beobachtet man bei der Erstuntersuchung, daß das Kind durch den Mund atmet, so sollte eine genauere Beurteilung der Atemwege vorgenommen werden. Die anwesende Mutter oder der Vater wird dann häufig sagen, daß das Kind ein Mundatmer ist, und wenn man eine Hand über den Mund legt, haben solche Kinder häufig Schwierigkeiten, durch die Nase allein weiterzuatmen. Begleitende Allergien und bestimmte Gesichtscharakteristika, allergisches Glänzen und große Tonsillen sowie adenoide Massen deuten auf die Tendenz zur Mundatmung hin.

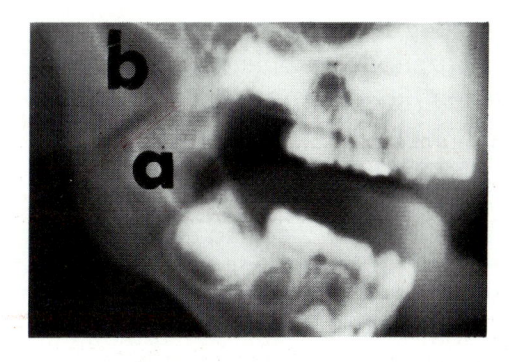

Abb. 17: Große Tonsillen (a) und adenoide Wucherungen (b) haben den Unterkiefer durch eine Art Hebeleffekt zu einer dorsalen und kaudalen typischen Mundatmerstellung gebracht. Auch die Kondylen liegen anterior auf der Eminentia und verstärken ihr nach oben und hinten gerichtetes Wachstum.

8.2. Fernröntgen-Schichtuntersuchung

Diese Untersuchung ist die gleiche wie bei den Fällen mit offenem Biß.

8.3. Die daraus resultierenden Wachstumsveränderungen

Da die Zunge bei diesen Fällen unten am Mundboden liegt, um die Luftaufnahme zu erleichtern, kommt es häufig zu einem Zusammenfallen des Oberkiefers und zum Kreuzbiß. Während so die Zunge tief liegt und der Mund offen ist, werden die Kondylen auf der Eminentia nach vorne gebracht. So baut sich eine Dominanz der suprahyoidalen Muskulatur auf, die das Kinn nach dorsal und kaudal zieht. Durch diese Wirkung entsteht eine Abrasion auf dem nach oben und vorne gelegenen Teil der Kondylen, und es kommt zu einem nach oben und hinten gerichteten stärkeren Wachstum. Das überwiegend nach kranial und dorsal gerichtete Wachstum seinerseits bedingt ein zurückliegendes Kinn im Gesicht und verschlimmert den offenen Biß, wodurch die muskuläre Fehlfunktion weiter verstärkt wird.

8.4. Zeiteinteilung und die Art der Behandlung

Obwohl die Nasenhöhle und die Mundhöhle während des Wachstums des Kindes an Größe zunehmen und die Tonsillen und die adenoiden Wucherungen mit zunehmendem Alter der Atrophie anheimfallen, sollten Langzeit-Atemprobleme, die zum offenen Biß führen und möglicherweise das Wachstum der Kondylen beeinflussen, im frühen Alter entsprechend diagnostiziert werden. Meistens wird es dann zum Vorschlag der Tonsillektomie und/oder der Adenoidektomie, einer Untersuchung auf eine Allergie sowie einer frühzeitigen orthodontischen Therapie kommen, damit die Nasenpassage erweitert wird.

9. Echte Klasse-III-Wachstumstypen

9.1. Klinische Beurteilung

Echte Klasse-III-Wachstumstypen bieten eine Zusammenfassung der meisten funktionellen Probleme dar. Sie zeigen häufig eine Anzahl der funktionellen Abweichungen, die schon früher behandelt wurden, und außerdem zeigen sie an, daß ein genetisches Potential zum extremen Kranial- und Dorsalwachstum der Kondylen besteht, wodurch es zu einer Vergrößerung der Gesamtlänge des Unterkiefers kommt. Dieser Zustand kann, wenn er mit einer Unterentwicklung des Oberkiefers verbunden ist, auch mit einem einfachen frontalen Kreuzbiß verwechselt werden – oder umgekehrt. Vermutet man eine echte Anomalie der Klasse III, so sollte eine genaue Familienanamnese aufgenommen und außerdem eine frühe kephalometrische Analyse vorgenommen werden. Eine Reihe von Messungen im Fernröntgenseitenbild können herangezogen werden, um abzuschätzen, ob die Möglichkeit eines Klasse-III-Wachstumverhaltens vorhanden ist. *(Siehe auch März-Heft 1977 des Journal of Clinical Orthodontics).*

9.2. Fernröntgen-Schichtuntersuchung

Wenn die Frontzähne des Unterkiefers vor den Oberkiefer-Schneidezähnen stehen, befinden sich die Kondylen häufig unten und vorne auf der Eminentia, so daß kranial und dorsal der Kondylen ein großer Raum in den Kiefergelenksgruben frei bleibt. Häufig beobachtet man einen langen dünnen Kiefergelenkhals und einen dünnen Ramus ascendens. In den Fällen, in denen die unteren Schneidezähne hin-

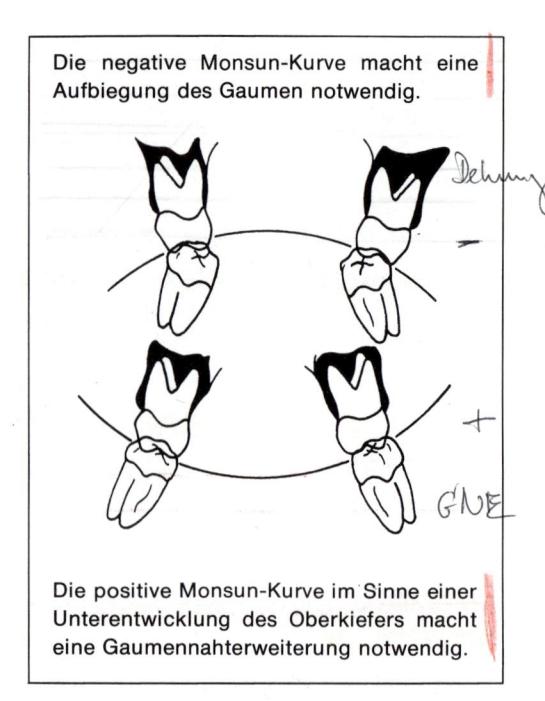

Abb. 18: Eine Palatinalkippung der oberen Molaren (oberer Teil der Abbildung) muß sehr genau von der echten Unterentwicklung des Oberkiefers (unterer Teil) unterschieden werden.

ter den oberen Schneidezähnen festgehalten werden, oder wenn der Patient den Unterkiefer selbst zurückhält, kommt es zu einer dorsalen Verlagerung bei den echten Klasse-III-Fällen.

9.3. Die daraus resultierenden Wachstumsveränderungen

Die echte Klasse III hat eine ihr innewohnende Tendenz zur funktionellen Verlagerung und zu einem genetisch verankerten überschießenden Wachstum.

9.4. Zeiteinteilung und die Art der Behandlung

Wird der Wachstumstyp der echten Klasse III früh genug bemerkt, so wird man im allgemeinen nur die Unterentwicklung des Oberkiefers behandeln. Sehr häufig kommt es bei einer frühen orthodontischen Behandlung einer echten Klasse III zu einer Lingualkippung der unteren Schneidezähne und zu einer Vorkippung der oberen Schneidezähne, wodurch – ohne eine neue kieferorthopädische Behandlung – eine erfolgreiche chirurgische Behandlung im späteren Lebensalter schwierig wird. Relativ wenige echte Klasse-III-Fälle können rein orthodon-

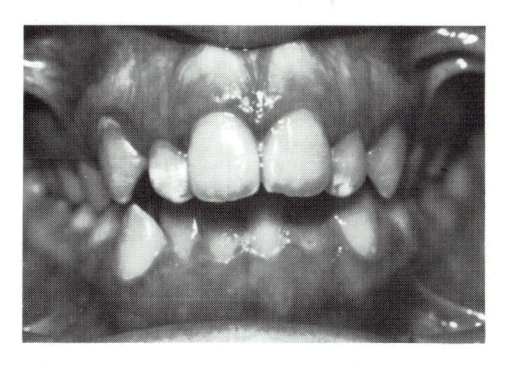

Abb. 19: Eine Palatinalkippung der oberen Seitenzahnsegmente bei einem Fall der Angle'Klasse II/1: Die Zahnbogenbreite im Unterkiefer wird stark eingeschränkt.

tisch behandelt werden. Eine starke Oberkieferdehnung und ein Vorbringen des Oberkiefers als Versuch, seine Unterentwicklung zu verringern, stellen die üblichen Behandlungsmethoden der Wahl dar.

Die Behandlung der Zahnbogenlängendiskrepanz

Ein Gewinn an Zahnbogenlänge im Unterkiefer erfolgt auf drei verschiedene Arten. Jede von ihnen soll genau dargestellt werden, da sie, jede für sich, die Grundlage für die Langzeitästhetik, -stabilität und -funktion bedeuten, die erreicht werden. Die erste Methode ist die der transversalen Expansion der unteren Seitenzahnsegmente; sie ist am schwierigsten zu verstehen. Die zweite Methode ist das Vorbringen der unteren Schneidezähne. Die dritte stellt eine Aufrichtung oder Distalbewegung der unteren Molaren dar, während deren Lücken im Bereich der Milchzähne – falls sie vorhanden sind – belassen werden.

1. Die transversale Expansion der unteren Seitenzahnsegmente

Viele Fälle, besonders darunter diejenigen der Angle'Klasse II, zeigen eine Möglichkeit, wie mehr Zahnbogenlänge durch transversale Expansion im unteren Seitenzahnbereich gewonnen werden kann. Es sollte dabei beachtet werden, daß es sich hier um *eine funktionelle Art der Expansion handelt, die langsam vor sich geht. Die Zahnbogenlänge, die bei der natürlichen Dehnungsantwort durch den Muskel selbst geschaffen wird, ist sehr stabil*. Es kommt zu dieser Expansion, wenn der Zahnbogen des Oberkiefers so verändert wird, daß die Zähne und der Alveolarfortsatz in normale Achsenneigung gebracht werden. Während der Zeit, in welcher der Oberkiefer expandiert und nach dorsal bewegt wird (und dort in seiner expandierten Form lange Zeit gehalten wird), kommt es zu einer entsprechenden Gewebeantwort im Unterkiefer infolge der Anpassung der Muskeln und ihrer Funktion reziprok zu der Dehnung. Auch im Unterkiefer erfolgt eine Veränderung der Achsenneigung, die im Gebiet der Milcheckzähne beginnt und sich bis zu den bleibenden Molaren fortsetzt. Wichtig dabei ist, daß diese funktionelle Expansion im Unterkiefer von der Möglichkeit einer Expansion des Oberkiefers abhängt. Diese wiederum hängt von der ursprünglichen Achsenneigung und der Zahnbogenform ab, die bei der Dysgnathie primär vorhanden war. Die Veränderungen des Oberkieferzahnbogens geschehen – wenn indiziert – sehr schnell durch

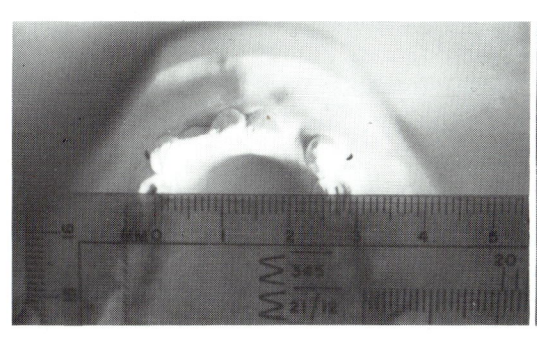

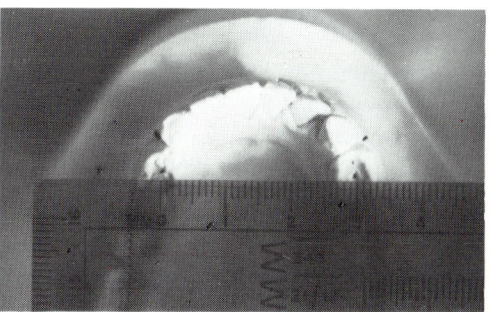

Abb. 20: Eine funktionelle Zunahme der Zahnbogenbreite im Unterkiefer als Folge der Expansion im oberen Zahnbogen. Man beachte die sagittale Zunahme von 30 auf 32 mm im Bereich der ersten Milchmolaren. Eine ähnliche Zahnbogenbreitenzunahme erfolgte im Bereich der posterioren Zähne.

eine Aufbiegung des Alveolarfortsatzes. In den Fällen, in denen die oberen ersten Molaren und die Milchmolaren nach lingual geneigt sind (d.h., in denen eine umgekehrte Monson'Kurve vorhanden ist), ist eine Expansion des oberen Zahnbogens mittels einer Vestibulärkippung der oberen Seitenzahnsegmente wünschenswert; dabei wird der Alveolarfortsatz nach vestibulär in eine normalere Neigung aufgebogen. Diesen Zustand muß man von der echten Unterentwicklung des Oberkiefers unterscheiden, bei der zwar die oberen Seitenzahnsegmente eine gute Achsenneigung haben, aber eine allgemeine Enge des Gaumendaches vorliegt *(Abb. 18)*.

Die Veränderungen der Zahnbogenform, die Dehnungsveränderungen und die Veränderungen der Achsenneigung, die im Unterkieferzahnbogen stattfinden, stellen lediglich ein positives Nebenprodukt der entsprechenden Veränderungen des Oberkieferzahnbogens dar. Wenngleich die reziproke Gewebeantwort im Unterkiefer bei vielen Therapien auftritt, plant man sie – im Gegensatz zu diesen – bei den Frühbehandlungsverfahren der Bioprogressiven Therapie ganz bewußt ein *(Abb. 19)*. Es sollte dabei beachtet werden, daß die reziproke Dehnung im Unterkiefer einen langen Zeitraum beansprucht. Die Veränderungen der Zahnbogenform und der Achsenneigung im Oberkiefer sollten deshalb schnell vorgenommen werden, so daß die Langzeitantworten im Unterkiefer mit der Zeit eintreten können *(Abb. 20)*.

1.1. Expansion, primär erreicht durch die Veränderung der Achsenneigung

Das Gerät, das bei den meisten Fällen benutzt wird, um die Zahnbogenform zu verändern, ist die Vierschlaufenfeder oder W-Dehnungsfeder nach Ricketts. Sie wird aus blauem .040 Elgiloydraht mit einer schweren konischen Drahtbiegezange gebogen. Die palatinalen Arme des Gerätes laufen bis zum Milcheckzahn und sind entweder an dem Band des oberen ersten Molars festgelötet oder so gebogen, daß sie in ein Lingualdoppelröhrchen passen. Die posteriore Spirale sollte dabei so gebogen sein, daß sie etwa in Richtung zum Gaumen liegt und sich sehr nahe am oberen ersten Molar befindet, damit es nicht zu einer Störung der Funktion des Musculus palatopharyngeus kommt.

Die vorderen Spiralschlaufen werden so weit wie möglich nach vorne gelegt, und der horizontale Arm sollte über den Papillen liegen, dicht palatinal der oberen Schneidezähne, um so gut für intraorale Aktivierung zugängig zu sein. Der vordere Teil der W-Expansionsfeder sollte so breit wie möglich sein, so daß das Gerät weit weg von der Schluckstellung der Zunge liegt. Hierdurch wird eine Weichteilirritation am Gaumen oder an der Zunge vermieden, und es kann ein unerwünschtes Zungenpressen, das durch eine ungünstige Plazierung des Gerätes im Zungenraum verursacht wird, verhindert werden. Alle Spiralschlaufen sollten nach oben gerollt und dicht gegeneinander verwunden sein, damit ihre mechanische Effizienz möglichst groß ist *(Abb. 21)*.

Bei Klasse-II-Fällen, bei denen die wesentlichen Zahnbogenveränderungen im anterioren Seitenzahnbereich vorgenommen werden sollten, kann das Gerät mit ausgeprägter Molarenrotation und anteriorer Expansion eingesetzt werden. Die oberen Molarenbereiche werden um etwa 1 cm pro Seite expandiert und die vorderen Segmente etwa 3 cm insgesamt *(Abb. 22)*. Das Gerät sollte vor seinem ersten Einsetzen die typische Form eines W's darstellen. Im Idealfall sollte das Gerät möglichst ohne intraorale Aktivierung bis zu Ende arbeiten.

Sind zusätzliche Aktivierungen notwendig, so können die intraoralen Anpassungsbiegungen der W-Expansionsfeder mit einer Dreifingerzange oder einem Satz angulierter Dreifingerzangen vorgenommen werden, die speziell für intraorale Aktivierung hergestellt werden. Während des ersten Monats der apparativen Behandlung sollte das Gerät mit seiner Anfangsaktivierung wirken; wenn aber Veränderungen notwendig sind, können diese durch intraorale Aktivierung in geeigneter Weise durchgeführt werden.

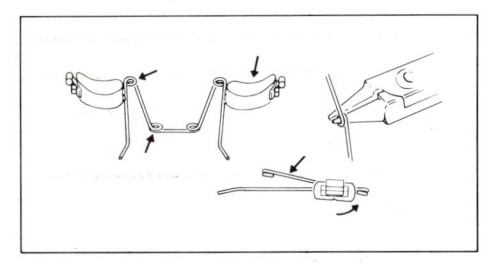

Abb. 21: Die Vierschlaufenfeder oder W-Expansionsfeder nach Ricketts.

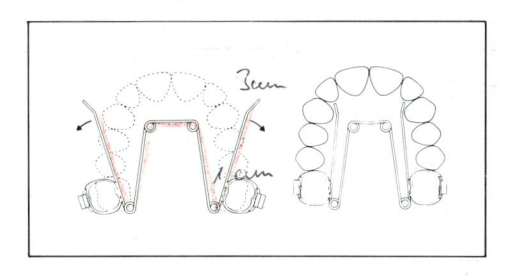

Abb. 22: Ursprüngliche Aktivierung der Vierschlaufenfeder vor dem Einsetzen.

Die Expansion im Molarenbereich

Rotation der Molaren und Expansion der bukkalen Arme der Feder

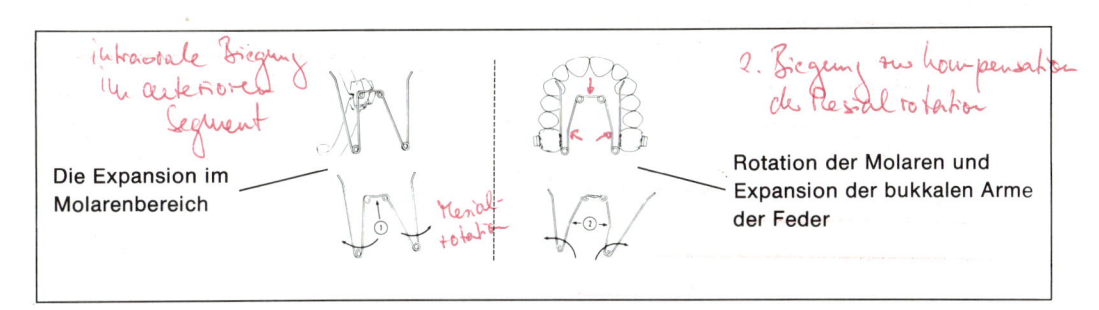

Abb. 23: Die intraorale Aktivierung der Vierschlaufenfeder.

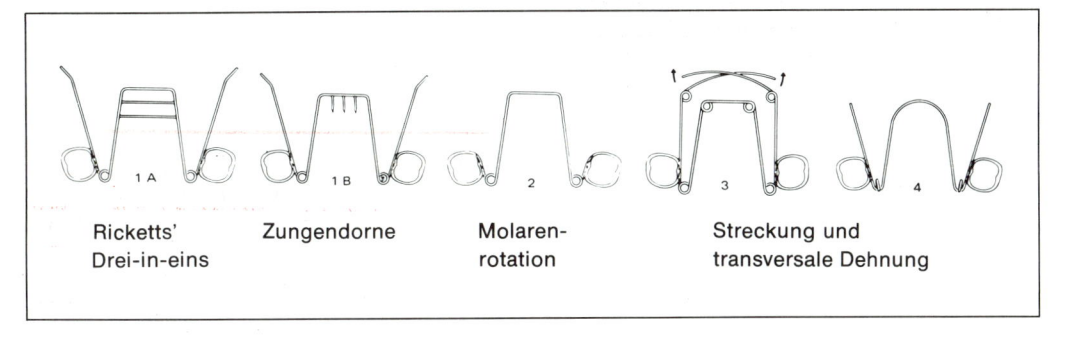

Ricketts' Drei-in-eins | Zungendorne | Molarenrotation | Streckung und transversale Dehnung

Abb. 24: Modifikationen der Vierschlaufenfeder.

Wird eine intraorale Biegung im anterioren Segment ausgeführt *(Abb. 23)*, um den Umfang der Gesamtexpansion zu vergrößern, so muß eine reziproke Biegung im posterioren Anteil vorgenommen werden, damit die Tendenz zur Mesialrotation der oberen Molaren kompensiert wird. Deshalb sind im allgemeinen drei intraorale Anpassungsbiegungen bei jeder Aktivierung notwendig. Außerdem sollte man darauf achten, daß sich während der Auswirkung des Gerätes der palatinale Anteil der Feder vom Gaumen entfernen kann, so daß sie weiter in die Mundhöhle hineinragt. In einem solchen Fall muß dieser palatinale Anteil der Feder wieder in die Gaumenwölbung zurückgebogen werden, damit die Zunge nicht verletzt wird.

Für den Fall extrem stark ausgeprägter Mesialrotationen der oberen Molaren ist es am günstigsten, zuerst die Distalrotation der Molaren durchzuführen, bevor eine Expansion im vorderen Seitenzahnbereich angegangen wird. In diesem Fall werden dann die palatinalen Arme der Quad-Helix von den Milchseitenzähnen abgebogen.
Tritt dann im Verlaufe der Therapie eine Distalrotation der Molaren ein, so werden die palatinalen Arme automatisch nach vestibulär gehen, dort die oberen Seitenzähne erreichen und mit ihrer Expansion beginnen. Als Ergebnisse der Expansion mit der W-Feder

sollten die oberen Molaren nach distal rotiert, die oberen Seitenzähne expandiert, eine normalere Zahnbogenform erreicht und zusätzlich der benötigte Platz für den Durchbruch der oberen mittleren und seitlichen Schneidezähne gewonnen werden. Im Frontal-Fernröntgenbild wird man eine gewisse Erweiterung im Bereich der Sutura palatina mediana feststellen. Typischerweise werden während der Expansion die Seitenzahnsegmente in Kante-zu-Kante-Stellung bewegt werden, d.h., daß die palatinalen Höcker der oberen Seitenzähne sich dann über den vestibulären Höckern der unteren Zähne befinden. Wurden die oberen Molaren vestibulär versehentlich komplett aus der Okklusion gebracht, so kann der Apparat in entgegengesetzter Weise aktiviert werden, damit die oberen Molaren wieder in ihre ideale Expansionsstellung gehen.

Der gesamte Vorgang der transversalen Dehnung sollte nicht länger als drei Monate dauern. *Obwohl diese Zeit dafür ausreicht, daß sich im Oberkiefer die entsprechenden Achsenneigungen verändern und es zu einem Lückenstand kommt, genügt die Zeit nicht für die reziproken Gewebeantworten, die wir im Unterkiefer erwarten.* Die W-Expansionsfeder wird dann entfernt, indem die Teile mit den Schlaufen herausgeschnitten werden, während die palatinalen Arme, die sich von den Molaren bis zu den Milcheckzähnen erstrecken, belassen werden. Wird ein Headgear noch am selben Tag eingesetzt, so kann nach der Entfernung des aktiven Teils des Gerätes die Dehnung über einen längeren Zeitraum aufrechterhalten bleiben – aufgrund der Wirkung des Headgears und der Lingualarme der W-Feder. Die Autoren glauben, daß im Verlaufe einer Langzeitexpansion im Zeitraum von mindestens einem Jahr oder mehr auf funktionelle Weise stabile Veränderungen im Unterkieferzahnbogen eintreten.

Wie bereits an anderer Stelle festgestellt, kommt es zu den Veränderungen der Zahnbogenform und der Achsenneigung, die mit der Dehnfeder erreicht werden, auch im Verlaufe einer Langzeit-Headgear-Therapie bei entsprechender Expansion des Innenbogens. Die Autoren sind der Ansicht, daß dies der effizienteste Expansionsmechanismus ist.

1.2. Expansion durch Gaumennahterweiterung

Obwohl die echte Unterentwicklung des Oberkiefers in diesem Abschnitt nicht im Detail diskutiert werden kann, sei hier doch auf die Gaumennahterweiterung eingegangen, die mit Geräten vorgenommen wird, die auf der Gaumenschleimhaut getragen werden. Dies gilt für die Fälle, bei denen die Achsenneigung der oberen Seitenzahnsegmente günstiger ist und trotzdem ein Kreuzbiß vorliegt. Für diese Behandlung werden Apparate nach HAAS oder NANCE benutzt.

Eine Überexpansion des Oberkiefers ist notwendig, da das Gaumendach abgeflacht wird und es im Verlauf der Zeit zu der entsprechenden Anpassung und Aufrichtung in normalere Achsenneigungen kommt, so daß auf diese Weise die Stabilität des Expansionsvorgehens gesichert wird.

2. Das Vorbringen der unteren Schneidezähne *bes. bei brachyfazialen Typen*

Verlangen es die sichtbar gemachten Behandlungsziele und physiologische Faktoren, wie Größe, Form und Gestalt der Symphyse, die Muskeln und ästhetische Faktoren, so können die unteren Schneidezähne etwas intrudiert und nach vestibulär bewegt werden, damit sie in ein günstigeres Verhältnis zur A–PO-Linie gebracht werden. Im allgemeinen wird diese Art der Vorbewegung der unteren Schneidezähne beim brachyfazialen Gesichtsentwicklungstyp versucht, bei dem eine Bißöffnung teilweise auf der Basis der Intrusion der Schneidezähne erreicht werden soll und teilweise aufgrund einer Veränderung der Achsenneigung dieser Zähne. Die Gestalt der Symphyse (im allgemeinen in anterior-posteriorer Richtung breiter) erlaubt die typische Intrusion von Vorwärtsbewegungen der unteren Schneidezähne. Nach STEINER wird jeder Millimeter der Vorwärtsbewegung der unteren Schneidezähne eine Zahnlänge von 2 mm zusätzlich mit sich bringen. Im allgemeinen wird die Auswahl des Falles, der eine Intrusion und ein Vorbringen der unteren Schneidezähne erlaubt, durch die Art des Problems und den Umfang des Alveolarfortsatzes vestibulär der unteren Schneidezähne diktiert. In den Fällen, bei denen der anteriore Knochenrand im Bereich der unteren Schneidezähne dünn ist, eine starke kortikale Konturierung um diese Zähne vorliegt und möglicherweise bereits Weichteilprobleme bestehen, sollte diese Vorwärtsbewegung der Schneidezähne nicht durchgeführt werden.

3. Die Aufrichtung und/oder Distalbewegung der unteren Molaren

Bei Routinegebrauch des Utilitybogens für Tiefbißsituationen wird die einfache Aufrichtung der Molaren den Wurzeln dieser Zähne erlauben, entsprechend nach vorne zu kommen, wodurch es im Zahnbogen Platz gibt. Ist eine Mesialkippung der unteren Molaren sichtbar, so können 2 mm Zahnbogenlänge durch diesen einfachen Aufrichteffekt gewonnen werden. Wird eine weitere Distalbewegung oder Intrusion der unteren Molaren durchgeführt, so kann es zu Problemen mit dem Durchbruch der zweiten Molaren kommen. Im allgemeinen sollte man die unteren Molaren – sobald sie einmal ihre normale Position erreicht haben – unter einem Winkel von 5° in bezug auf die Okklusalebene stabil halten.

Die Korrektur vertikaler Probleme – Korrektur sagittaler Probleme

Sind die funktionellen Probleme bereits weitgehend gelöst und die Veränderungen der Zahnbogenform erfolgt, beginnen wir mit der Korrektur der orthodontischen und orthopädischen Probleme. Obwohl die Autoren glauben, daß es einen sehr wichtigen Grund dafür gibt, die Probleme des vertikalen und des sagittalen Überbisses anders als spezifische Probleme der Zahnbogenlänge und der Funktion zu behandeln, werden hier eine Anzahl unterschiedlicher Möglichkeiten für die Lösung von Nicht-Extraktionsfällen im frühen Wechselgebiß vorgestellt.

Es ist natürlich unmöglich, die Behandlung für jede Art von Fall vorzustellen. Deshalb sollen sechs grundlegende Variationen der biomechanischen Hilfsmittel für die Frühbehandlung die grundlegenden Therapiemöglichkeiten illustrieren, die in der ersten Phase der Nicht-Extraktionstherapie gegeben sind.

1. Die orthopädischen Probleme

Bei Fällen mit einer guten Ausformung des Unterkieferzahnbogens besteht eine Klasse-II-Verzahnung aufgrund eines Vorstandes des Oberkiefers. Hier kann ein Headgear für sich (entweder ein zervikaler oder ein Kombinations-Headgear) angewandt werden, um die Konvexität durch eine Rotation des Oberkiefers nach kaudal und dorsal zu verringern. Es sollte dabei beachtet werden, daß die Verringerung der sagittalen Stufe nur durch die orthopädische Rotation des Oberkiefers zustande kommt und daß diese Behandlungsmethode nur dann angewandt werden darf, wenn eine sagittale Stufe vorhanden ist. Sonst besteht während der Dorsalbeeinflussung des Oberkiefers die Gefahr einer traumatischen Okklusion zwischen den oberen und unteren Schneidezähnen.

2. Orthopädische Probleme im Zusammenhang mit der Behandlung des Unterkieferzahnbogens

Wenn ein Vorstehen des Oberkiefers besteht und die unteren Schneidezähne und Molaren sich entweder in einer Tiefbißstellung befinden oder eine Vestibulärbewegung oder Retraktion benötigen, kann der Headgear im Oberkiefer in Verbindung mit einem unteren Utilitybogen angewandt werden. Der Utilitybogen im Unterkiefer wirkt dabei in erster Linie im Sinne einer Aufrichtung der unteren Molaren und einer Intrusion der unteren Schneidezähne, in Abhängigkeit von ihrer endgültigen idealen Stellung. Die Intrusion der unteren Schneidezähne erlaubt eine Rotation des Oberkiefers nach dorsal ohne inzisale Interferenz;

außerdem kommt es zu einer entsprechenden Gewebeantwort des Unterkieferzahnbogens, wodurch es bei Fällen im frühen Wechselgebiß möglich wird, sie mit Klasse-II-Gummizügen zu beenden.

3. Orthopädische Probleme, verstärkt durch die Bewegung des Oberkiefers

In den Fällen, bei denen eine Reduktion des Vorstandes des Oberkiefers mittels einer orthopädischen Rotation des Oberkiefers notwendig ist, das Wachstumsmuster aber die Anwendung eines zervikalen Headgears nicht erlaubt, werden die oberen Molaren und die Schneidezähne mit Bändern oder Brackets versehen, gleichzeitig mit dem Einsetzen eines Kombinations-Headgears. Der gerichtete Headgear, bei dem die Kräfte oberhalb des Resistenzzentrums der oberen Molaren einwirken, kann dabei entweder ganztags oder zu bestimmten Zeiten angewandt werden. Die Bänder oder Brackets auf den oberen Schneidezähnen dienen dazu, während der orthopädischen Beeinflussung den Zusammenhalt des oberen Zahnbogens ohne eine deutliche Distobukkalbewegung der oberen Molaren aufrechtzuerhalten.

4. Zusammentreffen orthopädischer und orthodontischer Probleme

In den Fällen, in denen eine Kombination von orthopädischen und orthodontischen Bewegungen notwendig ist, um sowohl die skelettalen Beziehungen als auch die Zahnreihen zu korrigieren, beginnen wir mit einem Headgear und einem unteren Utilitybogen. Der untere Utilitybogen nivelliert dabei die tiefe Spee'sche Kurve durch Intrusion der Schneidezähne, während er gleichzeitig die Molaren aufrichtet und außerdem genügend Verankerung schafft, damit die Klasse-II-Korrektur mit Gummizügen zu Ende geführt werden kann. Nach der orthopädischen Rotation des Oberkiefers in seine gewünschte Stellung werden die oberen Schneidezähne mit Bändern oder Brackets versehen und ein oberer Utilitybogen eingesetzt. Die Klasse-II-Gummizüge werden dann vom unteren Utilitybogen zum oberen Utilitybogen getragen, um so die endgültige orthodontische Bewegung der Zahnreihen in eine überbehandelte Klasse-I-Stellung zu bewirken.

5. Orthopädische Probleme beim Vorliegen von Schneidezahninterferenzen

In Fällen mit einer Klasse-II/2-Stellung der oberen Schneidezähne und einem Vorstand des Oberkiefers erscheint es wünschenswert, die oberen Schneidezähne aufzurichten, bevor die orthopädische Reduktion mit einem Headgear durchgeführt wird. Durch die Anfangsbewegung wird eine sagittale Stufe geschaffen, die dabei hilft, die traumatische Okklusion zwischen den oberen und unteren Schneidezähnen zu vermeiden, während die beiden Oberkieferteile im dorsalen Anteil komprimiert werden. Die oberen Schneidezähne und Molaren werden dabei mit Bändern oder Brackets versehen und die oberen Schneidezähne mit einem Utilitybogen vorgebracht. Danach wird der Draht entfernt. Nun beginnt eine Headgear-Therapie zur orthopädischen Reduktion des Oberkiefers, und nach der Anbringung von Klebebrackets wird ein unterer Utilitybogen zur weiteren Bißöffnung eingefügt, während der Oberkiefer gleichzeitig nach dorsal beeinflußt wird. In einem späteren Stadium – je nach der Stellung der oberen und unteren Schneidezähne – werden die Klasse-II-Gummizüge angewandt, um die Korrektur der Klasse-II-Verzahnung zu erleichtern.

6. Orthodontische Probleme

Ist das skelettale Verhältnis zwischen Ober- und Unterkiefer im wesentlichen gut und existieren trotzdem ein Tiefbiß und eine Klasse-II-Verzahnung im Molarengebiet, so behandelt man diese Fälle idealerweise durch entsprechende Zahnbewegungen. Die oberen Schneidezähne und Molaren werden mit Bändern bzw. Brackets versehen; dann wird ein Utilitybogen eingesetzt, um die oberen Schneidezähne zu intrudieren und vestibulär zu bewegen,

Die Bioprogressive Therapie im Wechselgebiß

so daß normale Achsenneigungen dieser Zähne bewirkt werden. Wenn eine ausreichende sagittale Stufe geschaffen ist, werden die unteren Schneidezähne und die Molaren mit Bändern bzw. Brackets versehen, um sie zu intrudieren und den unteren Zahnbogen vorzubringen. Zugleich werden Klasse-II-Gummizüge angewandt, um die Klasse-II-Verzahnung im Molarenbereich zu verbessern *(Abb. 25)*.

Retentionsverfahren

Vom Management-Standpunkt aus erscheint es notwendig, allen Patienten zu sagen, daß es eine zweite Phase der Therapie geben wird, in der die Detailbehandlungen zu Ende geführt werden, die im ersten Behandlungsstadium begonnen wurden. Angesichts dieser Tatsache ist es wichtig, daß vorher genau festgelegt wird, was wir in der ersten Behandlungsphase retinieren wollen. Es ist für den Patienten eine erhebliche Belastung (und wenn wir ehrlich sein wollen: schon eine ziemliche Zumutung), wenn er sechs oder sieben Jahre lang aktive orthodontische Therapie ertragen muß. Die Frühbehandlung erfordert mehr Disziplin seitens des Kieferorthopäden als irgendeine andere Phase der Therapie, da sie extrem effizient sein muß. Der Kieferorthopäde muß dabei zahlreiche Entscheidungen bezüglich der Auswahl der Fälle und der zeitlichen Einplanung der Behandlung, der Länge der Behandlung und bestimmter Retentionsmerkmale treffen; außerdem muß er die Notwendigkeit einer zweiten Behandlungsphase bedenken und sozioökonomische Faktoren berücksichtigen. Zusätzlich zu dem sehr wichtigen Aspekt einer richtigen Fallauswahl kommt die kaum weniger wichtige sorgfältige Erklärung gegenüber dem Patienten, warum man gerade seinen Fall zum Frühbehandlungsverfahren ausgewählt hat. Bedenkt man den notwendigen Zeitaufwand und die direkten Kosten, so läßt sich sehr leicht errechnen, daß das Behandlungshonorar für eine zweiphasige Therapie insgesamt rund ein Drittel bis 50% höher sein muß als das für eine einphasige Behandlung.

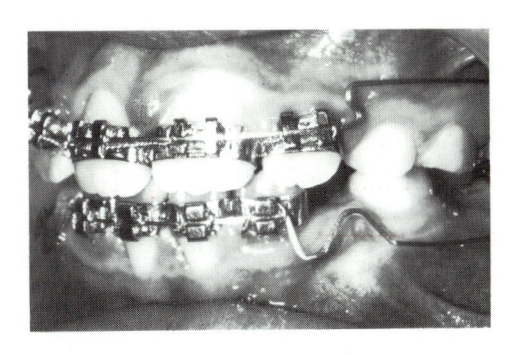

Abb. 25: Behandlung mit dem oberen und unteren Utilitybogen bei einem Fall der Angle'Klasse II/1 mit Tiefbiß und starkem Vorstand des Oberkiefers. Man beachte die idealisierte Stellung der Zähne vor der Anwendung des Retainers.

Dabei sollte auch die Fähigkeit des Kindes in Rechnung gestellt werden, in der ersten Phase der Behandlung zu retinieren, ohne daß seine Kooperation überbeansprucht wird. Es muß in diesem Zusammenhang daran erinnert werden, daß die Entscheidung bezüglich einer Anwendung der Frühbehandlung angesichts eines breiten Spektrums von Fällen getroffen werden kann, wobei dann für individuelle Variationen noch genügend Platz bleibt. In dem einen Fall kann es wünschenswert oder gar notwendig sein, das, was man an ursprünglichen Korrekturen erreicht hat, genau zu retinieren, während in einem anderen Fall eventuell nur eine kurze Retention notwendig erscheint, weil später sowieso eine Langzeitbehandlung unternommen werden muß. Es ist leichter, sehr streng mit der Retention eines Falles zu verfahren, der unbedingt behandelt werden mußte, als in *den* Fällen, bei denen die Behandlung im besten Falle fraglich war. Somit muß der richtigen Fallauswahl und dem richtigen Management der Fälle ein Hauptgewicht beigemessen werden, wenn man die sichtbar gemachten Behandlungsziele erreichen will.

Obwohl man natürlich die Anwendung eines Headgears über längere Zeiträume hin fordern kann, um die Molarenbeziehung und die orthopädische Reduktion zu halten und so das physiologische Rezidiv zu verkleinern, wird eine derartige Langzeit-Kooperation von seiten des Patienten im allgemeinen doch nur recht schwierig zu erreichen sein.

Als Retentionsapparat nach der ersten Behandlungsphase kommt am häufigsten der Hawley-Retainer mit einer schiefen Ebene zur Anwendung. Der Hawley-Retainer erhält dabei die Stellung der oberen Schneidezähne, während gleichzeitig die schiefe Ebene die Ausformung des unteren Zahnbogens von der Labialseite (durch die oberen Schneidezähne) und von der Lingualseite (durch die schiefe Ebene) hält. Der Labialbogen wird aus .028 inch starkem blauen Elgiloydraht angefertigt; seine Vertikalschlaufe ist sehr kurz und liegt zwischen dem seitlichen Schneidezahn und dem Milcheckzahn, weil es sich hier um den einzigen offenen Approximalkontakt im Wechselgebiß handelt. Kugelklammern halten die oberen Molaren, und jeglicher Platz, der zwischen den oberen ersten Molaren und den zweiten Milchmolaren geschaffen ist, wird durch eine Kunststoffnase gehalten *(Abb. 26)*.

Bei bestimmten Fällen, in denen es zu einer sehr starken Vorbewegung der unteren Schneidezähne gekommen ist und die Zahnbogenlänge einen kritischen Wert hat, kann man einen unteren Lingualbogen einsetzen. Die Patienten sollen den oberen Hawley-Retainer während des ersten Jahres nach der Anfangsbehandlung ganztags tragen und ihn während des zweiten Jahres (und, falls noch nötig, des dritten Jahres) während der Nacht zur Retention tragen. Bei ganz wenigen Fällen wird der Headgear über sehr lange Zeiträume hinweg getragen, wodurch der Behandlungsumfang, der unbedingt notwendig ist, für die meisten Patienten sehr klein gehalten werden kann.

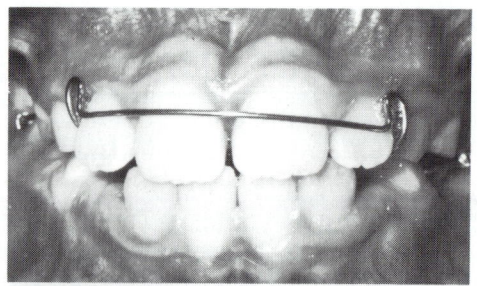

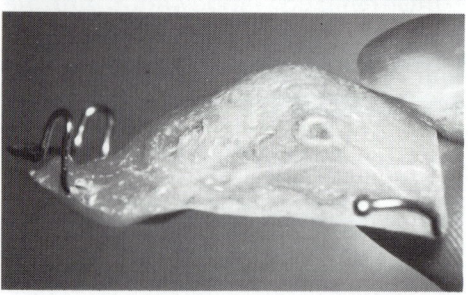

Abb. 26: Der Hawley-Bogen mit einer kurzen Vertikalschlaufe, die durch den Kontaktpunkt zwischen dem oberen seitlichen Schneidezahn und dem Milcheckzahn kommt. Man beachte die schiefe Ebene am Hawley-Retainer mit einer Abschrägung von 5 mm hinter den Schneidekanten der oberen Schneidezähne.

Kapitel 9
Die Reihenfolge der Anwendung von biomechanischen Hilfsmitteln bei Extraktionsfällen

Das für die Behandlung im Rahmen der Bioprogressiven Therapie vorgeschriebene biomechanische Vorgehen wird entsprechend den jeweiligen diagnostischen und therapeutischen Gegebenheiten des Patienten individualisiert – gemäß den sichtbar gemachten Behandlungszielen, die es für den einzelnen Patienten zu erreichen gilt. Der Behandlungsplan und daraus die Abfolge des biomechanischen Vorgehens werden in mehrere Fortschrittsstadien gegliedert, um die Zahnkieferfehlstellung nach und nach aufzulösen und den Beginn einer normalen Funktion einzuleiten. Viele Dysgnathien haben sich unter solch abnormen Umweltbedingungen entwickelt, daß sie sich niemals auch nur in einem Zwischenstadium der Entwicklung befunden haben, das als »normal« hätte bezeichnet werden können. Bei manchen von ihnen wird es unmöglich sein, das Ideale oder das Normale, kurz: die Eugnathie zu erreichen. Trotzdem sollte jede Behandlung darauf gerichtet sein – soweit dies möglich ist –, die Normalentwicklung einzuleiten.

Das Vorgehen bei der Erstellung des spezifischen Behandlungsplans wurde weiter vorn genau erläutert. Es beginnt mit der klinischen Untersuchung des Patienten und einer Beschreibung der Dysgnathie, der Fehlfunktion und der Gesichtsstruktur. Aus der Fernröntgenanalyse wird eine Vorhersage entwickelt und ein erreichbares Behandlungsziel erstellt. Die sichtbar gemachten Behandlungsziele stellen im einzelnen die erwarteten Veränderungen in folgenden Bereichen dar: 1. normales Wachstum, 2. orthopädische Veränderung, 3. Ausformung der Zahnbögen sowie 4. Funktions- und Weichteilveränderungen. Die vergleichende Auswertung von Fernröntgenbildern, die in bestimmten Abständen im Verlauf der Behandlung aufgenommen werden, zeigt uns, wo wir jeweils gerade angelangt sind und in welche Richtung wir fortschreiten werden.

Die ersten Schritte in Richtung einer Auflösung der Dysgnathie und in Richtung auf eine normal funktionierende, stabile Okklusion werden durch die sichtbar gemachten Behandlungsziele deutlich, die uns auch die biomechanischen Notwendigkeiten zeigen und beschreiben. Das schrittweise Vorgehen von dem augenblicklichen Zustand zu dem Zustand, der schließlich erreicht werden soll, erlaubt es, eine unbegrenzte Anzahl von Möglichkeiten der Geräteanwendung zu nutzen, um zu dem Ziel zu gelangen.

Um die vorausberechneten Veränderungen erklären bzw. vermitteln zu können, werden fünf Überdeckungsebenen benutzt, an denen man die verschiedenen Veränderungen durch die vorgeschlagene Behandlung entsprechend den sichtbar gemachten Behandlungszielen gut verdeutlichen kann. Die mechanischen Hilfsmittel, die dazu dienen sollen, diese spezifischen Ziele zu erreichen, werden anhand acht verschiedener Beurteilungsgebiete ausgewählt. Sie zeigen: 1. die augenblickliche Stellung der Kiefer und der Zähne, 2. die Stellung, in der sie sich ohne Behandlung befinden würden, und 3. wohin sie bewegt werden müßten, damit die vorgeschlagenen Behandlungsziele erreicht werden.

Das sichtbar gemachte Behandlungsziel vergleicht die drei Durchzeichnungen, wodurch es uns möglich wird, uns die Veränderungen vorzustellen und danach die Behandlungsmittel auszuwählen, die diese Veränderungen bewirken sollen.

Die Planungslogik

Um die Reihenfolge der einzelnen biomechanischen Behandlungsschritte festzulegen, die dazu dienen sollen, die Dysgnathie schrittweise zu behandeln und eine normalere Funktion herbeizuführen, benutzen wir eine Planungslogik, welche

1. eine funktionelle Korrektur in Betracht zieht und ihre Behandlung genau vorschreibt;
2. die orthopädische Veränderung in Betracht zieht und ihre Behandlung vorschreibt;
3. die Ausformung der Zahnbögen beurteilt (mit der Analyse der Zahnbogenlängen und einer Entscheidung über die Frage von Extraktion oder Nicht-Extraktion von Zähnen) zusammen mit den daraus resultierenden Notwendigkeiten bezüglich der Verankerung;
4. die Management-Konzepte zu den Schlüsselfaktoren einschließt, die bei der Kontrolle des Behandlungsfortschritts bis zu einer erfolgreichen Beendigung wichtig sind – zu einer Beendigung, die durch die sichtbar gemachten Behandlungsziele vorgezeichnet worden war.

Acht Gebiete zur Beurteilung (für die Behandlungsplanung), in welcher Richtung und in welchem Umfang die einzelnen Bewegungen vorgenommen werden sollen

Stellung	Beurteilung	Behandlungsplanung
1. BA–NA im Punkt CC; Kinn	1. Richtung der Rotation des Kinns 2. Umfang des Wachstums (mm) 3. Veränderung des oberen Molars	Beeinflussung der Unterkieferrotation und der Molarenbewegung
2. BA–NA im Punkt NA; Oberkiefer	1. Umfang der Reduktion des A-Punktes 2. Umfang der Neigung des Gaumens 3. Gesichtstyp	Art des benötigten Headgears Zu erwartender orthopädischer Effekt
3. Korpusachse im Punkt PM; untere Schneidezähne	1. Vertikale in bezug auf die Okklusionsebene 2. Horizontale in bezug auf die A–PO-Ebene 3. Notwendigkeiten in bezug auf die Zahnbogenlänge	Planung des unteren Utilitybogens Intrusion oder Extrusion Vorbewegen oder Retrudieren
4. Korpusachse im Punkt PM; unterer Molar	1. Vertikale in bezug auf die Okklusionsebene 2. Horizontale – Verankerung 3. Expansion – Torque	Planung des unteren Utilitybogens Benötigte Molarenverankerung Bogenform – Veränderung
5. ANS–PNS; oberer Molar	1. Vertikale innerhalb des Oberkiefers 2. Horizontale innerhalb des Oberkiefers 3. Veränderung entlang der Gesichtsachse und in bezug auf die Pterygoid-Vertikale	Abwägung der Zahnbewegungen gegenüber orthopädischen Veränderungen Art des Headgears oder der Gummizüge Änderung in bezug auf die Schädelbasis
6. ANS–PNS; obere Schneidezähne	1. Vertikale innerhalb des Oberkiefers 2. Horizontale innerhalb des Oberkiefers 3. Gesichtstyp – Fazialachse	Planung des oberen Utilitybogens Notwendigkeiten in bezug auf den Torque Parallele zur Fazialachse
7. Ästhetische Ebene im Bereich der Mundspalte; Weichteilprofil	1. Länge der Oberlippe 2. Lippenspannung bei Mundschluß 3. Verhalten des Mentalis	Stellung der Okklusionsebene Stellung des unteren Schneidezahns Untere Gesichtshöhe
8. Beurteilung des unteren Zahnbogens auf Grund der Frontalanalyse	1. Breite im Molaren- und Prämolarenbereich 2 Eckzahnbreite, Schneidezahngröße 3. Funktion der neuen Zahnbogenform	Transversale Dehnung im Molarenbereich Notwendigkeit zum interdentalen Separieren Ideale Zahnbogenform

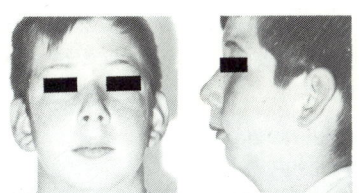

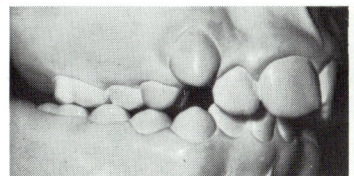

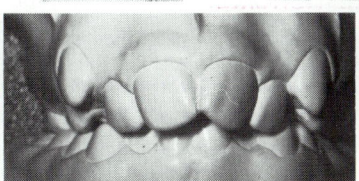

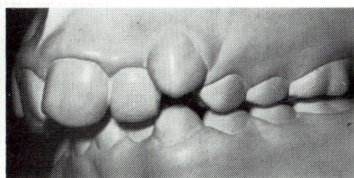

Anwendung von biomechanischen Hilfsmitteln bei Extraktionsfällen

Behandlungsplanung

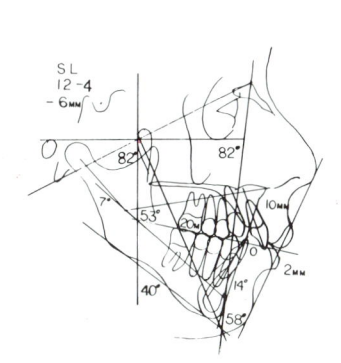

Vor der Behandlung

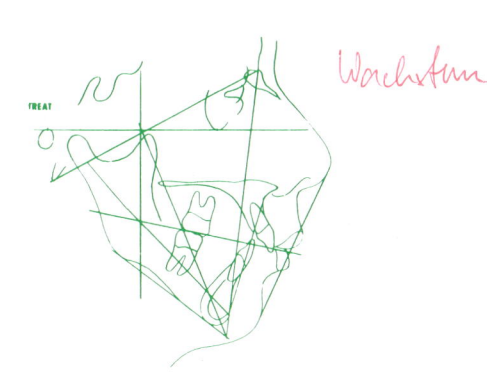

Wachstumsvorhersage ohne Behandlung

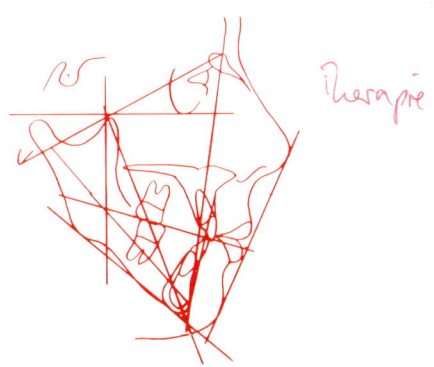

Wachstumsvorhersage mit Behandlung

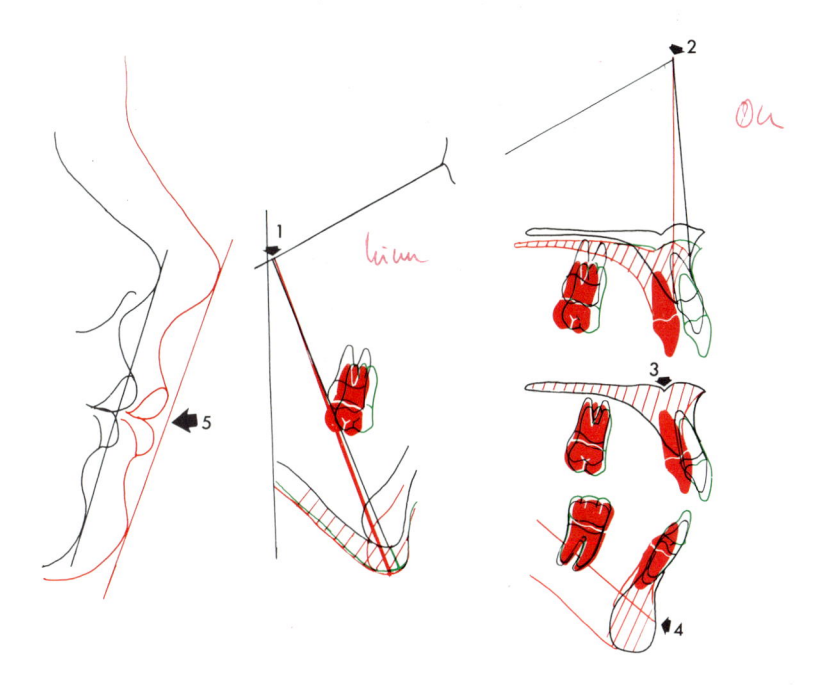

Patient S.L. – Diagnostische Unterlagen

Die Fotos zeigen ein retrognathes Profil, eine enge Mundöffnung, eine vorstehende Oberlippe und Spannung im Bereich der Unterlippe.

Die Modelle zeigen eine Dysgnathie der Angle'Klasse II mit Engstand, Kreuzbiß rechts und einem Platzmangel von 6 mm im Unterkiefer.

Die Durchzeichnung des Fernröntgenbildes vom Beginn (schwarz) zeigt ein stark ausgeprägtes vertikales Gesichtsentwicklungsmuster (-2 Standardabweichung) und 10 mm Konvexität. Die Durchzeichnung ohne Behandlung (grün) zeigt eine stärkere Zunahme der augenblicklich vorliegenden Probleme. Die Durchzeichnung (rot) nach erfolgter Behandlung stellt die sichtbar gemachten Behandlungsziele dar, die von einem normalen Wachstum, einer orthopädischen Veränderung, der Ausformung der Zahnbögen und dem Gesamteffekt in bezug auf die Veränderung des Weichteils ausgehen. Die fünf Überdeckungsebenen erlauben uns, die zu erwartenden Veränderungen sichtbar zu machen, wenn wir die drei Durchzeichnungen vergleichen und die acht Beurteilungsgebiete analysieren (siehe nächste Seite). Diese Gebiete erlauben uns bekanntlich, die Behandlungsverfahren herauszufinden, mit denen wir die in Aussicht genommenen Resultate erreichen können.

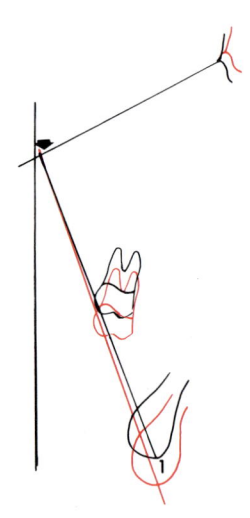

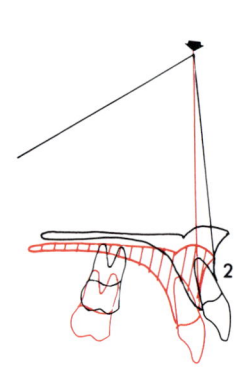

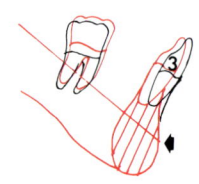

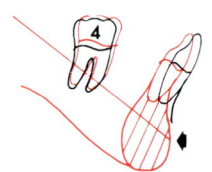

Die Auswertung der acht Beurteilungsgebiete – am Beispiel des Patienten S.L.

Erstes Beurteilungsgebiet:
BA–NA im Punkt CC

Es zeigt sich eine Unterkieferrotation von 2° aufgrund der Beseitigung des Kreuzbisses und der orthopädischen Veränderungen. Der obere erste Molar wird entsprechend seinem ursprünglichen Verhältnis in anterior-posteriorer Beziehung belassen.
Behandlungsplanung: Vorsicht bei der Beseitigung des Kreuzbisses wegen des starken vertikalen Gesichtsentwicklungstyps; Kombinations-Headgear-Anwendung, um die Molaren zu halten und den Biß nicht zu öffnen.

Zweites Beurteilungsgebiet:
BA–NA im Nasion

Es zeigt sich eine Reduktion des A-Punktes um 3 mm bei diesem vertikalen Wachstumstyp.
Behandlungsplanung: Eine orthopädische Korrektur mittels Kombinations-Headgear ist notwendig, ebenso ein längeres Tragen des Headgears wegen des starken vertikalen Wachstumstyps.

Drittes Beurteilungsgebiet:
Korpusachse im Punkt PM

Hier zeigt sich, daß der untere Schneidezahn um 2 mm intrudiert und 2 mm retrudiert wurde.
Behandlungsplanung: Unterer Utilitybogen, um die Schneidezähne zu intrudieren; Retraktion dieser Zähne bei paralleler Wurzelführung im Extraktionsfall.

Viertes Beurteilungsgebiet:
Korpusachse PM

Es zeigt sich hier, daß der untere Molar um 2 mm nach vorn kommt.
Behandlungsplanung: Eine maximale Verankerung im Unterkiefer ist bei diesem Extraktionsfall notwendig wegen der starken Ausprägung des vertikalen Gesichtsentwicklungstyps.

Fünftes Beurteilungsgebiet:
Strecke ANS–PNS

Hier zeigt sich, daß der obere Molar gehalten wird und nicht nach vorne kommen kann.
Behandlungsplanung: Eine maximale Verankerung wird in bezug auf den oberen Molar notwendig. Er braucht nur gehalten und nicht distalisiert zu werden.

Sechstes Beurteilungsgebiet:
Strecke ANS–PNS

Es zeigt sich, daß die oberen Schneidezähne parallel retrudiert und intrudiert werden müssen.
Behandlungsplanung: Eine Intrusion und Torquekontrolle während der Retraktion der Schneidezähne sind notwendig.

Siebentes Beurteilungsgebiet:
Ästhetische Ebene und Lippenschluß

Die vollen Lippen stehen hinter der ästhetischen Ebene.
Behandlungsplanung: Es erfolgt eine gute Profilveränderung. Auf die Lippenspannung infolge der Fehlfunktion des Musculus mentalis muß bei dem vorliegenden starken vertikalen Gesichtsentwicklungstyp sehr geachtet werden.

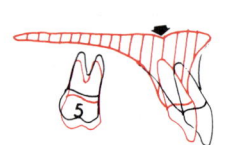

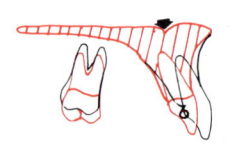

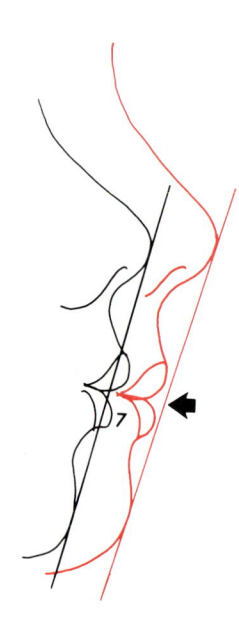

Achtes Beurteilungsgebiet:
Zahnbogenform im Unterkiefer
Es zeigt sich ein Engstand von 6 mm mit Vestibulärstand der Eckzähne und Lingualstand der Schneidezähne.

Behandlungsplanung: Extraktion der ersten Prämolaren; Retraktion der unteren Schneidezähne um 2 mm; Mesialisation der unteren Molaren um 2 mm. Die Eckzahnbreite und die Molarenbreite bleiben gleich.

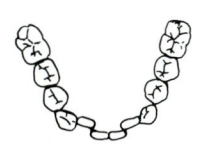

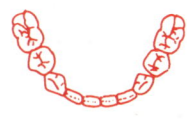

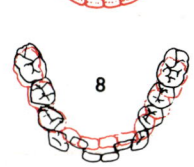

Handschriftliche Notizen:
- Engstand: 6 mm
- Retraktion: -2 mm
- Mesialisation: +4 mm
- Extr. von 4|4: 14 mm

Karteiblatt zur Behandlungsplanung

Patient _____ Alter _____

Diagnose	Behandlungsplan

Funktionelle Korrekturen
1. Nasopharyngialer Luftraum:
   behindert ___ ausreichend ___
2. Gewohnheiten:
   Daumenlutschen? Ja ___ nein ___; Zungenpressen? Ja ___ nein ___; andere _____
3. Muskulatur
   perioral: straff ___ normal ___ lose ___
   Kaumuskulatur: stark ___ normal ___ schwach ___
	1. Besprechung mit Hausarzt bezüglich Tonsillen, adenoider Wucherungen und Allergien? Ja ___ Nein ___
	2. Notwendige Apparaturen _____
	3. Übungsbehandlung notwendig:
	   a) _____
	   b) _____

Orthopädische Korrektur
1. Gaumennahterweiterung: Ja ___ nein ___
2. Veränderung der Fazialachse:
   Ursprüngliche Messung ___°
   Öffnen ___° Halten ___° Schließen ___°
3. Konvexitätsveränderung: Ursprüngl. ___ mm
   ← ___ mm; Halten ___ ; ___ mm →
4. Ob. Molar: ← ___ mm; Halten ___ ; ___ mm →
	1. Behandlungsgeräte _____
	2. Headgear benötigt? Ja ___ nein ___
	   Richtung: High-pull ___ Zervikal ___
	   Kombinations-Headgear ___
	   Kraft: ___ Pond/Unzen
	   Stunden pro Tag: ___
	3. Andere _____

Analyse der Zahnbögen
1. Aus kephalometrischen Messungen (+, −)
   ___ mm
   Zahnbogenlängendiskrepanz (aus den Modellen) (+, −) ___ mm
   Gesamtziffer aus dem oberen
   (+, −) ___ mm
2. Untere Schneidezähne:
   Intrusion ___ Extrusion ___
   Stellungsveränderung: ___ mm
   Halten ___ mm
3. Transversale Expansion: ___ mm
	1. Extraktion
	   im Oberkiefer: Ja ___ nein ___
	
	2. Extraktion
	   im Unterkiefer: Ja ___ nein ___

Benötigte Verankerung
1. Unterer Molar:
   ← ___ mm; Halten ___ ; ___ mm →
2. Oberer Molar:
   ← ___ mm; Halten ___ ; ___ mm →
3. Unterer Schneidezahn:
   ← ___ mm; Halten ___ ; ___ mm →
   a) Torque ___
   b) Intrusion ___
   c) Kippung ___
4. Platz vorhanden für die 2. u. 3. Molaren:
   Oberkiefer ___ mm
   Unterkiefer ___ mm
	Behandlungsplanung insgesamt
	1. Schwierigkeitsgrad: 1. ___ 2. ___ 3. ___
	2. Kooperation notwendig:
	   durchschnittlich ___
	   stark ___
	3. Geschätztes Abschlußdatum: ___/___/___
	4. Honorar der Behandlung: DM _____
	5. Wichtige Faktoren, auf die geachtet werden muß: _____

Das Karteiblatt zur Behandlungsplanung sieht eine logische Aufeinanderfolge der Beurteilung und der Überlegungen für die einzelnen Behandlungsnotwendigkeiten vor:
1. funktionelle Korrekturen;
2. orthopädische Korrektur;
3. Analyse der Zahnbogenlänge (Klärung, ob Extraktion notwendig);
4. benötigte Verankerung;
5. Zusammenfassung der Behandlungsplanung.

Behandlungskombinationen

Die Bioprogressive Therapie kennt verschiedene Behandlungsabfolgen. Sie legt jedoch großen Wert darauf, daß die zehn grundlegenden Prinzipien (die in einem früheren Teil des Buches bereits dargelegt wurden) wirklich angewandt werden, anstatt daß eine Art »Kochrezept« zur Behandlungsplanung benutzt wird. Durch die Entwicklung einer Behandlungsvorhersage mit genau beschriebenen einzelnen Zielen ist bereits ein gut Teil der Planungsarbeit geleistet; aber danach zeigt sich erst der wirkliche Wert des kreativen Vorgehens: bei der Kombinierung verschiedener Vorgehensweisen und Mittel der Behandlung, um jene Ziele zu erreichen. Wenn man sich die vorgeschlagenen Veränderungen vor Augen führt, wird man auf viele Kombinationen von Behandlungen kommen, die geplant werden können, um diese Veränderungen zu erreichen. Diese Kombinationen von Behandlungsmaßnahmen können sich gegenseitig überlappen, so daß mehr als ein einzelner Schritt gleichzeitig getan werden kann. Zum Beispiel lassen sich bei einem Extraktionsfall die Schneidezähne intrudieren, während gleichzeitig die Eckzähne retrudiert werden. Durch den kreativen Gebrauch der Utilitybögen und der Retraktionssegmente kann ein tiefer Schneidezahnüberbiß gleichzeitig mit der Retraktion der Eckzähne behandelt werden, wobei die Intrusion der Schneidezähne dann auch noch dabei hilft, die Ankerzähne zu stabilisieren. Außerdem können, während diese beiden Vorgänge stattfinden, Lingualbögen aktiviert

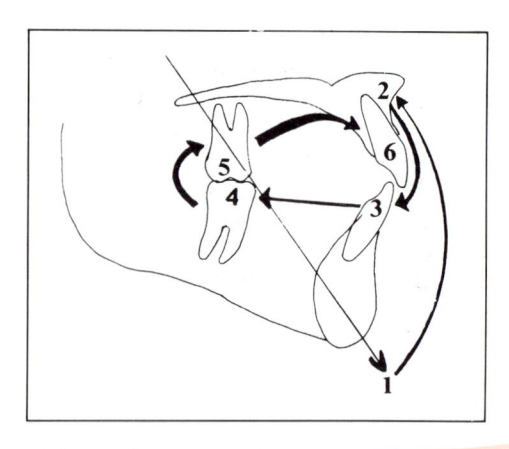

Planung von Behandlungskombinationen
1. **Stellung des Kinns:**
   Gesichtstyp; Wachstumsrichtung; Muskelfunktion; Bedeutung der Verankerung.
2. **Punkt A:**
   Konvexität; Headgear-Wahl; Effekt des Torques im Bereich der oberen Schneidezähne.
3. **Unterer Schneidezahn:**
   Stellung zwischen Kinn und A-Punkt.
4. **Untere Molaren:**
   Vier Verankerungsmöglichkeiten, reziprok zu den unteren Schneidezähnen.
5. **Obere Molaren:**
   Stellung zur Pterygoid-Senkrechten, zur Fazialachse und zu den unteren Molaren; Art des Headgears;
   A-Punkt – Verankerungsnotwendigkeit des Torques der Schneidezähne.
6. **Obere Schneidezähne:**
   Stellung parallel zur Fazialachse; Torque und Intrusion.

werden, welche die Molaren sowohl expandieren als auch rotieren und sie so in die ihnen zugedachten endgültigen Stellungen der ausbehandelten Okklusion bewegen. Für die Anwendung eines orthopädischen Headgears kann man zwischen verschiedenen Arten wählen. Mit ihrer Hilfe wird die vorgeschlagene orthopädische Veränderung vorgenommen, während gleichzeitig die oben genannte Kombination grundlegender Bewegungen angewandt wird.

Die Auswahl von Behandlungskombinationen erfolgt aufgrund der verschiedenen Notwendigkeiten, welche die sichtbar gemachten Behandlungsziele in einer Reihenfolge von sechs

Stadien zur Behandlungsplanung darstellen. Diese Art der Behandlungsplanung benötigt in den Anfangsphasen mehr Zeit, damit man die verschiedenen Kombinationen wirklich sehen und in ihrer Wirkung vorweg beurteilen kann. Trotzdem ist dies die wichtigste Zeit im Planungsprozeß, in der wir genau aus einem breiten Spektrum von Behandlungsverfahren auswählen und sie in aufeinanderfolgender Reihe festlegen, um die grundlegenden Schritte zu kombinieren, die uns zu den Schlußphasen der Erstellung einer guten Okklusion und einer normalen Funktion führen.

Die Behandlungsplanung sollte im Idealfall jede einzelne Sitzung mit einer genau fixierten Reihenfolge der programmierten Behandlung festlegen. Wenn wir bei unserer Planung so konsequent verfahren, wird das Vorgehen bei der einzelnen Sitzung lediglich darin bestehen, den Plan auszuführen, seinen Fortschritt zu steuern und zu kontrollieren.

Die Behandlung mit Sektionsbögen

Zu den bei der Behandlung von Extraktionsfällen im Rahmen der Bioprogressiven Therapie benutzten mechanischen Hilfsmitteln gehören die Sektionsbögen. Die Behandlung mit Sektionsbögen ist ein Charakteristikum der gesamten bioprogressiven Behandlungsverfahren, seien sie im einzelnen eine Nicht-Extraktionsbehandlung, eine Behandlung im Wechselgebiß, eine Erwachsenenbehandlung oder eine Extraktionsbehandlung. Die Vorteile einer Segmentbogenbehandlung sind zahlreich und beziehen sich auf grundlegende Tatsachen einschließlich der anatomischen Struktur, der Physiologie der Zahnbewegung und der mechanischen Prinzipien richtiger Kraftanwendung, sowohl was die Richtung als auch den Umfang betrifft. Durch die Aufteilung der Zahnbögen in die verschiedenen Segmente können wir während der Behandlung alle drei Ebenen des Raumes beurteilen: die anterior-posterioren Bewegungen, die vertikalen Bewegungen und die transversalen Bewegungen. Die Anwendung orthopädischer Kräfte im Oberkiefer mit entsprechenden Anpassungen im Bereich der Sutura palatina mediana und der hinteren Teile des Pterygoidpfeilers macht die Notwendigkeit deutlich, die einzelnen Segmente des Oberkiefers bei der Anwendung der mechanischen Hilfsmittel zu beachten. Die Intrusion der oberen und der unteren Schneidezähne, ihre Retraktion, ihre Vorbewegung und ihre Torques zeigen weiterhin, daß die Sektionsbogenmechanik die angewandten Kräfte am besten zur Wirkung bringen können – sowohl bezüglich ihrer Richtung als auch des Umfangs, und zwar durch die Anwendung des Utilitybogens im vorderen Teil.

Eine Rückführung der Eckzähne »um die Ecke herum« wird auch am besten mit Segmentbögen durchgeführt, um die stützenden Strukturen des Knochens zu schonen und die Komplikationen einer Mechanotherapie mit durchlaufenden Bögen zu vermeiden. Die Demonstration an Wachstypodonten zeigt die eingeschränkten Möglichkeiten der Behandlung mit einem durchlaufenden Bogen nicht; denn Wachs ist homogen und zeigt nicht die Verschiedenartigkeiten der anatomischen knöchernen Struktur. Eine Mechanotherapie, die darauf ausgelegt ist, die Variabilität anatomischer Strukturen zu berücksichtigen, ist viel effizienter. Biomechanische Prinzipien respektieren diese Faktoren und stellen sie in Rechnung.

Die biomechanischen Hilfsmittel bei der Behandlung mit Extraktionen

Die Bioprogressive Therapie verwendet eine größere Anzahl von Verfahren zur Extraktionsbehandlung. Die endgültige Auswahl wird aufgrund der speziellen Notwendigkeiten des einzelnen Patienten getroffen, wie sie in den sichtbar gemachten Behandlungszielen dargestellt sind. Die Extraktion von Zähnen während der Behandlung kann aufgrund der Bogenlängen der einzelnen Zahnbögen indiziert sein. Ein starker Engstand im Zahnbogen oder eine Biprotrusion machen die Entfernung von Zähnen notwendig, damit die verbleibenden Zähne innerhalb der Kiefer und der umgebenden Strukturen des Gesichtes richtig ausgerichtet werden können.

Die Extraktionsreihenfolgen, die bei der Bioprogressiven Therapie beachtet werden müssen, werden am besten in vier Vorgehensweisen gegliedert und entsprechend den im Individualfall gegebenen Notwendigkeiten analysiert:

1. zur Stabilisierung der oberen und der unteren Molarenverankerung;
2. zur Retraktion und Aufrichtung der Eckzähne mittels Sektionsbögen;
3. zur Retraktion und zum Lückenschluß im Bereich der oberen und der unteren Schneidezähne;
4. für fortlaufende Bögen zur Detailbehandlung und zur endgültigen Ausformung der Okklusion.

1. Die Stabilisierung der oberen und der unteren Molarenverankerung

1.1. Obere Molarenverankerung

Zur Stabilisierung und Verankerung der oberen Molaren stehen verschiedene Verfahren zur Verfügung: von der maximalen Verankerung, bei der die Molaren nicht nach vorne kommen dürfen, bis zur minimalen Verankerung, bei der sie durch die ganze Distanz der Extraktionslücke hervorgebracht werden können.

a. Maximale Verankerung der oberen Molaren

Eine Modifikation des Nance-Lingualbogens wird zur maximalen oberen Molarenverankerung eingeplant. Die Modifikation des Nance-Lingualbogens mit der Kunststoffauflage gegen das Gebiet der Rugae palatinae besteht in dem Anfügen einer distalen Schlaufe mesial und palatinal der oberen Molarenbänder, wodurch es möglich wird, die Molaren leichter zu expandieren und zu rotieren. Die Drehung und die Rotation der oberen Molaren bieten drei Vorteile für die Behandlung:

aa. Durch die Expansion werden die Molarenwurzeln nach außen unter den Processus zygomaticus bewegt, wo der kortikale Knochen einer Veränderung widersteht, somit diese Zähne verankert und ihre Bewegung begrenzt.

ab. Molaren, die nach distal rotiert werden, haben eine größere Resistenz gegenüber dem Mesialzug während der Eckzahnretraktion mittels Segmentbögen.

ac. Der dritte Vorteil liegt in der Distalrotation der Molarenkronen zur endgültigen Einstellung bei der Beendigung der Okklusionskorrektur. Die endgültige Einstellung und die Feinheiten der Okklusion sollten immer beachtet werden, auch schon während der ersten Behandlungsschritte.

b. Mittelstarke Verankerung der oberen Molaren

Sie muß die Molaren nicht unbedingt stabil halten, vielmehr erlaubt sie eine Mesialbewegung bis zur Hälfte der Extraktionslücke während des Behandlungsverfahrens. Ein Palatinalbogen mit Distalschlaufen oder ein Palatinalbügel ohne die Plastikauflage wird die Molaren entsprechend stabilisieren und kann ausreichende Verankerung bewirken. Hierdurch ist es außerdem möglich, eine Distalrotation der Molaren vorzunehmen. Der Palatinalbogen begrenzt den Durchbruch der Molaren und ihre Entwicklung in der Vertikalen. Die Anwendung eines oberen Utilitybogens während der Eckzahnretraktion mit oder ohne den Palatinalbogen hat einen mittleren Verankerungseffekt auf die oberen Molaren, da die Intrusion der oberen Schneidezähne eine Rückkippung der Molaren verursacht, die ihrerseits wieder die Molaren stabilisiert.

Der obere Utilitybogen (ohne den Palatinalbogen) hat einen geringeren Rotationseffekt auf die oberen Molaren. Bei der Extraktion von ersten oder zweiten Prämolaren nur im Oberkiefer kann es wünschenswert sein, die oberen Molaren in mesial rotierter Stellung zu belassen, um so eine bessere Endbehandlung der Okklusion zu erreichen. Das intermittierende Tragen des Headgears wird ebenfalls zur mittleren Verankerung im Extraktionsfall beitragen. Ganzzeitiges Tragen des Headgears wird bei der Bioprogressiven Therapie dann angewandt, wenn eine orthopädische Korrektur vorgeschrieben ist.

c. Minimale Verankerung der oberen Molaren

In Fällen, bei denen die oberen Molaren um die ganze Distanz über das Extraktionsgebiet oder sogar noch weiter vorgebracht werden müssen – in Abhängigkeit von dem fünften Beurteilungsgebiet und der daraus erfolgten Projizierung der sichtbar gemachten Behandlungsziele –, kann eine minimale Verankerung dieser oberen Molaren angebracht sein. Eine Extraktionsbehandlung bei Dysgnathien der Angle'Klasse III macht im allgemeinen die Extraktion oberer zweiter Prämolaren mit einer entsprechenden Vorbewegung der oberen Molaren notwendig. Da der obere Molar während des Durchbruchs ohnedies eine natürliche Tendenz zur Rotation und zur Mesialwanderung hat, besteht das Vorbringen der Molaren darin, diesen natürlichen Prozeß zu fördern und zu unterstützen. Eine vertikale Lückenschlußschlaufe oder eine Deltaschlaufe können bei dem Lückenschluß nach anterior helfen. Zu beachten ist, daß die Mesialwanderung den oberen Molar im allgemeinen in Mesialrotation einstellen läßt und die Behandlungsmechanik notwendigerweise darin bestehen muß, den Zahn aufzurichten und nach distal zu rotieren, um so ein besseres endgültiges Passen der Okklusion zu erreichen.

Konstruktionen zur Verankerung der oberen Molaren

Maximale Verankerung

1. Nance-Gaumenauflage
   – gefolgt von Headgear

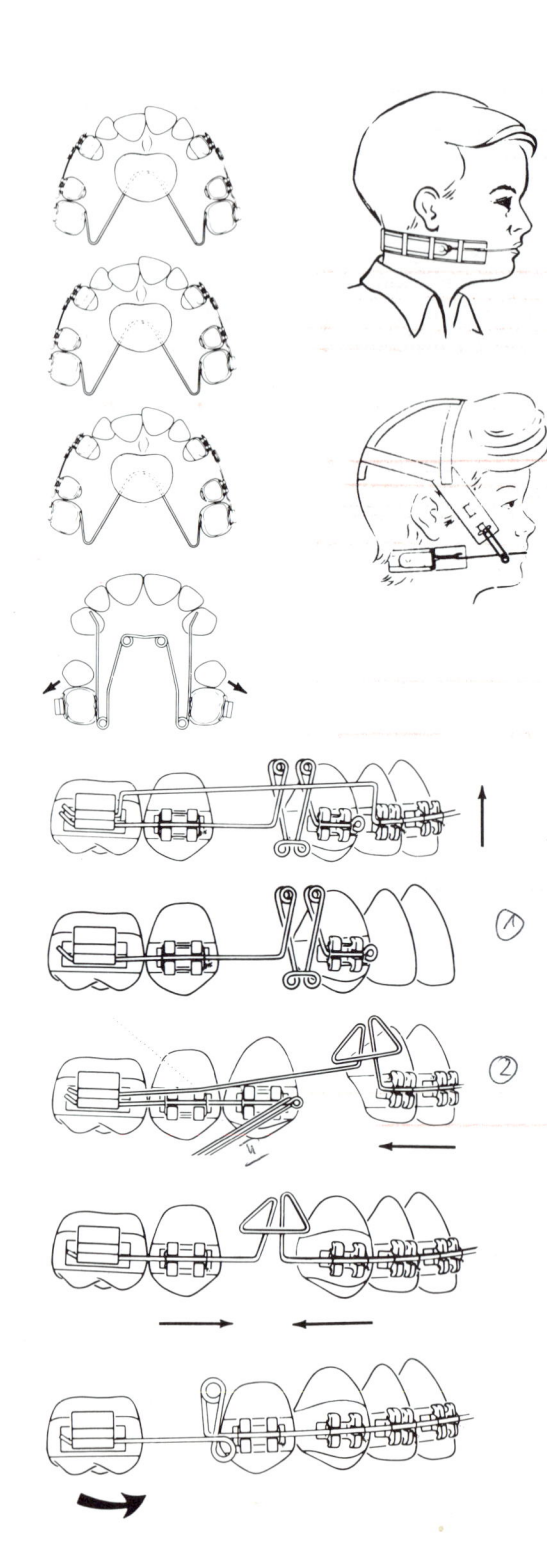

2. Gerichteter Headgear

3. Nur Nance-Gaumenauflage
   Dysgnathie der Klasse I
   – keine orthopädischen Kräfte

Mittelstarke Verankerung

1. Quad-Helix-Expansionsbogen
   ohne Gaumenauflage

2. Oberer Utilitybogen

3. Retraktion der Eckzähne mit
   Sektionsbögen
   – danach Schneidezahnretraktion

Minimale Verankerung

1. Reziproker Lückenschluß

2. Extraktion der zweiten Prämolaren
   und Vorbewegen der Molaren

Der modifizierte Nance-Lingualbogen zur Kontrolle der Verankerung der oberen Molaren

Der Original-Nance-Palatinalbogen läuft von einem Plastikknopf am Gaumen direkt zur Palatinalfläche des Molarenbandes.

Der modifizierte Nance-Palatinalbogen hat eine Distalschlaufe zur Expansion im Molarengebiet und zur Rotation. Eine große palatinale Auflage ist zur Schaffung zusätzlicher Stabilität notwendig.

Eine Spiralfeder am modifizierten Nance-Palatinalbogen erlaubt eine zusätzliche Rotationskontrolle der Molaren. Die Molarenbefestigung liegt auf der mesiolingualen Seite und erlaubt somit eine weitere Rotation.

Eine Spiralfeder mit palatinaler Verlängerung des modifizierten Nance-Palatinalbogens bietet die Möglichkeit einer zusätzlichen Molarenrotation bei gleichzeitiger Expansion im Prämolarenbereich.

Der modifizierte Nance-Palatinalbogen mit palatinalen Verlängerungsarmen und Schlaufen zu einzelnen Zähnen erlaubt eine zusätzliche Beeinflussung.

Der modifizierte Nance-Palatinalbogen kann auch mit individuellen Federn konstruiert werden, die von der Gaumenauflage ausgehen.

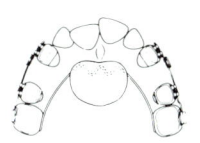

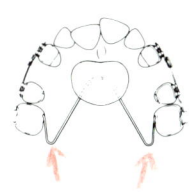

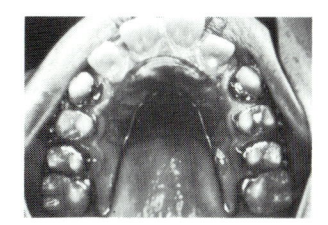

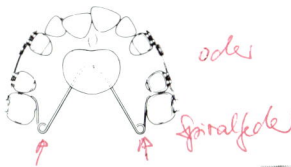

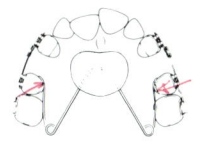

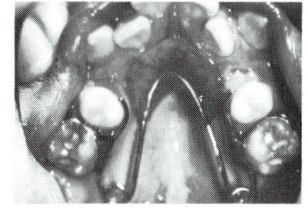

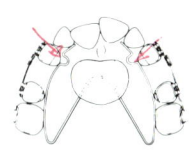

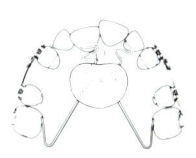

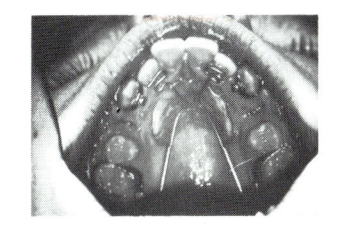

1.2. Untere Molarenverankerung

Für die untere Molarenverankerung zieht man ebenfalls die Notwendigkeit einer maximalen anstelle einer mittleren oder nur minimalen Verankerung in Betracht, wenn – bei den unterschiedlichen Gesichtstypen und muskulären Mustern – verschiedene mechanische Hilfsmittel benötigt werden. Stark-muskuläre Gesichtstypen mit Tiefbiß scheinen eine natürliche Verankerung zu bieten, die man bei den Behandlungsverfahren beachten sollte. Die diskutierten Verankerungsverfahren basieren auf dem mesiofazialen Gesichtstyp und müssen entsprechend den Variationen des individuellen Falles verändert werden. So benutzen wir die einfacheren Verfahren zur mittelstarken Verankerung bei Gesichtstypen mit starken Muskeln und die maximalen Verankerungskonzepte beim vertikalen Gesichtsentwicklungstyp, bei dem die Muskulatur am wenigsten mithilft.

a. Maximale Verankerung der unteren Molaren

Eine maximale Verankerung der unteren Molaren läßt sich durch die Anwendung eines langen Hebelarms des unteren Utilitybogens erreichen, wie sie an früherer Stelle genau beschrieben wurde. Während der Retraktion der Eckzähne mittels Sektionsbögen verwendet man den Utilitybogen, um die Schneidezähne zu intrudieren und zu stabilisieren. Die Molarenverankerung hingegen wird durch die Modifikation des ursprünglichen Utilitybogens bewirkt.

Vier mechanische Anpassungen werden im Bereich der Molaren vorgenommen, um einen maximalen Verankerungseffekt zu erreichen:

aa. Ein bukkaler Wurzeltorque wird eingebogen: Er plaziert die Molarenwurzeln gegen die Kortikalis und begrenzt so ihre Bewegungen. In einen blauen .016 x .016 Elgiloydraht wird bis zu 45° bukkaler Wurzeltorque eingebogen.

ab. Eine transversale Expansion im Bereich des Molarenteils von 10 mm auf jeder Seite ist notwendig, um den bukkalen Wurzeltorque zu unterstützen.

ac. Eine Rückkippungsbiegung von 30°–40° richtet die Molaren auf und hilft ihnen, dem Vorwärtszug durch die Eckzahnretraktionsfedern zu widerstehen. Die Rückkippung ist die reziproke Wirkung in bezug auf die Intrusion der unteren Schneidezähne. (Um eine maximale Verankerung zu erreichen, sollte man die Molarenstufe direkt vor dem Molarenröhrchen einbiegen.)

ad. Eine Distalrotation im Molarenbereich von 30°–45° wird in Extraktionsfällen in den Molarenbereich des Utilitybogens eingebogen. Der Molar muß so hingestellt werden, daß er dem Vorwärtszug während der Eckzahnrückführung widerstehen kann, gleichzeitig aber auch so eingestellt sein, daß er den oberen Molar in guter Artikulation trifft.

b. Mittelstarke Verankerung der unteren Molaren

Hierbei wird der untere Utilitybogen so modifiziert, daß die Molaren während

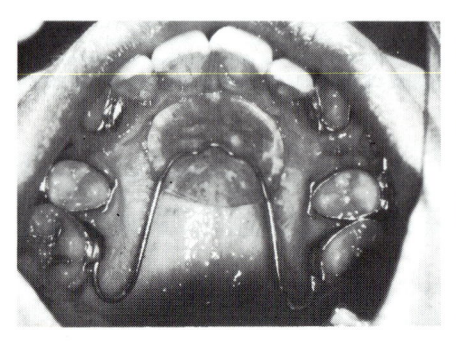

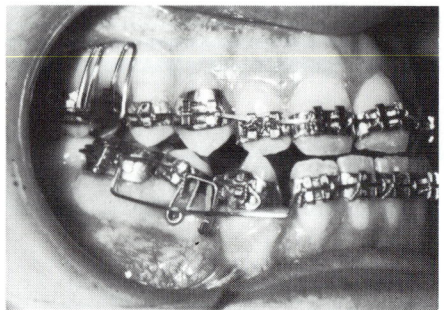

Die oberen Molaren werden mit einem modifizierten Nance-Palatinalbogen stabilisiert, die unteren Molaren durch einen unteren Utilitybogen. Es gibt vier Variationen im Bereich der unteren Molaren zur entsprechenden Modifikation zwischen maximaler und minimaler Verankerung.

Anwendung von biomechanischen Hilfsmitteln bei Extraktionsfällen

der Rückführung des Eckzahns und der Schneidezähne nach vorn kommen können. Ein Kontraktions-Utilitybogen, der vor dem Molarenröhrchen abgebogen wird, modifiziert die vier Komponenten der Molarenverankerung und nutzt die Retraktion der Schneidezähne als Kraft zur Vorbewegung des Molars.

Konstruktionen zur Verankerung der unteren Molaren

Maximale Verankerung

reziproke Wirkung

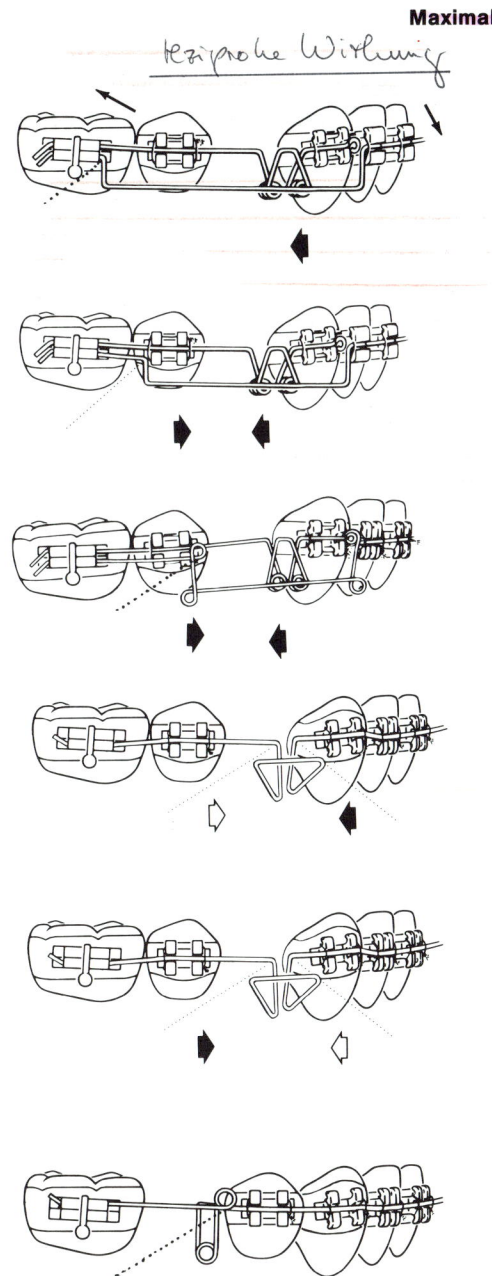

1. Die Molaren werden gehalten, die Frontzähne retrudiert. Maximale Verankerung durch den Utilitybogen gegen das Molarenröhrchen.

2. Der Molar soll um $1/4$ Prämolarenbreite vorkommen: Mittlere Verankerung des Utilitybogens, wobei die Abknickung *vor* dem Molarenröhrchen liegt.

3. Der Molar soll um $1/3$ Prämolarenbreite vorkommen: Geringe Unterstützung durch den Utilitybogen; Anwendung eines Kontraktions-Utilitybogens.

4. Gleichmäßiger Lückenschluß von hinten. Molarentorque – leichte Aktivierung.

5. Gleichmäßiger Lückenschluß von vorn. Kein Molarentorque – starke Aktivierung.

6. Vorbewegung des Molars: Kein Molarentorque. Draht im Molarenröhrchen abgerundet.

Minimale Verankerung

Die Reihenfolge des biomechanischen Vorgehens bei der Behandlung

Klasse-I-Extraktionsfall
(mittlerer Verankerungsfall)

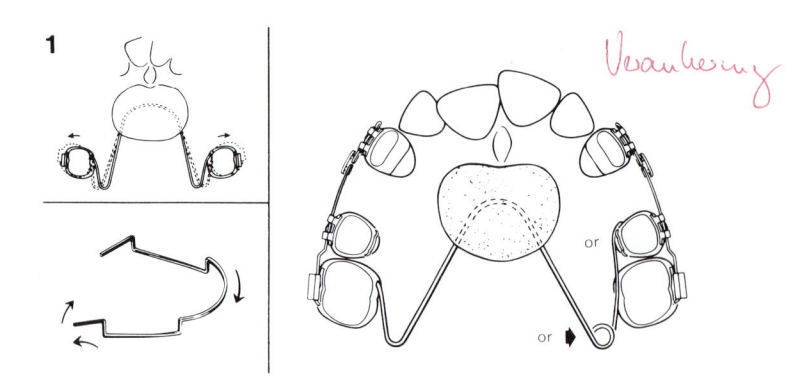

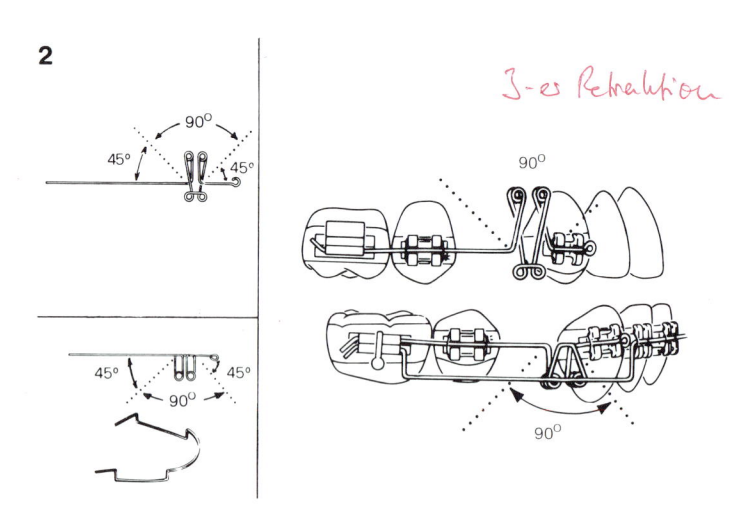

1. Behandlungsphase

Oberkiefer
Setzen Sie einen Nance-Haltebogen ein, der indirekt hergestellt wurde. Die Kunststoff-Gaumenauflage sollte die Größe eines Zweimarkstücks haben, und die distalen Schlaufen sollten vor der Zementierung aktiviert werden, um eine Molarenrotation auszuführen. Die Nance-Apparatur muß möglicherweise während der aufeinanderfolgenden Behandlungssitzungen aktiviert werden, damit die Kunststoffauflage in Kontakt mit dem Gaumen bleibt. Dies kann intraoral mit einer Dreifingerzange geschehen.

Unterkiefer
Ein .016 x .016 Utilitybogen aus blauem Elgiloy wird aktiviert: – mit 30° Molarenkippung, 30° Distalrotation des Molars und 30–45° bukkalem Wurzeltorque, um die unteren Molaren zu stabilisieren und im unteren Zahnbogen durch Intrusion der Schneidezähne – falls notwendig – zu nivellieren.

2. Behandlungsphase

Oberkiefer
Retraktions-Teilbögen aus .016 x .016 blauem Elgiloy werden in Verbindung mit dem Nance-Haltebogen eingefügt und durch Durchziehen und Umbiegen von 2–3 mm hinter den Molarenröhrchen aktiviert, so daß sie eine leichte kontinuierliche Retraktionskraft auf die Eckzähne einwirken lassen. Teilbögen sollten nicht überaktiviert werden, damit eine ungünstige Kippung und eine zu starke Elongation der Eckzähne vermieden werden, wenn sie schließlich mit den zweiten Prämolaren in Kontakt treten. Linguale Gummiligaturen von der Distalseite der oberen Molaren an die Eckzähne können ebenfalls angewendet werden.

Unterkiefer
Ein .016 x .016 Utilitybogen aus blauem Elgiloy wird in das zervikale vestibuläre Röhrchen eingefügt, um die unteren Schneidezähne zu intrudieren und gleichzeitig die unteren Molaren aufzurichten, zu drehen und zu stabilisieren. Der Umfang der Rückkippungsbiegung ist dabei für den Umfang der Intrusion der Schneidezähne verantwortlich, der manchmal bei Klasse I nur sehr gering ist. Retraktionssegmente aus blauem .016 x .016 Elgiloy werden in die okklusalen Röhrchen der Molaren eingefügt und durch Durchziehen nach distal und Umbiegen um 2–3 mm aktiviert. Die Schlaufen der unteren Retraktionssegmente sollten sich innerhalb der bukkalen Brücken des Utilitybogens befinden. Die Retraktionsfedern werden mit einer Giebelabbiegung versehen, die der Kippung der Eckzähne entgegenwirken soll.

3. Behandlungsphase

Oberkiefer
Nachdem die Eckzähne vollständig retrudiert sind, kann jede der verschiedenen Methoden benutzt werden, um sie aufzurichten und zu intrudieren, zu verlängern oder zu rotieren. Ein Segmentbögen mit einer horizontalen Spiralfeder oder einer L-Schlaufe liefert dabei sowohl die vertikale als auch die horizontale Kontrollmöglichkeit für den Eckzahn. Wird nur eine geringe Flexibilität des Sektionsbogens benötigt, kann eine einfache Spiralschlaufe in einem geraden Segment (ein Eckzahnintrusionsbogen kann zu diesem Zweck entsprechend verändert werden) exzellente horizontale Kraftkontrolle während der Aufrichtung der Eckzähne liefern. Ein leichter elastischer Faden von lingual wird benötigt, um die Mesialrotation des Eckzahns zu bewirken.

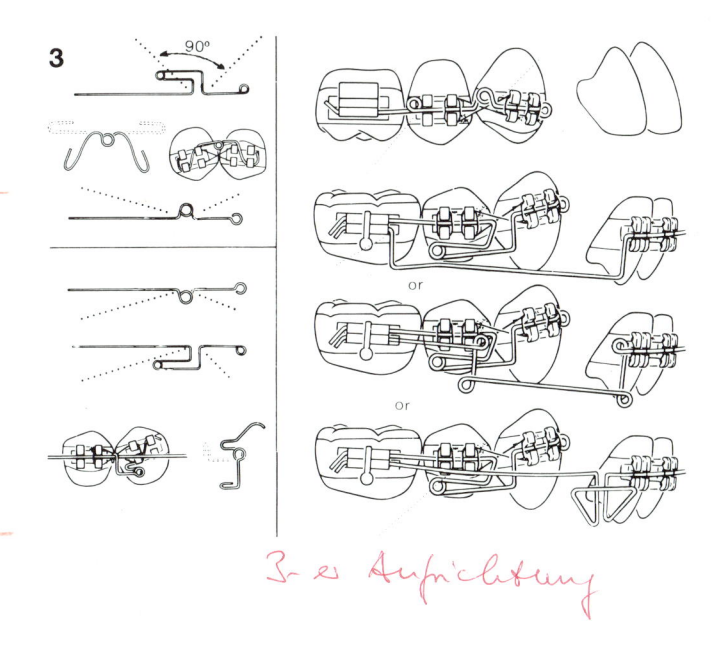

Unterkiefer
Eckzahnaufrichtungs- und Rotationssegmentbögen werden auch im Unterkiefer eingefügt. Im Utilitybogen können intraorale Anpassungen vorgenommen werden, um ihn zu weiterer Intrusion zu aktivieren und um die Schneidezahnrotationen zu korrigieren. Eine Ligatur vom Eckzahn zum zweiten Prämolar ist bei allen Aufrichtesegmenten zum Eckzahn notwendig, um Lücken im Bereich der Extraktionsstellen zu vermeiden. Ein lingualer elastischer Faden kann benutzt werden, um die Rotationen im Seitenzahnsegment zu verstärken.

4. Behandlungsphase

Oberkiefer
Nachdem die Eckzahnaufrichtung vollzogen ist, wird die Nance-Apparatur entfernt. Die oberen Schneidezähne werden mit Bändern versehen. Etwas Rotation und einige Lücken können im Bereich dieser Zähne aufgrund des Lippen- und Zungendruckes schon eingetreten sein. Falls ein sehr starker frontaler Engstand vorhanden ist, kann ein .016 x .016 Vielschlaufenbogen aus blauem Elgiloydraht für die Zeitdauer zwischen zwei Sitzungen einligiert werden, um die Schneidezähne zu ordnen. Ein Doppeldelta-Retraktionsbogen wird dann eingefügt, um die Schneidezähne zu retrudieren und ihren Kontakt zu den Seitenzähnen zu konsolidieren. Falls eine zusätzliche Kontrolle über den Torque notwendig ist, kann ein Bogen mit einer umgekehrten nach okklusal liegenden Lückenschlußschlaufe eingefügt werden, so daß es bei einer Aktivierung der Schlaufe zu einem verstärkten Torque kommt.

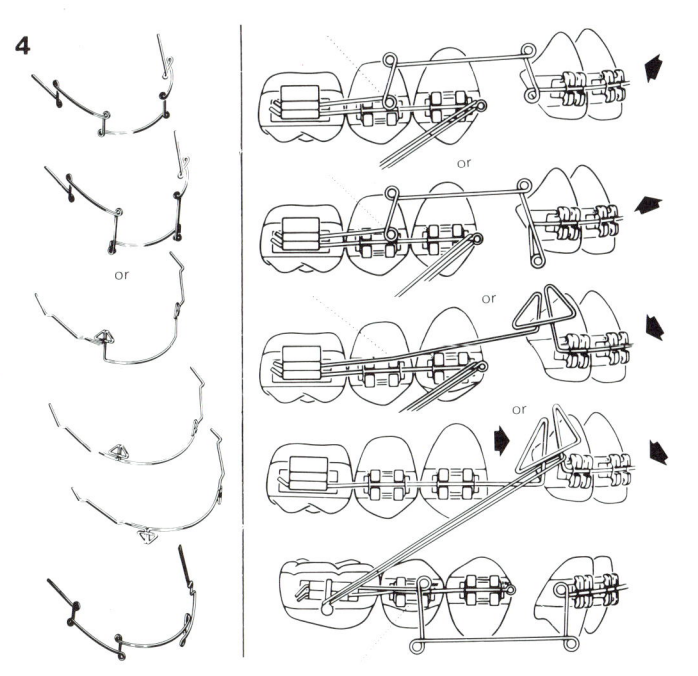

Unterkiefer
Ein Doppeldelta-Retraktionsbogen wird eingefügt, um die unteren Schneidezähne zurückzuführen und zu nivellieren. Leichte Klasse-II-Gummizüge können gleichzeitig benutzt werden, um eine neutrale Verzahnung im Seitenzahnbereich zu erhalten. Die Retraktion der unteren Schneidezähne sollte kurz vor der Retraktion der oberen Schneidezähne begonnen und durchgeführt werden. Eine zu starke Aktivierung sowohl der oberen als auch der unteren Retraktionsbögen soll vermieden werden, um eine ausreichende Verankerung zu erhalten und gleichzeitig die notwendige Torquekontrolle durchzuführen. Außerdem kann man damit eine zu starke Kippung der Zähne vermeiden. Eine leichte kontinuierliche Kraft ist für alle Retraktionsbögen ideal.

5

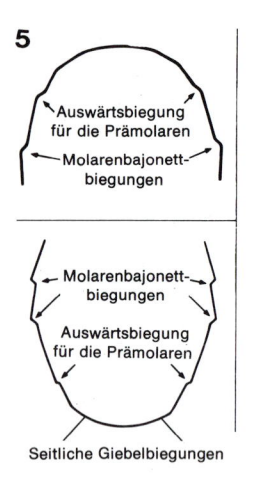

Auswärtsbiegung für die Prämolaren
Molarenbajonettbiegungen

Molarenbajonettbiegungen
Auswärtsbiegung für die Prämolaren

Seitliche Giebelbiegungen

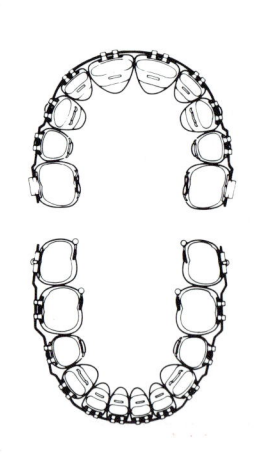

6

5. Behandlungsphase

Oberkiefer

Einfügen eines idealen Bogens aus blauem .016 x .016 Elgiloy. Ausgeprägte Auswärtsbiegung im Bereich der Prämolaren und Überrotation der oberen Molaren. Die Rotation kann außerdem durch zusätzliche intraorale Aktivierung oder einen lingual liegenden leichten elastischen Faden überkorrigiert werden. Wenn eine stärker ausgeprägte Zahnbogenform oder eine stärkere Torquekontrolle notwendig ist, können stärkere Vierkantbögen benutzt werden. In diesem Stadium gilt es ganz besonders auf die dem Gesichtstyp gerechte Zahnbogenform (rund, oval etc.) zu achten und sie bei der Formgebung zu berücksichtigen.

Unterkiefer

Einfügen eines Idealbogens aus blauem .016 x .016 Elgiloy-Draht. Ausgeprägte Auswärtsbiegungen im Seitenzahnbereich für die Prämolaren und die ersten und zweiten Molaren. Vestibuläre Giebelbiegung oder Stufe, um Eckzähne leicht hinter die seitlichen Schneidezähne zu bringen. Auch ein lingualer Kronentorque im Molarengebiet wird angewandt, mit der Progression distal des Eckzahns. Hat der zweite Molar ein Band, so ist eine ausgeprägte Auswärts- und Einziehungsbiegung für ihn unbedingt notwendig.

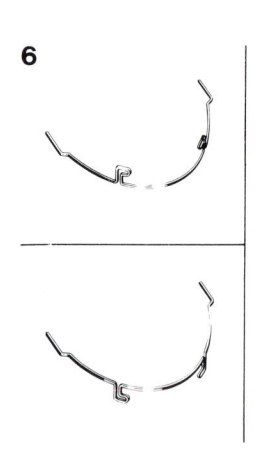

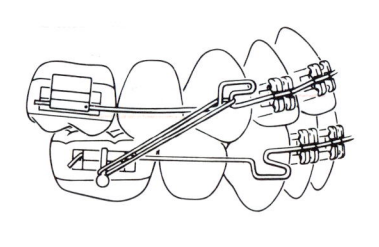

6. Behandlungsphase

Oberkiefer

Nach der Entbänderung der Zähne 15, 13, 23 und 25 wird ein .018 x .022 Lückenschlußbogen mit horizontalen L-Schlaufen aus blauem Elgiloy eingefügt. Endgültige »Verschönerungs«-Biegungen werden eingebogen, um eine leichte Divergenz der mittleren und seitlichen Schneidezahnwurzeln zu erreichen. Der obere Bogen wird *nicht* aktiviert, damit die oberen Molaren im Verlaufe des Restlückenschlusses nicht nach mesial gezogen werden. Leichte Klasse-II-Gummizüge werden angewandt, um eine Überkorrektur der Seitenzähne zu erreichen.

Unterkiefer

Nach der Bandabnahme von den Zähnen 45, 43, 33 und 35 wird ein .018 x .022 Lückenschlußbogen aus blauem Elgiloy mit horizontalen L-Schlaufen eingefügt. Er wird um 1–2 mm aktiviert, um die unteren Seitenzahnsegmente während des Restlückenschlusses nach der Bandabnahme vorzubringen und um eine Überkorrektur der Klasse-I-Verzahnung im Molarengebiet zu erreichen. Leichte Klasse-II-Gummizüge helfen ebenfalls, diese Überkorrektur zu erzielen. Der Patient wird während dieser Zeit alle zwei Wochen bestellt, damit in dieser Schlußphase eine exakte Kontrolle der Behandlung gewährleistet ist. In diesem Zeitraum muß der sagittalen Mittelinie und der Stellung der Schneidezähne sorgfältige Beachtung geschenkt werden.

Anwendung von biomechanischen Hilfsmitteln bei Extraktionsfällen

Die vier Aktivierungen zum Erreichen der Verankerung im Molarengebiet

Aktivierung

Die Pfeile zeigen einen bukkalen Wurzeltorque von 45°, eine Rotation um 30° und eine Rückkippung um 45° sowie eine Expansion um 2 mm pro Seite.

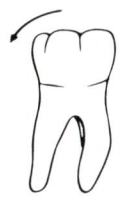

A. Aufrichtung nach distal

Die Aufrichtungs- und Kippwirkung auf die unteren Molaren entsteht durch die reziproke Wirkungsweise des unteren Utilitybogens. Hierdurch ist es möglich, den Platz zu halten, der sich infolge des physiologischen Verlustes des zweiten Milchmolars im Zahnbogen ergibt.

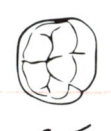

B. Rotation nach distolingual

Die Rotation nach distolingual bewegt den unteren ersten Molar in eine Stellung, in der er mit der Kaufläche des oberen ersten Molars gut okkludieren kann.

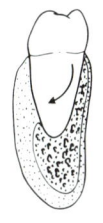

C. Bukkaler Wurzeltorque

Der bukkale Torque bewegt die Wurzeln des unteren ersten Molars unter die Kortikalis der Linea obliqua externa; er stellt eine der grundlegenden Bewegungen zum Erreichen der Verankerung im Unterkiefer dar.

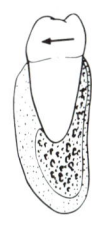

D. Transversale Expansion

Eine leichte Bukkalbewegung der unteren Molarenwurzeln hilft dabei, den Molar nicht nach innen vor den zweiten Molar schieben zu lassen.

Eine vorgeschlagene Vorwärtsbewegung des unteren Molars um 3–4 mm muß die Muskulatur in Betracht ziehen, die ein Ausdruck des Gesichtstyps ist. Bei Fällen des extrem vertikalen Entwicklungstyps mit offenem Biß wird eine Mesialbewegung um 3 mm noch immer eine maximale Verankerung benötigen, während drei bis vier Millimeter Mesialbewegung bei einem starken Tiefbiß mit brachyfazialem Gesichtstyp schon eine minimale Verankerung darstellen und besondere Anstrengungen nötig machen würden, um den Molar vorzubewegen. So spielt der Gesichtstyp als ein Ausdruck der muskulären Verankerung eine wichtige Rolle bei der Beeinflussung der vorgeschriebenen Behandlung.

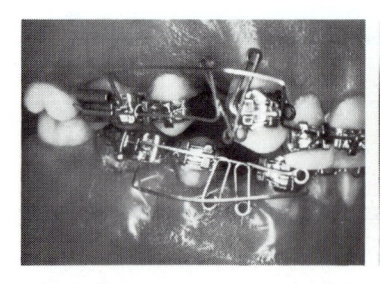

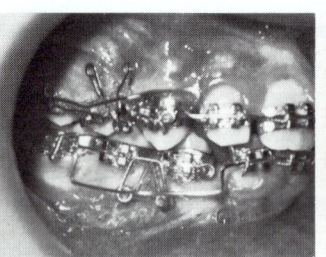

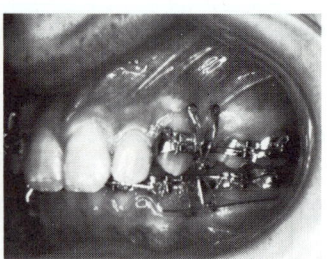

Die oberen und unteren Eckzähne werden an Sektionsrückziehfedern mit vielen Schlaufen retrahiert, die eine freie Bewegung mit geringer Reibung im Zahnbogen zulassen. Lediglich 150–200 p Kraft sind für die Eckzahnrückführung notwendig. Eine Giebelbiegung von 90° und eine Aktivierung von 90° werden eingebogen, um die Eckzahnrückführung genau zu kontrollieren. Die oberen Schneidezähne können mit Bändern und/oder Brackets versehen oder auch frei sein.

c. Minimale Verankerung der unteren Molaren

Bei der minimalen Verankerung unterer Molaren wird der Molar nach vorne gebracht, um den Platz mesial einzunehmen, wie z.B. bei einem Extraktionsfall mit Extraktion der zweiten Prämolaren, oder wenn die unteren ersten Molaren fehlen. Will man den Molar nach vorne bewegen, so werden die vier Verankerungsfaktoren: Torque, Rückkippung, Expansion und Rotation so gering wie möglich gehalten. Ein runder Draht im Molarenröhrchen kann angewandt werden, um das Festhalten und den Torque des Molars auszuschalten und so die Verankerung zu verringern.

Elastische Fäden bringen zusätzlich die kontinuierliche Kraft, die benötigt wird, um den unteren Molar nach vorn zu bringen.

2. Die Retraktion und das Aufrichten der Eckzähne mit der Sektionsbogenmechanik

Die Bioprogressive Therapie schlägt die Anwendung von Segmentbögen vor und bewegt die Eckzähne mittels Sektionsrückziehfedern. Die Vorteile der Segmentbogenbehandlung wurden an anderer Stelle diskutiert; sie beinhalten viele Aspekte der kieferorthopädischen Behandlung einschließlich der orthopädischen Veränderung, einer effizienten Krafteinwirkung auf die Schneidezähne sowie – bei der Eckzahnbewegung – anatomischer Variationen an der »Ecke« des Zahnbogens. Wegen seiner Position an dieser »Ecke« stellt der Eckzahn ein spezielles Problem während der Behandlung dar. Bei seiner Retraktion muß ihm die Möglichkeit gegeben werden, sich um die Ecke herum zu bewegen und dabei die Kortikalis sowohl im Ober- als auch im Unterkiefer zu meiden. Im Unterkiefer stützt das Planum alveolare auf der Lingualseite den Eckzahn; im Oberkiefer stützt der kortikale Knochen auf der palatinalen Seite des Alveolarfortsatzes den Eckzahn.

Eine sehr starke Kippung des Eckzahns, in deren Verlauf es zu einer Wurzelkippung und Wurzelbewegung nach mesial kommt, kompliziert seine Retraktion. Die Eckzähne müssen in dem schmalen »Trog« des spongiösen Knochens gehalten werden, und eine stärkere Kippung oder eine Verlagerung in die Kortikalis muß vermieden werden. Wenn die Eckzähne mittels Segmentbogen- bzw. Selektionsrückziehfedern retrahiert werden, können sie sich frei bewegen und werden nicht durch die Begrenzung eines fortlaufenden Bogens gehemmt. Ein zusätzlicher Vorteil dieser freieren Bewegung liegt darin, daß darüber nur eine geringe Kontrolle ausgeübt werden muß. Deshalb sollte bei der Segmentbogenbehandlung darauf geachtet werden, daß die Kippung und die Rotationskontrolle in den Segmentbögen berücksichtigt werden. Eine extreme 90°-Giebelung und eine 90°-Antirotationsbiegung werden deshalb bei der Aktivierung zur Rückbewegung der Eckzähne in die Segmentbögen eingebogen. Die Aktivierung der Eckzahn-Rückziehfedern sollte eine Kraft

Dreidimensionale Kontrolle über den Eckzahn

Intrusion

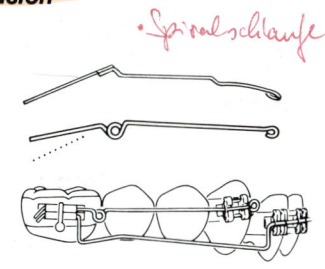

A. Zur Intrusion des unteren Eckzahnes auf die Ebene der vorher intrudierten unteren Schneidezähne bei der Bißöffnung wird ein .016 x .016 starker blauer Elgiloy-Sektionsdraht an einer 45°-Spiralschlaufe in Verbindung mit dem Utilitybogen benutzt.

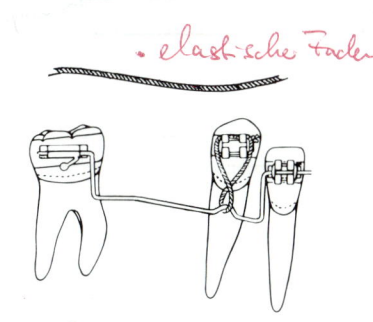

B. Ein leichter elastischer Faden wird vom Eckzahnbracket zu einer kleinen Vertiefung im Unterkiefer-Utilitybogen geführt. Die Vertiefung kann intraoral eingebogen werden. Diese Anordnung erlaubt es dem Eckzahn, den leichtesten Weg zur Intrusion auf die Ebene der vorher intrudierten Schneidezähne einzuschlagen.

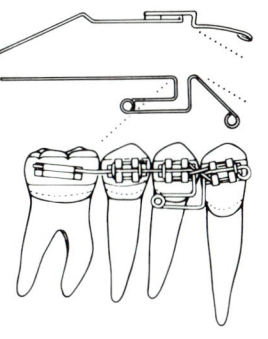

C. Der Sektionsbogen mit einer horizontalen Spiralschlaufe erlaubt die Durchführung der Intrusion und der Aufrichtung des Eckzahnes, weil der Sektionsbogen eine große Reichweite und eine kontinuierliche Kraftentfaltung aufweist.

Wurzelaufrichtung

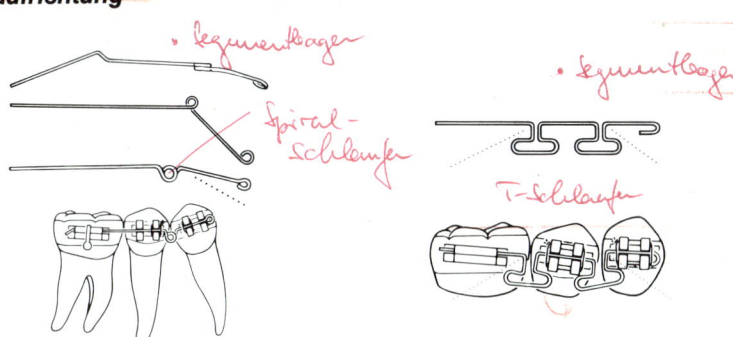

D. Der gerade Segmentbogen mit einer Spiralschlaufe der Drahtstärke .016 x .016 aus blauem Elgiloy wird die Eckzahnwurzeln aufrichten, wenn nur kleine Bewegungen notwendig sind.

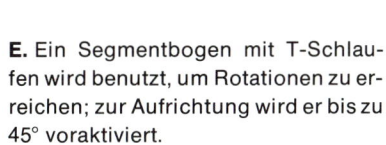

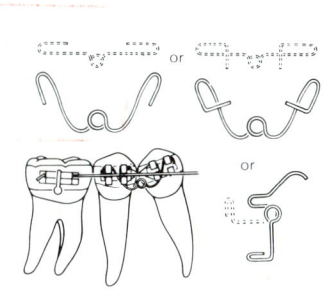

E. Ein Segmentbogen mit T-Schlaufen wird benutzt, um Rotationen zu erreichen; zur Aufrichtung wird er bis zu 45° voraktiviert.

F. Ein hitzebehandelter runder Draht der Stärke .014 mit einer Spiralschlaufe wird unter den Flügel eines Brackets geführt und um das Bracket des Nachbarzahns herumgeschlungen. So kommt es zu einer reziproken Parallelisierung der Wurzeln. Die Kronen der beiden Zähne müssen zusammengebunden werden, damit keine Lücke entsteht.

Rotation

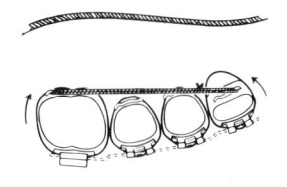

G. Ein lingualer elastischer Faden von der distolingualen Seite der Eckzahnrotationslasche erlaubt eine gegenläufige Rotation sowohl der Molaren als auch der Eckzähne. Alle reziprok zu rotierenden Zähne im Seitenzahnsegment werden zur Überkorrektur der Rotationen mit elastischem Faden zusammengebunden.

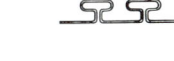

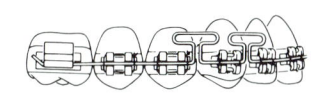

H. Doppelte horizontale T-Schlaufen aus blauem .016 x .016 Elgiloy auf jeder Seite des Bogens sind geeignet, um zu nivellieren und eine Rotationskontrolle der Eckzähne vorzunehmen.

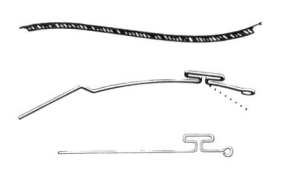

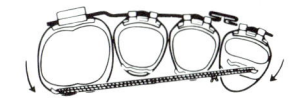

I. Die Rotationskontrolle der Eckzähne wird zusätzlich durch ein horizontales T-Loop und einen lingualen elastischen Faden bewirkt.

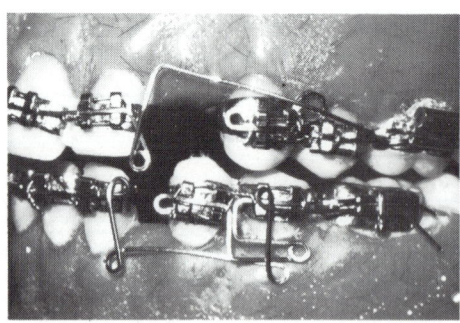

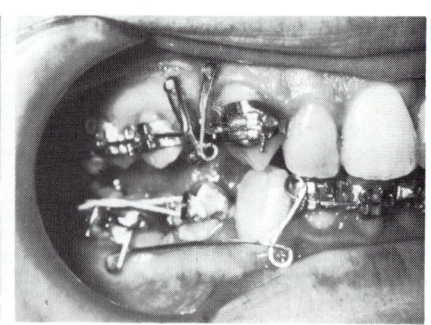

In Sektionsbögen eingebogene Federn zur Aufrichtung und zur Rotation der Eckzähne werden zur Ausformung und exakten Einstellung der Eckzähne angewandt, während gleichzeitig die Schneidezähne unter Verwendung verschiedenartiger Schlaufenbogenkonstruktionen retrudiert werden.

von 100–150 Pond für die Retraktion dieser Zähne aufbringen. Eine Aktivierung von lediglich 2–3 mm ist notwendig, um die entsprechende Kraft zu erzeugen. Bei Anwendung stärkerer Kräfte kommt es zu übermäßigen Kippungen und zum Verlust der Kontrolle über die Zahnbewegung.

Linguale Gummiligaturen können bei der Kontrolle der Drehung des Zahns im letzten Drittel der Eckzahnretraktion helfen, aber erst, nachdem der Zahn »um die Ecke« bewegt worden ist.

Die Aufrichtung des Eckzahns und eine Korrektur seiner Drehung können nach der Vollendung der Retraktion notwendig werden. Eine Kippung kann sich einstellen, wenn die Retraktionskräfte zu stark waren, d.h., wenn sie oberhalb von 150 p lagen. Die Eckzahn-Rückziehfedern werden mit einer 90°-Aktivierung voraktiviert, um eine leichte, kontinuierliche Kraft zur Aufrichtung und Parallelisierung der Wurzeln beiderseits der Extraktionslücke zu schaffen.

Die Kronen müssen zur Verhinderung ihrer Separation während der Aufrichtung zusammenligiert werden.

3. Retraktion und Lückenschluß im Bereich der oberen und unteren Schneidezähne

Utilitybögen behandeln den vertikalen Überbiß vor der Retraktion der Schneidezähne. Während nun die Eckzähne mit Retraktionsfedern zurückgeholt werden, können die oberen und unteren Schneidezähne ausgeformt und entweder intrudiert oder extrudiert werden, damit man eine bessere Kontrolle des vertikalen Überbisses vor der Retraktion erhält. Obere und untere Utilitybögen, die sich von dem gingivalen Röhrchen eines Doppelröhrchens am Molar bis zu den Schneidezähnen spannen, sind effizient bei der Ausübung leichter kontinuierlicher Kräfte zur Schneidezahnintrusion und Ausformung. In den vorhergehenden Teilen über die Kräfte und den Utilitybogen selbst wurde ihre individuelle Anwendung genau besprochen. Hier werden sie nun in Kombination mit Segmentbogen-Retraktionsfedern benutzt, wobei sie gleichzeitig der Verankerungskontrolle der Molaren und der Ausformung der Schneidezähne dienen. In den Fällen, bei denen das Behandlungsziel nur eine geringe Notwendigkeit der Schneidezahnintrusion zeigt, wird der Utilitybogen nur eine leichte Rückkippungsbiegung benötigen, aber er wird weiterhin gegenüber dem Molarenröhrchen abgebogen und hat die anderen drei Aktivierungsbiegungen für die Molarenverankerung.

Die unteren Schneidezähne

Bei der Retraktion der unteren Schneidezähne muß die kortikale Knochenunterstützung des lingualen Planum alveolare beachtet werden. Sehr leichte kontinuierliche Kräfte in der Größenordnung von 150 p sollten angewandt werden, damit der kortikale Knochen remodelliert werden kann. Bei der Anwendung von starken Kräften wird es zu einer Verankerung der

Wurzeln gegen die Bewegung kommen und zu einer Kippung und Extrusion der Schneidezähne. Zur Retraktion der unteren Schneidezähne wird der Kontraktions-Utilitybogen benutzt. Aufgrund seiner Konstruktion und Aktivierung erlaubt er die Anwendung leichter Kräfte und begrenzt die Extrusion infolge der Rückkippungsbiegung im Molarenbereich. Auch der Doppeldelta-Retraktionsschlaufenbogen kann zum Lückenschluß im Bereich der unteren Schneidezähne benutzt werden – entweder als ein die Segmentbögen überlagernder Bogen, von den Molaren zu den Schneidezähnen laufend, oder als ein fortlaufender Bogen durch die Seitenzahnsegmente mit einer Lückenschlußschlaufe zwischen dem Eckzahn und den Schneidezähnen. Die Doppeldeltaschlaufe bewirkt eine stärkere Extrusion der

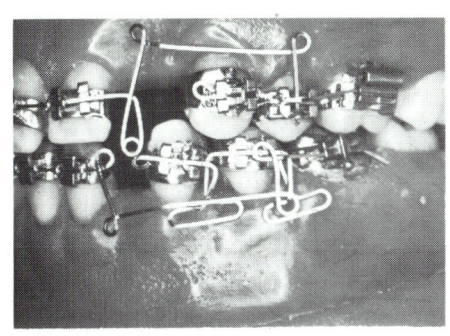

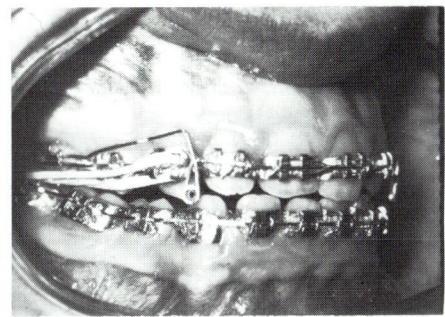

Die oberen Schneidezähne können durch eine Vielzahl von Schlaufen retrudiert werden. Hier benutzt man eine umgekehrte Lückenschlaufe, die so aktiviert wird, daß sie während der Retraktion gleichzeitig Torque auf diese Zähne aufbringt.

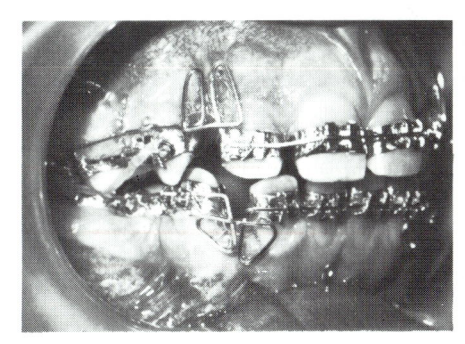

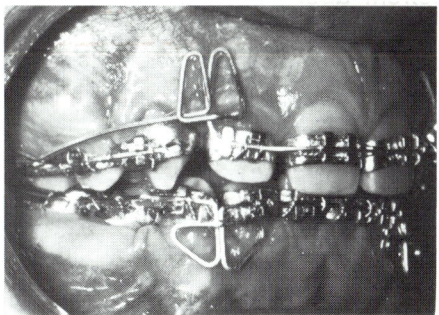

Der Lückenschluß im Bereich der oberen Schneidezähne kann durch einen Doppeldelta-Schlaufenbogen bewirkt werden, während gleichzeitig im Seitenzahnbereich eine Stabilisierung mit Sektionsbögen erfolgt. Die Schlaufen des Doppeldeltabogens liegen nach apikal.

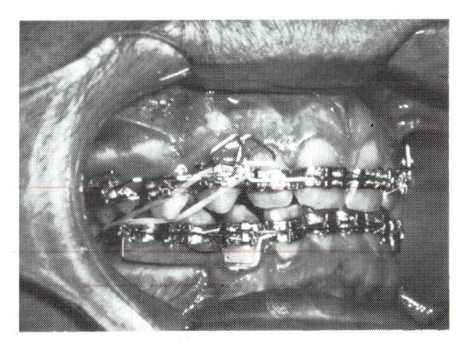

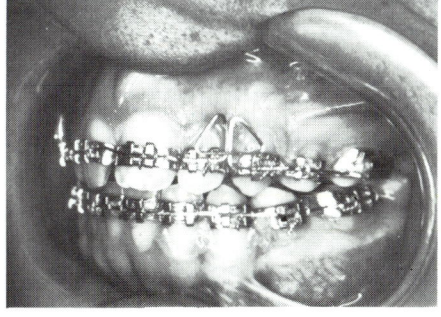

Eine Doppeldeltaschlaufe kann in einen kontinuierlichen Bogen eingebogen werden, um so einen reziproken Lückenschluß und eine Nivellierung des oberen Zahnbogens zu erreichen. Anpassungsbiegungen und Stufen zur Bißvertiefung können in speziellen Fällen eingebogen werden.

Schneidezähne und wird dann benutzt, wenn ein größerer vertikaler Schneidezahnüberbiß erwünscht ist.

Die oberen Schneidezähne

Wenn man mit der Retraktion der oberen Schneidezähne beginnt, muß man unbedingt den Nance-Lingualbogen entfernen, damit der Alveolarfortsatz sich entsprechend remodellieren kann. Bei der Retraktion und dem Lückenschluß im Bereich der Schneidezähne entsteht das zusätzliche Problem, während der Rückführung der Schneidezähne den Schneidezahntorque zu erhalten.

Der Torque wird durch den langen Hebelarm und die Schlaufe auf dem Utilitybogen am Molar angewandt: Verschiedene Konstruktionen des oberen Utilitybogens erlauben eine Auswahl von Retraktionsschlaufen – je nachdem, wieviel Retraktion und Torque notwendig sind. Die Längsachsen der oberen Schneidezähne werden so weit getorquet, bis sie parallel zur Fazialachse sind. (Anmerkung des Übersetzers: Nach den Untersuchungen von WILLIAMSON, die im Rahmen der Jahrestagung der *Foundation for Orthodontic Research* 1979 vorgetragen wurden, ist die ideale Achsenstellung der oberen Schneidezähne dann erreicht, wenn ihre Achsen parallel zur Fazialachse verlaufen bzw. nur um +5° oder –5° dazu variieren.)

So ist die Einstellung der Schneidezähne individuell entsprechend dem Gesichtstyp möglich. Die Fälle mit tiefem vertikalen Überbiß und einem kleinen Unterkieferwinkel bei Klasse-II/2-Schneidezahnverhältnis benötigen häufig einen sehr starken palatinalen Wurzeltorque im Schneidezahnbereich, um entsprechend der horizontalen Gesichtsachse ausgerichtet zu werden. Die Einstellung der Schneidezähne und die Kontrolle ihres Torques beginnen im allgemeinen bei der Behandlung des vertikalen Überbisses mit der Intrusion der Schneidezähne vor ihrer Retraktion oder der Korrektur des Overjet.

Die oberen Schneidezähne können mit einem Vierkant-Kontraktionsutilitybogen retrudiert werden, wenn ein genau gerichteter Lückenschluß notwendig ist. Wird ein zusätzlicher palatinaler Wurzeltorque während des Lückenschlusses im Schneidezahngebiet notwendig, so sollte ein Torque-und-Retraktionsutility angewandt werden. Bei der Aktivierung gibt eine umgekehrte vertikale Lückenschlußschlaufe zusätzlichen Torque: Es kommt zu einem palatinalen Wurzeltorque als Wirkung der Aktivierung der Schlaufe. Wenn nur ein geringer oder gar kein palatinaler Wurzeltorque benötigt oder aber sogar ein vestibulärer Wurzeltorque notwendig wird, können Rundbögen die Kronen nach palatinal bewegen. Als Folge dieser Einwirkung kommen dann die Wurzeln der Schneidezähne kippend nach vestibulär. Der Doppeldelta-Schlaufenbogen – entweder als Utilitybogen angewandt und die Seitenzähne freilassend oder als fortlaufender kontinuierlicher Bogen – hat eine extrudierende Wirkung und wird sehr häufig bei der Behandlung des offenen Bisses benutzt, wo eine Extrusion und ein Schließen des vertikalen Überbisses erwünscht sind. Sowohl bei der Extraktions- als auch bei der Nicht-Extraktionsbehandlung mit der Bioprogressiven Therapie versucht man so lange wie möglich in den Segmentbögen zu bleiben, um während der grundlegenden Zahnbewegungen, die zu einer beginnenden Korrektur der Dysgnathie führen und gleichzeitig eine normalere Funktion erlauben, die gesamten Vorteile der effizienten Segmentbehandlung auszunutzen. In den meisten Fällen werden die ersten Zahnbewegungen in der Ausformung des Seitenzahngebietes im Ober- und Unterkiefer sowie in der Kontrolle des vertikalen Überbisses und des Torques bestehen. Die Ausbildung der Okklusion im Seitenzahngebiet beinhaltet die Rotation der Molaren, die transversale Dehnung, die Korrektur des Kreuzbisses sowie die Ausformung der Schneidezahn- und der Seitenzahnsegmente. Die Kontrolle des vertikalen Überbisses und des Torques geschieht am besten unter Benutzung des Utilitybogens.

Nach dem Lückenschluß in den Schneidezahnsegmenten und im Sei-

Anwendung von biomechanischen Hilfsmitteln bei Extraktionsfällen

tenzahnbereich gestaltet man die endgültige Zahnbogenform und Okklusion mit fortlaufenden Bögen. Die kleinen Differenzen in der vertikalen Höhe, die sich jetzt zeigen, wenn die verschiedenen Segmente zusammengebracht werden, können durch den Doppeldeltabogen behoben werden. Er hat eine vertikale Nivellierungs- und eine horizontale Lückenschlußkomponente. Bei sehr kleinen Abweichungen sind auch Bögen in der Art des Twistflex geeignet. Sollte es während der Schneidezahnretraktion und des Lückenschlusses zu einem leichten vertikalen Überbiß gekommen sein, so kann der übliche Utility wieder benutzt werden, um für eine gewisse Zeit ein geringes Nivellieren und eine Intrusion zu bewirken. Die Mechanismen des idealen Bogens und des Endbehandlungsbogens stehen in Einklang mit den grundlegenden Okklusionsprinzipien. Unter Vorwegnahme des zu erwartenden Rückstelleffektes stellt die Konzeption der Überbehandlung ein Prinzip der Bioprogressiven Therapie dar. Die Notwendigkeit zur Überbehandlung ergibt sich aufgrund der primär vorhandenen Dysgnathie. Ein tiefer Schneidezahnüberbiß wird deshalb zu einem Kante-zu-Kante-Biß behandelt. Fälle mit offenem Biß werden durch Überbehandlung in einem tiefen

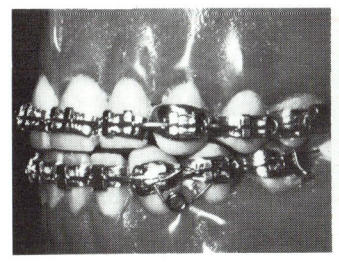

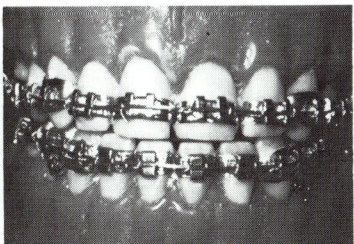

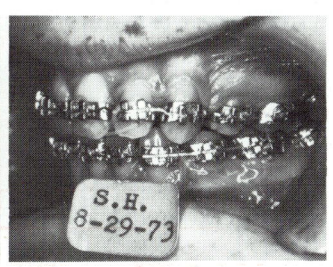

Zur Detailbehandlung der Okklusion werden nach dem Lückenschluß im Frontzahnbereich ideale kontinuierliche Bögen eingesetzt. In diese fortlaufenden Bögen werden Auswärtsbiegungen für die Molaren, Prämolaren und Eckzähne eingebogen.

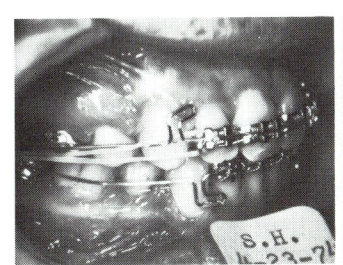

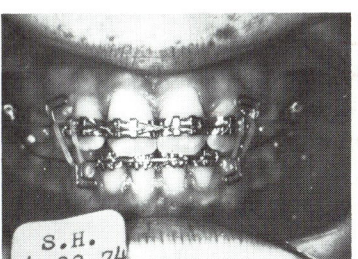

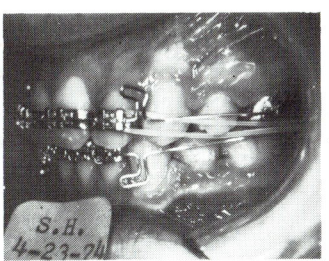

Während der letzten zwei Wochen der Behandlung werden die sogenannten »Endbehandlungsbögen« eingesetzt. Die Bänder im Eckzahn-Prämolaren-Bereich sind vorher entfernt worden, so daß der Bandlückenschluß und die Ausformung der letzten Details möglich werden.

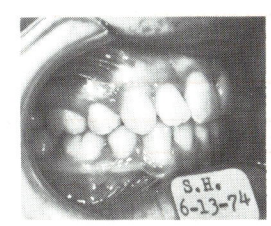

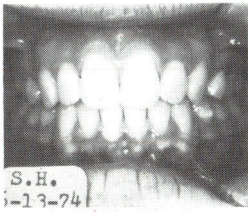

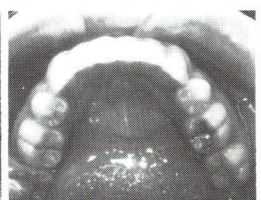

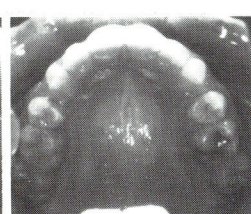

Die fertigbehandelte Okklusion eines Extraktionsfalles zeigt die richtige Rotation der Molaren, die Ausformung der Okklusion im Seitenzahnbereich und die okklusale Zahnbogenform, die für eine richtige Funktion und eine adäquate Stabilität des Falles von überragender Bedeutung sind. Man muß die ideal endbehandelte Okklusion früh genug in die Überlegungen einbeziehen: nämlich wenn die ersten Aktivierungen bezüglich der Rotation der Molaren und der Retraktion eingebogen werden.

Die Beurteilung und Konstruktion der Geräte

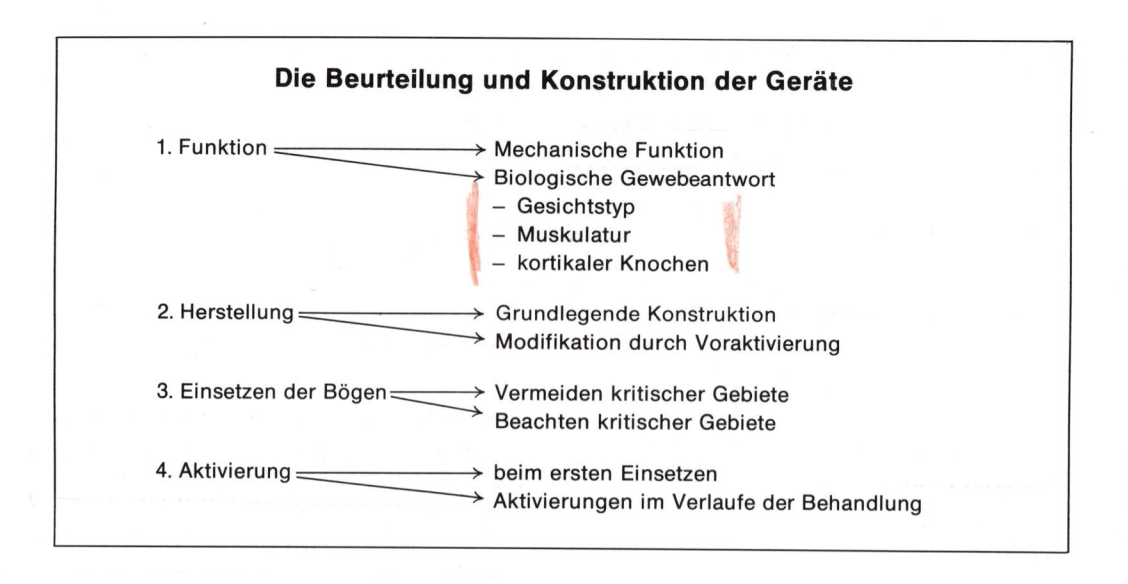

1. Funktion
   → Mechanische Funktion
   → Biologische Gewebeantwort
   – Gesichtstyp
   – Muskulatur
   – kortikaler Knochen

2. Herstellung
   → Grundlegende Konstruktion
   → Modifikation durch Voraktivierung

3. Einsetzen der Bögen
   → Vermeiden kritischer Gebiete
   → Beachten kritischer Gebiete

4. Aktivierung
   → beim ersten Einsetzen
   → Aktivierungen im Verlaufe der Behandlung

Überbiß belassen, wann immer dies möglich ist. Die Stabilität der Korrektur des vertikalen Überbisses hängt vom Schneidezahntorque ab.

Die Endbehandlungsbögen werden während der letzten zwei Wochen der aktiven Behandlung eingesetzt. Die Bänder sind in den Seitenzahnbereichen beider Kiefer entfernt worden, so daß durch den Restlückenschluß eine genauere Einstellung der Okklusion möglich wird. Klasse-II-Gummizüge, Klasse-III-Gummizüge oder vertikale Gummizüge können in dieser Behandlungsphase helfen. In anderen Teilen dieses Buches wird näher auf die speziellen Belange der Schlußbehandlung und der Retention eingegangen, vor allem in Kapitel 12 des Teils I.

Zusammenfassung der Extraktionsbehandlung

Die biomechanischen Hilfsmittel für die Behandlung von Extraktionsfällen im Rahmen der Bioprogressiven Therapie stellen lediglich eine Erweiterung der Hilfsmittel für die Segmentbogentechnik dar. Sie kommen zur Anwendung, wenn ein sehr starker Engstand im Zahnbogen oder eine Protrusion der Schneidezähne die Extraktion von Zähnen notwendig gemacht hat, um die Ziele einer normalen Funktion, einer ästhetischen Balance und der Stabilität zu erreichen. Die sichtbar gemachten Behandlungsziele werden als Instrumentarium zur Planung der Behandlung benutzt, um so die benötigten biomechanischen Hilfsmittel festzulegen und zu beschreiben.

Für die Behandlungsplanung sollten Prioritäten beachtet werden, die sich wie folgt reihen:
1. funktionelle Notwendigkeiten;
2. orthopädische Veränderungen;
3. Analyse der Zahnbogenlängen (Extraktion, wo notwendig);
4. Planung der Verankerung;
5. Management-Zusammenfassung.

Die Auswahl der verschiedenen Geräte zur Behandlung erfolgt in bezug auf:
1. den funktionellen Effekt, sowohl in mechanischer als auch in biologischer Hinsicht;
2. die Geräteherstellung (grundlegende Konstruktion und Aktivierung zum Wiedereinsetzen);
3. das Einsetzen der Bögen (um eine Verbiegung zu verhindern);
4. die Aktivierung im Zahnbogen.

Die Auswahl der spezifischen Behandlungsverfahren und ihre Aufeinanderfolge kann bei der Segmentbogentechnik für Extraktionsfälle durch folgende Notwendigkeiten und Überlegungen bestimmt sein:
1. Stabilisierung der oberen und unteren Molarenverankerung;
2. Retraktion und Aufrichten der Eckzähne mittels Segmentbögen;
3. Retraktion und Lückenschluß im Bereich der oberen und unteren Schneidezähne;
4. Einfügung fortlaufender Bögen zur Detailbehandlung mit idealen und Endbehandlungsbögen.

Kapitel 10
Die Reihenfolge der Anwendung von biomechanischen Hilfsmitteln bei der Behandlung von Dysgnathien der Angle'Klasse II/1

Man hat die Bioprogressive Therapie lange Jahre als eine Sektionsbogenmethode angesehen. Die meisten Kliniker glauben, daß eine Segmentbogenmethode nur bei der Extraktionstherapie sinnvoll ist, doch in Wirklichkeit ist eher das Gegenteil richtig: Wenn man alle Zähne erhalten will, ist die Segmentbogentechnik als biomechanisches Hilfsmittel besonders günstig. Eine ausgeprägte Harmonie bei den individuellen Zahn- und Kieferbewegungen ist das Resultat einer schrittweisen Aufhebung der ursprünglichen Dysgnathie, wenn die Bewegungen in vorgeschriebener Reihenfolge durch Sektionsbögen erfolgen.

Sehr wichtig ist die Anwendung der grundlegenden Prinzipien der Bioprogressiven Therapie sowohl bei der Behandlungsplanung als auch für das Treffen von Entscheidungen im Verlauf der Behandlung selbst. Sein allgemeines Verständnis für die Kontrolle der Zahnbewegungen muß der Kieferorthopäde freilich etwas ändern, um die einzelnen Bewegungen der Zähne in den verschiedenen Ebenen des Raumes richtig beurteilen zu können. Diese Behandlungskonzeption ist ungefähr so, wie wenn man durch verschiedene Räume hindurchgeht und jede einzelne Tür aufschließen muß, um dann in den nächsten Raum hineinzukommen. Die verschiedenen Türen können nur dann geöffnet werden, wenn jede einzelne Tür für sich aufgeschlossen wird. Es ist von großer Wichtigkeit, daß der Kliniker die erreichbaren Behandlungsziele bei jedem einzelnen Behandlungsschritt deutlich vor Augen hat, um in effizienter Weise das nächste Stadium angehen zu können. Versäumt man, die einzelnen individuellen Phasen der Behandlung »aufzuschließen«, so heißt dies nur, daß man kostbare Zeit verliert und die Resultate schlechter werden.

Der gedankliche Ansatz zur Segmentbehandlung

Man darf nicht nur die Zähne in jedem Zahnbogen als einzelne Segmente betrachten, die eine individuelle Bewegung in den verschiedenen Ebenen des Raumes benötigen, sondern man muß auch die Zahnbögen selbst als getrennte Segmente auffassen. Manchmal wird man beobachten, daß wegen der Einfachheit und der Effizienz der biomechanischen Hilfsmittel jeder einzelne Zahnbogen sich in einer ganz verschiedenartigen Phase der Behandlung befinden kann. Das Kleben der Brackets und das Einfügen der Bänder sind genauso wie die individuelle Auswahl des jeweils richtigen Drahtes wesentliche Faktoren zur Entscheidungsfindung bei der Nicht-Extraktionstherapie *(Abb. 1).*

Wir wollen uns jetzt die Beseitigung der tiefen Spee'schen Kurve im unteren Zahnbogen ansehen. Die Probleme der Nivellierung liegen in folgenden Konditionen:

- die unteren Schneidezähne sind extrudiert oder weit durchgebrochen, wegen des Fehlens der Antagonisten;
- die unteren Molaren sind gekippt und nach mesial rotiert;
- die unteren Eckzähne sind häufig nach mesial gekippt und extrudiert;
- die unteren Prämolaren sind häufig schmal, zusätzlich rotiert und haben verschiedene Höhen in bezug auf die Okklusionsebene.

Es gibt für jede dieser einzelnen Zahnfehlstellungen eine verschiedene Art der Kraftanwendung, welche sich in idealer Weise dazu eignet, jeden Zahn oder ein Zahnsegment zu bewegen – direkt hin zu ihren späteren idealen

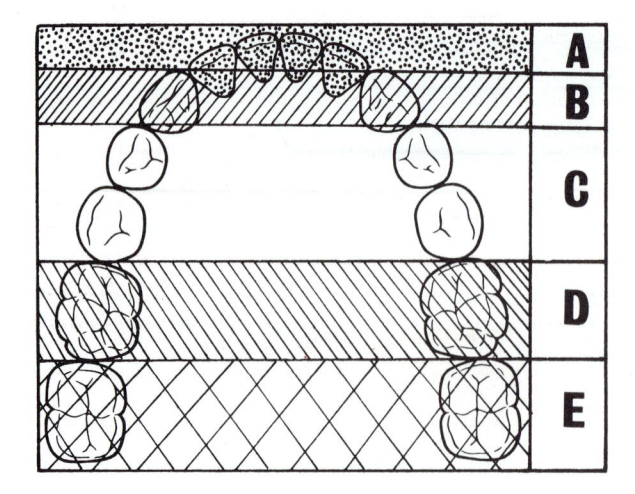

Abb. 1: Der untere Zahnbogen wird in fünf genau unterschiedene Segmente aufgeteilt: Die unteren Schneidezähne (A), die sich auf einer anderen Ebene des Raumes in bezug zu den unteren Eckzähnen (B) befinden, werden intrudiert und ausgeformt, wobei sich die Abstützung im Bereich der unteren bukkalen Segmente (C) und der unteren Molaren (D) befindet. Die unteren zweiten Molaren (E) werden normalerweise in den späteren Behandlungsphasen in den Zahnbogen eingeordnet.

Positionen. Da jede angewandte Kraft natürlich auch eine gleich große Gegenkraft haben muß, müssen die Kraftsysteme und die Drehmomente so vorgewählt werden, daß sie sich im Idealfall gegenseitig aufheben *(Abb. 2)*.

Ein wichtiges Beispiel für diese Theorie ist die Anwendung des einfachen Utilitybogens. Bei richtiger Anwendung wird eine leichte Intrusionskraft, die auf die verlängerten unteren Schneidezähne aufgebracht wird, die unteren Molaren aufrichten, torquen und rotieren. Durch die Anwendung einfacher mechanischer Prinzipien ist es ebenfalls möglich, die Okklusionskräfte auszunutzen und/oder eine größere Anzahl von Zähnen zur Verankerung gegenüber den unteren extrudierten Schneidezähnen zu benutzen und somit eine sehr vorteilhafte Verankerungssituation zu schaffen. Die unteren Eckzähne, die nicht auf derselben Höhe mit den unteren Schneidezähnen sind, sollten gesondert intrudiert und ausgeformt werden.

Die unteren Prämolaren, die normalerweise die Okklusionsebene bestimmen, werden in das biomechanische Verfahren nur dann einbezogen, wenn es unbedingt notwendig ist.

Die Reihenfolge des biomechanischen Vorgehens

Indem wir uns zunächst noch nicht um den oberen Zahnbogen kümmern (im allgemeinen wird üblicherweise eine Dorsalbeeinflussung des Oberkiefers vorgenommen), formen und nivellieren wir den unteren Zahnbogen so schnell wie möglich, was sich als besonders günstig erwiesen hat. Wenn es möglich ist, schon in der ersten Sitzung den gesamten unteren Zahnbogen mit Bändern oder mit Klebebrakkets zu versehen, sollte dies gesche-

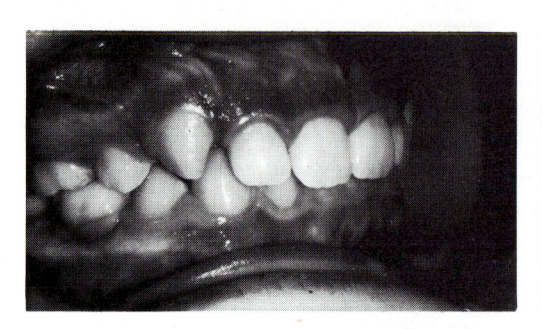

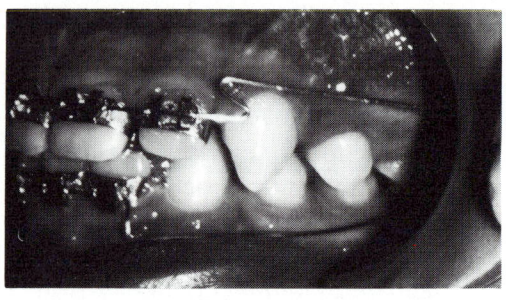

Abb. 2: Das Wachstumsmuster der Angle' Klasse I mit tiefem Biß, an dem die Anwendung der unteren Utilitybögen zur Intrusion der Schneidezähne gezeigt wird. Bemerkenswert ist die Höhendifferenz zwischen den intrudierten Schneidezähnen und den Eckzähnen.

Die Reihenfolge der Anwendung bei Dysgnathien der Angle'Klasse II/1

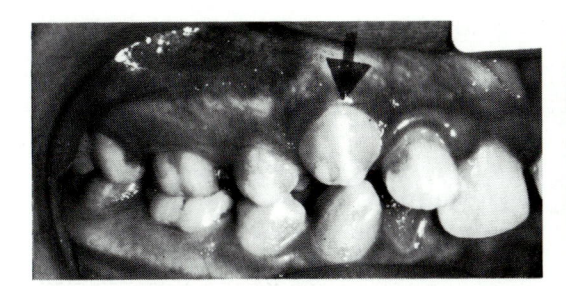

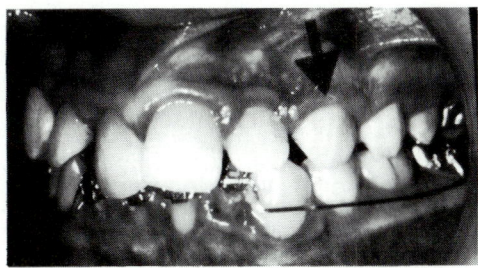

Abb. 3: Die Einleitungsverfahren zur Intrusion der unteren Schneidezähne und zur orthopädischen Wachstumshemmung des Oberkiefers. Man beachte die Stellung der oberen Eckzähne nach vier Monaten Behandlung mit dem Headgear (Pfeil). Zu diesem Behandlungszeitpunkt sind die wesentlichen Korrekturen in bezug auf die Klasse-II bereits durchgeführt.

hen, und es sollte auch gleichzeitig ein idealer Bogen eingefügt werden. Das hätte den Vorteil, daß eine sehr lange Zeit zur Ausformung der Zahnbogenform und zur Ausarbeitung der Einzelzahnkorrektur zur Verfügung stünde. Dieser Zustand wird sich allerdings bekanntlich bei der Klasse II sehr selten ergeben. Meist wird es notwendig sein, daß eine ganze Anzahl von Einzelzahnbewegungen ausgeführt werden – wie die Intrusion und die Ausformung der Schneidezähne, das Aufrichten und die Rotation der Molaren und andere Zahnbewegungen –, so daß es zu einer Neuverteilung des vorhandenen Platzes im Zahnbogen kommt und zu einer Veränderung des Zahnbogens insgesamt *(Abb. 3)*.

Wie wir bereits früher ausgeführt haben, ist der effizienteste Bogen zur Anwendung idealer Kräfte – sowohl was ihre Richtung als auch ihre Größe betrifft – der untere Utilitybogen. Hier müssen dann die sichtbar gemachten Behandlungsziele beachtet werden, die angeben, ob die unteren Schneidezähne intrudiert werden müssen oder nicht, ob sie vorgebracht oder retrudiert werden sollen. Diese Faktoren sind notwendig, um die genaue Gestalt des ersten Utilitybogens festzulegen *(Abb. 4)*.

Soll eine Kraft nur zur direkten Intrusion der unteren Schneidezähne angewandt werden, so wird im allgemeinen ein einfacher unterer Utilitybogen

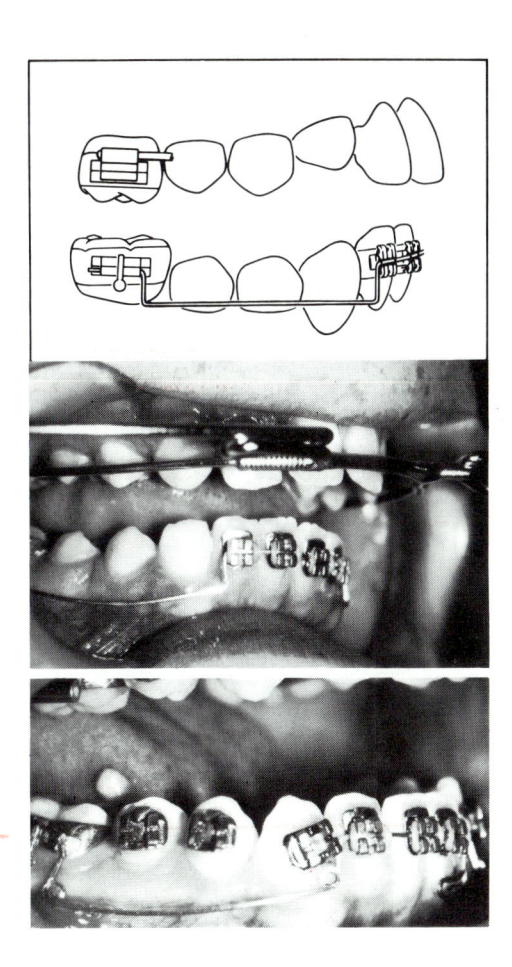

Abb. 4: Einbinden des unteren Utilitybogens und Anwendung des Headgears zu Beginn der Behandlung der Klasse II/1. Der untere Utilitybogen wird aus blauem .016 x .016 Elgiloydraht hergestellt und ist zur Aufrichtung der unteren Molaren konstruiert sowie zur Intrusion der unteren Schneidezähne. Der Headgear wird typischerweise allein zur orthopädischen Wachstumshemmung des Oberkiefers benutzt.

.016 x .016 eingefügt, der keine Schlaufen hat. Im allgemeinen ist es möglich, die unteren Schneidezähne auf das Niveau der Artikulationsflächen im Seitenzahnbereich (Prämolaren) innerhalb von drei bis vier Monaten zu bringen. Handelt es sich um eine Mesialkippung der unteren Molaren, so kommt es im allgemeinen infolge der reziproken Krafteinwirkung bei der Intrusion der unteren Schneidezähne zu einer reziproken Aufrichtung um 10–20 Grad. Manche Fälle zeigen ein anderes Problem in bezug auf das Verhältnis von Molaren zu Schneidezähnen. Es kann z. B. vorkommen, daß die unteren Molaren eine richtige Achsenneigung haben und die unteren Schneidezähne trotzdem extrudiert sind. Dann wird es nicht günstig sein, die unteren Schneidezähne auf Kosten einer zu starken Kippung der Molaren zu intrudieren. Dieses Problem kann sehr einfach durch eine Stabilisierung des Kippeffektes der unteren Molaren gelöst werden – durch ein früheres Bändern oder Bekleben der unteren Prämolaren, als es routinemäßig vorgesehen würde *(Abb. 5)*. Dann wird ein .016 x .016 Segmentbogen in die okklusalen Röhrchen der Molaren eingeführt, der bis zu den ersten Prämolaren läuft. Die Funktion dieses Drahtes besteht nicht darin, die unteren Prämolaren auszuformen, sondern lediglich darin, die Molaren gegenüber dem Kippeffekt des Ultilitybogens zu stabilisieren. Auf diese Weise wird das ganze untere Seitenzahnsegment dazu benutzt, die unteren Schneidezähne zu intrudieren *(Abb. 6)*.

Zu dieser Zeit der Behandlung ist es nicht günstig, die unteren Molaren zu stark zu kippen, zu torquen oder zu sehr zu rotieren; diese Bewegungen werden besser erst später vorgenommen. Sobald ein Einzelzahn seine richtige Stellung erreicht hat, sollte er an dieser entsprechenden Stelle eingeordnet bleiben *(Abb. 7)*.

Typ A – Nivellierung im unteren Zahnbogen

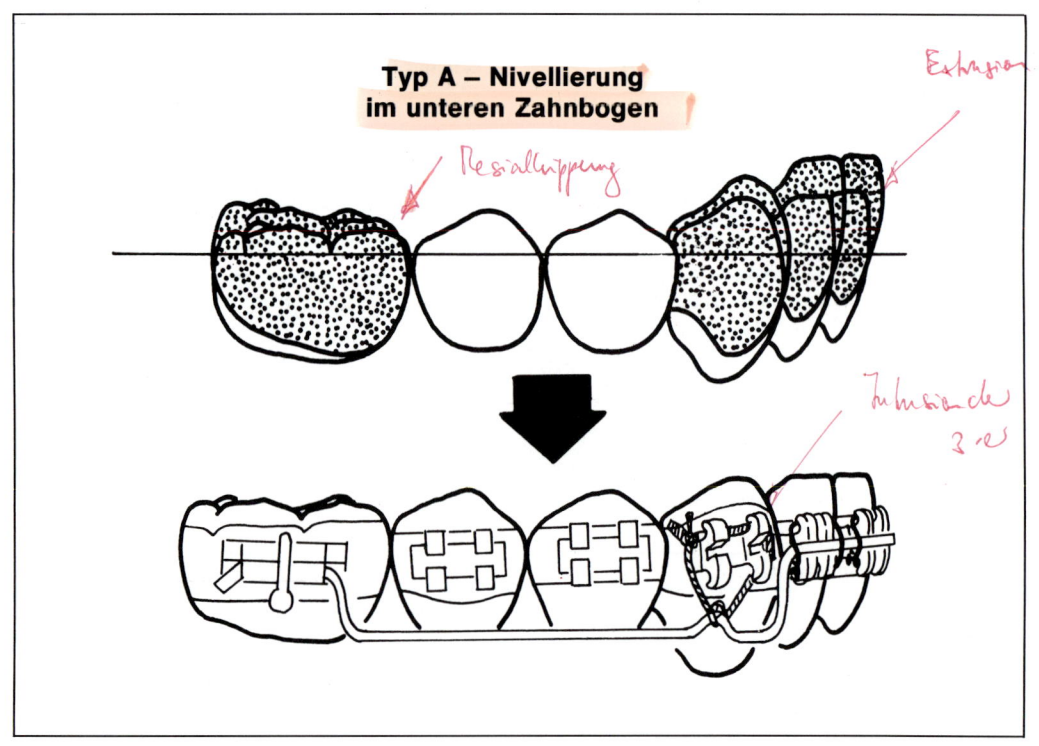

Abb. 5: Typ A – Nivellieren (Unterkiefer). Die typische tiefe Spee'sche Kurve beinhaltet eine Mesialkippung der unteren Molaren und eine Extrusion der unteren Schneidezähne und Eckzähne. Die Behandlung muß deshalb auf das Aufrichten der unteren Molaren gerichtet sein – als reziprokes Kraftmoment zur Intrusion der unteren Schneidezähne und der Eckzähne.

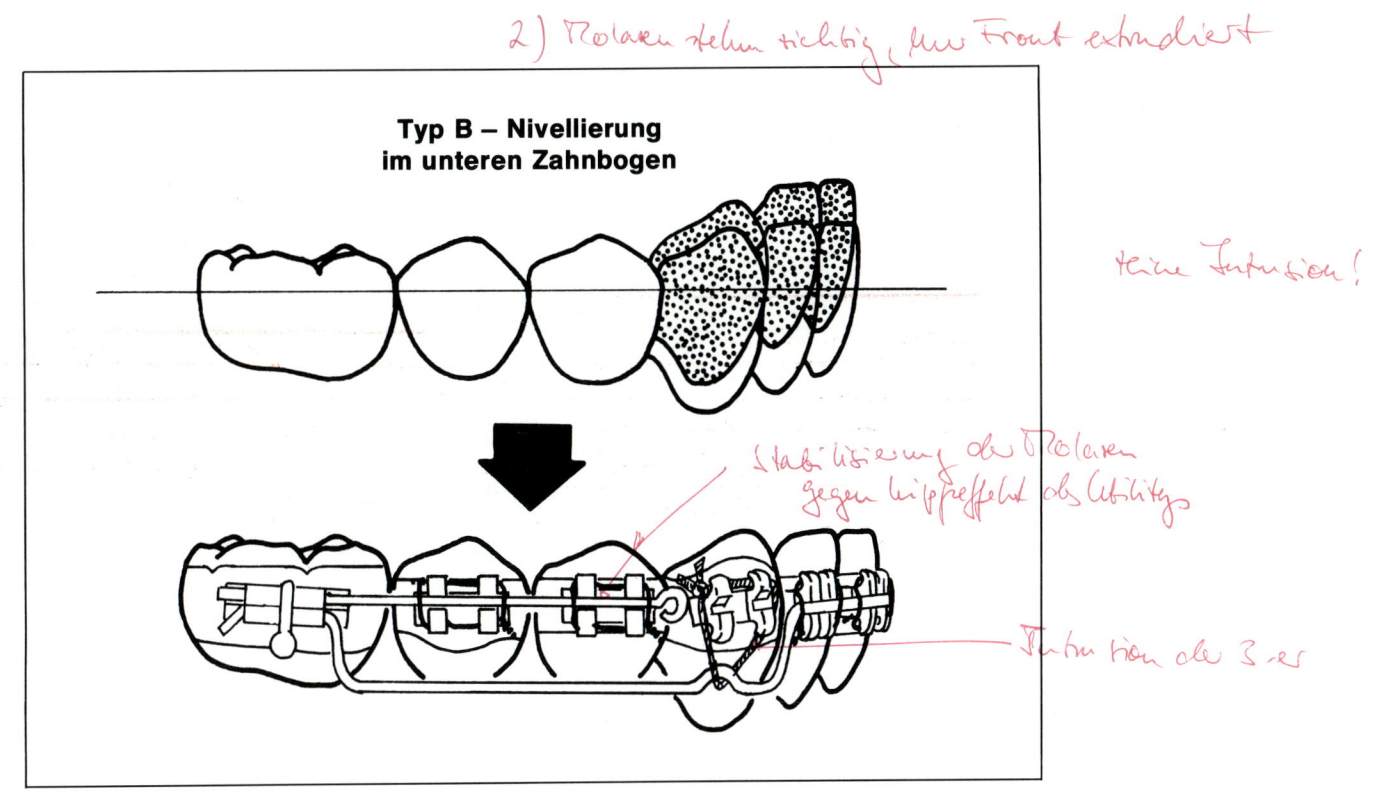

Abb. 6: Typ B – Nivellieren (Unterkiefer). Dieser Typ wird gekennzeichnet durch richtig stehende untere Molaren und Prämolaren bei gleichzeitig vorhandener Extrusion der unteren Schneidezähne und Eckzähne. Die Behandlung besteht in einer Stabilisierung der unteren Molaren durch die unteren Prämolaren, die dann als Verankerung für die Intrusion der Schneidezähne und der Eckzähne dienen.

Abb. 7: Typ C – Nivellieren (Unterkiefer). Wenn die unteren Schneidezähne extrudiert und die unteren Molaren nach mesial gekippt sind, es aber keine Veränderung der Eckzähne gibt, wird der untere Zahnbogen nivelliert: zuerst durch das Einfügen eines Utilitybogens, dann durch einen einfachen überlagernden Bogen zur Ausformung der unteren Seitenzahnsegmente.

Der untere Utilitybogen als Stabilisierungsbogen

Der routinemäßig eingefügte untere Utilitybogen aus .016 x .016 Elgiloy hat eine großartige Funktion: Er erlaubt die Anwendung leichter kontinuierlicher Intrusionskräfte auf die unteren Schneidezähne und gleichzeitig ebenso kontinuierlicher leichter Kräfte zur Aufrichtung der unteren Molaren. Sobald diese Zahnbewegungen ausgeführt sind, wirkt der erste Utilitybogen nicht mehr sehr effizient; denn er besitzt nicht die Eigenschaften exakter Torquekontrolle und läßt sich relativ leicht verformen.

In diesem Behandlungszeitraum wird dann ein .016 x .022 starker Stabilisierungs-Utilitybogen eingefügt, der über eine bessere Torquekontrolle und eine verbesserte Stabilität verfügt und eine stabilere Basis schafft, um die Ausformung der unteren Seitenzahnsegmente durchzuführen. Dieser Bogen selbst ist nicht so gut geeignet zur Intrusion, zur Ausformung, zum Vorbringen oder auch zur Retraktion der Schneidezähne, aber er eignet sich sehr gut dazu, die schon vorher ausgeformten Schneidezähne und die Molaren am Ort zu stabilisieren.

Intrusion der Eckzähne

Bei etwa 50 % aller Tiefbißfälle müssen die unteren Eckzähne auch etwas intrudiert werden, um sie auf ein Niveau mit den Funktionsflächen der Seitenzähne zu bringen. Dies wird im allgemeinen in der Weise ausgeführt, daß diese Zähne mit einem elastischen Faden an den stabilisierenden Utilitybogen angebunden werden *(Abb. 8)*. Um den elastischen Faden daran zu hindern, am Utilitybogen entlangzugleiten, biegt man eine kleine vertikale Schlaufe in den Draht ein; dies kann man auch intraoral mit einer Dreifingerzange tun. Der elastische Faden wird zuerst um die vertikale Schlaufe herumgeführt und erst danach am Eckzahnbracket angebunden. Es muß darauf geachtet werden, daß der elastische Faden ganz um das Eckzahnbracket herumgeführt und hinter der Bracketbasis verknotet wird, damit die Wangenschleimhaut nicht irritiert wird. Normalerweise sollte zur Intrusion der Eckzähne nicht mehr als ein Monat benötigt werden.

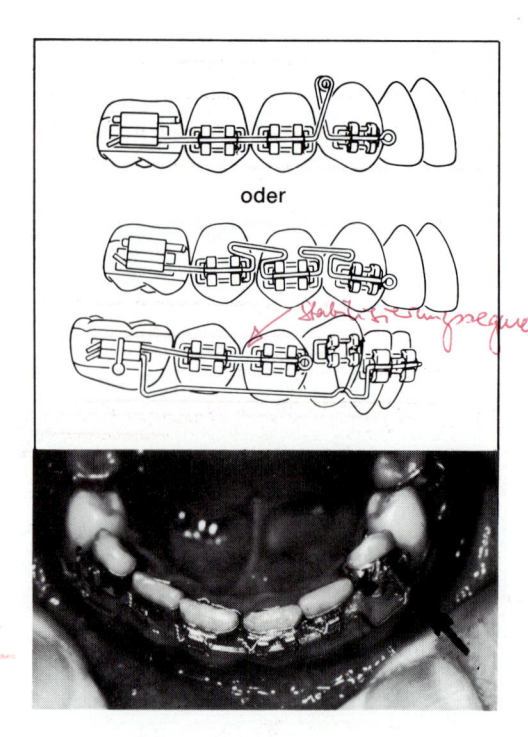

Abb. 8: Nach der Intrusion der unteren Schneidezähne werden die unteren Eckzähne intrudiert. Um ein zu starkes Kippen der unteren Molaren zu verhindern, wird ein Stabilisierungssegment im okklusalen Röhrchen benutzt, das sich über das Gebiet der unteren Prämolaren erstreckt. Das obere bukkale Segment wird nivelliert, und es wird ein Lückenschluß herbeigeführt, bevor Klasse-II-Gummizüge angelegt werden.

Die Ausformung der Seitenzahnsegmente im Unterkiefer

Wenn die Eckzahnintrusion im Unterkiefer beendet ist, sollte der untere Zahnbogen im wesentlichen nivelliert sein. Zu diesem Zeitpunkt sollten auch die Zahnbogenform und die Ausformung der unteren Eckzahnsegmente zu Ende geführt sein. In Abhängigkeit vom Umfang der Rotation, dem Platzbedarf und/oder dem Engstand in den unteren Seitenzahnsegmenten wird eine Anzahl leichter Nivellierungsbögen über dem stabilisierenden Utilitybogen angewandt, um auf diese Weise die endgültige Ausformung der Seitenzahnbereiche zu erreichen. Die für diese Ausformung typischerweise benutzten Bögen sind .015 Twistflex, .0175 Twistflex, Rundbögen der Stärken .012, .014, .018 oder Vierkantbögen .016 x .016 mit Dreifach-T-Schlaufen oder ein .016 x .018 Nitinolbogen *(Abb. 9)*.

Man kann auch Kunststoffketten oder einen Kunststoff-Faden von vestibulär und lingual anwenden, um die Restlücken zu schließen, eine Rotation vorzunehmen und insgesamt bei der Ausformung der unteren Seitenzahnsegmente zu helfen. Für diese Phase der Behandlung muß sich der Kieferorthopäde genügend Zeit nehmen, denn von dem Stabilisierungsutilitybogen mit den über ihm angewandten anderen Bögen wird er direkt zum Idealbogen weitergehen. Auf diese Art ist es möglich, während der gesamten Behandlung eine exakte Kontrolle über den Torque aufrechtzuerhalten, ohne fortlaufende Rundbögen mit all ihren Nachteilen anwenden zu müssen.

Im allgemeinen haben zu diesem Zeitpunkt der Behandlung die meisten Kieferorthopäden, die mit der Bioprogressiven Therapie zu behandeln beginnen, besondere Schwierigkeiten. Sehr häufig ist es ziemlich schwierig, aus dem Behandlungsschritt mit dem unteren Utilitybogen und den überlagernden Bögen direkt zum unteren Idealbogen zu gehen, ohne vorher einen Schritt zur Nivellierung der Zahnbogenform zwischenzuschalten. An dieser Stelle können die neuen flexibleren Edgewisebögen der Straight-Wire-Behandlungsmethode in der Größenordnung .016 x .022 oder Nitinolbögen .017 x .025 ein sehr bequemer Weg der Überführung der Zahnbogenform sein. Hierdurch geht die Torquekontrolle nicht verloren – tatsächlich verbessern diese Bögen sogar die Torquekontrolle und geben gleichzeitig die Flexibilität, die notwendig ist, das genaue Nivellieren der Zahnbögen durchzuführen. Außerdem erreicht man damit auch eine normale Zahnbogenform.

Aus dem praktischen Grunde der Verringerung der Rezidivgefahr werden die meisten Fälle der Angle'Klasse II/1 mit elastischen Gummizügen überkorrigiert. Man kann diese Klasse-II-Gummizüge auch anwenden, bevor man den gesamten unteren Zahnbogen mit einem Draht vollbändert, der den Torque exakt kontrolliert.

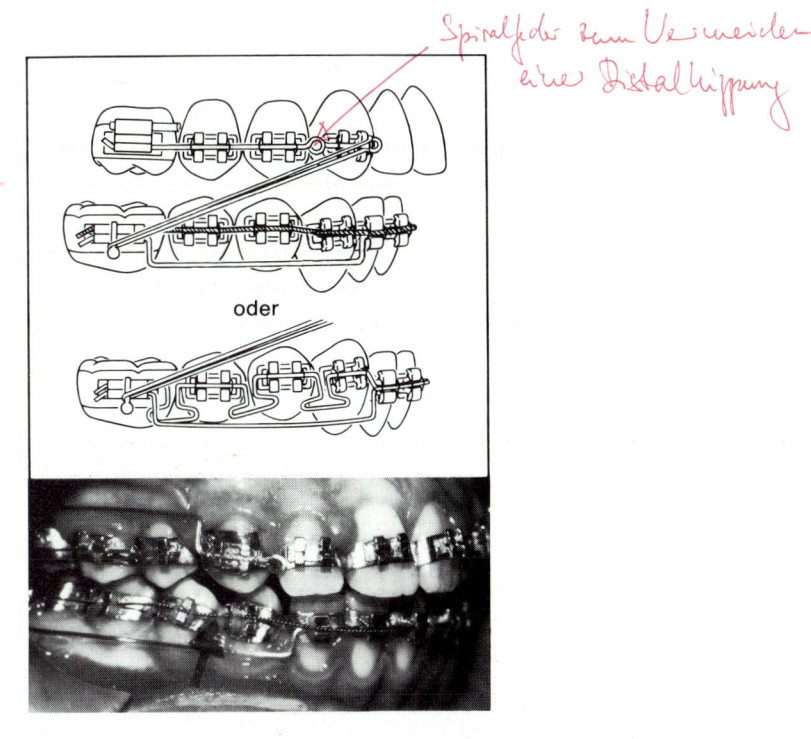

Abb. 9: Nach der Intrusion der unteren Eckzähne werden die Seitenzahnsegmente ausgeformt, wozu ein leichter Rundbogen oder ein Twistflex-Bogen benutzt wird, der den Utilitybogen überlagert. Sobald die unteren Seitenzahnsegmente eingebogen sind, werden Klasse-II-Gummizüge zu den oberen Zugsegmenten eingehängt. Beachten Sie die kleine geschlossene Spiralfeder distal des Eckzahnes, die dort wirkt, um eine Distalkippung des Eckzahnes durch die Klasse-II-Gummizüge zu verhindern.

Die Ausformung des oberen Zahnbogens

Hier zeigt ein Blick auf das sichtbar gemachte Behandlungsziel (VTO), daß die meisten Klasse-II/1-Fälle im Bereich der oberen Schneidezähne nicht sehr viel Torquebeeinflussung brauchen. Manche Kieferorthopäden haben sich über den zu starken Torque im Bereich der oberen Schneidezähne bei der Bioprogressiven Therapie beklagt. Dieser tritt aber nur dann auf, wenn die oberen Schneidezähne sehr früh während der Gesamtbehandlung mit Bändern oder mit Brackets versehen werden und ein Vierkantbogen sehr lange eingebunden bleibt. Es ist bei der Behandlung der meisten Klasse-II/1-Fälle nicht günstig, diese Zähne sehr früh mit Bändern und Brackets zu versehen, wenn nur ein geringer Torque im Bereich der oberen Schneidezähne benötigt wird. Im allgemeinen ist es das Beste, die einzelnen Segmente der Zahnbögen für sich zu behandeln, um so die günstigste und auf lange Sicht effektivste Bewegung der Zähne zu erreichen *(Abb. 10)*.

Segmente zur Nivellierung, zum Lückenschluß und zum Einhängen der Gummizüge

Gleichzeitig mit der Distalbewegung des oberen Molars kommt es zu Lücken im Bereich der Seitenzahnsegmente des Oberkiefers. Liegt der Eckzahn hoch und vestibulär, so ist es im allgemeinen notwendig, daß eine Nivellierung und ein Lückenschluß im oberen Seitenzahnsegment vor der Anwendung der Klasse-II-Gummizüge vorgenommen werden. Die oberen Seitenzahnsegmente werden dazu mit Bändern oder Brackets versehen (nicht dagegen die Schneidezähne!). Eine Reihe verschiedener Segmentbögen wird dann im Seitenzahnbereich angewandt, und zwar zuerst zur Nivellierung und danach zum Lückenschluß. Die typischen Nivellierungssegmente, die sich vom Okklusalröhrchen des Molars zum Eckzahn erstrecken, sind die folgenden: .012, .014 oder .016 Rundbögen; .015 oder .017 Twistflex; bzw. .016 oder .018 Nitinol *(Abb. 11)*. Diese Bögen müssen eine ideale Form aufweisen und ein Bajonett vor den oberen Molaren haben sowie eine Ausbiegung vor den Prämolaren und eine kleine runde Schlaufe vor den oberen Eckzähnen. Segmentbögen zum Lückenschluß *(Abb. 12)* sind normalerweise aus .016 x .016 blauem Elgiloydraht; man wendet sie an, um die oberen Eckzähne innerhalb der Seitenzahnsegmente zurückzuführen. Sobald diese Nivellierungsvorgänge abgeschlossen sind, müßte der Kieferorthopäde direkt an die Zugsegmente gehen können.

Die Behandlung der Klasse-II-Verzahnung mit Klasse-II-Gummizügen an Segmentbögen

Das gewöhnliche Routinevorgehen in der heutigen Orthodontie ist es, den unteren Zahnbogen mit einem fortlau-

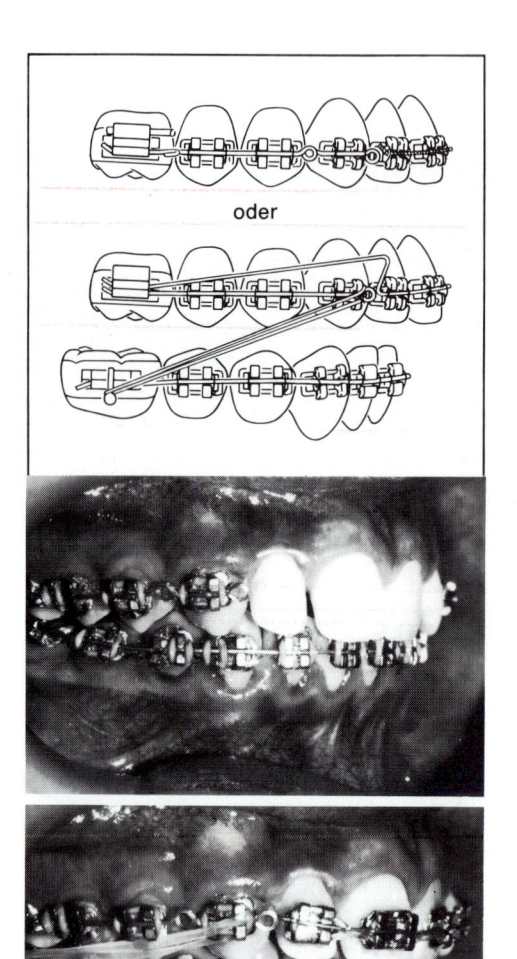

Abb. 10: Nachdem die unteren Seitenzahnsegmente genau ausgeformt und nivelliert sind, wird ein unterer Idealbogen eingefügt. Nach der Korrektur der Klasse-II-Verzahnung in den oberen Seitenzahnsegmenten werden jetzt die oberen Schneidezähne mit Bändern oder Brackets versehen und mit einem kleinen Rundbogen oder mit einem kleinen Twistflex-Segment ausgeformt. Die Intrusion der oberen Schneidezähne wird mit einem .016 x .022 Utilitybogen durchgeführt. Zu beachten ist, daß die Klasse-II-Gummizüge weiterhin getragen werden, und zwar durch Einhängen in das Seitenzahnsegment und nicht in den Utilitybogen.

fenden Bogen einem oberen Zahnbogen gegenüberzustellen, der ebenfalls einen fortlaufenden Bogen trägt. Hierdurch kommt es zu verschiedenen schädlichen Effekten. Der erste besteht darin, daß der untere Zahnbogen während der Extrusion und Retraktion des oberen Zahnbogens vorgleitet. Das gewöhnlich anzutreffende Resultat hat einen sehr ungünstigen Effekt auf die Lippenlinie. Wenn ein tiefer Biß existiert, kommt es zweitens dazu, daß die Klasse-II-Gummizüge die oberen Schneidezähne zurückbringen, die dann im Verlaufe ihrer Retraktion die unteren Schneidezähne »einklemmen«.

Die Folgen sind eine traumatisierende Okklusion im Schneidezahnbereich, das Fehlen einer guten Artikulation im Seitenzahnbereich, und schließlich die Unmöglichkeit, die Seitenzahnsegmente in Klasse I in Neutralbiß einzustellen. Der dritte ungünstige Effekt liegt darin, daß es schwierig, wenn nicht unmöglich sein kann, die Seitenzahnsegmente in eine Superklasse-II-Verzahnung im Sinne einer Überkorrektur zu bringen, ohne daß die oberen Frontzähne in einen Kreuzbiß eingestellt werden. Wenn man dagegen die oberen Seitenzähne als eine Sektion des Zahnbogens behandelt und die Klasse II nach Segmenten korrigiert, so ist eine Überkorrektur möglich, ohne daß es zu einem schädlichen Effekt für die oberen Schneidezähne kommt.

Der erste Eindruck scheint meist der zu sein, daß die Klasse-II-Gummizüge die oberen Seitenzahnsegmente nach außen bewegen und daß es unbedingt notwendig ist, die oberen Schneidezähne mit den Seitenzahnsegmenten zu verbinden, um eine exakte Korrektur zu erreichen. Es zeigt sich jedoch, daß die Okklusionskräfte und der stabilisierende Effekt des labialen und des lingualen kortikalen Knochens eine

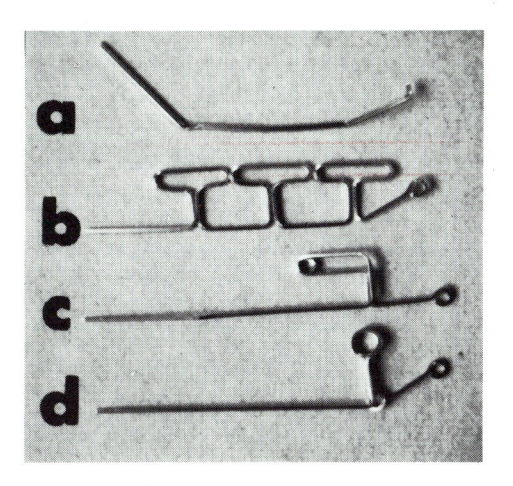

Abb. 11: Nivellierungs- und Lückenschluß-Segmentbögen:
a. *Nitinolbogen (.016 x .022) mit Kunststoffketten*
b. *Dreifach-T-Segment (.016 x .016)*
c. *Überkreuzter L-Nivellierungs-Segmentbogen (.016 x .016)*
d. *Einfacher vertikaler Segment-Retraktionsbogen in Form einer geschlossenen Spirale (.016 x .016)*

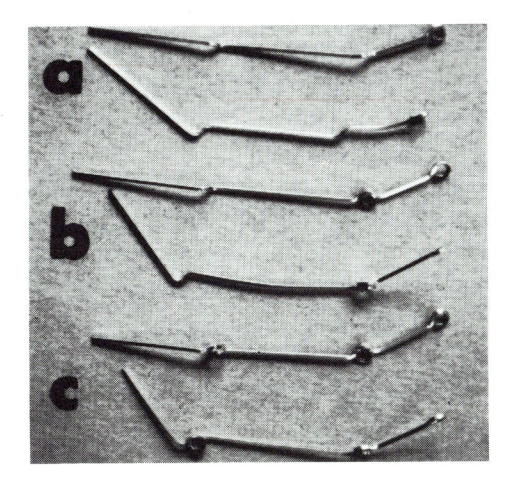

Abb. 12: Zugsegmente (Aufsicht und Seitenansicht):
a. *Stabilisierungssegment (.016 x .016)*
b. *Zugsegment (.016 x .016)*
c. *Zug- und Molarenrotationssegment (.016 x .016)*

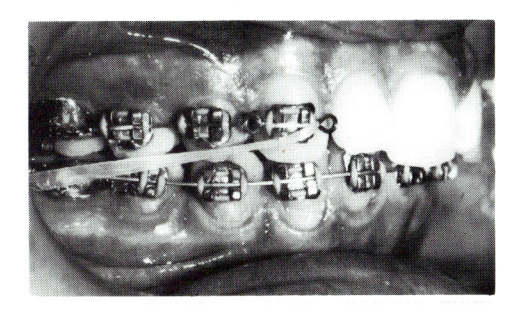

Abb. 13: Nach der vollständigen exakten Ausformung und der Nivellierung des unteren Bogens wird ein idealer Bogen eingebunden. Klasse-II-Gummizüge werden gegen ein oberes Seitenzahnsegment getragen, um die Klasse-II Verzahnung überzukorrigieren.

kontrollierte Distalbewegung der oberen Seitenzahnsegmente unter dem Zug der Klasse-II-Gummizüge erlauben *(Abb. 13)*.

Zugsegmente

Speziell entworfene Segmentbögen, sogenannte »Zugsegmente«, werden angewandt, um einigen der negativen Folgen der Klasse-II-Gummizüge gegenüber den Seitenzahnsegmenten entgegenzuwirken.

Infolge des nach unten und hinten gerichteten Zuges der Klasse-II-Gummizüge besteht eine Tendenz zur Extrusion des Eckzahns und zur Mesialbewegung seiner Wurzel. Hiergegen wird eine kleine geschlossene Schlaufe distal der oberen Eckzähne angewandt – mit einer Giebelbiegung und einer Rückkippung von 30°. Der anteriore Teil des Segmentbogens soll außerdem um 45° nach mesial rotiert werden. Häufig wird auch eine geschlossene Horizontalspiralschlaufe im Molarengebiet angewandt, um die Distalrotation des Molaren zu erhalten oder sogar noch zu verstärken. Dieser Segmentbogen wird im allgemeinen aus blauem .016 x .016 Elgiloydraht angefertigt; er sollte eine Molarenbajonettbiegung innerhalb der Schlaufen tragen.

Die vordere Spiralfeder des geraden Segmentes oder des Zugsegmentes (in das die Klasse-II-Gummizüge eingehängt werden) sollte nach okklusal gerollt sein. Dadurch können sich die Gummizüge nicht in die Schlaufe verhaken – eine Situation, die sonst möglicherweise zum Losreißen des Bandes oder des Brackets führen kann, wenn der Patient versucht, den Gummizug auszuhängen. Es gibt deshalb rechte und linke Zugsegmente.

Diese Zugsegmente haben noch eine zweite Funktion: die oberen bukkalen Zahnbogensegmente gegen die Kräfte der Intrusion und des Torques im Bereich der oberen Schneidezähne zu stabilisieren. Will man die Zugsegmente zur Stabilisierung der oberen Molaren gegenüber der gleichzeitig stattfindenden Intrusion der Schneidezähne benutzen, so wird eine nach

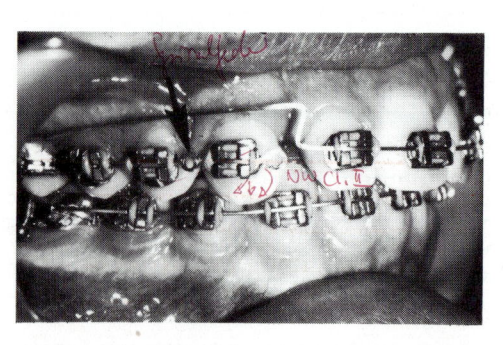

Abb. 14: Um die Seitenzahnsegmente nach der Anwendung von Klasse-II-Gummizügen richtig zu stellen, werden die Schneidezähne mit Bändern oder Brackets versehen und intrudiert. Man beachte die kleine geschlossene Spiralfeder distal des Eckzahnes, die dem nach unten gerichteten Zug der Klasse-II-Gummizüge entgegenwirkt.

unten gerichtete Kippbiegung von etwa 45° bei der unteren Molarenbiegung in die Sektionsbögen eingefügt. Hierdurch kommt es fast genau zur Ausbalancierung der 45° Rückkippung, die in den unteren Utilitybogen eingebogen wurde, um die unteren Schneidezähne zu intrudieren.

Die Ausformung der oberen Schneidezähne und ihre Intrusion

Sobald die Seitenzahnsegmente in bezug auf die Korrektur der Klasse II fast ausgeformt sind, werden die Schneidezähne einligiert, um den Torque und/oder die Intrusion vor ihrer endgültigen Retraktion vorzunehmen *(Abb. 14)*. Es sollte dabei beachtet werden, daß gleichzeitig mit der Distobukkalbewegung der Seitenzähne eine Lückenbildung infolge der Distalbewegung der oberen Seitenzähne auftritt, wodurch es gewissermaßen von selbst zu einer leichten funktionellen Ausformung im Bereich der oberen Schneidezähne kommt. Dadurch kann man übrigens relativ einfach feststellen, ob der Patient seine Gummizüge wirklich regelmäßig trägt oder nicht: Bei gutem Tragen entsteht eine leichte Lücke mesial der Eckzähne; bleibt der Kontaktpunkt zum seitlichen Schneidezahn dagegen geschlossen, so läßt sich mit an Sicherheit grenzender

Wahrscheinlichkeit annehmen, daß der Patient seine Gummizüge unregelmäßig oder gar nicht trägt.

Zu diesem Behandlungszeitpunkt werden die oberen Schneidezähne mit Bändern oder Brackets versehen und vor dem Einfügen des oberen Utilitybogens als Segment ausgeformt. In den meisten Fällen kann – wegen der ausgeprägten Fehlstellung dieser Schneidezähne – der obere .016 x .022 Utilitybogen nicht bei der ersten Sitzung zusammen mit der Band-/Brakketanlage in die oberen Schneidezähne einligiert werden. Deshalb wird ein konturiertes Frontzahnsegment benutzt, um die oberen mittleren und seitlichen Schneidezähne zu nivellieren und vor der Intrusion und Retrusion die Lücken zu schließen. Die typischen Bögen, die man für dieses Vorgehen benutzt, sind leichte runde Bögen, denn eine Kontrolle über den Torque ist zu diesem Zeitpunkt nicht notwendig.

Danach wird ein .016 x .022 Utilitybogen im Oberkiefer eingesetzt, und die oberen Schneidezähne werden dann getorquet und/oder intrudiert, soweit dies vor ihrer endgültigen Retraktion notwendig ist. Die ideale Kraft zur Intrusion sollte in der Größenordnung von etwa 125 p liegen. Soweit nötig, werden Klasse-II-Gummizüge weiter in die bukkalen Segmente eingehängt. Die jetzt notwendigen Zahnbewegungen bestehen darin, den vertikalen Überbiß zu beseitigen, bevor die sagittale Stufe behandelt wird. Es kommt nicht selten vor, daß die oberen Schneidezähne etwas nach vestibulär kippen, während sie intrudiert werden. Der .016 x .022 Utilitybogen aus blauem Elgiloy entwickelt eine leichte kontinuierliche Kraft zur Intrusion und zum Torque der oberen Schneidezähne.

Lückenschluß im Bereich der oberen Schneidezähne

Nach der Intrusion und dem Torque im Bereich der oberen Schneidezähne werden diese retrudiert, um noch vorhandene Lücken zu schließen. Ein fortlaufender Bogen eignet sich nicht

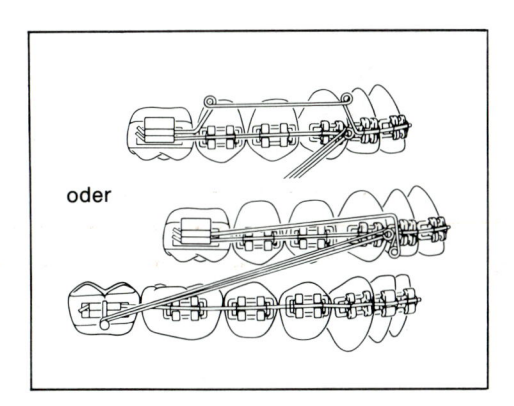

Abb. 15: Nach der Intrusion der oberen Schneidezähne werden die oberen Frontzähne mit einem Lückenschluß-Utilitybogen oder mit einem Torque- und Retraktionsbogen geschlossen. Die unteren zweiten Molaren werden in den unteren Idealbogen so bald wie möglich inkorporiert.

dazu, die Schneidezähne auf das Niveau der artikulierenden Seitenzähne zurückzubringen. In den meisten Fällen ist es notwendig, den vertikalen Überbiß überzukorrigieren, um auch die Seitenzahnsegmente überkorrigieren zu können. Um dieses Verhältnis zu schaffen, sollte eine 2 mm große Stufe zwischen dem Eckzahnbracket und dem Schneidezahnbracket vorhanden sein. Um die intrudierte Stellung der oberen Schneidezähne beizubehalten, sollte der Lückenschlußbogen über den Segmentbogen der Seitenzähne laufen und ihn umgehen. Der am häufigsten benutzte Bogen für diese Bewegung ist der Lückenschluß-Utilitybogen *(Abb. 15)*, aber er eignet sich nicht dazu, weiter Torque auf die Schneidezähne auszuüben. Die Auswahl der Lückenschlußbögen hängt von dem Umfang und der Richtung der Bewegung ab, die für die einzelnen Zähne notwendig ist, wie sie in der Überdeckungsanalyse der sichtbar gemachten Behandlungsziele angegeben wird.

Klasse-II-Gummizüge werden weiter in die bukkalen Segmente eingehängt. Es sollte besonders darauf geachtet werden, daß die Klasse-II-Gummizüge niemals über einen längeren Zeitraum im Bereich der oberen Schneidezähne eingehängt werden. Je nach dem vorhandenen Platz sollte die Intrusion der oberen Schneidezähne drei oder vier Monate dauern, und der Lückenschluß sollte in ein bis zwei Monaten durchgeführt werden.

Nach dem Lückenschluß im Bereich der oberen Schneidezähne wird ein idealer Bogen eingefügt. Die hierfür gewöhnlich benutzten Materialien und Größen sind .016 x .016 blauer Elgiloy, .016 x .022 blauer Elgiloy, .016 x .022 Nitinol oder .017 x .025 Nitinol. Die vertikale Stufe zwischen den Eckzähnen und den Schneidezähnen wird zu diesem Zeitpunkt weiterhin eingebogen,

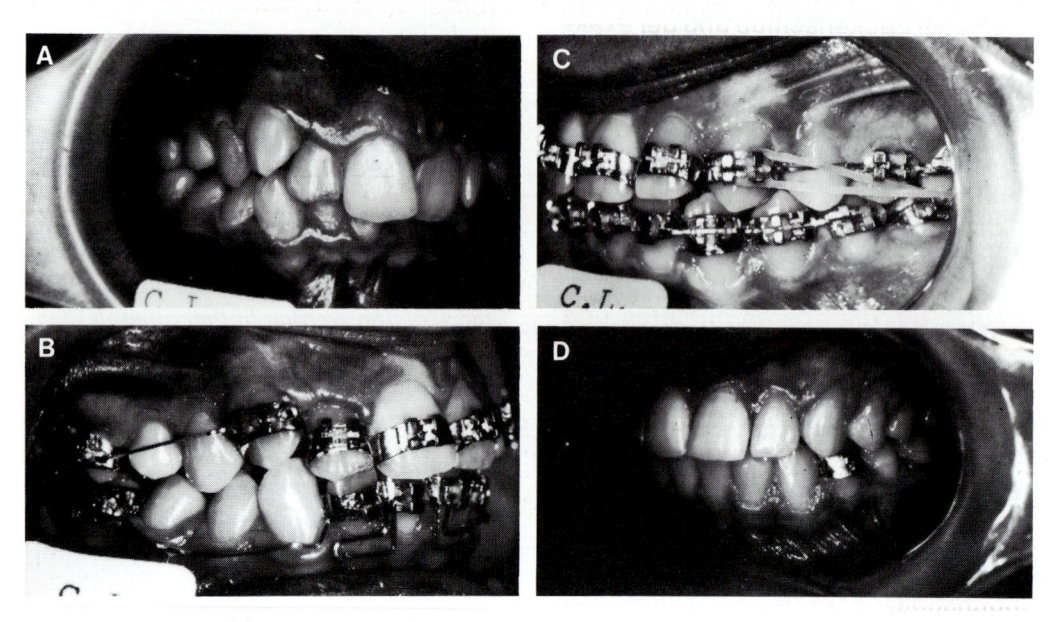

Abb. 16: Eine Dysgnathie der Angle'Klasse II/1 mit Charakteristika im Sinne einer Klasse II/2 im oberen Schneidezahnbereich, die als Nicht-Extraktionsfall behandelt wurde (A). Nach dem Vorbringen der Schneidezähne werden die unteren Schneidezähne intrudiert und mit einem Utilitybogen ebenfalls vorgebracht (B). Der Platz in den Unterkiefer-Seitenzahnsegmenten wird beschafft, während gleichzeitig Klasse-II-Gummizüge angewandt werden, um die oberen Seitenzahnsegmente auszuformen (C). Das endgültige Resultat zeigt eine Behandlung ohne Extraktion bei einem vorhandenen Zahnbogendefizit von 11 mm (D).

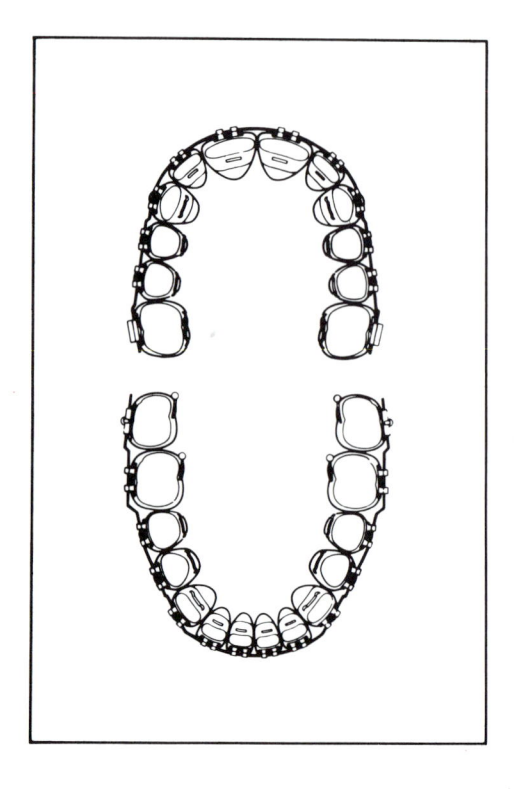

Abb. 17: Einfügung idealer Bögen sowohl im Ober- als auch im Unterkiefer.

um ein Kante-zu-Kante-Verhältnis zwischen den oberen und unteren Schneidezähnen aufrechtzuerhalten *(Abb. 16)*.

Idealisierung der Zahnbögen und Einzelheiten der Schlußbehandlung

Nach dem Lückenschluß und der exakten Durchführung des Torques im Bereich der oberen Schneidezähne sind die großen Bewegungen zur Behandlung der Zahnkieferfehlstellung beendet. Ein oberer idealer Bogen, hergestellt aus .016 x .016 blauem Elgiloy, .017 x .017 blauem Elgiloy, .016 x .022 Nitinol oder .017 x .025 Nitinol, wird nun angewandt, um die endgültige Zahnbogenform zu erreichen und die letzten Torqueanpassungen im oberen Zahnbogenbereich vorzunehmen. Es ist nicht empfehlenswert, weiterhin für längere Zeit Klasse-II-Gummizüge tragen zu lassen, wenn zwei ideale Bögen eingesetzt sind – und zwar wegen der ungünstigen Folgen, die früher beschrieben wurden *(Abb. 17)*. Am besten ist es, die Klasse-II-Gummizüge wenigstens zwei Monate vor dem endgültigen Entbändern oder Entfernen der Brackets abzusetzen. Diese Periode erlaubt dann ein physiologisches Rezidiv und ist außerdem wichtig zur Bestimmung der zentrischen Relation.

Häufig werden zwei leichte Rundbögen angewandt (.014 oder .016), die zur idealen Zahnbogenform gebogen werden, um der Funktion die Möglichkeit zu geben, die exakte Okklusion zu schaffen. Diese leichten Rundbögen eignen sich auch sehr gut, kleine Differenzen in bezug auf die Höhe der Bänder oder der Brackets auszugleichen, wie sie in den meisten Fällen vorkommen. Die Herstellung der idealen Bögen und das Vorgehen beim Entbändern oder Entfernen der Brackets werden später genau beschrieben *(Abb. 18)*.

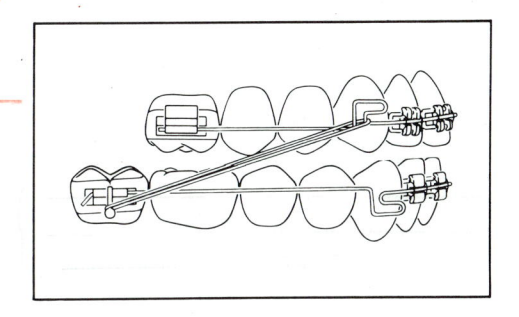

Abb. 18: Teilweises Entbändern bzw. Entfernen der Brackets nach einem Verfahren, bei dem die oberen und die unteren Seitenzahnsegmente zuerst entbändert werden und ein möglicherweise auftretender Raumüberschuß durch die entfernten Bänder zur Überkorrektur der Seitenzahnsegmente benutzt wird.

Kapitel 11
Die Reihenfolge der Anwendung von biomechanischen Hilfsmitteln bei der Behandlung von Dysgnathien der Angle'Klasse II/2

Die Prinzipien der Bioprogressiven Therapie sind auch bei der Behandlung der Angle'Klasse II/2 von außerordentlicher Wichtigkeit. Der Managementprozeß der Planung, den wir hier anwenden, um unsere biomechanischen Hilfsmittel auch wirklich individuell im jeweiligen Behandlungsfall einzusetzen, verläuft wie folgt:

1. Klinische Untersuchung;
2. Beschreibung der Dysgnathie;
3. Beschreibung des Gesichtstyps;
4. Beschreibung der funktionellen Notwendigkeiten;
5. Konstruktion der sichtbar gemachten Behandlungsziele, um die fünf Überdeckungsgebiete festzulegen und die acht daraus resultierenden Beurteilungsgebiete zu bearbeiten.

Im allgemeinen gibt es drei Behandlungsmöglichkeiten für Dysgnathien der Angle'Klasse II/2:

1. die Distalisierung des oberen Zahnbogens;
2. das Vorbringen des unteren Zahnbogens;
3. eine reziproke Bewegung im Sinne des Vorbringens des unteren Zahnbogens und der gleichzeitigen Distalisierung des oberen Zahnbogens.

Dysgnathien der Angle'Klasse II/2 finden sich häufig beim brachyfazialen Wachstumstyp mit entsprechend starker Muskulatur. Sie haben im allgemeinen eine mäßige bis geringe Konvexität, manchmal allerdings auch eine stärkere mit den sich daraus ergebenden orthopädischen Problemen. Die untere Gesichtshöhe und der Unterkieferbogenwinkel liegen unter der normalen Variationsbreite. Die Zähne sind also tief im Basalknochen eingebettet und entsprechend stark verankert, wie man es bei den meisten Dysgnathien der Angle'Klasse II/2 antrifft. Diese Gesichtstypen haben im allgemeinen eine sehr starke dorsale Muskelkette, eine starke anteriore vertikale Muskelkette, ebenso eine starke horizontale Muskelkette und eine starke periorale Muskulatur *(Abb. 1)*.

ROBERT M. RICKETTS hat die zehn funktionellen Anomalien der Weichteile und der Gesichtsmuskulatur beschrieben. Eine Kontraktion im Bereich der Unterlippe und ein Vorstehen der Oberlippe sind zwei der wichtigsten dieser Anomalien und von entsprechender Bedeutung für die Beurteilung der perioralen Muskulatur bei Dysgnathien der Angle'Klasse II/2 *(Abb. 2)*.

Sechs Aufgaben bzw. Problemkreise bedürfen bei der Behandlung der Angle'Klasse II/2 grundsätzlicher Überlegungen auf die richtige Reihenfolge der Anwendung der biomechanischen Hilfsmittel:

1. das Vorbringen, die Torquekontrolle und die Intrusion der oberen Schneidezähne;
2. die Intrusion der unteren Schneidezähne und der Eckzähne;
3. die Ausformung der Seitenzahnsegmente und die Korrektur der Klasse-II-Verzahnung;

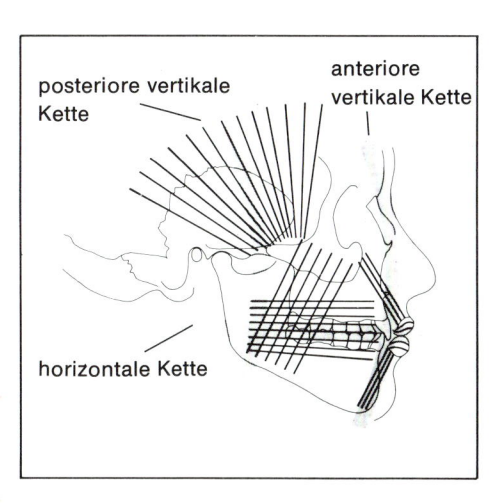

Abb. 1: Die Gesichtsmuskulatur.

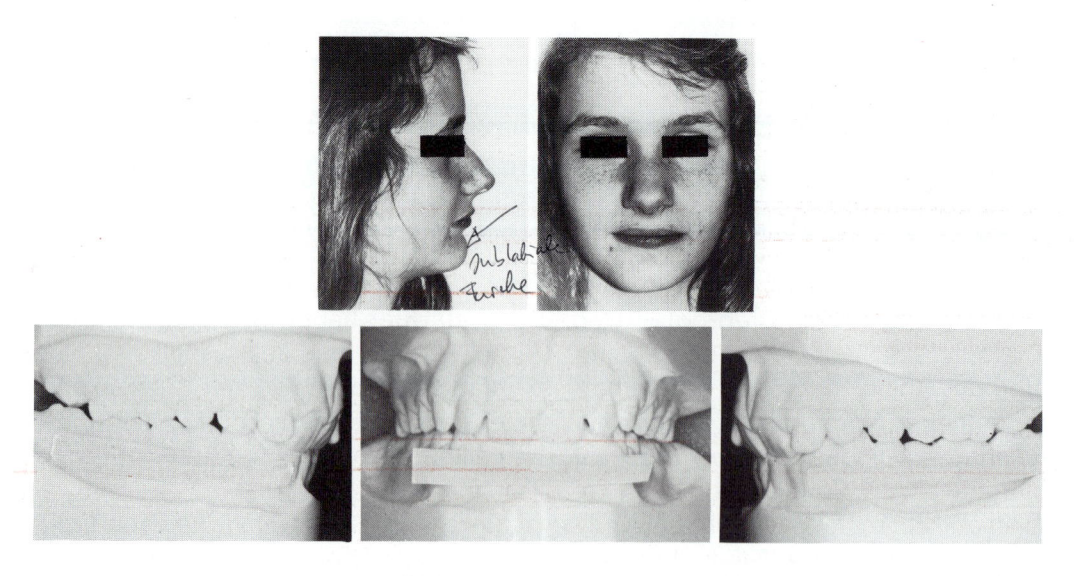

Vor der Behandlung

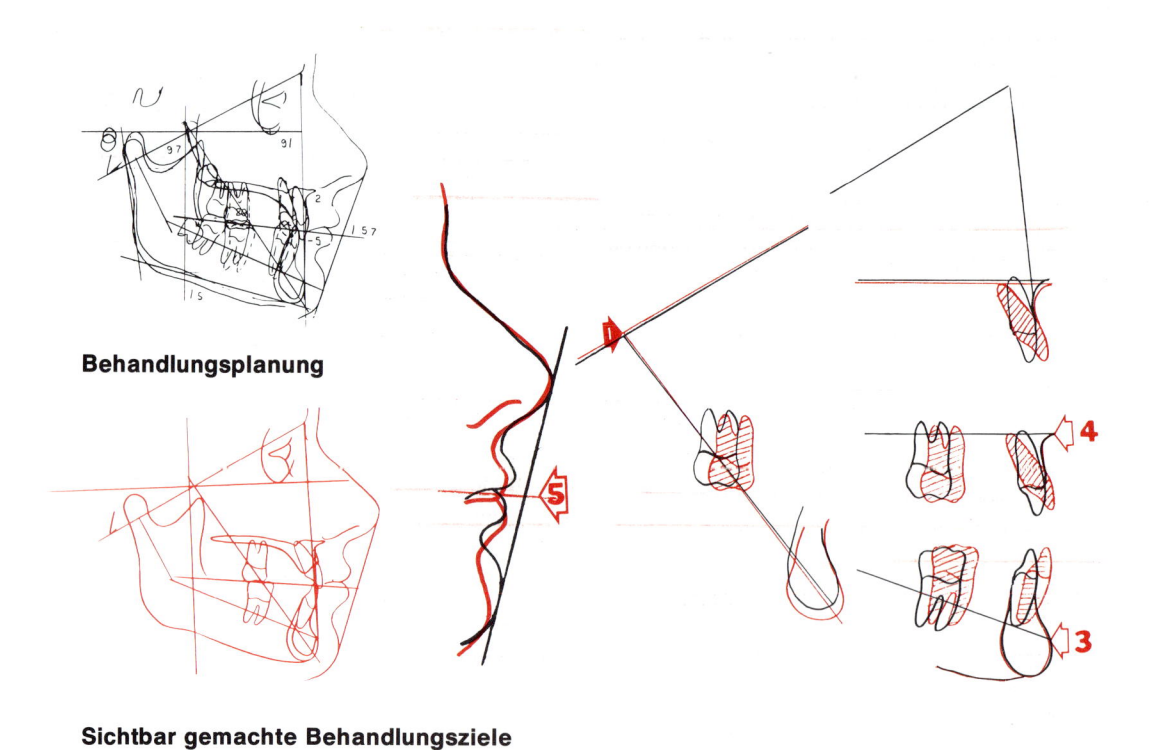

Behandlungsplanung

Sichtbar gemachte Behandlungsziele

Patientin V. M. – Diagnostische Unterlagen

Die Modelle repräsentieren einen Fall der Klasse-II/2-Dysgnathie mit tiefem Biß: die mittleren Schneidezähne im Steilstand und die seitlichen im labialen Drehkippstand sowie – wegen eines retinierten Milcheckzahns – eine große Zahnbogenlänge von 4 mm. Die Fotos zeigen ein typisches Gesicht der Angle'Klasse II/2 mit einer tiefen sublabialen Furche. Die Durchzeichnung vor dem Behandlungsbeginn erweist ein stark ausgeprägtes brachyfaziales Gesichtsentwicklungsmuster (+ 1,9 klinische Abweichung). Die sichtbar gemachten Behandlungsziele (rot) machen die durch unsere Behandlung anzustrebenden Ergebnisse deutlich. Die fünf Überdeckungsebenen der Anfangsdurchzeichnung und der sichtbar gemachten Behandlungsziele erlauben uns, acht Gebiete bezüglich der individuellen Ziele zu beurteilen.

Die Beurteilung von acht Gebieten für die Patientin V. M.

Erstes Beurteilungsgebiet: Basion–Nasion im Punkt CC
Es zeigt sich eine leichte Öffnung des Fazialachsenwinkels um 1° als Ziel bei diesem starken brachyfazialen Gesichtsentwicklungstyp (+ 1,9 klinische Abweichung). Der Molar wächst normal entlang der Fazialachse nach kaudal.

Behandlungsplanung:
Zur Erreichung der Behandungsziele muß der untere Zahnbogen nach vorne kommen. Es gibt eine starke natürliche Verankerung aufgrund des Gesichtstyps. Es werden also Klasse-II-Gummizüge angewandt, damit die untere Zahnreihe vorgebracht werden kann, wodurch es zu einer geringfügigen Öffnung der Fazialachse kommen kann.

Zweites Beurteilungsgebiet: Basion–Nasion im Nasion
Es zeigt sich die Möglichkeit, das Idealziel einer Aufrechterhaltung des A-Punktes anzustreben.

Behandlungsplanung:
Der Headgear ist nicht notwendig, da die oberen Molaren entlang der Fazialachse wachsen. Da die Klasse-II-Gummizüge in Sektionsbögen angewandt werden, um den unteren Zahnbogen vorzubringen, muß im Oberkiefer eine Verankerung der Molaren bewirkt werden. Eine Expansion wird in den Utilitybogen eingebogen, während gleichzeitig die Schneidezähne vorgebracht, getorquet und intrudiert werden. Ein Gaumenbügel sollte ebenfalls bei der Aufrechterhaltung der Verankerung im Oberkiefer helfen. Eine Gesichtsmaske mit horizontalen Kräften gegen die oberen Zähne würde helfen, den oberen Zahnbogen an seiner Stelle zu belassen.

Drittes und viertes Beurteilungsgebiet: Unterkiefer-Korpusachse im Punkt PM
Die Korpusachse zeigt, daß der untere Zahnbogen vorgebracht werden sollte.

Behandlungsplanung:
Einsetzen eines Utilitybogens mit geringer Verankerung. Wegen der starken natürlichen Verankerungskräfte könnte ein *runder* Utilitybogen eingesetzt werden.

Fünftes und sechstes Beurteilungsgebiet: Strecke ANS–PNS
Es ist zu sehen, daß der Oberkiefermolar anterior bewegt wird und daß die oberen Schneidezähne vorgebracht, getorquet und intrudiert werden sollen.

Behandlungsplanung:
Einsetzen eines .016 x .022 Utilitybogens, der gegen die oberen Molarenröhrchen gestoppt ist und im anterioren Bereich etwa 5 mm oder mehr von den Frontzähnen absteht; er wird die Schneidezähne protrudieren, torquen und intrudieren. Sobald die Schneidezähne vorgebracht sind, werden die Molarenstops entfernt, damit die Verankerung nicht überlastet wird.

Siebentes Beurteilungsgebiet: Ästhetische Ebene und Lippen
Es zeigt sich eine geringe ästhetische Veränderung.

Behandlungsplanung:
Das Vorbringen der oberen Schneidezähne und des gesamten unteren Zahnbogens wird bei der Beseitigung der sublabialen Furche helfen.

Achtes Beurteilungsgebiet: Zahnbogenform im Unterkiefer
Die Verfeinerung der Auswertung durch den Computer ist notwendig, und zwar unter Ausnutzung der Frontalanalyse des Gesichtsvolumens und der Projektion der Zahnbogenform.

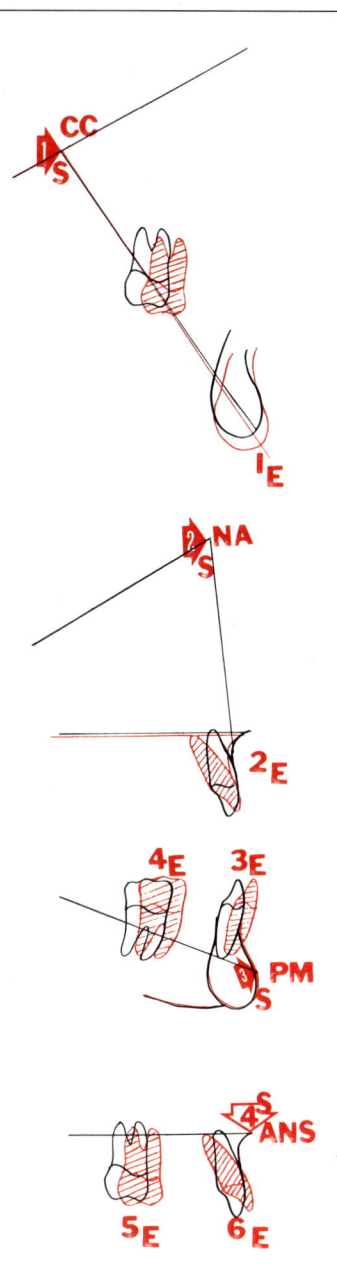

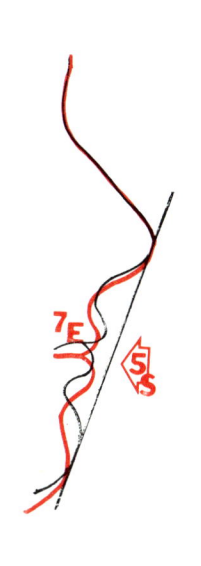

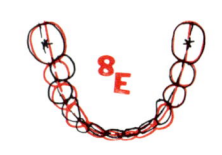

Vorwölbung der Oberlippe

Die unerwünscht volle Oberlippe liegt dichter an der ästhetischen Linie als die Unterlippe. Das Verhältnis der Unterlippe zur ästhetischen Ebene ist gut. Die fehlende Lippenbalance beruht auf der Vorwölbung der Oberlippe. Dieses Verhalten ist typisch für die Klasse-II/2-Lippenrelation.

Sublabiale Kontraktion

Im Gegensatz zum Verhalten bei der Habit des Lippenlutschens findet sich die sublabiale Kontraktion in einem tieferen Bereich als die Lippenspitze und kommt im allgemeinen zusammen mit einem dicken hypertrophierten Muskelband vor, das die Gesichtsmittellinie überkreuzt. Die Unterlippe rollt dann nach vorne. Es kommt zu einer tiefen sublabialen Furche und manchmal zu einer chronischen Dermatitits. Hier handelt es sich nicht um eine Fehlfunktion des Mentalis, doch kann dieser Zustand damit verwechselt werden.

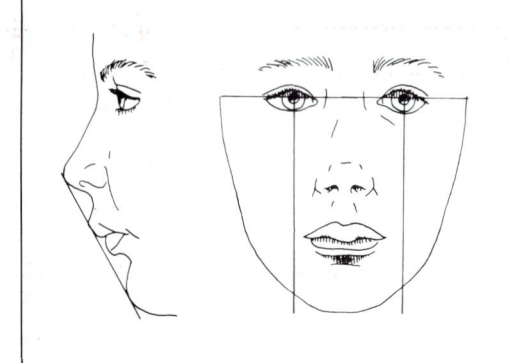

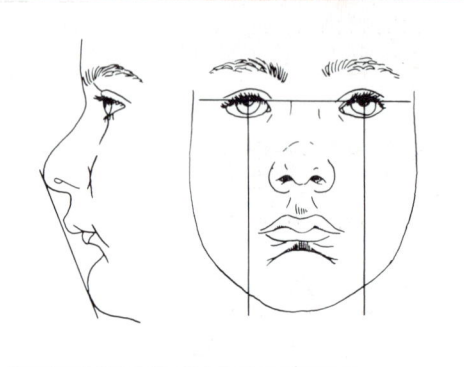

Abb. 2: Zwei funktionelle Anomalien, die bei der Klasse-II/2-Dysgnathie von erheblicher Bedeutung sind.

4. der Lückenschluß im Bereich der oberen Schneidezähne;
5. die idealisierte Ausformung der Zahnbögen;
6. die Schlußbehandlung.

Die Prinzipien der Bioprogressiven Therapie in bezug auf eine schrittweise durchgeführte Behandlung zur Erreichung einer normalen Funktion und die Anwendung von Segmentbögen gelten auch bei den Dysgnathien der Angle' Klasse II/2. Die Vierschlaufenapparatur oder W-Apparatur nach Ricketts stellt eines der effektivsten Hilfsgeräte für die Behandlung der Klasse II/2 sowohl im Wechselgebiß als auch im bleibenden Gebiß dar. Die Apparatur kann sehr erfolgreich zur Rotation der oberen Molaren und bei der Dehnung des Oberkiefers verwendet werden *(Abb. 3)*. Bei vielen Klasse-II/2-Fällen kommt es zu einer Reaktion im Sinne der Unterkieferdehnung aufgrund der funktionellen Veränderungen im Zahnsystem und in der Muskulatur. (Hier sei an die Prinzipien der Anwendung der Vierschlaufenfeder im Teil 8 über die Behandlung im Wechselgebiß erinnert.) Bei den meisten Fällen der Angle' Klasse II/2 liegt der Oberkieferzahnbogen vor und wird durch die anteriore Gesichtsmuskulatur in eine unnatürliche Stellung gezwungen. So wird der obere Zahnbogen zusammengedrückt, und er komprimiert dadurch seinerseits den unteren Zahnbogen. Die Ausformung des Zahnbogens im Oberkiefer wiederum wird reziproke Zahnbogenverände-

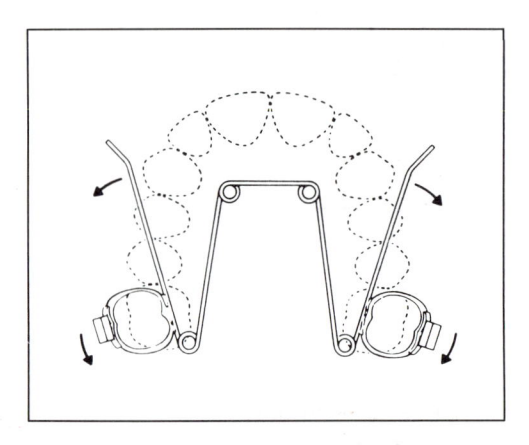

Abb. 3: Die Vierschlaufenapparatur nach Ricketts.

Herstellung, Aktivierung und Einsetzen der Vierschlaufenapparatur

Herstellung aus blauem Elgiloydraht .038 oder aus Nr. 4-Golddraht

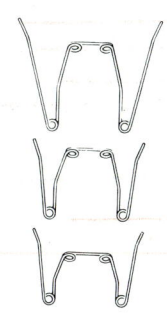

Drei Größen

Die Vierschlaufenapparatur ist ein palatinaler Dehnungsbogen mit vier Spiralschlaufen, die bei richtiger Aktivierung eine Kraft zur Expansion des Zahnbogens und zur Rotation der Zähne ausübt und gleichzeitig die Sutura palatina mediana auf orthopädische Weise beeinflußt.
Die palatinale Vierschlaufenfeder kann fertig bezogen werden aus blauem Elgiloydraht der Stärke .038, oder sie kann aus Nr. 4-Golddraht hergestellt werden.

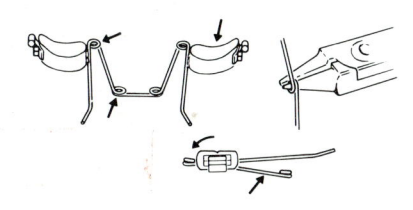

Die Spiralschlaufenfedern werden so konstruiert, daß sie durch Spiraldehnung wirken.
Die Distalschlaufen liegen distal von den Molarenbändern, wodurch eine Molarenrotation und eine Expansion bewirkt werden.

Aktivierung vor dem Einsetzen

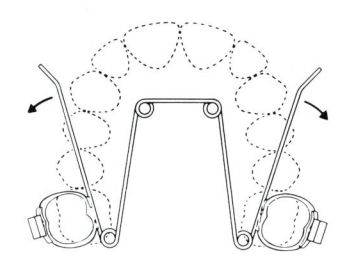

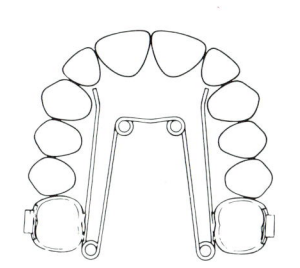

Die Illustration zeigt die sehr starke Aktivierung, die in die Schlaufen eingebogen wird, bevor man die Apparatur einzementiert. Nachdem sie auf einer Seite zementiert worden ist, muß das Band auf der Gegenseite mit Spannung aufgeschoben werden.
Läßt man die Klammer von den Palatinalflächen der Prämolaren und Eckzähne abstehen, so kommt es zuerst zu einer Molarenrotation, bevor die Expansion im Seitenzahnbereich einsetzt.

Aktivierung intraoral

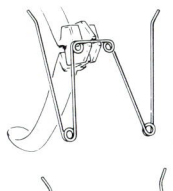

Expansion der Molaren

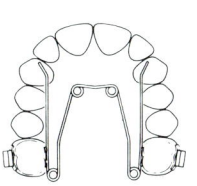

Rotation der Molaren

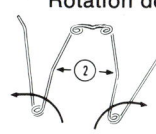

Expansion der bukkalen Arme

Bei der intraoralen Aktivierung der Vierschlaufenfeder muß wie folgt vorgegangen werden:

1. Anpassung zur Expansion der Molaren.

2. Anpassung zur Rotation der Molaren und Expansion der Seitenzahnsegmente.

Modifikationen

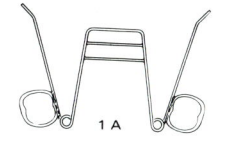

1 A — Ricketts' Drei-in-eins

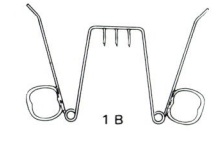

1 B — Zungensporne

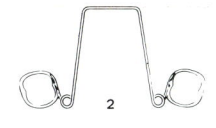

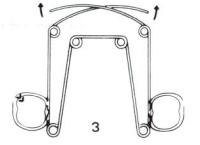

2 — Molarenrotation

3 — Transversale Dehnung und sagittale Streckung

4

Für die Vierschlaufenapparatur gibt es eine ganze Reihe von Modifikationen, z. B. **1A und 1B:** zur Hilfe bei der Korrektur des Daumenlutschens oder des Zungenpressens.

2.: In diesem Fall werden die Molaren rotiert oder expandiert, je nachdem, was notwendig ist.
3.: Schlaufen und Arme zur Expansion und Rotation der Schneidezähne.

4.: Die Ausformung des unteren Zahnbogens wird ebenfalls durch eine Modifikation der Vierschlaufenfeder für den Lingualbogen, die sogenannte »Bi-Helix«, vorgenommen.

rungen im Unterkiefer mit sich bringen.

Während die Vierschlaufenfeder die Zahnbögen auszuformen beginnt, werden die oberen Schneidezähne mit einem Utilitybogen vorgebracht. Nach dem Vorbringen der oberen Schneidezähne sind die biomechanischen Hilfsmittel im Prinzip die gleichen, wie sie bei Dysgnathien der Angle'Klasse II/1 im Nicht-Extraktionsfall angewandt werden – mit Ausnahme der Tatsache, daß man hier vorwiegend orthodontische Veränderungen beabsichtigt, im Gegensatz zu den orthopädischen Veränderungen bei der Klasse II/1. Es werden somit vorwiegend Klasse-II-Gummizüge und weniger der Headgear angewandt. Diese einzelnen Faktoren lassen sich durch die Nutzung der sichtbar gemachten Behandlungsziele für den Einzelfall abklären.

1. Das Vorbringen, die Torquekontrolle und die Intrusion der oberen Schneidezähne

Vier grundlegende Faktoren sind bei der Intrusion der oberen Schneidezähne zu beachten:

a. die Richtung der Kraft;
b. der Umfang der Kraft;
c. die Stabilisierung der Molaren;
d. die Torquekontrolle und ihre Zeiteinteilung im Verhältnis zu Wachstumsfaktoren.

a. Die Richtung der Kraft

Eines der Prinzipien der Bioprogressiven Therapie ist, den vertikalen Überbiß zu korrigieren, bevor die sagittale Stufe korrigiert wird. Für die Klasse-II/2-Dysgnathien gilt dies im allgemeinen nicht. Infolge der ursprünglichen starken Steilstellung der oberen Schneidezähne würden diese Zähne, falls sie zuerst intrudiert würden, lediglich in den palatinalen Knochen gedrückt, wodurch die Intrusion begrenzt würde. Deshalb ist es notwendig, zuerst eine sagittale Stufe zu schaffen und dann den vertikalen Überbiß zu beeinflussen. Hierbei muß man an verschiedene Funktionen denken: – das Vorbringen der oberen Schneidezähne, die Torquekontrolle über sie und ihre Intrusion.

Diese einzelnen Funktionen werden mittels des Oberkiefer-Utilitybogens durchgeführt, der im allgemeinen aus .016 x .022 blauem Elgiloy- oder Nitinoldraht hergestellt wird. Der Oberkiefer-Utilitybogen erfährt dabei drei Aktivierungen im Molarengebiet *(Abb. 4)*:

– die Rückkippungsbiegung von 45°;
– die distopalatinale Rotation um 10–20°;
– eine Expansion von etwa 1 cm pro Seite.

Die Expansion wird nur dann in den Utility eingebogen, wenn sie für die Verankerung notwendig ist. Bei der Behandlung eines Nicht-Extraktionsfalles der Angle'Klasse II, bei der eine Distalisierung der oberen Seitenzahnsegmente durchgeführt wird, biegt man die Expansion im Oberkiefer-Utilitybogen nicht ein. Die Rückkippungsbiegung hat einen aufgabengemäßen Effekt auf den Molar und einen Intrusionseffekt auf die Schneidezähne. Die distopalatinale Rotation hilft dabei, diese okklusalen Ziele zu erreichen. Im

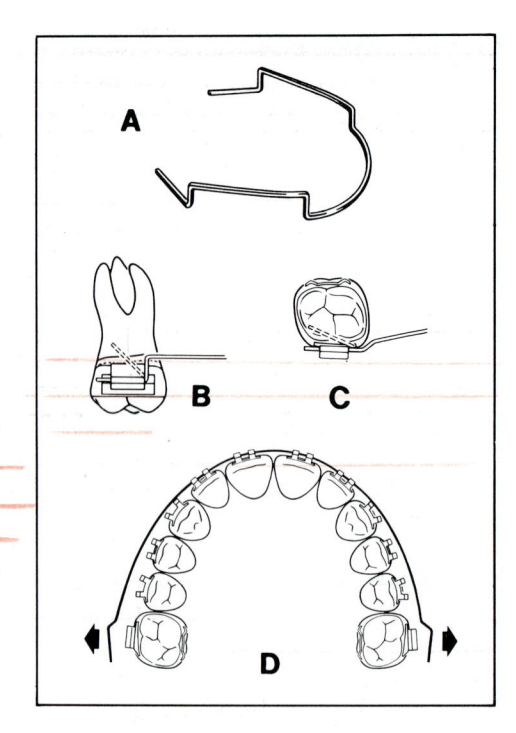

Abb. 4: Der Oberkiefer-Utilitybogen (A) aktiviert mit Rückkippung von 45° (B), mit 10–20° distolingualer Rotation (C) und einer Expansion von etwa 1 cm pro Seite (D).

vorderen Teil des üblichen Utilitybogens im Oberkiefer ist kein Torque eingebogen. Bei der Bioprogressiven Therapie haben bekanntlich die Brakkets der mittleren Schneidezähne einen Torque von 23° und die Brackets der seitlichen Schneidezähne einen von 14 Grad.

Bei den Fällen, bei denen sich die seitlichen Schneidezähne im vestibulären Drehkippstand befinden, kann es notwendig werden, diese Zähne mit Eckzahnbrackets oder Bändern zu versehen (7° Torque), damit die Wurzeln der seitlichen Schneidezähne vorgebracht werden können. Es ist wichtig, daß die hintere vertikale Stufe des Utilitybogens direkt gegen das bukkale Molarenröhrchen anliegt und daß eine Abbiegung von 5 mm oder mehr im vorderen Teil vorhanden ist *(Abb. 5)*.

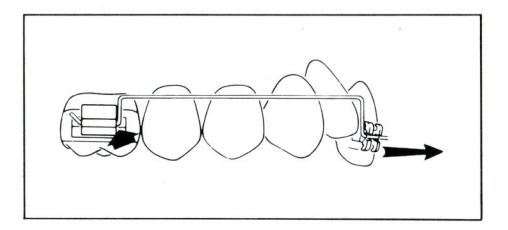

Abb. 5: Bei Fällen mit vestibulärem Drehkippstand der seitlichen Schneidezähne wird der obere Utilitybogen mit einer Distalstufe gegen die Molaren und mit einer anterioren Expansionsmöglichkeit von 5 mm oder mehr eingesetzt.

Bei vielen Klasse-II/2-Fällen sind die oberen mittleren Schneidezähne palatinal hinter den seitlichen Schneidezähnen eingeschlossen. Um diesen Zustand zu behandeln, muß der vordere Anteil des Utilitybogens sehr gut konturiert und protrudiert werden. Dabei kann es hilfreich sein, ein »V« in den Draht einzubiegen, um die für die anteriore Bogenform notwendige Kontur zum Vorbringen der Schneidezähne zu erreichen *(Abb. 6)*. Nur die mesialen Flügel der Doppelbrackets sollten ligiert werden, wodurch es möglich wird, die mittleren Schneidezähne vorzubringen.

Bei der Entstehung der Klasse-II-Dysgnathien wird der obere Molar durch die Höckerneigung des unteren Molars in seine Verzahnung geführt. Der obere Molar hat eine Achsenneigung nach mesial und ist mesiopalatinal rotiert. Die Distalkippung des Utilitybogens scheint die distolinguale Rotation zu verringern. Die häufig vorhandene mesiolinguale Rotation des oberen Molars scheint aufgrund der Konfiguration des kortikalen Knochens und der vestibulären Durchbruchsneigung des durchbrechenden zweiten Molars zustandezukommen. Manchmal kann es Schwierigkeiten mit der Anbringung des Utilitybogens im Oberkiefer geben; in diesen Fällen wird dann die distale Rotation oder Einziehungsbiegung häufig während des ersten Einsetzens des Bogens wieder herausgenommen.

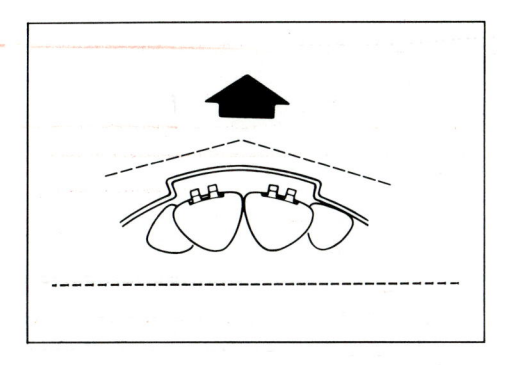

Abb. 6: So kann die Kontur des vorderen Anteils des Bogens ausgeführt werden, wenn die oberen mittleren Schneidezähne aus ihrer ungünstigen Stellung palatinal der im lingualen Drehkippstand befindlichen seitlichen Schneidezähne herausgeführt werden sollen.

b. Der Umfang der Kraft

Um die oberen Schneidezähne zu intrudieren, ist eine etwa doppelt so große Kraft notwendig (125 bis 160 p) wie für die unteren Schneidezähne. Aus diesen Gründen wird der blaue Elgiloydraht .016 x .022 oder der Nitinoldraht derselben Stärke für die erste Phase der Behandlung im Oberkiefer angewandt. Wegen der größeren Spannweite zwischen den oberen Molaren und den Schneidezähnen ist die Kraft, die auf die oberen Schneidezähne einwirkt, geringer.

c. Die Stabilisierung der Molaren

Die Anwendung des .016 x .022 Utilitybogens, um zur Intrusion der Oberkieferschneidezähne eine zusätzliche

Kraft zu geben, hat einen gegenteiligen Kippeffekt auf die Oberkiefermolaren. Es wird somit notwendig, diese zu stabilisieren. Die Anwendung der Vierschlaufenfeder, des Lingualbogens oder eines Gaumenbügels kann dabei helfen. Die beste Methode ist jedoch, die Prämolaren und Eckzähne mit Bändern oder Brackets zu versehen und einen stabilisierenden und nivellierenden Sektionsbogen im okklusalen Molarenröhrchen anzuwenden, wodurch eine übermäßige Kippung der Molaren verhindert wird *(Abb. 7)*. Hierdurch wird eine Abstützung aller Seitenzähne (und damit auch der Muskelfunktion) gegen die Kraft bewirkt, die für die Intrusion der oberen Schneidezähne benötigt wird. Die Stabilisierungsbögen sind aus .016 x .016 oder .016 x .022 Draht und tragen eine Vorwärts- (nach unten gerichtete) Biegung im Molarenbereich. Hierdurch wird der Molar aufrecht gehalten, und es kommt somit leichter zu einer Korrektur der Klasse-II-Verzahnung.

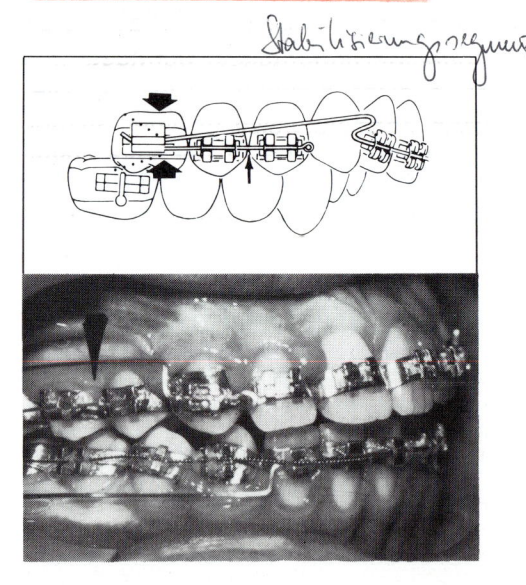

Abb. 7: Stabilisierungssegmente zur Stabilisierung der Molaren während der Schneidezahnintrusion.

d. Die Torquekontrolle

Um die Stellung der oberen Schneidezähne im Individualfall richtig zu gestalten, sollte ihre Längsachse parallel zur Fazialachse sein. Viele Klasse-II/2-Wachstumstypen sind brachyfazialer Natur und haben deshalb einen großen Fazialachsenwinkel mit dem daraus resultierenden starken horizontalen Wachstum. Aufgrund dieser Tatsache kann man – wenn man die oberen Schneidezähne parallel zur Fazialachse einstellt und den Interinzisalwinkel verkleinert – die Korrektur des vertikalen Höherbisses bei vielen Klasse-II/2-Fällen aufrechterhalten. Eine *frühzeitige* Torquekontrolle im Oberkiefer ist in allen Fällen angebracht.

Das normale Wachstum der oberen Molaren erfolgt entlang der Fazialachse und das der Schneidezähne entlang ihrer Polarachse *(Abb. 8A)*. Wenn dies sich bei einer Klasse-I-Verzahnung fortsetzt, sollte es zu einem gut stabilisierten Gebiß kommen. Bei den Klasse-II/2-Dysgnathien, bei denen die oberen Molaren entlang der Fazialachse wachsen und die oberen Schneidezähne auf ihrer Polarachse, kommt es infolge der Wirkung der Lippenmuskulatur zu einer starken Anspannung dieser Zähne gegenüber den unteren Schneidezähnen *(Abb. 8B)*. In diesen Fällen sollte eine normale Funktion so früh wie möglich angestrebt werden.

2. Die Intrusion der unteren Schneidezähne und der Eckzähne

Durch die Kontrolle der sichtbar gemachten Behandlungsziele wird es uns möglich, die notwendigen Bewegungen im Unterkiefer festzustellen:

a. Intrusion der unteren Schneidezähne und Eckzähne;

b. Vorbringen der unteren Schneidezähne;

c. Aufrichtung und Distalisierung der unteren Molaren

d. und/oder Vorbringen des gesamten unteren Zahnbogens.

Die unteren Schneidezähne und die Molaren werden mit Bändern oder Brackets versehen; dann wird ein Utilitybogen eingesetzt (.016 x .016 blauer Elgiloy oder Nitinol). Man sollte sich zu diesem Zeitpunkt noch einmal die Prinzipien der Anwendung des Utilitybogens, wie im Kapitel 7 dieses Teils

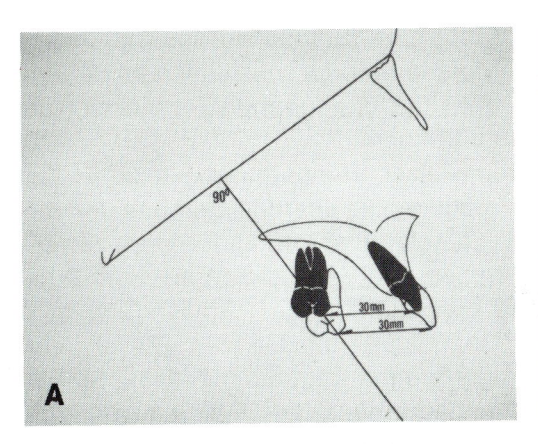

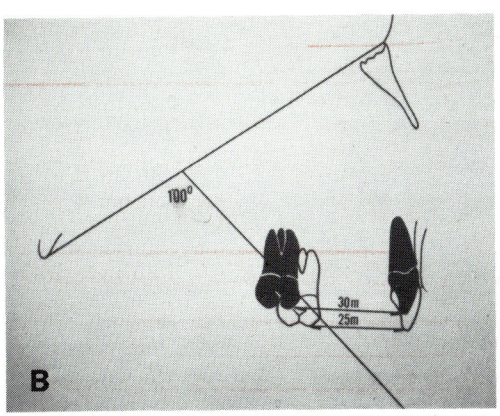

Die Reihenfolge der Anwendung bei Dysgnathien der Angle'Klasse II/2

Abb. 8: Bei Dysgnathien der Klasse I wird die Balance des Gebisses durch das normale Wachstum der oberen Molaren entlang der Fazialachse und der Schneidezähne entlang der Polarachse (A) aufrechterhalten. Bei Dysgnathien der Klasse II/2 verursacht die Lippenmuskulatur – bei gleichem Wachstumsmuster – eine starke Krafteinwirkung der oberen Schneidezähne auf die unteren Schneidezähne (B).

des Buches geschildert, vor Augen führen: Der Unterkiefer-Utilitybogen wird so aktiviert, daß er etwa 60–75 p Kraft zur Intrusion der unteren Schneidezähne liefert. Im allgemeinen sollten die unteren Molaren durch einen geringen bukkalen Wurzeltorque und eine Verankerungsvorbereitung aufgerichtet werden. Nach der Intrusion der unteren Schneidezähne können wir die unteren Eckzähne mit Bändern oder Klebebrackets versehen. In den meisten Fällen müssen die Eckzähne intrudiert werden. Es gibt zwei Arten, wie dies ausgeführt werden kann:

1. Wir benutzen einen .016 x .022 Stabilisierungs-Utilitybogen und binden eine elastische Gummiligatur leicht vom Eckzahnbracket an den Brückenteil des Utilitybogens.

2. Die zweite Möglichkeit ist, nach der Intrusion der unteren Schneidezähne einen .016 x .016 Utilitybogen mit 45° Rückkippungsbiegung im Molarenbereich einzusetzen und dem vorderen Teil des Utilitybogens nach dem Einsetzen eine Abbiegung in das Vestibulum oris zu verschaffen, wodurch eine Kraft von etwa 60–75 p entsteht. Danach wird die elastische Ligatur vom Eckzahnbracket an eine kleine Ausbiegung eingebunden, die in den Brückenteil des Utilitybogens eingebogen ist, und der vordere Anteil wird nach oben geholt, indem die elastische Gummiligatur angespannt wird, bis sie sich auf einer Ebene mit den Schneidezahnbrackets befindet. Auf der gegenüberliegenden Seite wird der Bogen dann etwas tiefer liegen; dort wird das Einbinden der elastischen Gummiligatur genauso vorgenommen. Sobald sich der vordere Teil des Utilitybogens auf demselben Niveau wie die Schneidezahnbrackets befindet, wird er in diese einligiert *(Abb. 10)*. Dies kann normalerweise in einer Sitzung geschehen, und so kann man sicher sein, daß keine extrudierende Kraft auf die Schneidezähne wirkt.

Bei manchen Fällen, in denen die unteren Schneidezähne sehr stark intru-

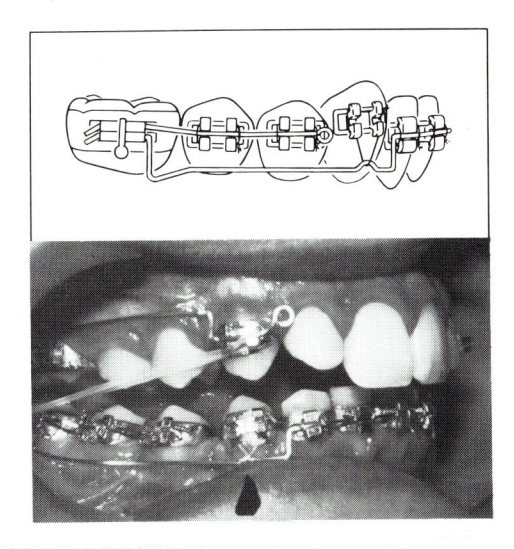

Abb. 9: Zur Eckzahnintrusion wird eine elastische Ligatur vom Eckzahnbracket zum Brückenteil des Utilitybogens gebunden.

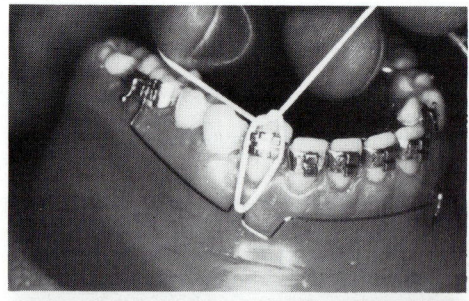

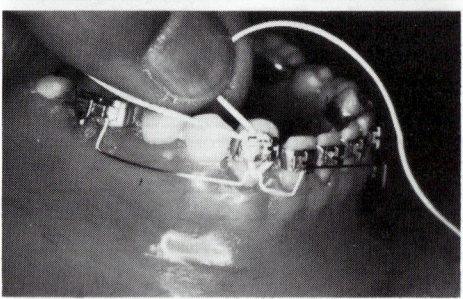

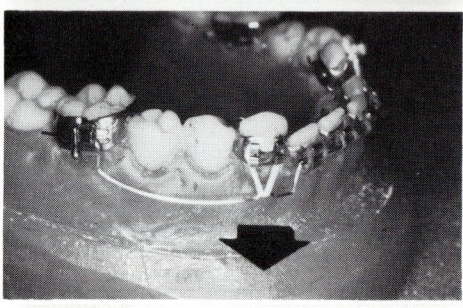

Abb. 10: Eine andere Methode zur Intrusion des unteren Eckzahns besteht darin, daß man eine 45°-Kippungsbiegung benutzt und dem vorderen Teil des Utilitybogens die Möglichkeit gibt, sich nach unten abzubiegen. Die elastische Ligatur wird dann vom Eckzahnbracket in eine Ausbiegung des Brückensegments des Utilitybogens eingebunden (A) und so lange angezogen, bis der anteriore Teil des Drahtes auf demselben Niveau liegt, auf dem sich die mittleren Schneidezahnbrackets befinden (B). Der anteriore Teil des Utilitybogens wird dann in die Brackets eingebunden und die elastische Ligatur entsprechend gesichert (C).

diert wurden und gewisse Schwierigkeiten bei der Kontrolle der Molarenkippung aufgetreten sind, kann es notwendig werden, die Prämolaren und die Eckzähne mit Bändern zu versehen und einen Stabilisierungsbogen einzuligieren. Hierdurch kann die Molarenkippung besser kontrolliert werden. Mit den heute verfügbaren Klebebrackets, mit denen alle Zähne bei einer einzigen Kontrollsitzung versehen werden können, ist der Vorteil gege-

ben, eine Stabilisierungssektion im Molarenbereich sofort mit dem Beginn der Utilitybogenbehandlung einsetzen zu können.

In dieser Behandlungsphase ist es möglich, die oberen Eckzähne und die Prämolaren sofort mit Bändern zu versehen und dann gleich ein Stabilisierungssegment zur Anwendung der Gummizüge einzusetzen. Dieser Segmentbogen trägt eine vertikale Spiralschlaufe distal des Eckzahnteils, wodurch eine 30°-Giebelung und eine 45°-Einwärtsbiegung möglich werden. Eine horizontale Spiralschlaufe mesial am Molarenbracket mit einer eingebogenen Rotation distolingual zur Kontrolle der Molarenrotation ist günstig. Die sichtbar gemachten Behandlungsziele werden dem Kieferorthopäden zeigen, ob die unteren Schneidezähne und/oder der gesamte untere Zahnbogen vorgebracht werden müssen. Ist lediglich ein Vorbringen der unteren Schneidezähne notwendig, so kann einer der modifizierten Utilitybögen angewandt werden. Diese Modifikationen sind folgende:

1. Der ursprüngliche Utilitybogen hat im Bereich seiner Ecken vier Vertikalschlaufen zusätzlich eingebogen *(Abb. 11)*. Dieselben Aktivierungen können dann im Molarenteil angewandt werden: Rückkippungsbiegung, Einziehungsbiegung, bukkaler Wurzeltorque und Expansion sowie labialer Wurzeltorque im anterioren Teil.

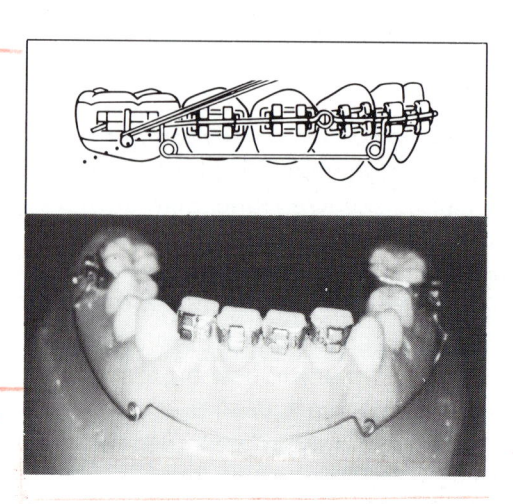

Abb. 11: Modifikation des Utilitybogens mit vier Horizontalschlaufen an den Ecken des Bogens.

Die hintere vertikale Stufe muß dicht gegen das Molarenröhrchen liegen, und der anteriore Teil muß 2–3 mm vor den Schneidezahnbrackets liegen, so daß beim Einligieren eine protrudierende Kraft entsteht. Die Ziele unserer Molarenverankerung (sichtbar gemachte Behandlungsziele!) werden den Umfang des bukkalen Wurzeltorques und deshalb auch den Expansionsumfang angeben, der im Molarenbereich entsprechend den Verankerungsnotwendigkeiten wünschenswert ist.

Wird nun dieser Bogen in den Mund eingesetzt, so wird sich der Brückenteil manchmal nach vestibulär aufbiegen. Durch entsprechende Biegungen im Brückenteil kann das Aufbiegen verringert werden, ebenso die protrudierende Kraft. Bei der nächsten Sitzung kann die Brücke etwas abgeflacht werden, um die protrudierende Kraft zu verstärken.

2. Die zweite Modifikation für den Protrusionsutility besteht darin, daß drei vertikale Schlaufen eingebogen werden, von denen zwei kleine nach okklusal liegen und eine größere gingival im Brückenanteil liegt *(Abb. 12)*. Die protrudierende Kraft des Drahtes ist dann in das Schlaufensystem eingebaut, und so kommt es zur Entwicklung einer leichten kontinuierlichen Kraft. Im übrigen werden dieselben Prinzipien angewandt, die beim vorherigen Bogen genannt waren.

3. Die dritte Möglichkeit zur Protrusion wurde von JAMES MCANDREW demonstriert. Eine .0056 x .025 Spiralfeder wird auf den Utilitybogen von der Mitte seines Brückenanteils bis zum hinteren Anteil des Molarensegmentes aufgeschoben *(Abb. 13)*. Im Molarenanteil wird genügend Spiraldraht für die erwünschte Protrusion übriggelassen. Dieser Draht kann auch an den Brückenanteil angelötet werden, damit er nicht nach vorne rutscht.

Alle diese drei beschriebenen Bögen erlauben dem unteren Zahnbogen insgesamt vorzukommen, wenn man Klasse-II-Gummizüge anwendet und die Molarenverankerung entfernt.

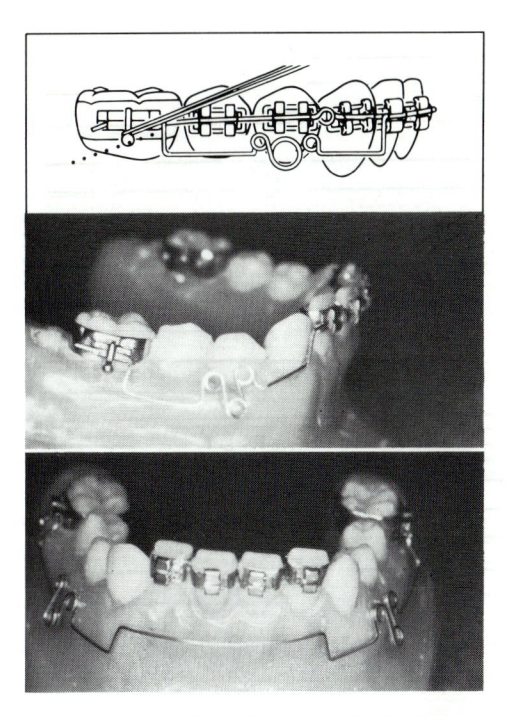

Abb. 12: Modifikation des Utilitybogens durch drei Spiralschlaufen.

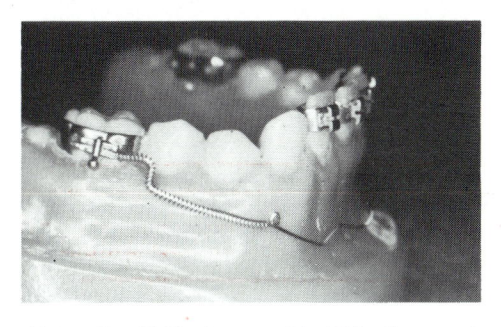

Abb. 13: Utilitybogen-Modifikation unter Benutzung einer Spiraldruckfeder.

Die Ausformung der Seitenzahnsegmente und die Korrektur der Klasse-II-Verzahnung

Die Ausformung der bukkalen Segmente im Ober- und Unterkiefer kann bereits in den oben besprochenen Schritten erfolgt sein. Dann kann man gleich mit Klasse-II-Gummizügen weiterbehandeln. Je nachdem, welche Verankerungsnotwendigkeiten sich aus den sichtbar gemachten Behandlungszielen ergeben haben, können entweder Headgear oder Klasse-II-Gummizüge oder eine Kombination von beidem benutzt werden. Falls die Anwendung des Headgears wünschenswert ist, läßt man ihn im allgemeinen von Beginn der Behandlung an tragen.

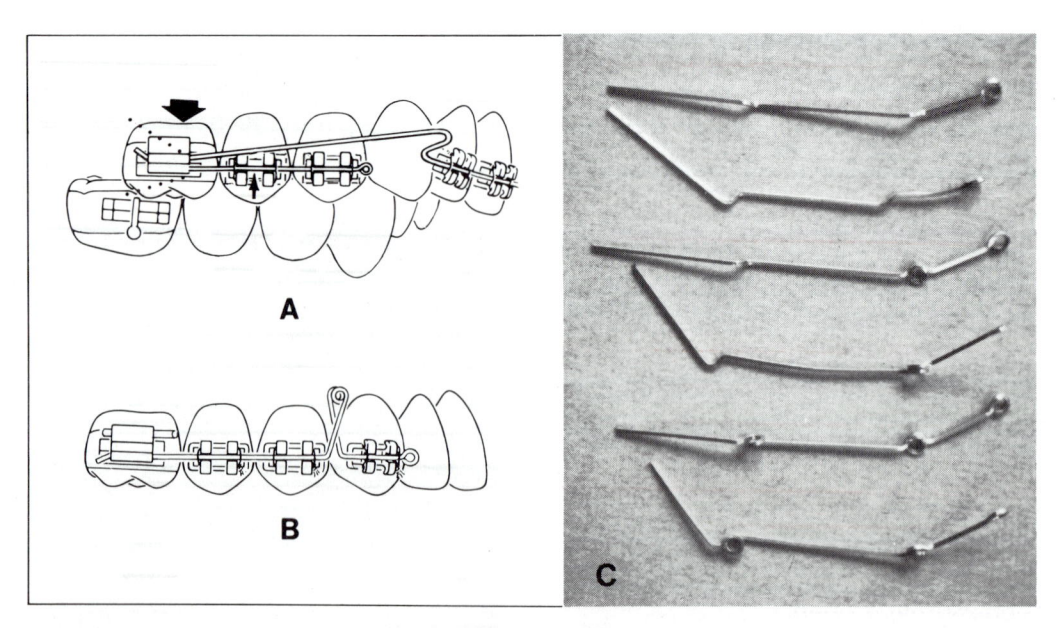

Abb. 14: Drei grundlegende Arten von Sektionsbögen.
A: Stabilisierungssegment; B: Lückenschlußsegment; C: Zugsegment.

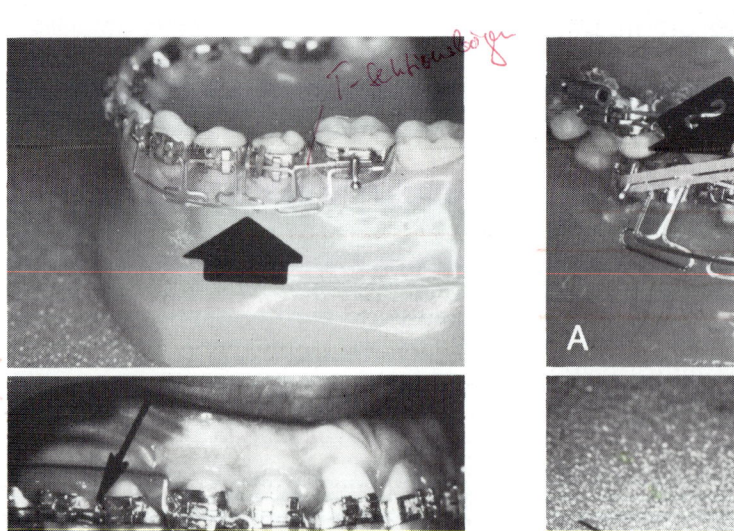

Abb. 15: Sind die Seitenzähne noch nicht richtig ausgeformt, so werden T-Sektionsbögen oder Twistflex-Bögen zum Nivellieren und Stabilisieren angewandt.

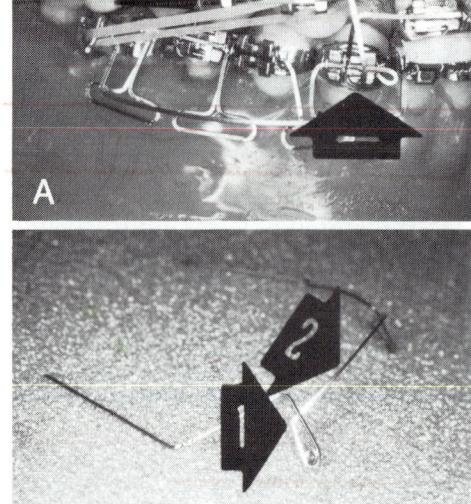

Abb. 16 A: Ein Utility-Torquebogen im Oberkiefer. Die Vertikalschlaufe wird durch Klasse-II-Gummizüge verstärkt (2). B: Der vordere Anteil wird nach gingival angehoben (im Bereich von 1) und so wird eine zusätzliche Torquewirkung geschaffen.

Es gibt drei grundlegende Arten von Sektionsbögen:

– den Sektionsbogen, der auch als Nivellierungsbogen wirkt *(Abb. 14A)*;

– das Lückenschlußsegment, das beim Schließen eventuell entstandener Lücken helfen kann *(Abb. 14B)*;

– das Zugsegment zur Distalisierung der bukkalen Segmente mit Klasse-II-Gummizügen *(Abb. 14C)*. Das Molarensegment hat eine horizontale Spiralfeder und eine Bajonettbiegung mesial des Molarenbrackets. Das Eckzahnsystem hat eine horizontale Spiralfeder mit einer Giebelung und einer Biegung nach oben.

Behandelt man vorwiegend mit Klebebrackets, so werden günstigerweise die Stabilisierungssegmente bereits vom Beginn der Behandlung an in Verbindung mit den Utilitybögen angewandt – falls man das Nivellieren auch gleich vornehmen will. Je nach Individualfall sollten die bukkalen Segmente nivelliert werden, bevor ein Zugsegment eingeführt wird und das Tragen der Klasse-II-Gummizüge beginnt. In den Fällen, in denen die Seitenzähne schon gut nivelliert sind, kann man mit den Zugsegmenten schon in einem früheren Stadium beginnen. Sind jedoch in diesem Behandlungsstadium die Seitenzähne im Ober- und Unterkiefer noch nicht entsprechend ausgeformt, so kann man die T-Sektionsbögen oder Nitinol oder zwei Bögen übereinander oder einen Twistflex anwenden *(Abb. 15)*.

4. Der Lückenschluß im Bereich der oberen Schneidezähne

Bei vielen Klasse-II-Dysgnathien stellt sich die Notwendigkeit eines zusätzlichen Schneidezahntorques und eines Restlückenschlusses im Gebiet der oberen Schneidezähne. Der am häufigsten dafür benutzte Bogen ist der Oberkiefertorque-Utilitybogen. Es ist ein Utilitybogen aus .016 x .016 blauem Elgiloydraht mit einer vertikalen Spiralschlaufe, die nach okklusal zeigt *(Abb. 16A)*. Der vordere Teil dieses Bogens kann nach gingival gebo-

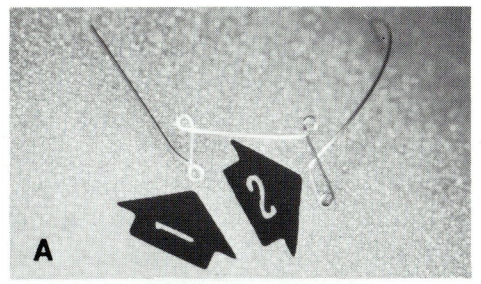

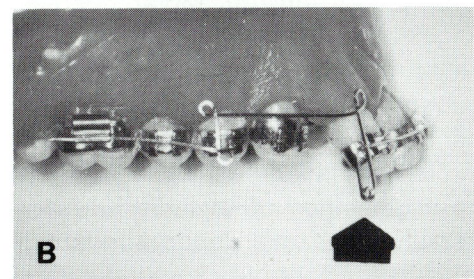

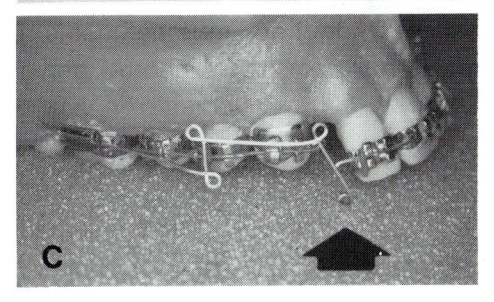

Abb. 17: Oberkiefer-Kontraktions-Utilitybogen (A). Vor der Aktivierung (B) und nach der Aktivierung (C).

gen werden, so daß ein zusätzlicher Torqueeffekt entsteht *(Abb. 16B)*.

Die Rückkippungsbiegung verursacht einen zusätzlichen Torque, ebenso die Aktivierung. Der Umfang der Aktivierung muß so stark sein, daß sich die Vertikalschenkel der Spiralfeder gerade überkreuzen.
Die zweite Modifikation ist der Oberkiefer-Kontraktionsutilitybogen *(Abb. 17)*: Er wirkt nach denselben Prinzipien und wird dann angewandt, wenn eine zusätzliche retrudierende Kraft im Bereich der Schneidezähne notwendig wird.

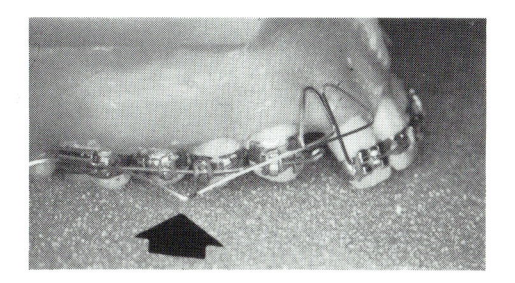

Abb. 18: Doppeldelta-Utilitybogen.

Die dritte Modifikation wäre der Doppeldelta-Utilitybogen *(Abb. 18)*. Allerdings scheinen die beiden vorgenannten Bögen eine größere Torquefähigkeit zu haben als der Doppeldeltabogen. Bei allen drei Bögen muß eine sehr starke Rückkippungsbiegung, eine distopalatinale Abbiegung und eine Expansion im Molarenbereich angewandt werden. Die Expansion sollte im Oberkiefer-Utilitybogen eingebogen werden, um die Verankerung der Molaren entsprechend zu fördern. In diesem Stadium der Behandlung ist im allgemeinen bereits die Klasse-II-Verzahnung im Seitenzahnbereich korrigiert. Es ist notwendig, die vertikalen Stufen oder Bajonettbiegungen etwas mesial der Brackets der zweiten Prämolaren zu legen – also mit genügend Abstand zwischen der vertikalen Stufe und dem Molarenbracket, um genug Draht für etwa drei aufeinanderfolgende Aktivierungen zur Reserve zu haben. Dazu zieht man den Bogen durch das Gingivalröhrchen und biegt ihn distal ab. Alle diese Bögen haben natürlich eine Unterstützung durch die Zugsegmente mit Klasse-II-Gummizügen, damit die Verankerung aufrechterhalten wird.

Es kommt bei der Klasse II/2 zwar nur selten zu einer zu starken Bißöffnung infolge der Anwendung der Utilitybögen – wenn aber, dann können in diesen Fällen Klasse-II-Gummizüge angewandt werden, die von einem durchlaufenden Kontraktionsbogen ausgehen. Hierdurch wird eine Extrusion der Schneidezähne bewirkt, die den offenen Biß schließen hilft.

5. Die idealisierte Ausformung der Zahnbögen

Nach der Vollendung der oben genannten Phasen werden vor dem Einsetzen der idealen Bögen ein Ober- und ein Unterkiefer-Utilitybogen mit idealen Sektionsbögen oder ein Vierkant-Twistbogen eingefügt, die jeweils bis zur nächsten Sitzung die notwendige Nivellierung bewirken. Danach kann dann ein .016 x .016 oder ein .016 x .022 blauer Elgiloy-Idealbogen eingefügt werden. Bei der weiteren Anwendung von Klasse-II-Gummizügen wird ein gerader Idealbogen mit idealer Bogenform eingesetzt.

6. Die Schlußbehandlung

Wurden Bänder benutzt, so werden die sogenannten »Endbehandlungsbögen« eingesetzt, um den Restlückenschluß zu erreichen. Die Bänder auf den Eckzähnen und den ersten und zweiten Prämolaren werden entfernt und dafür .018 x .022 Endbehandlungsbögen eingesetzt. Der untere dieser Bögen wird aktiviert; der obere Bogen dagegen wird nicht aktiviert, aber es werden Klasse-II-Gummizüge angewendet, um die restlichen Bandlücken zu schließen. Nachdem die Restlücken geschlossen sind, können Abdrücke für die Anwendung eines Oberkiefer-Ricketts-Retainers oder eines Unterkiefer-4x4-Lingualretainers angefertigt werden. Bei den Anwendungen der direkten Klebeverfahren kann dieser Schritt unterlassen werden, da keine Notwendigkeit zum Restlückenschluß besteht. Die Abdrücke für die Retainer können sofort gemacht werden.

Eines der Prinzipien der Bioprogressiven Therapie besteht darin, die Seitenzahnsegmente und den Frontzahnüberbiß überzubehandeln. Dabei ist es notwendig, den vertikalen Überbiß und die sagittale Stufe überzukorrigieren, damit man auch die Seitenzahnsegmente überkorrigieren kann. Somit wird der Oberkieferretainer nach Rikketts eingesetzt, wenn die Seitenzahnsegmente überkorrigiert sind. Der mesiopalatinale Anteil des Kunststoffs des Retainers wird leicht abgeschliffen, damit die Muskelfunktion den Seitenzähnen die Möglichkeit gewähren kann, in ihre richtige Stellung zu finden. Der Molarenanteil des Retainers wird distopalatinal ausgeschliffen, damit die Molarenrotation aufrechterhalten werden kann. Der untere Zahnbogen trägt einen 4x4-Lingualretainer, damit die aufrechte Position der ersten Prämolaren und die leicht nach labial verschobene Stellung des distalen Kontaktpunktes des seitlichen Schneidezahns mit dem mesialen Kontaktpunkt des Eckzahnes erhalten bleibt.

Man kann aber auch den Fall als Modell in einen einstellbaren Artikulator eingipsen und eine Positioner-Aufstellung machen. Das Prinzip der Überkorrektur wird trotzdem aufrechterhalten. Der Positioner wird so konstruiert, daß er ein oder zwei Millimeter über den Unterkieferzahnbogen übergreift und etwa am Bereich der Zahnhälse der oberen Zähne endet. Somit wird es möglich, sofort einen Unterkiefer-4x4-Retainer einzugliedern. Der Positioner wird dann das genaue Einspielen der Zähne in eine gute Artikulation erlauben. Nähere Einzelheiten über die Schlußbehandlung werden im nächsten Teil beschrieben.

Die Reihenfolge der Anwendung der biomechanischen Hilfsmittel bei Nicht-Extraktionsfällen der Angle'Klasse II/2 mit Tiefbiß

Vorbringen, Torquekontrolle und Intrusion der oberen Schneidezähne

Bandanlage an den Molaren 16 und 26 und den oberen Schneidezähnen 12, 11, 21, 22 und Einsetzen eines .016 x .022 Utilitybogens aus blauem Elgiloy. Es kann sein, daß der Utilitybogen nur die mittleren Schneidezähne umfaßt oder eine horizontale T-Schlaufe zwischen den mittleren und den seitlichen Schneidezähnen trägt. 125–150 p Intrusionskraft auf die vier oberen Schneidezähne mit annähernd 15 mm oder mehr anteriorer Aufbiegung. Die oberen Molaren müssen mit einem oberen Utilitybogen stabilisiert werden. Anwendung von Sektionsbögen und Headgear oder Lingualbögen zur Stabilisierung der Molaren.

Intrusion der unteren Schneidezähne und der Eckzähne

Die unteren Molaren 46, 36 und die unteren Schneidezähne 42, 41, 31, 32 werden gebändert. Ein .016 x .016 Utilitybogen aus blauem Elgiloy wird mit einer Kraft von 60 p zur Intrusion der unteren Schneidezähne und zur Aufrichtung der unteren Molaren eingegliedert.

Die unteren Molaren können sich mit geringem bukkalem Wurzeltorque und entsprechenden Verankerungsvorbereitungen aufrichten.

Nachdem die unteren Schneidezähne intrudiert sind, werden die unteren Eckzähne 43 und 33 mit Bändern versehen, und es wird jeweils ein Intrusionssegmentbogen eingegliedert. Eine andere Möglichkeit zur Intrusion der Zahne 43 und 33 stellen elastische Ligaturen an eine Schlaufe im horizontalen Brückenteil des Utilitybogens dar.

Ausformung der Seitenzahnsegmente und Korrektur der Klasse-II-Verzahnung

A. Die unteren Seitenzahnsegmente werden ausgeformt; auf die Zähne 45, 44, 34 und 35 werden zur Korrektur eventuell vorhandener Rotationen Bänder angebracht, mit Rundbögen, Twistflex oder horizontalen T-Segmenten als Hilfsbögen in Verbindung mit dem unteren Utilitybogen. Elastische Ligaturen an die lingualen Laschen werden benutzt, um eine reziproke Rotation durchzuführen.

B. Es erfolgt die Ausformung der oberen Seitenzahnsegmente. Zuerst werden die Zähne 15, 14, 13, 23, 24 und 25 mit Bändern versehen und danach die oberen Seitenzahn-Segmentbögen eingegliedert, die eine Auswärtsbiegung für den Eckzahn und eine starke Bajonettbiegung mesial der oberen Molaren haben, damit diese Zähne nach distal rotiert werden. Schwere 5/16-Gummizüge werden 20 Stunden am Tag getragen.

**Lückenschluß
im Bereich der
oberen Schneidezähne**

A. Die Intrusion der oberen Schneidezähne mit einem Utilitybogen wird fortgesetzt, bis der tiefe Überbiß im Bereich der Schneidezähne auf ein Kante-Kante-Verhältnis korrigiert ist.

B. Der Lückenschlußtorque und das Nivellieren der oberen Schneidezähne – entsprechend den vorher korrigierten Seitenzahnsegmenten – werden jetzt durchgeführt, indem ein mit einer Stufe versehener Doppeldelta-Retraktionsbogen oder, falls mehr Torque benötigt wird, ein Torquebogen mit umgekehrten Vertikalschlaufen eingegliedert wird.

**Idealisierte Ausformung
der Zahnbögen**

Ideale koordinierte Bögen aus blauem Elgiloy .016 x .016 werden eingesetzt, damit sich eine natürlichere Zahnbogenform einstellen kann. Die oberen Schneidezähne haben 22° Torque, die seitlichen Schneidezähne 14° und die Eckzähne 7°, eingefräst in den Brackets. Die unteren Eckzähne haben einen lingualen Wurzeltorque von 7°. Der Schneidezahntorque sollte so durchgeführt werden, daß ein Interinzisalwinkel von 125° erreicht wird, der für die Stabilität sehr günstig ist.

Im Unterschied zu den klassischen Idealbögen fehlt hier die Auswärtsbiegung im Eckzahnbereich; zudem ist eine starke Biegung im Bereich der Molarenbajonetts vorgesehen.

Wenn die Zahnbogenform dies notwendig macht, können schwerere .016 x .022 oder .018 x .022 Bögen angewandt werden.

Schlußbehandlung

Ein progressives Entbändern sowohl der oberen als auch der unteren Seitenzahnsegmente durch Entfernung der Brackets und/oder Bänder auf den Zähnen 15, 14, 13, 23, 24, 25 und 45, 44, 43, 33, 34, 35 erlaubt den Lückenschluß auf kontrollierte Weise.

L-Schlaufen in einem .018 x .022 blauen Elgiloy-Bogen im Gebiet der Eckzähne erlauben den restlichen Bandlückenschluß. Es werden nur die Bögen im Unterkiefer aktiviert. Im Oberkiefer benutzt man die Schlaufe als Haken zum Einhängen leichter Klasse-II-Gummizüge. Auf diese Weise wird im Unterkiefer der Lückenschluß von distal ausgeführt und im Oberkiefer von anterior, so daß eine richtige Molaren- und Schneidezahn-Eckzahn-Beziehung erhalten bleibt. Leichte Mittellinienkorrekturen können während dieser Zeit noch durch die Anwendung von überkreuzten Gummizügen ausgeführt werden. Der Patient wird in dieser Schlußbehandlungsphase alle zwei Wochen einbestellt.

Die Reihenfolge der Anwendung der biomechanischen Hilfsmittel bei der Behandlung eines Nicht-Extraktionsfalles der Angle'-Klasse II/2 mit Tiefbiß

1

Oberkiefer
Die oberen Molaren und Schneidezähne werden mit Bändern bzw. Brackets versehen. Die oberen Schneidezähne werden mit einem Utilitybogen aus blauem Elgiloydraht .016 x .016 oder .016 x .022 vorgebracht, getorquet und intrudiert; die mittleren Schneidezähne werden dabei bis zur Stellung der seitlichen Schneidezähne vorgebracht. Danach werden die mittleren und seitlichen Schneidezähne gleichzeitig intrudiert. Die distale vertikale Stufe sollte am Molarenröhrchen abgestützt sein, damit sie das Vorbringen der Schneidezähne bewirken kann. Der vordere Teil sollte etwa 5 mm oder mehr von den Schneidezähnen abstehen. Er sollte gut konturiert sein, wobei eine V-Biegung im vorderen Teil des Bogens hilft, daß die richtige Kontur aufrechterhalten bleibt. Die oberen Molaren werden gegen eine Kippung durch .016 x .016 Segmente im Prämolarenbereich stabilisiert.

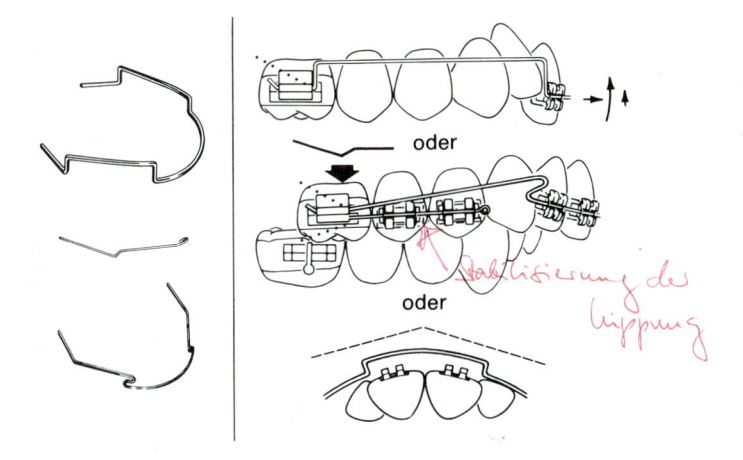

2

Oberkiefer
Bei andauernder Verwendung der Utilitybögen zum Torque und zur Intrusionskontrolle der oberen Schneidezähne werden die Eckzähne im Oberkiefer und, falls nicht schon früher geschehen, auch die Prämolaren mit Bändern oder Brackets versehen. Das Ausnivellieren der Seitenzähne erfolgt mit T-Segmenten oder einem fortlaufenden Runddraht. Ist eine Nivellierung nicht notwendig, werden sofort Zugsegmente eingesetzt, und man läßt den Patienten starke Klasse-II-Gummizüge tragen.

Unterkiefer
Ist ein adäquater Overjet vorhanden, so werden die unteren Schneidezähne und die Molaren mit Bändern oder Brackets versehen. Ein unterer .016 x .016 blauer Elgiloy-Utilitybogen mit 60–75 p Kraft wird zur Intrusion der Schneidezähne und zur Molarenaufrichtung eingesetzt. Die Prämolaren und die Eckzähne können mit Bändern oder Brackets versehen werden, und auch ein Stabilisierungssegment kann eingefügt werden. Auch Modifikationen des grundlegenden Utilitybogens können angewandt werden – in Abhängigkeit von den speziellen Behandlungszielen (sichtbar gemachten Behandlungszielen). Beispiel: Modifikation des Protrusions-Uilitybogens.

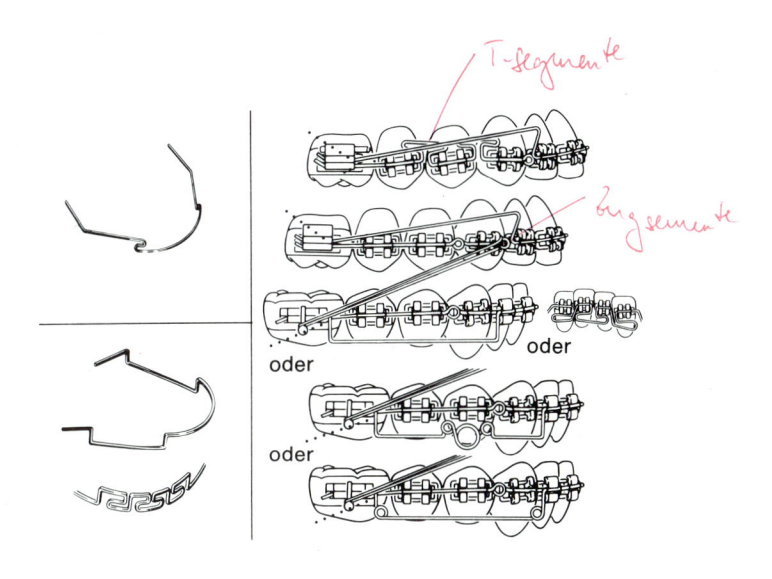

3

Oberkiefer:
Es erfolgt eine intraorale Aktivierung des Utilitybogens zur Fortführung der Schneidezahnintrusion. Sollten Klasse-II-Gummizüge noch nicht getragen werden, so beginnt man jetzt hiermit.

Unterkiefer:
Ein elastischer Faden wird vom unteren Eckzahnbracket an eine kleine Schlaufe auf dem Brückenteil des unteren Utilitybogens angebracht, um die Eckzahnintrusion zu bewerkstelligen. Es wird ein .016 x .022 oder .016 x .016 Utilitybogen zur Stabilisierung und zur Verbesserung der Torquekontrolle eingesetzt. Stabilisierungssegmente sollten während der Phase der Eckzahnintrusion benutzt werden. Nach der Eckzahnintrusion können, falls notwendig, T-Segmente oder ein darüber ligierter Twistflex oder ein ähnlicher Bogen zur Ausformung der Seitenzahnsegmente benutzt werden.

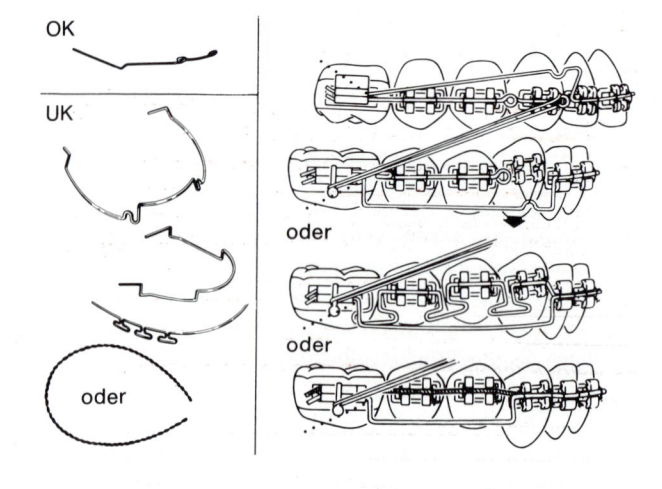

4

Oberkiefer:
Es gibt vier Möglichkeiten zur Kontrolle der Schneidezähne:
1. den Torque-Utilitybogen;
2. den Kontraktions-Utilitybogen;
3. den Doppeldelta-Utilitybogen;
4. den fortlaufenden Doppeldeltabogen.

Wenn die Seitenzahnsegmente ausgeformt sind, wird einer der oben genannten Bögen zur Torquekontrolle, Intrusion, Kontraktion und Nivellierung im Schneidezahngebiet angewandt. Eine hintere vertikale Stufe oder eine starke Bajonettbiegung sollte mesial des zweiten Prämolars liegen, damit genügend Raum zur späteren Aktivierung vorhanden ist. Klasse-II-Gummizüge werden während der Rückführung der Schneidezähne getragen, wobei diese allerdings an den Segmentbögen und nicht an den Schneidezähnen (!) eingehängt werden.

Unterkiefer:
Ein Stabilisierungs-Utilitybogen wird im Unterkiefer eingesetzt, um die Torquekontrolle zu idealisieren und aufrechtzuerhalten. Es können zusätzliche Bögen angewandt werden, um die Rotation, den Lückenschluß und die Nivellierung im Seitenzahngebiet vorzunehmen. In diesem Stadium sollten dann die idealen Bögen, falls möglich, eingesetzt werden.

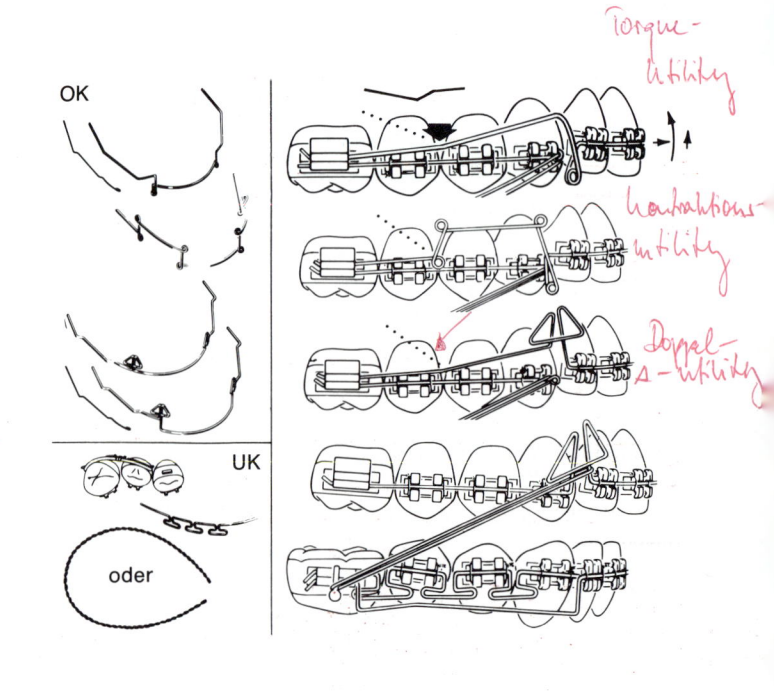

Die Reihenfolge der Anwendung bei Dysgnathien der Angle'Klasse II/2

5

Oberkiefer

Im Oberkiefer werden ideale Bögen aus blauem Elgiloydraht .016 x .016 oder .016 x .022 eingegliedert. Falls eine zusätzliche Torquekontrolle und eine stärkere Kontrolle über die Zahnbogenform notwendig ist, sollte man .016 x .022 blauen Elgiloydraht anwenden. In der Standard-Bioprogressiv-Technik werden seitliche Giebelbiegungen, Auswärtsbiegungen für die Prämolaren und Molarenbajonetts eingebogen. Falls die Dreifach-Kontrolltechnik benutzt wird, kann ein gerader Bogen eingegliedert werden.

Unterkiefer:

Es werden ideale Bögen aus .016 x .016 oder .016 x .022 oder .018 x .022 blauem Elgiloydraht eingegliedert. Seitliche Giebelbiegungen, Auswärtsbiegungen für die Eckzähne und Molarenbajonettbiegungen werden eingebogen. Der bukkale Wurzeltorque wird in den Idealbögen bis zum Bereich der ersten Prämolaren eingebogen. Falls die Dreifach-Kontrolltechnik zur Anwendung kommt, wird ein durchlaufender Bogen eingesetzt.

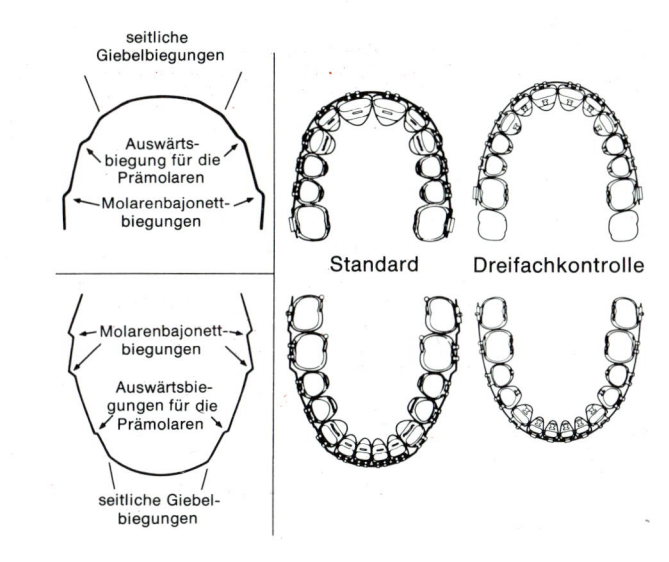

Standard   Dreifachkontrolle

6

Oberkiefer

Zum Restbandlückenschluß wird ein Endbehandlungsbogen eingesetzt. Es handelt sich um einen Bogen mit L-Schlaufen aus .018 x .022 blauem Elgiloydraht. Er wird nicht aktiviert. Falls Klebebrackets benutzt wurden, werden diese Bögen zum Restlückenschluß nicht mehr notwendig.

Unterkiefer

Einsetzen eines Bogens zur Schlußbehandlung und zum Restbandlückenschluß. Sich schließende horizontale L-Schlaufen in einem .016 x .022 blauen Elgiloydraht werden eingegliedert und 1–2 mm aktiviert. Starke Klasse-II-Gummizüge werden 20 Stunden pro Tag getragen. Die Kontrollsitzungen erfolgen alle zwei Tage. Für den Fall, daß Klebebrackets benutzt wurden, werden diese Bögen zum Restlückenschluß nicht mehr notwendig.

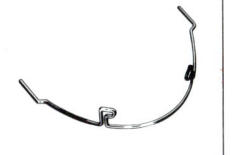

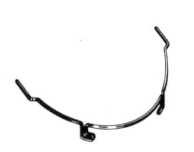

Zu beachten: Keine Abbiegung hinter dem Molar im Oberkiefer!

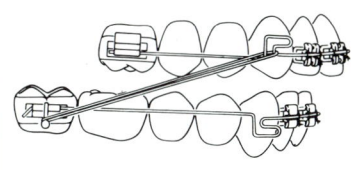

Zu beachten: Der Unterkieferbogen wird dadurch aktiviert, daß das distale Ende des unteren Bogens hinter dem Molarenröhrchen abgebogen wird.

Kapitel 12
Die Verfahren der Schlußbehandlung und der Retention

Die Verfahren der Schlußbehandlung und der Retention werden in der Bioprogressiven Therapie bereits in den Anfangsstadien als Teil der gesamten Behandlung in Betracht gezogen. Eine genaue Vorstellung der am Ende der Behandlung zu erreichenden Gesamtziele sollte die Ziele jedes einzelnen kieferorthopädischen Behandlungsschrittes bestimmen. Einer der größten Vorteile der sichtbar gemachten Behandlungsziele liegt in der Bestimmung spezifischer Endresultate bereits zu Beginn der Behandlung. Die sichtbar gemachten Behandlungsziele ziehen dabei die morphologischen und funktionellen Variationen aufgrund des Gesichtstyps in Betracht und schlagen auf dieser Grundlage den notwendigen Torque für die Ausformung des Schneidezahnsegmentes vor, ebenso die Zahnbogenformen und die Zahnstellung selbst (die von der individuellen Fazialachse abhängig ist). Somit wird die »kephalometrische Aufstellung« der sichtbar gemachten Behandlungsziele ein wichtiges Werkzeug für die Dar- und Vorstellung der Schlußbehandlung.

Der Managementberater STEPHEN COVEY hat die folgenden vier Hauptvorteile zusammengestellt, welche das Verfahren bietet, eine Planung mit dem Endresultat als Ziel zu beginnen:

1. Man weiß dann, wo man endet – unter der Voraussetzung freilich, daß man weiß, wo man zu Anfang ist.

2. In Kenntnis dieser beiden Grenzpunkte hat man eine solide Basis, um alle wichtigen Entscheidungen zu treffen, auf die man stoßen wird. Die wichtigste von ihnen besteht natürlich darin, wie man von da, wo man ist, zu dem Punkt gelangt, zu dem man kommen will.

3. Wenn wir das gewünschte Resultat am Ende eines schwierigen Denk- und Handlungsprozesses vor Augen haben, können wir mit unseren Energien viel besser haushalten. Haben wir dagegen nur eine vage Idee von dem, was wir anstreben, so werden unsere Anstrengungen unkoordiniert sein. Wir bleiben dann häufig an Teilfragen hängen, weil wir über keine genaue Konzeption verfügen.

4. Haben wir uns dagegen klare, präzise Behandlungsziele und eine relative Freiheit in den Behandlungsverfahren gesetzt, so werden fast unbegreifbare geistige Kräfte in uns frei, die auf die Erfüllung dieser Ziele gerichtet sind.

Jeder Kieferorthopäde hat ein klares Bild von der idealen Okklusion vor Augen, die er am Ende seiner Behandlung erreichen will. Dieses Bild wurde durch unsere Ausbildung in den Grundsätzen über die Okklusion geschaffen, die entsprechend den Lehren von ANGLE und seinem klassischen Bild des Old-Glory-Schädels begann, der eine Okklusion im Seitenzahngebiet zeigte, von der unsere Klassifikationen der Fehlbildung herstammen.

STOLLER benutzte das »Angle' Molarenverhältnis«, um die Notwendigkeit zu zeigen, daß der obere und der untere Molar rotiert werden müssen, damit die Eckzähne und die Prämolaren genau passen. HAYES NANCE zeigte, daß die Mesialrotation der oberen Molaren eine Mesialeinstellung des oberen Eckzahns um 3–4 mm verursachen kann.

RICKETTS interpretierte die »Angle' Okklusionslinie« so, daß sie einer Linie durch die Approximalkontakte der hinteren Zähne entspricht und etwas unter den Kontaktpunkten der Frontzähne verläuft. Auf dieser Linie ordnen wir unsere Brackets bei den einzelnen Zähnen an, um eine richtige Funktion zwischen den Höckern und den Randleisten zu erreichen und so die notwendigen okklusalen Stops zu bekommen.

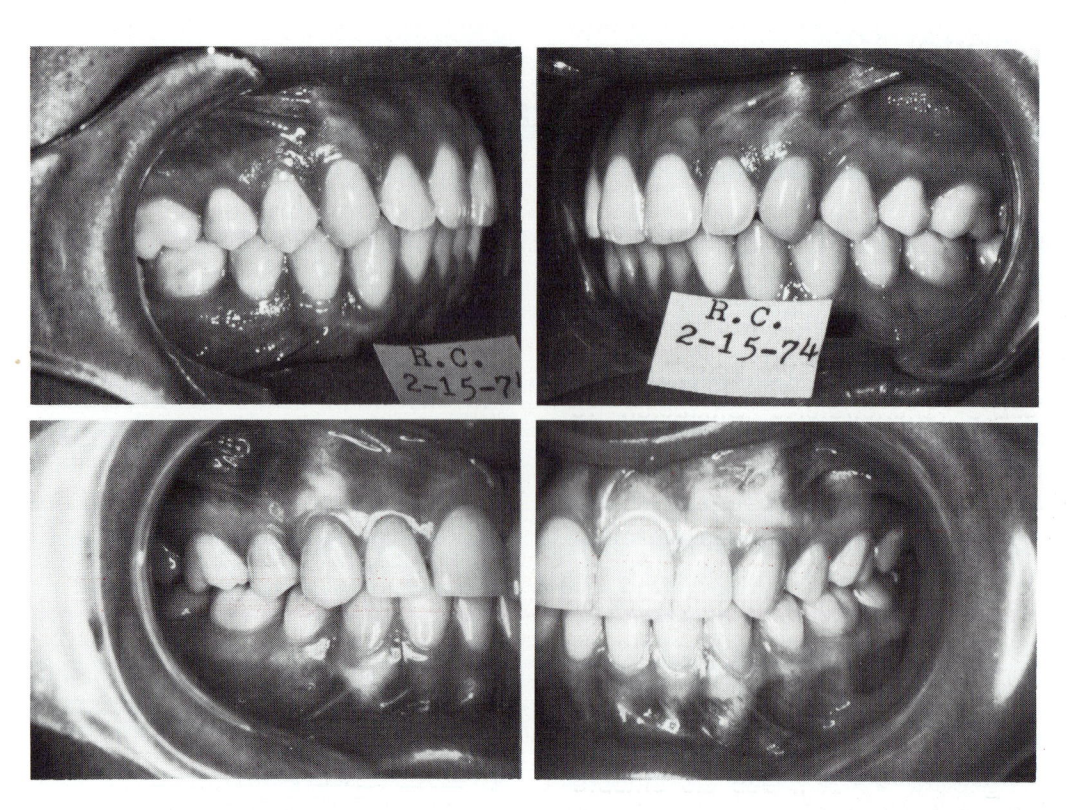

Abb. 1: Jeder Kieferorthopäde macht sich ein Bild von den idealen kieferorthopädischen Okklusionen. Bestimmte Einzelheiten sind dabei für ihr Erreichen sowohl im Nicht-Extraktionsfall (obere Reihe) als auch im Extraktionsfall (untere Reihe) nötig.

Verpflichtung und Motivation sind unbedingt notwendig

Zu unserer Vorstellung von funktionaler Okklusion und dem notwendigen Ineinanderfügen der Zähne gehört auch die Verpflichtung, das Erreichen dieses Ziels ernsthaft anzustreben. Die Grundlage für die Chance, alle unsere Behandlungsziele zu erreichen, liegt in der Motivation des Kieferorthopäden und seiner Mitarbeiter, diese Verpflichtung und Motivation auf den Patienten zu übertragen, um nicht irgendwo vorher mit einem Kompromiß zu enden. Um gute Endresultate der kieferorthopädischen Behandlung zu erreichen, braucht man im allgemeinen einen Patienten, der eine Verpflichtung fühlt, bei der Behandlung mitzuarbeiten. Bei der endgültigen Analyse zeigt sich als wichtigster Faktor der kieferorthopädischen Behandlung die Kooperation des Patienten, und seine Teilnahme an der Behandlung wird durch Wissen, Verpflichtung und Information verbessert.

Verschiedene Okklusionskonzeptionen

Es gibt viele Okklusionskonzeptionen, die das exakte Passen der Zähne beschreiben. Wir wollen die verschiedenen Gesichtspunkte und Richtungen, die jeder von uns vertritt, im folgenden beschreiben:

1. *Die ideale Okklusion* wird vielleicht nie in der Natur gefunden. Man stellt sich darunter eine Okklusion vor, bei der sich die in Größe und Form idealen einzelnen Zähne perfekt ineinander fügen und in einem idealen Zahnbogen ausgeglichen und in Harmonie miteinander stehen. Sie stellt eine Okklusion dar, in der jede schiefe Ebene und jeder Stop perfekt ist und jeder Zahn für sich eine ideale Stellung in seinem Zahnbogen hat und schließlich auch mit dem Antagonisten im anderen Zahnbogen perfekt artikuliert.

2. *Die normale Okklusion* besteht in einer unbehandelten natürlichen Okklusion, die innerhalb der normalen Spielbreite der Variation liegt, was die verschiedenen Messungen zur Bestimmung der Okklusion und Artikulation betrifft. Dieser normale Umfang der Variation repräsentiert zwei Drittel der Bevölkerung und schließt die extremen Werte an jedem Ende der normalen Gauß'schen Verteilungskurve aus.

3. *Die rekonstruierte Okklusion* repräsentiert alle Formen von zahnheilkundlich wiederhergestellter Okklusion, wobei die Fähigkeit, die verschiedenen Kieferbewegungen aufzunehmen, von großer Bedeutung ist. Bei diesen Fällen wurden die Okklusion und Artikulation so geschaffen, daß sie den Funktionsbahnen, die für den individuellen Fall festgestellt wurden, entsprechen – das heißt, die Zähne sind so aufgestellt worden, daß sie entsprechend den Funktionsabläufen in diesem speziellen Fall »richtig« stehen.

4. *Die kieferorthopädische Okklusion* ist die Form der Okklusion, die zum Zeitpunkt der Entfernung der Bänder oder der aktiven Geräte gegeben ist. Die Bioprogressive Therapie schlägt dabei die Konzeption der Überbehandlung vor, um so die ursprüngliche Dysgnathie und die ursprünglich vorhandene Fehlfunktion zu kompensieren. Bei der Behandlung von Patienten mit Dysgnathien der Klasse I oder II werden die Zähne des oberen Zahnbogens im Verlaufe der Endbehandlung denen des unteren Zahnbogens angepaßt. Die einzelnen Zähne werden dabei »überbehandelt« und so aufgestellt, daß Zustände, die dem normalen Durchbruchsverhalten entsprechen, simuliert werden. Die Grundidee in diesem Fall besteht darin, daß die natürlichen Durchbruchskräfte und die natürlichen Okklusionskräfte sich mit denen der Physiologie und des Wachstums verbinden und daß es auf diese Weise den Zähnen möglich wird, die entsprechend den individuellen Gegebenheiten günstigsten Stellungen auf eine funktionelle Weise einzunehmen. Grundannahme ist dabei, daß kein Kieferorthopäde die Zähne so genau einstellen kann, wie die miteinander funk-

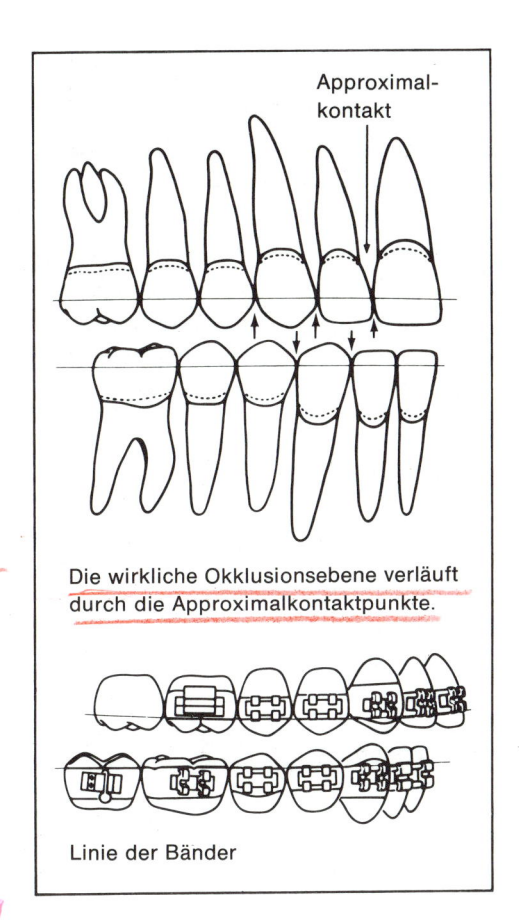

Abb. 2: Okklusionslinie nach Ricketts.

tionierenden schiefen Ebenen und Höcker dies tun können, wenn sie richtig zueinander passen. Unsere Überbehandlung ist deshalb ein Versuch, die natürlichen biologischen Tendenzen durch eben diese Überbehandlung umzukehren, um danach der normalen natürlichen Funktion zu erlauben, die Zähne in die für das Individuum beste Artikulation einzustellen. Die Behandlungsgeräte der Bioprogressiven Therapie sind für diese Überbehandlung angelegt.

Die Behandlung mit Sektionsbögen

Die Bioprogressive Therapie empfiehlt die Anwendung von Sektionsbögen, wobei die Seitenzahnsegmente getrennt von den Schneidezähnen behandelt werden. Durch die Segmentbogenbehandlung ergeben sich folgende Vorteile: Die Überbehandlung der Seitenzahnokklusion kann durchgeführt werden, während gleichzeitig Intrusion, Torque und Retraktion der Schneidezähne effektiv bewerkstelligt werden können – dank einer sehr effi-

Abb. 3: Die ideale kieferorthopädische Okklusion in der Schlußbehandlungsphase

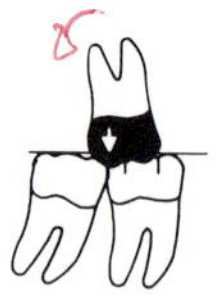

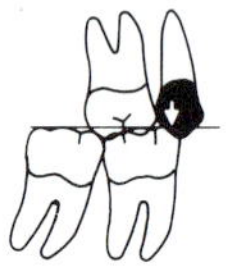

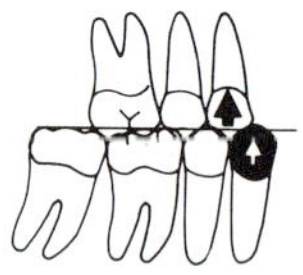

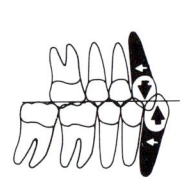

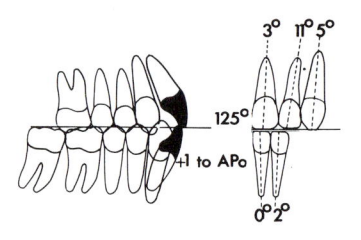

Zähne	Torque	Neigung	Rotation	Begründung	Bandanlage
16, 26	0°	distale Wurzelneigung	15° Distalrotation; die Linie durch den distobukkalen und den mesiopalatinalen Halter soll zur Distalseite des gegenüberliegenden Halters zeigen.	Die Okklusionskräfte sollen durch den molaren Pfeiler gehen. Um eine Klasse-I-Verzahnung im Bereich der Zähne 15, 14, 13, 23, 24, 25 zu erreichen, ist genaues Passen zum lingualen Höcker notwendig. Die mesiolingualen palatinalen Höcker der Zähne 16 und 26 sollen in die zentralen Gruben der Zähne 46 und 36 eingepaßt werden.	Die Bänder sollen bei der distalen Randleiste geringfügig tiefer gesetzt werden. Der distobukkale Höcker des oberen Sechsjahrmolars soll etwas mehr okklusal zu sehen sein. Durch den Zusammenbiß wird der Zahn in die normale Stellung gebracht. Letzte Bandanpassung distal-palatinal.
15, 25	0°	0°	Leichte Mesialrotation.	Leicht extrudiert, um Schlüssel der Okklusion und ein genaues Plazieren des palatinalen Höckers zu erreichen.	Bandanlage weiter zervikal. Distale Randleisten der Zähne sollten mit den mesialen Randleisten der Zähne 46 und 36 in Kontakt stehen. Die palatinalen Höcker der Zähne 15 und 25 sollen sich in der distalen Grube des jeweiligen unteren zweiten Prämolars befinden. Letzte Bandanpassung auf der bukkalen Seite.
14, 24	0°	0°	Leichte Mesialrotation; Auswärtsbiegung um 2–3 mm.	Um den oberen Eckzahn mit den unteren ersten Prämolaren in Kontakt zu bringen; um einen Frühkontakt mit vestibulär stehenden Zähnen 44 und 34 zu vermeiden; um den lingualen Höcker in die distalen Grübchen der Zähne 44 und 34 zu plazieren.	Normale Plazierung in bezug auf die Randleisten.
13, 23	7°	5°	0°	Palatinaler Wurzeltorque, um die Kaukräfte in den Bereich der Knochenplatte des Zahns zu bringen.	Tiefersetzen im distalen Bereich; gingival setzen.
12, 22	14°	8°	0°	Labial belassen. Retraktion der Seitenzahnsegmente.	Tiefersetzen im distalen Bereich, um die 11° zu bekommen.
11, 21	22°	3°	0°	Leichte Divergenz der Zahnachsen zur Verhinderung von Lücken.	Tiefersetzen der Distalfläche.

Die Verfahren der Schlußbehandlung und der Retention 231

Zähne	Torque	Neigung	Rotation	Begründung	Bandanlage
41, 31	0°	0°	0°	Die Anatomie wird den Zahn zu den idealen 16° in bezug auf die Okklusionsebene bringen.	Gerade – auf der maximalen Höhe der Kontur.
42, 32	0°	0°; leicht distale Neigung möglich	0°	Die Anatomie wird den Zahn zu den idealen 16° in bezug auf die Okklusionsebene bringen.	Möglicherweise leicht im mesialen Bereich tiefer gesetzt – auf der maximalen Höhe der Kontur.
43, 33	7°	5°	Hinter dem mittleren seitlichen Schneidezahn Kontakt geringfügig weiter nach lingual versetzt. Leichte Distaldrehung. Bei schmalen Bögen stehen die unteren Eckzähne lingual in bezug auf die mesialen Kontaktpunkte der ersten Prämolaren.	Wenn es zu einem Bruch des Kontaktpunktes kommt, können die Eckzähne Abstand hinter den seitlichen Schneidezähnen einnehmen, so daß es nicht zu einer Mesialbewegung in bezug auf die Zähne 42, 41, 31, 32 durch Vorkippung der Eckzähne kommt.	Geringfügig tiefer auf der distalen Seite und geringfügig weiter gingival setzen.
44, 34	0°–10°	2°–3° der distalen Wurzel	0°; Rotation 2–3 mm in bukkaler Richtung. Den lingualen Höcker in die distale Fissur des unteren ersten Prämolars einrotieren.	Auf diese Weise können die palatinalen Abhänge der Zähne 13 und 23 bei der Eckzahnführung Kontakt erhalten. Erstes Gebiet für Frühkontakte.	Leicht gingival, um die Zähne in Okklusion zu bekommen.
45, 35	10°–20° Progressiver bukkaler Wurzeltorque	0°	0°	Um ein genaues Einpassen der Zähne 15 und 25 als Schlüssel der Okklusion zu erlauben.	Deutlich nach okklusal, um einen besseren Sitz zu erhalten und den Zahn zu intrudieren. Beim Extraktionsfall tiefer setzen im mesialen Bereich.
46, 36	35°	5° distal	Distal rotiert (so daß der distale Höcker in der Nähe des Zentrums des unteren zweiten Molars auftritt) gilt 12°.	Um eine Distalrotation des oberen ersten Molars zu erlauben; um eine distale Wurzelkippung des oberen ersten Molars zu erlauben; um dem unteren Molar zu ermöglichen, die distalen Abhänge der Zähne 15 und 25 zu berühren.	Geringfügiges Tiefersetzen der mesialen Seite in bezug auf die Randleisten. Die Mitte des Röhrchens sollte im Bereich des mittleren bukkalen Grübchens liegen. Letzte Feinanpassungen des Röhrchens.
47, 37	45°	5° mesial	6° distal	Beginn in der Spee'schen Kurve. Den Kondylus in der Fossa in anteriorposteriorer Richtung unterstützen.	Entsprechend den Randleisten. Das Röhrchen soll im Bereich des bukkalen Grübchens zu liegen kommen.

Abbildung 4

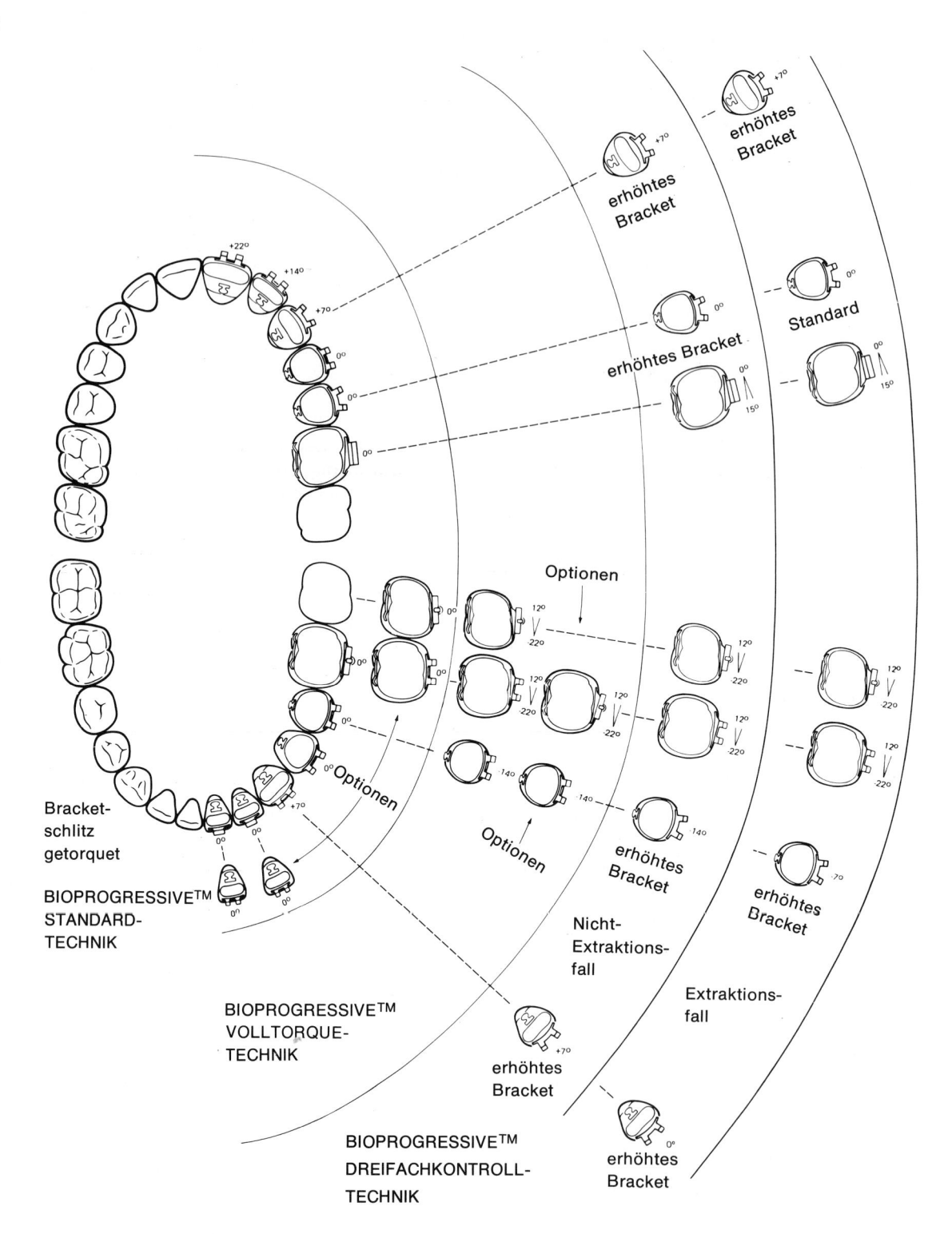

Bioprogressive™-Standard-Technik

Winkelung

Torque

Abb. 5: Ursprüngliche Aufstellung der Bioprogressiven Standard-Technik in drei verschiedenen Dimensionen. Torque war für die oberen Schneidezähne und alle vier Eckzähne eingebaut. Die Bänder waren in Bezug zu den Randleisten gesetzt. Torque war noch im Bereich der unteren Seitenzahnsegmente notwendig; die einzelnen Aus- und Einwärtsbiegungen, der Torque und die Zahnbogenform mußten vom Kieferorthopäden eingebogen werden.

Bioprogressive™ Volltorque-Technik

Winkelung

Torque

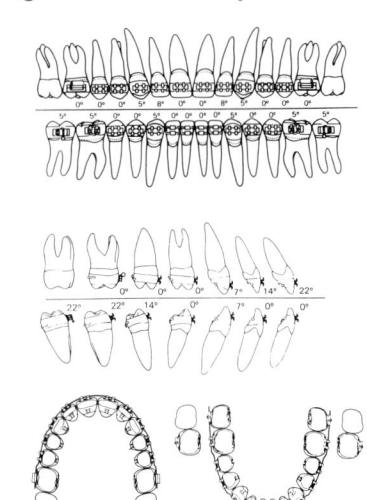

Abb. 6: Bei der Bioprogressiven Technik wurde die Standardaufstellung im Oberkiefer benutzt, aber im Unterkiefer wurde ein Torque- und Rotationsröhrchen für die unteren Molaren und ein Torquebracket für den unteren zweiten Prämolar benutzt. Auf diese Weise war es möglich, zusätzliches starkes Torquen des Bogens während der Schlußbehandlungsschritte zu vermeiden, und es wurde auch noch eine Verstärkung der Verankerung erreicht.

Bioprogressive™ Dreifachkontroll-Technik für Nicht-Extraktionsfälle

Winkelung

Torque

Erhöhte Brackets

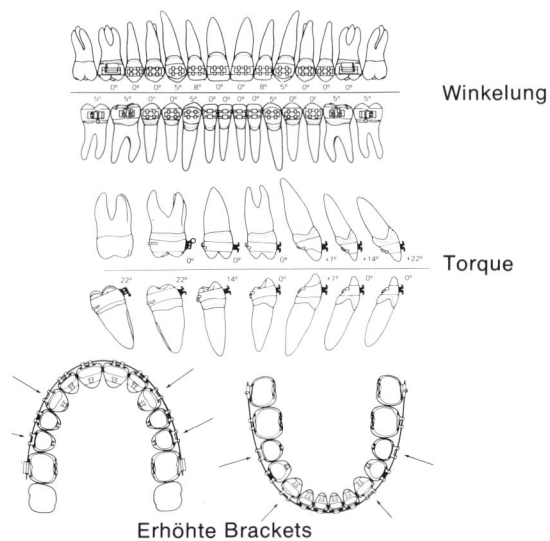

Abb. 7: Eine Aufstellung für die Bioprogressive Dreifachkontroll-Technik mit den einzelnen Faktoren für die Überbehandlung in bezug auf Torque und Rotationen; auch die Vorkehrungen zur Überbehandlung im Bereich der oberen Seitenzahnsegmente sind gegeben. Das erhöhte Bracket wurde für alle Eckzähne und zweiten Prämolaren entworfen; so kann ein Bogen ohne Einwärts-Auswärts-Biegung in der Phase des idealen Bogens verwendet werden.

Biogrogressive™ Dreifachkontroll-Technik für Extraktionsfälle

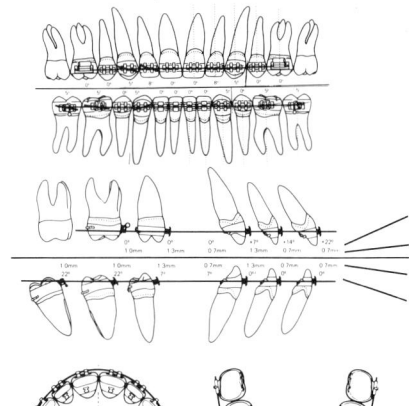

Torque bzw. Brackets
Höhe des Röhrchens
Höhe des Röhrchens
Torque

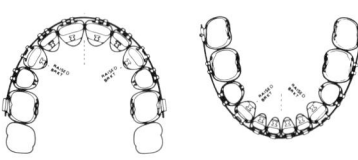

Höhe der Schlösser und Röhrchen in bezug auf den Bogen

Abb. 8: Die Aufstellung für die Behandlung von Extraktionsfällen unter Verwendung der Bioprogressiven Dreifachkontroll-Technik unterscheidet sich von der bei Nicht-Extraktionsfällen dadurch, daß die Prämolarenbänder nicht erhöht sind und daß der Torque im unteren zweiten Prämolar auf 7° und in den unteren Eckzähnen auf 0° verändert wird. Die Auswärtsbiegung, der Torque und die Rotation bei den Molaren und den Schneidezähnen bleiben gleich.

zienten Kraftanwendung und der Möglichkeit, die Wurzeln der Zähne unter Berücksichtigung der Kortikalisabstützung zu bewegen. Legt man Klasse-II-Gummizüge an die Segmentbögen im Seitenzahnbereich an, so beanspruchen sie die Verankerung des unteren Zahnbogens nicht so stark und helfen sogar dabei, die gewünschte Überbehandlung zu erreichen.

Die Vorfertigung der Behandlungsgeräte

Die Vorfertigung der Behandlungsgeräte ist eines der grundlegenden Prinzipien der Bioprogressiven Therapie, die daraus zusätzliche Effektivität zum Erreichen qualitativ hochstehender Behandlungsergebnisse bezieht. So stellt die Entwicklung, ausgehend von der Bioprogressiven Standard-Technik (die ursprünglich Torque und Tip in den oberen Schneidezahn- und Eckzahnbändern eingebaut hatte) über die Bioprogressive Volltorque-Technik (für die Prämolaren und Molaren zur Auswärtsbiegung) bis zur Bioprogressiven Dreifachkontroll-Technik einen natürlichen Fortschritt in Einklang mit unseren Grundprinzipien dar.

Eine Vorfertigung der Bögen hilft bei der Anwendung und schafft größere Effizienz, wie dies bei den jetzt verfügbaren Dreifachkontrollgeräten der Fall ist. Utilitybögen, Retraktions- und Segmentbögen, Idealbögen und Endbehandlungsbögen können alle vorgefertigt und in einem Regal für Bögen aufbewahrt werden, wo sie als Auswahl für die verschiedenen Geräte des einzelnen Patienten leicht zu finden sind. Auch die neuen Klebeverfahren haben dabei geholfen, Geräte vorzufertigen.

Die grundlegenden Geräte der Bioprogressiven Therapie

Die Geräte der Bioprogressiven Standard-Technik, die seit 1962 benutzt werden, haben Torque in den Brackets der oberen Schneidezähne, der seitlichen Schneidezähne und der vier Eckzähne. Die oberen seitlichen Schneidezähne, alle Eckzähne und die unteren Molaren haben auch eine Winkelung oder einen Tip in den Brackets. Durch diese Art der Aufstellung zusammen mit den Auswärtsbiegungen und dem Torque, der individuell in den fortlaufenden Bogen eingebogen wird, ist es möglichlich, die Ziele der Überbehandlung der kieferorthopädischen Okklusion zu erreichen. Der Torque, der in die einzelnen Bögen eingebogen wird, erlaubt eine zusätzliche Kontrolle, die während der verschiedenen Anfangsbehandlungsbewegungen notwendig ist, bevor man zu den fortlaufenden Endbehandlungsbögen und den Einzelheiten der Schlußbehandlung selbst kommt.

Bei den *Geräten der Bioprogressiven Volltorque-Technik* wird mit dem Torque im Bereich der unteren zweiten Prämolaren sowie der unteren ersten und zweiten Molaren ein zusätzlicher Torque gegenüber der ursprünglichen Bioprogressiven Standard-Aufstellung eingeführt. Dieser zusätzliche Torque wird bei den idealen Schlußbögen benutzt, um die gleichen Ziele wie bei der ursprünglichen Biopro-

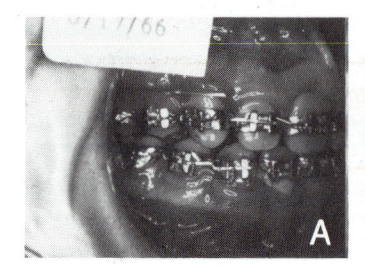

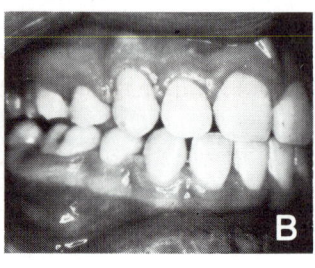

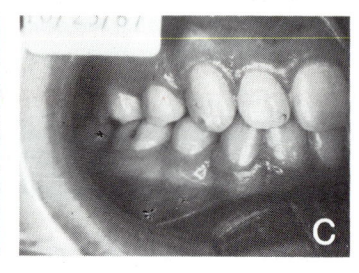

Abb. 9: Die Therapie mit Sektionsbögen und Utilitybögen (A) erlaubt eine Überbehandlung im Seitenzahnbereich des vertikalen Schneidezahnüberbisses und des Torques. Das Foto B zeigt einen Fall, der zum Zeitpunkt der Bandentfernung überbehandelt ist. Das Bild C zeigt denselben Fall zwei Monate später: Die Zähne haben sich in eine funktionierende Okklusion eingestellt.

gressiven Standard-Technik zu erreichen. Es kann allerdings möglich sein, daß während der ersten grundlegenden Bewegungen der Zähne, die dazu dienen, die Dysgnathie aufzuschließen, zusätzlicher Torque zur Verbesserung der Verankerung notwendig wird. Der zuerst benutzte untere Utilitybogen kann bis zu 45° Torque bei seinem ersten Einligieren vertragen. Bei den Geräten der Bioprogressiven Volltorque-Technik zeigte sich auch zusätzlich eine Rotation im unteren ersten und zweiten Molar.

Das Gerätesystem der Bioprogressiven Dreifachkontroll-Technik kombiniert jetzt die nach außen gerichteten Biegungen erster Ordnung mit der Neigung der Biegung zweiter Ordnung und dem Torque der Biegung dritter Ordnung. Auf diese Weise wird die Dreifachkontrolle erreicht, die notwendig ist, die Zähne in allen drei Ebenen des Raumes einzustellen und die notwendigen Bewegungen vorzunehmen, um das Ziel der überbehandelten kieferorthopädischen Okklusion zu erreichen. Auf diese Weise kann ein fortlaufender Bogen als endgültiger Idealbogen benutzt werden. Bei der Verwendung der Dreifachkontrollgeräte braucht man dem Endbehandlungsbogen weder Auswärtsbiegung noch Torque zu geben, da alle diese Biegungen bereits in das Gerät eingebaut sind. Manchmal muß allerdings zusätzliche Rotation oder zusätzlicher Torque bei den ersten Bögen eingebogen werden, die zum Aufschließen der ursprünglich vorhandenen Dysgnathie benutzt werden, oder auch, um zusätzliche Verankerungen während der Behandlung zu schaffen.

Die Funktion beeinflußt die Schlußbehandlung und die Retention

Die Kieferorthopäden sahen sich schon sehr früh gezwungen, die verschiedenen Elemente der normalen Physiologie und die Funktionen in der Schlußbehandlungsphase eines kieferorthopädischen Falles zu berücksichtigen, ebenso die Anpassungserscheinungen, die während der Retention eintraten. So ist zum Beispiel die

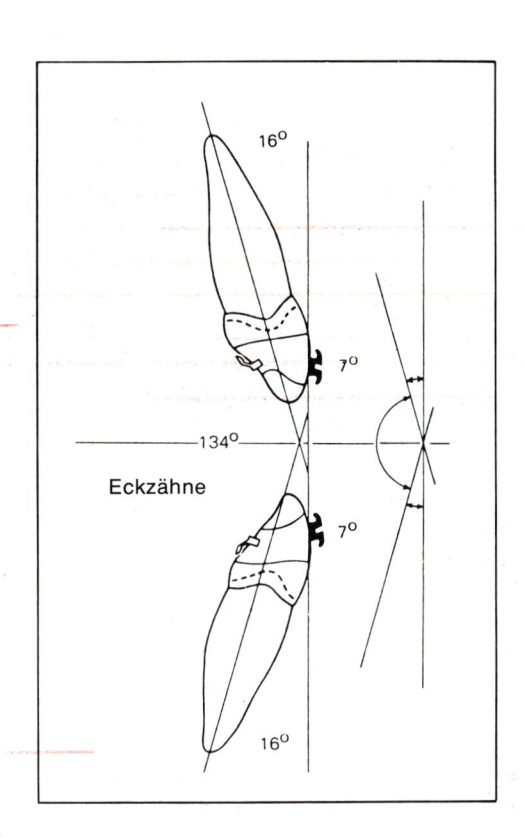

Abb. 10: Der Intereckzahnwinkel beträgt 134°. In den oberen und den unteren Eckzahnbrackets ist 7° lingualer Wurzeltorque eingebaut.

richtige Lokalisation und die Funktion des Kondylus des Kiefergelenks von ausschlaggebender Bedeutung für die Gesundheit und die Stabilität von Okklusion und Artikulation. In den Einführungskapiteln haben wir die normale Stellung des Kondylus, wie sie sich auf den Schichtaufnahmen des Kiefergelenks darstellt, sowie unsere Untersuchungen über seine Stellung bei verschiedenen Dysgnathien diskutiert. Eine normale Luftpassage — essentiell für den Respirationsprozeß, aber auch von Einfluß auf die Zungenlage und -funktion — ist von enormer Wichtigkeit für die Stabilität der Zahnbögen. Die Lippenfunktion und ihre verschiedenen Variationen haben einen großen Einfluß auf die Stellung und Stabilität der unteren Schneidezähne. Die Wangen- und Gesichtsmuskulatur, die sich im Gesichtstyp widerspiegelt und durch unsere kephalometrischen Auswertungen beschrieben werden kann, stellen ihrerseits kritische Einflußmechanismen dar, die bereits bei der Auswertung der Anfangsdiagnose eine Rolle spielen

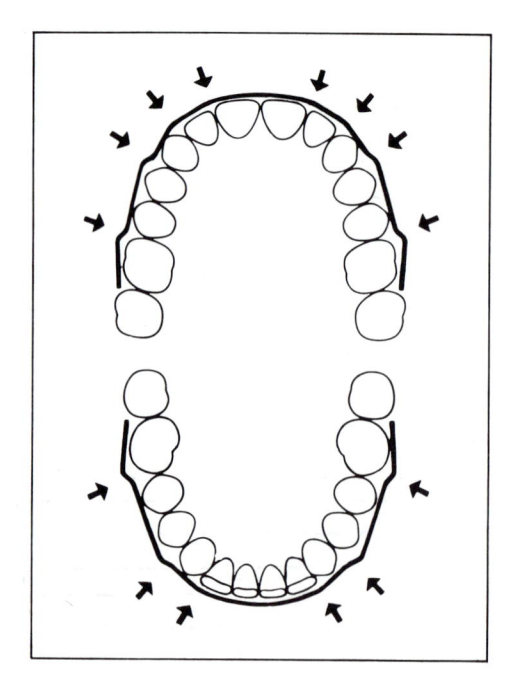

Abb. 11: Die Idealbögen haben Auswärtsbiegungen mesial der ersten Prämolaren und Bajonettbiegungen mesial der Molaren.

sollten. Die Bioprogressive Therapie, die ein Aufschließen der Dysgnathie und das Erreichen einer normaleren Funktion zur Stützung der Okklusion anstrebt, muß deshalb ständig die Physiologie und ihre Einflüsse in den verschiedenen Behandlungsstadien und besonders während der Schlußbehandlung und der Retentionsphase berücksichtigen.

Eine Okklusionskontrolliste für die Schlußbehandlung

Wir benutzen eine Okklusionskontrolliste für acht verschiedene Gebiete in jedem Zahnbogen, um den idealen Endbehandlungsbogen zu ermitteln und die individualisierten Zahnrotationen in der überbehandelten kieferorthopädischen Okklusion während der Schlußbehandlungsphase zu beurteilen. Wir benutzen bei diesem Vorgehen die Kontrolliste, um die einzelnen Feinheiten tatsächlich zu erreichen. Der Patient wird in diesem Stadium alle zwei Wochen bestellt; denn die einzelnen biomechanischen Anpassungen sind sehr fein und müssen exakt kontrolliert werden. Während der Anpassung in diesen letzten zwei Wochen können bereits die Eckzahn- und Prämolarenbänder entfernt werden, um so die Möglichkeit zum Bandlückenschluß zu geben. Dabei wird dann nur der untere Bogen aktiviert, und leichte Klasse-II-Gummizüge werden getragen, um die Überbehandlung zu ermöglichen. Werden die neuen Klebeverfahren angewandt, für die ein approximales Bandmaterial nicht notwendig ist, so kann dieses Stadium der Schlußbehandlung entfallen.

Kontrolliste für die Schlußbehandlung des unteren Zahnbogens

1. Unsere erste Überlegung gilt der Intermolarenweite im Bereich des unteren zweiten Molars zusammen mit seiner Aufrechtstellung und Rotation. Wenn dieser Zahn noch nicht durchgebrochen ist oder nicht mit einem Band versehen, weil seine Stellung als richtig akzeptiert wird, gehen wir gleich zum ersten Molar weiter.

2. Den nächsten Kontrollpunkt unter Benutzung des zweiten Molars stellt der Approximalkontaktpunkt mit dem unteren ersten Molar im Bereich des distalen Höckers dar. Der distale Kontaktpunkt des ersten Molars sollte wenigstens ein Drittel nach einwärts von der Vestibulärfläche der Randleiste des zweiten Molars liegen. Auch der untere erste Molar wird bezüglich seiner Aufrechtstellung im Zahnbogen beidseitig beurteilt – er sollte mesial etwas nach außen gedreht sein, um den distalen Abhang des oberen zweiten Prämolars gut aufnehmen zu können.

3. Als drittes betrachten wir den distalen Approximalkontakt des unteren zweiten Prämolars. Er sollte leicht vertieft sein zur Aufnahme des oberen zweiten Prämolars. Jeder Zahn im unteren Zahnbogen steht progressiv eingeengt in einer sanften Seilkurve.

4. Der untere erste Prämolar ist sehr kritisch. Dieser Zahn sollte vestibulär zum unteren Eckzahn stehen und deutlich erhöht sein. Der mesiale Approximalkontakt sollte ebenfalls auf der Bukkalseite liegen: Hierdurch entsteht ein exaktes Verhältnis für den

Okklusionskontrolle für die Gestaltung des idealen Bogens zur Schlußbehandlung mit individualisierten Zahnrotationen

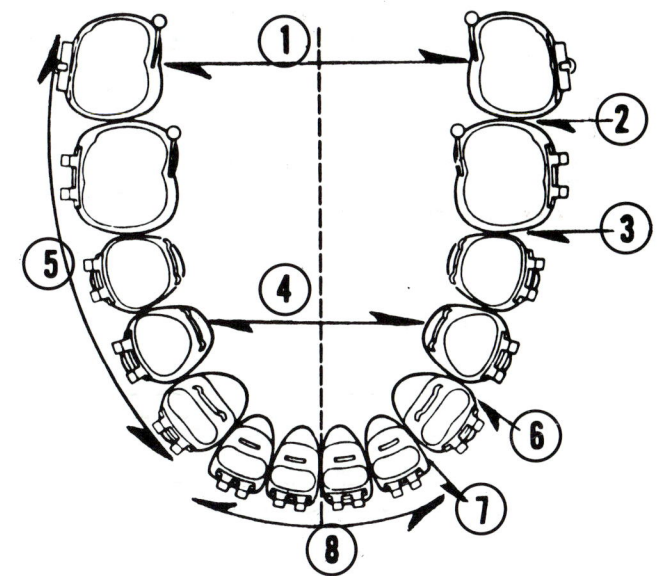

Unterkiefer-Zahnbogen

1. Kontrolle der Zahnbogenbreite zwischen den zweiten Molaren;
2. Kontrolle, ob die Distalfläche des ersten Molars nach lingual gedreht wird, bis der distobukkale Höcker die mesiale Randfissur des zweiten Prämolars kontaktiert;
3. Kontrolle, daß eine große bukkale Auswärtsbiegung am mesialen Anteil des ersten Molars vorhanden ist;
4. Kontrolle der Breite im Prämolarenbereich, ob die notwendige Expansion vorhanden ist;
5. Kontrolle, ob die vestibuläre Zahnbogenform und die Kontur des Zahnbogens stimmen;
6. Kontrolle, ob die Prämolaren-Auswärtsbiegung vorhanden ist, die diesen Zahn in Kontakt mit dem distopalatinalen Abhang des oberen Eckzahnes bringt (2–3 mm);
7. Kontrolle, ob die Mesialseite des Eckzahnes leicht hinter dem seitlichen Schneidezahn eingestellt ist, wobei die Distalseite des Eckzahnes leicht nach vestibulär rotiert wird;
8. Kontrolle der Schneidezähne auf Überrotation sowie auf die Stellung in einem harmonischen Bogen.

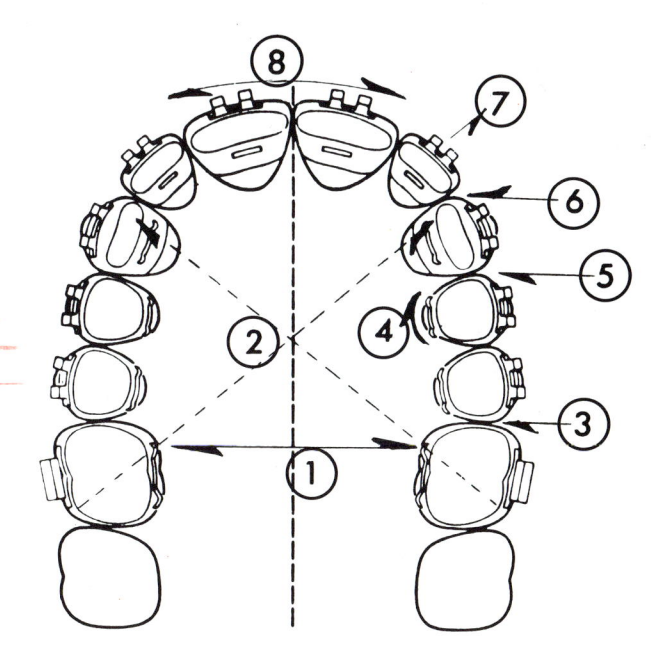

Oberkiefer-Zahnbogen

1. Kontrolle der Zahnbogenbreite im Bereich der ersten und zweiten Molaren;
2. Kontrolle, ob die Distalrotation des ersten Molars so weit ausgeführt wurde, daß eine Linie, die durch den distobukkalen und den mesiopalatinalen Höcker geführt wird, auf die Mitte des Eckzahns der Gegenseite zeigt;
3. Kontrolle der deutlichen Auswärtsbiegung am ersten Molar;
4. Kontrolle der Mesialrotation des palatinalen Höckers des ersten Prämolars, damit dieser Höcker genau in die Fissur des unteren ersten Prämolars trifft;
5. Kontrolle der Auswärtsbiegung im Prämolarenbereich (2–3 mm), um das Gebiet des ersten Frühkontaktes zu meiden;
6. Kontrolle, inwieweit der Eckzahn des Oberkiefers in Kontakt mit dem unteren Eckzahn und dem ersten Prämolar im Unterkiefer steht, damit eine adäquate Eckzahnführung erreicht wird;
7. Kontrolle, ob der seitliche Schneidezahn im Oberkiefer vestibulär belassen ist (bis zum Eingliedern des Retainers), so daß eine Überbehandlung der Seitenzahnsegmente möglich ist; später wird der seitliche Schneidezahn nach lingual bewegt;*
8. Kontrolle, ob die Zahnbogenform im Schneidezahnbereich harmonisch ist.

---

* Bei Verwendung des individuellen Positioners und insbesondere bei der Erwachsenenbehandlung sollte darauf geachtet werden, daß der seitliche Schneidezahn im Oberkiefer **gleich** an die richtige Stelle kommt, da insbesondere im Erwachsenenalter der vestibuläre Knochen hier sehr dünn ist. (Heideborn)

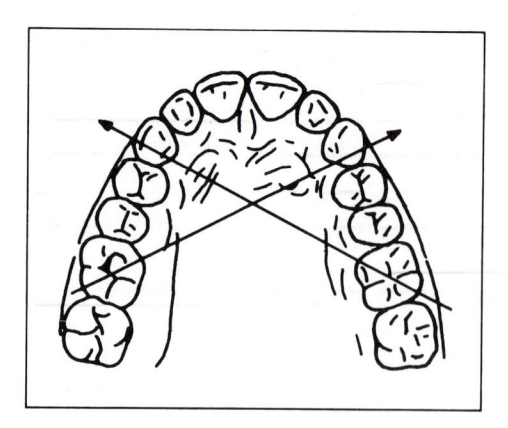

Abb. 12: Die oberen ersten Molaren sollten so rotiert sein, daß eine Linie, die von der Spitze des distobukkalen Höckers durch die Spitze des mesiopalatinalen Höckers gelegt wird, durch den Eckzahn der Gegenseite verläuft.

Eckzahn. Wenn der erste Prämolar nicht weit genug nach vestibulär steht, wird eine Tendenz zu Frühkontakten mit dem oberen ersten Prämolar bei der Artikulation gegeben sein.

5. Der fünfte Kontrollpunkt gilt dem Torque. Vom zweiten unteren Prämolar besteht ein progressiver lingualer Kronentorque nach distal. Bestimmte Studien an stabilen Erwachsenenfällen weisen darauf hin, daß der erste Prämolar fast direkt aufwärts und fast über der vestibulären Kortikalis steht. Die Wurzel des zweiten Prämolars neigt sich etwas nach vestibulär. Die Wurzeln der unteren ersten, zweiten und dritten Molaren liegen alle fortschreitend nach vestibulär geneigt, was einen lingualen Kronentorque bei den Endbehandlungsbögen notwendig macht. Diese Linie des bukkalen Wurzeltorques kehrt sich im Gebiet des ersten Prämolars um, und das Gegenteil gilt jetzt für den unteren Eckzahn. Der untere Eckzahn hat 7° lingualen Wurzeltorque.

6. Die nächste Kontrolle gilt dem unteren Eckzahn, der von großer Bedeutung für Veränderungen in der Zahnbogenform ist. Seine typische Stellung bedingt eine sanfte Ausbuchtung einer Seilkurve. Bei sehr breiten Zahnbögen kommt es zu einem Vorstehen des Eckzahns, bei konisch zulaufenden wird der Zahn dagegen nach innen, mesial vom Kontaktpunkt des unteren ersten Prämolars gehalten, der seinerseits nach vorne rotieren kann. Eine Abschätzung des Gesichtstyps muß hier getroffen werden, zusammen mit der Breite des Mundes, um die Zahnbogenform zu bestimmen. Auf jeden Fall jedoch wollen wir, daß diese Eckzähne sich in einer Stellung befinden, in der sie die Fähigkeit haben, seitlichen Belastungen standzuhalten. Unsere Studien haben gezeigt, daß der Eckzahn von großer Bedeutung ist, sowohl in bezug auf seine mechanische als auch seine propriozeptive Funktion.

7. Die nächste Kontrolle bei der Schlußbehandlung betrifft den Kontaktpunkt der mesialen Seite des Eckzahns zum unteren seitlichen Schneidezahn. Bei der Schlußbehandlung versuchen wir zu erreichen, daß der distale Kontaktpunkt des seitlichen Schneidezahns leicht die Labialfläche des mesialen Kontaktpunktes des Eckzahns überdeckt. Es gibt viele Gründe für die Bestätigung der günstigen Effekte dieser Stellung. Der erste ist, daß diese Stellung sich bei etwa 50 Prozent aller ausgezeichneten natürlichen Okklusionen findet. Außerdem erlaubt eine Überlappung des seitlichen Schneidezahns nach außen die labio-

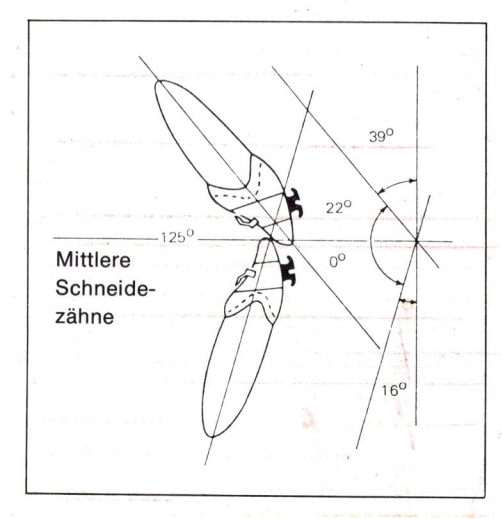

Abb. 13: Die oberen mittleren Schneidezähne werden in einem Interinzisalwinkel von 125° mit einem Wurzeltorque-Winkel von 23° im Bracket aufgestellt. Diese Winkelung ermöglicht einen Bandlückenschluß während der Retentionszeit.

Die Verfahren der Schlußbehandlung und der Retention

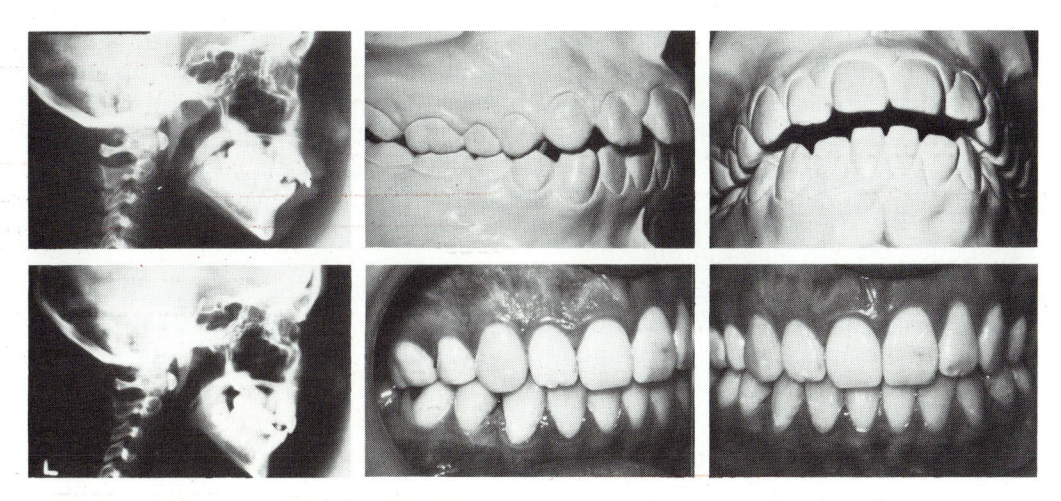

Abb. 14: Überbehandlung einer Dysgnathie mit frontal offenem Biß in einen Tiefbiß, um so Stabilität und gute Funktion zu erreichen.

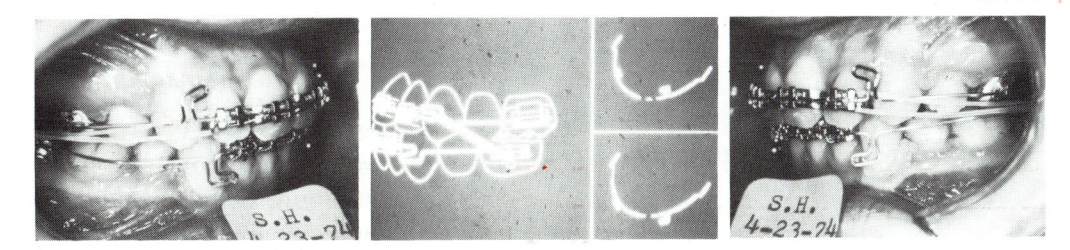

Abb. 15: Endbehandlungsbögen werden während der letzten zwei Wochen der aktiven Behandlung eingegliedert, damit der nach Entbänderung verbleibende Raum im Seitenzahnbereich geschlossen werden kann und noch kleine Verbesserungen der Mittellinie möglich sind. Nur der Bogen im Unterkiefer wird dabei aktiviert, und es werden leichte Klasse-II-Gummizüge benutzt.

linguale Anpassung des Eckzahns um bis zu 4 mm, ohne daß das Erscheinungsbild eines Engstandes beim Endresultat auftritt. Diese Stellung verhilft auch zu einer Verschlüsselung des unteren vorderen Segmentes und stabilisiert die Stellung des unteren seitlichen Schneidezahns; weiterhin vereinfacht sie die Retention und läßt genügend Platz im Alveolarfortsatz für eine entsprechende Winkeleinstellung des Eckzahns, und schließlich erlaubt sie auch die vertikale Anpassung des Eckzahns während der Retention.

8. Zuletzt muß noch die sanfte Kurve der Kontaktpunkte der Schneidezähne kontrolliert werden. Die unteren Schneidezähne und die Eckzähne werden in bezug auf die Okklusionsebene unter 14–16° auf einem Bogen arrangiert, dessen Radius gleich der Intermolarenbreite ist. Ist die Intermolarenbreite schmäler, so wird auch der Radius kleiner sein; ist die Intermolarenbreite weit, so wird der Radius größer sein. So zeigt es sich schließlich, daß die bei der Schlußbehandlung mit dem Idealbogen zur Anwendung kommenden besonderen biomechanischen Maßnahmen lediglich einfache Giebelbiegungen mesial der ersten Prämolaren und Bajonettbiegungen mesial beider Molaren sind.

Kontrolliste für die Endbehandlung des oberen Zahnbogens

1. Die erste Kontrolle im oberen Zahnbogen gilt der Weite im Bereich der ersten und zweiten Molaren. Insbesondere bei kollabierten Fällen muß hier eine sehr starke Überbehandlung vorgenommen werden. Sie sollten während der Behandlung sehr stark expandiert werden, um so eine entsprechende Kompensation für die ebenfalls starke Verengung aufzubringen, die im allgemeinen bei der Ausgangsdysgnathie vorhanden ist. Diese Breitenzunahme ist notwendig, um eine verbesserte Zungenlage und Zungenfunktion zu ermöglichen.

2. Die zweite Kontrolle im oberen Zahnbogen bezieht sich auf die Rotation des ersten Molars. Eine Linie, die von der Spitze des distobukkalen Höckers durch die Spitze des mesiopalatinalen Höckers verlängert wird, sollte durch den Eckzahn der Gegenseite laufen. Die oberen ersten Molaren sollten soweit nach distal rotiert werden, bis ihre distobukkalen Höcker die mesiobukkalen Höcker der unteren zweiten Molaren treffen. Auch die unteren ersten und zweiten Molaren sollten genügend rotiert werden, um die oberen ersten Molaren entsprechend aufzunehmen.

Für Patienten mit einer Dysgnathie der Angle'Klasse II liegt das Ziel darin, den bukkalen Höcker des oberen ersten Molars auf den mesiobukkalen Höcker des unteren zweiten Molars 1–3 mm okklusal berühren zu lassen. Damit kommt es im allgemeinen im Verlauf von 6–8 Wochen zu einer richtigen Einstellung des Höckers unter der Funktion der schiefen Ebene.

3. Als Nächstes sollte die Überbehandlung des oberen zweiten Prämolars überlegt werden. Wir sehen darin den Schlüssel zur Schlußbehandlung, weil der untere erste Molar und der obere erste Molar ihrerseits zuerst in richtiger Stellung sein müssen, bevor der zweite Prämolar seinerseits eine richtige Stellung einnehmen kann. Es sollte darauf geachtet werden, daß die distale Randleiste des oberen zweiten Prämolars in bezug auf die Randleiste des oberen ersten Molars weiter okklusalwärts liegt. Der obere zweite Prämolar scheint häufig leicht nach mesial geneigt zu sein.

4. Als nächster kommt der obere erste Prämolar an die Reihe: Er sollte parallel der Okklusalebene in bukkolingualer Richtung stehen. Er kann leicht nach distal geneigt sein, denn die mesiale marginale Randleiste ist unterbrochen und niedriger als die distale Randleiste. Bei exzellenten Okklusionen nehmen häufig die divergierenden bukkalen und palatinalen Wurzeln die Wurzel des oberen Eckzahns auf. Bei einigen Patienten bekommt man den Eindruck, daß die Wurzeln des oberen ersten und zweiten Prämolars divergieren.

5. Die fünfte Kontrolle im Oberkiefer gilt der Kontur und der Überbehandlung der Seitenzahnokklusion. Der obere erste Prämolar sollte in bezug auf den Eckzahn nach vestibulär stehen, um so einen Frühkontakt mit dem unteren ersten Prämolar zu vermeiden. Bei Dysgnathien der Angle'Klasse II sollte die Überbehandlung so weit gehen, daß die distalen schiefen Ebenen überbehandelt werden, bis der Eindruck einer Superklasse I oder einer leichten Dysgnathie der Angle'Klasse II entsteht.

6. Einen weiteren Schlüsselzahn im Verlauf der Endbehandlung stellt der obere Eckzahn dar. Wie wir bereits früher festgestellt haben, sollte dieser Zahn in den endgültigen Stadien der Behandlung von Dysgnathien der Angle'Klassen I und II ebenfalls überbehandelt werden. Bei der Behandlung von Dysgnathien der Angle'Klasse III sollte seine Stellung umgekehrt sein; in diesem Fall sollte eine Überbehandlung in Richtung auf eine Klasse II erfolgen. Bei der Überbehandlung der Klasse II müssen wir jedoch darauf achten, daß der distal approximale Kontaktpunkt nach außen gerichtet ist und eine leichte Mesialrotation erlaubt, damit er sich in den Bereich des expandierten unteren ersten Prämolars verschiebt; und schließlich sollte auch der Eckzahn noch während der Überbehandlungsphase distalisiert werden. Wegen dieser Rotation sollte er während der funktionellen Einstellung in die Artikulation auf der distalen Seite zurückgedrückt werden.

7. Der obere seitliche Schneidezahn sollte labial stehen. Die Überbehandlung des oberen Seitenzahnsegmentes und die Labialstellung der unteren Schneidezähne machen es notwendig, daß der obere seitliche Schneidezahn nicht nach lingual gedrängt wird. Eine Stufe von etwa einem halben bis einem

Millimeter ist notwendig, damit der längere Höcker des unteren Eckzahnes bei den Bewegungen des Unterkiefers vom seitlichen Schneidezahn entfernt bleibt. Der obere seitliche Schneidezahn müßte stark intrudiert oder weiter nach frontal in seine endgültige Stellung eingestellt werden. Diese etwas weitere Vestibulärstellung bevorzugen die Patienten aus ästhetischen Gründen gegenüber einer Intrusion des Zahns.

8. Schließlich müssen noch die Kontaktpunkte des oberen mittleren Schneidezahns bedacht werden. Jetzt kümmern wir uns um die Mittellinien der beiden Zahnbögen, außerdem müssen die Zahngrößen und Zahnbreiten bezüglich ihres Potentials zur endgültigen Einstellung beurteilt werden. Die Schneidekanten werden auf anomale Abrasionen oder Frakturen kontrolliert: Sie könnenn während der Endbehandlung des Falles ästhetisch beschliffen werden. Bei Dysgnathien der Angle'Klasse II mit tiefem vertikalen Überbiß erfolgt die Schlußbehandlung im Sinne einer Überbehandlung bis zu einer annähernden Kante-zu-Kante-Stellung der Okklusion im Schneidezahngebiet. Fälle mit offenem Biß dagegen werden – wann immer möglich – in das Verhältnis eines deutlichen vertikalen Überbisses korrigiert. Die Schneidezahnwurzeln werden entsprechend einem Interinzisalwinkel von 125° getorquet, und die Längsachsen werden annähernd parallel zur kephalometrischen Fazialachse ausgerichtet.

Drei getrennte Retentionsphasen

Bei der Anwendung der Bioprogressiven Therapie hat die Retention nicht den Zweck, die endbehandelte kieferorthopädische Okklusion festzuhalten (die freigegeben wird, wenn die Geräte entfernt werden), vielmehr ist die Retention ein Vorgang, der das Einpassen der überbehandelten oder orthodontischen Okklusion in die endgültige Artikulation unterstützt und steuert. Die Retention führt diese Veränderungen während der ersten Anpassung und unterstützt dann Anpassungsvorgänge an die geänderte Umgebung im Bereich der Knochen, der Suturen und der Muskeln. Schließlich sollte die Retention auch noch die Langzeiteinflüsse im Sinne der Veränderung in Betracht ziehen, die durch das Wachstum, den Zahndurchbruch und die Funktion bei den verschiedenen Gesichtstypen entstehen.

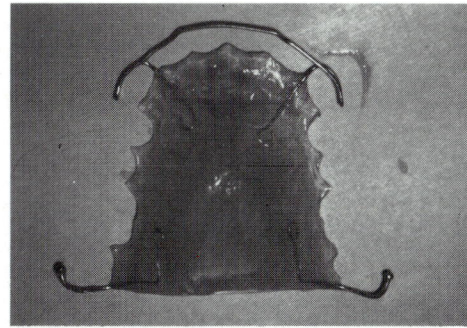

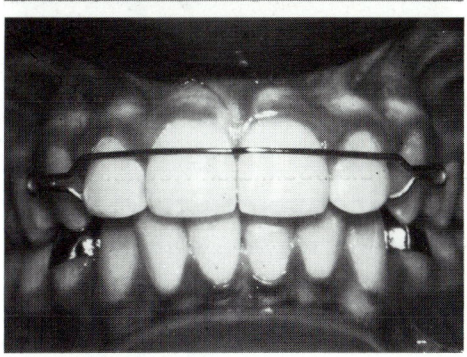

Abb. 16: Der Labialbogen eines typischen oberen Retainers nach Ricketts verläuft zwischen dem seitlichen Schneidezahn und dem Eckzahn in die Platte hinein und hat eine Distalschlaufe an jedem Ende, um die Distalfläche des überbehandelten und expandierten Eckzahnes nach palatinal zu drehen.

Das Anfangsstadium der Retention

Das Anfangsstadium der Retention – das vielleicht das kritischste ist – betrifft die ersten sechs Wochen nach Beendigung der aktiven Behandlungsphase: wenn die Kontrollgeräte entfernt werden und die Zähne, die »locker« sind, nun entlang ihrer normalen Eruptionswege in die Artikulation durchbrechen. Retentionsgeräte, die in dieser ersten Phase eingegliedert werden, sollen nicht halten, sondern sie sollen diesen Anpassungsprozeß steuern. Für die Anpassungen im Bereich des oberen Retentionsgerätes

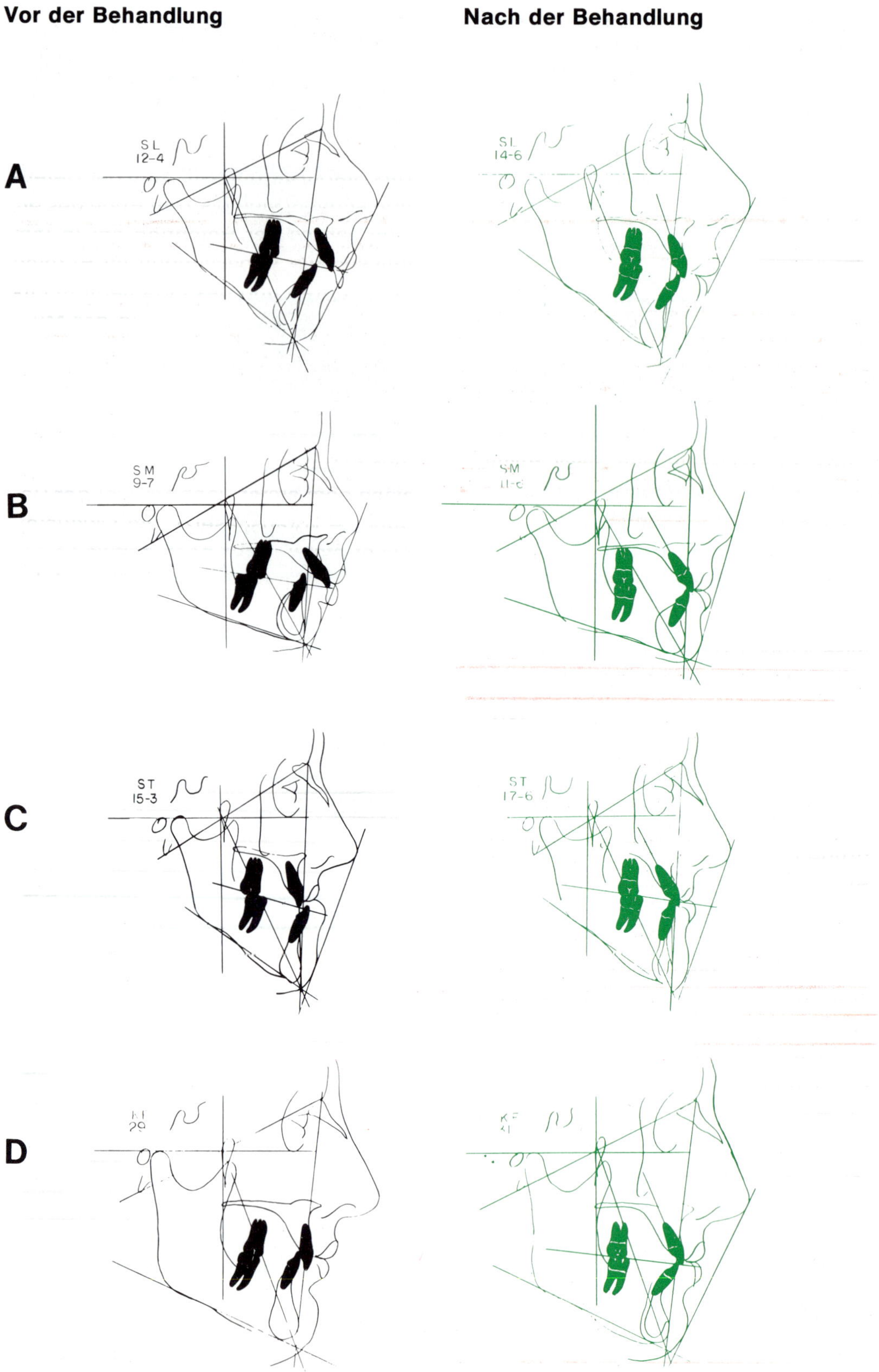

Vor der Behandlung   **Nach der Behandlung**

A

B

C

D

Abb. 17: Kephalometrische Durchzeichnungen vor und nach der Behandlung. Die Zahnbewegungen, die abgelaufenen orthopädischen Veränderungen, die Beeinflussung des A-Punktes und der Torque zur Ausrichtung der oberen Schneidezähne parallel zur Fazialachse werden an verschiedenen Gesichtstypen gezeigt.
A. Bei stumpfem Kieferwinkel. B. Extremer vertikaler Wachstumstyp. C. Dysgnathie der Angle'Klasse III. D. Dysgnathie der Angle'Klasse II/2.

Die Verfahren der Schlußbehandlung und der Retention

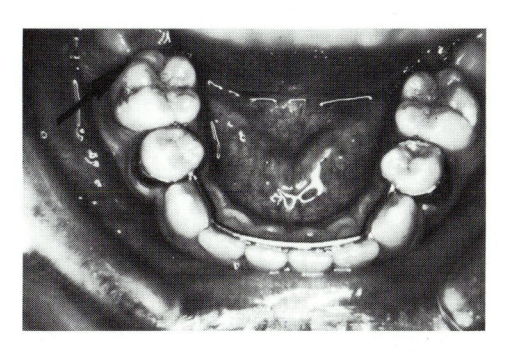

Abb. 18: Unterer festsitzender Retainer, der auf den ersten oder zweiten Prämolar zementiert ist und die Zahnbogenbreite in diesem Gebiet hält und außerdem durch seine Lage im inzisalen Drittel der Schneidezähne gleichzeitig deren Stellung stabilisiert. Die Eckzähne sind dabei weitgehend frei und können sich entsprechend der Artikulation einstellen.

wird Kunststoff auf der Palatinalseite entfernt, um hierdurch 1. die Bandlücken zwischen den mittleren und seitlichen Schneidezähnen zu schließen (der Bänderplatz im Seitenzahnbereich wird durch die Endbehandlungsbögen geschlossen), 2. ein Einwärtsdrehen der Distalseiten der oberen Eckzähne nach ihrer Expansion und Überbehandlung zu erlauben und 3. das Zustandekommen der Distalrotation des oberen Molars in die Okklusion mit dem unteren rotierten Molar zu unterstützen.

Im Unterkieferzahnbogen wird ein festsitzender Retainer zwischen den Prämolaren eingefügt, um dadurch 1. die Breite des Zahnbogens im Bereich der Prämolaren aufrechtzuerhalten und den unteren ersten Prämolar gegen die Funktion des oberen Eckzahnes und ersten Prämolars zu unterstützen; 2. den unteren Eckzähnen genügend Freiheit zur Anpassung in Bezug auf die Okklusion des oberen Zahnbogens zu ermöglichen und 3. einen starren Lingualbogen gegen das inzisale Drittel der unteren Schneidezähne zu legen, so daß ihre Stellung und Rotation aufrechterhalten werden. Da der festsitzende Retainer im Unterkiefer im Bereich der Prämolaren und somit tiefer im Munde befestigt ist, kann er vom Patienten leichter akzep-

tiert und somit auch länger getragen werden.

Das Stabilisierungsstadium der Retention

Das Stabilisierungsstadium der Retention schließt sich bis zum Ende des ersten Jahres der Retention an: In ihm müssen die Anpassungen im Bereich der Suturen und des Ligamentum circulare, der Artikulation und der Muskelphysiologie kontrolliert werden. Während dieser Zeit wird der untere fixe Retainer am Ort gelassen und der obere Retainer während der meisten Zeit getragen.

Nach dem ersten Jahr braucht der Retainer – vorausgesetzt, die Okklusion bleibt stabil – nur noch zeitweise getragen werden, und zwar während des Schlafes.

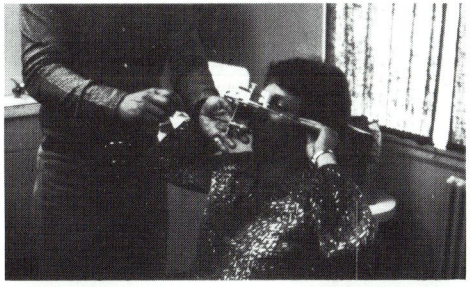

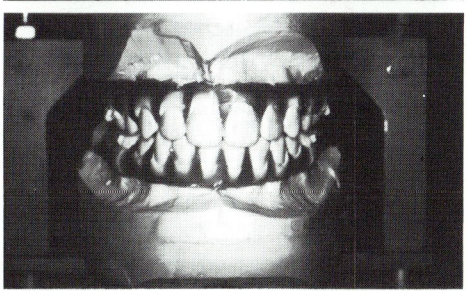

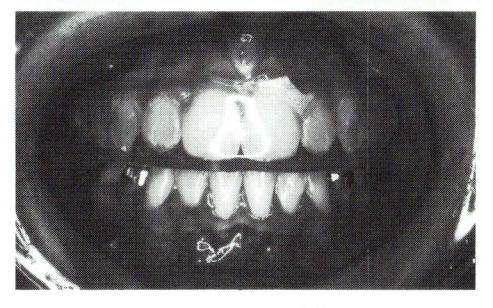

Abb. 19: Bei der Herstellung des Positioners empfiehlt sich die Montage mittels des Whip-Mix-Übertragungs- und Registrierbogens.

Die Anwendung des Positioners in der Bioprogressiven Therapie

In den letzten Jahren sind Positioner sehr häufig benutzt worden, insbesondere während der ersten Phase der Retention, in der die Zähne am leichtesten auf Veränderungen reagieren und im wesentlichen geringere Anpassungen nach der Bandentfernung eintreten. Die Prinzipien der Überbehandlung und der langsamen Zahnbewegung in Richtung auf die Artikulation geben der Behandlung mit dem Positioner im Rahmen der Bioprogressiven Therapie zusätzlichen Wert. Die überbehandelte Stellung ist die beste Position für die Zähne, wenn sie in den Feinheiten der Okklusion beeinflußt werden sollen. Aus diesen Gründen glauben wir, daß die Anwendung des Positioners während der Retention von Vorteil ist. Allerdings sind die Aufstellung und die Bißregistrierung sowie die Zahnbogenform von entscheidender Bedeutung und sollten bei jedem speziellen Fall individuell gehandhabt werden. Für die Konstruktion dieses Positioners ist eine Gesichtsbogenregistrierung notwendig, um eine exakte Einstellung im Artikulator und die Aufstellung für den Positioner zu ermöglichen. Eine Technik dabei besteht darin, den unteren ersten Prämolarenretainer weiterzubenutzen und den Positioner so zu verändern, daß er nur das Schneidekantendrittel des unteren Zahnbogens bedeckt. Die therapeutische Aufstellung wird so individualisiert, daß sie die richtige Zahnbogenform im Seitenzahnbereich und den Interinzisalwinkel beläßt.

Um die günstigsten Resultate zu erreichen, sollte der Positioner sofort bei der Bandabnahme eingegliedert und ganztags getragen werden oder wenigstens so oft und lang wie möglich während der ersten 48 Stunden. Das Setzen der Zähne erfolgt so auf kontrollierte und schnellere Weise, als man es bei der Verwendung des Retainers erwartet, bei dem es 4–6 Wochen dauert, bis diese Anfangsveränderungen eingetreten sind.

Die Langzeitretention muß die späten Wachstumsveränderungen und andere Einflüsse auf die Zahnstellung in Betracht ziehen. Diese hängen von den ursprünglichen Zahnbewegungen ab, die notwendig waren, um die Dysgnathie zu behandeln, sowie von der Muskelfunktion und von den Wachstumsveränderungen, die im Zusammenhang mit der ursprünglichen Muskulatur und dem Gesichtstyp auftreten. In letzter Zeit durchgeführte Langzeitstudien über die im Verlauf von 10 Jahren nach der Retention erfolgenden Veränderungen weisen darauf hin, daß die Expansion im Molarengebiet und im Prämolarenbereich bei bestimmten brachyfazialen Gesichtstypen stabil bleibt. Die Expansion im Bereich der Eckzähne ging in den günstigsten Fällen bis etwa zur normalen Weite von 27 mm, während eine Dehnung über dieses Normalmaß zu einem bestimmten Umfang des Rezidivs führte. Die Stabilität im Bereich der unteren Schneidezähne war abhängig vom Gesichtstyp und der Funktion der Lippen. Eine leichte Veränderung der Zahnstellung wird während des ganzen Lebens stattfinden. Die Zähne stehen in Funktion mit der Dynamik des lebenden Knochens, und so können einige Veränderungen erwartet werden. Extrem ausgeprägte Gesichtstypen mit entsprechender Muskelfunktion können eine semipermanente Langzeitretention notwendig machen, wenn eine ideale Zahnstellung aufrechterhalten werden soll. Crozat-Geräte, geteilte Lande-Retentionsgeräte sowie Aufbißplatten haben sich für diese Fälle als günstig erwiesen. Mit der Zunahme von Erwachsenenbehandlung in den letzten Jahren werden möglicherweise besondere Retentionsverfahren notwendig werden. So können die chirurgische Faserdurchtrennung sowie das nach der Behandlung notwendige Einschleifen und überhaupt eine längere Retention nach der aktiven Behandlung in Zukunft notwendig werden.

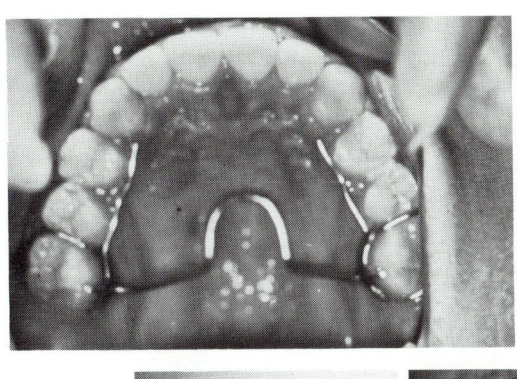

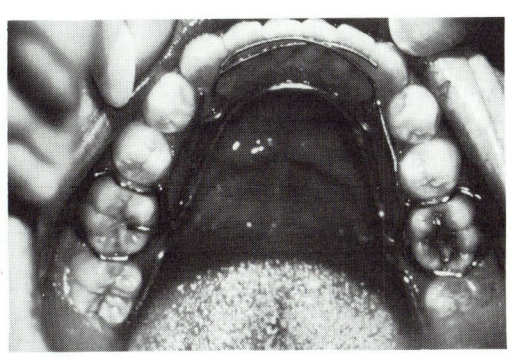

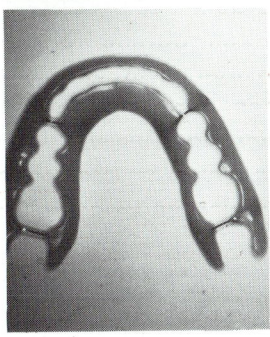

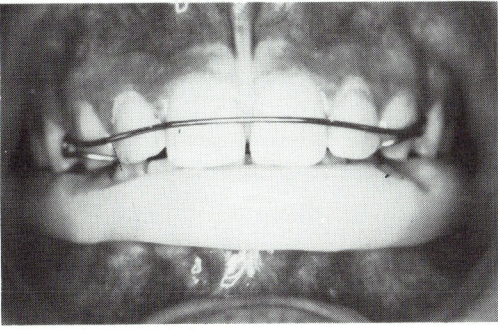

Abb. 20: Crozat-Geräte (oben) und Lande-Splints (unten) haben sich für die Langzeitretention als geeignet erwiesen.

Zusammenfassung

In diesem letzten Kapitel von Teil I des Buches wurde versucht, eine Übersicht über die Grundprinzipien der Bioprogressiven Therapie zu geben. Wir haben mit unserer Systemmethodik der Diagnostik und der Behandlungsplanung eine Übersicht über die Managementverfahren geboten, mit denen der logische Prozeß der Abläufe während der Behandlung gesteuert wird.

Die grundlegenden Prinzipien der Bioprogressiven Therapie wurden als Begründungen und Ziele für die verschiedenen vorgestellten Behandlungsverfahren eingeführt. Verschiedene Behandlungsfolgen wurden vorgeschlagen; sie sollten aber nicht als Kochbuch für jeden einzelnen Fall verstanden werden. Die Variation von der Norm wird für jeden Patienten beschrieben und die sichtbar gemachten Behandlungsziele weisen auf die Endresultate hin, die durch die Behandlung erreicht werden können.

Die orthopädische Veränderung, optimale orthodontische Kräfte und eine Kombination verschiedener biomechanischer Hilfsmittel wurden diskutiert, mit denen die Dysgnathie nach und nach »aufgeschlüsselt« werden kann, um so eine normalere Funktion zur optimalen Gesundheit und Stabilität des Gebisses zu erreichen. Verschiedene Kapitel dieses Teils des Buches über die Behandlungsreihenfolgen zeigten unsere Verfahren, mit denen wir die vorgestellten Ziele der sichtbar gemachten Behandlungsziele erreichen können. Einzelne Kapitel behandelten dabei die Behandlung im Wechselgebiß, Extraktionsfälle der Klasse II/1 und II/2, Nicht-Extraktionsfälle sowie die orthopädischen Änderungen. Es wurden dabei die biomechanischen Hilfsmittel für die häufigsten Behandlungsprobleme näher aufgeführt. Die Bioprogressive Therapie erfolgt auf der Basis einer eingehenden Analyse der grundlegenden Zahnfehlstellung und der grundlegenden Morphologie mit ihren verschiedenen funktionellen Variationen, und versucht diese in ein weitgehend normales funktionelles und ästhetisches Verhältnis zu bringen, wobei auf Langzeit-Gesundheit und Langzeit-Stabilität besonderer Wert gelegt wird. Jeder Fall muß individuell diagnostiziert und therapiert werden, weil er auf einer individuellen Morphologie, Physiologie und Dysgnathie beruht. Die vorgestellten Behandlungsreihenfolgen sollten so ausgewählt werden, daß sie mit einer effizienten Behandlung zu Qualitätsresultaten führen.

Teil II

Kapitel 1	Faktoren für das Design von Bändern und für die Bandanlage	249
Kapitel 2	Faktoren für die Bracketkonstruktion	257
Kapitel 3	Faktoren für das Design der Molarenröhrchen und anderer Hilfsteile	263
Kapitel 4	Auswahl und Anpassen der Bänder	271
Kapitel 5	Die Vorbereitung für die Bandanlage und das Vorgehen beim Zementieren	281
Kapitel 6	Der Aktivierungsmechanismus	287
Kapitel 7	Faktoren für das Design und die Verwendung des Headgears	295
Kapitel 8	Die Entwicklung der Quad-Helix-Apparatur (Vierschlaufenfeder)	305
Kapitel 9	Die Entwicklung des Utilitybogens	311
Kapitel 10	Die Entwicklung der Retraktionssegmente	319
Kapitel 11	Prinzipien der Anwendung elastischer Fäden	327

Kapitel 1
Faktoren für das Design von Bändern und für die Bandanlage

Die Hauptmerkmale der Technik wurden im *Newsletter* der *Foundation for Orthodontic Research* im April 1971 in Listenform veröffentlicht. Wir haben eine Reihe von Zuschriften mit Anfragen und Bitten erhalten, die dort aufgezählten Charakteristika zu erweitern und näher zu erklären. In diesem und den folgenden Kapiteln dieses Teils wollen wir deshalb die genannten Ideen mit Fakten stützen, Gründe für das Design angeben und wichtige Grundlagen für die Entscheidungen nennen, die zur Ausarbeitung dieser Technik geführt haben.
Wir werden versuchen, eine logische Reihenfolge einzuhalten, anstatt gestückelte Informationen in kleinen Teilen ohne Zusammenhang anzubieten. Dazu parallel werden wir verschiedene kieferorthopädische Situationen jeweils kurz darstellen, um die Behandlungsmethodik zu erklären.
Zuerst muß festgestellt werden, daß wir auch den sogenannten »abnehmbaren Geräten« ihren berechtigten Platz einräumen – vorausgesetzt, sie werden richtig angewandt. Der Aktivator oder Monoblock hat sich als vorteilhaftes Gerät insbesondere bei noch zu erwartendem Wachstum herausgestellt. Geräte nach BIMLER und FRÄNKEL scheinen ebenfalls ihre Vorteile bei dem in der Entwicklung befindlichen kieferorthopädischen Fall zu haben. Zwischen den einzelnen Geräten bestehen feine Unterschiede. Bei einem einfachen Erwachsenenfall und bei Problemen leichten Engstandes während der Retention können die Geräte der Crozat-Technik mit Erfolg angewendet werden.
So sehen wir eine Anwendung auch für die Konzeption der Okklusionskräfte, wie sie sich ANGLE gemacht hat. Zum größten Teil beruht diese Konzeption auf der Funktion und den Kräften der Muskulatur, die dem Kliniker deutlich werden, wenn er die Toleranzgrenzen für eine transversale Dehnung bei einem Patienten überschreitet. Diese selben natürlichen Kräfte können für die Therapie nutzbar gemacht werden, wenn man sie wirklich versteht und ihre verschiedenen Variationen berücksichtigt.
Nur deshalb, weil *wir* vorwiegend mit den sogenannten »festsitzenden Geräten« arbeiten, werden sie von uns hier mit Priorität diskutiert. Daraus folgt keineswegs, daß wir die

Kräfte der Natur für unsere Behandlung nicht einsetzen können oder wollen, wie die Befürworter anderer Geräte oft glauben machen möchten.

Es scheint deshalb an der Zeit und wichtig, noch einmal genau zu wiederholen, warum wir Bänder benutzen und warum sie so und nicht anders konstruiert sind; außerdem unsere Meinung darüber kundzutun, wie sie angewandt werden sollen, und schließlich die vernünftigen Grundlagen für die Konstruktionsmerkmale der Attachments darzustellen.

Eine einfache Anwendung von labiolingual gerichteten Kräften scheint von einer Zahnkippung gefolgt zu werden, obwohl es offensichtlich Beweise gibt, daß die Okklusionskräfte, die Muskelkräfte und die Kräfte der Zahnwanderung häufig im Sinne einer vorteilhaften Aufrichtung arbeiten. Diese Tendenz ist begrenzt, und die Wirkungen zeigen sich auch sehr langsam. Schon Angle stellte dies bei der Behandlung mit dem .045er Expansionsbogen und dem Ligieren von Zähnen fest, und diejenigen Kieferorthopäden, die mit labiolingualen Mechanismen arbeiten, beobachten es ebenso. Schon Angle nahm dort Veränderungen vor, wo eine Kontrolle gegen Zahnkippung notwendig war.

Um einen Zahn ohne Kippung zu bewegen oder einen Zahn bezüglich seiner Verankerung genau zu kontrollieren, benötigt man ein Befestigungsgerät. Dies kann eine Klammer, ein direkt zementiertes Halteelement, ein Pin- oder ein Inlay-Mechanismus sein oder auch die Haltevorrichtung eines Bandes am Zahn. Das Band kann dann an einem Bracket befestigt sein, das seinerseits als Kraftübertragungsmechanismus auf den Zahn dient. Solch ein Bracket oder ein Röhrchen können natürlich verschiedene Formen aufweisen.

Faktoren, die für das Design der Bänder von Bedeutung sind

Am Anfang waren Zemente nicht verfügbar, und die Bänder, die einfach um die sogenannten Ankerzähne gebogen wurden, waren groß und klobig. Aber aus den oben genannten Gründen wurden Bänder benötigt: – nicht nur zur Sicherheit und Verläßlichkeit der Anlage, sondern auch um eine genaue Kontrolle des Zahns durch das Halteelement am Band zu bekommen. Die später für die Frontzähne benutzten Bänder waren aus Edelmetallen (gewöhnlich Gold). Sie waren relativ weit und weich und wurden dem Zahn mit Blickrichtung auf maximale Retention angepaßt, wobei oft der ganze Zahn bedeckt wurde. Das Band wurde zuerst angefertigt, und die Stelle, auf der später das Bracket aufgelötet werden sollte, wurde markiert. So wurden die Bänder dort aufgesetzt, wo sie am besten paßten; die Ausrichtung der Brackets war der Löttechnik überlassen. Mit der Standardisierung der Bracket- und Banddimensionen und der gleichzeitigen Verbesserung der physikalischen Eigenschaften der benutzten Metallegierungen wurde das Bracket vorgeschweißt, und beim Ausformen der Bänder wurde die so vorgegebene Brackethöhe schon genau beachtet. Es wurde empfohlen, die Brackets nach den Spitzen der Höcker oder den Schneidekanten der Zähne auszurichten.

Mit dem Aufkommen der Chrom-Kobalt-Legierungen und der bereits vom Hersteller vorgenommenen endgültigen Ausformung der Bänder änderten sich verschiedene Zielsetzungen: Zuerst einmal mußte die Bracketstellung auf dem Band standardisiert werden; genauso mußten die Bänder selbst standardisiert werden. Die Röhrchen auf den Molarenbändern mußten zu den Brackets auf den Frontzähnen in Beziehung gesetzt werden.

RICKETTS schloß daraus, daß das Hauptaugenmerk bei der Bandanlage auf die Randleistenanordnung – und nicht auf die Höckerhöhe – gerichtet werden sollte. So würde man lange oder kurze Höcker, abgebrochene oder abradierte Höcker gleichermaßen sinnvoll erfassen und die Brackets zügig anordnen können – indem man sich auf die Randleisten oder die Kontaktpunkte der Zähne bei normalen Okklusionsverhältnissen bezieht.

Ricketts arbeitete mit den Ingenieuren der *Rima Rocky Mountain Dental Products* im Jahre 1958 zusammen, um ein neues System für seine Technik zu schaffen, das schließlich von sehr vielen Kieferorthopäden gut aufgenommen wurde.

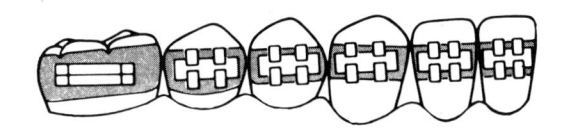

Abb. 1: Die endgültige Anpassung der Brackets oder der Molarenröhrchen wird durch die genaue Anpassung des Bandes auf dem Zahn erreicht.

Faktoren, die für die Konstruktion und Gestaltung der Bandanlage von Bedeutung sind

Wenn man mit Bändern arbeitet, wird man mit einer Reihe von Problemen konfrontiert. Wir wollen deshalb im Folgenden die zahlreichen Faktoren diskutieren, auf die Ricketts bei seinen Empfehlungen geachtet hat:

1. Aufgrund der Variation in der Zahnmorphologie ist die Vorformung der Bänder durch die Hersteller nur bis zu einem bestimmten Grade möglich. Der letzte Schritt muß immer durch den behandelnden Kieferorthopäden selbst erfolgen oder in Zukunft vielleicht durch die kieferorthopädische Fachhelferin. Dies bedeutet, daß die endgültige Anpassung der Bänder am Behandlungsstuhl vorgenommen werden muß.

Bei den früher benutzten breiten und klobigen Bändern war diese Anpassung fast unmöglich. Ein deutlicher Überschuß war aus Stabilitätsgründen notwendig, und die Breite des Zahnes sowie die Anwendung von Zement brachten die notwendige Retention. Der erste Schritt, der getan werden mußte, war somit eine genaue Untersuchung der Qualitäten des für die Bänder verwendeten Materials. An zweiter Stelle kamen dann Überlegungen zur Größe und Form der Bänder, damit diese genau angepaßt werden konnten. Die Benutzung eines dünn auszuwalzenden, aber trotzdem entsprechend weiter verarbeitbaren Materials und die Gestaltung eines schmalen Bandes würden eine bessere Anpassung an den Zahn ringsum mit sich bringen. Bei einer Untersuchung zum Aufsetzen der Bänder mit Handdruck stellte man fest, daß die

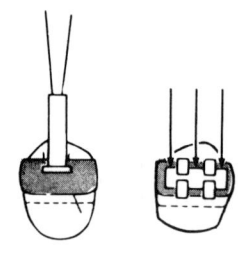

Abb. 2: *Leichte Schläge auf die Aufsetzerlasche oder die Schweißstellen der Flügel des Brackets ermöglichen die...*

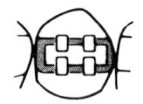

...endgültige Anpassung.

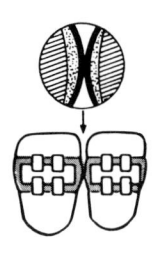

Abb. 3: *Sehr harte und überkonturierte Bänder können zu falschen Bandanpassungen führen.*

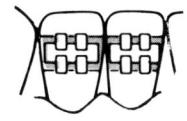

Weiche adaptierbare Bänder lassen sich genauso gut anpassen wie ein dünner Lederhandschuh.

Bänder dadurch zu breit gerieten. Dies wiederum führte zu großen Zementüberschüssen. Das Resultat waren lockere Bänder, denn die Kaukräfte verursachten ein Brechen des Zementsiegels.

2. Deshalb empfehlen wir jetzt zum präzisen Aufsetzen ein leichtes Klopfen des Bandes an der Stelle, wo sich die Schweißflügel und die Aufsetzlaschen befinden – wobei man darauf achten sollte, so weit wie möglich vom Bandrand entfernt zu bleiben. Hierdurch wird die richtige Formung und eine korrekte Anpassung an jeden einzelnen Zahn erreicht. Dieses Verfahren geht zurück auf die »Pinch-Technik«, die Dr. Ricketts von Dr. Chester Wright aus South Bend, Indiana, lernte. Er erfuhr damals, daß man die Bänder bis kurz vor deren exaktem Sitz »pinchen« sollte und sie dann zur endgültigen Anpassung mit dem alten S.-S.-White-Bandaufsetzer heraufdrückt. Benötigt man zu viel Druck und eine lange Strecke zum Herauftreiben, so ist das Band entweder zu klein oder die Kontaktpunkte sind zu dicht. Am besten wird eine zahnmedizinische Fachhelferin darauf trainiert, die Bänder auszusuchen, sie mit den Fingern aufzusetzen und dann beim endgültigen Bandaufsetzen vor der Zementierung von der Seite aus dabei zu assistieren, indem sie leicht mit einem Hämmerchen, wie man es für Goldhämmerfüllungen benutzt, auf das Band klopft. Es muß dabei ausdrücklich betont werden, daß dem Kieferorthopäden beim endgültigen Anpassen und Einsetzen der Bänder assistiert werden muß. Während der Ausbildung der Fachzahnärzte sollten sich die Ausbildungsassistenten gegenseitig helfen – selbst wenn es nur den Zweck hätte, daß sie lernen, wie man eine Helferin entsprechend anleitet.

3. Ist der Rand des Bandes zu hart, so daß eine exakte Anpassung nicht möglich ist, oder ist das Band interproximal durch zu starke Rundung überkonturiert (um so die Illusion einer guten Zahnform zu erwecken), so kann man damit ein Behandlungsproblem für den Patienten schaffen. All diese Faktoren zusammen bringen dann die Notwendigkeit großer interdentaler Räume mit sich und produzieren eventuell anderswo einen unnötigen Engstand. Möglicherweise können daraus falsche Interpretationen in bezug auf die Behandlung gefolgert werden. Somit wird der Kieferorthopäde möglicherweise zu mehr Extraktionen gedrängt, was wiederum zu umfangreichen Lückenschlußmaßnahmen führt und auch Retentionsprobleme am Ende der Behandlung schafft. So kann ein ursprünglicher Nicht-Extraktionsfall scheinbar plötzlich zu einem »Extraktionsfall« werden, wenn alle Bänder eingesetzt sind.

Wir wollen im Folgenden die Zahnbogenlänge und die Notwendigkeiten bei der Bandanlage betrachten: Für die 14 Zähne im Unterkieferzahnbogen ergeben sich 26 Approximalkontakte, so daß nur 3 mm für die Anlage des Bandmaterials notwendig werden. Ist das Band nun überkonturiert, nimmt der Zement zusätzlichen Platz zwischen Zahn und Band ein, so kann sich die obige Zahl leicht auf 6 mm vergrößeren, die lediglich für die Anlage der Bänder benötigt werden. Das ist mehr als die Breite eines durchschnittlichen unteren Schneidezahnes!

Ricketts erkannte also die Richtigkeit von Bändern mit minimaler Dicke, die in vernünftiger Weise gleichzeitig für die Adaptierung und für das Ausziehen im Interproximalraum geeignet wären: Sie sollten nicht zu stark abgerundet sein, weil damit bloß interdental Zement festgehalten würde. Auch dies ist einer der Gründe, weshalb wir eine progressive Bandanlage befürworten, durch die die Zähne nicht aus der Okklusion gedrängt werden, nur damit der Zweck der Bandanlage erreicht wird.

4. Ist das Band zu breit, so entstehen eine Reihe von Problemen. Ist das Band ringsherum zu breit, so wird eine Anpassung sogar einfach unmöglich. Es kann somit zu umfangreichen Arbeiten kommen und bestenfalls zu einer Auffaltung und Beschädigung des Bandmaterials. Einige Teile des Bandes können passen, aber dies beruht auf einem »Schirmeffekt« der in anderen Teilen rings um das Band auftritt: Er resultiert in breiten Zementbändern am Gingivalrand und führt zu einer teilweisen Verätzung am Gingivalrand. Selbst bei guter Mundhygiene sind diese Stellen dann Problemzonen. Deshalb empfehlen wir schmale Bänder – wegen ihrer Einfachheit und ihres genauen Sitzes. Wenn sich die Bänder bis zum Gingivalrand interproximal erstrecken, können sie dort eine Irritation und eine pathologische Veränderung der supra- und subgingivalen Fasern verursachen. Selbst kleine Zahnsteinansammlungen oder leicht überhängende Füllungen verursachen bekanntlich die gleichen Probleme. Das Problem der Überextension in diesem Gebiet ist außerordentlich kritisch. Die Bänder können sogar die Paradontalligamente in diesem Gebiet schädigen.

Somit betonen wir noch einmal die Notwendigkeit, schmale Bänder zu verwenden oder Bänder, die so geformt sind, daß sie interproximal eine gute Adaption geben und dem Gewebe Schutz am Gingivalrand bieten. Ist das Band zu breit, kann es im Bereich der Randleiste so angepaßt werden, daß es nicht nach apikal abgleitet. Ein derartiges Vorgehen wird von einigen Kieferorthopäden befürwortet; aber a) stört es bei der Schlußbehandlung des Falles zur endgültigen Okklusion; b) kann ein derartiges Band durch die Kaukräfte gelockert werden und außerdem kann es zu Karies im Bereich der Randleisten führen; c) wird das Band dabei zu nah am Höcker aufgesetzt, so daß die Flügel des Brackets bei der normalen Kaufunktion behindern; d) kann das Band durch diesen hohen okklusalen oder inzisalen Sitz eine richtige körperliche Kraftkontrolle über den Zahn schwierig machen.

Für die Eckzähne wird ein etwas breiteres Band benutzt. Die extremen Variationen der Zahnmorphologie machen dies

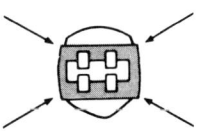

Abb. 4: Ein zu weites Band kann nicht exakt nach unten gezogen werden.

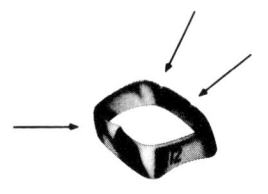

Abb. 5: Kleine Einziehungen am Band zur Anpassung in den entwicklungsgeschichtlich bedingten Zahngrübchen.

notwendig. Mit dem etwas breiteren Eckzahnband wird es möglich, den Zahn etwas tiefer (im Sinne einer größeren Nähe zur Gingiva) bei seiner für die Bandanlage ungünstigen Anatomie zu greifen. Um eine maximale Retention und trotzdem eine inzisale Bracketpositionierung zu erhalten, bevorzugen einige Kieferorthopäden ein Band mit einer inzisalen Verlängerung oder »Schürze«.

Eine weitere Ausnahme in bezug auf schmale Bänder wird beim zweiten Prämolar im Unterkiefer gemacht. Da er bekanntlich keine sehr gute Konturierung hat, wird ein etwas weiteres Band mit exakten Einkerbungen zur Retention benutzt.

Bei Molarenbändern folgt Ricketts dem Konzept der schmalen und exakt konturierten Bänder. Die Molarenbänder werden vom Werk aus so geformt, daß sie in die mesiobukkalen Entwicklungsfurchen hineinpassen und genauso in die distobukkale und linguale Entwicklungsfurche. Es ist dabei sehr wichtig, daß die Molarenbänder nicht überkonturiert werden, indem man sie zu weit ausbaucht, weil es dadurch zu einem losen Band kommt, was den für die Retention notwendigen exakten Sitz ausschließt. Beim Oberkiefermolarenband ist eine Anziehung vorgesehen, die in die vestibuläre Grube passen soll, wobei dann die Anpassung auf der lingualen Grube nach der endgültigen Positionierung erfolgt.

5. Gewisse »Unterschnitte« der Zahnanatomie werden berücksichtigt. Alle Bänder werden angepaßt oder auf den Zahn getrieben oder auf die Höhe des größten Umfanges gezogen. Das heißt, daß das Band zum größten Umfang der Zahnoberfläche heraufgetrieben wird. Die linguale Oberfläche oder das Cingulum wird bei allen Frontzähnen zur endgültigen Anpassung benutzt, einschließlich der Eckzähne. Die oberen ersten Prämolaren sind auf der palatinalen Seite am stärksten konvex; deshalb wird zur endgültigen Anpassung das Band auf dieser Seite heruntergezogen. Dasselbe gilt für die oberen Molaren mit Ausnahme der Fälle, bei denen große fünfte palatinale Höcker vorhanden sind. Bei ihnen kann es erforderlich sein, das endgültige Aufsetzen von der Vestibulärfläche her vorzunehmen.

Die unteren Molaren und die unteren ersten Prämolaren werden in Richtung auf ihre Vestibulärflächen getrieben. Der untere zweite Prämolar stellt immer ein Problem dar, da er eine ausgeformte Approximalfläche und eine abstehende Fläche auf der Lingualseite hat, wodurch es zu einer leichten Unterbrechung der Kurvatur kommt. Eine Zementretention ist in diesem Bereich fast immer zu finden; deshalb muß beim endgültigen Anpassen und beim Zementieren sehr exakt vorgegangen werden.

Eine grundlegende Voraussetzung für das Drauftreiben des Bandes zum endgültigen Sitz und für das Nutzen der Höhe der Kontur ist, daß das Band über eine gewisse Streckfähigkeit verfügt.

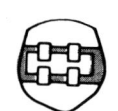

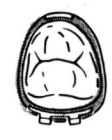

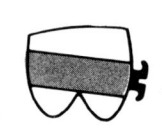

Abb. 6: Anpassung des Bandes entsprechend der Höhenkontur.

Design von Bändern und Bandanlage 255

6. Ist das Band am Rand zu weich, so wird es leicht verbogen und kann vom Zahn im Okklusalbereich wegkriechen.
Es ist wünschenswert, daß das Band eine leicht gehärtete okklusale Abschrägung hat, damit ein Verbiegen verhindert wird und der okklusale Teil des Bandes besser abschließt. Wird nun das Band durch Druck am Rand aufgesetzt, so kann es sich – selbst wenn eine Abschrägung vorhanden ist – aufbiegen, wodurch diese okklusale oder inzisale Anpassung verlorengeht. Dadurch kann das Band später reißen. Es sollte unbedingt verhindert werden, daß der Bandrand beim endgültigen Setzen des Bandes verletzt wird. Alle Kräfte sollten auf die Aufsetzerlaschen und die Schweißstellen der Brakkets oder Röhrchen aufgebracht werden. In den Bereichen, die für ein exaktes Heruntertreiben des Bandes wenig geeignet sind – wie im Bereich des unteren Molars –, kann man ein Instrument zum Herunterbeißen der Bänder zu Hilfe nehmen. Das Beißen kann schwierig zu kontrollieren sein, da der Patient zum einen vielleicht nicht genügend Kraft aufwendet, um das Band zu plazieren, und zum anderen zu viel Kraft anwendet, so daß es zu einer Verletzung der gingivalen Gewebe kommt. Deshalb sollte man das Herunterbeißen der Bänder nur selten anwenden, jedoch möglichst nicht im Oberkiefer.

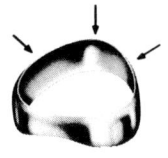

Abb. 7: Eine leichte okklusale Schrägung des Randes hilft ein Verbiegen zu verhindern.

7. Ein schmales Band, das weit nach gingival gesetzt ist, wird die Inzisalkante freilassen, so daß sie gut gesäubert werden kann; außerdem wird dies den besten ästhetischen Wert bringen.
So wird deutlich, daß das Erfüllen technischer Ziele nicht nur Planung erfordert, sondern auch ein Weiterdenken und eine zusätzliche Ausbildung des Hilfspersonals.
Eine Koordinierung bei der Auswahl des benutzten Zementes muß ebenfalls bedacht werden. Eine exakte und vollständige Übersicht ist notwendig – nicht nur ein Verständnis für die Charakteristika des Bandes selbst. Im folgenden Kapitel werden das Bracket, das Röhrchen und andere Hilfsmittel diskutiert.

Kapitel 2
Faktoren für die Bracketkonstruktion

Das Bracket ist integrierter Bestandteil der Einheit Band–Bracket und muß deshalb zur selben Zeit überlegt und geplant werden wie das Band. Diese Überlegung basiert – wie jede Entwicklung – auf dem Hintergrund von Fehlschlägen in der Vergangenheit. Verbesserungen werden dann eingeführt, wenn man auf Schwierigkeiten stößt. Bevor eine Veränderung vorgenommen wird, muß sie bestimmte Prinzipien erfüllen, oder sie wird sich nicht durchsetzen. Veränderungen werden nicht um der Veränderung selbst willen vorgenommen.

Die Bracketkonstruktion wollen wir jetzt aus der Sicht der Notwendigkeiten und der Ziele erläutern, die sich nach und nach herausgeschält haben. Die Konstruktion der Brackets stellt einen Teil der Gesamtbetrachtung des Problems dar. Wir wollen alle Faktoren betrachten, die aus irgend einem Grunde sinnvoll erscheinen.

Faktoren, die für die Konstruktion des Brackets von Bedeutung sind

DR. EDWARD H. ANGLE erkannte die Notwendigkeit der Entfernung des Bogens und seiner erneuten Einfügung sowie die Notwendigkeit, eine dreidimensionale Kontrolle über die Zähne auszuüben, und konstruierte so das rechteckige Schloß mit gebogenen Flügeln, die der Einligierung dienten. Zuerst wurde ein schmales Einzelbracket .022 x .028 konstruiert, das in der Mitte der Vestibulärfläche des jeweiligen Zahnes aufgebracht werden soll. Obwohl viele Planer sich bemüht haben, diese grundlegende Methode zu verbessern, ist das Horizontalschloß mit dem Ligaturendraht noch immer das wichtigste Gerät für diejenigen geblieben, die eine exakte Kontrolle über die dreidimensionale Beeinflußbarkeit der Zähne wünschen *(Abb. 1)*.

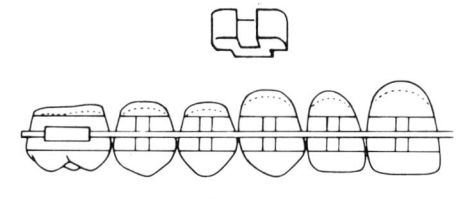

Abbildung 1

Ösen oder Krampen zur Beherrschung der Rotation wurden erst später verwandt. Angle empfahl Golddrähte der Dimension .022 x .028. Die Zahnbewegungen sollten intermittierend erfolgen, damit die Wurzel und die Weichteile möglichst wenig beschädigt werden. Die Zahnbewegungen waren langsam, die Bögen wurden in kurzen Intervallen ausgewechselt. Die schweren Drähte arbeiteten so gegen eine einzige Goldlotstelle der sehr weichen Bänder. Die kieferorthopädisch be-

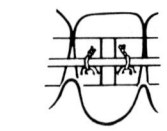

Abbildung 2

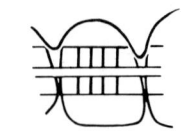

Abbildung 3

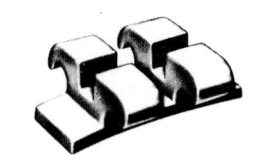

Abbildung 4

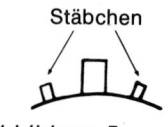

Abbildung 5

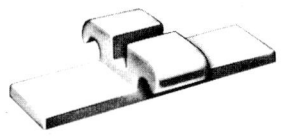

Abbildung 6

handelnden Zahnärzte benutzten dann später Runddrähte zur Nivellierung und arbeiteten sich so langsam bis zum Vierkantdraht »herauf«, wodurch eine große Menge neuer Probleme entstanden.

Eine der Bemühungen in den späten vierziger Jahren galt der Lösung des Problems der Krampen. Die Krampen waren schwer zu ligieren und verschwanden manchmal unter der entzündeten Gingiva. Andererseits konnten die Krampen vom Band abgerissen werden oder sie konnten es leicht verbiegen. Die enge Nachbarschaft der Krampen zum Bracket machte das Einligieren bei kleinen Zähnen zu einem schwierigen Unterfangen *(Abb. 2)*. Eine Möglichkeit, das Problem zu lösen, war, zwei Brackets mesial und distal zu verwenden *(Abb. 3)*. Sie mußten sehr genau ausgerichtet sein; aber es zeigte sich, daß sie sehr effektvoll waren. Schließlich wurde ein Bracket konstruiert, das eine Verbindung zwischen den beiden Brackets hatte *(Abb. 4)*. Auch kamen Zweifach-Brackets mit Aufschweißlaschen auf den Markt.

Schließlich fand noch eine andere Entwicklung statt: Man brachte die Brackets mesial und distal an, anstatt in der Mitte, und Stäbchen wurden auf dem Band aufgelötet, um eine bessere Rotation des Zahnes zu erreichen *(Abb. 5)*. Diese Stäbchen waren die Vorläufer des sogenannten »Rotationsbrakkets«, bei welchem Arme an das Bracket angefügt wurden. Die Rotations- und Aufrichtekräfte wurden so weg von dem schmalen Bracket selbst aufgebracht. Dieses Bracket mußte eine sehr starke Mittelbefestigung haben und ein sehr genau passendes Band *(Abb. 6)*.

Andere Entwicklungen etwa zur selben Zeit beeinflußten die Konstruktion der Brackets:

1. die Entwicklung von Metallen mit überlegenen Eigenschaften;
2. die häufigere Verwendung vorgeformter Bänder;
3. verbesserte Methoden, Bänder zu adaptieren und exakt anzupassen;
4. die Anwendung und Vorteile leichterer Kräfte;
5. eine, wie sich zeigte, nützliche Winkelung der Brackets.

Somit ergab sich der Wunsch nach einem neuen Bracket, das alle die oben genannten Eigenschaften und Notwendigkeiten dieser Entwicklung erfüllte.

Als Folge erschienen zwei verschiedene Konstruktionstypen auf dem Markt. Die erste trug einen Rotationsarm, die zweite zeigte verschiedene Arten der Länge und der Breite des Doppel- oder des Zwillingsbrackets.

Viele Jahre lang war es das Ziel der Kieferorthopäden gewesen, das Bracket beim Zementieren so aufzubringen, daß ein idealer Bogen die Zähne in ihrer endgültigen oder idealen Beziehung zu einander bewegen würde. Je genauer die Stellung des Brackets war, mit desto größerem Automatismus würde die Endbehandlung der Zähne vonstatten gehen.

So lange man zuerst das Band aufsetzte und die Bracketposition später auf dem Band markierte, gab es eigentlich keine Notwendigkeit für eine exakte Positionierung der Bänder. Andererseits zeigte es sich, daß seit der überwiegenden Verwendung von vorgeschweißten Brackets – zuerst auf einem Bandstreifen, der angepaßt werden mußte, und später auf den vorgeformten Bändern – sich die Bedeutung in bezug auf das Band änderte. Die führenden klinisch tätigen Kieferorthopäden und die kieferorthopädischen Lehrer wählten die Spitze des Höckers als Bezugspunkt, um die Bracket- und Bandhöhe oder die genaue Position zu beurteilen. Nach vielen Jahren der Frustration mit diesem Verfahren erkannte Ricketts, daß die Randleisten bessere Leitlinien abgaben als eine Standardisierung entsprechend der verschiedenen Höckerhöhen *(Abb. 7)*.

(Zufälligerweise wurde die Zahnbreite und die Zahnbogenlänge traditionsgemäß im metrischen System gemessen. Die Bandstärke und die Bracketdimensionen wurden in Zoll angegeben. Da der deutsche Kieferorthopäde im allgemeinen in Millimetern rechnet, erscheint es sinnvoll, die verschiedenen Dimensionen in dieser Abhandlung zum leichteren Verständnis umzurechnen. Eine Umrechnungstabelle für die wichtigen Maße haben wir in *Abbildung 8* beigefügt.)

Als beide Arten von neuen Brackets in den frühen fünfziger Jahren auf den Markt kamen, unternahm Ricketts seinerzeit eine genaue Analyse. Gleichzeitig fand damals auch noch eine andere wichtige Veränderung statt: Dr. Cecil Steiner und Dr. Howard Lang arbeiteten unabhängig von Ricketts daran, die Dimensionen der Schloßgröße zu verkleinern. Mit Hilfe von verschiedenen Experimenten war Ricketts vom .022-Rechteckschloß bis zu einem Vierkantschloß mit den Maßen .016 gekommen. Schwierigkeiten, die aus der Technik kamen, führten ihn dann wieder zurück zu einem Schloß der Ausmaße .019 x .025. Die verschiedenen Untersucher verständigten sich schließlich; so kam es zur Übereinstimmung, die Schloßgröße bei .018 x .025 zu standardisieren, wohingegen Ricketts zu einem .0185-Schloß überging, mit einer Tiefe von .030, weil es dann möglich war, die Drähte leichter einzuführen und außerdem auch zwei Bögen übereinander zu benutzen *(Abb. 9)*.

Dr. Ivan Lee schlug später vor, einen Torque in das Schloß einzubauen, und Dr. Reed Holdaway hatte eine Winkelung der Brackets im gesamten Bandbracket-Sortiment vorgeschlagen.

Eine Untersuchung zum Vergleich des Rotationsbrackets und des Doppelbrackets

Eine Untersuchung wurde angelegt mit zwölf Fällen, die genau beobachtet werden sollten. Sechs von ihnen sollten Rotationsbrackets und sechs sollten das Doppelbracket (Siamesisches Bracket) tragen, wobei jedes bei jeder Kontrolle genau untersucht werden sollte. Vorteile und Nachteile jeder

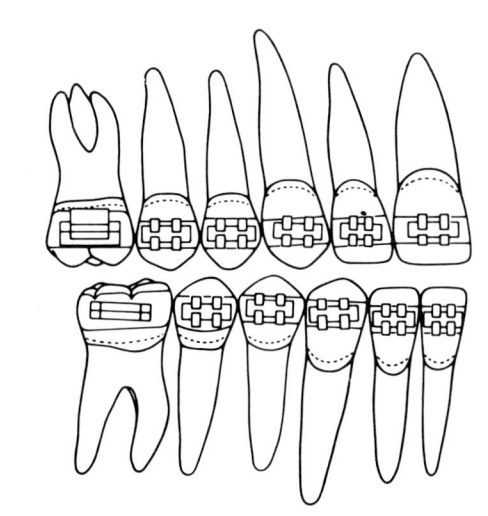

Abbildung 7

Umrechnungstabelle		
mm		inches
0,10	=	.004
0,41	=	.016
0,46	=	.018
0,56	=	.022
0,64	=	.025
0,71	=	.028
0,77	=	.030

Abbildung 8

.0185 x .030

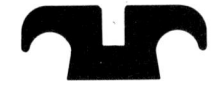

Abbildung 9

dieser Methoden sollten genau geprüft werden. Die Beobachtungen und Schlußfolgerungen, die aus dieser Studie in den späten fünfziger Jahren gezogen wurden, waren wie folgt:
Beide Brackets zeigten deutliche Vorteile gegenüber der Verwendung von Krampen. Es ging aber andererseits um mehr als um eine Zufallsauswahl. Es handelte sich schließlich darum, daß die Gesamtkonzeption der Behandlung beachtet werden mußte.
Um die Untersuchungsergebnisse und die Schlußfolgerungen zueinander in Beziehung zu setzen, müssen wir die Vorteile jedes der beiden Brackettypen diskutieren und sie dann gegeneinander abwägen.

Vorteile des Rotationsbrackets (Abb. 10):

Es wird eine leichte Kraft abgegeben.
Druck oder Zug können benutzt werden.
Ein langer Abstand zwischen den Brackets bzw. zwischen den Zähnen ist vorhanden und hilft, die Kräfte leicht zu halten.
Der lange Abstand zwischen den Brackets macht das Einbringen von Schlaufen bei Vielschlaufenbögen leichter.
Ein Gleiten des Zahnes am Draht entlang soll mit weniger Reibung stattfinden.
Rotationsarme mit Schlössern oder Verlängerungen können auch als Aufrichtearme benutzt werden.
Ein schwerer Idealbogen kann relativ frühzeitig während der Behandlung benutzt werden, weil die Kraft zur Rotation von Zähnen von einer anderen Kraftquelle herkommt als von der Nachgiebigkeit des Drahtes.
Rotationsbrackets können die Stelle einer Schlaufe im Draht einnehmen.
Das Rotationsbracket ist bei Anwendung von geraden Bögen leicht zu benutzen.
Eine vestibuläre Adaption bei der Anpassung des Bandes ist nicht in größerem Umfang notwendig.

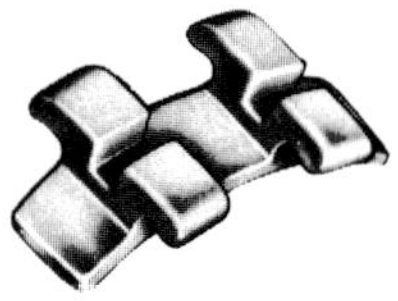

Vorteile des Doppel- oder Siamesischen Brackets (Abb. 11):

Das Doppelbracket gibt eine exakte Kontrolle.
Es ist leichter sauber zu halten.
Aufgrund des langen Abstandes zwischen den Brackets ist eine effizientere Rotation gegeben.
Zwei Torquebrackets erlauben, aus dem Bogen eine größere mechanische Kraftverstärkung herauszuholen *(Abb. 12).*
Das Bracket erlaubt eine doppelte Kraftverstärkung bei Kippung, indem es als Hebel, anstelle einer starken Krafteinwirkung auf den Draht an einem einzigen Punkt, wirkt.
Das Bracket läßt sich effizienter bei sehr leichten Drähten verwenden.
Bei Rotationen braucht nur ein einziger Flügel des Brackets eingebunden zu werden.

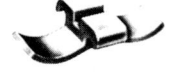

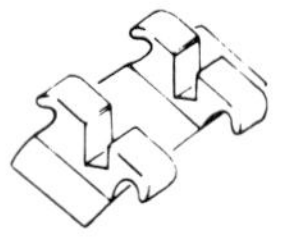

Abb. 10: Das aufgebogene Rotationsbracket nach Lewis.

Abb. 11: Mittleres oder weites Siamesisches Bracket.

Abbildung 12

Faktoren für die Bracketkonstruktion

Bei En-masse-Zahnbewegungen kann eines der Brackets als gegenläufiges Drehmoment eingebunden werden.

Das Schließen oder Quetschen eines Brackets erlaubt die Ausbildung eines Hebels, wenn die Notwendigkeit der Überrotation besteht, womit derselbe Vorteil wie bei einem Rotationsarm gegeben ist.

Das Doppelbracket erlaubt exotische Biegungen (Auswärtsbiegungen des Drahtes oder andere Biegungen weg von der Okklusionsebene), ohne die Okklusionsebene zu stören, wodurch leichte, lang wirkende Anpassungsbiegungen mit langer Reichweite möglich werden.

Das Bracket verteilt die Kraft am Band.

Der Flügel, der zum Aufschweißen dient, oder die gefräste Brücke zwischen den einzelnen Teilen des Brackets stellt eine Lasche dar, mittels der das Band sehr gut zu seinem endgültigen Sitz auf den Zahn getrieben oder auch auf den Zahn gebissen werden kann; dadurch wird die Bandfassung viel leichter.

Die geringeren Zwischenräume zwischen den Ligaturen erlauben es, leichtere Bögen zu benutzen, ohne daß diese durch die Kaukräfte, die eine Durchbiegung zwischen den Brackets verursachen, verbogen werden.

Wenn man den oberen Teil des einen Brackets benutzt und den unteren des nächsten, so kann ein Draht leicht als Aufrichtefeder verwendet werden.

Das Doppelbracket erleichtert auch die Entfernung des Bandes; wegen des mesialen und distalen Flügels ist nämlich seine Verbiegung geringer, wenn es bei späteren Wiederbestellungen noch einmal benutzt werden muß.

Weitere sachdienliche Faktoren der Bracketkonstruktion nach Ricketts

Tiefes Schloß

Das tiefe Schloß (.030) erlaubt die Verwendung von zwei leichten Bögen gleichzeitig, wobei der Utilitybogen zur Stabilisierung benutzt wird und der Hilfsbogen oder das Segment zur Rotation oder zur Bewegung *(Abb. 13)*.

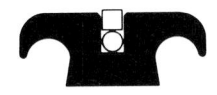

Abbildung 13

Das tiefe Schloß erlaubt ein Brechen der Kante oder sogar eine leichte Abschrägung am Eingang zum Bracketschlitz selbst und erleichtert so das Einbringen des Drahtes.

Das tiefe Schloß läßt ein höheres Bracketprofil zu, wodurch man eine bessere Hebelkraft mittels des Flügels erreichen kann.

Das tiefe Schloß erlaubt es eher, einen ausreichenden Abstand für eingebauten Torque zu schaffen.

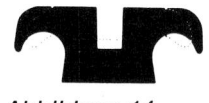

Abbildung 14

Lange inzisale und gingivale Flügel (Abb. 14)

Sie erlauben einen leichten Zugang für die Drahtligaturen. Sogar ein einzelner Flügel eines Brackets kann als Krampe oder als Öse benutzt werden.

Ein zusätzlicher dünner Draht kann unter den Flügel eingeführt werden *(Abb. 15)*.

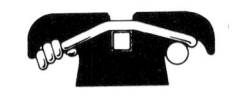

Abbildung 15

Die Flügel können für Gummizüge benutzt werden. Diese Art der Ausprägung der Flügel erlaubt eine leichte Entfernung des überschüssigen Zements.

Diese Art der Flügel ist leicht mit den verschiedenen elastischen Ketten zu benutzen.

Weicheres Material

Das weichere, aber nicht ausgeglühte Material erlaubt einen Bracketschluß bei notwendigen Rotationen mit einem späteren Wiederöffnen des Brackets in den Schlußbehandlungsphasen.

Das weiche Bracket wird nicht so leicht die Zahnoberfläche verletzen, wenn es als Gleithindernis stört.

Das weichere Bracket kann zusammengequetscht werden und so einen dünnen Bogen absolut fest halten.

Zusammenfassung

In dem vorhergehenden Teil über das Design der Bänder wurde festgestellt, daß sich die Auswahl des geeignetsten Brackets möglicherweise auch auf die Eigenschaften des Bandes selbst auswirkt. Dies ist deshalb wichtig, weil das Bracket dazu dienen kann, bei der notwendigen Doppelschweißung auf das Band dieses selbst zu verstärken. Deshalb läßt sich ein weicheres und duktibleres Band vorteilhaft zusammen mit dem Siamesischen Bracket benutzen. Weil es Meinungsverschiedenheiten darüber gibt, welches das beste für den Alltagsgebrauch ist, schien es sinnvoll, die Vorteile der verschiedenen Brackets aufzuführen. Hierdurch ist der Kieferorthopäde in die Lage versetzt, seine eigene Auswahl zu treffen – indem er die unterschiedlichen Vorzüge gegeneinander abwägen kann, anstatt sich gefühlsmäßig entscheiden zu müssen.

Nachdem der Autor die verschiedenen Eigenschaften der Brackets untersucht und mit ihnen selber Versuche durchgeführt hat, kam er zu der Feststellung, daß die Vorteile des Doppel- oder Siamesischen Brackets wesentlich größer sind als die der anderen Arten von Brackets. Stellt man die gegenwärtigen Ideen über Kraft und Kraftkontrolle in Rechnung, ist dieses Bracket für verschiedene Arten der Anwendung besser zu benutzen. Und schließlich ist bei der vorherrschenden Betonung der Effizienz das Doppelbracket nach Ricketts besser geeignet, die verschiedenen Behandlungsziele zu erreichen, und deshalb läßt es sich – wenn man alle Faktoren in Rechnung stellt – als das geeignetere empfehlen.

Zusätzlich zu den Gründen für die Wahl des Doppelbrackets wurden noch andere Konstruktionsfaktoren genannt. Hierin eingeschlossen sind die Schloßgröße, die Gestaltung der Flügel, die Bracketbreite und die physikalischen Eigenschaften des Materials. Sie alle führten zu dem Schluß, daß das Siamesische Bracket für die meisten Ziele am geeignetsten ist.

Kapitel 3
Faktoren für das Design der Molarenröhrchen und anderer Hilfsteile

Faktoren, die für das Design eine grundlegende Bedingung sind: Der Erfinder neuer Formen schuldet sich selbst die Aufgabe, die Arbeiten anderer genau zu untersuchen und sein eigenes Denken auch historisch einzuordnen. Es ist bestimmt richtig, daß diejenigen, die die Geschichte nicht kennen, damit belastet sind, an sich bekannte Fehler zu wiederholen. Folglich sind Anstrengungen nutzlos, wenn sie nur dazu dienen, etwas zu gestalten, was bereits früher bekannt war und aus irgendeinem Grunde sich nicht bewährt hat. Andererseits jedoch sollte sich ein Forscher nicht durch die Geschichte eingeschränkt fühlen, da niemals zwei Situationen genau gleich sind. Neue Materialien, neue Medien und neue Anwendungsarten können erprobt werden, was schließlich die Herausforderung mechanotherapeutischer Forschungs- und Entwicklungsarbeit ausmacht. Von Zeit zu Zeit haben uns viele Kliniker nach einer bestimmten Art der Gestaltung und der Anwendung gefragt. Wichtige Punkte hierbei sind die Rotation, der Torque und die Neigung der Molarenröhrchen.

Die Einführung der vorgeschweißten Röhrchen

In den frühen fünfziger Jahren führte Ricketts die Benutzung einer Kombination von Molarenbändern mit Röhrchen und anderen Hilfsteilen ein, die bereits vor der Behandlung geplant wurden. Vor dieser Zeit hatte man üblicherweise das Band angepaßt, eine genaue Plazierung markiert und dann in einem getrennten Arbeitsgang das Röhrchen aufgelötet oder aufgeschweißt. So wie das Design der Befestigungselemente wurde natürlich auch das der Röhrchen studiert. Alle drei für das Design der Befestigungselemente und Röhrchen wichtigen Faktoren wurden dabei untersucht: Rotation, Torque und Neigung. Studenten und Fachkollegen stellen häufig die Frage, warum die Molarenröhrchen nicht rotieren und torquen, wenn wir ihnen eine bestimmte Neigung geben? Vielleicht ist es deshalb sinnvoll, das Denken jener Jahre genauer zu betrachten und die Umstände näher kennenzulernen, die zum Originaldesign führten.
Diejenigen Kieferorthopäden, die unserer Technik gefolgt sind, wissen, daß wir eine mesiale Neigung des Röhrchens

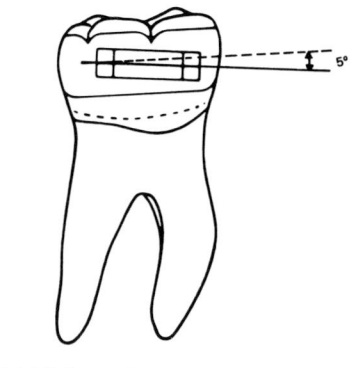

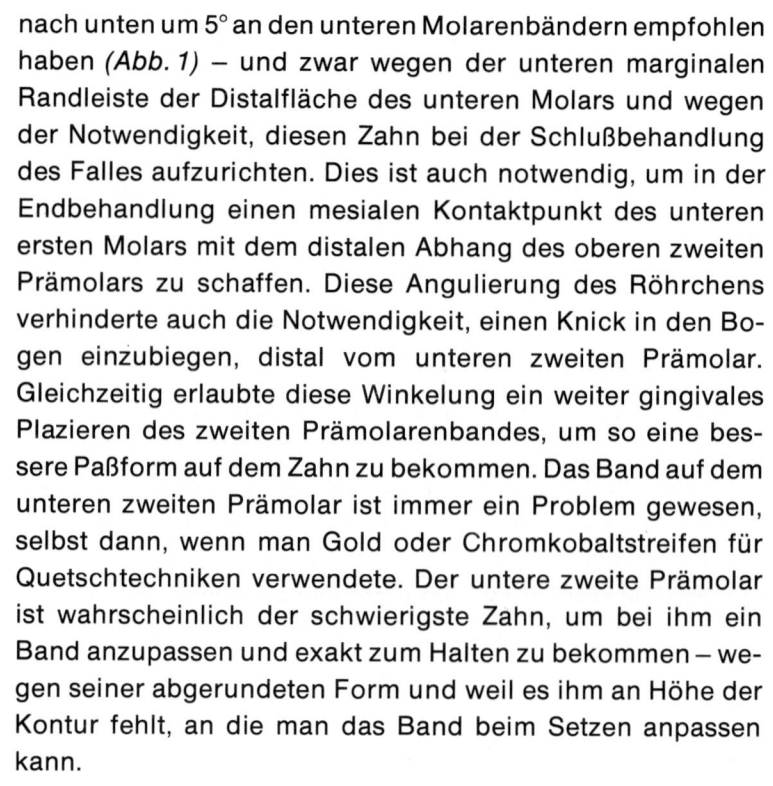

nach unten um 5° an den unteren Molarenbändern empfohlen haben *(Abb. 1)* – und zwar wegen der unteren marginalen Randleiste der Distalfläche des unteren Molars und wegen der Notwendigkeit, diesen Zahn bei der Schlußbehandlung des Falles aufzurichten. Dies ist auch notwendig, um in der Endbehandlung einen mesialen Kontaktpunkt des unteren ersten Molars mit dem distalen Abhang des oberen zweiten Prämolars zu schaffen. Diese Angulierung des Röhrchens verhinderte auch die Notwendigkeit, einen Knick in den Bogen einzubiegen, distal vom unteren zweiten Prämolar. Gleichzeitig erlaubte diese Winkelung ein weiter gingivales Plazieren des zweiten Prämolarenbandes, um so eine bessere Paßform auf dem Zahn zu bekommen. Das Band auf dem unteren zweiten Prämolar ist immer ein Problem gewesen, selbst dann, wenn man Gold oder Chromkobaltstreifen für Quetschtechniken verwendete. Der untere zweite Prämolar ist wahrscheinlich der schwierigste Zahn, um bei ihm ein Band anzupassen und exakt zum Halten zu bekommen – wegen seiner abgerundeten Form und weil es ihm an Höhe der Kontur fehlt, an die man das Band beim Setzen anpassen kann.

Wir wollen deshalb zuerst die Gründe dafür diskutieren, daß kein anderer Faktor als die Distalneigung des unteren ersten Molars für das Design des Röhrchens und seiner Befestigung verändert wurde.

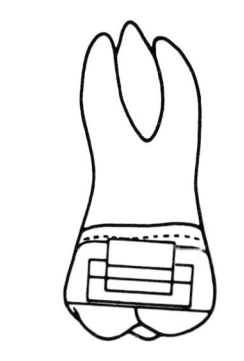

Das Design des oberen Molarenröhrchens

Das obere Molarenband sollte, wenn es richtig aufgesetzt wird, auf der Distalfläche tiefer getrieben werden – bis zur tiefen Randleiste. Das heißt, daß der obere distobukkale Höcker etwas mehr zur Okklusionsebene liegen sollte *(Abb. 2)*. Wird das Röhrchen parallel mit der Okklusalkante des Bandes aufgesetzt, so wird infolgedessen ein durchlaufender Draht den Zahn in eine normale Position kippen. Zweitens sind der distobukkale Höcker und der mesiolinguale Höcker fast flach in bezug auf die Okklusionsebene bei einer normalen Okklusion. Deshalb wird, wenn man das Band auf der Bukkalfläche in seine richtige Position bringt, in der gewöhnlichen Situation kein Torque des oberen Molars notwendig sein. Somit bleibt es nur wichtig, die Rotation im oberen Molaren zu beachten.

Wenn wir die Rotation des oberen Molars betrachten, stört uns im allgemeinen der sehr große Umfang der Biegung, die notwendig ist, um bei einem Fall mit sehr starker Mesialrotation der Molaren einen Bogen einzusetzen. Dies ist besonders schwierig bei der Headgear-Therapie mit .045er Drähten. Wir fanden heraus, daß der obere Molar mindestens 15° Rotation nach distal in bezug auf die Hauptlinie oder auf die Vestibulärflächen des Zahnbogens benötigte *(Abb. 3)*. Eine fiktive Linie durch den distobukkalen Höcker und den mesiolingualen Höcker sollte vorne durchlaufen zum gegenüber-

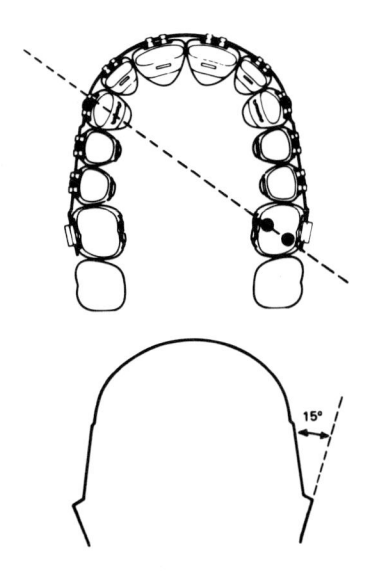

Abbildung 1

Abbildung 2

Abbildung 3

liegenden Eckzahn. Wir erkannten auch, daß eine Bajonettbiegung auf jeden Fall notwendig sein würde und daß es dementsprechend einfach sein würde, auch eine Giebelbiegung fortlaufend und gleichzeitig einzubiegen. Wäre dies nicht der Fall, so wäre ein verschiedenartiges Bracket auf dem zweiten Prämolar notwendig, was das ganze System unnötigerweise komplizieren würde.

Würde man zusätzlich ein Rotationsröhrchen auf dem oberen Molar anwenden – besonders in den ersten Stadien –, so würde es sehr weit nach lateral vorstehen und die Wange irritieren und möglicherweise zusätzlich als Speisenfänger wirken. Eine Ausweitung nach bukkal, zusammen mit einem doppelten Röhrchen und im Headgear, würde den Umfang der transversalen Erweiterung, die von dem Patienten toleriert wird, einschränken, weil es zu einer Störung mit dem Muskelfortsatz des Unterkiefers während der Mundöffnung kommen würde. Ein weit hervorstehendes Röhrchen würde somit einen begrenzenden Faktor darstellen.

Außerdem würde ein Design zur Rotation heißen, daß man sowohl für rechte als auch für linke Molaren vorgeschweißte Bänder benötigte; das würde wiederum zu einer Vergrößerung des Bandinventars führen und alles zusätzlich komplizieren, was bereits jetzt ein komplexes Vorgehen war. So stellten wir fest, daß damit genau so viele Probleme entstehen wie gelöst würden – vorausgesetzt, alle Faktoren werden in Betracht gezogen nämlich die der Neigung, des Torques und der Rotation der Röhrchen auf dem oberen ersten Molar.

Wenn wir die Schrägung der Plazierung des oberen Molarenröhrchens und sein Design diskutieren, sollten wir dies auch mit anderen Faktoren des Röhrchenaufbaus in den oberen Molaren tun:

Damals in den späten vierziger Jahren waren drei Arten von extraoralen Befestigungselementen in Benutzung. Die meisten der Behandlungsfälle waren solche mit bleibendem Gebiß, und es war die allgemeine Behauptung, daß der extraorale Zug höchstens einen Halteeffekt hervorrufen könnte. Deshalb wurden bei einem Typ *(Abb. 4)* Häckchen an dem fortlaufenden Bogen mesial der Eckzähne angebracht. Als zweiter modifizierter Gesichtsbogentyp war damals der von BERCU-FISHER in Benutzung: er trug Laschen zur Aufnahme des fortlaufenden Bogens im Gebiet der Prämolaren *(Abb. 5)*. Die dritte Art des Headgears, die sich schließlich durchsetzte, war ein Headgearröhrchen in Kombination mit einem Edgewiseröhrchen .022 x .028 *(Abb. 6)*.

Weil der Headgear damals nur ein Hilfsmittel war und nicht die primäre Apparatur, die sie später wurde, hat man das Headgear-Röhrchen okklusal an das Vierkantröhrchen angeschweißt *(Abb. 7)*. Man tat dies, damit der innere Bogen des Headgears nicht auf den Edgewisedraht einwirkte. Man lötete Stops auf den Draht.

Trotzdem wurden wiederum Probleme entdeckt, die sich aufgrund dieser Anordnung ergaben.

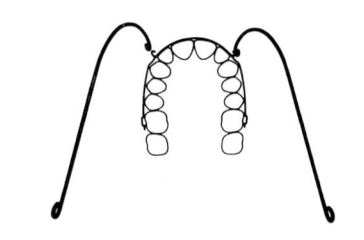

Abbildung 4

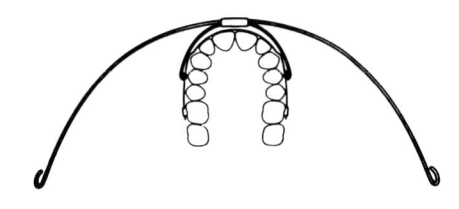

Abbildung 5

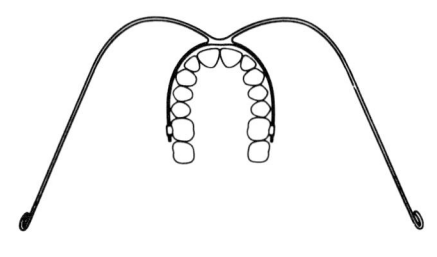

Abbildung 6

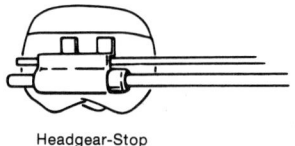

Headgear-Stop
(alte Konstruktion)

Abbildung 7

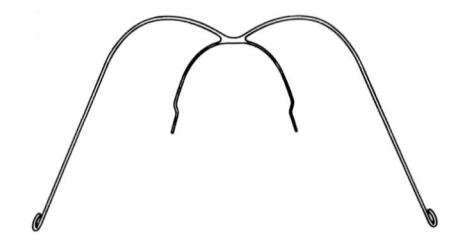

Abb. 8: Bajonettbiegung als Stop vor den Molaren.

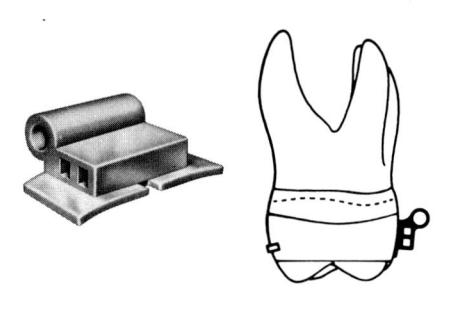

Abb. 9: Jetziges Design des Molarenröhrchens.

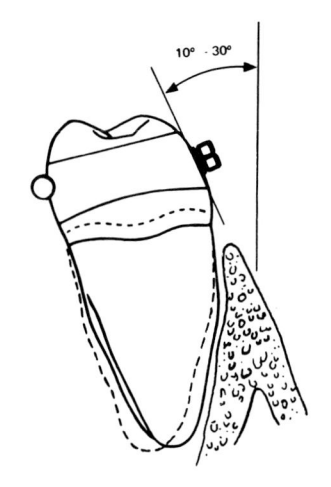

Abbildung 10

Das erste Problem war die okklusale Stellung des Rundröhrchens – es bedeutete, das Vierkantröhrchen etwas mehr nach gingival zu plazieren, um Platz für die Lotstelle zu schaffen. Hierdurch wurde eine okklusale Stufe im Bogen notwendig, um die Okklusion in bezug auf den oberen zweiten Prämolar exakt einzustellen. Das zweite Problem war, daß das Bracket und der Bogen den angelöteten Stop stören würden. Das dritte Problem war, daß das weit nach okklusal gelegte Röhrchen ein weiteres Aufbiegen des Gesichtsbogens nach oben erforderlich machte, um so ein Kippen des Molars zu verhindern. Diese höhere Befestigung ihrerseits verursachte einen größeren Extrusionseffekt des oberen Molars. Eine Gruppe von Kieferorthopäden in Chicago unter der Leitung von Dr. SIDNEY ASHER fing deshalb an, das Headgear-Röhrchen gingival zu setzen. Hierdurch kam es zu einem verbesserten Effekt gegen die Kippung, und dies wurde einfach dadurch erzielt, daß an Stelle eines gelöteten Stops eine Bajonettbiegung mit der Dreifingerzange eingebogen wurde. Ricketts änderte seine Konstruktion in entsprechender Weise ab, nachdem er eine derartige Demonstration gesehen hatte *(Abb. 8)*.

Schließlich wurden durch die Entwicklung der progressiven Technik drei Röhrchen notwendig. Verschiedene Experimente führten zu der augenblicklichen Konstruktion, die mehr Platz und eine weiter bukkal und gingival gelegene Plazierung braucht, um so die Befestigungselemente von der Gingiva entfernt zu halten. Diese Konstruktion wird bei Fällen maximaler Verankerung benutzt *(Abb. 9)*.

Das Design des unteren Molarenröhrchens

Beim unteren Molar hat sich unsere empfohlene 5-Grad-Neigung des Röhrchens als fast ideal herausgestellt *(Abb. 1)*. Deshalb stellt sich als nächste Frage: Warum haben wir das Röhrchen nicht rotiert und getorquet? (Es gibt solche Konstruktionen auf dem Markt.)

Wir wissen, daß bei Schlußbehandlung 10–15° Torque benötigt werden, wegen der bukkalen Kurvatur der Krone des unteren Molars, und daß außerdem die Wurzeln dieses Zahnes auch etwas nach vestibulär geneigt sein sollen *(Abb. 10)*. Eine Reihe von Faktoren machten es ziemlich kompliziert, in das Molarenröhrchen einen entsprechenden Torque »einzubauen«. Hierzu gehört, daß der vestibuläre Torque vom distalen Kontaktpunkt des unteren Eckzahns nach hinten progressiv verlaufen muß: Somit würde entweder Torque im Molarenröhrchen eine Verringerung des Torques im Prämolarenbereich mit sich bringen oder eine völlige Neukonstruktion des Brackets für die unteren Prämolaren notwendig werden. Dies würde heißen, daß ein extrem umfangreiches Inventar an verschiedenen Brackets mit gleichmäßig progressivem Torque bereitgestellt werden müßte. Diese Komplikation schien das ganze Vorgehen impraktikabel zu machen.

Ein zweiter Punkt ist, daß während der vorbereitenden Phasen zur Erlangung einer genügenden Verankerung und während der Verankerungsphasen selbst ein Torque von mehr als 10–15° oder gar bis zu 30° benötigt wird, um den Backenknochen der vestibulären Kortikalis zu Verankerungszwecken auszunutzen. Torque ist auf jeden Fall im Bogen notwendig, und so stellte sich die Frage, ob es wirklich vorteilhaft sei, Torque in das Röhrchen einzubauen. Deshalb glaubten wir, daß ein Torque in den Röhrchen zu mehr Komplikationen führen würde, als daß dies Vorteile mit sich brächte und eine vernünftige Vereinfachung der Technik herbeiführen könnte. Somit blieb nur noch übrig zu überlegen, ob Rotation in die unteren Molarenröhrchen eingebaut werden sollte. Die Konstruktion vor eingebauter Drehung in die unteren Molarenröhrchen schien vernünftig zu sein, und wir haben in dieser Hinsicht einige Untersuchungen angestellt. Es zeigten sich jedoch zwei oder drei große Nachteile:

Die bukkale Verlängerung des Röhrchens nach distal für die 12° der Rotation des unteren ersten Molars stand wie ein Brett nach vestibulär vor *(Abb. 11)*. Hierdurch kam es während des Kauvorganges zu einem Drehmoment gegen das Band und das Röhrchen. Dadurch wurde nicht nur die Klebekraft des Zements zwischen dem Band und dem Zahn überbeansprucht, sondern es kam auch zu einem weiten Ausladen des Drahtbogens in die Wange hinein. Damit wurde die Wange in einem Gebiet irritiert, von dem man bereits seit langem weiß, daß es leicht zu Entzündungen neigt.

Schließlich zeigte sich – wenn das Molarenband in die bestehende Technik eingefügt wurde –, daß ein Rotationsbracket eigentlich bei den meisten Fällen notwendig war, bei denen der erste Molar nicht der letzte Zahn im Zahnbogen war, oder, anders ausgedrückt, wenn der zweite Molar der letzte Zahn im Zahnbogen war, der ein Band erhalten sollte.

Es scheint so, als ob alle oben genannten negativen Aspekte die Probleme der Technik selbst nur vergrößern könnten; somit schien uns kein vernünftiger Grund gegeben, eine Torque- oder Rotationskonstruktion zu empfehlen.

Die Konstruktion des unteren Molarenröhrchens (genauso wie die für den oberen Molar) wurde deshalb für die bioprogressive Technik in ein Doppelröhrchen abgeändert. Das Doppelröhrchen war notwendig, wenn es sich zeigte, daß Zähne intrudiert werden konnten und daß das Überschreiten der Gegend des Eckzahns gleichzeitig eine kontinuierliche Drei-Ebenen-Kontrolle erforderte *(Abb. 12)*. (Diese Probleme werden später im Buch genauer erörtert.) Die Kontrolle der Schneidezähne erfolgt in allen drei Ebenen des Raumes durch einen einzigen Bogen entsprechend der Biegung ersten, zweiten und dritten Grades. Die Seitenzähne und die Eckzähne wurden mit einem getrennten Bogen behandelt – so war es natürlich notwendig, ein Doppelröhrchen zu benutzen, um diese Bögen oder Teilbögen in den Ankerzähnen zu befestigen. Die Röhrchen wurden auf die Größe .0185 x .025

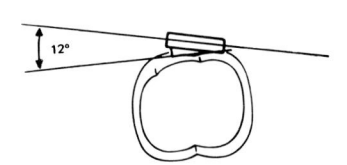

Abbildung 11

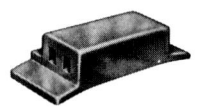

Doppelröhrchen

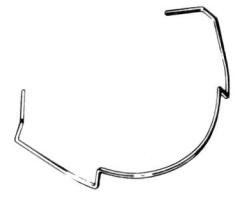

Utilitybogen

Abbildung 12

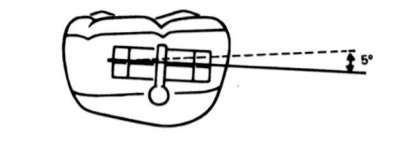

Abbildung 13

verkleinert, um so den allgemeinen Konstruktionsmerkmalen der bioprogressiven Technik zu entsprechen.

Als sich herausstellte, daß Molaren nach distal kippen konnten und mit dem distalen Kronenteil unter der Schleimhaut verschwanden, wurde ein Häkchen vestibulär in der Mitte angebracht, an dem ein Gummizug eingehängt werden kann *(Abb. 13)*.

So kamen wir zu dem Entschluß, eine Neigung von 5° beim unteren Molar im Röhrchen vorzusehen. Dies hieß, daß ein Torque von 10–15° und eine Rotation von 12–15° mittels des Zahnbogens eingebracht werden mußte. Im oberen Molar war nur eine Rotationsbiegung von 15–17° nötig.

Die Konstruktion der lingualen Befestigungselemente

Bald nach der Verwendung der ersten vorgefertigten Bänder wurde üblicherweise eine Aufsetzlasche benutzt, um ein Verbiegen der Bandränder während des Aufsetzens des Bandes zu vermeiden. Als dann nach und nach kontinuierliche und leichtere Kräfte zum Lückenschluß benutzt wurden, war auch die Notwendigkeit zur exakten Kontrolle der Zahndrehung gegeben. Deshalb ist es verständlich, daß einige Befestigungselemente für ein gegenläufiges Drehmoment auf der Lingualseite wünschenswert wurden.

Einer der ersten Versuche bestand darin, kleine Ösen auf der Lingualseite zum Einbinden von Zugspiralfedern aufzuschweißen. Auch wurden kleine Dorne verwendet, um daran Gummizüge oder Federn einzuhängen. Andere Konstruktionen, wie Knöpfchen, Häkchen und verlängerte Laschen oder sogar Lingualröhrchen, wurden in der Folgezeit benutzt.

Bei der Verwendung von Knöpfchen oder Häkchen wurde die Zunge sehr häufig wund. Deshalb konstruierten wir das Häkchen mit einem Knopf für die Molarenbänder und empfahlen, dieses Häkchen sehr nah am distalen Interdentalraum zu befestigen, um eine Irritation der Zunge zu vermeiden. Als die Aufbiegelasche nach DEBNAM auf dem Markt erschien, die aus einem Häkchen bestand, welches – falls notwendig – aufgebogen werden konnte, erschien sie uns sowohl einfach als auch geradezu ideal zum Ersatz der Aufsetzlasche. Heute empfehlen wir ihre Verwendung routinemäßig. Für die oberen Molaren empfehlen wir eine größere Lingual- bzw. Palatinallasche; sie kann auch an Stelle des Knöpfchenhäkchens im Unterkiefer verwendet werden, wenn es notwendig ist. Ihr Vorteil ist die flache Form auf dem Band *(Abb. 14)*.

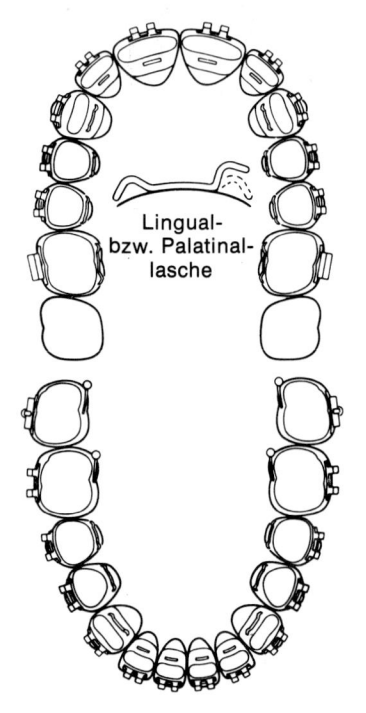

Abbildung 14

Schlußfolgerung

Als Schlußfolgerung kann festgestellt werden, daß bei wissenschaftlichen Untersuchungen, beim Entwurf und bei der Einführung von neuen technischen Gegebenheiten die verschiedenen Gründe für eine Veränderung des Designs immer genau beachtet und abgewogen werden müssen; daß es auf der anderen Seite aber auch notwendig ist, die Gründe gegen bestimmte Veränderungen zu erwägen. Wir sollten uns dabei der Worte von E. H. ANGLE erinnern: »Es gibt nur einen besten Weg.« Wenn wir es wagen, dieses Wort abzuwandeln, könnte es heißen: »Es gibt einen besten Weg für jeden von uns innerhalb unserer eigenen Grenzen, Fähigkeiten und Arbeitsgewohnheiten.« Ohne genaue Untersuchung können wir diesen besten Weg aber nie finden.

Kapitel 4
Auswahl und Anpassen der Bänder

Die Modifikation der Pinch-Technik

Es ist wohl günstig, daß wir mit den Unterschieden zwischen der Technik der vorgeformten Bänder und den historischen Bandanpassungstechniken beginnen; denn das übliche Formen der Bänder aus Bandstreifen stellt den Hintergrund für die folgenden Entwicklungen dar. Im Jahr 1962 sprach RICKETTS vor einer Zuhörerschaft der *American Association of Orthodontists* in einer Fernsehübertragung und erklärte und demonstrierte die Anwendung der verschiedenen Arten von vorgefertigten Bändern. Damals mußten die Vorteile der Verwendung von vorgeformten Bändern sehr genau betont werden, da das Herstellen von Bändern auf direktem oder indirektem Wege aus Blechstreifen in der kieferorthopädischen Praxis selbst noch immer die am meisten verwendete Methode war.

Einer der größten Unterschiede der neuen Methode zu den bisherigen Techniken, bestand darin, daß zum Erzielen der besten Resultate bei der Anwendung vorgeformter Bänder eine Hilfskraft zugegen sein mußte. Dies galt es damals zu erklären, und hierauf wollen wir auch jetzt wieder großen Wert legen. Die Bänder mußten unter Verwendung eines Hämmerchens, wie er bei Goldhämmerfüllungen benutzt wird, oder mit Hilfe anderer Instrumente auf den Zahn getrieben werden. Es zeigte sich immer wieder, daß eine Helferin bei diesem Vorgehen sehr hilfreich war. Experimente mit verschiedenen Arten von Bandtreibinstrumenten einschließlich automatischer Kondensationsinstrumente zeigten, daß man damit die vorgeformten Bänder nicht so anzupassen vermochte, wie es mit der Klopftechnik möglich war. Ein gewisses Strecken des vorgeformten Bandmaterials ist häufig aufgrund der verschiedenen Zahngestalten notwendig. Keine Form der vorgeformten Bänder kann bei allen Zähnen gleich gut passen. Ein gewisses Ziehen und Adaptieren des Bandes wurde bei den Pinch-Techniken unter Verwendung von Drahtstreifen ausgeführt, und viele Kieferorthopäden waren daran gewöhnt, das aus Blechstreifen geformte Band durch Pressen mit der Hand zum besten Passen zu formen. Bei Benutzung der neuen vorgeformten Materialien aus Chrom-Kobalt-Molybdän-Legierung zeigte sich, daß dieses Ziehen des Materials, das früher in Handarbeit geschah, am besten durch das Klop-

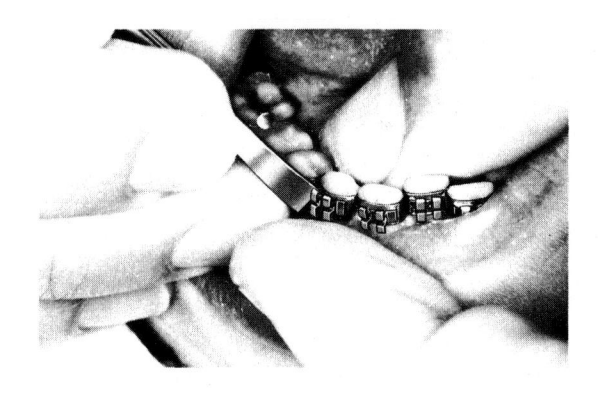

Geräte
Bandboxen für den Ober-und Unterkiefer sowie – für Extremfälle – Bandstreifen
... Dome Corporation

Bänder
... Rocky Mountain
(Ricketts Kit)

Bandandrücker und Bandaufsetzer (Plugger) (doppelendig) Nr. 3 u. 4
... E. A. Beck

Bandandrücker und Bandaufsetzer (Driver) Tarno Nr. 107
... S. S. White

Hämmerchen (Mallet)
... Cleo-Dent
Band Biter, Nr. i-64
... Rocky Mountain

Bandanlegefeile (Burnisher) Tarno Nr. 3
...

Zahnsteininstrument (Scaler) Nr. 2W-B
... American Dent.

Bandentfernungsgerät (Band Remover) Nr. i-347
... Rocky Mountain

fen des Bandes an die richtige Stelle auf dem Zahn ersetzt wurde. Der Druck von Hand war häufig nicht ausreichend, um das Band vollständig zu adaptieren. ANGLE hatte schon im Jahre 1887 darauf hingewiesen, daß Bänder »an die richtige Stelle getrieben werden müssen«. Ein Druck auf den Bandrand hat dabei allerdings häufig die Form verändert, das Material aufgebogen und durch die Kalthärtung zu größeren Schwierigkeiten der Anpassung im Approximalraum geführt. Die von uns befürwortete Technik ist praktisch dieselbe wie die von Angle – ein leichtes Klopfen mit einem Hammer auf die bekannten S.-S.-White-Bandtreibinstrumente, die an den Schweißstellen der Brackets und der Aufsatzlaschen angesetzt werden. Auf diese Weise konnten wir mit unseren Händen eine bemerkenswerte Effizienz erreichen. Jetzt brauchte man weniger Zeit für eine exzellente Adaptation als früher mit den Bandanpaßtechniken unter Verwendung von Drahtstreifen. Mit der Vorfertigung und dem Anbringen der Brackets und Röhrchen als einem Gesamtsystem eröffnet diese Technik dem Kieferorthopäden größere Möglichkeiten für eine exakte Arbeit.

Notwendige Zusatzgeräte für die Technik mit vorgeformten Bändern

Nach der oben berichteten Fernsehdemonstration von Ricketts wurde der Trend zu vorgeformten Bändern auch unter dem Einfluß von anderen Wissenschaftlern auf diesem Gebiet immer stärker und hat sich jetzt seit längerer Zeit durchgesetzt.
Aufgrund jener ursprünglichen Untersuchungen und Experimente betont Ricketts immer wieder, daß die Bänder aus weichem, duktilen Material und so schmal wie möglich angefertigt werden sollten, damit sie sich gut adaptieren lassen. Einige Versuche, die Bänder vorzuformen, hatten zu sehr starren Bändern geführt, die schwierig anzupassen waren und außerdem bei der Anpassung einem starken Prozeß der Kalthärtung unterlagen. Dies führte wieder dazu, daß zu große Bänder verwendet und dicke Zementränder belassen wurden. Die größeren Stahl- oder Chrom-Kobalt-Molybdän-Bänder bleiben häufig trotz einer ungünstigen Anpassung bei guter Zementierung fest auf dem Zahn. Das Hinauftreiben des Bandes auf die größte Kontur, um den Gingivalrand freizulassen und besonders interdental eine gute Paßform zu erreichen, führt dazu, daß das Material ganz dicht am Zahn an den konkaven Approximalteilen anliegt. Dadurch wird ein Überstehen im Bereich des Gingivalrandes verhindert. Somit sind bessere Möglichkeiten für die Gesunderhaltung der Gingiva geschaffen worden – ein kritischer Punkt der Vollbandtechniken, auf den viele Parodontologen hingewiesen haben.
Selbst wenn das Band girlandenförmig konfiguriert ist, benötigt dieser Teil des Parodontiums doch immer noch Schutz.

Auswahl und Anpassen der Bänder

Bei intraoralen Röntgenuntersuchungen, um einen Vergleich zwischen aus Streifen geformten Goldbändern und vorgeformten Bändern zu erlangen, zeigte sich, daß die besser passenden Ränder im allgemeinen bei vorgeformten Bändern zu finden waren.

Die Technik der Bandanpassung ist deshalb sehr wichtig. Wir werden im folgenden diese Technik für jeden einzelnen Zahn besprechen. Die Molaren werden dabei zusammen für den Ober- und Unterkiefer besprochen. Die oberen Prämolaren werden den unteren gegenübergestellt. Alle Eckzähne müssen ähnlichen Betrachtungen unterzogen werden. Und schließlich verlangen die Schneidezähne kleine Variationen in der Bandanpaßtechnik.

Zwei Veröffentlichungen können hierfür empfohlen werden: »An Orthodontic Philosophy« von GUGINO und die Broschüre der Firma ROCKY MOUNTAIN mit dem Titel »How to Select and Fit Rocky Mountain Bands«.

Die folgende Diskussion behandelt einige der Gründe, warum vorgeformte Bänder angewandt werden sollten. Bevor wir jedoch in die Details gehen, sollten Sie die Liste der augenblicklich verwendeten Geräte (Juni 1972) durchgehen, die wir auf Seite 272 links unten und hier auf dieser Seite rechts oben eingefügt haben.

Grundlegende Bedingungen für die Auswahl der Bänder

Obwohl es natürlich viele verschiedene und individuelle Charakteristika gibt, werden die Zähne doch gewissermaßen satzweise vererbt. Deshalb können wir eine Durchschnittskurve herstellen, und ein Zahn kann dann als Schlüssel für den nächsten benutzt werden und so fort für den ganzen Mund. Auf jeden Fall kann man diese Tendenz als Startpunkt und Führung ansehen.

Über eine Periode von etwa 14 Jahren hat sich uns ein gewisser Trend bei den Zahngrößen gezeigt. Das läßt sich am besten durch die Analyse der Verteilungskurve zusammen mit der Zeichnung demonstrieren. Ausgeglichene Glockenkurven sind typisch für eine normale Verteilung.

Im allgemeinen läßt sich feststellen, daß, je größer ein Zahn, auch desto größer seine Tendenz zur Variation ist. Man sollte sich auch daran erinnern, daß Männer im Durchschnitt etwas größere Zähne haben als Frauen. **A–A:** Spitze Kurven ergeben sich für die unteren Frontzähne (drei Bandgrößen, die für zwei Drittel aller Zähne infrage kommen). **B–B:** Alle Prämolaren, oberen Eckzähne und Schneidezähne fallen in die nächste Gruppe der Verteilung (etwa fünf Größen). **C–C:** Die Molaren zeigen die größte Variation (bzw. sieben Bandgrößen für zwei Drittel aller Zähne). Die oberen Molaren sind dabei etwas variabler in Größe und Form als die unteren.

Rundzange
(Round Plier) Nr. i-112
... Rocky Mountain

How-Zange (How Plier) Nr. i-110
... Rocky Mountain

Vorderer Banderweiterer
(Ant. Band Stretch) i-128
... Rocky Mountain

Hinterer Banderweiterer
(Post. Band Stretch) i-129
... Rocky Mountain

Spatel (Spatula) Nr. 324
... Rocky Mountain

und dazu:
eine Helferin, die auch linkshändig arbeiten kann.

Glockenkurven der Bandgrößen und ihrer Verwendung
Die Zeichnung zeigt die durchschnittliche Verteilungskurve der Rockey-Mountain-Bandgrößen, Ricketts verwendet (amerikanisches Zahn-Klassifizierungsschema, da die Tabelle original übernommen werden mußte). Kollegen, die andere Bänder verwenden, können aus diesen Werten die entsprechenden Zahlen für ihre Materialien ableiten.

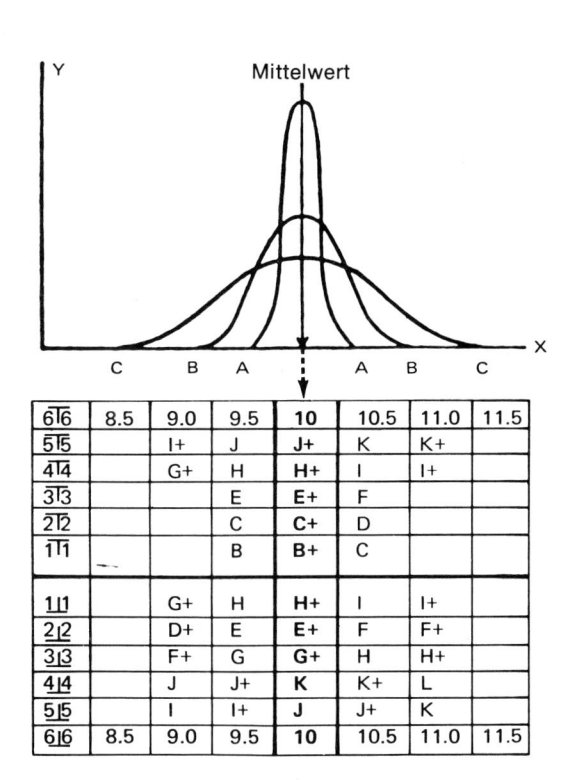

	C	B	A		A	B	C
6|6	8.5	9.0	9.5	**10**	10.5	11.0	11.5
5|5		I+	J	**J+**	K	K+	
4|4		G+	H	**H+**	I	I+	
3|3			E	**E+**	F		
2|2			C	**C+**	D		
1|1	--		B	**B+**	C		
1|1		G+	H	**H+**	I	I+	
2|2		D+	E	**E+**	F	F+	
3|3		F+	G	**G+**	H	H+	
4|4		J	J+	**K**	K+	L	
5|5		I	I+	**J**	J+	K	
6|6	8.5	9.0	9.5	**10**	10.5	11.0	11.5

Übungen zur Bandauswahl

1. Man lernt die Größen und die Formen am besten, indem man die benutzten Größen routinemäßig aufschreibt.
2. Man sollte die Größen der tatsächlich angepaßten Bänder mit dem Modell vergleichen, damit man die Größen richtig einzuschätzen lernt.
3. Die Variationsbreiten und die Durchschnittswerte sollte man sich für jeden Zahn merken. Auf diese Weise lernt man kennen, wie Abweichungen vom Durchschnitt zustande kommen, und man weiß, wo man anfangen kann.
4. Man sollte sich die Einzelheiten merken, die für das Passen der Bänder von Wichtigkeit sind.

Platzbeschaffung

Die Beschaffung des Approximalplatzes ist für Bänder – ganz gleich, welche Technik auch angewandt wird – besonders wichtig. Durch Vorformung ist es möglich, die Bänder dünner zu machen, was von Vorteil ist. Platz läßt sich durch die vier folgenden Methoden schaffen:
1. Einfaches Strecken der Parodontalligamente und somit keine Separation. Dieses Vorgehen eignet sich bei einzelnen Bändern bei jungen Patienten oder bei leicht lückig stehenden Zähnen oder noch leicht beweglichen Zähnen des Jugendlichen oder wenn die Zähne mesial des Sechsjahrmolars demnächst ausfallen.
2. Interdentales Separieren der Kontaktpunkte mit dem Dome-Stripper. Dieses Vorgehen eignet sich besonders für die Schneidezähne am Anfang der Behandlung und kann häufig auch für Prämolaren und Eckzähne Verwendung finden. (Anmerkung des Übersetzers: Hier wird natürlich von optimaler Zahnpflege und regelmäßiger Fluoridierung ausgegangen, wie sie in den Pazifikstaaten der USA üblich sind.)
3. Separation ist notwendig bei älteren Patienten im Seitenzahnbereich, und hier benutzen wir die T.P.-Separationsdrähte oder die alten Messingdrahtligaturen. Auch elastische Kunststoffteile können benutzt werden.
4. Die wichtigste Methode des Separierens liegt in der Teilbebänderung und in der Behandlung in einzelnen Schritten. Dadurch kommt es zur notwendigen Öffnung der Kontaktpunkte und zum Entstehen einer günstigen Zahnbewegung.

Die Prinzipien der Bandanpassung

Das Prinzip der Anpassung der Bänder ist ein grundlegendes. Deshalb beschreiben wir es generell und gehen lediglich auf Abweichungen von den grundlegenden Verfahren in Verbindung mit dem individuellen Zahn noch einmal näher ein.
Das Band wird mit dem Finger aufgesetzt und vorsichtig mit dem Amalgamstopfer oder mit einer How-Zange, die das Bracket oder das Röhrchen faßt, auf den Zahn geschoben. Der Behandler sollte nicht versuchen, das Band mit zu viel

Kraft auf dem Zahn nach gingival zu drücken, wenn er das Band am Bracket mit der Zange hält, da es dann zu einer Verbiegung des Bandes kommen könnte. Der Kieferorthopäde sollte ein Ende des Amalgamstopfers benutzen, um das Band nach und nach und alternativ mesial und distal herunterzuschieben, damit es so nur durch Handdruck auf die günstigste Ebene gelangt. Es kann sowohl das runde als auch das flache Stopferende benutzt werden – je nachdem, wie es der vorhandene Platz erlaubt. Die Erfahrung hilft dabei, festzustellen, wann ein Band richtig paßt oder wann ein größeres oder kleineres benötigt wird. Wenn man sich sicher wähnen darf, daß das Band die richtige Größe hat, kann jetzt der Bandandrücker benutzt werden. Er wird gegen das geschweißte Bracket oder auf die Aufsetzerlasche gehalten – es sei denn, daß es im Ausnahmefall einen Grund gibt, ihn am Bandrand aufzusetzen. Bestimmte Kontakte und Irregularitäten der Zahnform können es einmal erforderlich machen, daß der Banddrücker auf dem Bandrand aufgesetzt wird. Trotzdem dürfte dies im allgemeinen nur bei den letzten Feinheiten der Bandpositionierung der Fall sein.
Die endgültige Anpassung des Bandes wird dadurch bestimmt, daß es »sitzt«. Wenn man das Band auf den Zahn treibt, hört man ein lockeres flaches Geräusch. Ist das richtige Niveau der Brackets erreicht und wird nun das Band nicht länger auf der Seite des Brackets nach unten getrieben, sondern in Richtung bzw. gegen die maximale Zirkumferenz des Zahnes, so bekommt es einen insgesamt besseren Sitz. Während auf diese Weise der Zahn durch das Band umfaßt wird, hat ein weiteres Auftreiben des Bandes einen harten, soliden und dumpfen Ton zur Folge, dessen Ursache indirekt die knöcherne Alveole ist. Jetzt stellt der Behandler den »Sitz« des Bandes fest. Die größte Zirkumferenz des jeweiligen Zahnes liegt bei allen Schneidezähnen und Eckzähnen auf der Lingual- bzw. der Palatinalseite und bei den oberen Seitenzähnen auf der Lingualseite (außer bei den oberen Molaren, wenn sie sehr starke Carabelli'Höcker haben). Schwieriger ist es, untere Bänder an die richtige Brackethöhe anzupassen – selbst wenn man sie aus Bandstreifen formt –, weil hier die jeweils größte Zirkumferenz auf der Vestibulärfläche liegt. Der Behandler muß deshalb für die Seitenzähne des Unterkiefers selber den Sitz des Bandes auf dem richtigen Bracketniveau ausrechnen. Das bedeutet häufig, daß man ein Band nimmt, das um die halbe Größe kleiner ist, und daß etwas mehr Arbeit notwendig ist, um es an die richtige Stelle zu bringen, als bei den Bändern im Oberkiefer.
Der Kieferorthopäde sollte darauf achten, daß der Bandaufsetzer vertikal in bezug auf die Aufsatzrichtung des Bandes gehalten wird. Die Helferin ihrerseits muß dagegen rechtwinkelig zur Längsachse des Bandaufsetzers arbeiten. Bestimmte Handsignale, Kopfzeichen und verbale Signale für das Klopfen bei der Aufsetzbewegung können ausgearbeitet werden. Allgemein gilt, daß, je größer der Zahn, desto größer

das Band sein und desto stärker auch geklopft werden muß. Leichtes Klopfen geschieht in horizontaler Richtung oder mit Kräften rechtwinklig zur Zahnachse. Stärkeres Klopfen kann in der Vertikalen oder parallel zur Längsachse des Zahnes erfolgen.

Die Auswahl der Bänder und ihre Anpassung
... für die unteren Molaren

Rechter erster Unterkiefermolar

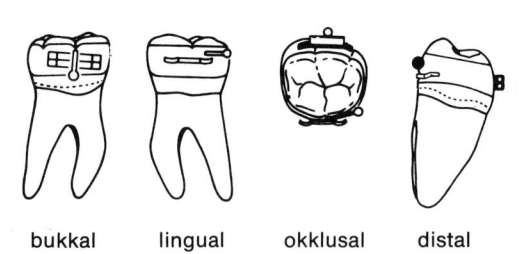

bukkal   lingual   okklusal   distal

Sowohl die Linguallasche als auch das Knopfhäkchen können je nach persönlicher Vorliebe verwendet werden.

Für die unteren Molaren wird das Standardband empfohlen. Es ist schmal und hat einen leicht angeschrägten Rand, es trägt ein Ricketts-Doppelröhrchen, das um 5° mesial nach apikal geneigt ist, und distal eine mit einer Kugel versehene Lasche oder eine veränderbare Linguallasche. Die Auswahl kann entweder unter direkter Sicht im Munde getroffen werden, oder indem man die Form entsprechend den Modellzähnen wählt. Studien im Zusammenhang mit den Bandgrößen haben gezeigt, daß der untere erste Molar der variabelste Zahn im Mund ist. Die Verteilungskurve ist breit bzw. flach und deutet auf eine große zentrale Tendenz hin. Über einen langen Zeitraum hin hat man festgestellt, daß das Band Nr. 10 das Durchschnittsband ist und daß zwei Drittel der Größen in der Reichweite zwischen 8,5 und 11,5 liegen. (Das bedeutet etwa sieben Größen für diejenigen, die andere Bänder als die von Rocky Mountain benutzen.)

Dieses Band wird zuerst zwischen die Kontaktpunkte gedrückt und im allgemeinen auf die Höhe der Randleisten gesetzt. Wird zu viel auf der Vestibulärseite gearbeitet, so bleibt manchmal die Lingualseite zu hoch. Leichte Schläge auf die linguale Kugelschlaufe helfen dabei, das Band auch auf der Lingualseite richtig anzupassen. Bei engem Mund kann der Bandaufbeißer benutzt werden, um das Band gut anzupassen. Der Behandler sollte dabei darauf achten, daß das Gerät auf die Schweißstelle trifft; denn ein starker Aufbiß kann gegebenenfalls das Röhrchen abflachen. Patienten mit schwach ausgeprägter Persönlichkeit oder solche mit schwacher Kaumuskulatur können möglicherweise nicht hart genug zubeißen, um das Band genau aufzusetzen; andere dagegen, die eine sehr starke Kaumuskulatur haben, können so stark beißen, daß Band und Bracket zerstört werden können.

Ricketts pflegt den doppelt angulierten Bandaufsetzer zur besseren Kontrolle des Vorganges durch den Behandler zu benutzen und führt ihn in den distalen Flügel ein, so daß mit Sicherheit auch ein distaler Zug auf das Band einwirkt und der distale Rand gut paßt.

Schließlich wird das Bandmaterial in die vestibulären Furchen eingezogen. Das Röhrchen (oder das Bracket, je nach Fall) liegt annähernd zwischen dem mesialen und dem zentral-vestibulären Höcker oder – anders ausgedrückt – über der mesiobukkalen Grube. Hierdurch wird die exakte Distal-

Auswahl und Anpassen der Bänder

rotation des unteren Molars bei der Schlußbehandlung des Falles gesichert.
Falls man das Band beim Einsetzen ein paar Minuten oben läßt, erhält man eine gewisse Separation.

... für die oberen Molaren

Da das Band aus Gründen der einfacheren Lagerhaltung für beide Seiten passend hergestellt ist, wird es entsprechend ausgewählt und vorbereitet. Das Band wird mit der Tweed-Zange etwa zwei Drittel auf der distopalatinalen Seite heruntergedrückt; dabei muß man auf eine genaue Anpassung im Bereich der palatinalen Höcker und der Fissur achten. Die Bandgröße ist im Durchschnitt die gleiche wie im Unterkiefer, aber – wie wir bereits festgestellt haben – die natürliche Variation ist im allgemeinen größer.

Das Band wird mit einem Bandaufsetzer auf den Zahn getrieben, bis der Widerstand so groß ist, daß ein weiteres Herunterdrücken schwierig wird. In diesem Stadium wird das Band zuerst auf der mesiobukkalen Seite geklopft, bis sein mesialer Rand die Randleiste erreicht. Auf der Distalfläche wird dann zur distalen Randleiste geklopft, wobei darauf geachtet wird, daß alternierend auf der Distalfläche und im distobukkalen Teil der Röhrchen-Bracket-Kombination geklopft wird. Nach Belieben kann ein Doppelröhrchen oder ein Dreifachröhrchen benutzt werden. Bei Maximal-Verankerungsfällen ist jedoch ein Dreifachröhrchen immer vorteilhaft.

Sobald das richtige Bandniveau erreicht ist, wird die Distal-Palatinalfläche genau beachtet, und das Band wird dann durch Heruntertreiben auf der Palatinalfläche festgesetzt. Die Lingualfläche wird dann angezogen, indem man das Band in die große linguale Grube um den Carabelli'Höcker zieht.

... für die unteren Prämolaren

Wahrscheinlich ist *der zweite untere Prämolar* bei allen Techniken der schwierigste Zahn zum Bebändern. Die Bänder sind deshalb schlecht anzupassen, weil ein definierter maximaler Kronenumfang selbst auf der Bukkalseite fehlt und der Zahn eine einigermaßen viereckige Gestalt hat. Die beste Paßform läßt sich noch erreichen, wenn man darauf achtet, daß das Band so klein wie möglich ist und nach bukkal geklopft wird. Das Band läßt sich dann über den Zahn arbeiten, bis die Randleisten erreicht sind, und wird danach bukkal zum endgültigen Sitz aufgetrieben. Für diesen Zahn ist eine sehr gute Zementierung erforderlich. Um die besten Ergebnisse zu erzielen, muß der Zahn oft ganz mit Zement eingestrichen werden, bevor das Band aufgesetzt wird, damit das Material auch gut ausfließt.

Ein breites, abgeschrägtes, vorkonturiertes Band wird benutzt, und wir vertrauen bei diesem speziellen Zahn auf den Zement als zusätzliches stabilisierendess Element. Das Brakket wird über die Mitte auf der Bukkalseite zentriert. Ist jedoch

Rechter erster Oberkiefermolar

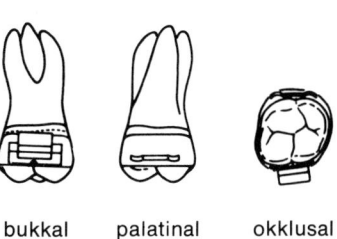

bukkal   palatinal   okklusal   distal

Rechte Unterkieferprämolaren

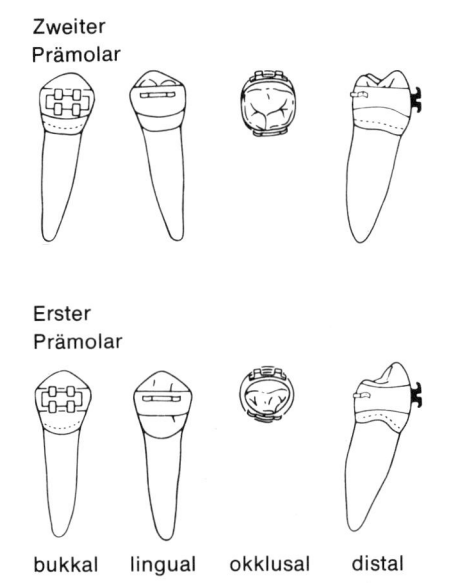

Zweiter Prämolar

Erster Prämolar

bukkal   lingual   okklusal   distal

eine Überbehandlung bei stärkeren Rotationen bzw. bei älteren Patienten notwendig, so kann – um die Überbehandlung auszuführen – leicht eine Stellung außerhalb der Mittenposition angenommen werden.

Der erste untere Prämolar ist nicht so schwierig. In manchen Fällen ist das Aufsetzen durch ein leichtes linguales Heruntertreiben allein möglich. Meistens hat der Zahn eine weitgehend dreieckige Form und die größte Zirkumferenz auf der bukkalen Seite. Beim Aufsetzen muß der Behandler das Band auf der mesialen Seite gut herunterdrücken und weit genug nach gingival setzen. Der Zahn hat eine starke linguale Ausbuchtung, wenn man ihn von seiner Wurzellängsachse betrachtet. Das Doppelbracket wird ebenfalls über die Mitte der bukkalen Oberfläche zentriert – außer in Fällen von starken Rotationen, bei denen es wünschenswert sein kann, den Zahn bei der Endbehandlung stärker als normal notwendig zu rotieren.

Die typischen Größen der Prämolaren können aus den Tabellen ersehen werden.

Rechte Oberkieferprämolaren

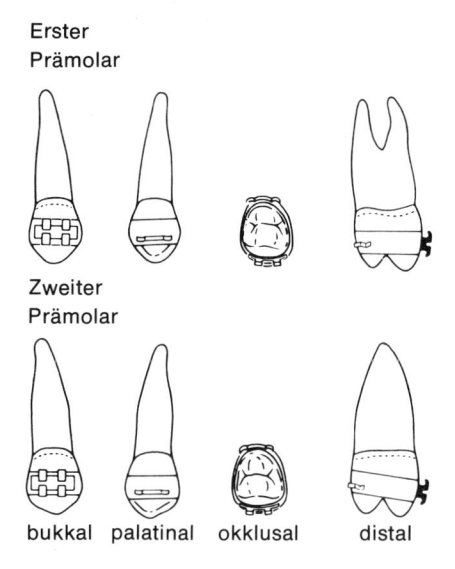

Erster Prämolar

Zweiter Prämolar

bukkal   palatinal   okklusal   distal

Rechter Oberkiefereckzahn

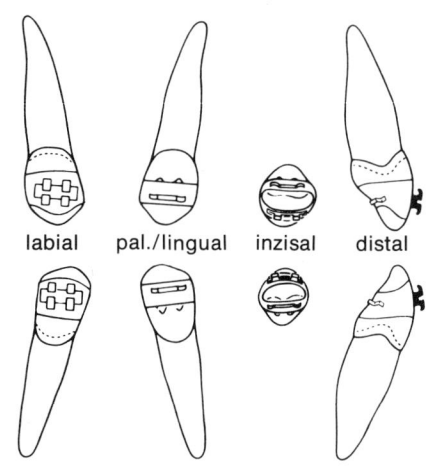

labial   pal./lingual   inzisal   distal

Rechter Unterkiefereckzahn

... für die oberen Prämolaren

Der obere erste Prämolar ist einer der Zähne, die am leichtesten mit Bändern versehen werden können. Er hat eine annähernd viereckige Form mit abgerundeten Ecken und eine gute palatinale Kontur, auf die man das Band aufsetzen kann. Das Band wird auf den Zahn aufgebracht und in gingivaler Richtung aufgeschoben, bis die erwünschte Brackethöhe und die marginalen Randleisten erreicht sind. Danach wird nur noch auf der Palatinalseite geklopft. Es sollte darauf geachtet werden, daß das Bracket nicht verkantet wird. Auch hier stellt die Palatinallasche wieder eine günstige Möglichkeit zur Kontrolle der Drehung dar.

Es sollte darauf geachtet werden, daß die Bänder nicht zu groß gewählt werden. Die Kaukräfte können ein loses Band leicht über die größte Zirkumferenz drücken; dann durchschneidet das Band die Ligamente und Fasern am Alveolareingang. Jedes Prämolarenband, das zu weit nach gingival zu sitzen scheint, sollte noch einmal genau kontrolliert werden; das gleiche gilt für die Größen in der Tabelle.

... für die Eckzähne

Die oberen und die unteren Eckzähne sind sehr ähnlich, sie können zusammen besprochen werden. Hier muß die Bandauswahl sehr genau vorgenommen werden; denn es besteht eine Tendenz, daß man die Bänder zu hoch oder zu niedrig setzt. Bänder mit einer inzisalen Verlängerung können etwas weiter gingival gesetzt werden. Ricketts hat seinerzeit sieben verschiedene Arten von Bändern durchprobiert, bis er zur endgültigen Form kam. Kein anderes Band, gleich welcher

Herkunft, muß so genau aufgesetzt werden wie das Eckzahnband.
Wird das Band angepaßt, so sollte man zuerst sehr genau darauf achten, daß es unter die Kontaktpunkte geführt wird. Obwohl eine Neigung von 5° in das Bracket eingebaut ist, ist es sehr wichtig, den distobukkalen Flügel zu bearbeiten, damit so eine richtige Achsenneigung für die Schlußbehandlung erreicht wird. Das endgültige Setzen des Bandes um den Zahn (der eine Form wie ein Hundeohr hat) und die Konturierung der Ränder werden durch leichtes Heruntertreiben im Bereich des Cingulum durchgeführt.
Es scheint eine größere Variation in Formen als in Größen zu geben. Man sollte sich immer den Eckzahn in Funktion vorstellen und die Schneidekante etwas einziehen.

... für die Schneidezähne

Der mittlere obere Schneidezahn ist wahrscheinlich der am leichtesten mit einem Band zu versehende Zahn. Sein Umfang stimmt im allgemeinen mit dem des unteren ersten Prämolars überein. Die Größe H+ liegt auf der Spitze der Verteilungskurve, wie aus der Tabelle hervorgeht.
Die Bandauswahl ist im allgemeinen einfach, außer bei dikken Zähnen oder stark ausgeprägten Randleisten. Das Band wird zuerst durch die Kontaktpunkte geführt und dann für genaueren Sitz auf der Palatinalseite heruntergedrückt. Einige zusätzliche Schläge auf der Palatinalseite härten das Material zur Erreichung besserer Stabilität im Bereich der Randleisten. Der Behandler sollte dabei darauf achten, daß die Höhe der Brackets korrekt ist. (Er sollte das Schneidezahnbracket auf die gleiche Höhe wie das Prämolarenbracket setzen, da dieses und das Band entsprechend den Randleisten gesetzt wurden.) Der distale Überschuß muß eingezogen werden, damit das Band unter den Kontaktpunkten exakt anliegt. Zum Schluß wird das Band distal noch einmal leicht gingival gedrückt, damit es zu einer leichten Mesialneigung des Zahnes bei der Endbehandlung kommt. Einige Kieferorthopäden bevorzugen ein paar Grad Bracketneigung, aber wir glauben, daß die Neigung in diesem Umfang bei entsprechendem Vorgehen durch Veränderung des Bandes auf dem Zahn erreicht werden kann.
Der obere seitliche Schneidezahn ist schwieriger zu bebändern als jeder andere Schneidezahn. Das liegt einmal daran, daß seine Form ziemlich variabel ist; allerdings ist er bei guten, harmonischen Fällen ziemlich genau um drei ganze Größen kleiner als der mittlere Schneidezahn und um zwei ganze Größen größer als der untere seitliche Schneidezahn. Handelt es sich aber um Zapfenzähne oder um sehr große seitliche Schneidezähne, so kann diese Tendenz zur Korrelation natürlich nicht benutzt werden.
Beim oberen seitlichen Schneidezahn neigen wir das Bracket um 8° und drücken das Band auf der Distalfläche herunter,

Oberer mittlerer Schneidezahn rechts

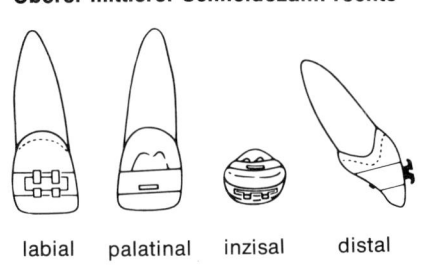

labial   palatinal   inzisal   distal

Oberer seitlicher Schneidezahn rechts

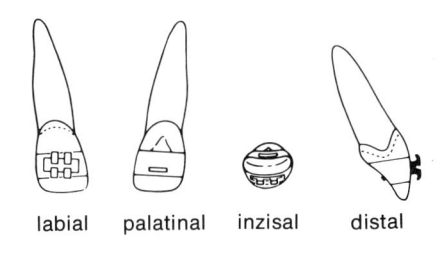

labial   palatinal   inzisal   distal

Untere Schneidezähne rechts

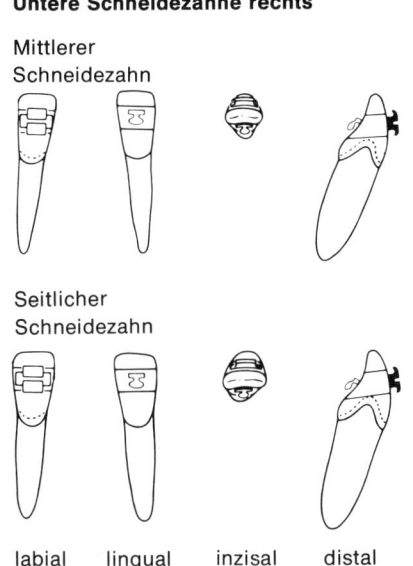

Mittlerer
Schneidezahn

Seitlicher
Schneidezahn

labial   lingual   inzisal   distal

damit es sich der Mesialfläche anpaßt. Die Höhe des Brackets liegt 0,5–1 mm dichter zum Inzisalrand als das des mittleren Schneidezahns und 1–1,5 mm höher als die Eckzahnspitze. Das Band wird durch die Kontaktpunkte geschoben und dann im allgemeinen auf dem distalen Flügel und alternierend auf dem distopalatinalen Rand geklopft, bis es genau sitzt.

Die unteren Schneidezähne sind am wenigsten der Variation unterworfen. Ihre durchschnittliche Differenz beträgt lediglich eine einzige Größe. An der Spitze der Kurve liegt der untere mittlere Schneidezahn mit der Größe B+ und der untere seitliche Schneidezahn mit der Größe C+. Das Band wird zwischen die Kontaktpunkte geschoben, wenn das der Platz zuläßt, und das Niveau der Bänder wird sehr sorgfältig kontrolliert. In letzter Zeit haben wir vorgeschlagen, ein etwas breiteres einzelnes Schneidezahnbracket mit einer neuen anterioren Linguallasche anzuwenden. Bei kleinen und eng stehenden Zähnen benötigen nämlich die Siamesischen Brackets, die sonst sehr nützlich sind, häufig zu viel Platz. Mit dem schmäleren Einzelbracket lassen sich die Bänder besser anpassen. Die Bänder werden unter Benutzung der Bracketflügel auf das erforderliche Niveau geklopft und unter Benutzung der Aufsetzlaschen auf der Lingualseite aufgedrückt.

Kapitel 5

Die Vorbereitung für die Bandanlage und das Vorgehen beim Zementieren

Die Vorbereitung des Patienten

Während einige Patienten ihre Apparaturen gleichmütig akzeptieren, sind andere möglicherweise sehr ängstlich. Es ist deshalb angeraten, allen Patienten das Vorgehen sehr genau zu erklären. Das kann entweder durch den Kieferorthopäden selbst oder durch einen seiner Mitarbeiter geschehen — am besten mit Hilfe eines Übungsfilms oder Videobandes. Wir können nur allen Kieferorthopäden raten, sich in dieser Hinsicht nach der guten Arbeit von Dr. James Mulick zu richten. Auch ein gutes Videoband mit dem Titel »You and Your Appliances« ist auf dem (amerikanischen) Markt.

Die Planung der Arbeit

Wir wollen im folgenden annehmen, daß die Arbeit, die getan werden muß, im voraus geplant wird. Das Material sollte bereit liegen, und alle Instrumente, die zum Anpassen und Zementieren benutzt werden müssen, sollten in der richtigen Reihenfolge liegen *(Abb. 1 und 2)*.

Abbildung 1

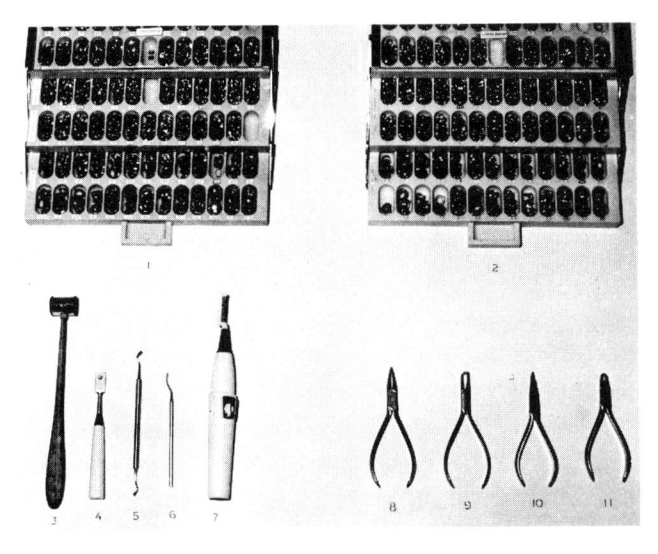

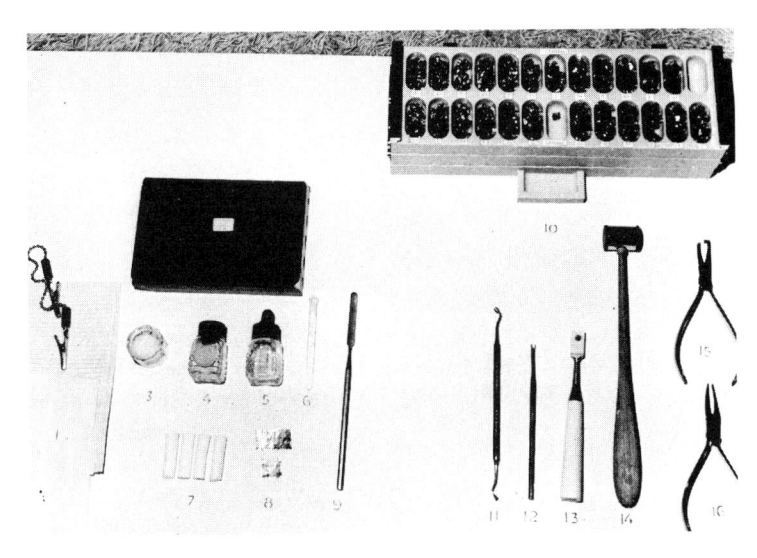

Abbildung 2

Kariesprävention

Die unangenehmste Komplikation, mit der sich jeder Kieferorthopäde auseinandersetzen muß, der Multiband- oder Kontrollapparaturen anwendet, ist die Verätzung des Gingivalrandes oder die Entstehung von Karies. Dieses Problem existiert schon so lange wie die Orthodontie und die Kieferorthopädie. Es ist sogar bei den Klammern abnehmbarer Geräte und abnehmbarer partieller Prothesen gegeben. Verschiedene Arten der Kariesprävention müssen deshalb eingeübt werden:

Eine Möglichkeit der Prävention wäre das Überdecken des gesamten Zahns. Die Bänder wären dann jedoch sehr klobig und unästhetisch und würden außerdem die Gingiva reizen, wenn sie tief genug plaziert würden. Dadurch käme es wieder zu dem gleichen Problem. Es wäre lediglich eine Reduktion der Gefährdung der Zahnoberfläche gegeben.

Die zweite Präventivmaßnahme ist natürlich die, den Patienten in der richtigen Zahnputzmethode zu unterweisen. Dieses Vorgehen ist auf jeden Fall richtig und wird auch helfen; allerdings wird die Möglichkeit, daß Karies auftritt, am Zahnhals weiterhin gegeben sein, soweit er nicht genau bedeckt ist.

Die dritte Maßnahme liegt in der Beseitigung der Plaque. Untersuchungen in den letzten Jahrzehnten haben deutlich ergeben, daß die Plaque eine Bakterienkultur darstellt und daß es ohne ihre Beseitigung sowohl zu Karies als auch zu Parodontalerkrankungen kommt. Es scheint so, als ob Antiplaquemittel antiseptischer Natur bald auf den Markt kommen werden, welche die Plaquebeseitigung erleichtern. Im Experiment haben sie sich bewährt. Solange diese Chemikalien jedoch vom Bundesgesundheitsamt nicht anerkannt sind, ist die beste Möglichkeit zur Eliminierung der Plaque noch immer die die Zahnreinigung mit Bürste und Wasserstrahlgerät (Munddusche), anstelle einer chemischen Entfernung.

Die vierte Maßnahme beruht auf der Fluoridierung des Zahnes, wodurch es zum Schutz im Zahn selbst kommt. Die wissenschaftlichen Untersuchungen hierüber sind noch nicht vollständig, aber es scheint so, daß die ionische Fluoridierung wirklich eine Hilfe darstellt. Jüngste Untersuchungen haben gezeigt, daß Oxyphosphat-Zemente drei Wochen lang nach der Oberflächenfluoridierung nicht angewendet werden sollen, da die Zemente die Fluoride gewissermaßen heraussaugen. Wir empfehlen noch immer und benutzen auch selber die ionische Fluoridierungstechnik routinemäßig. Wir benutzen sie sogar noch häufiger während der Behandlung von besonders kariesanfälligen Gebissen. Zusätzlich werden fluoridhaltige Zahnpasten dem Patienten für häufigen, regelmäßigen Gebrauch empfohlen.

Eine weitere Maßnahme ist die gute Zementierung. Die Oxyphosphat-Zemente sind wissenschaftlich intensiv untersucht worden. Die Tests haben gezeigt, daß sich in manch einem Mund dieser Zement teilweise auflöst. Bei anderen Patienten hält er über lange Zeit, und Jahre später kann es dann sehr schwierig sein, die Bänder zu entfernen. Die zwei Hauptfaktoren sind dabei: 1. eine gute Mischung mit einem Maximalgehalt an Pulver zu erreichen, damit der Zement entsprechend hart wird, und 2. daß eine vollständige Überdeckung der Teile zwischen dem Band und dem Zahn erreicht wird, was bei einer exakten Anpassung bis auf einen minimalen Spalt zwischen Band und Zahn möglich ist.

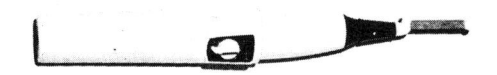

Abbildung 3

Ein anderer wichtiger Faktor kann die Auswahl des Zements sein. Oxyphosphat-Zemente werden gewöhnlich mit Erfolg angewandt. Bei Carboxylat-Zementen ist man geteilter Meinung über den Erfolg. Bakterienfeindlicher Cryptex-Zement ist möglicherweise auch eine gute Wahl, aufgrund seines Fluoridanteils mit antibakteriellen Eigenschaften, seiner Leichtigkeit des Anmischens und der Leichtigkeit des späteren Säuberns. Alle Zemente haben gemeinsam, daß man sich immer und genau an die vorgeschriebene Technik halten soll – ganz gleich, welches Material man benutzt.

Es muß noch darauf hingewiesen werden, daß natürlich alle Kavitäten vorher gefüllt und überhängende Füllungen so korrigiert werden müssen, daß die normale Anatomie und normale Ränder hergestellt werden. Wir haben auch herausgefunden, daß der automatische Stripper der Firma Dome sehr gut zum Konturieren und Separieren geeignet ist *(Abb. 3)*.

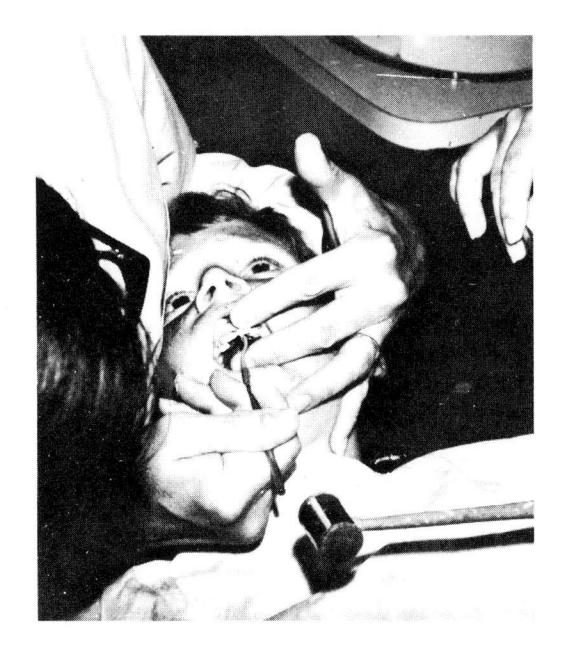

Abbildung 4

Als letzter sehr wichtiger Punkt muß die Ernährung in Betracht gezogen werden. Wir geben den Patienten immer eine Ernährungstabelle, wenn wir eine fortschreitende Karies feststellen. Auch wenn die Karies erst während der Behandlung angeht, ist eine sinnvolle Diät zu empfehlen: – frei von kariesfördernden Speisen und ohne irgendwelche Nahrungsmittel, die die Geräte oder das Zementsiegel zerbrechen können. Es sollte auch darauf geachtet werden, das Kauen von zuckerhaltigem Kaugummi zu verbieten. Obwohl einige Untersuchungen nicht nachweisen konnten, daß das Kaugummikauen Karies erzeugt, zeigen unsere Beobachtungen doch eine allzu hohe Häufigkeit der Karies bei kaugummikauenden Geräteträgern, als daß man diese Gefahr unterschätzen dürfte.

Parodontalgesundheit

Zu Beginn dieses Teils haben wir die Betonung auf die Kariesverhütung gelegt. Ein weiteres größeres Problem in bezug auf Multibandtechniken liegt in der Gesunderhaltung des Parodontiums. Jahrelang sind wir gefragt worden, warum wir unsere Bänder noch immer mit Klopfen aufsetzen, wenn sie doch durch eine gute Zementierung ohne exzellente Anpassung auch halten.

Ein gutes Passen des Bandes, um eine maximale Retention zu bekommen, ist aber nur der eine Teil der gesamten Geschichte *(Abb. 4)*. Ein anderer einsehbarer Grund dafür, die Bänder während des Zementierens an Ort und Stelle zu klopfen, ist der, daß das Band damit an der größten Kurvatur einwärts gezogen wird und so die Interdentalpapille schützt. Ohne dieses Einziehen des Bandes kann die Papille geschädigt werden – genauso wie es durch eine überhängende Füllung zur Entzündung kommt.

Die Zementierungstechnik

Bei der Bioprogressiven Therapie werden die Bänder im allgemeinen in einer Reihe von Sitzungen aufgebracht, zwischen denen Zeiten der Aktivierung der Geräte liegen. Nur in sehr seltenen Fällen werden alle Bänder in einer Sitzung angepaßt und zementiert.

Nachdem die Auswahl und das Anpassen durchgeführt wurden (siehe Teil 4), werden die Bänder entsprechend dem endgültigen Einsetzen ausgelegt. Die Zähne sind von Nahrungsresten und Plaque peinlich gesäubert worden, nicht zuletzt, damit der Zement auch wirklich mit dem Schmelz in Kontakt kommt.

Bei der Zementierung der Bänder geht man am effizientesten unter Assistenz von zwei Helferinnen vor *(Abb. 5)*. Nachdem die Bänder angepaßt worden sind, werden die Helferinnen so postiert, daß die von links auf der linken Seite und die von rechts auf der rechten Arbeitsseite zugreifen kann, da wir von der Scheitelseite des Patienten aus arbeiten. Jedes Band wird noch einmal auf irgendwelche Beschädigungen kontrolliert; die Brackets oder Röhrchen jedes Bandes werden mit einer Handcreme (auf Silikonbasis) bedeckt, damit der Zement nicht in die Brackets läuft *(Abb. 6)*. *Vorsicht:* Der Kieferorthopäde muß sehr genau darauf achten, daß dieses Mittel nicht auf die Innenseite des Bandes läuft, weil dann der Zement natürlich nicht am Band haftet. Nachdem die letzten Vorbereitungen getroffen sind, kann jetzt die Helferin am Stuhl den Behandler und die zweite Helferin rufen, so daß alles für den Zementvorgang parat ist.

Der Kieferorthopäde beschreibt dem Patienten, was jetzt gemacht wird, und kontrolliert nochmals den Plan. Die erste Helferin wird gebeten, mit dem Anmischen zu beginnen. Man geht jetzt in einer bestimmten Reihenfolge vor: Üblicherweise wird der untere Zahnbogen zuerst mit Bändern versehen, und dabei wiederum beginnt man auf der linken Seite. Mit jeder Charge angemischten Zements werden ein bis vier Bänder eingesetzt.

Vorbereitungen für die Bandanlage

Während die erste Helferin den Zement vorbereitet *(Abb. 7)*, bereiten die zweite Helferin und der Arzt den Mund des Patienten vor: Der Mund wird gesäubert; der Speichel wird mit Watterollen abgehalten. Gleichzeitig wird ein Dauerstrahl

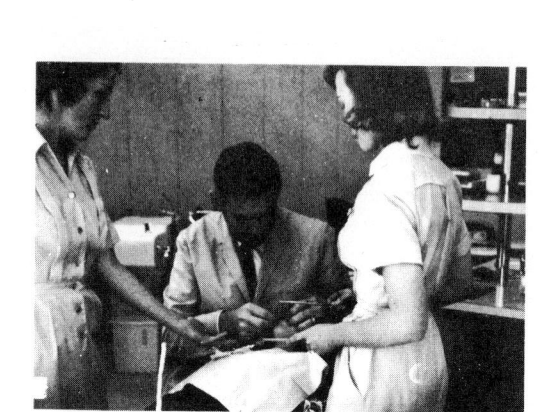

Abbildung 5

Vorbereitung für die Bandanlage und Vorgehen beim Zementieren

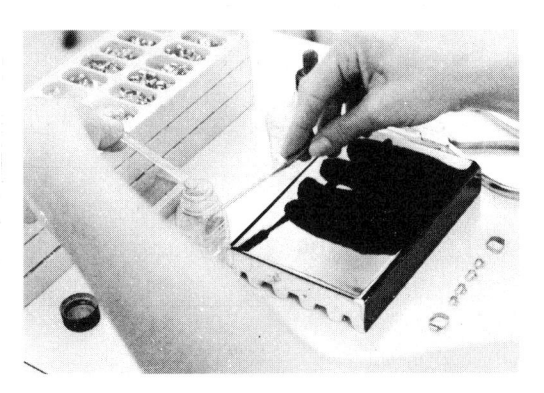

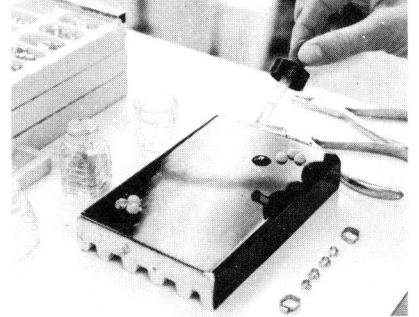

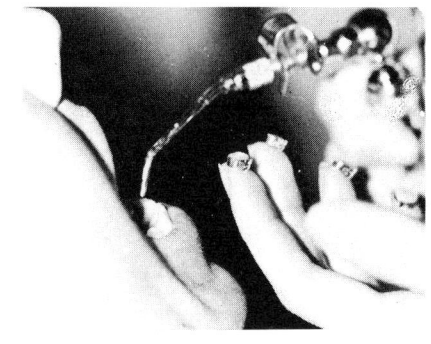

Abbildung 6

Abbildung 7

Abbildung 8

warmer Luft durch die zweite Helferin auf die Zähne aufgebracht, die jetzt Bänder erhalten sollen.

Sobald die Mischung fertig ist, beginnt die erste Helferin mit der Beschickung der Bänder. Die Bänder werden vollständig gefüllt, damit man sicher ist, daß der Zement um den Zahn fließen kann. Jedes Band wird auf die Finger der Helferin gelegt und von dort dem Behandler gereicht *(Abb. 8)*. Dieser nimmt das Band und schiebt es auf den Zahn, wodurch dann Zement aus dem Band herausdringt *(Abb. 9)*. In einigen Fällen deutlichen Überhanges kann auch der Zement zuerst auf den Zahn aufgebracht werden, damit man wirklich eine gute Zementbedeckung bekommt.

Nachdem das Band jetzt mit den Fingern aufgesetzt worden ist, wird der Amalgamstopfer benutzt, um es, falls erforderlich, unter die Kontaktpunkte zu drücken. Das Band wird dann mit leichtem Klopfen an seine richtige Stelle bewegt und an den Randleisten durch den Kieferorthopäden und die zweite Helferin angepaßt *(Abb. 10)*.

Der dumpfe Klang zeigt an, daß das Band richtig aufgesetzt ist. Die zweite Helferin benutzt das Hämmerchen mit der linken Hand (wenn der Behandler selbst rechtshändig ist), damit gute Sicht gewährleistet ist. Schnelles und effizientes Arbeiten ist notwendig, um die Bänder aufzusetzen, während der Zement flüssig ist.

Bei vorgeformten Bändern ist im allgemeinen sehr wenig Andrücken erforderlich. Leichtes Klopfen im Bereich der Grübchen verbessert das okklusale Anpassen. Das Herunterdrücken des Bandes wird einen guten gingivalen und approximalen Sitz herbeiführen, wie oben näher beschrieben wurde.

Nach dem Anpassen kann die Helferin den überflüssigen Zement durch Abwischen mit Watterollen entfernen. Dadurch ist die spätere Reinigung einfacher. Jetzt wird auch eine kleine quadratische Zinnfolie durch die zweite Helferin auf den Zahn gestülpt, um den Speichel während des chemischen Vorgangs der Zementabbindung abzuhalten.

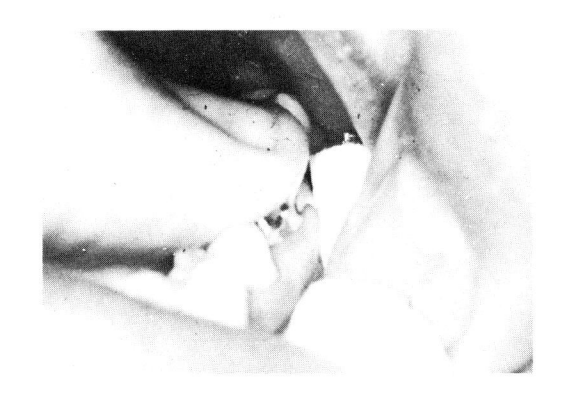

Abbildung 9

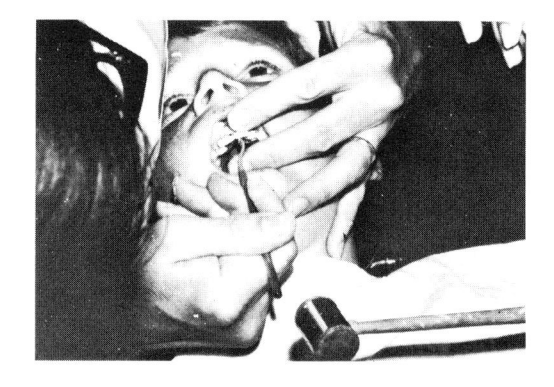

Abbildung 10

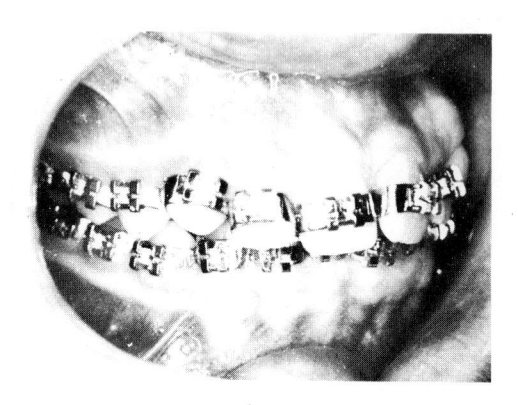

Abbildung 11

Säuberung

Wenn der Zement ausgehärtet ist, entfernen wir mit einem Ultraschallreiniger überflüssigen Zement. Danach werden eine Zahnbürste, ein Scaler und eine Sonde benutzt, um alle Röhrchen und Brackets von Zement zu befreien *(Abb. 11)*. Wenn auch nicht häufig, so kann es doch manchmal zu einem Fehler bei der Positionierung der Bänder kommen. Möglicherweise verhindern die Kontaktpunkte ein ideales Aufsetzen der Bänder. Die Ränder können zu stark sein, oder die Gesamtstellung des Bandes sieht anders aus, nachdem die Säuberung durchgeführt ist. In solchen Fällen sollte man das Band am besten sofort neu positionieren. Dadurch kann dann gewährleistet werden, daß jede einzelne Maßnahme richtig ist, bevor die nächste durchgeführt wird. Dies ist eine gute Einübung für exaktes Arbeiten.

Die Bandanlage ist jetzt, nachdem diese Techniken ausgearbeitet sind, kein größeres Problem mehr. Nach fertigem Vorgang sollten die Bänder dem Patienten gezeigt und ihm erklärt werden, wie er sie behandeln soll.

Kapitel 6
Der Aktivierungsmechanismus

Im folgenden wollen wir – nach der Diskussion der Bänder, Brackets und Röhrchen – die Teile beschreiben, die als Aktivierungsmechanismus bezeichnet werden. Während die Bänder zusammen mit ihren Aufsetzteilen fest mit den Zähnen verbunden sind, ist der Aktivierungsmechanismus abnehmbar. Deshalb besteht bei der kieferorthopädischen Behandlung der Mechanismus, der die tatsächliche Arbeit leistet, aus Drähten, die aktiviert werden. Darum ist es wichtig, daß die angewandten Kräfte und die für die Behandlung erforderlichen Eigenschaften des Mechanismus genau analysiert werden.
Sehr häufig wählt der Kieferorthopäde die Drähte nach Gefühl aus. Besser schon hilft es bei der Auswahl, den Draht mit einer Zange zu fassen und ihn auf seine Eigenschaften wie Steifheit und Größe zu testen. Man kann vielleicht auch versuchen, den Draht bei einer bestimmten Behandlungssituation unter Benutzung einer bestimmten Technik einzusetzen, auch wenn man sich nicht ganz im klaren ist über die stattfindende Reaktion. Für die Auswahl der besten Aktivierungsmechanismen sind nämlich eine ganze Menge Faktoren ausschlaggebend.
Der Aktivierungsmechanismus, den wir im folgenden vorschlagen, ist sowohl in der Behandlung als auch im Laborversuch untersucht worden. Er ist auch durch das Auswerten tausender intraoraler Filme getestet worden, die im Behandlungsverlauf aufgenommen worden waren: Damit wurden seine Auswirkung auf die Wurzelspitzen, die Approximalräume und die Höhe des Alveolarknochens untersucht. Außerdem wurden die Reaktionen des Aktivierungsmechanismus durch die Auswertung von Fernröntgenbildern in bezug auf bestimmte Behandlungssituationen und die hierfür wünschenswerten Veränderungen untersucht. Es wurde viel Forschung getrieben, bis man bei der endgültigen Auswahl angelangt war.

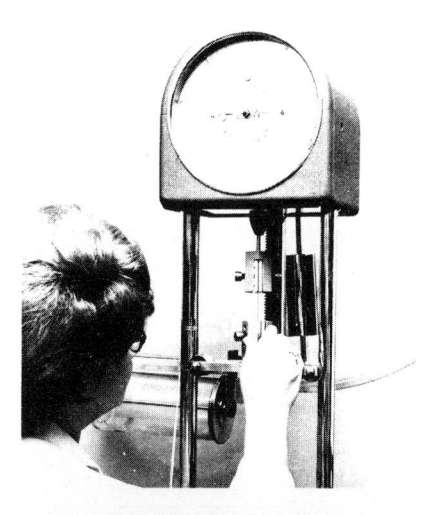

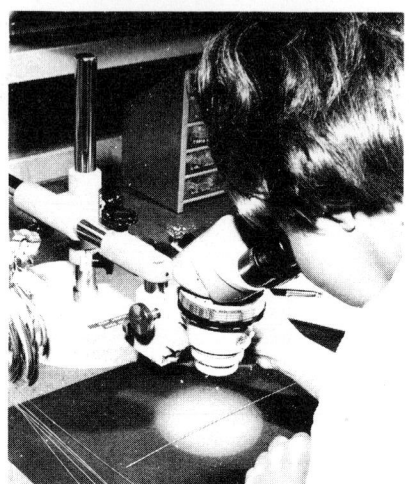

Die Untersuchung kieferorthopädischer Drähte mit elektrisch gesteuerten Testgeräten.

Proportionale Grenze: Etwa 2000 p Kraft pro mm Fläche	
Länge	Biegekraft
30 mm	+ 70 p
25 mm	+ 80 p
20 mm	+ 100 p
10 mm	+ 200 p
5 mm	+ 400 p
4 mm	+ 500 p
3 mm	+ 600 p
Abgerundete Werte der klinischen Messungen im Munde	

Tabelle A

Faktoren, die bei der Auswahl und der Planung in Betracht gezogen werden müssen

Zehn Hauptfaktoren werden als Forderungen aufgeführt, die bei einem Aktivierungsmechanismus in Betracht gezogen werden müssen:

1. Eine Kontrolle ist in drei Ebenen des Raumes wünschenswert. Selbst wenn diese Kontrolle in allen drei Ebenen des Raumes nicht sofort notwendig ist, so werden früher oder später die Zähne doch in ganz bestimmte Räume bewegt werden müssen.

2. Die optimale Kraft, die zum Bewegen der Zähne benötigt wird, muß bekannt sein. Kleine Zähne in einem Teil des Mundes müssen großen in anderen Teilen des Mundes gegenübergestellt werden. Das erfordert eine Analyse der Spannweiten bei der Sektionsbogenbehandlung und auch der Kräfte im Draht selbst, wenn Bögen angewandt werden sollen, die weite Räume überspannen.

3. »Torque«-Stärke im Draht ist ebenfalls wichtig. Während sich die Flexibilität im allgemeinen zusammen mit der Eigenschaft der Resilienz ergibt, wird die Fähigkeit der Torsion zusätzlich notwendig. Hieraus ergibt sich die sogenannte Torquewirkung auf eine Wurzel, wobei man im allgemeinen an die oberen Schneidezähne und die unteren Molaren denkt.

4. Unsere eigene wichtigste Fähigkeit ist ein effizientes technisches Umgehen mit dem Draht. Das heißt, wir müssen den Draht als ein Material mit bestimmten Eigenschaften für die klinische Anwendung genau kennen – zum Beispiel daß er einen hohen Schutz gegen Bruch aufweisen muß, wie es bei einer modernen Technik gefordert wird, sowie die Möglichkeit für intraorale Anpassungsbiegungen.

5. Ein Draht muß stark genug sein, um das erlaubte Maximum der Belastung auszuhalten. Wir wollen uns dabei daran erinnern, daß während der Behandlungszeit der Patient natürlich weiter ißt und kaut und daß der Draht dadurch verbogen wird. Dieser Faktor muß bei jeder Behandlungssituation mit in Betracht gezogen werden.

6. Die Faktoren der Kalthärtung und der Resistenz gegen Ermüdung sind ebenfalls von Bedeutung. Werden Loops in den Draht eingebogen, so ist es wünschenswert, daß das Material an diesen Stellen verstärkt ist. Es ist deshalb so wichtig, weil Kräfte gegen die Biegung oder mit der Biegung auftreten. Im klinischen Bild erscheint dies als Brüchigkeit, die als Folge einer wiederholten Biegung durch Kaukräfte auftritt. Eine Resistenz gegen Ermüdung und die auftretende Kalthärtung müssen zusammen in Betracht gezogen werden.

7. Das Drahtmaterial sollte mit der Philosophie der Vorformungstechnik übereinstimmen, die für unsere gesamte Behandlungsmethode von Bedeutung ist.
Da die Brackets vorgeformt sind und in ihrer Richtung genau definiert aufgebracht werden, sollte sich auch der Draht für eine vorgeformte mechanische Aufstellung eignen.

Der Aktivierungsmechanismus 289

8. Der Draht sollte zur Vorfertigung bei gleichzeitiger Eliminierung von Lötstellen mit Befestigungselementen geeignet sein, und das Einbiegen von Schlaufen sollte wenig Zeit erfordern. Deshalb müssen die Stärke des Drahtes und seine charakteristischen Eigenschaften für die maschinelle Verarbeitung bei der Vorformung der verschiedenen Aktivierungsmechanismen geeignet sein.

9. Bei der Herstellung eines Aktivierungsmechanismus sollte der Draht für so viele Patienten und Dysgnathien wie möglich standardisiert sein.

Dadurch sind eine weitgehende Vorfertigung, eine Verringerung der Arbeitszeit am Stuhl und eine Befreiung des Kieferorthopäden von der Konstruktion von Apparaten möglich – zugunsten des Treffens von Entscheidungen.

10. Die Apparatur sollte eine gewisse ästhetische Eignung aufweisen.

Der Draht sollte gut gestaltet und für den Patienten annehmbar sein. Er sollte seine ursprüngliche Oberflächenkonfiguration behalten. Er muß leicht sauberzuhalten sein und darf nicht der Korrosion unterliegen.

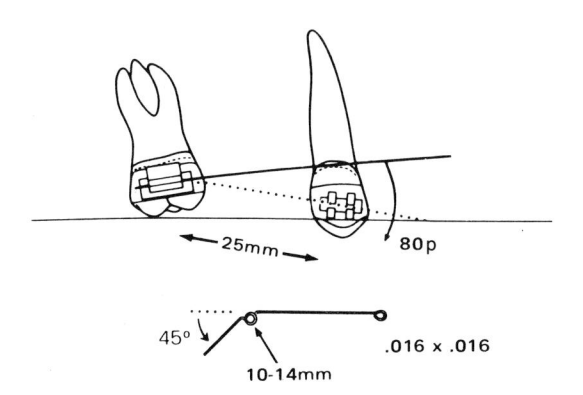

Abbildung 1

Die bei der Bioprogressiven Therapie angewandte Logik

Die Auswahl des Chrom-Kobalt-haltigen Elgiloymaterials wurde deshalb getroffen, weil es das idealste für den grundlegenden Behandlungsbogen war. Mit einer Stärke von .016 x .016 wird dieser Draht in etwa 80% aller Behandlungsvorkommnisse angewandt. Um diese Entscheidung zu erklären, wollen wir zuerst den Draht in der Gesamtbehandlungssituation analysieren, dann das physikalische Verhältnis zu den Zähnen besprechen, schließlich, weiter fortschreitend, zu den Notwendigkeiten in bezug auf die Kraft kommen und endlich alle diese Faktoren in praktischen Behandlungssituationen zusammenstellen.

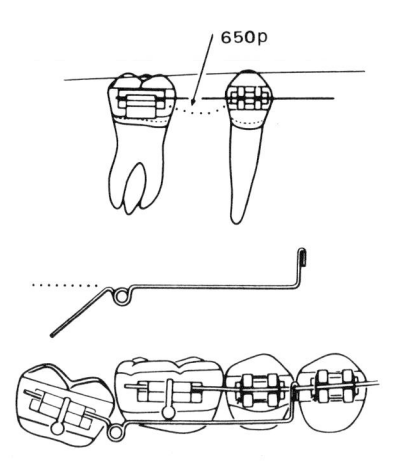

Die Analyse der Drahteigenschaften

In seinem Buch »Technik und Behandlung mit der Edgewise-Apparatur« beschäftigt sich R. Thurow in einem Kapitel mit der Ingenieurwissenschaft für den Kieferorthopäden. Er zeigt dort Instrumente, die für den Laboratoriumstest benutzt werden, und auch Tabellen mit den Drahteigenschaften in bezug auf Biegung und Torsion, wie sie sich bei seinen Analysen ergaben. Beim Versuch, die Behandlungssituation zu simulieren, wurden genau definierte Drahtdurchbiegungen entsprechend der Spannweite ausgemessen. Wenn jemand auf ein Brett tritt, das über einen Bach gelegt ist, biegt sich das Brett in Abhängigkeit von seiner Größe, Stärke und Spannweite sowie vom Gewicht der Person, die über das Brett geht. Wäre das Brett auf jeder Seite fest in Zement eingegossen, so würde eine Durchbiegung in einer Zunahme der

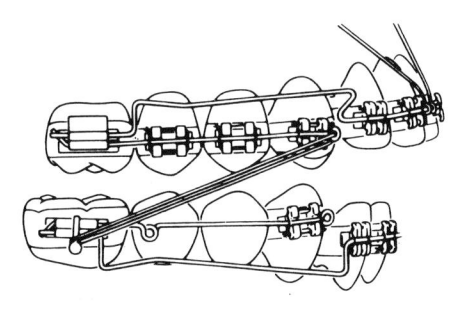

Die Spiralschlaufe im Segmentbogen richtet die unteren zweiten Molaren auf. Der Sektionsbogen wird in den fortlaufenden Bogen eingebunden.

Abbildung 2

Abstände zwischen der Mitte des Interdentalraumes und der Mitte der Zahnkrone

Abstände zwischen den Brackets (bei Verwendung von Einzelbrackets)

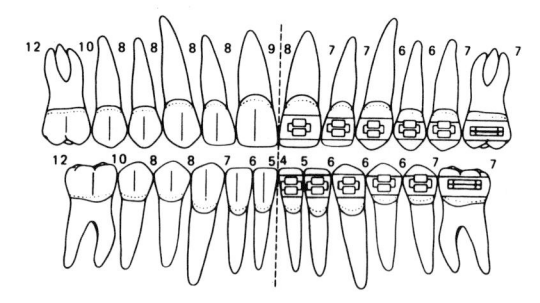

Abbildung 3

Durchschnittliche Bandgrößen

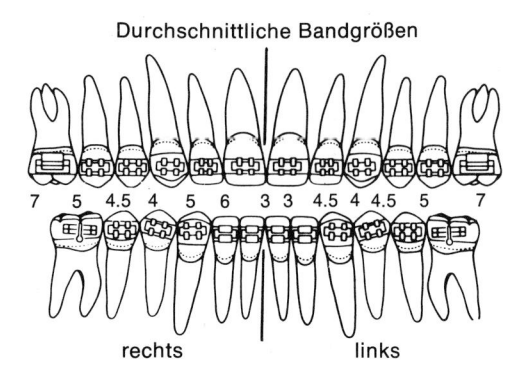

rechts   links

Abbildung 4

Spannweite resultieren, wodurch es zu einem Zug an beiden Ende infolge der Durchbiegung käme. Somit würde also eine innere Beanspruchung im Sinne von Zug zu unseren Überlegungen hinzukommen. Dieses Phänomen würde demnach darlegen, daß etwas Spiel im Bracket vorhanden sein sollte, so daß sich die Biegekräfte in kontrollierter Weise äußern können. Wäre der Draht am Ende abgebogen, so könnte er sich nicht bewegen, und man schätzt, daß die innere Beanspruchung im Sinne der Durchbiegung etwa vier mal so groß ist. Wir können uns aber gut bestimmte klinische Situationen vorstellen, in denen die Kräfte bei einer solchen Versuchsanordnung sogar zehnmal so groß wären.

Bei der Analyse von drei Runddrähten der Stärke .018 aus verschiedenen Materialien beobachtete Thurow, daß in allen drei Bögen bei einer Spannweite von $1/2$ inch (13 mm) etwa die gleiche Kraft auftrat, wenn alle etwa der gleichen Belastung bis zu etwa 500 p Kraft ausgesetzt wurden. Der Chrom-Kobalt-Draht und der Golddraht hatten fast die gleichen physikalischen Eigenschaften; der Stahldraht bog sich jedoch weiter durch und konnte Kräfte bis zu 1000 p bei einer Aktivierung um 1,5 mm tragen.

Unter einem axialen Trägheitsmoment versteht man eine Größe, die proportional der Steifheit des Drahtes ist oder der Kraft, die erforderlich ist, um eine Biegung zu erreichen. Je stärker der Draht ist, desto größer die Kraft, die für das Erreichen einer Biegung notwendig ist. Werden leichte Kräfte benötigt, so müssen dünnere Drähte angewandt werden.

Wir haben mit einem weniger komplizierten Gerät den blauen Elgiloydraht .016 x .016 getestet und dabei festgestellt, daß an seinem freien Ende als Ausgangspunkt die proportionale Grenze bei etwa 2000 p/mm Kraft erreicht würde *(Tabelle A)*. Es gibt Behandlungssituationen, bei denen diese Art Hebel benutzt wird. Wird ein langer Hebel benutzt, um einen einzelnen Zahn aufzurichten, so könnte der Umfang der Kraft, den dieser Draht erzeugt, festgelegt werden – vorausgesetzt, daß seine Länge und der Abstand, um den er ausgelenkt wird, bekannt sind. Dies beschreibt die Fähigkeit des Drahtes, eine Kraft von maximaler Stärke aufzubringen *(Abb. 1)*.

Wenn wir uns vor Augen führen, daß ein Draht, der jenseits dieser Grenzen aktiviert wird, sich verbiegt, so sollten Vorsichtsmaßnahmen getroffen werden, um dies zu verhindern. Somit zeigt sich die Notwendigkeit zur Einführung von Schlaufen, um die inneren Beanspruchungen herabzusetzen und die Reichweite des Drahtes zu erhöhen. Wenn wir die Tabelle über die verschiedenen Weiten der Deflektion unter Last analysieren, kommen wir zu der Feststellung, daß bei einem Abstand von etwa 13 mm im blauen Elgiloydraht etwa 650 mp entstehen würden. Das axiale Trägheitsmoment eines .0215 x .0215 Drahtes ist mehr als fünfmal so groß wie das eines .016 x .016 Drahtes *(Abb. 2)*.

Räumliche Relationen

Die Abstände zwischen den Zähnen bei den verschiedenen Arten von Multibandtechniken wurden einer Analyse unterzogen. In den *Abbildungen 3 und 4* sind die aus diesen Untersuchungen resultierenden Maße im jeweils durchschnittlichen Fall dargestellt. In der *Abbildung 3* sehen wir auf der linken Seite die typischen Abstände, auf der rechten Seite die Auswirkungen der ursprünglichen Edgewisebrackets oder Einfachbrackets. *Abbildung 4* zeigt diese Abstände als Resultat der Verwendung von Siamesischen Brackets nach der Bioprogressiven Therapie. Die aus den Messungen errechneten Durchschnittswerte sind der Einfachheit halber auf- bzw. abgerundet. In der klinischen Praxis sind aufgrund von Rotationen und Variationen der Zahngröße größere Unterschiede zu beobachten. Die Analyse dieser zeigt, daß sich die Abstände zwischen den Zähnen – jeweils auf ihre Mitten bezogen – verringert haben, und zwar etwa um die Breite des Brackets, d. h. um 3–3$^{1}/_{2}$ mm. Sogar für ein Einfachbracket werden 1,0–1,25 mm benötigt, und deshalb können die Abstände, die bei Verwendung eines Einfachbrackets erreicht werden, irreführend sein. Wenn man die Gesamtstrecke mißt und den Kraftaufwand berücksichtigt, so ist eigentlich das Einfügen einer Schlaufe in jeden Zwischenraum notwendig.

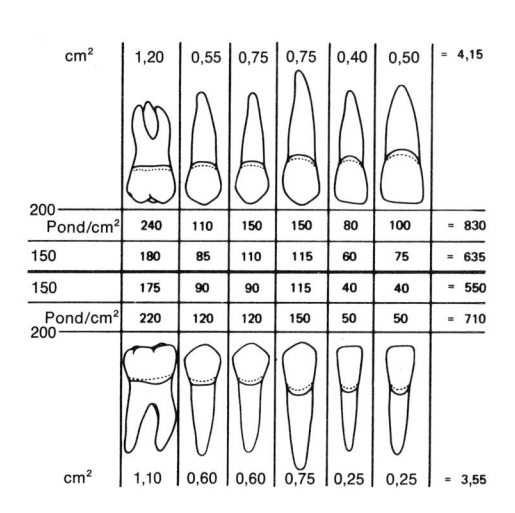

Abb. 5: Relationen Wurzelflächen – benötigte Kraft.

Die benötigte Kraft

Dr. Brian Lee aus Australien hat die These aufgestellt, daß die optimalen Zahnbewegungen bei Kräften in der Größenordnung von 200 p/cm^2 En-face-Wurzeloberfläche vor sich gehen. Die *Abbildung 5* wurde unter Benutzung dieser These zusammengestellt. Unserer Meinung nach ist diese Kraft immer noch zu groß. Bei der augenblicklichen klinischen Erfahrung würden wir um wenigstens 25% heruntergehen, was einer Kraft von 150 p/cm^2 entspricht. Wir wollen jedoch die von Lee vorgeschlagene Tabelle benutzen, bis exaktere Feststellungen getroffen werden können. Aus dieser Analyse läßt sich feststellen, daß eine Kraft von 240 p benötigt wird, um den oberen ersten Molar zu bewegen, 110 p für den oberen zweiten Prämolar, 150 p für die Eckzähne und etwa 50 p für die unteren Schneidezähne sowie etwa 80 p für die oberen Schneidezähne. Es könnte weiter gefolgert werden, daß diese Kraftgröße ausreichend sei, um den oberen mittleren Schneidezahn zu torquen. Wir haben daraus geschlossen, daß etwa 80–90 p Kraft, auf den Zahn aufgebracht, ausreichend sind, die Wurzeln der oberen Schneidezähne zu torquen.

An früherer Stelle wurden die Unterschiede zwischen der Anwendung des Freiarmes oder einseitigen Hebels und der Anwendung von Kräften bei Einspannung, wie etwa bei einem fortlaufenden Bogen, besprochen. In der tatsächlichen klinischen Situation ist der fortlaufende Bogen wie in einer

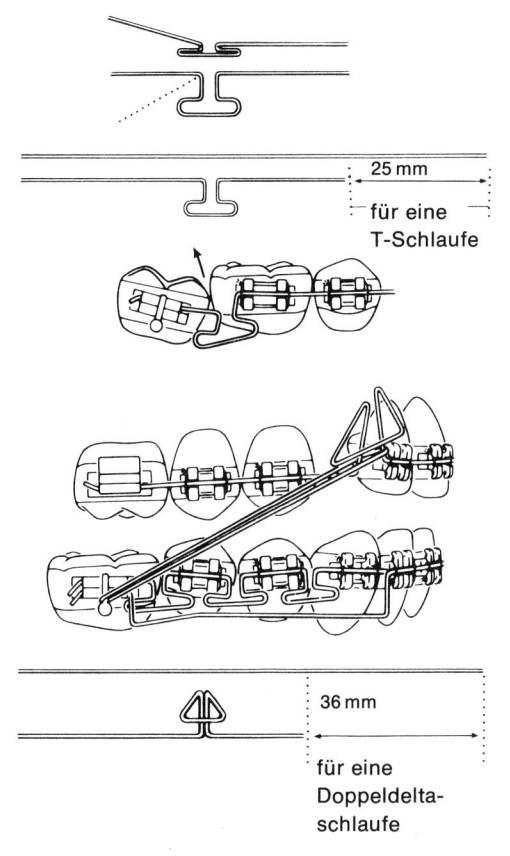

Abbildung 6

25 mm für eine T-Schlaufe

36 mm für eine Doppeldeltaschlaufe

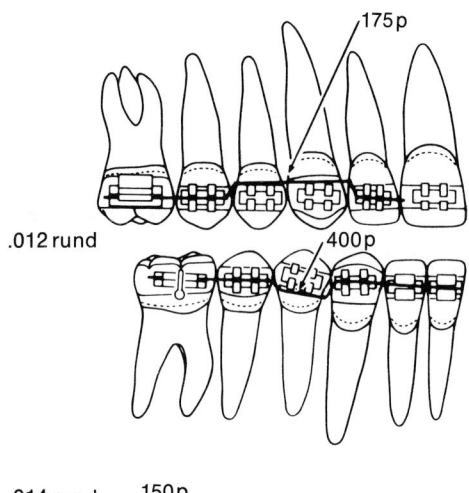

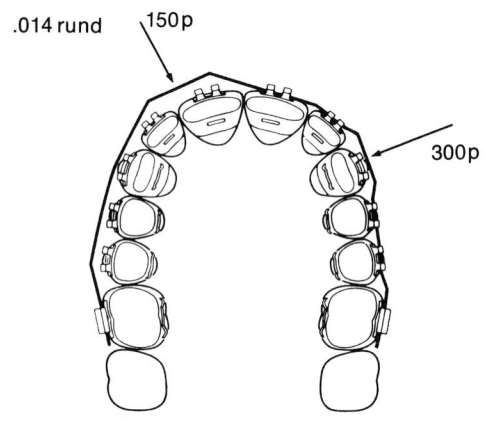

Abbildung 7

Reihe von Brücken wirksam – wie eine Pontonbrücke mit einer Reihe von Stützpunkten. Die Analyse wird weiter dadurch kompliziert, daß es bei der praktischen Situation zu doppelten Deflektionen und im Inneren des Drahtes zu einer Zugspannung aufgrund der Reibung des Drahtes in den Brackets kommt, wodurch wiederum die Kraft verändert wird. Bei der Anwendung des fortlaufenden Drahtes könnte sich eine Kraft entwickeln, die vier- bis zehnmal so groß ist wie die bei einem Freiende.

Die Notwendigkeit, einen Loop einzufügen, ergibt sich praktisch bei jeder Apparatur, wenn eine Bewegung oder Aktivierung über bestimmte Strecken erforderlich ist. Es wäre wenigstens eine zusätzliche elastische Kraft außer der reinen Deflektion des Drahtes wünschenswert. Andererseits ist es jedoch aufgrund der Notwendigkeit der Kontrolle in allen drei Ebenen wünschenswert, daß der Draht sobald wie möglich in die Brackets einligiert wird. Somit kommen wir wieder zurück zur Notwendigkeit von Schlaufen und der Verwendung eines Vierkantdrahtes.

Dieses Phänomen wird bei einem Vergleich der *Abbildungen 6 und 2* deutlich: Dargestellt ist die Wirkung der Einfügung einer Schlaufe zwischen zwei Zähnen. Das Horizontalloop (ein T-Loop) und die Doppeldeltaschlaufe werden bezüglich ihrer Wirkungen analysiert und dem geraden Draht gegenübergestellt. Wie wir bereits früher festgestellt haben, können selbst leichte runde .014er Stahldrähte, die einligiert werden, extrem starke Kräfte verursachen; dies gilt besonders für kleine Zähne. In *Abbildung 7* werden einige der charakteristischen Eigenschaften eines .014er und eines .012er Runddrahtes gezeigt.

Zusammenfassung

Gehen wir analytisch vor, so finden wir, daß der blaue Vierkant-Elgiloydraht der Dimension .016 x .016 die meisten Ziele der gegenwärtigen kieferorthopädischen Therapie erfüllt. Wir finden, daß er zur Zeit der dünnste und feinste Draht ist, der sowohl die mechanischen Probleme als auch ein gewisses Trauma beim Kauvorgang meistert. Wir verwenden ihn im weichen (blauen) Zustand, weil er dann leicht zu adaptieren ist und die Stützgewebe der Zähne nicht zu sehr beansprucht. Bei Verwendung des Siamesischen Brackets wird ebenfalls ein weicherer und dünnerer Draht eingezogen, wenn die Zähne mit weniger Kraft belastet werden sollen. Bei dieser niedrigen Streckgrenze kann deshalb ein großer Teil der erforderlichen Adaption des Drahtes durch entsprechende Biegungen als Schutz für die Wurzel und die Gewebe am Alveolarkamm eingebaut werden. Wir wissen, daß es durch diese Art der Anordnung der Brackets zu einer Reduktion der inneren Bracketabstände kommt. Für kontinuierliche Bögen zur Korrektur von Rotation verwendet man leichte Runddrähte. Dies geschieht allerdings nicht zur Nivellierung. Der Vierkantbogen mit Schlaufen hat sich als sehr vorteilhaft herausgestellt. Der blaue Elgiloydraht folgt in seinen physikalischen Eigenschaften am dichtesten dem Golddraht, von dem man seit langem weiß, daß er sich für biologische Zahnbewegungen hervorragend eignet. Der Stahldraht in der gleichen Größenordnung hat eine wesentlich größere Verformungsgrenze und eine höhere Flexibilität. Jedoch besteht bei ihm die große Gefahr – selbst bei leichten Drähten –, daß er mehr als 1000 g Kraft erzielt – eine Kraft, die viel, viel größer ist, als im klinischen Bereich für optimale Gewebereaktion und Gesundheit erforderlich ist.

Wenn man schließlich den .016 quadratischen blauen Elgiloydraht mit dem .0215 x .0215 Draht vergleicht, der im allgemeinen bei den biomechanischen Hilfsmitteln der Edgewise-Therapie Verwendung findet, zeigt sich, daß die axialen Trägheitsmomente oder die Biegeeffekte etwa fünfmal so groß sind. Ein weiterer extrem wichtiger Vorteil liegt darin, daß bei der Verwendung leichterer Drähte kontinuierlichere Aktionen durchgeführt werden können, wodurch es zur Reduktion von Bewegung und Arbeit als Aufgabe des Bogens kommt. Selbst für eine maximale Vorformung ist der Draht stabil genug. Wir haben außerdem das Löten ganz und das viel Zeit in Anspruch nehmende Biegen der Drähte während der Behandlung am Stuhl zum großen Teil eliminiert. Dies alles wurde gleichzeitig entwickelt, zusammen mit der Verbesserung der Kontrolle in den drei Ebenen des Raumes.

Kapitel 7
Faktoren für das Design und die Verwendung des Headgears

Der Headgear wird häufig als Anfangsapparatur angewandt, selbst im bleibenden Gebiß. Obwohl der einfache Headgear wirklich einfach aussieht, ist dieses Gerät doch oft komplizierter, als man denkt. Große Widersprüche und Unterschiede im Design und in der Anwendung resultierten aus dem Mangel an Kenntnissen über die Möglichkeiten und Vorteile der Behandlungsverfahren mit dem Headgear.

Die Entwicklung des extraoralen Zuges

Die Anwendung extraoraler Kräfte ist etwa 100 Jahre alt: Von KINGSLEY wurde die Kopfkappe bereits im Jahre 1866 beschrieben und von FARRAR in den Jahren nach 1870. Die therapeutischen Ziele ihrer Anwendung waren auf eine Retraktion der oberen Frontzähne begrenzt, wobei eine »Außenklammer« an einem Labialbogen bestigt war, der seinerseits in primitive Bänder oder andere Befestigungsgeräte auf den Frontzähnen eingeführt wurde. Die »Kappen« wurden aus Lederstreifen oder Stoffstreifen fabriziert. *(Abb. 1)*.

Im Jahre 1888 beschrieb ANGLE seine Art der extraoralen Verankerung: Ein langer Dorn wurde auf den E-Bogen in der Mitte angeschweißt; dieser Bogen wiederum lag auf den Bändern der mittleren Schneidezähne auf und war mit Laschen befestigt. Der Dorn diente als Stützung für ein Drehgelenk mit Zapfen und Auflage zur Befestigung des Labialbogens, der seinerseits wieder durch die Kopfkappe oder das Netz aktiviert wurde *(Abb. 2)*. Angle empfahl das Tragen dieser extraoralen Verankerung während des Schlafens. Intramaxilläre Gummizüge wurden benutzt, um den Zug während des Tages aufrechtzuerhalten. Die Anwendung dieses Apparates war begrenzt auf Fälle, bei denen die oberen ersten Molaren bei dentaler Protrusion der oberen Front extrahiert wurden.

Im Jahre 1888 beschrieb GODDARD die Anfertigung der vulkanisierbaren Verkleidung, bei der schwarzer Kautschuk an die oberen Frontzähne angepaßt werden konnte. An dieser Verkleidung wurden dann die Kopfkappen mit Gummibändern befestigt. Dies war der Vorläufer der Headgears, die an Gum-

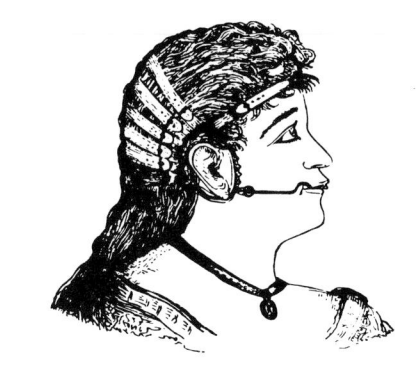

Abb. 1: Headgear, wie er von Farrar 1885 angewandt wurde.

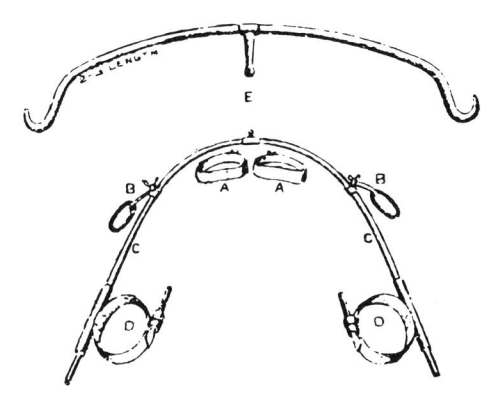

Abbildung 2

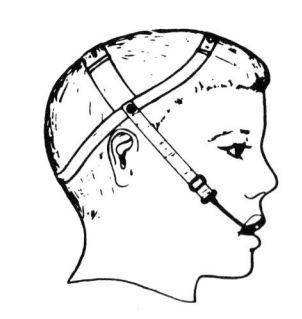

Abbildung 3

Extraktionslücke beachten!

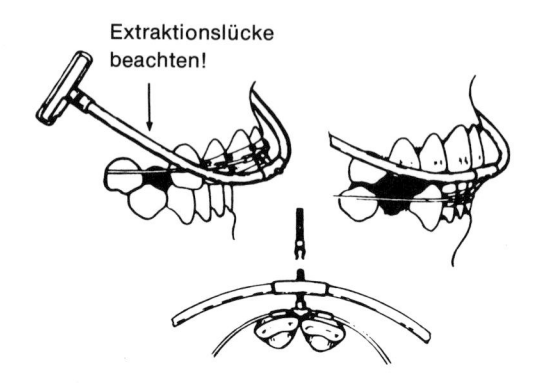

Abbildung 4

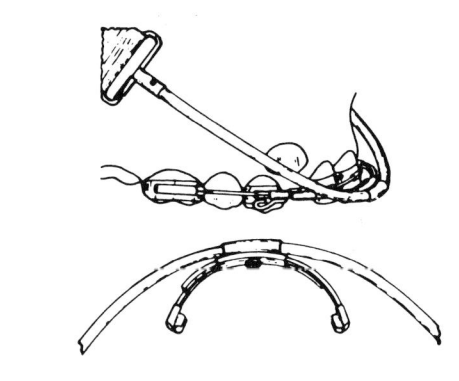

Abbildung 5

mipositionern befestigt werden, wie sie jetzt gelegentlich in Gebrauch sind.

Im Jahr 1898 berichtete GUILFORD über einen gerichteten Zug, der durch Aktivierung von Gummibändern erzeugt wurde, die an einer »Schädelkappe«, als über- oder unterhalb der Ohren verlaufende zweieinhalb Zentimeter breite Gummistreifen, befestigt waren – ähnlich denen, die heute benutzt werden. Als Halteelemente befestigte er Metall-Jacketkronen auf den Schneidezähnen. Er empfahl, sie nach Beendigung des Schultages und während der Nacht routinemäßig zu tragen; so kam er auf 16 Stunden Tragezeit. Er verringerte die Kraft und benutzte das Gerät als Retentionsgerät bis zu einem Jahr. Im Jahre 1921 hat CASE die Anwendung der extraoralen Therapie erweitert. (Angle war zu dieser Zeit mehr auf die intramaxillären oder intermaxillären Züge fixiert, die sogenannte »Baker-Verankerung« und versuchte die oberen ersten Prämolaren zu erhalten.) Case beschrieb drei verschiedene Arten der extraoralen Kräfte, die alle »Gleitschnallen« benutzten, »um so am wenigsten zu stören« *(Abb. 3)*: Die erste Art war der gewöhnliche gerichtete Zug entlang der Längsachse der Oberkieferschneidezähne nach Extraktion der ersten Prämolaren *(Abb. 4)*. Die zweite Modifikation war eine Befestigung an den unteren Schneidezähnen, die bei offenen Bissen oder bei Vorstand der unteren Schneidezähne – ebenfalls bei Extraktion der ersten Prämolaren im Unterkiefer – angewendet wurde. Bei der dritten Art – und dies ist die erste exakte Bestätigung, daß die oberen Molaren nach distal bewegt werden können – wurde der Labialbogen bis zum Prämolarengebiet auf dem in die Bänder eingeführten Bogen verlängert, so daß die Molaren und der ganze Zahnbogen nach dorsal verlagert wurden *(Abb. 5)*.

In der Zwischenzeit hatten augenscheinlich aber Angle's Anschauungen die Oberhand gewonnen. Während der nächsten 15 Jahre wurde das Hauptgewicht auf den intermaxillären Zug gelegt, außerdem darauf, alle Zähne mit Bändern zu versehen. Als durch fernröntgenologische Untersuchungen gezeigt wurde, daß der untere Zahnbogen nicht stabil ist, und als viele Kieferorthopäden herausfanden, daß sie protrusive Zahnbögen erzeugten, wandten sich in den Jahren nach 1936 viele der Extraktionstherapie von TWEED zu. Andererseits war die Bühne gerade erst frei geworden für einen anderen Auftritt – den von OPPENHEIM aus Wien im Jahre 1936.

Man hatte Oppenheim gebeten, eine Schauspielerin zu behandeln, die sichtbare Apparaturen nicht tragen wollte. Er setzte Molarenbänder ein sowie einen Bogen, der ringsherum bis zu den Molaren lief, und wandte den Nackenzug an. Das erreichte Resultat war so gut, daß er nach dieser Behandlungsmaßnahme weiterbehandelte und sie dann in den USA bekannt machte. Nachdem einige Angehörige der *Universität von Illinois* einer Demonstration beigewohnt hatten, begannen sie, damit zu experimentieren – teilweise sogar noch während ihrer Fachausbildung. Einige versuchten es nur und gaben es dann auf, andere waren erfolgreich. Zu diesen zählen vor allem SILAS KLOEHN. BULAH NELSON und WILLIAM B. DOWNS. Das Behandlungsverfahren wurde auch von anderen gemeistert, aber nur wenige berichteten über Resultate, als gerade die Begeisterung für die Extraktionstherapie in den frühen vierziger Jahren ausbrach. Kloehn setzte jedoch die begonnene Arbeit fort und kombinierte den inneren Bogen und den Gesichtsbogen mit einem gelöteten Gelenk, wodurch das Gerät abnehmbar wurde *(Abb. 6)*.

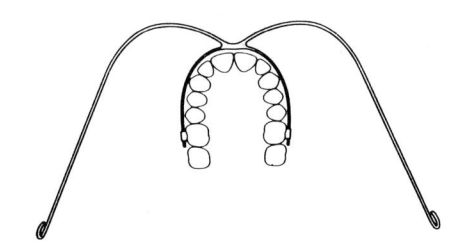

Abb. 6: Der Kloehn-Headgear.

Oppenheim hatte seine Untersuchung 1936 vorgestellt; BRODIE UND MITARBEITER *der kieferorthopädischen Abteilung der University of Illionois* zeigten 1938 die ersten Fernröntgenuntersuchungen behandelter Fälle. Man stellte jedoch fest, daß die damaligen Behandlungen nur einen geringen Effekt auf die Strukturen außerhalb des Alveolarfortsatzes hatten und daß die Erfolge durch ein Zurückhalten des oberen Zahnbogens bei gleichzeitigem Wachstum des Unterkiefers erklärt werden konnten.

Die Meinung, daß die Strukturen des Oberkiefers praktisch nicht zu beeinflussen seien, war in den frühen vierziger Jahren so fest etabliert, daß selbst dann, wenn manchmal dramatische Veränderungen beobachtet wurden, keiner es wagte, diese Interpretation in Frage zu stellen. Dies wurde weiter gestützt durch die Dissertation von EPSTEIN über den extraoralen Zug, veröffentlicht im Jahre 1946. In der der Arbeit zugrundeliegenden Untersuchung wurden 12 Patienten während 13 Monaten Tragezeit beobachtet. Epstein fand eine deutliche Distalbewegung der Molaren, aber keine Oberkieferveränderung (möglicherweise aufgrund der sehr leichten Kräfte, die Oppenheim gefordert hatte).

Trotz der mehr in der Theorie fundierten Opposition wurden Arbeiten angefangen und gezeigt, welche die Effektivität der Kopfkappe bewiesen. So zeigte KLOEHN auf dem *Angle-Meeting* des Jahres 1947 Modelle und Gesichtsfotografien als diagnostische Unterlagen und leitete aus ihnen gewisse Spekulationen ab.

Gleichzeitig kam es zur Anwendung vieler verschiedener Arten von Headgears, so daß die Kieferothopäden nur noch verwirrter wurden:

1. Viele benutzten noch immer den geraden Kopfkappenzug (der von Kloehn als Gesichtsbogen beschrieben wurde), wobei der Innenbogen aus .045er Draht zu Molarenröhrchen verlief, die okklusal der Edgewise-Röhrchen lagen.

2. RICKETTS, der damals mit DOWNS zusammenarbeitete, erkannte die Notwendigkeit für einen Zug nach zervikal am Ende des Außenbogens und verwendete deshalb nur den Nackenzugteil der Kloehn-Kopfkappe. Anschließend entwickelte Downs einen elastischen Nackenzug, der heute noch verwendet wird. Zur selben Zeit benutzte auch Kloehn nur noch den Nackenzug *(Abb. 7)*.

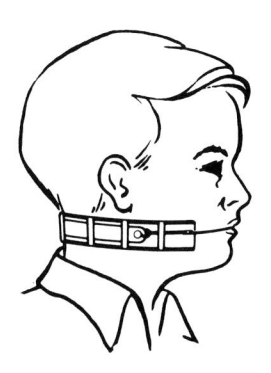

Abbildung 7

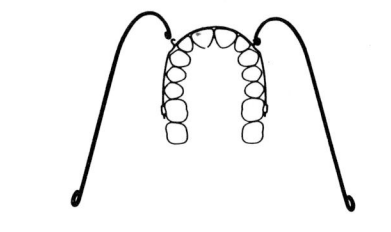

Abbildung 8

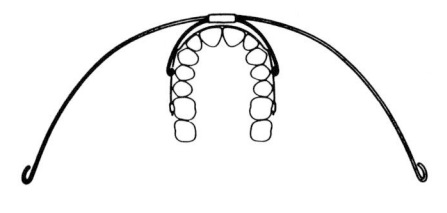

Abbildung 9

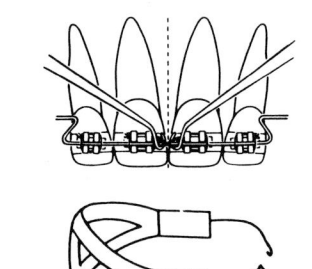

Abbildung 10

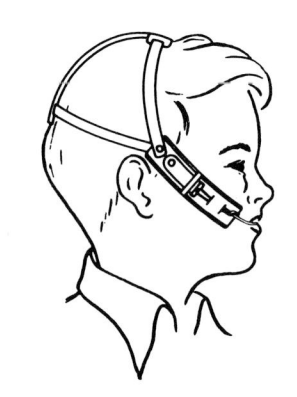

Abbildung 11

3. Andere Kieferorthopäden kamen auf die Idee, den extraoralen Zug an Häkchen auf den Bögen zu befestigen, wobei dann die Frontzähne mit Bändern versehen wurden. Die Zähne wurden mit dem Nackenzug verbunden, so daß es zur Verlängerung der Frontzähne und zu einer weiteren Bißvertiefung kam. Andere, wie z. B. JARABAK im Jahre 1951, versuchten einen geraden Zug vom Bogen aus direkt zum Nackenzug – sie benutzten aber keinen Gesichtsbogen *(Abb. 8)*. (Siehe dazu auch Ricketts' Gerät, dargestellt in *Abbildung 10*.)

4. Andere Kieferorthopäden, wie z. B. FISHER im Jahre 1950, zogen es vor, einen kleineren Bogen zu benutzen, der an dem Vierkantbogen im Molarengebiet befestigt wurde, und verwandten zusätzlich den Nacken oder den Kopf als Verankerung in Verbindung mit einer Vollbänderung (Abb. 9).

5. Schließlich wurde der gesamte Zahnbogen gebändert und der High-pull wieder eingeführt, um die oberen Schneidezähne zu intrudieren (McCULLOCH 1960) *(Abb. 10 und 11)*.

Von allen diesen Methoden wurde diejenige von KLOEHN mit dem Nackenzug (den er erst später übernommen hatte) schließlich die Methode der Wahl. Nur bei Anwendung des Nackenzuges zeigten sich auch Vorteile im Unterkieferzahnbogen. Es kam dann zu Diskussionen über das gleichzeitige Tragen von Aufbißplatten und Headgear. Die Gesichtsveränderungen waren sehr häufig spektakulär, wurden aber weiterhin bestritten.

DR. BULAH NELSON zeigte im Jahre 1953 einen Fall, bei dem der A-Punkt um 5 mm nach dorsal beeinflußt wurde. Sie erwähnte eine stattgefundene Veränderung der Verhältnisse der Basalknochen zueinander, aber sie vergaß, die Bedeutung der Reduktion des A-Punktes herauszustellen. Aus diesem Grunde blieb die Möglichkeit, Oberkieferveränderungen vorzunehmen, im Prinzip noch immer unerkannt.

Während dieser ganzen Jahre wurden die Headgear-Apparaturen von Hand hergestellt. Messingdraht wurde um den inneren Bogen und den Gesichtsbogen an ihrem Kontaktpunkt herumgelegt, um so als Auffangstelle für das Lot zu dienen. Die Enden des Bogens blieben sehr flexibel, und die Kraft, die in der Mitte des Bogens aufgebracht wurde, kippte die Molaren nach vestibulär und trug so zur Zahnbogendehnung bei. Lotkügelchen wurden als Stops vor den Molarenröhrchen angebracht.

Um die Distalkippung zu vermeiden, wurde der Außenbogen nach oben verlängert bis zur Ebene des Ohrtragus; dadurch kam es zur Extrusion der Molaren, was wiederum zu einer Bißöffnung führte. Deshalb wurde diese Art der Kombination erneut modifiziert: Um dem Problem der Molarenextrusion zu begegnen, wurden die .045er Röhrchen nach gingival verlagert und mit Bajonettstops versehen, die mit der Dreifingerzange eingebogen werden.

Seit dem Jahre 1955 werden die Gesichtsbögen kommerziell hergestellt. Um noch mehr Stabilität zu erreichen, wurden leider zwei Fehler eingeführt: Zum ersten wurde der Bogen entweder zu flexibel gemacht oder zu starr; zum zweiten wurde der innere Bogen mit einem Radius gebogen, der für einen normalen Zahnbogen zu schmal war. Diese Bögen wurden von Kieferorthopäden konstruiert, deren Therapie sich im wesentlichen auf die Durchführung von Extraktionen und die Kontraktion von Zahnbögen stützte.

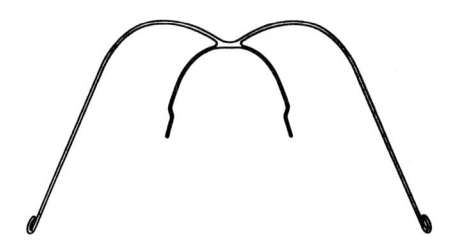

Abb. 12: Stop in Bajonettform.

Klinische Untersuchungen führten zur Entwicklung des Kontraktions-Headgears und des Expansions-Headgears für spezifische Zwecke (RICKETTS, 1954) *(Abb. 13)*. Es waren Zahnbogenveränderungen beobachtet worden, die man nicht recht erklären konnte, etwa das Auftreten von Lücken im Bereich der oberen Frontzähne und Breitenzunahmen im Bereich der Prämolaren. Andere biologische Faktoren wurden nun ins Spiel gebracht. Um 1955 herum beobachtete Ricketts Oberkieferveränderungen jenseits des Alveolarfortsatzes und baute diese Veränderungen dann als Ziele in die Behandlungsplanung ein. Die Zusammenarbeit mit KLEIN an einer Reihe von Fällen brachte die Erkenntnis, daß eindeutig Veränderungen des Wachstumsverhaltens des Nasenbodens eintraten. Diese Fälle wurden bis zum Jahre 1960 gesammelt, bis Ricketts dann 100 unbehandelte Fälle mit 100 Headgear-Fällen – behandelt mit schweren Kräften über einen Zeitraum von 30 Monaten hin – vergleichen konnte. Die Beobachtungen bezüglich des Verhaltens des Gaumens und des A-Punktes unter Headgear-Behandlung zeigten elffach größere Werte, als notwendig gewesen wäre, um eine statistische Signifikanz zu erreichen. Die Zeit der kontroversen Argumentationen war damit vorbei.

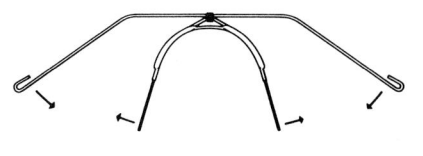

Expansions-Headgear

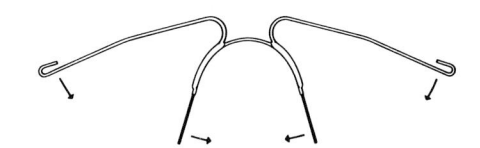

Kontraktions-Headgear

Abbildung 13

In der Oktobernummer des »*Angle Orthodontist*« des Jahres 1960 wurden Fakten vorgelegt, die eine zu extreme Wirkung der extraoralen Verankerung dorsaler und transversaler Richtung zeigten – so bei der Diskussion des Artikels von MCCULLOCH durch STRANG, HAHN und LANG.

Eine genaue Untersuchung der Fernröntgenfront- und -seitenaufnahmen zeigte eine Erweiterung der Suturen und bei einigen Patienten eine Erweiterung der Sutura nasofrontalis bei alleiniger Anwendung des Kloehn-Headgears. Außerdem erweiterte sich die Nasenhöhle unter der Wirkung des Nackenzuges, wenn die Molaren frei waren und kein fortlaufender gleichzeitig angebundener Bogen die Verbreiterung des Oberkiefers behinderte. Zusätzlich kommt es durch die Okklusalkippung des vorderen Anteils des Oberkiefers zu einer Dorsalbeeinflussung des Nasenbodens. Das anteriore Gebiet und die Spina nasalis nehmen dabei die Weichteilnase mit. Um für diese Bewegung im Oberkiefer genügend Raum zu schaffen, mußten in vielen Tiefbißfällen die unteren Schneidezähne bewußt etwas mehr als sonst intrudiert werden. Während dieser Behandlung hat Ricketts immer nur ein

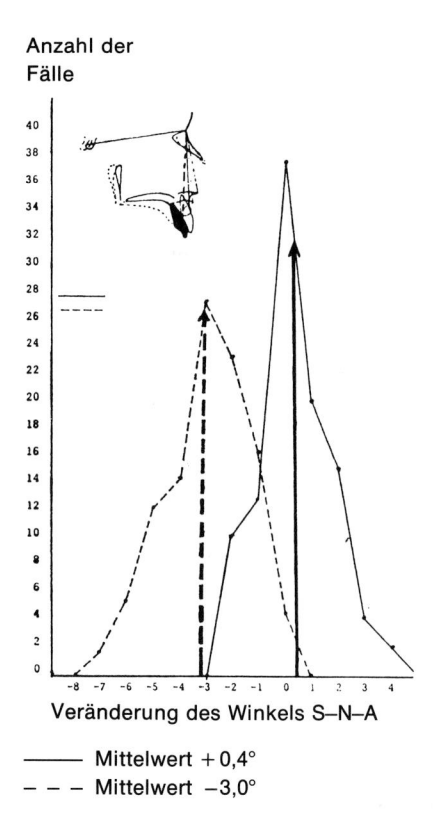

Abb. 14: *Ein Vergleich des Verhaltens des Winkels S–N–A bei 100 unbehandelten Fällen über einen Beobachtungszeitraum von drei Jahren mit einer ähnlichen Gruppe von 100 Fällen, die entweder allein mit Headgear oder zusammen mit intermaxillären Gummizügen behandelt worden sind. Der durchgezogene Pfeil auf der rechten Seite der Abbildung zeigt einen Durchschnittswert von +4° bei Fällen ohne Behandlung. Die Therapie scheint eine Veränderung der ganzen Gruppe mit sich zu bringen: Beachten Sie den gestrichelten Pfeil bei etwa −3,0° im linken Teil der Abbildung! Die kleine eingefügte Abbildung zeigt die Neigung des Oberkiefers (Pfeil) mit einer Retraktion der Spina nasalis anterior und des A-Punktes von etwa 5°. Man beachte den lingualen Wurzeltorque im Bereich der Wurzel des oberen Schneidezahnes.*

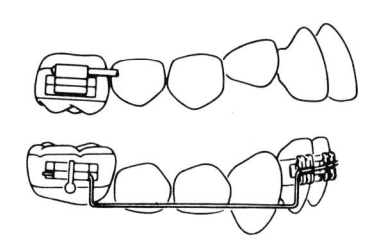

Abbildung 15

vierzehntägiges Tragen des Headgears während der schulfreien Stunden empfohlen, und es wurden keine Aufbißplatten verwendet *(Abb. 15)*.

Zur Zeit der voraufgehend genannten Beobachtungen erkannten SCHUDY ET. AL eine unerwünschte Rotation des Unterkiefers, und so kam es zu einer Bewegung gegen die Verwendung des Kloehn-Headgears. Um ein Ventralwachstum des Kinns zu fördern, wurde der Nackenzug durch einen schrägen Zug oberhalb des Ohres ersetzt. Dadurch kam es zu einer teilweisen Intrusion der oberen Molaren. RICKETTS hatte diese Anwendungsart bereits im Jahre 1956 bei einigen Patienten ausprobiert, aber es hatte sich gezeigt, daß die Korrektur der Klasse-II-Verzahnung in diesen Fällen nicht so schnell lief: – vielleicht waren die Patienten keine guten Beispielfälle, vielleicht auch war die Kraft nicht groß oder dauernd genug. Wie es auch sei, es zeigte sich, daß die Ergebnisse von Ricketts nicht eindeutig genug waren in bezug auf die Beschränkung des vertikalen Wachstums bei den entsprechenden Gesichtswachstumstypen über eine längere Zeitperiode hin. Andererseits zeigten SCHUDY, ROOT, KUHN und WATSON sehr gute Erfolge bei der Anwendung des Oblique-Headgears. Eine Untersuchung von Watson mittels der *Rocky Mountain Data Systems* Computer-Analyse ist hier besonders zu beachten. Augenscheinlich können beide Arten – sowohl der zervikale als auch der schräge (Oblique-)Headgear – das Wachstum des Oberkiefers verändern.

Beim Design des Ricketts-Headgears wurden die folgenden Faktoren berücksichtigt:

1. Beobachtungen über einen Zeitraum von zwei Jahrzehnten hatten zu der Feststellung geführt, daß ein Nackenzug mit einer Kraft von 500 Pond orthopädische Effekte hervorruft. Dies heißt, daß ein starker, nicht ausgeglühter Bogen Verwendung finden muß, um einem Verbiegen oder einem Bruch vorzubeugen. Eine Laserschweißung war notwendig, um die Eigenschaften des Drahtes nicht zu verändern *(Abb. 16)*.

2. Je dichter am Drehpunkt der Wurzel die Kraft angewandt wird, desto weniger Extrusionskraft wird notwendigerweise aufzubringen sein: Das heißt, man muß das Headgear-Röhrchen gingivalwärts befestigen *(Abb. 15)*.

3. Werden die Fronttzähne mit Bändern versehen und ein fortlaufender Bogen eingebunden, so kommt es hierdurch zu einer Verbindung der zwei Hälften des Oberkiefers und zu einer Verhinderung der wünschenswerten dauerhaften Expansion. Falls diese Frontzähne mit Bändern versehen werden, darf der fortlaufende Bogen nicht benutzt werden, da sich der Innenbogen des Headgears unter dem Flügel der Ricketts-Inzisalen verfangen kann. Der innere Bogen des Headgears wird nach und nach expandiert, weil er leicht genug ist, unter Spannung aufgebogen zu werden *(Abb. 17)*.

4. Ein besonderer Frontzahn-Gummizug wird nicht benutzt, außer in sehr seltenen extremen Fällen, wenn eine Tendenz zum Lückenstand der Zähne besteht oder wenn sie eine Tendenz zeigen, eine sagittale Stufe hervorzurufen. Der innere Bogen des Headgears wirkt direkt gegen die Frontzähne im gingivalen Drittel. Dies hilft dabei, den gesamten Oberkieferkomplex zu beeinflussen.

Zur Vermeidung einer Stoßübertragung auf die Frontzähne wurde die Laserschweißung mit einem halbweichen Kunststoff bedeckt *(Abb. 18)*. Besseres Aussehen war ebenfalls wichtig und ein weiterer Grund für diese Art der Abdeckung.

5. Der Innenbogen des Headgears wurde im mittleren Anteil aus einem .050er Bogen gestaltet, der dann auf das Maß .045 verkleinert wurde. Hierdurch wurde die Stabilität der Laserschweißung verbessert, eine größere Feinheit und Flexibilität herbeigeführt und eine geringere Unbequemlichkeit im Molarenbereich bewirkt.

6. Fortschreitende Rotation der Molaren wurde benötigt. Deshalb wurde ein formbares Material für den inneren Bogen gewählt, das zahllose Biegungen ohne Bruchgefahr aushalten kann.

7. Der innere Bogen des Headgears kann auch als »seitlicher Lippenschild« dienen. Dies bedeutete, daß er im anterioren Bereich einen größeren Radius aufweisen mußte und daß außerdem die Bajonette nach innen gebogen werden mußten, so daß der Innenbogen selbst nach außen zu liegen kam. Dadurch wurde der Kontakt der Wangen oder Lippen zu den Seitenzähnen aufgehoben, so daß eine natürliche Entwicklung möglich wird *(Abb. 12 und Abb. 17)*.

8. Man findet eine große Variation bei den Zahnbogenbreiten. Deshalb wurden zwei verschiedene Arten gestaltet, und zwar eine für das Wechselgebiß oder für kleinere Zahnbögen, bei denen extrahiert werden muß, und die andere für normale und große Zahnbögen *(Abb. 19)*.

9. Der Headgear muß vierzehn Stunden am Tag während der schulfreien Stunden getragen werden (wenngleich auch ein ganztägiges Tragen während einer gewissen Zeit möglich ist). Hierdurch wird ein physiologisches Rezidiv während der Tagesstunden bewirkt und eine geringere Schädigung der Ankerzähne.

10. Der Außenbogen darf die Mundwinkel nicht stören. Dies bedeutet, daß eine leichte Biegung im Außenbogen angebracht sein muß *(Abb. 20)*.

11. Bei einigen Patienten ist es notwendig, die Extrusion der oberen Molaren zu vermeiden. Dies sind im allgemeinen Patienten mit vertikalem Wachstumsmuster, einer niedrigen Schmerzschwelle, einer unterentwickelten Ausprägung des Unterkiefers oder mit bereits vorgeschädigten Kondylen. Eine Schlaufe wurde deshalb etwas mesial der ersten Molaren eingefügt, um einen zweiten »High-pull-Headgear« mit variabler Zugrichtung aufzunehmen und so eine Molarenverlängerung zu vermeiden, während der Hauptzug weiterhin vom Nackenzug ausgeht *(Abb. 20 und 21)*.

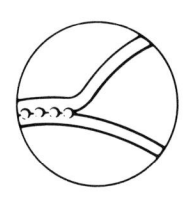

Abb. 16: Laserschweißung.

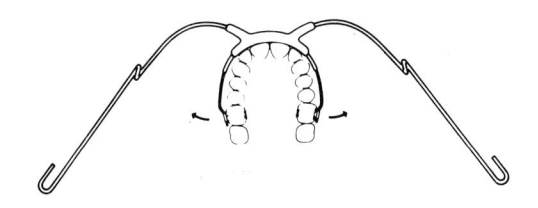

Abbildung 17

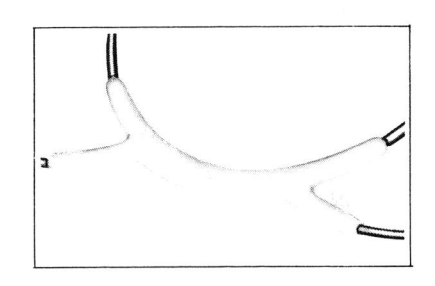

Abb. 18: Funktionelle Bedeckung aus halbweichem Plastik.

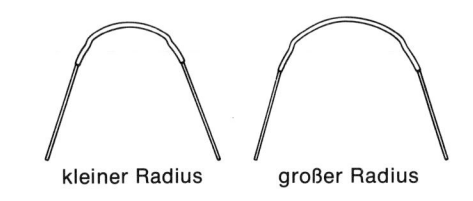

kleiner Radius   großer Radius

Abbildung 19

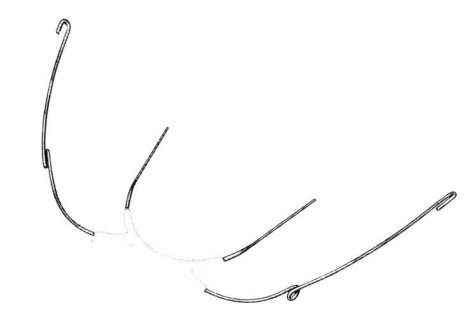

Abbildung 20

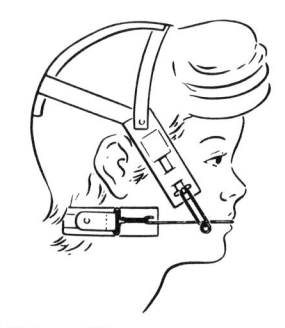

Abbildung 21

12. Das Nackenband muß stets sauber sein, um Infektionen im Nackenbereich zu vermeiden. Der elastische Zug und das Nackenpolster werden weggeworfen, wenn sie ausgebraucht oder schmutzig geworden sind. Sie sind entsprechend den morphologischen Gegebenheiten des Patienten durch eine Schnalle und eine feste Schlaufe anzupassen.

13. Die Haken sind nach außen gebogen, um so den Nackenzug selbst aufzunehmen. Der rechte Haken ist verkürzt, damit das Nackenband eingehakt werden kann, das immer auf der rechten Seite fixiert ist – zur leichteren Handhabung und steten Erinnerung für den Patienten.

14. Das Gerät kann später als temporärer Retainer benutzt werden. Die Materialien sind sehr haltbar und können desinfiziert werden.

Bedenkt man die obigen Faktoren, so wird deutlich, daß der extraorale Zug in sehr vielseitiger Weise anwendbar ist.

Zusammengefaßt charakterisieren verschiedene Merkmale die mögliche Anwendung des Headgears:

1. Er kann als Gerät zur Bewegung von Zähnen benutzt werden, wenn leichte Kräfte zwischen 200 und 300 Pond angewandt werden.

2. Die Zahnbewegung ist langsamer in der Angle' Klasse II, und es wird viel mehr Zeit für die Behandlung benötigt, in der der Unterkiefer genug wachsen muß, um die Korrektur vornehmen zu können. (Hier kommt die Computervorhersage ins Spiel oder wenigstens ein guter sichtbar gemachter Behandlungsplan.)

3. Bei der Verwendung von schweren Kräften, d.h. von 500 Pond oder darüber, kann das Gerät eine wirkliche orthopädische Behandlung bewirken. Dann werden beim typischen Fall mit deutlich ausgeprägtem Oberkiefervorstand zwei Drittel der tatsächlichen Korrektur zu Lasten der skelettalen Veränderungen gehen. (Intermaxilläre Gummizüge werden bei nicht-orthopädischen Fällen für reziproke Bewegungen benutzt.)

4. Bei der ersten Anwendung läßt man den Innenbogen nur 1–2 Millimeter von den Schneidezähnen abstehen. Beginnen dann die Molaren sich nach distobukkal zu bewegen, so werden die Schneidezahnkronen im zervikalen Drittel berührt und richten sich fast ideal auf, ohne daß die Zähne selbst bebändert werden müssen. Hierdurch kommt es zu einer natürlichen, günstigen Verbesserung in beiden Zahnbögen.

5. Je jünger der Patient ist, desto größer ist die Chance einer weitgehenden orthopädischen Korrektur. Das kleine Kind schläft länger und es scheint sich besser anzupassen und besser mitzuarbeiten. Der Headgear wird im Vorschulalter auf die zweiten Milchmolaren angewandt.

6. Eine zu lang dauernde oder zu starke Anwendung des Headgears kann zu einer unerwünschten Konkavität des Profils – zu einem flachen Profil – führen.

7. Der Headgear kann auch in falscher Weise mit sehr ungünstigen Effekten angewandt werden, bei Patienten nämlich, bei denen eine Korrektur des Molarenverhältnisses von Anfang an nicht angezeigt ist. In solchen Fällen kann es sogar zu einer Resorption der distobukkalen Wurzel kommen. (Auch hierin zeigt sich die Notwendigkeit einer exakten Diagnose und einer objektiv sichtbar gemachten Behandlungsplanung.)

8. Die Anwendung des extraoralen Zuges ist am geeignetsten als biologisches Gerät – wenn das Wachstum, andere physiologische Faktoren und der Zahndurchbruch kombiniert werden mit den orthopädischen Eigenschaften einer Anwendung. Dies sind die großen Vorteile des Headgears in der augenblicklichen bioprogressiven Behandlungsmethodik.

9. Vor allem muß erkannt werden, daß die Veränderungen, die aufgrund seiner Anwendung eintreten, dreidimensionaler Natur und im allgemeinen dauerhaft und stabil sind, wenn die Retention nach und nach beendet wird.

Kapitel 8
Die Entwicklung der Quad-Helix-Apparatur (Vierschlaufenfeder)

Historische Entwicklung der transversalen Dehnung

Die Diskussion über intermittierende und kontinuierliche Kräfte in der Kieferorthopädie datiert zurück zu FARRAR und COFFIN um das Jahr 1875 herum, also etwa vor hundert Jahren. Damals argumentierte Farrar mit den Vorteilen der Expansionsschraube, und Coffin propagierte eine Dehnfeder. Der Streit, welches Gerät besser ist, konnte noch nicht gelöst werden. Wir gehen davon aus, daß beide Geräte sich als Kraftquellen während der vergangenen hundert Jahre gleich gut bewährt haben.

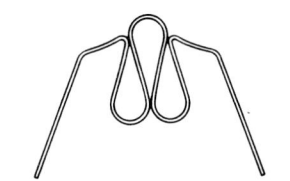

Abb. 1: Klavierdraht (Coffin 1869).

Im Prinzip ist die Quad-Helix-Apparatur, die hier besprochen wird, eine Entwicklung aus der Art von Feder, wie sie in einer Kautschukapparatur von Coffin verwendet wurde *(Abb. 1)*. Die einfache W-Expansionsfeder wurde vom Autor als Apparatur im Oberkiefer benutzt, um Zustände nach Lippen-/Kiefer-/Gaumenspalten-Operationen zu behandeln.

Ihr Hauptvorteil war, daß mehr Expansion im anterioren Bereich erreicht werden konnte als im posterioren, daß aber auch – bei andersartiger Aktivierung – das Gegenteil erreicht werden konnte *(Abb. 2)*. Viele Probleme zeigten sich bei ihrer Verwendung, und zwar insbesondere dann, wenn sie im Labor auf den Modellen hergestellt wurde. Sehr häufig wurde der ursprünglich verwendete .040er Golddraht an der Lötstelle ausgeglüht, und dann konnten die Kaukräfte das Gerät verbiegen. So konnte es vorkommen, daß sich die Zähne entgegengesetzt zu den gewünschten Richtungen bewegten.

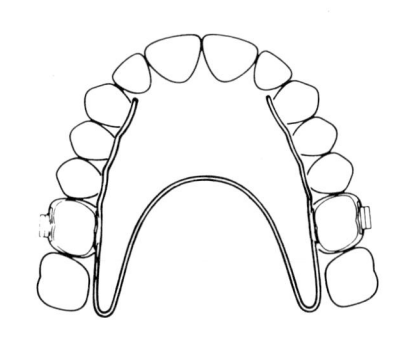

Abbildung 2

Viele verschiedene Typen von Gaumenapparaturen können zur transversalen Dehnung benutzt werden, sowohl abnehmbare als auch festsitzende Geräte. Die Grundform dieser Oberkieferapparatur ähnelt dem Grundgerät der Crozat-Geräte. Der Autor erinnert sich, daß er das erste Mal diese Geräte im Jahre 1946 bei einer Diskussion mit DR. J. WILLIAM ADAMS sah, der sie zur Kreuzbißbehandlung benutzte und auch zur Stabilisierung des Zahnbogens bei Extraktionsfällen. Die Grundapparatur, die damals benutzt wurde, war aus .040er Golddraht, und zwar nach hinten gebogen, um einen rückwärtigen Expansionseffekt zu erzielen. Sie hatte Arme, die nach vorne ausluden *(Abb. 3)*, ähnlich wie bei der grund-

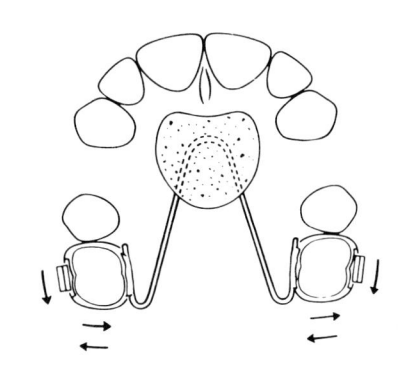

Abb. 3: Nance-Bogen mit Auflage, modifiziert zur Rückrotation im Molarenbereich.

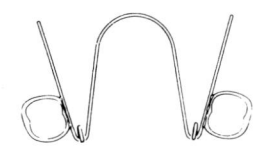

Abbildung 4

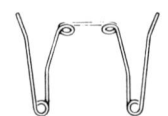

Abbildung 5

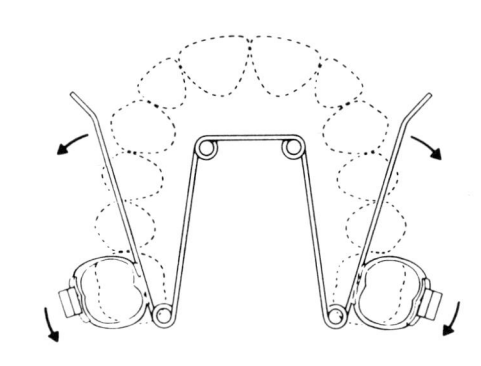

Abbildung 6

Zwei-in-eins

Drei-in-eins

Vier-in-eins

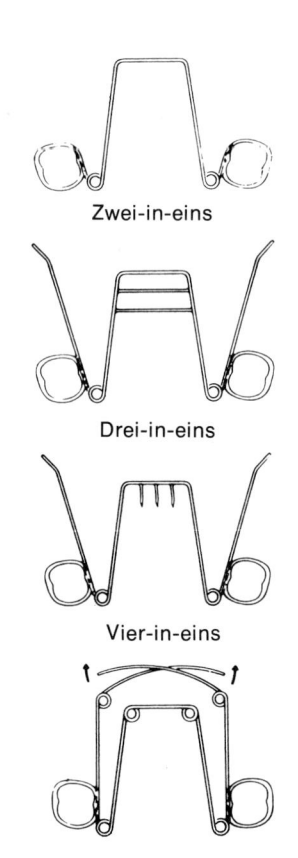

Abb. 7: Schlaufenfeder zur Dehnung im anterioren und posterioren Bereich.

legenden Apparatur des Labiolingual-Systems. Später erfuhr der Autor, daß Dr. H. C. POLLACK SEN. solch eine Apparatur schon im Jahre 1924 beschrieben hatte; und Dr. HOWARD DUKES ging 1969 erneut darauf ein.

Um dieselbe Zeit des Jahres 1947 legte NANCE eine Kunststoffauflage an den Gaumen zur Benutzung mit halbrunden Röhrchen für den Haltebogen. RICKETTS modifizierte diese Konstruktion, indem er Biegungen für die rückwärtige Aktivierung einfügte, so daß eine aktive Rotation der Molaren erreicht werden konnte.

Zunächst nahm man an, daß dies ein einfaches Gerät lediglich zur Bewegung von Zähnen sei. Nachdem die Gaumennahterweiterung bekannt wurde, über die wir später sprechen, sah der Autor seine alten Behandlungsunterlagen durch und untersuchte die Fernröntgen-Frontaufnahmen von Patienten, die er früher mit dieser Apparatur behandelt hatte. Die Durchzeichnungen in der Norma frontalis ergaben, daß sich die Nasenhöhle wesentlich mehr geweitet hatte, als man durch normales Wachstum erwarten konnte. Daraufhin wurden in Behandlung stehende Fälle näher untersucht und verschiedene Arten der Aktivierung des Bogens experimentell vorgenommen.

Um die Reichweite zu vergrößern und mehr Elastizität zu erreichen, wurden zu Anfang im Bereich der hinteren Biegungen Spiralschlaufen eingebogen *(Abb. 4)*; später wurden zwei weitere im vorderen Teil des Gaumenbogens angewendet. Als die vorgeformten Bänder auf dem Markt erschienen, entschlossen wir uns, die Apparatur direkt anzufertigen, so wie sie bisher im Labor hergestellt wurde. Weil das Gerät vor dem Einfügen reaktiviert werden würde, hielten wir es nicht für notwendig, sie so exakt anzupassen wie auf dem Modell. Deshalb kamen wir zu der Ansicht, daß die Quad-Helix vorgeformt und vorgefertigt werden könnte, was zur Qualitätskontrolle, Standardisierung und Effizienz ihrer Wirkung beitragen würde. Das Gerät wurde wegen seiner vier Schlaufen »Quad-Helix« genannt – »Vierschlaufenfeder« *(Abb. 5)*.

Es zeigte sich auch, daß dieses Gerät nicht nur den oberen Zahnbogen transversal erweitert, sondern daß es in bestimmten Fällen auch zur Korrektur leichter Klasse-II-Fälle geeignet ist. Durch Drehung der oberen Molarenzähne um ihre großen palatinalen Wurzeln kommt es zur Einstellung in den Neutralbiß *(Abb. 6)*. Dieser Apparat wurde somit ein Anfangsgerät, da er eine ganze Reihe von therapeutischen Aufgaben erfüllen konnte.

Zu Anfang wurde es die »Zwei-in-eins-«, »Drei-in-eins-« und »Vier-in-eins-Apparatur« genannt *(Abb. 7)*. Da das Gerät unter Verwendung von vorgeformten Bändern mit vorher aufgeschweißten Röhrchen verwendet wurde, konnte es auch, nachdem es entaktiviert wurde, als Befestigungsgerät für den Gesichtsbogen benutzt werden. Wenn es passiv und ohne Aktivierung benutzt wird, kann es als Halteapparatur dienen.

Im allgemeinen verwendet man das Gerät zur transversalen Dehnung und zur Molarenrotation, wobei dann die gewöhnlich expandierten Arme den Palatinalflächen der Eckzahnkronen oder dem Zahnhals anliegen.

Wenn der Palatinalbügel nach vorne konstruiert und nach unten gebogen im Munde liegt, kann die Apparatur auch zur Behebung des Daumenlutschens dienen. Auch mit Dornen, die, an den vorderen Teil angelötet, nach unten in den Raum zwischen die Zähne zeigen, kann der Apparat zur Verhinderung des Daumenlutschens benutzt werden. Werden dünne Dorne an den Querbügel angelötet und nach unten verlängert, so kann das Gerät gegen das Zungenpressen eingesetzt werden. Es kann weiterhin als Apparatur zur Beseitigung des Kreuzbisses benutzt werden oder zur Auflockerung des frontalen Engstandes, wobei dann dünnere Drähte von palatinal her bis in die Frontzahnregion gebogen werden. Das Grundgerät ist sehr wirkungsvoll, da es viele Anpassungsmöglichkeiten erlaubt.

Neuere Forschungen

Das Gerät ist mehr als ein Jahrhundert alt. Mit der neu entstandenen Popularität der Geräte zur forcierten Dehnung in den sechziger Jahren und mit der genauen Verfolgung der Fälle, bei denen eine Gaumennahterweiterung mittels Dehnschraube vorgenommen worden war, kam es zu einem Neuerwachen des Interesses an der transversalen Dehnung. Es zeigte sich, daß die Retention von Fällen mit forcierter Dehnung schwierig war. Der neu geformte junge Knochen ist sehr locker und nach STOREY sehr instabil. Wir interessierten uns für Nachuntersuchungen über das Verhalten bei langsamer Gaumennahterweiterung.

Es zeigte sich, daß die Quad-Helix-Apparatur eine Gaumennahterweiterung tatsächlich hervorrufen kann. Sie ist langsamer und weniger dramatisch, aber sie separiert die Sutur doch auch mit einer Geschwindigkeit, die etwa mit derjenigen der Apposition neuen Knochens Schritt hält. Beim Studium der Frontalschnitte mit Hilfe von Röntgenschichtaufnahmen zeigt sich, daß die Remodellierung des Knochens anscheinend langsamer erfolgt.

Vielleicht führt dies zu mehr Stabilität – was freilich erst noch zu beweisen wäre. Es scheint, daß nach sechs Monaten die Effekte der transversalen Dehnung mittels Schraube und die mittels Vierschlaufenfeder in bezug auf die endgültige Beeinflussung des Nasenbodens gleich sind.

Eines der Probleme, das sich bei der Verwendung der Quad-Helix-Apparatur besonders dann zeigt, wenn eine sehr starke transversale Erweiterung durchgeführt wird, ist die Kippung der Zähne nach vestibulär *(Abb. 8)*. Hiergegen kann man bis zu einem gewissen Grad durch bukkalen Wurzeltorque vorgehen. Die Kippung wird im allgemeinen ein sehr

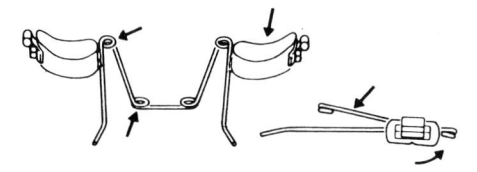

Abbildung 8

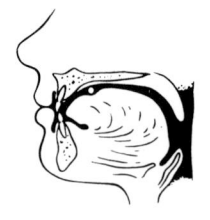

Abb. 9: Das Gerät kann den Zungenraum einengen.

Abb. 10: Praktisches Vorgehen.

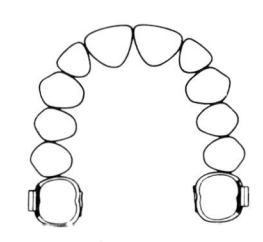

A. Die Bänder.

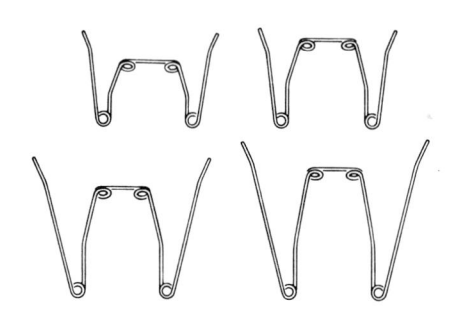

B. Auswahl unter vier verschiedenen Größen und Anpassung entsprechend den individuellen Gegebenheiten des Patienten.

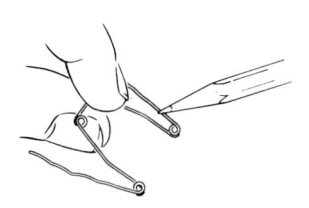

C. Markieren der Lötstelle.

unerwünschter Effekt sein; sie geht aber gewöhnlich sehr schnell zurück.

Außerdem folgt der nach okklusal und vestibulär gerichteten therapeutischen Beeinflussung der oberen Seitenzähne augenscheinlich ein Versuch der Natur, die Wurzel aufzurichten.

Dieses Selbstaufrichtungsverhalten wurde von Klinikern bereits in Verbindung mit der Crozat-Therapie beschrieben. Es zeigte sich außerdem bei den alten E-Bögen in Verbindung mit Ligaturen, und BRODIE beschreibt diesen Effekt in seinen Vorträgen sogar für das Edgewise-System. Das große Problem ist, daß diese Aufrichtung nicht vorhersagbar ist und daß man sich auf sie nicht immer verlassen kann. Deshalb müssen, wenn eine natürliche Aufrichtung nicht eintritt, die vestibulär beeinflußten Zähne später mit Bändern versehen werden.

Ein Fehler bei der klinischen Anwendung der Quad-Helix ist, daß die Bewegungen häufig nicht umfangreich genug angelegt sind und daß sie nicht lange genug retiniert werden. Ein Rückfall in bezug auf die Gaumenerweiterung erweist sich oft als Folge des Ausbleibens einer verbesserten Nasenfunktion, besonders dann, wenn die Zunge zu tief in der Mundhöhle liegen bleibt.

Ein anderes Risikomoment bei diesem Apparat ist, daß er den Platz einengt, der für die Zunge benötigt wird. Wenn die Apparatur zu weit kaudal und dorsal im Mundraum liegt, kann die Zunge sehr häufig Druckstellen erhalten und in ihrer Funktion gestört werden. Deshalb sollte man sorgfältig darauf achten, den Bogen zum Zeitpunkt der Zementierung und der Anfangsaktivierung und -anpassung so zu legen, daß er sich in einem Abstand von 2–3 mm vom Gaumen befindet *(Abb. 9)*.

Technisches Vorgehen

Das folgende Vorgehen wird im allgemeinen angewandt *(Abb. 10)*:

A. Die Bänder werden bei sehr jungen Patienten an die oberen zweiten Milchmolaren angepaßt, sonst an die ersten Molaren, und zwar in weitgehend der gleichen Weise, wie es für die Anwendung des Headgears üblich ist. Besonders muß darauf geachtet werden, daß die palatinalen Oberflächen der Bänder exakt anliegen, weil dies das Hauptbefestigungsgebiet für diese Apparatur ist.

B. Die vorgeformten Quad-Helix-Apparaturen werden in vier Größen hergestellt, von denen man sich die geeignetste aussucht. Auf Grund der Ergebnisse von Untersuchungen verwenden wir Elgiloy der Drahtstärke .038. Das Ziel ist, eine Kraft von 500 Pond zur orthopädischen Bewegung anwenden zu können, wenn es notwendig erscheint. Andererseits können mit dem .038er Elgiloy intraorale Anpassungen leicht

Die Entwicklung der Quad-Helix-Apparatur

vorgenommen werden. Es wird das Originalmodell benutzt; der Draht wird mit den Fingern und einer Dreifingerzange so geformt, daß er für die speziellen therapeutischen Notwendigkeiten des Patienten geeignet ist.

C. Ein weißer Markierungsstift kann benutzt werden, um die Lötstellen des Drahtes direkt vor den hinteren Schlaufen zu markieren, in Abhängigkeit von der Anpassung der Arme des Gerätes.

D. Mit Hilfe eines Lötstäbchens läßt man das Lot auf den Draht fließen. Das Band wird mit der Zange gehalten und im selben Moment herangebracht, da das leichtfließende Lot an die Stelle fließt.

E. Die Apparatur wird in der üblichen Weise gesäubert.

F. Die gewünschte Aktivierung wird in den Draht eingebogen.

G. Die Apparatur wird zementiert, wobei darauf geachtet werden muß, daß die Bänder gut adaptiert werden. Es kommt zur reziproken Wirkung, und so muß die Apparatur während des Zementierungsvorganges aktiviert werden.

H. Eine breite Dreifingerzange kann auch zur endgültigen Adaptierung und Aktivierung benutzt werden *(Abb. F)*.

Klinisches Vorgehen

Man sollte eine Wirkungzeit von sechs Wochen verstreichen lassen, bevor man eine weitere Aktivierung vornimmt. Bei der zweiten Kontrolluntersuchung können intraorale Anpassungsbiegungen ausgeführt werden, woran sich wieder eine sechswöchige Beobachtungsphase anschließt. Zur Aktivierung setzt man die Zange direkt vor der hinteren Schlaufe an. Die vorderen Arme können unabhängig von der Molarenaktivierung angepaßt werden, indem man die Zange vor den Molaren ansetzt.

Eine transversale Erweiterung, eine Kontraktion oder eine Aufrichtung der Molaren können durch Verformung des Drahtes zwischen den vorderen Schlaufen eingeleitet werden. Im allgemeinen werden die vorderen Arme nur geringfügig aktiviert, und der Draht kontaktiert die Frontzähne nicht bis zu dem Zeitpunkt, da die Molarenrotation vorgenommen wird. Das ist ein wichtiger Punkt, der bei dieser Apparatur beachtet werden sollte, denn die Drehung der Molaren ist sehr häufig notwendig. Eine Rotation oberer Molaren kann sofort erreicht werden. Auch kommt es sehr bald zu einem Platzgewinn für die durchbrechenden Seitenzähne und insbesondere für die im Engstand stehenden oberen seitlichen Schneidezähne.

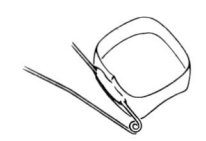

D. Anlöten an das Band.

E. Säubern des Gerätes mit der Methode eigener Wahl.

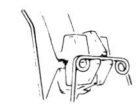

F. Aktivierung im gewünschten Umfang.

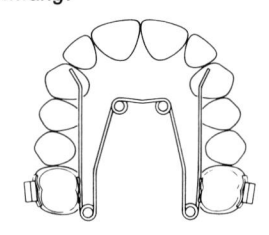

G. Gerät in situ zementiert.

Abb. 11: Intraorale Aktivierung:

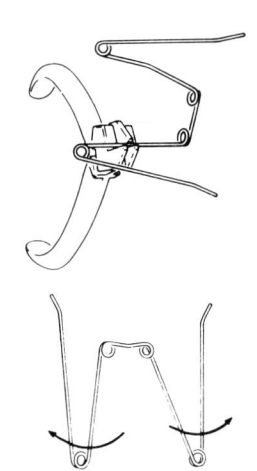

Transversale Expansion im Molarenbereich.

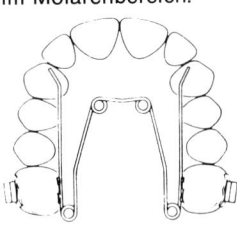

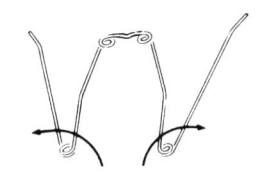

Rotation der Molaren und Expansion der bukkalen Arme.

Indikationen

Die Quad-Helix-Apparatur eignet sich für eine ganze Reihe besonderer dysgnather Zustände. Sie werden im folgenden aufgeführt:

1. Kreuzbisse, bei denen der obere Zahnbogen erweitert werden soll;
2. Fälle mit leichter Expansion im Wechselgebiß oder im bleibenden Gebiß mit günstiger Langzeitvorhersage, bei denen ein Platzmangel für die oberen seitlichen Schneidezähne besteht;
3. Fälle der Angle'Klasse II, bei denen der Oberkiefer stark gedehnt werden muß und die oberen Molaren nach distal rotiert werden müssen;
4. Angle'Klasse-III-Zustände, bei denen der obere Zahnbogen expandiert und mit Hilfe von Klasse-III-Gummizügen vorgebracht werden sollte;
5. Daumenlutschen oder Zungenpressen in verschiedenen Erscheinungsformen;
6. Zustände nach Operation von einseitigen oder doppelseitigen Lippen-/Kiefer-/Gaumenspalten.

Wenn man einmal die Anwendung dieses therapeutischen Hilfsmittels verstanden hat, wird man eine sehr große Zahl von Patienten finden, die damit behandelt werden können.

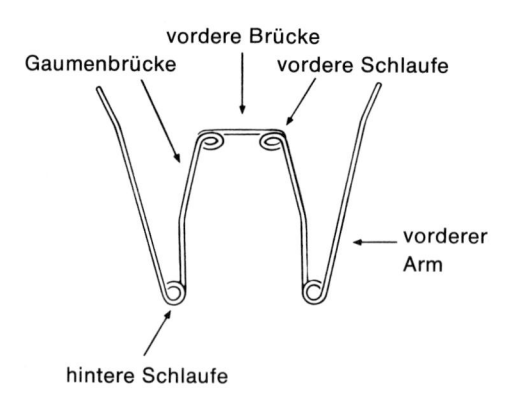

Abbildung 12

Kapitel 9
Die Entwicklung des Utilitybogens

Der Utilitybogen, den man symbolisch für seine Form auch den »U-Bogen« nennen kann, ist ein weiteres Anfangsgerät. In den vorhergehenden Teilen haben wir den Headgear und die Quad-Helix als andere Arten von Anfangsapparaturen beschrieben. Im Unterkiefer jedoch ist das erste Gerät im allgemeinen der U-Bogen *(Abb. 1)*. Um seine Anwendung zu verstehen, scheint es uns am günstigsten, noch einmal seine Entdeckung zu beschreiben und die Beobachtungen, die zu seiner Anwendung führten. So wird es für den Kieferorthopäden einfacher sein, einige der auftretenden Probleme zu verstehen, und es wird ihm auch möglich sein, Fehler zu vermeiden.

Der Utilitybogen verdankt seine Entwicklung der Beobachtung, daß untere zweite Prämolaren bei Extraktionsfällen in Infraokklusion kommen. Wir folgten der allgemeinen Bewegung zu leichteren Kräften in Anlehnung an Storey's Empfehlungen aus seinen Studien des Jahres 1952. Jedoch zeigten erst Untersuchungen im schräg-seitlichen Fernröntgenbild, daß bei Retraktion mittels Segmentbögen der untere zweite Prämolar nicht genügend Widerstand gegen die auf ihn einwirkenden Kräfte leisten konnte, wie sie im allgemeinen beim Lückenschluß auftreten *(Abb. 2)*.

Bisher hatte man auf der Grundlage früherer histologischer Arbeiten und Feststellungen von Biologen und Histologen angenommen, daß die Intrusion von Zähnen fast unmöglich sei. Während des Lückenschlusses mit Schlaufen zeigte es sich nun, daß die Eckzähne häufig sehr stark nach distal kippen, und zwar besonders bei schnellem Lückenschluß. Zunächst kippen der erste Molar und der Prämolar als Einheit zusammen; hierbei kommt es zu einer Intrusion des zweiten Prämolars *(Abb. 2)*.

Auf der Suche nach einer Methode, den ersten unteren Molar in aufrechter Stellung zu belassen und so gleichzeitig die Intrusion des zweiten Prämolars zu verhindern – zusammen mit einem Kollabieren des Bisses, wie es früher häufig bei Extraktionsfällen beobachtet wurde –, verfiel man auf den Versuch, die unteren Schneidezähne in irgendeiner Weise als Verankerung zu benutzen. In dieser Zeit wurden noch immer Einzelröhrchen auf den unteren Molaren benutzt. So verwendete

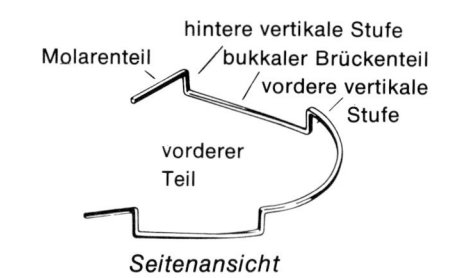

Seitenansicht

Aktivierung im Molarenbereich:
30–45° Rotation
45° bukkaler Wurzeltorque
30–45° Molarenrückkippung

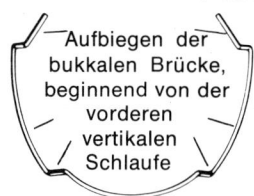

Draufsicht

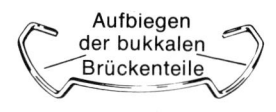

Vorderansicht

Abbildung 1

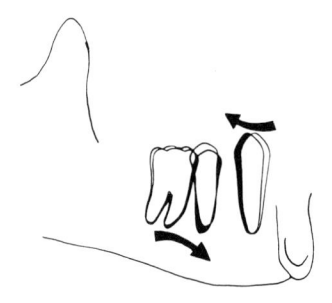

Abb. 2: In Infraokklusion stehender zweiter Prämolar, gekippter Molar und gekippter und extrudierter Eckzahn.

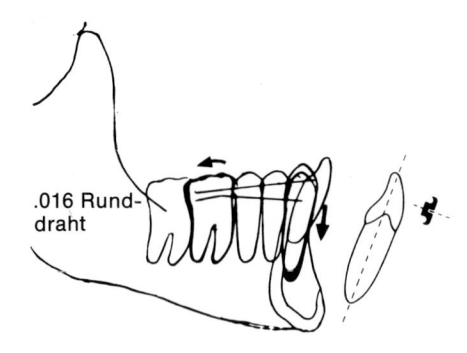

Abb. 3: Ein Runddraht wird als Hebel verwendet, unter dem Bracket des zweiten Prämolars durchgeführt und in das Ende des Molarenröhrchens eingehängt.

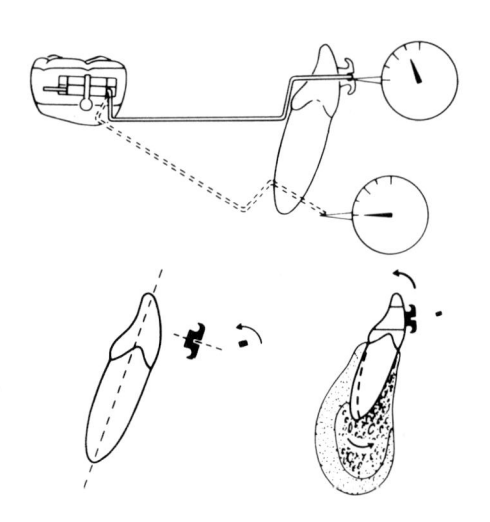

Abb. 4: Das Einzelröhrchen hebelt den Prämolar hoch.

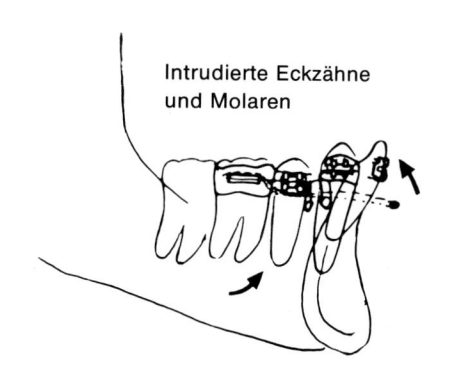

Abb. 5: Die Wirkung eines fortlaufenden Rundbogens .016 zur Intrusion des Eckzahns.

man einen einfachen .016er Runddraht als fortlaufenden Bogen, der unter das Bracket des Prämolars plaziert und über die Enden der Molarenröhrchen gebogen wurde, so daß er hinter der Verlängerung des Sektions-Retraktionsbogens eingehakt werden konnte *(Abb. 3)*. Diese Bewegung ließ den vorderen Teil des Bogens vor der Aktivierung tief in den Sulkus reichen. Dann wurde der Bogen hochgehoben und in die unteren Schneidezähne einligiert, so daß er – infolge seiner Hebelarmwirkung gegen die Molaren – auf die Prämolaren einen Verlängerungseffekt ausübte.

Durch diese Konstruktion konnte man die Verankerungseinheit am Kippen hindern. Man beobachtete jedoch bei dieser Krafteinleitung bald, daß die unteren Schneidezähne eine Tendenz hatten, nach vorne zu kippen; gleichzeitig wurden sie intrudiert. Ein genaues Studium intraoraler Röntgenbilder und Durchzeichnungen von Fernröntgenbildern bestätigte, daß die Schneidezähne tatsächlich intrudiert wurden. Diese schnelle Bewegung hatte außerdem einen extrudierenden Effekt auf den Eckzahn und kippte ihn zurück, wenn man gleichzeitig einen Segmentbogen anwandte.

Zur gleichen Zeit mit den obigen Entwicklungen wurden auch Versuche unternommen, den Durchmesser und die Beschaffenheit des Bogens zu verkleinern. Hierzu parallel liefen Untersuchungen zur Entwicklung von verschiedenen Schlaufenarten, die es ermöglichen sollten, die Kräfte in der Größenordnung von 150 Pond zu erreichen – eine Grenze, von der man annahm, daß sie für die Eckzahnretraktion geeignet sei. Die Notwendigkeit, leichtere Bögen mit leichteren Kräften anzuwenden, wies auf die Verwendung schmalerer Bracketschlitze hin. So kam es nach entsprechenden Experimenten zur Anwendung des .018er Brackets; außerdem wurden wegen der Notwendigkeit, einen zweiten Bogen oder einen Sektionsbogen in einer anderen Ebene des Raumes anzuwenden, die Doppelröhrchen eingeführt *(Abb. 4)*. Um die Auffächerung der unteren Schneidezähne zu verhindern, wurde die Kraft weiter reduziert und ein .016 x .016 blauer Elgiloydraht entwickelt. Wegen der Spannweite des Bogens, außerdem um einen längeren Hebelarm mit leichteren Kräften zu bekommen, kam man dann zu der jetzigen Form des U-Bogens. Mesial des Molars wurde eine Abbiegung gemacht und so ein Brückenteil gebildet, zusammen mit einer vorderen Stufe, um die Schneidezähne einligieren zu können. Zu Beginn sollte dieser Bogen nur zusammen mit Retraktionssegmenten bei Extraktionsfällen benutzt werden.

Nachdem nun aber die Beobachtung der Intrusion der unteren Schneidezähne immer wieder gemacht wurde, kam es zur Anwendung dieser Bogenart auch für andere Fälle. Früher hatte man, um nach und nach die Zähne mit Bändern zu versehen und sie mit leichten Kräften in den Zahnbogen hinein zu bewegen, Bänder auf den Molaren und den Eckzähnen verwendet. Rückkippungsbiegungen, vor den Molaren mit leichten Kräftdn angewandt, brachten eine Intrusion der unteren Eckzähne mit sich *(Abb. 5)*. Die Schneidezähne blieben in Tiefbißstellung, und so wurde es schließlich zu einem größeren Problem, die unteren Schneidezähne bei gleichzeitig intrudierten Eckzähnen zu intrudieren, ohne diese wiederum zu extrudieren und nach distal zu kippen. Tatsächlich war es fast unmöglich, die Schneidezähne und die Eckzähne gleichzeitig in die ihnen in beiden Ebenen des Raumes zukommenden Positionen zu bewegen. Der Utilitybogen wurde dann in der Folge die Methode der Wahl beim Behandlungsbeginn von Tiefbißfällen oder bei unteren frontalen Engständen.

Viele Schlaufen wurden erfunden, um die unteren Zähne bei starkem Engstand einligieren zu können. So wurde leichte Kraft angewandt, um die Eckzähne kippend aus dem Weg zu schaffen, während die unteren Schneidezähne in die gewünschte Positionen intrudiert und protrudiert wurden. Es war viel effizienter, die Eckzähne zu bewegen, als sie mit Bändern zu versehen und sie in der vorher beschriebenen Weise in drei Ebenen des Raumes gleichzeitig zu bewegen *(Abb. 6)*.

Mit der Entwicklung von weiteren Anwendungen zeigte es sich, daß eine große Anzahl von dysgnathen Konditionen therapiert werden konnten. So gelang es, Zahnbogenlänge sowohl zu gewinnen als auch zu verkleinern *(Abb. 7)* Die Schlaufen konnten an jeder beliebigen Stelle der Biegungen des Bogens eingearbeitet werden, weil die Form des Bogens ja selbst lange vertikale Schlaufen auf jeder Seite aufwies. Der Bogen war besonders gut im Munde anzupassen *(Abb. 8)*. Aus diesem Grunde gaben wir ihm den Namen »Utilitybogen«, einfach wegen seiner allgemeinen Nützlichkeit. So wurde dieser Bogen die Anfangsapparatur bei der Behandlung der Klasse II/1 und der Klasse II/2. Er wurde *der* Bogen für die Behandlung im Wechselgebiß, wodurch die Notwendigkeit, Milchzähne mit Bändern zu versehen, fast ganz entfiel.

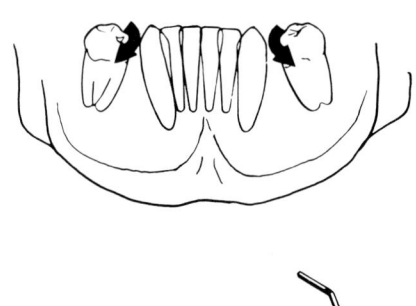

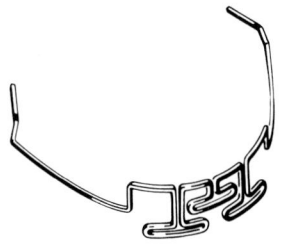

Abb. 6: Kleine T-Schlaufen zur Lückenöffnung, in einen Utilitybogen eingebogen.

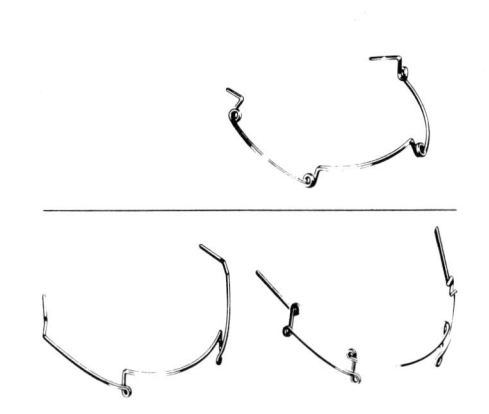

Abb. 7: A. Form zur Streckung, d.h. zur Protrusion der Schneidezähne; B. Form zur Kontraktion.

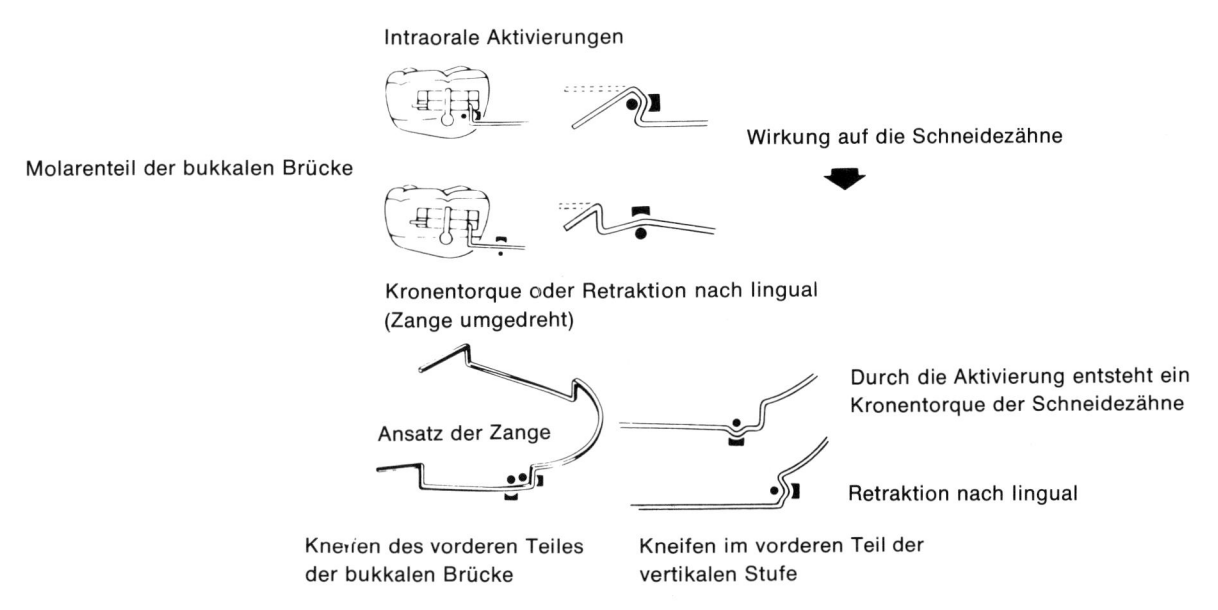

Intraorale Aktivierungen

Molarenteil der bukkalen Brücke

Wirkung auf die Schneidezähne

Kronentorque oder Retraktion nach lingual (Zange umgedreht)

Ansatz der Zange

Durch die Aktivierung entsteht ein Kronentorque der Schneidezähne

Retraktion nach lingual

Kneifen des vorderen Teiles der bukkalen Brücke

Kneifen im vorderen Teil der vertikalen Stufe

Abbildung 8

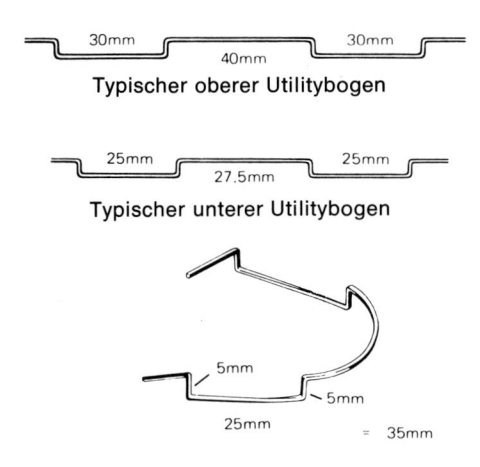

Abbildung 9

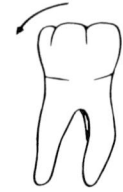

A. Das Aufrichten nach distal
Das Aufrichten und die Distalkippung der unteren Molaren werden durch die reziproke Wirkung des unteren Utilitybogens erreicht. Hierdurch können Platzdifferenzen zwischen dem Milchmolar und dem zweiten Prämolar genutzt werden.
B. Rotation nach distolingual

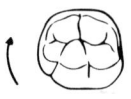

B. Rotation nach distolingual
Die Rotation nach distolingual des unteren ersten Molars kann notwendig werden, damit der Zahn so einen richtig rotierten oberen Molar mit seiner Kaufläche aufnehmen kann.

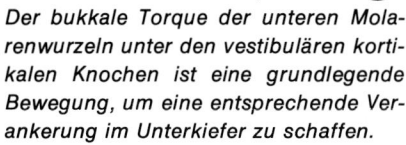

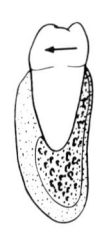

C. Bukkaler Wurzeltorque
Der bukkale Torque der unteren Molarenwurzeln unter den vestibulären kortikalen Knochen ist eine grundlegende Bewegung, um eine entsprechende Verankerung im Unterkiefer zu schaffen.

D. Bukkale Expansion
Eine leichte bukkale Bewegung der unteren Molarenwurzeln hilft das Schmälern des Bogens mesial des zweiten Molars zu vermeiden.

Viele Kieferorthopäden haben den Utilitybogen oft falsch angewandt, so wie es der Autor selbst tat, nachdem er ihn entdeckt hatte. Es ist zu Anfang schwierig zu verstehen, daß ein .016 x .016 Elgiloy-Bogen genügend Kraft und Stabilität bieten soll, die Arbeit zu leisten, für die er hier vorgeschlagen wird.

Der blaue Elgiloy-Bogen mit den zwei vertikalen Biegungen hat im allgemeinen eine Gesamtlänge von 30–35 mm von den Molaren bis zu den Schneidezähnen *(Abb. 9)*. Der Draht wird ein Drehmoment von 2000 Pond auf die Molaren wirken lassen. (Siehe auch »Der Aktivierungsmechanismus«, Kap. 6) Dies bedeutet, daß jede Seite des Bogens maximal etwa 65 Pond Intrusionskraft gegen die unteren Schneidezähne wirken läßt, was sich zu etwa 130 Pond Gesamtkraft addiert. Nach heutiger Schätzung können untere Schneidezähne der üblichen Größe mit einer Kraft von etwa 25 Pond je Zahn intrudiert werden, d.h., daß alle vier Zähne mit einer Kraft von etwa 100 Pond oder weniger intrudiert werden können. Dies besagt weiter, daß der blaue Elgiloydraht mehr als genug Kraft besitzt, um wirksam zu sein.

Aber es gibt auch noch andere Probleme:

Die Unregelmäßigkeit der Bracketpositionen aufgrund der Tatsache, daß die ursprünglich im Engstand stehenden Zähne gebändert werden müssen, macht es schwierig, den Bogen exakt in die Bracketschlitze einzuligieren. Ein stärkerer Bogen würde, wenn er mit schweren Kräften eingebunden würde, wesentlich größere approximale Kräfte auftreten lassen – mit einer viel größeren Möglichkeit, das Gebiet zur Sklerosierung zu bringen und aus den unteren Schneidezähnen eine Verankerungseinheit zu machen *(Abb. 6)*.

Nun zu den Molaren: Wie bereits oben festgestellt, ist es mit dem blauen Elgiloydraht möglich, ein Drehmoment von 2000 Pond auf jeder Seite zu erreichen. Dieser Wert muß weit oberhalb der Kraft liegen, die benötigt wird, um den Molar nach distal zu kippen; und der Bogen kippt ja den Zahn bei andauernder Aktivierung tatsächlich nach distal. In den ersten Phasen intrudieren jedoch gewöhnlich die Schneidezähne zuerst, bevor der Molar nach distal kippt.

Wenn der Patient aufhört zu kauen oder wenn eine Aufbißplatte getragen wird, um zu verhindern, daß die Kräfte auch auf den oberen Molar wirken, wird der untere Molar sowohl extrudieren als auch nach distal kippen. Bei den meisten Klasse-I- und -II-Dysgnathien steht der erste Molar zu weit mesial oder lingual. Seine Beeinflussung muß deshalb sehr sorgfältig beobachtet werden.

Bei der typischen Klasse II/1 sowohl im Wechselgebiß als auch im bleibenden Gebiß sind vier genau definierte Bewegungen notwendig, bzw. vier genau beschriebene Anpassungen im Utilitybogen *(Abb. 10)*. Der Umfang hängt jeweils von den individuellen Gegebenheiten des Patienten ab, da die Einfassung der Molaren mit großer Sorgfalt erfolgen muß.

Die erste Biegung *(A)* ist eine Rückkippungsbiegung von etwa 45° auf den Molar, um so einen intrudierenden Einfluß auf die unteren Schneidezähne zu erreichen. Ein Teil dieser Biegung wird beim Einsetzen des Bogens verloren gehen, aber die noch übrige Biegung reicht im allgemeinen aus.

Die zweite Bewegung *(B)* dient einer Distalrotation des unteren Molars. Die endgültig zu erreichende Rotation dieses Zahns beträgt 12–15°, und am Anfang wird man, um Mesialrotationen zu vermeiden (die manchmal als Resultat der Okklusionskräfte auftreten), eine Biegung von etwa 20° anwenden.

Die dritte Bewegung *(C)* ist ein lingualer Torque in dem Bogen, der etwa 25–35° beträgt. Diese Bewegung hält die Wurzel des Molars in seiner Anfangsposition vestibulär unter der bukkalen Kortikalis. Sie wird außerdem häufig eine Rückkippung des Molars mit einer sehr geringen Vorwärtsbewegung der Wurzelspitze mit sich bringen, woraus eine größere Distalbewegung der Molarenkrone resultiert. Der Bogen kann am Ende des Molarenröhrchens abgebogen werden, um so ein „Vorarbeiten" des gesamten Zahnbogens und ein Verbiegen mesial des Röhrchens unter der Einwirkung der Okklusionskräfte und des Kauens zu verhindern.

Die vierte Bewegung *(D)* ist ein leichtes Weiten des Bogens, um eine Kontraktion des Zahnbogens zu verhindern. Man sollte sich dabei daran erinnern, daß meistens alle diese Beeinflussungen des Molars nur der Verankerung dieses Zahnes gegenüber den Kräften der intermaxillären Gummizüge dienen. Weiterhin soll dieses Vorgehen die Extrusion der unteren Molaren unter der Krafteinwirkung der intermaxillären Gummizüge verhindern.

Wir wollen noch einmal darauf hinweisen, daß beim typischen Klasse-II-Fall sehr genau und sorgfältig mit dem Utilitybogen umgegangen werden muß *(Abb. 11)*. Sobald dann aber der Molar in die ihm zukommende Position bewegt worden ist, bietet er nach den Beobachtungen des Autors genügend Verankerung zusammen mit den Schneidezähnen, um die Klasse-II/1-Verzahnung aufzulösen.

Es sollte auch darauf geachtet werden, daß die Seitensegmente etwas nach außen gebogen werden, um einen Druck auf die Gingiva zu verhindern, der sonst eintritt, wenn die unteren Schneidezähne intrudiert werden. (Siehe auch Aufbiegung in *Abbildung 1, Ansicht von oben.*) Bei Patienten mit Zungenpressen und mit der Gewohnheit, beim Schlucken die Wangen einzusaugen, können zusätzlich die Furche im Vestibulum und hohe Bandansätze am Brückenteil des Bogens reiben und diesen so zum Einschneiden in die Schleimhaut veranlassen. Bei derartig ungünstigen Bedingungen kann manchmal ein kleiner Polyäthylenschlauch auf den bukkalen Teil des Drahtes aufgezogen werden, um eine Entzündung zu verhindern. Der Autor macht in diesen Fällen im allgemeinen

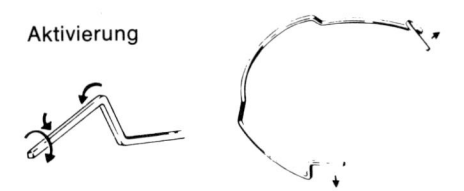

Abb. 10: Die Pfeile zeigen einen bukkalen Wurzeltorque von 45°, eine Rotation von 30° und eine Kippung von 45° sowie eine Expansion von 2 mm pro Seite.

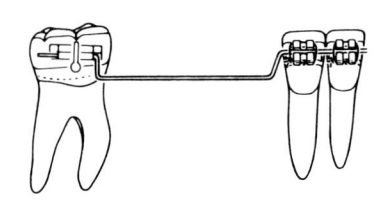

Abb. 11: Rückkippung um 10°, um eine entsprechende Verankerungsposition zu erreichen.

Anwendung im Oberkiefer

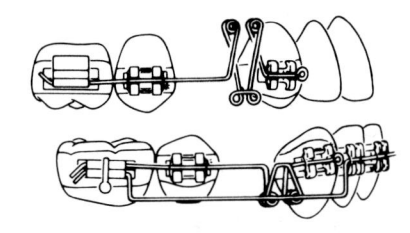

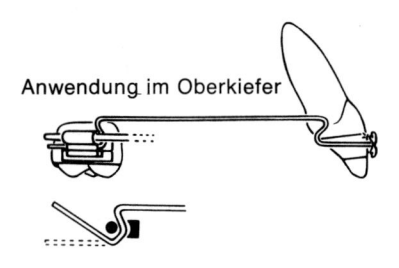

Einwärtskneifen des Utilitybogens, um den Headgear leichter einfügen zu können.

Abbildung 12

die vertikalen Biegungen einfach nur 3 mm hoch, anstatt der üblichen 5 mm, oder er verändert die Biegungen des Drahtes direkt im Munde mit der Tweed-Zange. Schließlich soll darauf hingewiesen werden, daß die bukkalen Segmente als eine Art lateraler Lippenschild dienen: Eine darauf folgende Zahnbogenerweiterung im Bereich der Prämolaren ist durchaus üblich.

Der Bogen kann durch Kneifen mit einer Tweed-Schlaufenbiegezange aktiviert werden, entweder an der vertikalen Stufe oder auf dem horizontalen bukkalen Anteil. Die Achsenneigung der Schneidezähne kann kontrolliert werden, indem man die Zange parallel zur Mittelachse der unteren Schneidezähne hält und die bukkale Brücke direkt hinter der vorderen Stufe kneift (siehe *Abb. 8).*

Bei Extraktionsfällen kann der Utilitybogen unterhalb der Retraktionssegmente eingefügt werden, so daß die Retraktion des Eckzahns unabhängig von den Schneidezähnen erfolgen kann. Bei erwachsenen Patienten kann der Sulkus tief genug sein, daß man den Brückenanteil vollständig vestibulär oder gingival des Sektionsbogens legen kann *(Abb. 12).*

Im Oberkiefer sind die Verhältnisse etwas anders:

1. Der Zahnbogen ist größer und somit muß auch der Utilitybogen eine längere Spannweite aufweisen.

2. Die oberen vier Frontzähne sind deutlich größer in bezug auf die Masse ihrer jeweiligen Wurzel und sie benötigen deshalb geringfügig größere Kräfte zur Intrusion.

Außerdem ist bei den meisten Klasse-II-Fällen ein anfängliches Distalkippen des oberen Molars nicht erwünscht. Auch kann aufgrund des höheren Vestibulums im Oberkiefer die vertikale Stufe etwas höher gemacht werden, wenn es notwendig ist, was seinerseits zu einer größeren Länge des Utilitybogens beiträgt.

Bei einer Untersuchung des Drahtes zeigte sich, daß eine Gesamtlänge von 30 mm typisch oder durchschnittlich für das Ausmaß des Bogens im bukkalen Teil im Unterkiefer ist und daß sogar 40 mm oder selbst bis zu 50 mm Draht von der Distalfläche des seitlichen Schneidezahns bis zur Mesialkante des Molarenröhrchens benötigt werden, wenn man die vertikalen Stufen mit einrechnet. Bei dieser Distanz wird eine Intrusionskraft von nur 50 p pro Seite verfügbar sein, wenn man Draht aus .016 x .016 blauem Elgiloy verwendet. Wenn die Zähne klein sind, reicht dies aus, um alle vier oberen Schneidezähne zu intrudieren. Sind die Zähne aber groß, so ist eine genauere Kontrolle notwendig. Ohne die zusätzliche Anwendung eines High-pull-Headgears sollte ein .016 x .022 gelber Elgiloydraht benutzt werden *(Abb. 13).* Dabei ist zu beachten, daß dieser dann allerdings etwa 150 p Intrusionskraft liefert oder sogar mehr. Die Kraft zur Intrusion der oberen Schneidezähne ist etwa eineinhalbmal so groß wie die für die unteren Schneidezähne.

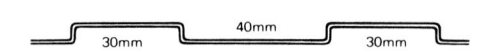

Abb. 13: Gelegentlich kann ein .016 x .022 gelber Elgiloy-Bogen benutzt werden, wegen der größeren Zähne im Oberkiefer.

Auch andere Bewegungen können durch den Einsatz des Utilitybogens im Oberkiefer ausgeführt werden. Bei Klasse-II/2-Fällen z.B. können zu Anfang nur die beiden mittleren oberen Schneidezähne mit Bändern versehen und intrudiert werden; die seitlichen Schneidezähne werden dann erst gebändert und einligiert, wenn die mittleren bis zu ihrem Niveau intrudiert worden sind *(Abb. 14)*. In diesem Fall reicht die Kapazität des blauen .016 x .016 Elgiloydrahtes aus, um zu Anfang diese Aufgabe zu erfüllen. Die oberen Schneidezähne können auch durch Nylonfäden oder Kunststoffligaturen an den Bogen angebunden werden, und der Bogen seinerseits kann mit einer seiner Schlaufen an die Zähne mit leichten elastischen Ligaturen angebunden werden. Schließungs- oder Öffnungsschlaufen können im Oberkiefer genauso wie im Unterkiefer benutzt werden.

Der obere Molar benötigt dieselben Bewegungen wie der untere Molar — mit Ausnahme des Torques.

Der obere Molar steht im allgemeinen flach auf der Okklusalebene. Seine Distalneigung kann anfangs bis zu 45° betragen. Die Distalrotation ist geringfügig größer. Zur Korrektur der Klasse II sind bis zu 30° Anfangsaktivierung bei geringer transversaler Expansion wünschenswert.

Gerade weil der Utilitybogen ein Gerät ist, das im allgemeinen am Anfang der Behandlung benutzt wird, sollte man jedoch verstehen, daß er jederzeit während der Behandlung erneut benutzt werden kann, um einen während der Retraktion der Frontzähne vertieften Überbiß wieder erfolgreich zu behandeln. Eine große Anzahl verschiedener Utilitybögen werden auf Lager gehalten und können leicht am Stuhl angepaßt werden *(Abb. 15)*.

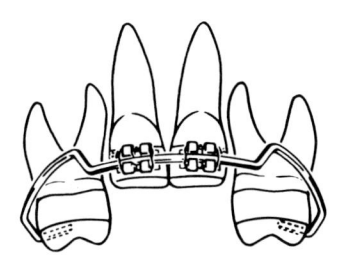

Abb. 14: Die mittleren oberen Schneidezähne werden als einzige bei gewissen Fällen der Dysnathie der Angle' Klasse II/2 einligiert.

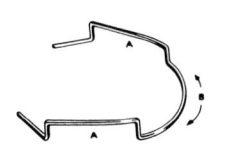

Vorgeformte Utilitybögen aus Elgiloy der Größe .016 x .016

POSTERIOR "A"	ANTERIOR "B"	
20mm	32,5mm	E-420
22	27,5	E-421
25	25	E-422
25	27,5	E-423
25	30	E-424
25	40	E-425
30	25	E-426
30	30	E-429
30	40	E-427
30	45	E-428

Abbildung 15

Kapitel 10
Die Entwicklung der Retraktionssegmente

Die Eckzahnretraktion und die Lingualbewegung der Frontzähne – sei es einzeln oder als En-masse-Bewegung – sind die ältesten Probleme der Kieferorthopädie. Die Extraktion der ersten oberen Prämolaren war die übliche Methode zur Behandlung der Klasse II; bei Klasse III wurden im allgemeinen die unteren Prämolaren entfernt. Die Extraktion war üblich, und die Behandlung wurde ohne eine Korrektur der Molarenstellung durchgeführt, weil eine Veränderung der Okklusion im hinteren Seitenzahnbereich nicht bekannt war. Bei der Extraktionstherapie im späten 19. Jahrhundert wurden Fingerfedern oder andere Methoden benutzt, um die Eckzähne zurückzubewegen *(Abb. 1)*. Daraus resultierte oft eine Kippung und Verlängerung dieser Zähne. Diese Beobachtung war unzweifelhaft ein Beweggrund für ANGLE, der die erste Methode entwickelte, alle Zähne mit Bändern zu versehen.

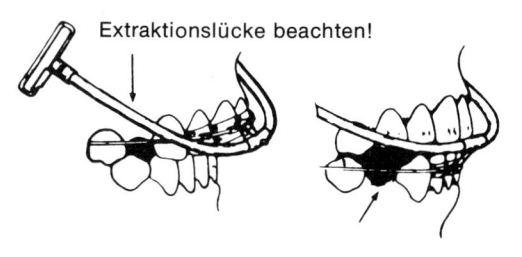

Abbildung 1

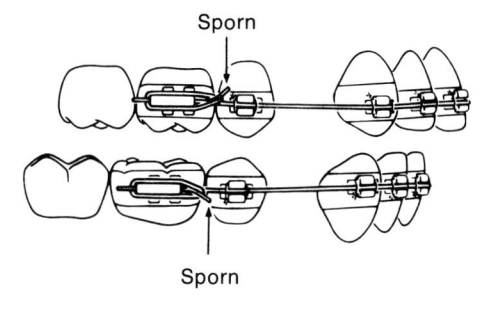

Abbildung 2

Angle entwickelte seine Apparaturen mit der Idee, daß er dadurch die Notwendigkeit zur Extraktion zumindest in einem Kiefer würde vermeiden können. Wenn eine Extraktion doch in einem oder gar in beiden Kiefern notwendig war, so ergab sich daraus folgender allgemein geübter Behandlungsverlauf bei allen Kieferorthopäden, welche die Original-Angle-Edgewise-Methode anwandten: Zuerst wurden die Zahnbögen mit Rückziehligaturen nivelliert, die vom Lückenschlußbogen ausgingen *(Abb. 2)*. Die Verwendung derartiger Rückziehligaturen mit einem Dorn an einem fortlaufenden Bogen hatte häufig die Anwendung von mehr als ein Kilopond Kraft zur Folge.

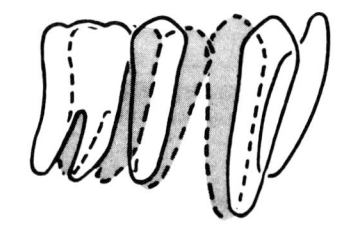

Abbildung 3

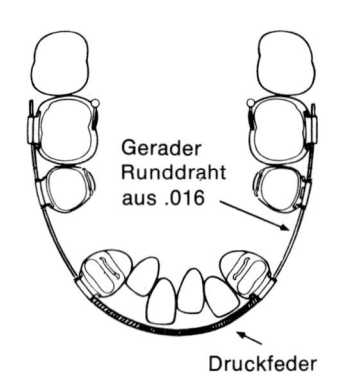

Abbildung 4

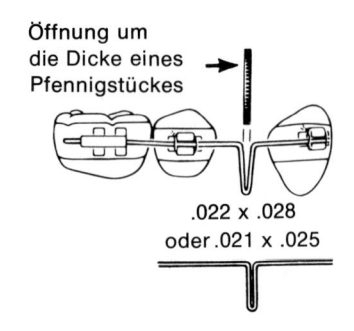

Abbildung 5

Das Beste, was der Kieferorthopäde mit dieser Methode erwarten konnte, war meist, daß die Hälfte des Extraktionsplatzes durch die Vorwärtsbewegung der posterioren Zähne verlorenging *(Abb. 3)*. Oft blieben Biprotrusionen weiterhin stark protrusiv – trotz des Verlustes von vier Zähnen! Daraufhin wurden große Bemühungen und sehr viel Vorsicht bei der sogenannten »Vorbereitung der Verankerung« beim Extraktionsfall aufgewendet. Von dieser Bezugsebene aus entwickelte TWEED dann seine Behandlungskonzeptionen.

Eine der frühesten Methoden, die von Tweed vorgeschlagen wurden, war die Anwendung von gerollten Druckfedern auf einem fortlaufenden .016er Rundbogen, wodurch die Eckzähne reziprok nach hinten gedrückt wurden, während Rückziehligaturen an den Molaren als Verankerung dienten *(Abb. 4)*. Das Verfahren war nicht immer zufriedenstellend, da trotz der reziproken Kraft, die gegen die Eckzähne auf jeder Seite wirkte, die Molarenzähne noch immer nach vorne kamen.

Eine andere Technik wurde von DR. HARRY BULL vorgeschlagen: Eine geschlossene vertikale Schlaufe eines .0215 x .025 Edgewise-Drahtes wurde um die Breite eines Pfennigstückes geöffnet. Dabei wurde zuerst eine Kippung der Zähne vorgenommen, der dann ein Aufrichten folgte. Dies gelang über eine Anzahl von Anpassungen der Bögen; es wurde sowohl mit Sektionsbögen als auch mit fortlaufenden Bögen gemacht *(Abb. 5)*.

Eine andere Technik war die der Benutzung der Häkchen auf dem Bogen, um so die Eckzähne an einem fortlaufenden Bogen zurückzubewegen. Auf Zug aktivierte Spiralfedern wurden häufig benutzt. Auch der Zug von Gummibändern wurde häufig angewandt, wobei die Eckzähne bei verschiedenen Arten der Edgewise-Technik entlang eines fortlaufenden Bogens bewegt wurden *(Abb. 6)*.

Unterdessen experimentierte TWEED mit vertikalen oder horizontalen Schlaufen im Gebiet der Extraktionslücken, um eine Eckzahnretraktion zu erreichen. Er benutzte auch Klasse-III-Gummizüge, um so eine Vorkippung der Molaren zu verhindern *(Abb. 7)*. Trotz dieser verschiedenen Methoden waren die Kippung und die Verlängerung der Eckzähne sehr häufig (siehe *Abb. 3*).

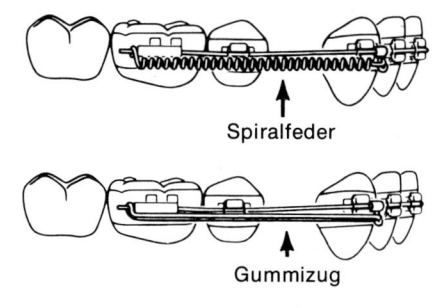

Abbildung 6

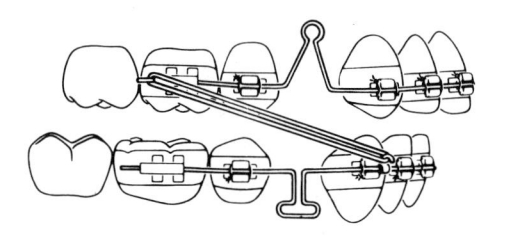

Abb. 7: Klasse III-Gummizug.

In den frühen fünfziger Jahren kam der Autor durch das Ergebnis wissenschaftlicher Untersuchungen früherer Jahre an der *Universität von Illinois* zu der Überzeugung, daß sehr viele Probleme bei der Edgewise-Therapie die Folge der Benutzung intermaxillärer Gummizüge in Verbindung mit fortlaufenden Bögen waren. Hierdurch extrudieren die unteren Molaren und die oberen Frontzähne. Insgesamt kommt es zu einer Tendenz zur Bißöffnung sowie zu einer Rotation des Unterkiefers nach kaudal und dorsal, während der Kondylus in der Fossa verbleibt und in ihr rotiert *(Abb. 8)*.

Bei der Behandlung der meisten Dysgnathien kam der Autor deshalb damals in den fünfziger Jahren zu der Lösung, Segmentbögen im Oberkiefer zu verwenden und Druckspiralfedern von Segmentbögen aus zu benutzen, um so eine Retraktion der Eckzähne zu erzielen *(Abb. 9)*. Ein Kippen der Eckzähne und die Schwierigkeit, eine genauere Kontrolle über die Molarenbewegungen zu erhalten, wurden bei Durchzeichnungen von Profil-Fernröntgenbildern festgestellt.

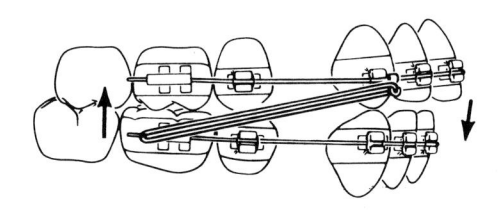

Abb. 8: Kippung der Okklusionsebenen.

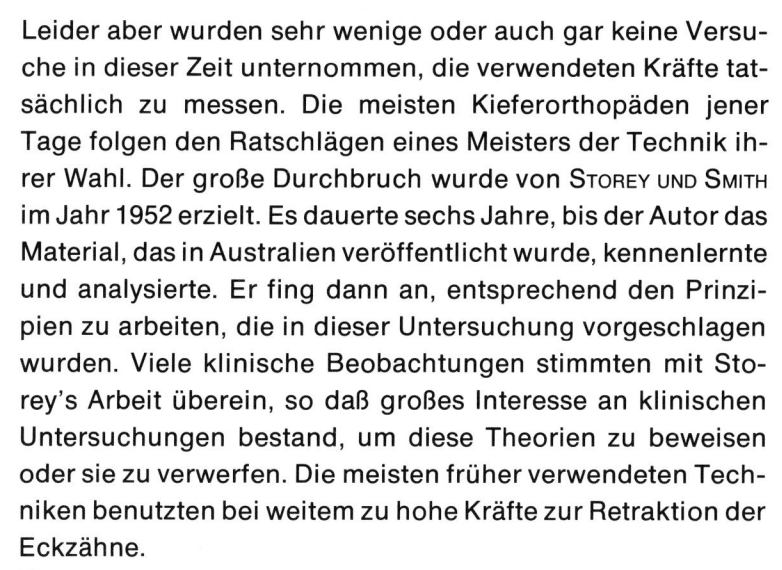

Abbildung 9 — Spiralfeder

Leider aber wurden sehr wenige oder auch gar keine Versuche in dieser Zeit unternommen, die verwendeten Kräfte tatsächlich zu messen. Die meisten Kieferorthopäden jener Tage folgen den Ratschlägen eines Meisters der Technik ihrer Wahl. Der große Durchbruch wurde von STOREY UND SMITH im Jahr 1952 erzielt. Es dauerte sechs Jahre, bis der Autor das Material, das in Australien veröffentlicht wurde, kennenlernte und analysierte. Er fing dann an, entsprechend den Prinzipien zu arbeiten, die in dieser Untersuchung vorgeschlagen wurden. Viele klinische Beobachtungen stimmten mit Storey's Arbeit überein, so daß großes Interesse an klinischen Untersuchungen bestand, um diese Theorien zu beweisen oder sie zu verwerfen. Die meisten früher verwendeten Techniken benutzten bei weitem zu hohe Kräfte zur Retraktion der Eckzähne.

Unbekannte und unkontrollierte Reibungskräfte konnten durch die Verwendung der empfohlenen Schlaufen eliminiert werden. Eine große Anzahl von Drahtdurchmessern wurde untersucht, in der Größenordnung von .0125 x .025 bis hinunter zu .015 x .015. Verschiedene Schlaufenformen wurden dahingehend getestet, ob man mit ihnen eine Aktivierung der Größenordnung von annähernd 300 p erreichen könnte *(Abb. 10)*. Gesucht waren auch die Quoten einer möglichst

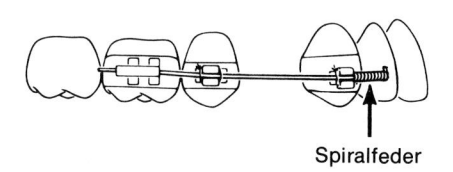

- offene Schlaufe
- geschlossene Schlaufe
- offene Spiralschlaufe
- geschlossene
- geschlossene T-Schlaufe
- Doppel-L-Schlaufe
- doppelte geschlossene Spiralschlaufe
- doppelte Spiralschlaufe mit verlängertem gekreuzten T

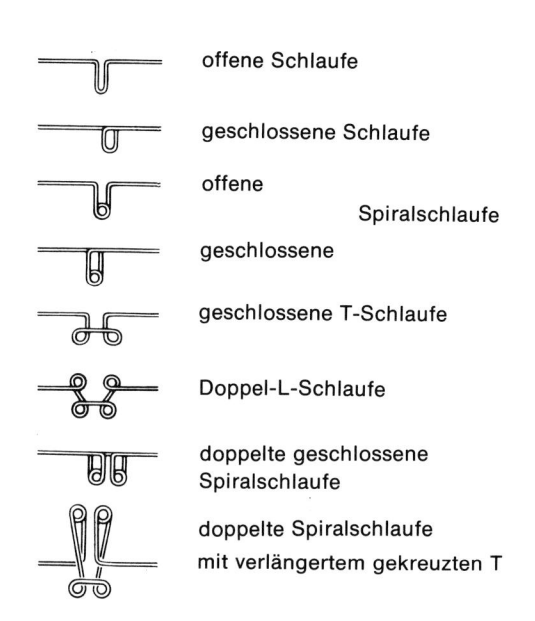

Abbildung 10

geringen bleibenden Verformung der gestalteten Schlaufenform, um so einen möglichst großen Umfang der Bewegung zu erreichen, unter Ausnutzung des gesamten Kraftsystems. Andere Faktoren wurden schließlich auch noch berücksichtigt, als man erkannte, daß auch der kortikale Knochen eine Verankerungsquelle darstellt.

Die Kippung der Molaren muß ebenfalls verhindert werden. Außerdem zeigte sich eine Notwendigkeit, gegenläufige Drehmomente einzusetzen; denn das Befestigungselement auf der vestibulären Seite der Zähne verursachte eine Distaldrehung des Eckzahns und eine Mesialdrehung des Molars. Durch die Anbindung von elastischen Ligaturen an die Laschen auf der Lingualseite der Zähne konnten diese Gegenkräfte mobilisiert werden. Hierdurch kam es allerdings zu einer Addierung all der Kräfte, die den Lückenschluß bewirken sollten, wodurch sehr häufig die gewünschten Kraftgrenzen überschritten wurden. Auch zeigte es sich, daß die Lingualligatur den unteren Eckzahn nach lingual über die linguale dichte Knochenplatte zog, die dann meistens als Verankerungseinheit diente und die Eckzahnrückführung verzögerte *(Abb. 11)*.

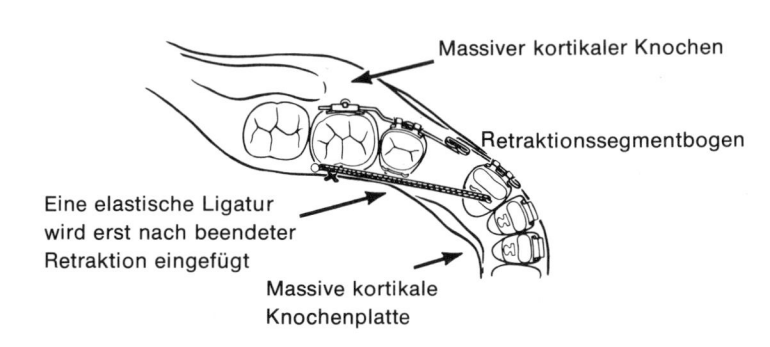

Abbildung 11

Fast alle irgendwo beschriebenen Methoden wurden im klinischen Bereich getestet. Es handelte sich im einzelnen um Druckfedern, Zugfedern, offene Schlaufen, geschlossene Schlaufen, einfache oder doppelte Spiralschlaufen, Runddrähte, Edgewise-Drähte, flache Drähte und quadratische Drähte. Fortlaufende Messungen und klinische Tests führten schließlich zur Entwicklung der Eckzahn-Rückziehfeder für den Oberkiefer *(Abb. 12)*. Dies bedeutet eine Kombination der

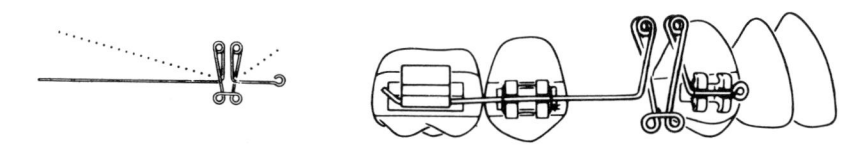

Abb. 12: Eckzahn-Rückziehfeder für den Oberkiefer.

doppelten geschlossenen Schlaufenfeder mit einem verlängerten gekreuzten T. Die Schlaufenkonstruktion aus blauem Elgiloydraht entwickelt etwa 30–50 Pond pro Millimeter der Aktivierung. Obwohl sie groß erscheint und manchmal die Weichgewebe irritiert, kommt es bei ihrer Benutzung in ganz wenigen Wochen zu einem schnellen Lückenschluß, was die vorerwähnten Nachteile ausgleicht.

Eine Reihe von Untersuchungen führte schließlich zur Verwendung der doppelten geschlossenen Spiralfeder. Der Draht mußte im Bereich der Brücke verändert werden: Er wurde hier zusätzlich gerollt und flacher gestaltet, so daß geringere Kraftwerte in diesem Bereich im Verhältnis zum Oberkiefer entwickelt werden *(Abb. 13).** Die untere Retraktionsfeder kann auch bei Patienten mit flachem Vestibulum im Oberkiefer benutzt werden, aber es ist darauf zu achten, daß sie 50 p mehr Kraft pro Millimeter Aktivierung liefert *(Abb. 14)*.

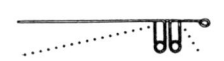

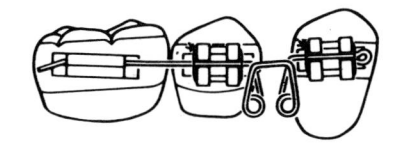

Abb. 13: Eckzahn-Rückziehfeder für den Unterkiefer.

Abbildung 14

Die oberen und die unteren Retraktionssegmente, die schließlich für die Benutzung in den .018er Brackets ausgearbeitet wurden, konnten auch auf kommerzieller Bais hergestellt werden. Hierdurch werden sie gleichmäßig und standardisiert, so daß der Kieferorthopäde genauer ermessen kann, wieviel Kräfte er tatsächlich pro Millimeter anwendet. Diese Geräte werden deshalb zu den Anfangsgeräten der Bioprogressiven Therapie für den Extraktionsfall gerechnet.

Einige Instruktionen sollten aber bei der Benutzung dieser Retraktionsfedern beachtet werden: Die erste Vorsichtsmaßnahme gilt der Tatsache, daß diese Retraktionsfedern über die ganze Breite einer Extraktionslücke hin aktiviert werden können, ohne ihre Elastizitätsgrenze zu erreichen. Dies bedeutet, daß man durch eine Aktivierung die gesamte Extraktionslücke schließen könnte! Es ist jedoch zu beachten, daß durch eine derartige Aktivierung eine starke Zahnkippung entstehen würde, da die Kontraktionskraft die Fähigkeit des Drahtes überschreitet, den Zahn aufrechtzustellen. Deshalb sollte beim ersten Einfügen eine Abwinkelung von 90° im Eckzahnbereich und bei jeder einzelnen Kontrollsitzung nur ein Teil des Lückenschlusses versucht werden.

Im Eckzahnbereich des Oberkiefers kann bei jeder Sitzung um etwa 3–4 mm aktiviert werden. Das heißt, daß der Draht durch das Molarenröhrchen durchgezogen und mit einer ein-

Umfang der bleibenden Verformung einer Eckzahn-Rückziehfeder für den Oberkiefer

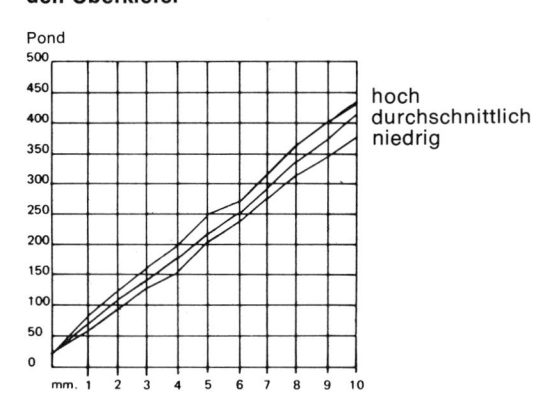

hoch
durchschnittlich
niedrig

Umfang der bleibenden Verformung einer Eckzahn-Rückziehfeder für den Unterkiefer

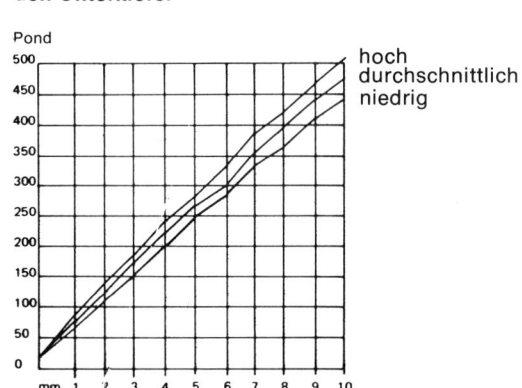

hoch
durchschnittlich
niedrig

---

* Anmerkung des Übersetzers: Diese Art der Änderung des Drahtdurchmessers im Brückenteil ist nur bei den vorgeformten Retraktionsfedern zu finden.

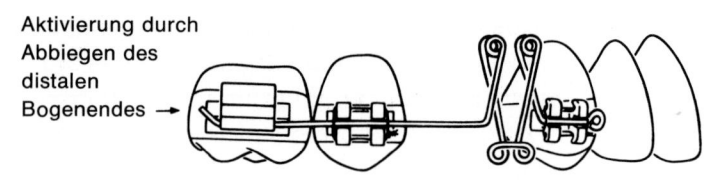

Aktivierung durch
Abbiegen des
distalen
Bogenendes →

Abbildung 15

fachen Biegung verankert wird, so daß die Eckzahnretraktion in zwei Sitzungen bzw. durch zwei Aktivierungen beendet wird. Wenn der Patient ein Erwachsener ist, sollte die Aktivierung nicht mehr als 1 mm beim Einsetzen betragen und später jeweils 2–3 mm, um die Kraft zu verringern und die Wirkung entsprechend dem ausgewachsenen Knochen zu gestalten.

Im Unterkiefer müssen zwei Besonderheiten mit Vorsicht beachtet werden:
1. Hier besteht eine andere Konfiguration des Knochens aufgrund der engeren Grenzen des spongiösen Knochens, der die Wurzelspitze des Eckzahns beschließt.
2. Die untere Eckzahn-Retraktionsfeder hat etwas mehr Kraft pro Millimeter Aktivierung als die obere und sie kann darüber hinaus durch harte Nahrung verbogen werden.
Als erste Vorsichtsmaßnahme wird der Eckzahn deshalb geringfügig nach bukkal und langsam an die Ecke des Bogens bewegt, um eine große Kraft gegen die linguale obere Alveolenwand zu vermeiden. Deshalb wird zuerst keine kompensierende linguale Kraft angewandt.

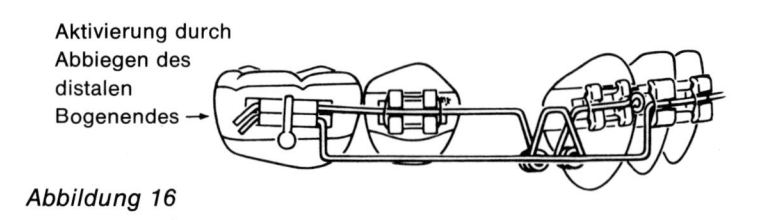

Aktivierung durch
Abbiegen des
distalen
Bogenendes →

Abbildung 16

Beim Erwachsenen wird genau wie im Oberkiefer nur eine Aktivierung von etwa 1 mm vorgenommen, da die Alveole ähnlich wie kortikaler Knochen wirkt. Dieselbe 90°-Giebelung wird in diesem Sektionsteil gemacht. Auch eine Rotation um 15–20° wird in diesem Teil durchgeführt. Die erste Anpassung dient lediglich der Einleitung der Zellaktivität. In der nächsten Sitzung können 2–2,5 mm Aktivierung eingebogen werden, so daß mit drei oder vier Aktivierungen die Retraktion des unteren Eckzahnes erreicht werden kann *(Abb. 16)*. Wenn sie sorgfältig geplant und ausgeführt wird, kann die untere Retraktionskombination auch zur Eckzahnaufrichtung benutzt werden, falls der Lückenschluß zu schnell durchgeführt wurde.

Bei Fällen mit maximaler Verankerung wurde die Stabilisierung des oberen Molars mit einem modifizierten Nance-Haltebogen in Verbindung mit einer Quad-Helix-Variation besprochen. Die Stabilisierung des unteren Molars wurde bei der Darstellung der Entwicklung des Utilitybogens diskutiert.

Kapitel 11
Prinzipien der Anwendung elastischer Fäden

Die Anwendung elastischer Fäden hat sich als einfachste und effizienteste Methode zur Korrektur von Zahndrehungen, zum Restlückenschluß und zur Intrusion einzelner Zähne oder kleiner Zahngruppen bei der Behandlung mit der bioprogressiven Technik erwiesen. Zusätzlich zu der Anwendung des grundsätzlichen Aktivierungssystems bringt der elastische Faden eine leichte Dauerkraft in allen Ebenen des Raumes.

1. Instrumente

A. Zahnsteinentferner (Scaler) zum Öffnen der Linguallaschen;
B. Ligatureninstrument (RM i-274) zur Führung des Drahtes um die Flügel und Brackets;
C. How-Zange (i-111) zur Sicherung der Enden des elastischen Fadens;
D. Kronenschere zum Schneiden des elastischen Drahtes;
E. Leichter elastischer Faden, in Längen von ca. 20 cm geschnitten; die Enden sind mit Nagellack verklebt.

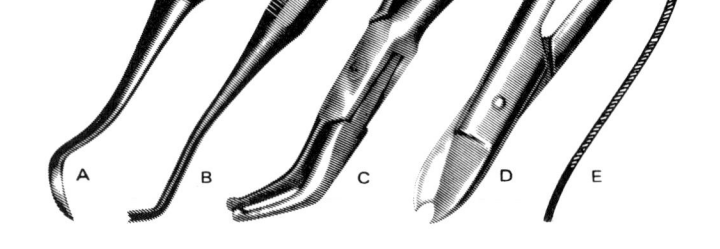

2. Kraftkontrolle

Bei der Rotation von Zähnen sollten die Kräfte 60 p nicht überschreiten (A). Um die Kräfte leichter zu gestalten, sollte der elastische Faden um sich selbst gedreht sein (B), damit mehr Elastizität in die wirksam werdende Kraft eingebracht wird.

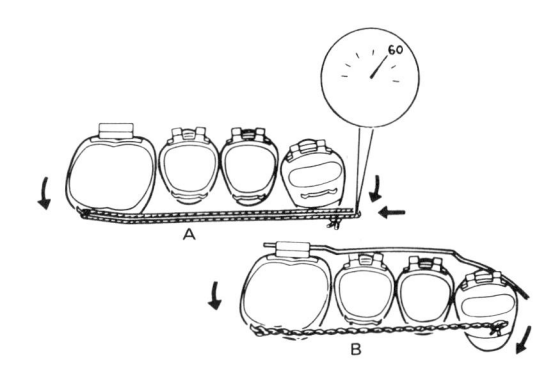

3. Knoten auf dem Draht

Wenn man elastische Fäden an ein gekrümmtes Drahtsegment anbindet, sollte der Knoten nicht distal auf dem Draht schleifen und so Lücken öffnen, sondern an ein vorderes Bracket angebunden werden.

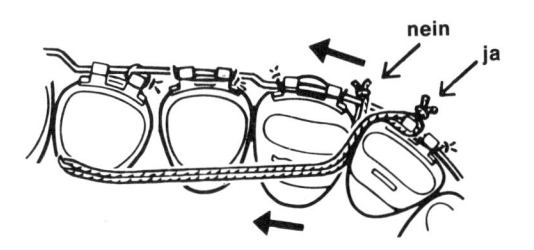

4. Reziproke Rotationen

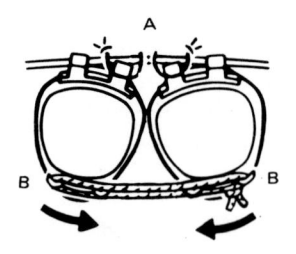

Bei der reziproken Rotation sollten auf derselben Seite die Flügel von Siamesischen Brackets einligiert werden *(A)* und auf der gegenüberliegenden Seite die Flügel von Linguallaschen *(B)*.

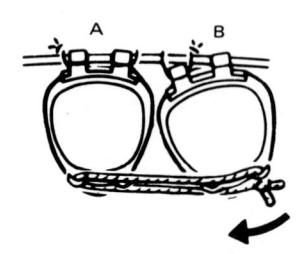

5. Einfache Rotation

An dem Zahn, der als Stabilisierung dienen soll, sollte bei der einfachen Rotation die Rotationsseite des Brackets mit einligiert *(B)* und beide Flügel an den Bogen gebunden werden *(A)*.

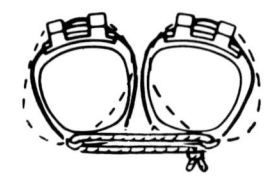

6. Überbehandlung

Die Zähne sollten wenigstens um 50% der ursprünglichen Fehlstellung überrotiert werden, um eine Kompensation gegenüber der Rückstellfähigkeit der parodontalen Ligamente zu schaffen.

Vorgeschlagene Methoden zur Benutzung elastischer Ligaturen

Zwölf Variationen der Anwendung elastischer Ligaturen werden vorgestellt. Die einzige Grenze für zahllose andere Anwendungsarten ist durch die Grenzen Ihrer eigenen Erfindungsgabe gesetzt.

1.
Das Anbinden des elastischen Fadens an einen anderen elastischen Faden bei Frontzahnrotationen *(1)* hilft dabei, diese längeren Spannweiten des elastischen Fadens aus dem Zungenraum herauszuhalten. Der elastische Faden *(2)* kann auch den Kraftvektor auf die Zähne ändern. Fortlaufende Bögen können die Extrusion *(3)* von Zähnen begrenzen helfen, während die Rotation durchgeführt wird.

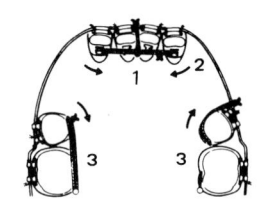

2.
Wo es nicht möglich ist, Zähne mit Bändern zu versehen, sind Knotungen von elastischen Fäden um den Zahnhals für anfängliche Zahnbewegungen geeignet. Die Druckspiralfeder hilft, daß der elastische Faden nicht am Draht entlang gleitet.

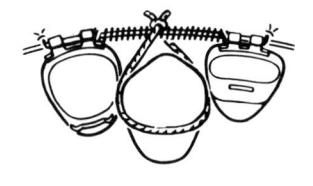

3.
Da der elastische Faden unter den Kontaktpunkten der hinteren Zähne durchläuft, können Rotationen durchgeführt werden. Diese Form eignet sich besonders zur Überrotation des unteren ersten Molars.

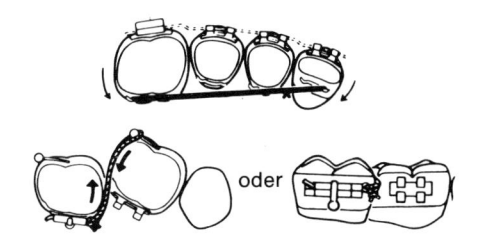

4.
Mehr als eine einzelne Zahnbewegung ist möglich, wenn der elastische Faden über seine gesamte Spannweite unter den Rotationsschlaufen der Zähne durchgeführt wird.

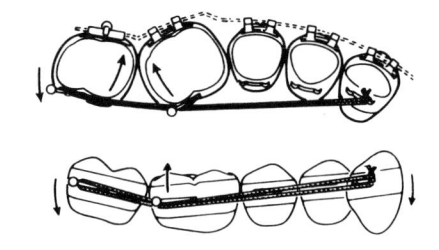

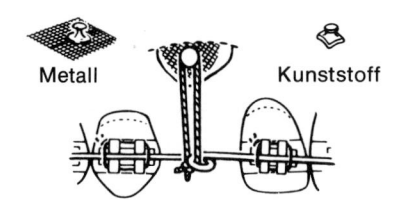

5.
Lingualknöpfchen aus Plastik oder Metall, die auf eine kleine Netzmatrize geschweißt sind, werden auf verlagerten Eckzähnen befestigt. Über die Knöpfchen wird der Zahn mit leichten kontinuierlichen Kräften eines elastischen Fadens an den Hauptbogen herangeführt.

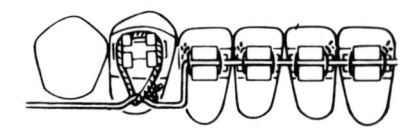

6.
Die Intrusion des Eckzahns nach der Intrusion der Schneidezähne kann am günstigsten durch das Anligieren des Eckzahnes an eine Einbiegung im Utilitybogen erreicht werden.

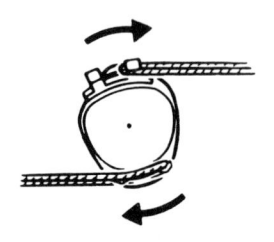

7.
Entgegengesetzt gerichtete Drehmomente, entwickelt durch einen elastischen Faden, helfen, die Kraft annähernd um den vertikalen Drehpunkt des Zahns wirken zu lassen.

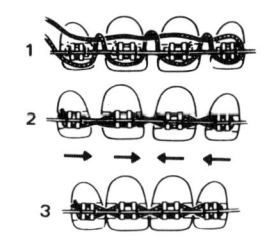

8.
Man kann einen elastischen Faden zum Lückenschluß (Frontzahnlückenschluß) unter dem Draht anbringen, indem man den Faden schlaufenförmig in den Interdentalräumen anordnet und sein Ende dann durch die Schlaufen führt.

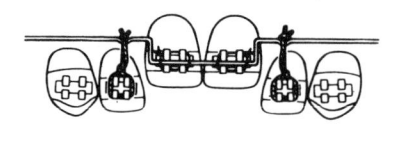

9.
Bei Klasse-II/2-Fällen läßt sich die Intrusion der oberen seitlichen Schneidezähne mit elastischen Gummifäden vereinfachen, nachdem zuerst die oberen mittleren Schneidezähne intrudiert und leicht vorgekippt worden sind.

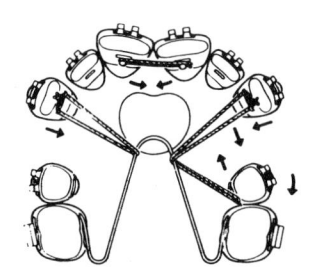

10.
Gummifäden nach lingual an Stabilisierungsbögen, wie z.B. Quad-Helix, Nance-Apparatur, Gaumenbügel oder Lingualbogen, helfen, die Krafteinwirkung auf einzelne Zähne individuell zu gestalten.

Prinzipien der Anwendung elastischer Fäden

11.
Details bei der Einregulierung der Okklusion, wie Überrotation, Eckzahn- oder Molareneinstellung, kleinere Diskrepanzen in vestibulär-oraler Richtung, können durch die Anwendung elastischer Gummifäden vereinfacht werden.

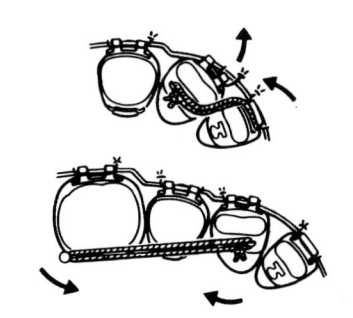

12.
Man kann die Extrusion und die Intrusion von Zahngruppen vornehmen, indem man solche Zahngruppen mit elastischen Gummifäden in den Utility als Stabilisationsbogen einbindet.

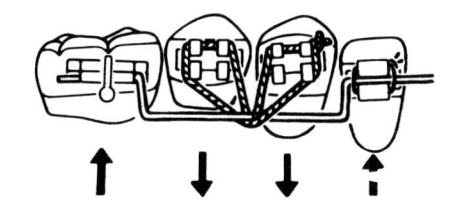

Teil III

Mögliche Behandlungsfolgen

Kapitel 1	Reihenfolge des biomechanischen Vorgehens bei Nicht-Extraktionsfällen der Klasse II/1 mit Tiefbiß	335
Kapitel 2	Reihenfolge des biomechanischen Vorgehens bei Klasse-I-Extraktionsfällen	343
Kapitel 3	Variable Reihenfolge des biomechanischen Vorgehens bei vertikalem Wachstumstyp der Klasse II/1 mit frontal offenem Biß und Extraktion der ersten Prämolaren	353
Kapitel 4	Reihenfolge des biomechanischen Vorgehens bei Nicht-Extraktionsfällen der Klasse II/2 mit Tiefbiß	
Kapitel 5	Der Unterkiefer-Utilitybogen – der Grundbogen der leichten Vierkantbogentechnik	375
Kapitel 6	Verankerungsplanung bei Extraktionsfällen	387
Kapitel 7	Die Bioprogressive™ Dreifachkontroll-Technik nach Ricketts	391

Kapitel 1
Reihenfolge des biomechanischen Vorgehens bei Nicht-Extraktionsfällen der Klasse II/1 mit Tiefbiß

Verkleinerung des Oberkiefervorstands und Beginn der Molarenkorrektur bei Klasse-II-Verzahnung

Bänder auf die oberen Molaren und Eingliedern eines Headgears. Kraftrichtung (High-pull, Nackenzug oder Kombination) abhängig von physiologischen Faktoren und kephalometrischen Notwendigkeiten.

Den typischen Headgear läßt man über eine längere Zeit 12–14 Stunden am Tag tragen, um so eine orthopädische Korrektur zu erreichen.

Die fortschreitende Aktivierung des Headgears für eine transversale Dehnung und zur Distalrotation der ersten Molaren geschieht durch Weitung der Dimension des Innenbogens und Verstärkung der Auswärtsbiegung mesial am Röhrchen.

Beginn der Korrektur der verlängerten Frontzähne durch Nivellierung des unteren Zahnbogens

Bänder auf die Sechsjahrmolaren und Bänder oder Brackets auf die Zähne 42, 41, 31 und 32. Einfügen eines .016 x .016 blauen Utilitybogens, aktiviert mit einer Kraft von 60–75 p, um die unteren Schneidezähne zu intrudieren und die unteren Molaren aufzurichten. Die unteren Molarenwurzeln werden bukkal unter die dichte Kortikalis der Linea obliqua externa getorquet; gleichzeitig wird lingualer Kronentorque im Bereich der unteren Schneidezähne angewandt, um ihre Intrusion zu erleichtern.

Wenn eine stärkere Intrusion der Schneidezähne notwendig ist, aber die Molaren schon aufrecht stehen, sollten die Sechsjahrmolaren stabilisiert werden – durch Bebändern oder Bekleben der unteren Prämolaren und durch das Einfügen eines blauen .016 x .016 Elgiloy-Stabilisierungssegmentes im okklusalen Molarenröhrchen bis zu den ersten Prämolaren. Der untere Utilitybogen kann dann eingesetzt bleiben, um die Schneidezähne zu intrudieren, ohne die Molaren gleichzeitig zu kippen.

Ausformung der oberen und unteren Seitenzahnsegmente

Wenn die oberen Seitenzahnsegmente ausgeformt sind, können sie nun die Klasse-II-Gummizüge aufnehmen. Bänder bzw. Brackets werden auf die Zähne 15, 14, 13, 23, 24 und 25 gesetzt bzw. geklebt; Nivellierungssegmente und/oder Lückenschlußsegmente werden eingefügt, um die Prämola-

ren und die Eckzähne gut auszurichten. Sobald einmal diese Ausformung erreicht ist, wird ein .016 x .016 Stabilisierungssegment zum Einfügen der Gummizüge eingesetzt. Der Headgear wird häufig während dieser Behandlungsphase weiter getragen.
Die unteren Seitenzahnsegmente sind ausgeformt. Wenn einmal die korrekte Stellung der unteren Schneidezähne und Molaren mit dem ersten Utilitybogen erreicht ist, wird ein .016 x .022 Stabilisierungs-Utilitybogen eingefügt. Wenn die Eckzähne noch intrudiert werden müssen, werden sie mit einer elastischen Ligatur in eine Schlaufe im Utilitybogen einligiert.

Die endgültige Rotationskontrolle über die unteren Seitenzahnsegmente wird durch eine Serie von .012er, .014er und .016er Twistflexbögen, T-Schlaufenbögen oder dergleichen erreicht, die über einem stabilisierenden Utilitybogen liegen. Jetzt kann man mit dem Einhängen von Klasse-II-Gummizügen zum oberen Seitenzahnsegment zur Überkorrektur der Klasse-II-Beziehung beginnen.

Kontrolle der oberen Schneidezähne

Die oberen Schneidezähne 12, 11, 21 und 22 werden gebändert oder geklebt, um so die Intrusion und Retrusion durchzuführen. Ein vorderer Nivellierungs-Segmentbogen (leichter Rundbogen oder Twistflexbogen) wird eingegliedert; er soll die Zahnstellung ausformen und die Lücken im Bereich der oberen Schneidezähne schließen.
Ein oberer Utilitybogen der Stärke .016 x .022 wird eingesetzt, um diese Zähne zu intrudieren. Die Segmentbögen im Seitenzahngebiet werden weiter getragen, um eine zu starke Kippung der Molaren zu verhindern; die Klasse-II-Gummizüge werden weiter in diese Bögen eingehängt.

Konsolidierung der oberen Schneidezähne

Nachdem die oberen Schneidezähne intrudiert und so weit wie notwendig getorquet sind, werden Konsolidierungsbögen eingesetzt, um diese Zähne zu retrudieren. Gewöhnlich wird ein einfacher Lückenschluß-Utilitybogen eingesetzt, der über den oberen Stabilisierungssegmenten verläuft.
Ein unterer Idealbogen wird eingesetzt, sobald das endgültige Nivellieren und die Rotationskontrolle der Seitenzähne beendet sind. Die unteren zweiten Molaren werden gebändert und in die unteren idealen Bögen integriert.

Idealbögen

Ideal koordinierte .016 x .016 blaue Elgiloy-Bögen werden eingefügt, damit sich eine weitgehend natürliche Zahnbogenform entwickeln kann. Es muß daran erinnert werden, daß die oberen mittleren Schneidezähne 22°, die seitlichen 14°

und die Eckzähne 7° lingualen Wurzeltorque in den Brackets haben. Die unteren Eckzähne haben einen lingualen Wurzeltorque von 7 Grad.

Eine Variation zu den klassischen Idealbögen ist durch das Fehlen einer Auswärtsbiegung im Eckzahnbereich und durch die stärkere Ausprägung der Bajonettbiegung für die Molaren gegeben.

Wenn die Zahnbogenform dies notwendig macht, können auch stärkere .016 x .022 oder .018 x .022 Bögen angewandt werden.

Bögen zur Schlußbehandlung

Ein progressives Entbändern der oberen und unteren Seitenzahnsegmente, also der Zähne 15, 13, 23 und 25 sowie 45, 43, 33 und 35, erlaubt einen kontrollierten Schluß der Bandlücken. L-Schlaufen aus blauem .016 x .022 Elgiloydraht in der Gegend der Eckzähne ermöglichen den Schluß der Bandlücken in diesem Gebiet. Nur die Schlaufen im unteren Bogen werden aktiviert. Die obere Schlaufe wird als Häkchen für die Klasse-II-Gummizüge benutzt. Auf diese Weise wird der untere Lückenschluß nach vorne getätigt, um gleichzeitig eine exakte Eckzahn-Schneidezahn-Beziehung aufrechtzuerhalten. Geringe Verschiebungen der Mittellinie können zu dieser Zeit durch schräge Gummizüge bewirkt werden; während dieser Endbehandlungszeit werden die Kontrollsitzungen alle zwei Wochen durchgeführt.

Die Reihenfolge des biomechanischen Vorgehens bei der Behandlung eines Nicht-Extraktionsfalles der Angle'Klasse II/1 mit Tiefbiß

1

Oberkiefer
Anpassen und Zementieren von Bändern auf den Zähnen 16 und 26. Auswahl des Headgears und Entscheidung über Größe, Einwirkungszeit und Richtung der Kraft nach den individuellen Gegebenheiten der Behandlung (sichtbar gemachte Behandlungsziele), nach dem Wachstumsmuster und den zu erwartenden Gewebsreaktionen.

Unterkiefer
Bänder auf die unteren Molaren und Bänder oder Brackets auf die Schneidezähne. Blauer .016 x .016 Utilitybogen, der die untere Schneidezahnstellung ausformt und die Schneidezähne intrudiert sowie die unteren Molaren aufrichtet. Verschiedene Utilitybögen können ausgewählt werden, je nachdem, ob die unteren Schneidezähne protrudiert oder retrudiert werden sollen.

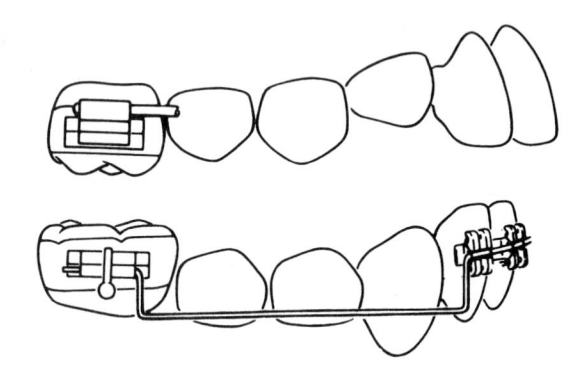

2

Oberkiefer
Bänder oder Brackets auf den Zähnen 15, 14, 13, 23, 24 und 25. Einfügen von Sektionsbögen, um die oberen Seitenzahnsegmente zu nivellieren und einen entsprechenden Lückenschluß zu bewirken. In dieser Behandlungsphase wird häufig der Headgear weitergetragen. Die oberen Seitenzahnsegmente werden vorbereitet, um Klasse-II-Gummizüge aufzunehmen und die oberen Molaren bei der Intrusion der Schneidezähne zu stabilisieren.

Unterkiefer
Der .016 x .016 blaue Elgiloy-Utilitybogen wird nachaktiviert oder erneuert. Sobald die Sechsjahrmolaren ideal stehen, werden sie gegen eine zu große Kippung durch Bebändern oder Kleben von Brackets auf die Zähne 45, 44, 43, 33, 34 und 35 stabilisiert, und dann werden die Stabilisierungssegmente von den Sechsjahrmolaren bis zu den ersten Prämolaren eingefügt. Sollen die Eckzähne intrudiert werden, so werden elastische Ligaturen von den Eckzähnen an eine kleine vertikale Schlaufe im Utilitybogen eingebunden.

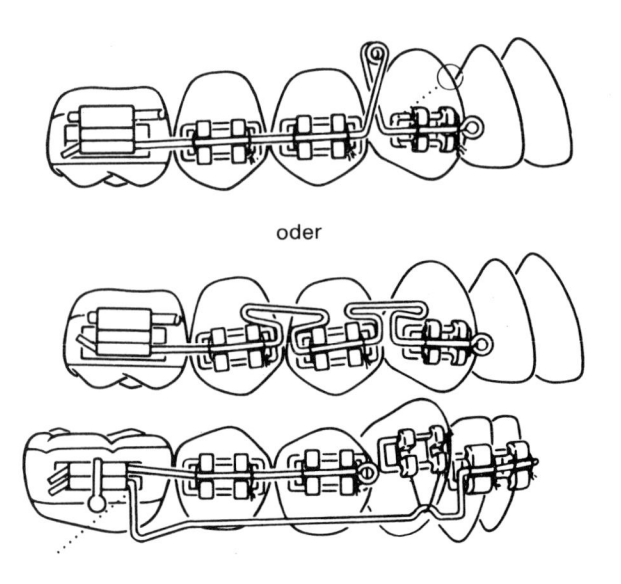

oder

Vorgehen bei Nicht-Extraktionsfällen der Klasse II/1 mit Tiefbiß 339

3

Oberkiefer
Die oberen Nivellierungs- und Konsolidierungssegmente werden durch Zugsegmente für die Klasse-II-Gummizüge ersetzt. Eine kleine geschlossene Spiralschlaufe oder eine Giebelung wird eingebogen, um die distale Wurzelkippung der Eckzähne während des Tragens der Klasse-II-Gummizüge aufrechtzuerhalten. Bajonettbiegungen zur Rotation der Molaren und Auswärtsbiegungen für die ersten Prämolaren werden inkorporiert.

Unterkiefer
Nachdem die Schneidezähne und die Molaren ausgeformt worden sind, wird ein blauer .016 x .022 Elgiloy-Utilitybogen zur Stabilisierung eingefügt, um die Torque-Kontrolle genau ausführen und aufrechterhalten zu können. Verschiedene Arten von Bögen werden im Seitenzahngebiet eingefügt, um Drehung, Lückenschluß und Nivellierung im Seitenzahnbereich vorzunehmen.

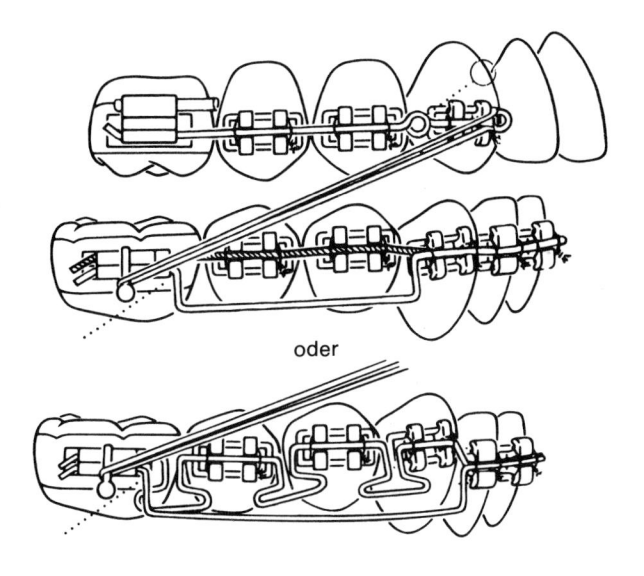

4

Oberkiefer
Bänder oder Brackets auf 12, 11, 21 und 22. Einfügen leichter Rund- oder Twistflex-Bogensegmente, um die Schneidezähne auszuformen. Einfügen eines blauen .016 x .022 Elgiloy-Utilitybogens, um die oberen Schneidezähne zu intrudieren und zu torquen.

Unterkiefer
Unterer Idealbogen .016 x .016 aus Elgiloy. Auf Giebelung am Eckzahn achten! Auswärtsbiegung für den Prämolar, Bajonettbiegung für Molaren. Bänder auf 47 und 37 und diese Zähne in den Zahnbogen inkorporieren.

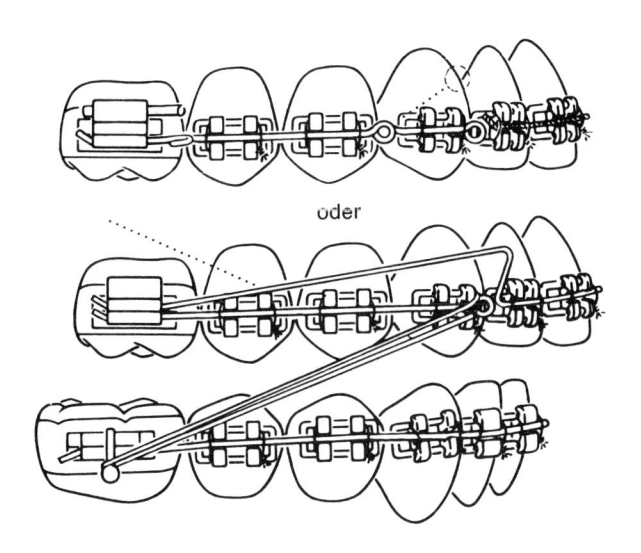

5

Oberkiefer
Nachdem die oberen Schneidezähne intrudiert und getorquet und die Frontzahnlücken durch einen überlagernden Bogen geschlossen worden sind, wird ein .016 x .016 blauer Elgiloy-Bogen mit Lückenschlußschlaufen (Torque- und Retraktionsbogen), ein Doppeldeltabogen oder ein Lückenschluß-Utilitybogen eingesetzt.

Unterkiefer
Klasse-II-Gummizüge gegen das obere Zugsegment werden während des fortlaufenden Lückenschlusses im Oberkiefer weiter getragen. Ausarbeiten der letzten Details und Positionierung im unteren idealen Bogen.

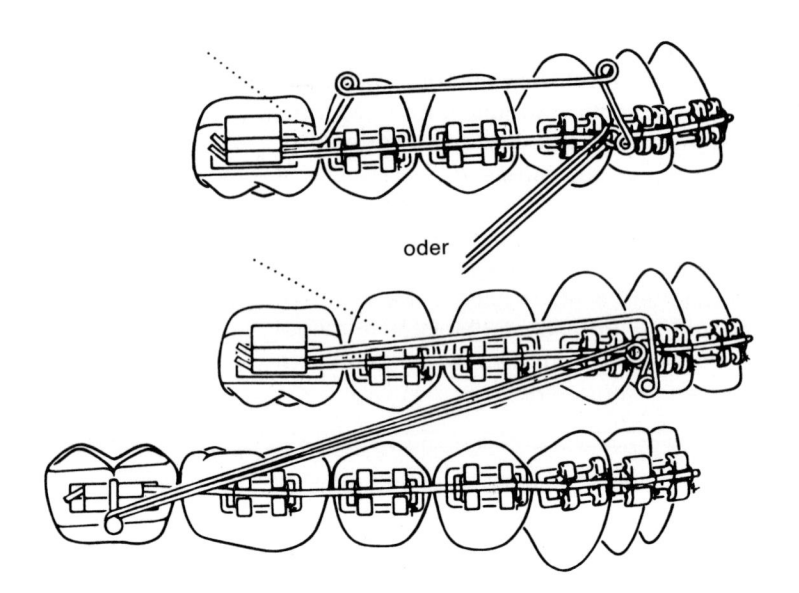

oder

6

Oberkiefer:
Ein oberer idealer Bogen wird eingefügt, um die endgültige Bogenform zu erreichen. Die letzten Feinheiten in bezug auf Torque werden durchgeführt.

Unterkiefer
Klasse-II-Gummizüge sollen nur mit großer Vorsicht getragen werden, um eine Extrusion der oberen Schneidezähne zu verhindern. Falls ein Tiefbiß vorhanden ist, sollte man auf Utilitybögen zurückgehen.

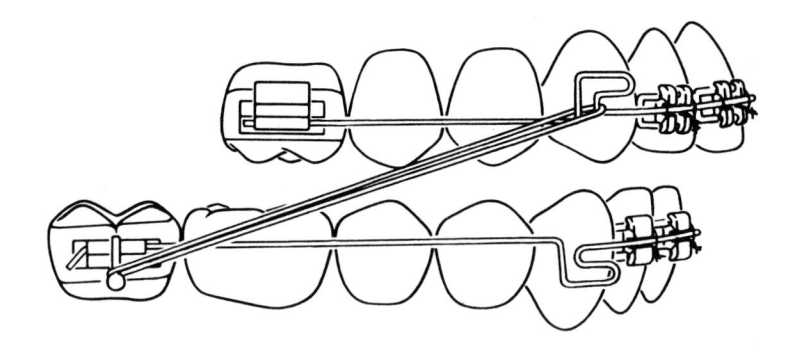

Vorgehen bei Nicht-Extraktionsfällen der Klasse II/1 mit Tiefbiß

Dreidimensionale Molarenkontrolle

Oberkiefermolaren

1. Anlegen des Innenbogens des Headgears mit progressiver Expansion und eingebogener Distalrotation für die oberen Molaren.

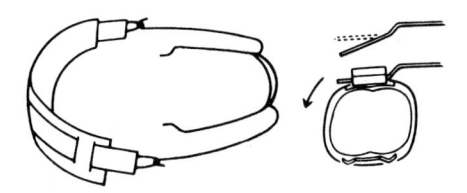

2. Spiralschlaufen in einer modifizierten Coffin-Feder (.040er Elgiloy oder Nr. 4-Golddraht) führen gleichzeitig eine Rotation der Molaren durch, mit zusätzlicher Expansion in den oberen Seitenzahnsegmenten.

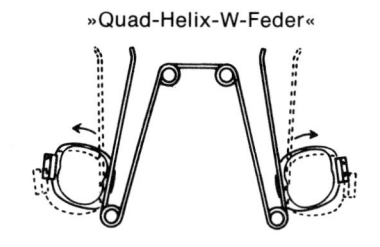

»Quad-Helix-W-Feder«

3. Alle Segmentbögen und alle fortlaufenden Bögen benötigen eine Auswärtsbiegung als Molarenbajonettbiegung, um die Rotation der Molaren aufrechtzuerhalten.

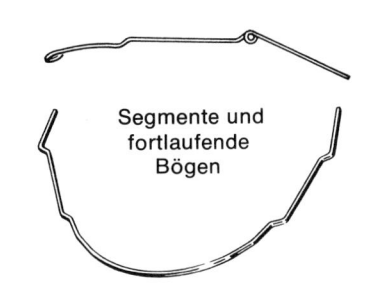

Segmente und fortlaufende Bögen

4. Eine elastische Gummiligatur wird an den Linguallaschen befestigt; sie hilft bei der Kontrolle der Drehung.

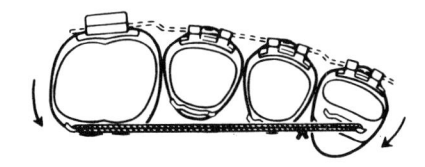

5. Ein runder .045er Draht mit horizontalen L-Schlaufen erlaubt eine reziproke Expansion oder Kontraktion sowie eine Aufrichtung und Rotation der oberen Molaren. Dieser Bogen kann auch in die Schneidezahnbrackets einligiert werden.

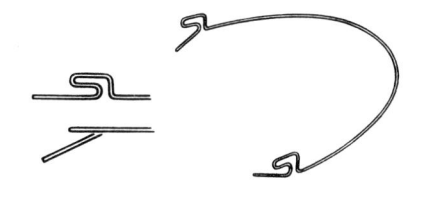

6. Molarenklammern mit Schlaufen, die von einem Kunststoffretainer ausgehen, helfen bei der exakten Positionierung der Molaren.

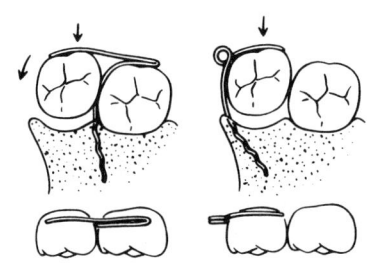

Unterkiefermolaren

7. Ein aktivierter unterer Utilitybogen wird helfen, die unteren Molaren aufzurichten, zu rotieren und ihre bukkale Wurzeltorque-Kontrolle aufrechtzuerhalten.

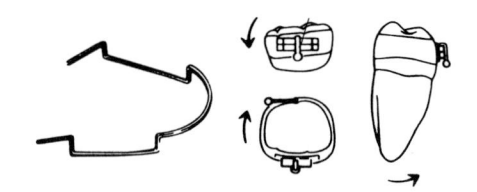

8. Ein angelöteter unterer Lingualbogen mit distalen Spiralschlaufen erlaubt eine gleichzeitige Kontraktion und Expansion sowie eine Aufrichtung und Rotation der unteren Molaren.

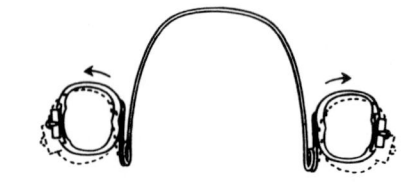

9. Der Omega-Segmentbogen mit Spiralfeder ist bei der Aufrichtung unterer Molaren sehr effektiv. Dieser Segmentbogen wird in den fortlaufenden Bogen einligiert.

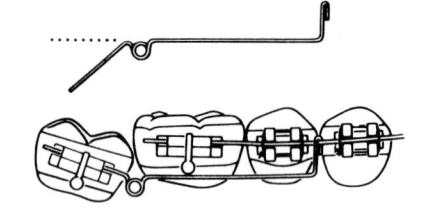

10. Eine elastische Ligatur, auf oder unter den Linguallaschen angebunden, hilft sehr gut beim Nivellieren und bei der Rotationskontrolle der unteren Molaren.

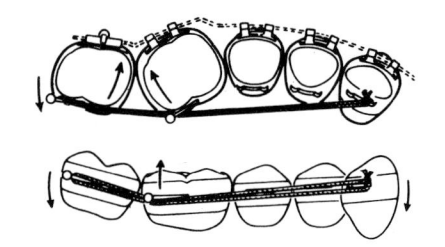

11. Ein großes horizontales T-Loop in einem .018 x .022 Elgiloydraht wird voraktiviert, um den unteren zweiten Molar aufzurichten und zu rotieren.

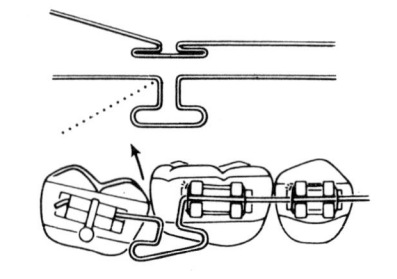

12. Breite untere Molaren, die nicht durchgebrochen sind oder deren Krone hinter der des Sechsjahrmolars verhakt ist, können durch federnde Segmentbögen mit verlängerten Spiralschlaufen unter die Molarenkrone aufgerichtet werden.

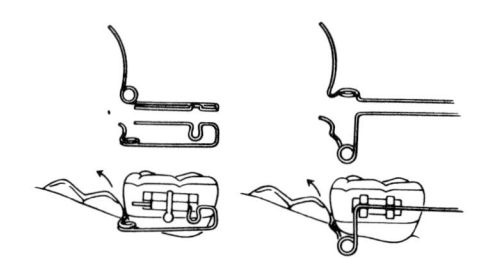

Kapitel 2
Reihenfolge des biomechanischen Vorgehens bei Klasse-I-Extraktionsfällen

Die Stabilisierung der oberen und unteren Molarenverankerung

A. Die Bänder auf den oberen ersten Molaren werden angepaßt; ein voraktivierter, fest angelöteter Nance-Haltebogen mit distalen Schlaufen wird eingefügt.
Die Aktivierung mit dem Nance-Haltebogen zur Expansion und zur Distalrotation der Molaren wird vor der Einzementierung vorgenommen. Der Nance-Haltebogen bleibt solange am Ort, bis die Retraktion der Schneidezähne begonnen wird.
B. Die unteren ersten Molaren werden gebändert und die unteren Schneidezähne 42, 41, 31 und 32 mit Bändern oder Brackets versehen. Danach wird ein .016 x .016 Utilitybogen aus blauem Elgiloydraht eingefügt. Der Utilitybogen wird mit 30° Molarenrückkippung, 30° Distalrotation der Molaren und 30°–45° bukkalem Wurzeltorque aktiviert, um die unteren Molaren zu stabilisieren und den unteren Bogen durch Intrusion der Schneidezähne, soweit nötig, zu nivellieren.

Retraktion der Eckzähne 13, 23 und 43, 33 mit Sektionsfedern

Bänder auf die Prämolaren und Eckzähne 15, 13, 23, 25 und 45, 43, 33, 35 und Einfügen von vorgefertigten Segment-Retraktionsfedern aus blauem .016 x .016 Elgiloydraht. Die Sektionsfedern werden mit einem Giebel von 45° versehen und nur 2–3 mm aktiviert, um einer Extrusion und zu starken Kippung des Eckzahns während der Retraktion vorzubeugen. Die Gesamt-Retraktionskraft auf den Eckzahn einschließlich der bukkalen Feder sollte unter 200 p gehalten werden.

Aufrichten und Einordnen der zurückgeführten Eckzähne

Die Retraktionsfedern sollten entfernt werden, sobald die Eckzahnkronen retrudiert sind, weil eine weiterandauernde Wirkung eine bukkodistale Drehung und Lagerung des Eckzahns verursachen kann. Da eine leichte Eckzahnkippung aufgrund der leichten kontinuierlichen Wirkung der Retraktionsfedern vorkommen kann, wird eine Reihe von Aufrichtefedern gezeigt, die eine Aufrichtung und Parallelisierung der Eckzahnwurzeln bewirken, je nach den Notwendigkeiten des

Einzelfalles. Auch elastische Gummifäden können benutzt werden und lingual vom jeweiligen Molar zum Eckzahn laufen, um eine bessere Kontrolle der Rotation zu gewährleisten.

Retraktion und Konsolidierung der oberen und unteren Schneidezähne

Die unteren Schneidezähne werden retrudiert und in Kontakt gestellt mit den unteren Eckzähnen und den Seitenzahnsegmenten. Dazu wendet man einen Doppeldelta-Lückenschlußbogen oder einen Kontraktions-Utilitybogen an: Sie bringen das anteriore Segment zurück und nivellieren gleichzeitig.

Der Nance-Haltebogen muß zu dem Zeitpunkt entfernt werden, da die Retraktion der oberen Schneidezähne beginnt.*
Die oberen Schneidezähne können durch die Verwendung eines Kontraktions-Utilitybogens oder eines mit einer Stufe ins Vestibulum versehenen Doppeldeltabogens oder mit einem Torque- und Retraktionsbogen konsolidiert werden.

Um während der Retraktionsphase eine zusätzliche Torquewirkung auf die oberen Schneidezähne zu erhalten, kann eine vertikale Spirallückenschlußfeder umgekehrt distal der seitlichen Schneidezähne eingefügt werden.

Ideale Bögen

Ideale koordinierte leichte blaue .016 x .016 Elgiloy-Bögen werden eingefügt, um bei Aufrechterhaltung der Funktion eine natürlichere Bogenform zu erreichen. Im Oberkieferbogen wird kein zusätzlicher Torque eingebogen, da die oberen mittleren Schneidezähne 22° Torque haben, die seitlichen 14° und die Eckzähne 7 Grad.

Die Unterscheidung zu den klassischen Idealbögen liegt im Fehlen einer Auswärtsbiegung im Bereich der Eckzähne. Andererseits haben die idealen Bögen besonders stark ausgeprägte Auswärtsbiegungen im Bereich der Bajonettbiegungen der Molaren und mesial der Prämolaren, um die in diesem Bereich erreichte Weite zu halten.

---

* Anmerkung des Übersetzers: Dies gilt natürlich nur, wenn die Seitenzähne nach mesial kommen dürfen, d.h., daß »Verankerung verloren werden« kann.

Bögen der Schlußbehandlung

Progressives Entbändern der oberen und unteren Seitenzahnsegmente mit den Zähnen 15, 13, 23, 25 und 45, 43, 33, 35 erlaubt den Restlückenschluß in einer kontrollierten Weise. L-Schlaufen in einem blauen .018 x .022 Elgiloy-Bogen in der Gegend der Eckzähne bewirken den Lückenschluß, der nach der Entfernung der Bänder möglich ist. Zu beachten ist, daß nur die Schlaufen im Unterkiefer aktiviert werden. Die obere Schlaufe wird als Haken zum Einhängen leichter Klasse-II-Gummizüge verwendet. So wird im Unterkiefer der Lückenschluß nach vorne vollzogen, um gleichzeitig ein reguläres Verhältnis der Eckzähne zu den Schneidezähnen zu belassen. Kleine Korrekturen der Mittellinie können während dieser Zeit durch die Verwendung von gekreuzten Gummizügen erreicht werden. Während dieser Phase der Schlußbehandlung werden die Behandlungssitzungen alle zwei Wochen angesetzt.

Die Reihenfolge des biomechanischen Vorgehens bei der Behandlung

Klasse-I-Extraktionsfall (mittlerer Verankerungsfall)

1

Oberkiefer
Einsetzen eines Nance-Haltebogens, der indirekt hergestellt wurde. Die Kunststoff-Gaumenauflage sollte die Größe eines 2-DM-Stücks haben, und die distalen Schlaufen sollten vor der Zementierung aktiviert werden, um eine Molarenrotation zu bewirken. Die Nance-Apparatur muß möglicherweise während der aufeinanderfolgenden Behandlungssitzungen aktiviert werden, damit die Kunststoffauflage in Kontakt mit dem Gaumen bleibt. Die Aktivierung kann intraoral mit einer Dreifingerzange ausgeführt werden.

Unterkiefer
Ein .016 x .016 Utilitybogen aus blauem Elgiloy wird aktiviert mit 30° Molarenkippung, 30° Distalrotation des Molars und 30–45° bukkalem Wurzeltorque, um die unteren Molaren zu stabilisieren und im unteren Zahnbogen durch Intrusion der Schneidezähne – falls notwendig – zu nivellieren.

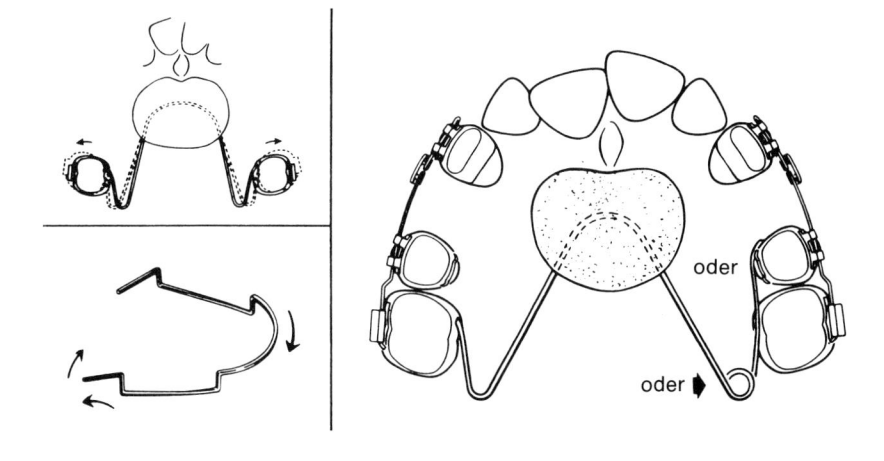

2

Oberkiefer

Retraktions-Teilbögen aus blauem .016 x .016 Elgiloy werden in Verbindung mit dem Nance-Haltebogen eingefügt, durch Molarenröhrchen gezogen und dahinter durch Umbiegen 2–3 mm aktiviert, so daß sie eine leichte kontinuierliche Retraktionskraft auf die Eckzähne einwirken lassen. Teilbögen sollten nicht überaktiviert werden, damit ungünstige Kippung und eine zu starke Elongation der Eckzähne vermieden werden, wenn sie schließlich mit den zweiten Prämolaren in Kontakt treten. Linguale Gummiligaturen von der Distalseite der oberen Molaren an die Eckzähne können ebenfalls angewendet werden.

Unterkiefer

Ein .016 x .016 Utilitybogen aus blauem Elgiloy wird in das zervikale vestibuläre Röhrchen eingefügt, um die unteren Schneidezähne zu intrudieren und gleichzeitig die unteren Molaren aufzurichten, zu drehen und zu stabilisieren. Der Umfang der Rückkippungsbiegung ist dabei für den Umfang der Intrusion der Schneidezähne verantwortlich, der manchmal bei Klasse I nur sehr gering ist. Retraktionssegmente aus .016 x .016 blauem Elgiloy werden in die okklusalen Röhrchen der Molaren eingefügt, nach distal durchgezogen und durch Umbiegen um 2–3 mm aktiviert. Die Schlaufen der unteren Retraktionssegmente sollten sich innerhalb der bukkalen Brücken des Utilitybogens befinden. Die Retraktionsfedern werden mit einer Giebelabbiegung versehen, die der Kippung der Eckzähne entgegenwirken soll.

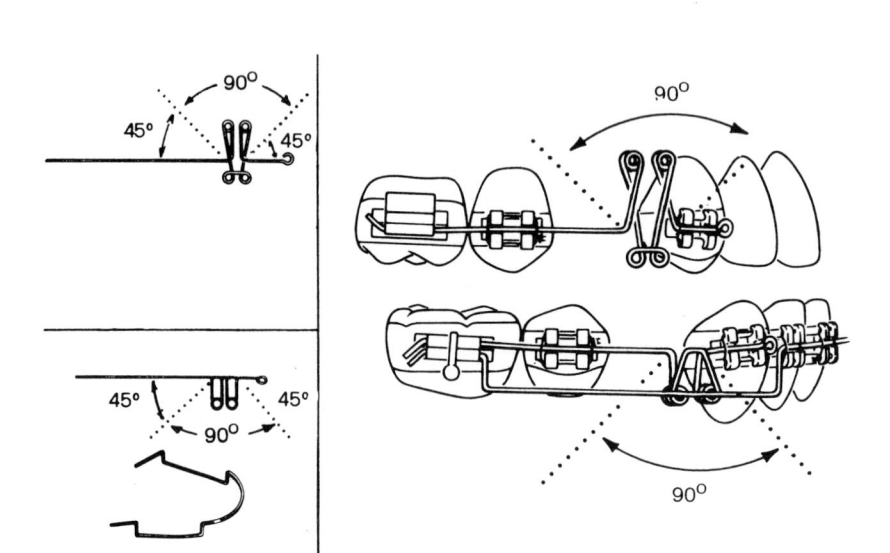

Vorgehen bei Klasse-I-Extraktionsfällen 347

3

Oberkiefer
Nachdem die Eckzähne vollständig retrudiert sind, kann jede der verschiedenen Methoden benutzt werden, um sie aufzurichten und zu intrudieren, zu verlängern oder zu rotieren. Ein Segmentbogen mit einer horizontalen Spiralfeder oder einer L-Schlaufe liefert dabei sowohl die vertikale als auch die horizontale Kontrollmöglichkeit für den Eckzahn. Wird nur eine geringe Flexibilität des Sektionsbogens benötigt, kann eine einfache Spiralschlaufe in einem geraden Segment (ein Eckzahn-Intrusionsbogen kann zu diesem Zweck entsprechend verändert werden) eine exzellente horizontale Kraftkontrolle während der Aufrichtung der Eckzähne liefern. Ein leichter elastischer Faden von lingual wird benötigt, um die Mesialrotation des Eckzahns durchzuführen.

Unterkiefer
Segmentbögen zur Aufrichtung und Rotation der Eckzähne werden im Unterkiefer eingefügt. Intraorale Anpassungen können am Utilitybogen vorgenommen werden, um ihn zu weiterer Intrusion zu aktivieren und um die Schneidezahnrotationen zu korrigieren. Eine Ligatur vom Eckzahn zum zweiten Prämolar ist bei allen Aufrichtesegmenten zum Eckzahn notwendig, um ein Auftreten von Lücken im Bereich der Extraktionsstellen zu vermeiden. Ein lingualer elastischer Faden kann benutzt werden, um die Rotationen im Seitenzahnsegment zu verstärken.

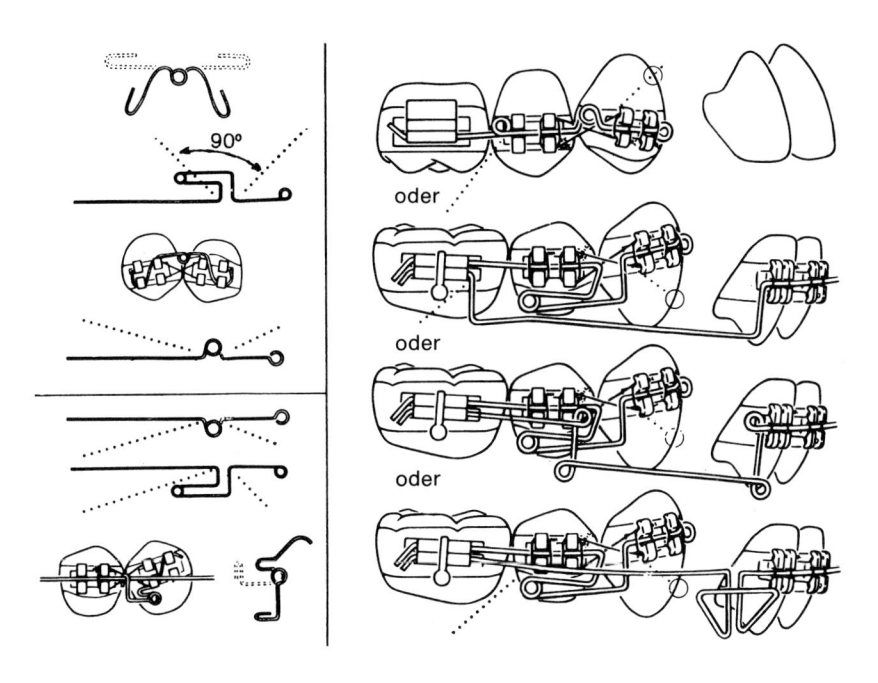

4

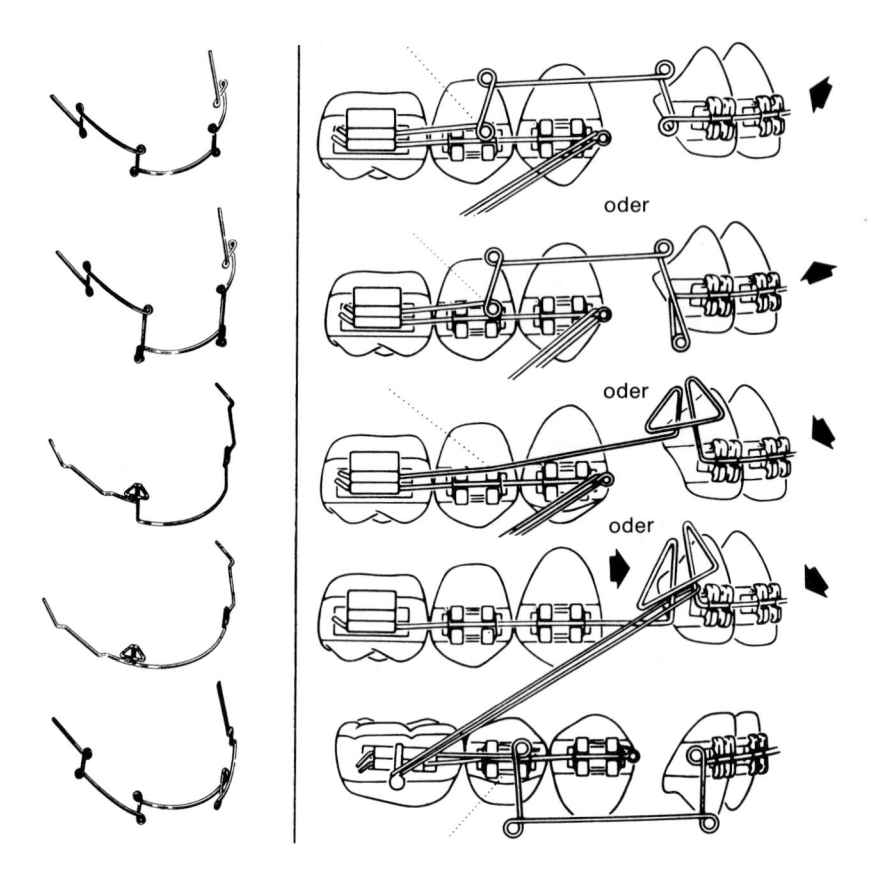

Oberkiefer

Nachdem die Eckzahnaufrichtung durchgeführt ist, wird die Nance-Apparatur entfernt. Die oberen Schneidezähne werden mit Bändern versehen. (Etwas Rotation und einige Lücken können im Bereich dieser Zähne bereits durch den Lippen- und Zungendruck eingetreten sein.) Falls ein sehr starker frontaler Engstand vorhanden ist, kann ein .016 x .016 Vierschlaufenbogen aus blauem Elgiloydraht für die Zeitdauer zwischen zwei oder drei Sitzungen einligiert werden, um die Schneidezähne zu ordnen. Ein Doppeldelta-Retraktionsbogen wird dann eingefügt, um die Schneidezähne zu retrudieren und in Kontakt mit den Seitenzähnen zu konsolidieren. Falls eine zusätzliche Kontrolle über den Torque notwendig ist, kann ein Bogen mit einer umgekehrt nach okklusal liegenden Lückenschlußschlaufe eingefügt werden, deren Aktivierung den Torque verstärkt.

Unterkiefer

Im Unterkiefer wird ein Doppeldelta-Retraktionsbogen eingefügt, um die unteren Schneidezähne zurückzuführen und zu nivellieren. Leichte Klasse-II-Gummizüge können gleichzeitig benutzt werden, um eine neutrale Verzahnung im Seitenzahnbereich zu erhalten. Die Retraktion der unteren Schneidezähne sollte kurz vor der Retraktion der oberen Schneidezähne begonnen und ausgeführt werden. Eine zu starke Aktivierung sowohl der oberen als auch der unteren Retraktionsbögen soll vermieden werden, um eine ausreichende Verankerung aufrechtzuerhalten und gleichzeitig die notwendige Torquekontrolle durchzuführen wie auch eine zu starke Kippung der Zähne zu vermeiden. Eine leichte kontinuierliche Kraft ist für alle Retraktionsbögen ideal.

Vorgehen bei Klasse-I-Extraktionsfällen

5

Oberkiefer
Einfügen eines idealen Bogens .016 x .016 aus blauem Elgiloy. Ausgeprägte Auswärtsbiegung im Bereich der Prämolaren und Überrotation der oberen Molaren. Die Rotation kann außerdem durch zusätzliche intraoral durchgeführte Aktivierung oder einen lingual liegenden leichten elastischen Faden überkorrigiert werden. Wenn eine stärker ausgeprägte Zahnbogenform oder eine Torquekontrolle notwendig ist, können stärkere Vierkantbögen benutzt werden. Die Zahnbogenform (rund, oval etc.) sollte in diesem Stadium sorgfältig überlegt und durch eine entsprechende Formgebung berücksichtigt werden.

Unterkiefer
Einfügen eines .016 x .016 Idealbogens aus blauem Elgiloydraht. Ausgeprägte Auswärtsbiegungen im Seitenzahnbereich für die Prämolaren und die ersten und zweiten Molaren. Vestibuläre Giebelbiegung oder Stufe, um Eckzähne leicht hinter die seitlichen Schneidezähne zu bringen. Auch lingualer Kronentorque im Molarengebiet, distal des Eckzahns progressiv beginnend. Wenn der zweite Molar ein Band hat, so ist eine ausgeprägte Auswärts- und Einziehungsbiegung für ihn unbedingt notwendig.

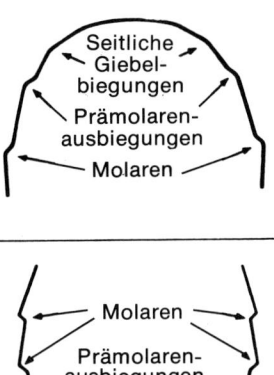

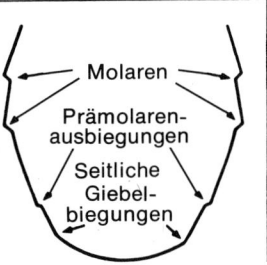

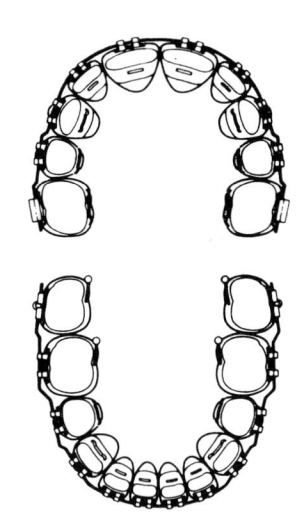

6

Oberkiefer
Nach der Entbänderung der Zähne 15, 13, 23 und 25 wird ein .018 x .022 Lückenschlußbogen mit horizontalen L-Schlaufen aus blauem Elgiloy eingefügt. Endgültige artistische Biegungen werden eingebogen, um so eine leichte Divergenz der mittleren und seitlichen Schneidezahnwurzel zu erreichen. Der obere Bogen wird *nicht* aktiviert, damit die oberen Molaren im Verlaufe des Restlückenschlusses nicht nach mesial gezogen werden. Leichte Klasse-II-Gummizüge werden angewandt, um eine Überkorrektur der Seitenzähne zu erreichen.

Unterkiefer
Nach der Bandabnahme von 45, 43, 33 und 35 wird ein .018 x .022 Lückenschlußbogen aus blauem Elgiloy mit horizontalen L-Schlaufen eingefügt. Er wird um 1–2 mm aktiviert, um die unteren Seitenzahnsegmente während des Restlückenschlusses nach der Bandabnahme vorzubringen. So erreicht man eine Überkorrektur der Klasse-I-Verzahnung im Molarengebiet. Leichte Klasse-II-Gummizüge helfen ebenfalls, diese Überkorrektur zu erzielen. Die Patienten werden während dieser Zeit alle zwei Wochen bestellt, damit wir eine exakte Kontrolle in dieser Phase der Beendigung der Behandlung haben. Eine genaue Beachtung der Mittellinie und der Stellung der Schneidezähne ist während dieser Zeit von großer Wichtigkeit.

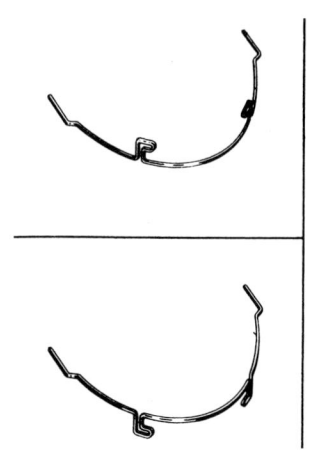

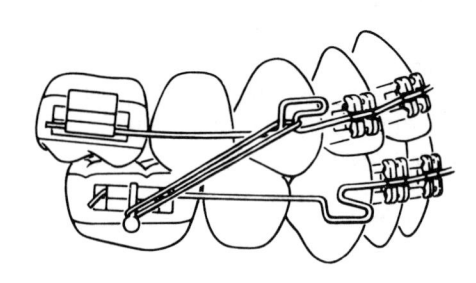

Dreidimensionale Kontrolle über den Eckzahn

Intrusion

A. Zur Intrusion des unteren Eckzahns auf die Ebene der vorher intrudierten unteren Schneidezähne bei der Bißöffnung wird ein .016 x .016 blauer Elgiloy-Sektionsdraht an einer 45°-Spiralschlaufe in Verbindung mit dem Utilitybogen benutzt.

B. Ein leichter elastischer Faden wird vom Eckzahnbracket zu einer kleinen Vertiefung im Unterkiefer-Utilitybogen geführt. Die Vertiefung kann intraoral eingebogen werden.* Diese Anordnung ermöglicht es dem Eckzahn, den leichtesten Weg zur Intrusion auf die Ebene der vorher intrudierten Schneidezähne zu finden.

C. Der Sektionsbogen mit einer horizontalen Spiralschlaufe erlaubt die Durchführung der Intrusion und der Aufrichtung des Eckzahns, weil der Sektionsbogen über eine große Reichweite und eine kontinuierliche Kraftentfaltung verfügt.

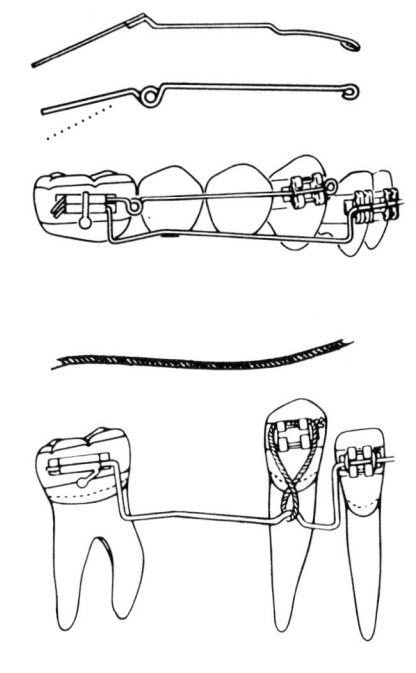

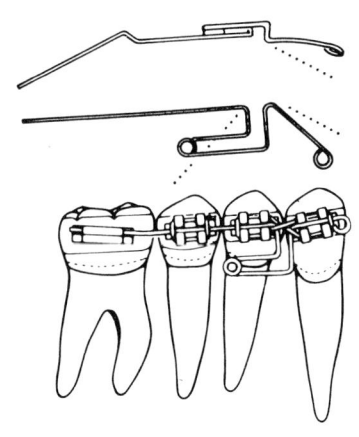

Wurzelaufrichtung

D. Der gerade Segmentbogen mit einer Spiralschlaufe der Drahtstärke .016 x .016 aus blauem Elgiloy wird die Eckzahnwurzeln aufrichten, wenn nur kleine Bewegungen notwendig sind.

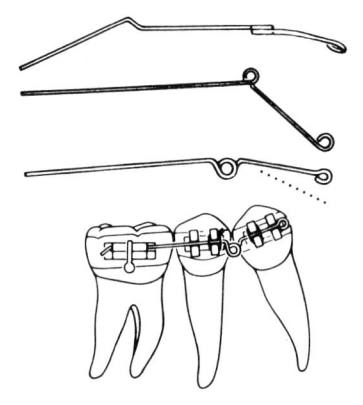

---

* Anmerkung des Übersetzers: Das intraorale Einbiegen dieser Vertiefung erfordert extreme Vorsicht und Übung, wenn dabei keine falschen Kraftwirkungen auftreten sollen. Das Ausligieren des Utilitybogens und Biegen außerhalb des Mundes erscheint uns wesentlich sicherer und erfordert auch nicht viel mehr Zeit.

E. Ein Segmentbogen mit T-Schlaufen wird benutzt, um Rotationen zu erreichen; zur Aufrichtung wird er bis zu 45° voraktiviert.

F. Ein hitzebehandelter runder .014er Draht mit einer Spiralschlaufe wird unter den Flügel eines Brackets geführt und um das Bracket des Nachbarzahns geschlungen. So wird eine reziproke Parallelisierung der Wurzeln bewirkt. Die Kronen der beiden Zähne müssen zusammengebunden werden, um ein Auftreten von Lücken zu vermeiden.

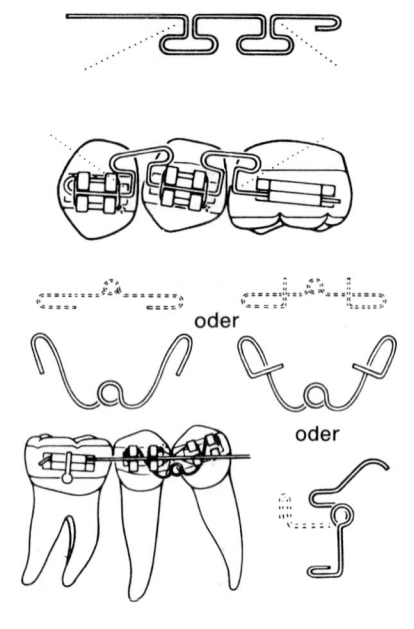

Rotation

G. Ein lingualer elastischer Faden von der distolingualen Seite der Eckzahn-Rotationslasche erlaubt eine gegenläufige Rotation sowohl der Molaren als auch der Eckzähne. Alle reziprok zu rotierenden Zähne im Seitenzahnsegment werden mit elastischem Faden zusammengebunden, um eine Überkorrektur der Rotationen zu bekommen.

H. Doppelte horizontale T-Schlaufen (aus .016 x .016 blauem Elgiloy) auf jeder Seite des Bogens sind geeignet zum Nivellieren und zur Rotationskontrolle der Eckzähne.

I. Die Rotationskontrolle der Eckzähne wird zusätzlich durch ein horizontales T-Loop und einen lingualen elastischen Faden bewirkt.

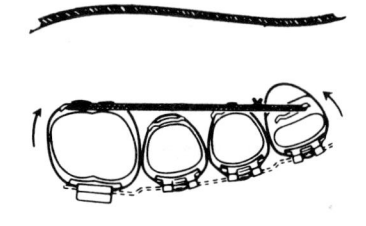

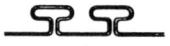

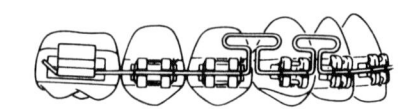

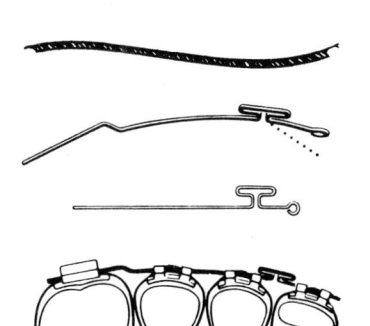

Kapitel 3
Variable Reihenfolge des biomechanischen Vorgehens bei vertikalem Wachstumstyp der Klasse II/1 mit frontal offenem Biß und Extraktion der ersten Prämolaren

Stabilisierung der Molaren 16, 26 und 46, 36 zur Verankerung und zur Verringerung des vertikalen Durchbruches — Retraktion der Eckzähne 13, 23 und 43, 33 mit Sektionsfedern

Bandanlage bei den oberen ersten Molaren 16, 26 und Einfügen eines gerichteten Headgears (Kräfte oberhalb der Okklusalebene gerichtet), um die Molaren entweder zu distalisieren und zu intrudieren oder sie am weiteren vertikalen Durchbruch zu hindern. Ein oberer Nance-Haltebogen mit Distalschlaufen oder ein Gaumenbügel können anstelle oder in Verbindung mit einem gerichteten Headgear angewandt werden, um die Stellung der Molaren zu stabilisieren und ihren vertikalen Durchbruch zu verlangsamen.

Die Seitenzahnsegmente erhalten Bänder auf 15, 13, 23, 25; es werden segmentierte vorgefertigte Retraktionsfedern aus blauem .016 x .016 Elgiloydraht eingefügt. Jedes Federbein wird um 45° abgebogen und alle vier Wochen um 2–3 mm aktiviert, um so eine Extrusion wie auch übermäßiges Kippen zu verhindern und um die Eckzahnwurzeln von der vestibulären Kortikalis des Knochens entfernt zu halten.

Falls der Patient ein Zungenpresser ist, werden die oberen Schneidezähne 12, 11, 21 und 22 mit Bändern versehen und Zungendorne hinter den Schneidezähnen eingefügt, um so die Zunge in der ihr zugehörigen Zone im Gebiet der Rugae transversae zu halten.

Die unteren Zähne 46, 45, 43, 42, 41, 31, 32, 33, 35 und 36 werden mit Bändern versehen; ein .016 x .016 Kontraktions-Utilitybogen aus blauem Elgiloydraht wird eingefügt, um die Molaren zu stabilisieren und die unteren Schneidezähne (*ohne Intrusion*) zu retrudieren. Der Kontraktions-Utilitybogen wird mit leichtem bukkalen Wurzeltorque aktiviert und mit einer Rückkippungsbiegung von 15° versehen. Die Molarenstufe liegt 3–4 mm vor dem unteren Bukkalröhrchen und wird durch Durchziehen und distales Umbiegen 1–2 mm aktiviert. Die vorgeformten .016 x .016 Retraktions-Segmentbögen werden eingefügt und alle vier Wochen 2–3 mm aktiviert, bis ein exakter Kontakt mit den Seitenzähnen 45 und 35 erreicht ist.

Aufrichtung und Einordnung retrudierter Eckzähne – Differenzierendes Verlieren der Verankerung im Unterkiefer-Zahnbogen

Die Sektions-Retraktionsfedern sollten zu dem Zeitpunkt entfernt werden, da die Eckzahnkronen vollständig retrudiert sind. Eine leichte Kippung kann aufgrund der leichten kontinuierlichen Wirkung der Retraktionsfedern vorkommen (bis 30° ist normal). Verschiedene Aufrichtefedern werden benutzt, um – falls notwendig – die Eckzähne aufzurichten, zu rotieren, zu torquen und entweder zu intrudieren oder zu extrudieren. Es ist üblich, die oberen Eckzähne leicht zu extrudieren und die unteren Eckzähne leicht zu intrudieren bis zum Niveau der Seitenzahnokklusion. Von kritischer Wichtigkeit ist es, den vertikalen Durchbruch der ersten Molaren 16, 26 und 46, 36 während dieser Behandlungsphase zu verzögern. Die Molaren können leicht nach mesial gebracht werden, in Abhängigkeit von der Stellung der Schneidezähne und den Notwendigkeiten der Verankerung.

Retraktion und Konsolidierung der oberen und unteren Schneidezähne

Die oberen Schneidezähne werden retrudiert und konsolidiert – entweder mit einem Doppeldeltabogen oder einem Bogen für Retrusion und Torque. (Das Schneidezahnsegment wird dabei im Bogen um 2–3 mm verlängert, damit eine extrudierende Kraft auf das obere Frontzahnsegment wirkt.) Wenn ein Nance-Haltebogen benutzt wurde, so muß er jetzt entfernt werden, bevor die Schneidezähne retrudiert werden; der Gaumenbügel dagegen kann belassen werden, damit er weiterhin zur Stabilisierung der Molaren beitragen kann. Zusätzlich können vertikale Gummizüge benutzt werden, um die oberen und unteren Schneidezähne zu extrudieren – in Abhängigkeit von den therapeutischen Notwendigkeiten des Individualfalles.

Da im unteren Schneidezahngebiet bereits eine leichte Konsolidierung durch den Kontraktions-Utilitybogen eingetreten ist, kann der Restlückenschluß entweder mit einem Doppeldelta oder einem überkreuzten T-Lückenschlußbogen durchgeführt werden.

Selektive Extrusion von Zähnen, um den offenen Biß zu schließen

Falls der vordere oder seitliche offene Biß in diesem Stadium noch nicht unter Kontrolle gebracht werden konnte, sollte eine selektive Extrusion von Zähnen vorgenommen werden. Dazu werden geschlossene horizontale L-Schlaufenbögen eingesetzt: Sie tragen eine Reihe von Verlängerungsbiegungen, ausgehend von dem Gebiet des hinteren »geschlossenen« Bisses in das Frontzahngebiet, wo der Biß »offen« ist.

Vertikale Gummizüge, ausgehend von dem stabilisierten Unterkiefer-Zahnbogen, helfen, eine Extrusion im Frontzahnbereich zu erreichen, und verhindern – zusammen mit dem leichten kontinuierlichen Kraftsystem der Schlaufen – eine Intrusion der hinteren Zähne. Die Gummizüge können in der Art der Klasse-II-Gummizüge angeordnet sein, wenn eine weitere Korrektur der Molarenbeziehung notwendig ist. Die Bögen mit den Verlängerungsbiegungen werden grundsätzlich erst dann eingesetzt, wenn der Lückenschluß erreicht ist.

Idealbögen und die Überkorrektur des Überbisses

Ideale koordinierte leichte Bögen aus blauem .016 x .016 Elgiloy werden anschließend eingesetzt, um der Funktion die Möglichkeit zu geben, eine natürliche Zahnbogenform zu formen. Die oberen Schneidezähne haben 22° palatinalen Wurzeltorque, die seitlichen Schneidezähne 14° und die Eckzähne 7° in ihren Brackets eingearbeitet. Die unteren Eckzähne haben 7° lingualen Wurzeltorque.

Zusätzlich sind die oberen seitlichen Schneidezahnbrackets um 8° gewinkelt, damit eine distale Wurzelkippung oder eine Art »Giebelung« bewirkt wird. Häufig werden artistische Biegungen in den Bogen eingebogen, um eine leichte Divergenz der Wurzeln der oberen Schneidezähne zu erreichen. Eine leichte Inzisalbiegung mesial der Eckzähne wird den Überbiß noch um einen weiteren Millimeter im Sinne der Überkorrektur vertiefen.

Zu beachten ist, daß im Gegensatz zu den klassischen Idealbögen die Auswärtsbiegung im Eckzahnbereich fehlt, daß aber die Molarenbajonetts extra stark ausgeprägt sind.

Entweder Deltagummizüge oder vertikale Frontzahn-Gummizüge können in dieser Behandlungsphase benutzt werden, um im Frontzahnbereich oder im Seitenzahnbereich eine gute Okklusion zu schaffen.

Bögen zur Schlußbehandlung und das endgültige Entbändern

Ein nach und nach durchgeführtes Entbändern der oberen und der unteren Seitenzahnsegmente, d. h. der Zähne 15, 13, 23, 25 und 45, 43, 33, 35, erlaubt einen guten Restlückenschluß und ein gutes »Setzen« der Okklusion im Seitenzahngebiet. Den Schluß der Restlücken im Seitenzahngebiet ermöglichen L-Schlaufen, die in einen blauen .018 x .022 Elgiloydraht in der Gegend der Eckzähne eingebogen werden. In Fällen von frontal offenem Biß können eine Spiralbiegung und eine Biegung zur Extrusion im Molarengebiet des Oberkiefers angebracht werden, um so die Frontzähne etwas zu extrudieren.

Nur die Schlaufen des Unterkieferbogens werden aktiviert. Die obere Schlaufe wird als Haken zum Einhängen leichter Klasse-II--Gummizüge oder Klasse-II-Deltagummizüge benutzt: So wird also im Unterkiefer der Lückenschluß der Bandlücken von vorne durchgeführt, um eine korrekte Molaren-, Molaren-Eckzahn- und Eckzahn-Schneidezahn-Relation aufrechtzuerhalten. Während dieser Behandlungsphase werden die Kontrollsitzungen alle zwei Wochen durchgeführt.

Das Einfügen von Retainern bei Fällen mit offenem Biß sollte sobald wie möglich nach der endgültigen Entbänderung erfolgen, um das Wiederauftreten des offenen Bisses zu verhindern.

Die Reihenfolge des biomechanischen Vorgehens

Variable Reihenfolge des biomechanischen Vorgehens bei vertikalem Wachstumstyp der Angle'Klasse II/1 mit frontal offenem Biß und Extraktion der ersten Prämolaren

1

Oberkiefer
Einfügen eines gerichteten Headgears mit 1 kp Kraft, um die oberen Molaren zu intrudieren und zu distalisieren. Wenn eines der Behandlungsziele in der Stabilisierung der Molaren und der Verzögerung ihres vertikalen Durchbruches besteht, sollte ein Nance-Haltebogen oder ein Gaumenbügel eingefügt werden; beide können indirekt hergestellt werden. Retraktions-Segmentbögen aus .016 x .016 blauem Elgiloy werden in Verbindung mit leichten palatinalen elastischen Fäden eingesetzt, die von den distalen Rotationsschlaufen des Nance-Bogens zu den Linguallaschen der Eckzahnbänder laufen und so während der Retraktionsphase ein gegengerichtetes Drehmoment auf die Eckzähne und Molaren bringen. Die Retraktions-Segmentbögen werden durch die Molarenröhrchen gezogen und abgebogen und somit um 2–3 mm aktiviert; damit wird eine leichte kontinuierliche Kraft (unter 200 p) auf die Eckzähne appliziert. Wenn eine Fehlfunktion der Zunge vorliegt, sollten Dorne an die oberen Schneidezähne angelötet werden und die Bänder weit nach gingival gesetzt werden.

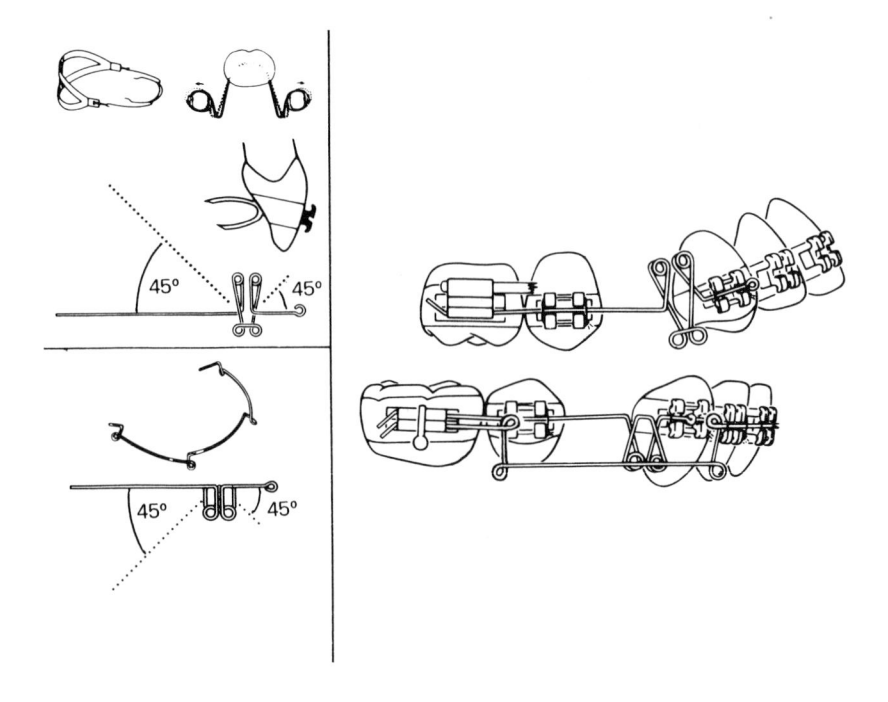

Unterkiefer

Ein Kontraktions-Utilitybogen aus blauem .016 x .016 Elgiloydraht wird mit 15° Molarenrückkippung, 30° Distalrotation des Molars und 15–45° bukkalem Wurzeltorque aktiviert. Der Umfang der Aktivierung im Molarenbereich hängt davon ab, wieweit der untere Molar vorkommen soll. Die Molarenbiegung liegt 3–4 mm vor dem unteren Bukkalröhrchen, und die Spiralschlaufen im Kontraktions-Utilitybogen werden 1–2 mm durch Abbiegung hinter dem Molarenröhrchen aktiviert. Vor dem Einsetzen werden die Retraktions-Segmentbögen mit giebelförmigen Biegungen versehen, um so eine Gegenkraft gegen das Kippen der Eckzähne zu produzieren. Die unteren Retraktionsschlaufen sollten sich innerhalb des horizontalen Teils (der Brücke) des Utilitybogens befinden.

2

Oberkiefer

Nachdem die Eckzähne vollständig retrudiert sind, kann jede der verschiedenen Methoden benutzt werden, um sie aufzurichten, zu intrudieren, zu extrudieren, zu torquen oder zu drehen. Bei Fällen mit offenem Biß wird der Segmentbogen mit einer geschlossenen horizontalen L-Schlaufe eine extrudierende und aufrichtende Kraft auf den Eckzahn liefern. Wird keine Extrusion benötigt, so kann eine einfache Spiralfeder in einem geraden Segment oder eine offene horizontale Spirale oder eine L-Schlaufe verwendet werden. Die Zungensporne werden während der Retraktionsphase der Schneidezähne weiter im Munde belassen.

Unterkiefer

Im Unterkiefer werden Eckzahnaufrichte- und Rotationssegmente ebenfalls eingefügt. Es ist auch möglich, die Eckzahn-Prämolaren-Region durch einen überlagernden Twistflex oder einen .016er Rundbogen und zusätzliche Aufrichtefedern auszuformen. Der Kontraktions-Utilitybogen kann dann weiter aktiviert werden, um die unteren Schneidezähne zurückzuführen.

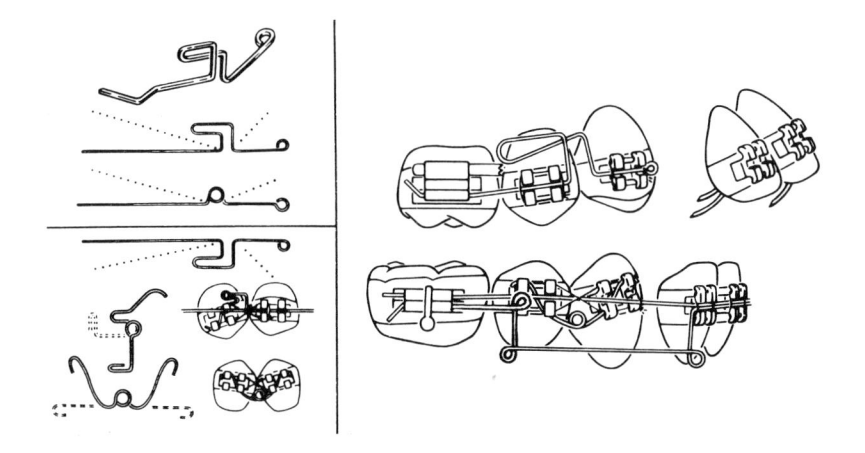

3

Oberkiefer

Nachdem die Aufrichtung der Eckzähne erreicht ist und diese Zähne in Funktion gebracht wurden, können die Konsolidierung und Retraktion der Schneidezähne vorgenommen werden.

Die Nance-Apparatur wird entfernt (der Gaumenbügel kann weiterhin belassen werden), und die Schneidezähne werden jetzt mit Bändern versehen, die keine Zungensporne mehr tragen. Ein Doppeldelta-Retraktionsbogen mit 1–2 mm Verlängerungsbiegung für die Schneidezähne wird eingesetzt, um sie auf das Niveau der Seitenzahnsegmente zu retrudieren und zu extrudieren. Wenn eine zusätzliche Kontrolle über den Torque gewünscht wird, kann ein Lückenschlußbogen mit okklusal liegenden Schlaufen und der gleichen Verlängerungsbiegung um 1–2 mm für den Schneidezahnbereich eingesetzt werden. Diese Konsolidierungsbögen werden jeweils durch Biegung um 1–2 mm aktiviert.

Unterkiefer

Da die unteren Schneidezähne teilweise mit dem Utilitybogen retrudiert wurden, kann jetzt der endgültige Lückenschluß leicht entweder mit einem gekreuzten T- oder mit einem Doppeldelta-Konsolidierungsbogen durchgeführt werden. Eine vertikale Kraftkomponente, die bei der Retraktion und Extrusion der Frontzähne hilft, geht durch Klasse-II-Deltagummizüge vom unteren Molar aus, die über die obere Konsolidierungsschlaufe laufen und weiter nach unten zu der unteren Konsolidierungsschlaufe. Delta-Gummizüge sollten nur äußerst maßvoll angewandt werden, da sie die Tendenz haben, die unteren Molaren extrudieren zu lassen, wenn sie nicht sehr gut unter der bukkalen Kortikalis verankert sind.

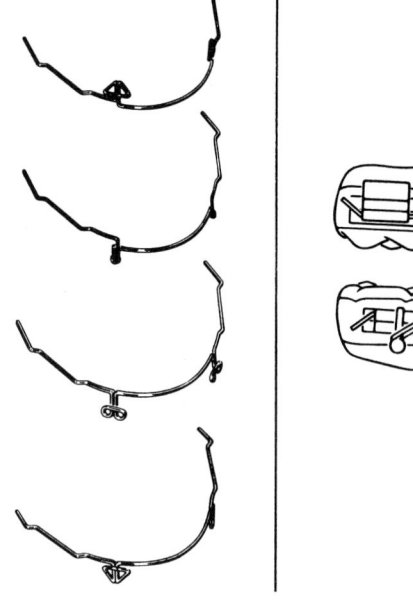

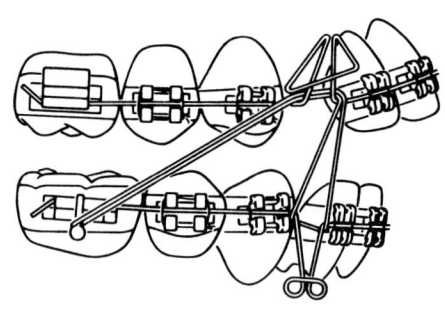

Vorgehen bei Klasse II/1 mit frontal offenem Biß und Prämolarenextraktion 359

4

Oberkiefer

Nachdem der Lückenschluß durchgeführt ist, besteht oft noch die Notwendigkeit, die Frontzähne in einen besseren Überbiß zu stellen. Hierzu kann ein .016 x .016 Bogen mit Verlängerungsbiegungen im Sinne geschlossener horizontaler L-Schlaufen angewandt werden, wobei die Verlängerung für jedes Loop etwa 2 mm beträgt. Geschlossene Horizontalschlaufen dienen der Komprimierung, wenn sie in die Brackets eingefügt werden. In Verbindung mit vertikalen Gummizügen im Frontzahngebiet angewandt, dienen sie zum effektiven Lückenschluß des frontal offenen Bisses.

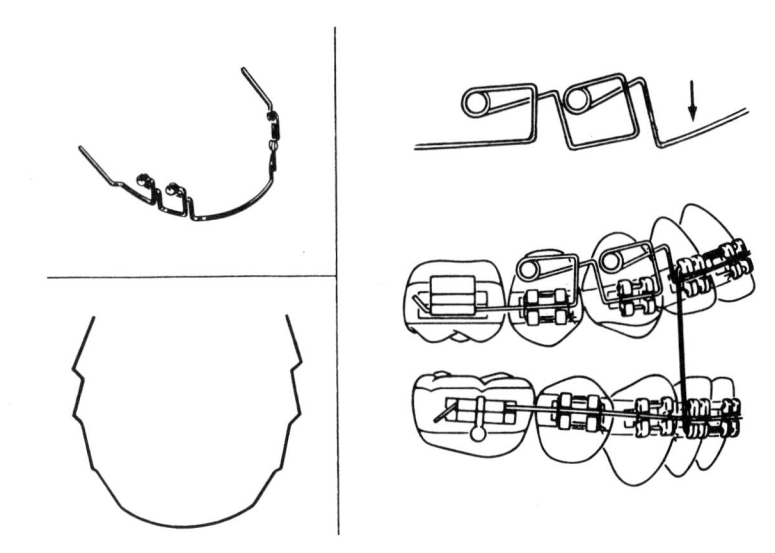

Unterkiefer

Es wird ein blauer .016 x .016 Elgiloy-Stabilisierungsbogen oder ein idealer Bogen eingefügt. Die Aufrichtung der Eckzähne und der zweiten Prämolaren kann durch zusätzliche Hilfsaufrichtefedern weitergeführt werden. Zusätzlicher starker bukkaler Wurzeltorque der Sechsjahrmolaren hilft dabei, ihren vertikalen Durchbruch zu verhindern, und vergrößert den Verankerungswert des Stabilisierungsbogens.

5

Oberkiefer

Es wird ein .016 x .016 Idealbogen aus blauem Elgiloydraht mit ausgeprägten vestibulären Auswärtsbiegungen für die Prämolaren und Überrotationsbiegungen für die oberen Molaren eingefügt. Wird eine zusätzliche Zahnbogenform und eine bessere Torquekontrolle benötigt, so sollten stärker dimensionierte Edgewisebögen benutzt werden. Verlängerungsbiegungen an die oberen Schneidezähne werden beibehalten, um den vertikalen Überbiß weiter zu vertiefen. Delta-Gummizüge, Klasse-II-Deltagummizüge und frontale vertikale Gummizüge können benutzt werden, um eine gute Okklusion zu schaffen.

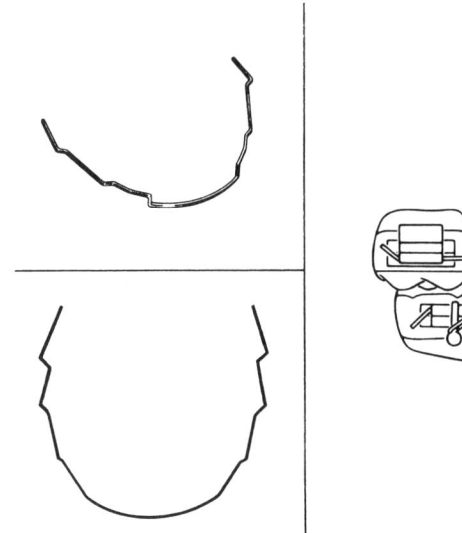

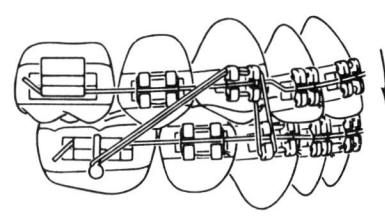

Unterkiefer

Im Unterkiefer wird auch weiter ein .016 x .016 dimensionierter oder sogar ein stärkerer Idealbogen getragen. Die zweiten Molaren können mit inkorporiert werden. Eine labiale Giebelbiegung oder eine Stufe, die die Eckzähne leicht hinter die seitlichen Schneidezähne stellt, wird eingebogen. Beachtet werden sollte der linguale Kronentorque, der progressiv von der Distalfläche des Eckzahns ausgeht.

6

Oberkiefer

Nach der Entbänderung der Zähne 15, 13, 23 und 25 wird ein .018 x .022 blauer Elgiloy-Lückenschlußbogen mit horizontalen L-Schlaufen eingesetzt. Ausgeprägte artistische Biegungen werden eingefügt, um eine leichte Wurzeldivergenz sowohl bei den mittleren als auch den seitlichen Schneidezähnen zu erreichen. Eine einfache Spiralbiegung, die vor dem Molar mit einer 15°-Okklusalbiegung eingefügt ist, dient zur weiteren Vertiefung des vertikalen Überbisses. Es empfiehlt sich, leichte Klasse-II-Deltagummizüge anzuwenden, um eine Überkorrektur der Okklusion im Seitenzahnbereich und des vertikalen Überbisses zu erreichen.

Unterkiefer

Nach der Entbänderung der Zähne 45, 43, 33 und 35 wird ein L-Bogen mit horizontalen Lückenschluß-Biegungen aus blauem .018 x .022 Elgiloy eingefügt. Er wird 1–2 mm aktiviert, um die unteren Seitenzahnsegmente nach vorne zu bringen und so die Restlücken zu schließen sowie eine Überkorrektur der Neutralbiß-Molarenbeziehungen zu erreichen.

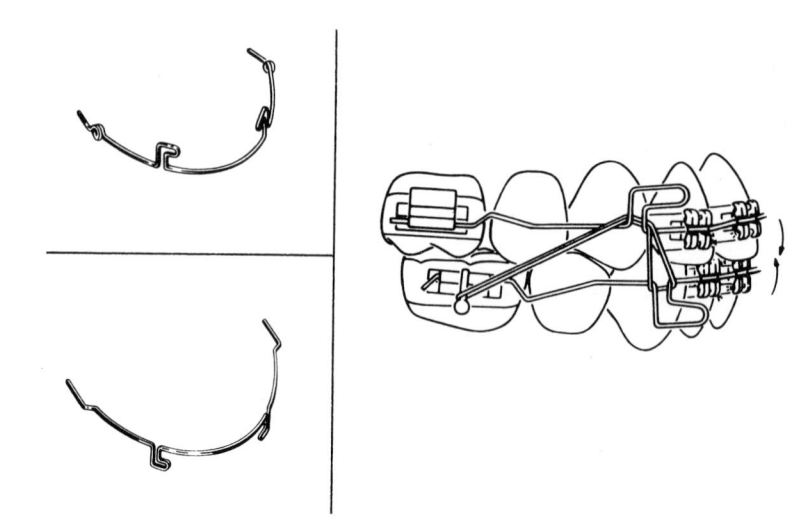

Die Patienten werden während dieser Zeit der Schlußbehandlung zur besseren Kontrolle alle zwei Wochen bestellt. Während dieser Phase muß genau auf das Verhalten der Mittellinie und die Feineinstellung der Schneidezähne geachtet werden.

Behandlungsprinzipien bei vertikalen Wachstumstypen mit frontal offenem Biß

1. Begrenzung des vertikalen Durchbruches der Seitenzähne	Gerichteter Headgear (okzipitaler oder vertikaler Zug); Nance-Apparatur oder Gaumenbügel; Utilitybogen mit vestibulärem Wurzeltorque und Kontraktion; Meiden intermaxillärer Gummizüge; Meiden von Lückenschlußschlaufen; Meiden von intermittierenden Frühkontakten; Edgewise- oder Vierkantbögen, um dauernde Torquekontrolle aufrechtzuerhalten; leichte kontinuierliche Kräfte.
2. Extrudieren von Frontzähnen in entsprechend geeigneten Fällen	Schließen des frontoffenen Bisses durch Bögen und Segmente mit Verlängerungsbiegung; Klasse-II-Gummizüge in Deltaform; vertikale Frontzahn-Gummizüge; Überkorrektur sowohl im Ober- als auch im Unterkiefer bis in einen tiefen vertikalen Überbiß; Bandanlage bei den Frontzähnen weit zervikal.

3. Extraktion von Zähnen im posterioren Seitenzahngebiet	Extraktion und Vorbewegen der Molaren; Klasse-II-Gummizüge sehr selten verwenden – besser: intramaxilläre Gummizüge; Zungenapparatur an den unteren Molaren; Meiden kortikaler Verankerung, wenn ein Vorbewegen der Molaren gewünscht wird; Korrektur der Klasse-II-Verzahnung durch differierendes Verlieren der Verankerung und Extraktion von 14, 24 und 45, 35; Extraktion der Molaren – entweder 16, 26 und 46, 36 oder 17, 27 und 47, 37.
4. Kontrolle ungünstigen Fehlfunktionsverhaltens	Zungentraining; Zungendorne an Bänder der Zähne 12, 11, 21, 22 und 42, 41, 31, 32; Zungendorne am Retainer; Daumenlutschapparat.
5. Neuromuskuläre Kontrolle	Kaugummikauen (ohne Zucker!); Übungen zum Aktivieren des Musculus temporalis und des Musculus masseter; Ernährungskontrolle: kau-intensive Nahrung.
6. Morphologische Störungen (Verbesserung der Durchgängigkeit der Nase)	Chirurgische Intervention an Tonsillen und adenoiden Wucherungen; Dehnung (gerichteter Headgear oder Expansion des Oberkiefers); Oberkiefer bei Fällen mit mikrorhiner Dysplasie nach unten rotieren.
7. Kieferorthopädisch-kieferchirurgische Intervention	Chirurgische Intervention im Oberkiefer; chirurgische Intervention im Unterkiefer; Zungenverkleinerung.

Behandlungsprinzipien bei vertikalen Wachstumstypen

Gaumenbügel (abnehmbar)

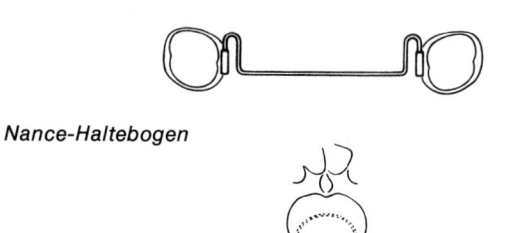

Nance-Haltebogen

Kontraktions-Utilitybogen

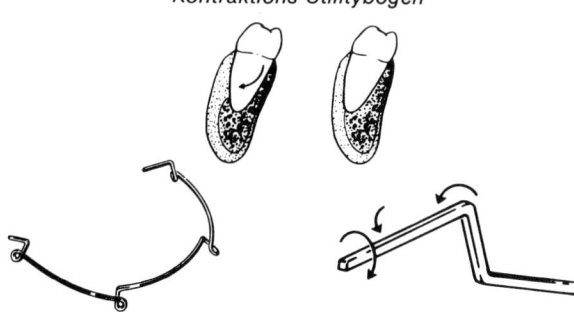

Zervikales Setzen der Bänder im Frontzahnbereich

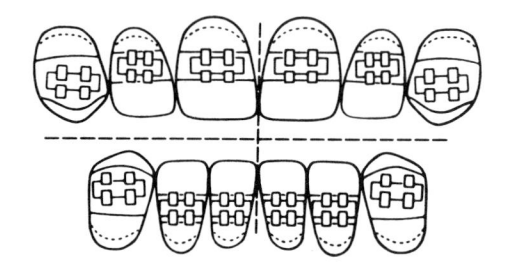

Bögen und Teilbögen mit Verlängerungsbiegungen

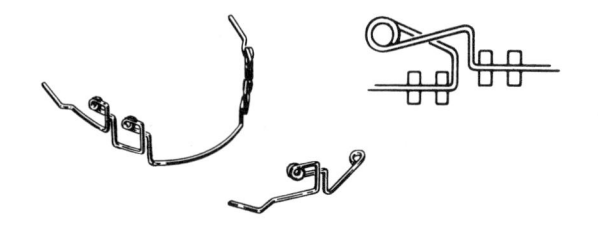

Die vertikalen Wachstumstypen spielen eine bedeutende Rolle in der Kieferorthopädie der Gegenwart. Allgemein wird angenommen, daß sie die schwierigsten Behandlungsfälle sind, bei denen wir unseren ganzen professionellen Einfallsreichtum benötigen, um ein befriedigendes Resultat zu erreichen. Obwohl es praktisch unmöglich ist, einen spezifischen Behandlungsplan für alle Arten des vertikalen Wachstumstyps aufzustellen, so ist es doch möglich, bestimmte Prinzipien der Biomechanik und des Wachstums zu klären. Befolgt man sie, so ergibt sich eine günstige Lösung auch für die spezifischen Probleme. Selbst wenn man diese Prinzipien kennt, werden jedoch vertikale Wachstumstypen immer noch einige unserer dramatischsten Fehlschläge darstellen.

Eine kurze Beschreibung und die Verdeutlichung der Prinzipien, die auf den vorigen Seiten dargestellt wurden, mag hilfreich sein:

1. Gerichteter Headgear

Es kann entweder ein Highpull-Headgear oder ein Kombinations-Headgear (High-pull und Nackenzug) angewandt werden, um den vertikalen Durchbruch zu verzögern oder die Sechsjahrmolaren zu intrudieren und zu distalisieren. Kurze Außenbögen an die Molaren und Kräfte, die oberhalb der Okklusionsebene wirken, werden empfohlen.

2. Nance-Apparatur und Gaumenbügel

Sowohl der verlötete Nance-Haltebogen als auch der verlötete oder abnehmbare Gaumenbügel wird den vertikalen Durchbruch der oberen Sechsjahrmolaren verzögern. Die Bewegungen der Zunge beim Schlucken lassen eine intrusive intermittierende Kraft auf die Molaren einwirken. Die beiden Apparaturen können benutzt werden, um die Molaren zu stabilisieren (Verankerung schaffen und Kippung vermeiden!) und eine Molarenrotation bei Anwendung der distalen Schlaufen zu erreichen.

3. Kontraktions-Utilitybogen

Der Vierschlaufen-Kontraktions-Utilitybogen erlaubt ein differenzierendes Verlieren der Verankerung und/oder eine Aufrechterhaltung der Stabilität der Molaren sowie eine Retraktion der unteren Schneidezähne. Wenn die Wurzeln der Molaren in den kortikalen Knochen der Linea obliqua externa bewegt werden, kann ein vertikaler Durchbruch dieser Zähne begrenzt werden.

4. Vermeiden intermaxillärer Gummizüge

Intermaxilläre Gummizüge von den Seitenzähnen haben einen vertikalen Kraftvektor, der diese Zähne extrudieren läßt und der zu einer weiteren Vergrößerung der hinteren vertikalen Dimension führt. Klasse-II-Gummizüge, ausgehend von den Sechsjahrmolaren, sollten nicht benutzt werden, bevor diese Zähne nicht gut in der vestibulären Kortikalis verankert sind.

5. Vermeiden von Lückenschlußschlaufen

Lückenschlußschlaufen und Federn stellen sich giebelartig, wenn sie aktiviert werden. Wenn sich dann die Schlaufen ausweiten, kommt es zu einer extrudierenden Kraft auf die benachbarten Zähne.

6. Vermeiden intermittierender okklusaler Interferenzen

Traumatische Einflüsse verringern die physiologische Fähigkeit, die Okklusion zu halten. Schmerzen an einem oder mehreren Zähnen als Folge können einen vorübergehend offenen Biß verursachen, der dann möglicherweise permanent werden kann, wenn das okklusale Trauma über eine lange Zeit einwirkt.

7. Edgewise- oder Vierkantdrähte

Die Aufrechterhaltung der konstanten Torquekontrolle verhindert das Herausrollen oder das Verhaken der Frontzähne in der Kortikalis. Ein absichtliches Verankern der Seitenzähne in dem kortikalen Knochen und ein Belassen der Frontzähne im spongiösen Knochen begrenzt die Extrusion der Zähne bei der anterior-posterioren Bewegung.

8. Leichte kontinuierliche Kräfte

Sie erlauben eine kontinuierliche Bewegung von Zähnen ohne extreme Schmerzen. Es ist wichtig bei diesen Fällen, die Schmerzhaftigkeit so gering wie möglich zu halten, da Schmerzen den Patienten hindern könnten, fest zuzubeißen.

9. Schluß des frontal offenen Bisses mittels Bögen mit Verlängerungsbiegungen und Segmenten

Die Nutzung der Okklusion im Seitenzahngebiet – der geschlossenen Okklusion! – und die selektive Extrusion der Frontzähne machen es möglich, den Biß in einigen Fällen zu schließen. Die vordere Gesichtshöhe und die Länge der Lippen sind entscheidende Faktoren bezüglich des anzustrebenden Umfanges der Extrusion der Schneidezähne.

10. Gummizüge mit vertikaler Komponente

Intermaxilläre Gummizüge mit einer vertikalen Kraftkomponente können bei der differenzierten Mesialbewegung der Seitenzähne von Nutzen sein, ebenso bei der Extrusion von Frontzähnen sowie bei der Korrektur der Klasse-II- und Klasse-III-Molarenverzahnung (siehe folgende Seite).

11. Überkorrektur bis zu einem tiefen Frontzahnüberbiß

Die Stabilität eines beendeten Falles kann durch die Überkorrektur bis zu einem Tiefbiß verbessert werden, sowohl im Unter- als auch im Oberkiefer.

12. Bänder auf den Frontzähnen weit zervikal gesetzt

Hierdurch kommt es zu einer extrudierenden Kraft auf die Frontzähne selbst dann, wenn ein gerader durchlaufender Bogen angewendet wird.

13. Mesialbewegung der Seitenzähne

Die Extraktion von Zähnen und die Mesialbewegung der Seitenzähne aus dem Keil zwischen der Gaumenebene und der Unterkieferebene helfen dabei, einen frontal offenen Biß zu schließen. Durch Vermeiden der Anwendung kortikaler Verankerung – falls eine starke Mesialbewegung erwünscht ist – kann mit selektiver Extraktion von Molaren bei Klasse-II- und Klasse-III-Fällen in gewissen Fällen die Fazialachse wie auch die Unterkieferebene während der Behandlung geschlossen werden.

14. Zungenapparatur an den unteren Zähnen

Wo eine massive Vorbewegung der Molaren erwünscht ist, eignet sich eine Zungenkrippen-Apparatur, mittels derer die Zunge die unteren Molaren nach vorne bewegt. Dies kann manchmal erwünscht sein, manchmal auch nicht.

Festsitzende Apparatur zur Verhinderung des Daumenlutschens

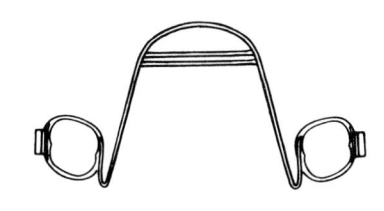

Obere Zungendorne

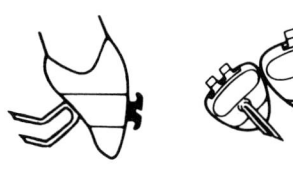

Ricketts-Retainer mit Zungendornen und spezieller Zungenaufprallfläche

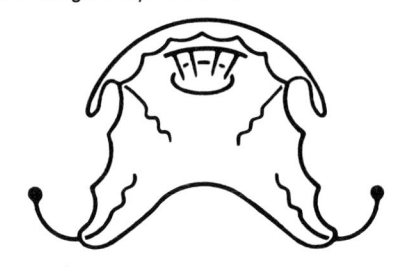

Unteres Zungengitter

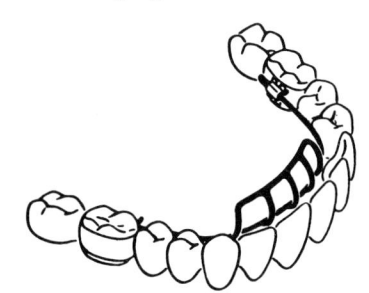

15. Kontrolle von Fehlfunktionen

Zungenübungen, Geräte gegen das Daumenlutschen, Zungendorne auf den oberen Schneidezahnbändern sowie spezielle Aufprallflächen für die Zunge können bei Fehlfunktionen hilfreich sein.

16. Neuromuskuläre Kontrolle

Durch die Anregung der Muskulatur beim regelmäßigen Kauen von zuckerlosem Kaugummi, durch Preßübungen und kau-intensive Nahrung läßt sich ein Schmerz während der kieferorthopädisch-orthodontischen Behandlung verkleinern, und die Muskulatur kann auf physiologische Weise die vertikale Höhe im Seitenzahnbereich gering halten.

17. Vergrößerung der Nasenluftwege

Durch eine starke Expansion des Oberkiefers, die Entfernung von Tonsillen und adenoiden Wucherungen und eine Rotation des Gaumens bei Vorliegen einer mikrorhinen Dysplasie wird die Zunge in eine günstige Lage gebracht und gleichzeitig werden die Luftwege in der Nase verbessert. Bei der Diagnostik muß sehr genau vorgegangen werden, da eine Gaumennahterweiterung den offenen Biß möglicherweise verschlechtern kann.

18. Kieferorthopädisch-kieferchirurgische Kombinationsbehandlung

Bei gewissen extrem ausgeprägten Fällen kann eine chirurgische Intervention im Oberkiefer, im Unterkiefer oder im Zungenbereich zusammen mit einer kieferorthopädischen Behandlung notwendig werden.

Die Anwendung elastischer Gummizüge bei Fällen mit offenem Biß

Delta-Gummizüge zur Behandlung der Angle' Klasse II

Klasse-II-Gummizüge werden von den unteren ersten Molaren über die Brackets des Eckzahns oder eine Lückenschlußschlaufe vertikal weiter zu dem Bracket des unteren Eckzahns gerichtet. Sie helfen bei der Korrektur der Klasse-II-Molarenverzahnung und der Extrusion der oberen und unteren Schneidezähne. Es besteht allerdings eine gewisse Tendenz, damit auch die unteren Molaren zu extrudieren.

Delta-Gummizüge zur Behandlung der Angle' Klasse III

Klasse-III-Gummizüge werden von den oberen Molaren unter die Flügel des unteren Eckzahnbrackets oder über eine Lückenschlußschlaufe und vertikal laufend zu den Brackets des oberen Eckzahnes gerichtet. Sie helfen bei der Korrektur der Angle'Klasse-III-Molarenverzahnung und zur Extrusion der oberen und unteren Schneidezähne. Es besteht dabei allerdings eine Tendenz, die oberen Molaren zu extrudieren.

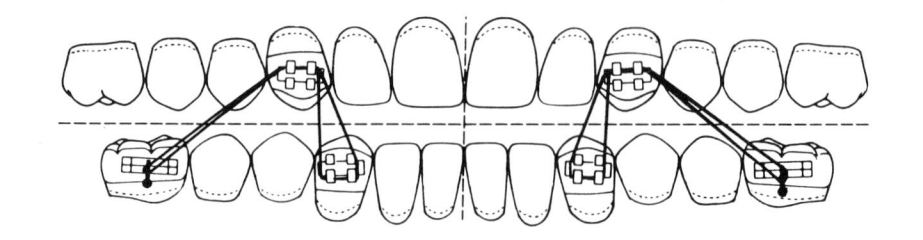

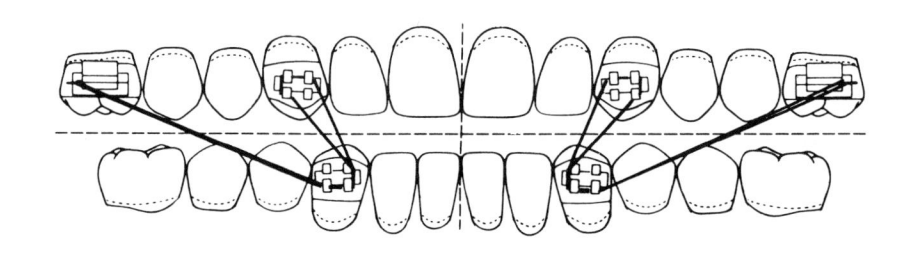

Vertikale Frontzahn-Gummizüge zur Behandlung der Klasse II

Vertikale Frontzahn-Gummizüge laufen um die Brackets der oberen seitlichen Schneidezähne herum und nach unten unter die mesialen Brackets der ersten Prämolaren. Sie eignen sich besonders zur Extrusion von Frontzähnen ohne Extrusion der Molaren. Es besteht ein leichter Kraftvektor im Sinne der Korrektur der Klasse-II-Verzahnung.

Vertikale Frontzahn-Gummizüge zur Behandlung der Klasse III

Vertikale Frontzahn-Gummizüge laufen um die oberen Eckzahnbrackets und nach unten zu den unteren seitlichen Schneidezahnbrackets. Diese Gummizuganordnung ist besonders effektiv bei der Extrusion von Frontzähnen ohne Extrusion der Molaren. Es besteht ein Kraftvektor im Sinne der Korrektur der Klasse III.

Vertikale Gummizüge zur starken Mesialisierung oberer Molaren

Vertikale Gummizüge von der Distalfläche des oberen Molars über die Brackets des seitlichen Schneidezahns laufend und dann nach unten zu den Brackets des unteren seitlichen Schneidezahns. Die Gummizüge bewirken eine starke Vorbewegung der oberen Molaren und eine Extrusion der Schneidezähne.

Vertikale Gummizüge zur starken Mesialisierung unterer Molaren

Vertikale Gummizüge von der Distalfläche des unteren Molars verlaufen über den unteren Eckzahn nach oben zum seitlichen Schneidezahn. Sie eignen sich zur Mesialisierung der unteren Molaren und zur Extrusion der Schneidezähne.

Hintere Delta-Gummizüge

Gummizüge, die an die Brackets der Seitenzähne laufen, um eine gute Seitenzahnokklusion zu schaffen. Sie können selektiv so angeordnet werden, daß sie einen oder mehrere Zähne extrudieren. Sie können auch entsprechend orientiert werden, daß sie im Sinne der Korrektur einer Klasse-II-Verzahnung oder einer Klasse-III-Verzahnung wirken.

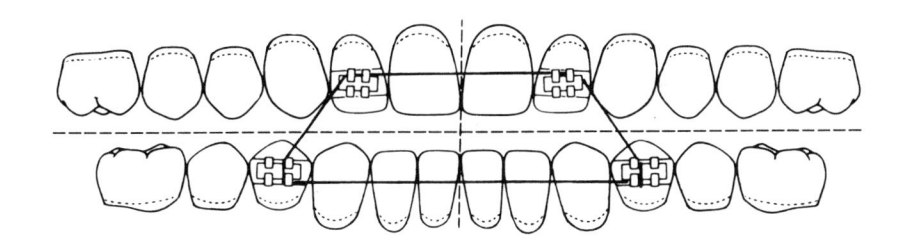

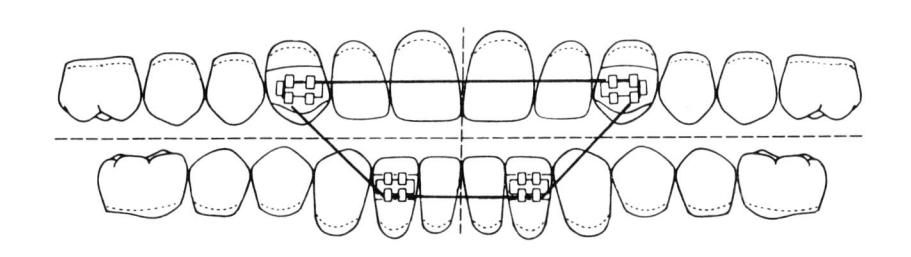

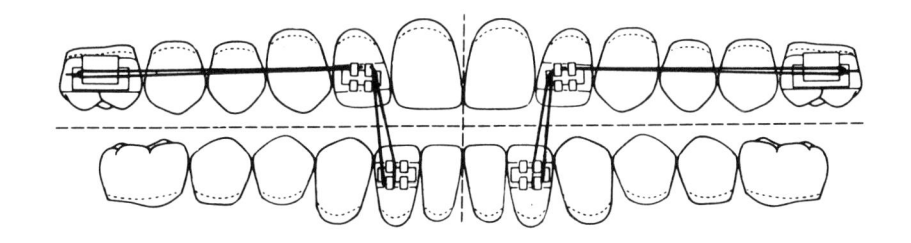

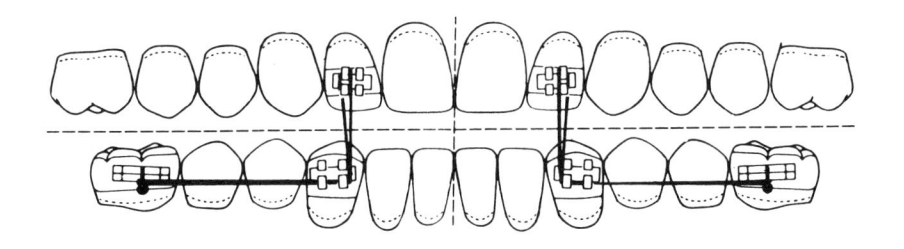

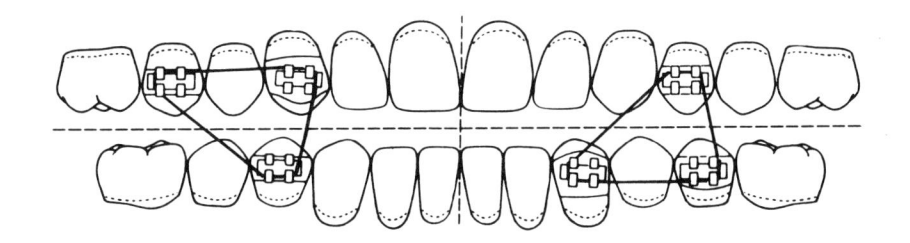

Kapitel 4
Reihenfolge des biomechanischen Vorgehens bei Nicht-Extraktionsfällen der Klasse II/2 mit Tiefbiß

Vorbringen der oberen Schneidezähne, palatinaler Wurzeltorque und Intrusion

Die beiden oberen ersten Molaren und die oberen Schneidezähne werden mit Bändern versehen; es wird ein Utilitybogen .016 x .022 aus blauem Elgiloydraht einligiert. Der Utilitybogen kann entweder nur die mittleren Schneidezähne umfassen, oder er kann – falls nötig – horizontale T-Schlaufen zwischen den mittleren und seitlichen Schneidezähnen tragen. 125–150 p Intrusionskraft auf die vier oberen Schneidezähne werden mit etwa 15 mm oder mehr Abbiegung in vestibulärer Richtung erreicht. Die oberen Molaren müssen stabilisiert werden, wenn ein oberer Utilitybogen benutzt wird. Man kann hierfür entweder Segmentbögen, einen Headgear oder einen Palatinalbogen benutzen.

Intrusion der unteren Schneidezähne und der unteren Eckzähne

Die unteren ersten Molaren und die Unterkiefer-Schneidezähne werden mit Bändern versehen; ein .016 x .016 Utilitybogen aus blauem Elgiloydraht wird mit einer Kraft von 60 p zur Intrusion der unteren Schneidezähne und zur Aufrichtung der Molaren aktiviert.
Die unteren Molaren sollen mit geringem bukkalen Wurzeltorque und geringer Verankerungsvorbereitung aufgerichtet werden. Wenn die unteren Schneidezähne intrudiert sind, werden die Eckzähne mit Bändern versehen. Es wird ein Intrusions-Segmentbogen einligiert oder an einer Schlaufe eine elastische Gummiligatur im horizontalen Teil des Utilitybogens angelegt.

Ausformen der oberen und unteren Seitenzahnsegmente

A. Rotationen im Bereich der unteren Seitenzähne werden korrigiert. Die ersten und zweiten Prämolaren werden mit Bändern versehen und alle vorhandenen Drehstände entweder durch runde Bögen oder durch flexible Bögen, wie Twistflex und dergleichen, oder durch Segmentbögen mit T-Schlaufen als Hilfsbögen zum unteren Utilitybogen richtiggestellt. Elastische Ligaturen werden im Bereich der Linguallaschen angewandt, um somit reziproke Rotationen der Zähne zu erreichen.
B. Die oberen Seitenzahnsegmente werden ausgeformt: Bänder werden auf den Eckzähnen und den Prämolaren ze-

mentiert, obere Segmentbögen mit einer Auswärtsbiegung für den Eckzahn und einer starken Bajonettbiegung für die oberen ersten Molaren zum Erreichen eines Klasse-II-Effektes eingebogen. Starke Gummizüge der Dicke von $^{5}/_{16}''$ werden 20 Stunden am Tag getragen.

Lückenschluß im Bereich der oberen Schneidezähne

A. Die Intrusion der oberen Schneidezähne mit einem oberen Utilitybogen wird weitergeführt, bis der Tiefbiß im Schneidezahnbereich zu einem Kante-zu-Kante-Verhältnis korrigiert ist.

B. Ein Lückenschluß mit gleichzeitigem Torque und Nivellieren der oberen Schneidezähne in bezug auf die vorher ausgeformten Seitenzahnsegmente erfolgt durch Einsetzen eines durch eine Stufe unterbrochenen Doppeldelta-Retraktionsbogens oder, wenn mehr Torque notwendig ist, durch Einfügen eines Torque- und Retraktionsbogens.

Idealisierungsbögen

Ideale koordinierte Bögen aus blauem .016 x .016 Elgiloydraht werden eingefügt, um den Zahnbögen die Möglichkeit zu geben, eine natürlichere Form anzunehmen. Die oberen mittleren Schneidezähne haben 22°, die seitlichen 14° und die Eckzähne 7° lingualen Wurzeltorque in den Brackets eingebaut. Die unteren Eckzähne haben 7° lingualen Wurzeltorque. Ein Schneidezahntorque zum Erreichen des Interinzisalwinkels von 125° kann aus Stabilitätsgründen zusätzlich notwendig sein.

Als Variationen in bezug auf die klassischen Idealbögen gelten das Fehlen der Eckzahnausbiegung und die besonders starke Ausprägung der Molarenbajonetts.

Wenn die Zahnbogenform dies notwendig macht, werden schwerere .016 x .022 oder .018 x .022 Bögen angewandt.

Bögen zur Schlußbehandlung

Durch das progressive Entbändern der oberen und unteren Seitenzahnsegmente und der Eckzähne wird ein Lückenschluß auf kontrollierte Art und Weise möglich.

L-Schlaufen in Bögen aus .018 x .022 blauem Elgiloydraht, eingebogen in die Gegend der Eckzähne, erlauben den Schluß der im Seitenzahnbereich noch vorhandenen Bandlücken. Es werden nur die Schlaufen im Unterkieferbogen aktiviert. Die obere Schlaufe wird als Haken für leichte Klasse-II-Gummizüge benutzt. So wird der Lückenschluß im Unterkiefer von hinten nach vorn und im Oberkiefer von vorn nach hinten vollzogen und eine Verzahnung im Eckzahn- und Schneidezahnbereich aufrechterhalten. Zu diesem Zeitpunkt können auch noch vorhandene kleine Mittellinienkorrekturen durch überkreuzte Gummizüge ausgeführt werden. Während dieser Schlußbehandlungsphase werden die Patienten alle zwei Wochen bestellt.

Reihenfolge des biomechanischen Vorgehens bei Nicht-Extraktionsfällen der Angle'Klasse II/2 mit Tiefbiß

1

Oberkiefer
Die oberen Molaren werden mit Bändern versehen und die Schneidezähne mit Brackets. Die oberen Schneidezähne werden mit einem Utilitybogen .016 x .016 oder .016 x .022 aus blauem Elgiloy vorgebracht, getorquet und intrudiert. Die oberen mittleren Schneidezähne können bis zur Stellung der seitlichen Schneidezähne vorgebracht werden, und dann werden alle vier Schneidezähne gleichzeitig intrudiert. Die hintere vertikale Stufe des Utilitys sollte gegen das Molarenröhrchen drücken und so als Stop für das Vorbringen der Schneidezähne wirken. Der mittlere Teil des Utilitybogens sollte etwa 5 mm oder mehr nach vestibulär aufgebogen werden und muß sehr gut kontrolliert sein. Eine V-Biegung im vorderen Bogenteil hilft diese Kontur exakt zu bewahren. Die oberen Molaren werden gegen Kippkräfte mit .016 x .016 Segmentbögen an die Prämolaren stabilisiert.

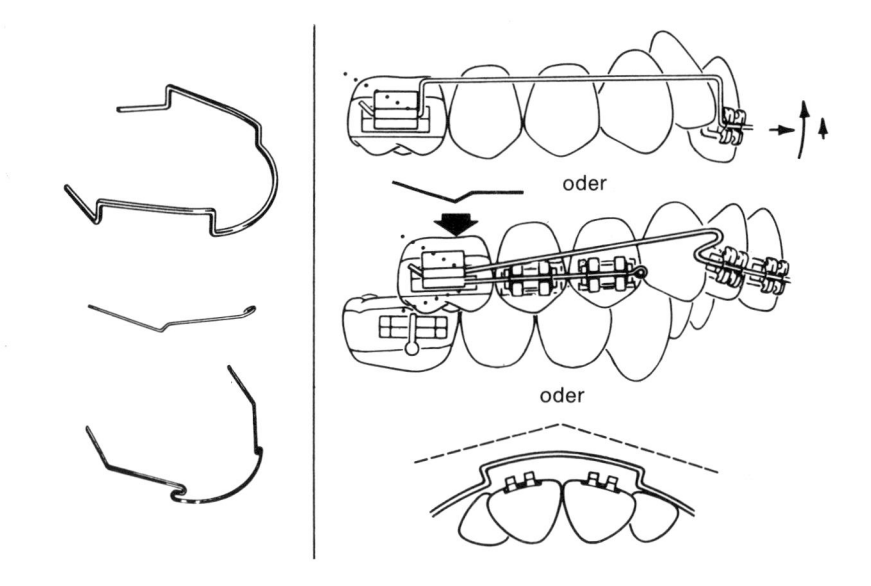

2

Oberkiefer
Die Verwendung der Utilitybögen mit Torque und Intrusion im Bereich der oberen Schneidezähne wird fortgesetzt. Die oberen Eckzähne und die Prämolaren werden, falls dies nicht schon früher geschehen ist, mit Bändern oder Brackets versehen. Die Seitenzahnsegmente werden mit Segmentbögen mit T-Schlaufen oder einem darüber ligierten Runddraht ausgeformt und nivelliert. Wenn ein Nivellieren nicht notwendig ist, werden Zugsegmentbögen einligiert und man beginnt mit Klasse-II-Gummizügen ($^5/_{16}$" stark).

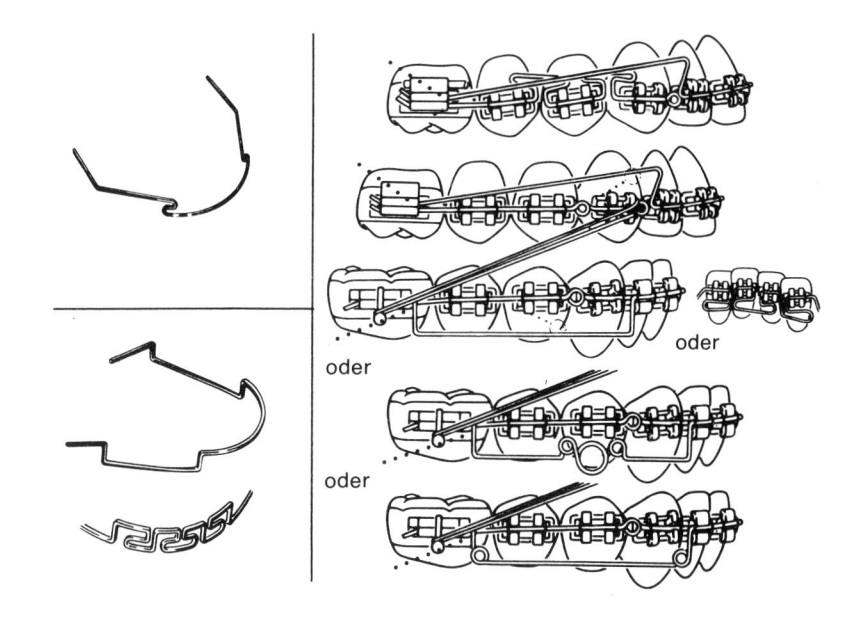

Unterkiefer
Wenn ein ausreichender sagittaler Überbiß vorhanden ist, werden die unteren Schneidezähne und die Molaren mit Bändern bzw. Brackets versehen. Nun wird ein unterer Utilitybogen aus .016 x .016 blauem Elgiloydraht mit 60 bis 75 p Kraft zur Intrusion der Schneidezähne und zur Aufrichtung der Molaren einligiert. Die Prämolaren und die Eckzähne können mit Bändern oder Brackets versehen werden, und es kann ein Stabilisierungssegment verwendet werden.

Abwandlungen der Grundform des Utilitybogens können entsprechend den genauen Zielen der Behandlung angewendet werden (sichtbar gemachte Behandlungsziele). Beispiel: Modifikation eines Protrusions-Utilitybogens.

3

Oberkiefer

Es folgt eine intraorale Aktivierung des Utilitybogens, um die Schneidezahnintrusion weiterzuführen. Falls Klasse-II-Gummizüge nicht schon vorher benutzt wurden, legt man sie jetzt an.

Unterkiefer

Elastische Gummiligaturen werden von den unteren Eckzahnbrackets zu kleinen Schlaufen im Bereich des Brückenteils des Utilitybogens angewandt, um so die Eckzahnintrusion zu bewirken. Ein stabilisierender Utilitybogen aus .016 x .022 oder .016 x .016 Draht wird zur Verstärkung des Torques einligiert. Die Stabilisierungssegmente sollten während der Eckzahnintrusion angewandt werden. Nachdem die Eckzähne intrudiert sind, kann zur Ausformung der Seitenzahnsegmente, falls erforderlich, ein T-Segmentbogen, ein übereinander ligierter Bogen, ein Twistflex- oder ein ähnlich hochelastischer Bogen angewandt werden.

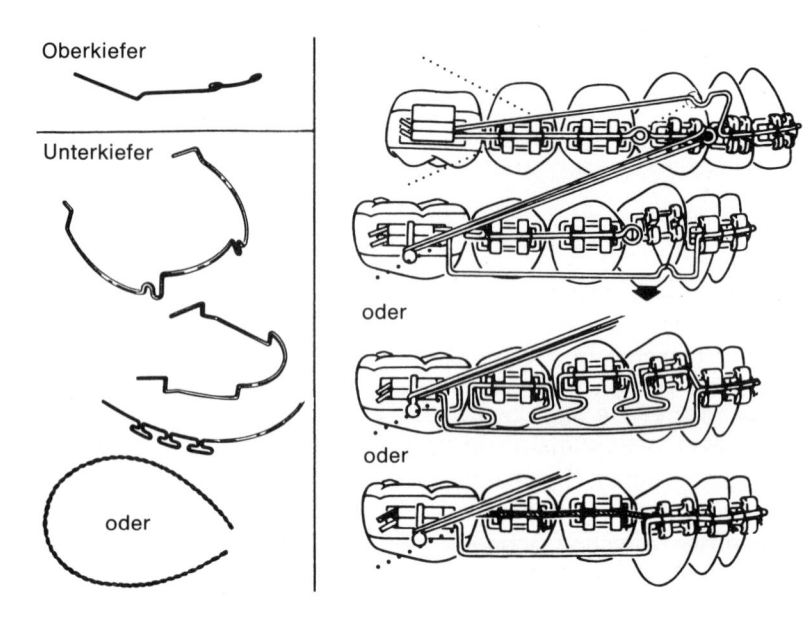

4

Oberkiefer

Vier Möglichkeiten bieten sich zur Beeinflussung der oberen Schneidezähne an:
1. Torque-Utilitybogen;
2. Kontraktions-Utilitybogen;
3. Doppeldelta-Utilitybogen;
4. fortlaufender Doppeldeltabogen.

Nach der Richtigstellung der Seitenzahnsegmente wird einer der oben genannten Bögen zur Torquekontrolle benutzt, zur Intrusion, zur Kontraktion und zur Nivellierung der Schneidezähne. Die hintere vertikale Stufe oder die Bajonettbiegung soll mesial des Brackets des zweiten Prämolars liegen, um so die Aktivierung zu ermöglichen. Während der Beeinflussung der Schneidezähne werden Klasse-II-Gummizüge getragen. Diese Gummizüge werden in die Sektionsbögen eingehängt (nicht im Schneidezahnbereich).

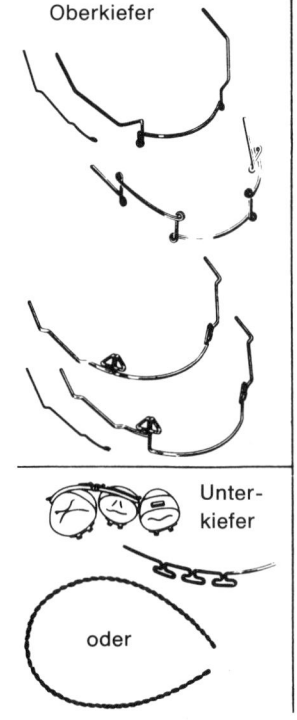

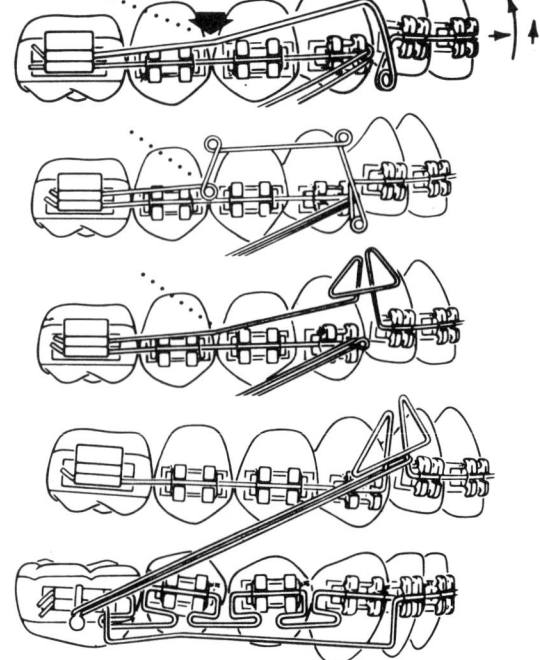

Unterkiefer

Ein Utilitybogen wird zur Stabilisierung, Idealisierung und zur Aufrechterhaltung der Torquekontrolle eingegliedert. Für den Fall, daß noch Rotationen zu behandeln sind, Lückenschluß vollzogen werden muß oder die Seitenzahnsegmente noch nivelliert werden müssen, können übereinander liegende Bögen verwendet werden. In diesem Stadium sollte, wenn irgend möglich, der ideale Bogen eingefügt werden.

Vorgehen bei Nicht-Extraktionsfällen der Klasse II/2 mit Tiefbiß 371

5

Oberkiefer
Ein Idealbogen aus .016 x .016 oder .016 x .022 blauem Elgiloy wird eingegliedert. Falls zusätzliche Kontrolle des Torques oder der Zahnbogenform notwendig ist, sollte man .016 x .022 blauen Elgiloy benutzen. Bei der Bioprogressiven Standard-Technik werden seitliche Giebelbiegungen, Aufsatzbiegungen im Prämolarenbereich und Molarenbajonetts eingeführt. Bei der Benutzung der Dreifachkontrollbögen sollte ein gerader Bogen mit der richtigen Bogenform einligiert werden.

Unterkiefer
Ideale untere Bögen aus .016 x .016, .016 x .022 oder .018 x .022 blauem Elgiloydraht werden eingegliedert. Seitliche Giebelbiegungen, Prämolarenaufsatzbiegungen und Molarenbajonettbiegungen werden inkorporiert. Bis zum Bereich der ersten Prämolaren wird ein bukkaler Wurzeltorque in den idealen Bogen eingebogen. Bei Benutzung der

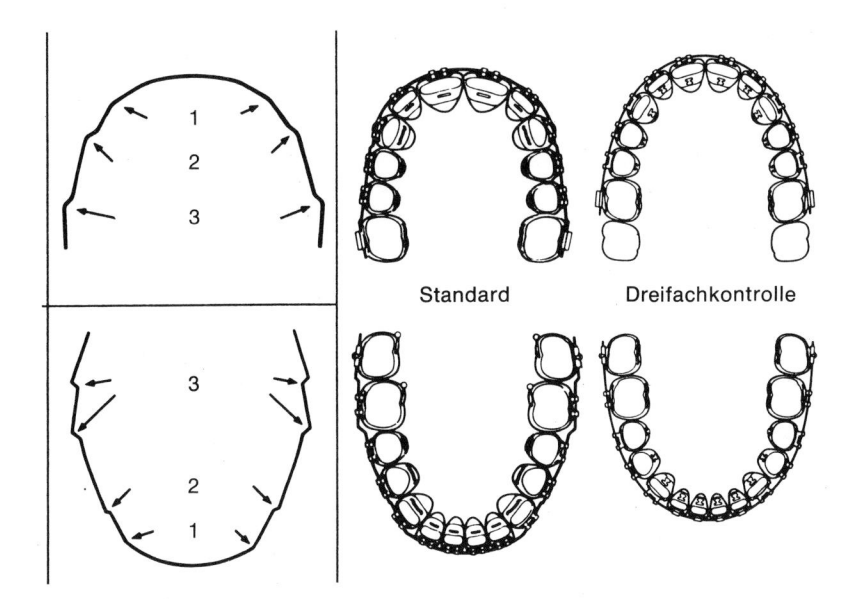

Standard   Dreifachkontrolle

1. seitliche Giebelbiegungen
2. Prämolarenaufsatzbiegung
3. Molarenbajonettbiegung

Dreifachkontrollröhrchen und -brakkets wird ein gerader Bogen mit der richtigen Zahnbogenform einligiert.

6

Oberkiefer
Endbehandlungs- und Restlückenschlußbogen. Ein Bogen mit L-Schlaufen aus .018 x .022 blauem Elgiloy wird eingebogen. Keine Aktivierung. Bei Benutzung von Klebetechniken wird kein Restlückenschluß notwendig sein.

Unterkiefer
Endbehandlungs- und Restlückenschlußbogen. Zum Lückenschluß wird ein Bogen mit horizontalen L-Schlaufen aus .016 x .022 blauem Elgiloy wird eingegliedert und um 1–2 mm aktiviert. $^5/_{16}$" starke Klasse-II-Gummizüge werden während 20 Stunden pro Tag getragen. Die Sitzungen erfolgen im Abstand von zwei Wochen. Bei der Anwendung der Klebetechnik wären die Lückenschlußbögen nicht notwendig.

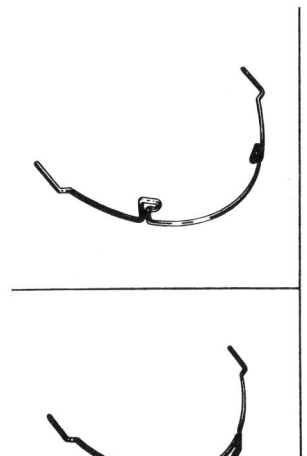

Achtung: Keine Abbiegung im Oberkiefer hinter den Molarenröhrchen!

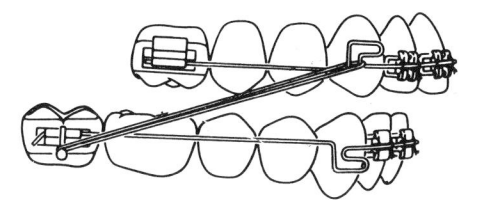

Achtung: Der untere Bogen wird durch distales Abbiegen am unteren Molarenröhrchen aktiviert.

Herstellung, Aktivierung und Einsetzen der Quad-Helix-Apparatur

Herstellung

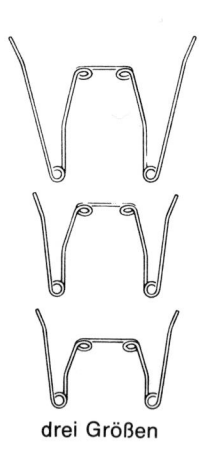

drei Größen

Die Quad-Helix-Apparatur stellt einen palatinal liegenden Expansionsbogen dar, der aus vier Spiralschlaufen besteht, die bei richtiger Aktivierung den Zahnbogen mit Druck dehnen, gleichzeitig die Zähne rotieren und außerdem die Sutura palatina mediana auf orthopädische Weise beeinflussen.
Die Quad-Helix-Apparatur ist vorgeformt aus Elgiloy der Stärke .038 verfügbar. Elgiloy ist eine Chrom-Kobalt-Molybdän-Legierung.
Die Quad-Helix-Apparatur kann auch aus Nr. 4-Golddraht hergestellt werden.

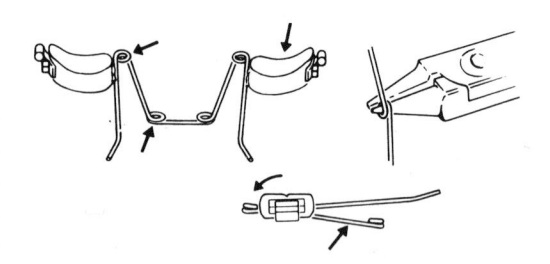

Die Spiralschlaufenfedern sind so konstruiert, daß sie eine Dehnung produzieren, wenn sie in die Ausgangsform zurückzugehen streben. Die distalen Schlaufen gehen über die Molarenbänder nach distal hinaus, wodurch es zu einer Rotation der Molaren und zu einer Expansion kommt.

Anfangsaktivierung

Die Abbildung zeigt den Anfang der exzessiven Aktivierung, die in die Schlaufen eingebogen wird, bevor die Apparatur zementiert wird. Nachdem sie auf einer Seite einzementiert ist, muß sie unter Fingerdruck auf der Gegenseite angebracht und das Molarenband so zementiert werden.
Wenn man die Arme der Quad-Helix von den Lingualflächen der Prämolaren und Eckzähne abstehen läßt, kommt es vor der Expansion im Bereich der Seitenzähne zu einer Molarenrotation.

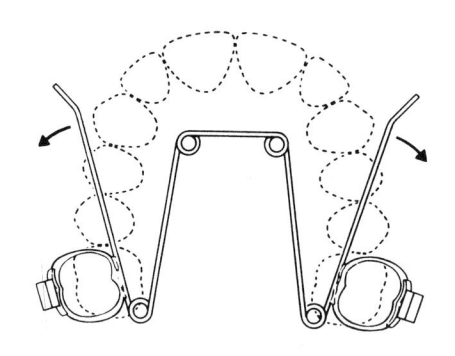

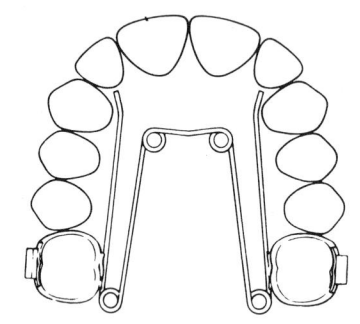

Intraorale Aktivierung

Die intraorale Aktivierung der Quad-Helix-Apparatur erlaubt erstens eine Anpassung zur Expansion im Molarenbereich und zweitens eine Anpassung sowohl zur Rotation der Molaren als auch zur Expansion der Seitenzahnsegmente.

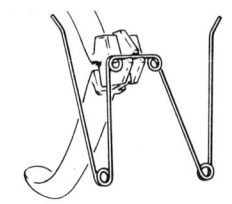

Expansion im Molarenbereich

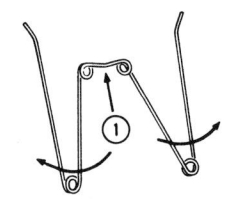

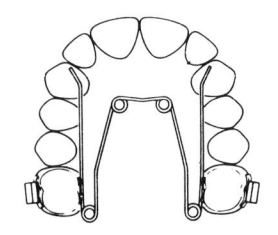

Rotation der Molaren und Expansion der bukkalen Arme

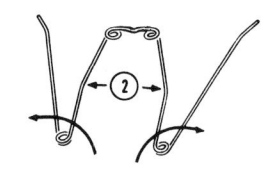

Modifikationen

Die Quad-Helix-Apparatur wird in vielen Modifikationen verwendet: 1. als Hilfsgerät zum Abstellen des Daumenlutschens oder des Zungenpressens; 2. in Fällen, bei denen nur eine Molarenrotation erwünscht ist; 3. mit vorderen Schlaufen und Armen, die eine Rotation und Dehnung im Schneidezahnbereich ermöglichen und 4. bei der Dehnung des unteren Zahnbogens. Diese wird durch eine Modifikation der Quad-Helix im Sinne eines Lingualbogens durchgeführt, wie in *Abb. 4* gezeigt.

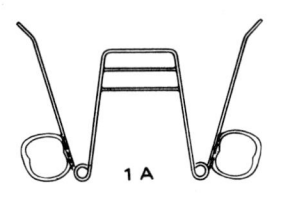

1 A »Ricketts' Drei-in-eins«

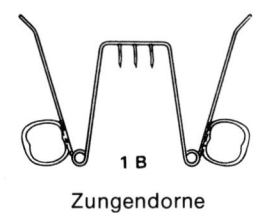

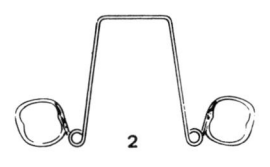

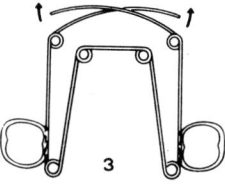

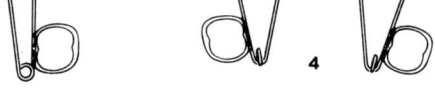

1 B Zungendorne

2 Molarenrotation

3 Expansion im Seitenzahn- und im Frontzahnbereich

4

Kapitel 5

Der Unterkiefer-Utilitybogen – der Grundbogen der leichten Vierkantbogentechnik

Der Utilitybogen ist der Grundbogen der leichten Vierkantbogentechnik. Er wird so bezeichnet (»utility« steht ja für »Nützlichkeit«, »Nutzbarkeit« und noch allgemeiner: »Gebrauchs-«), weil er aufgrund der Einzigartigkeit seiner Grundkonstruktion, die viele Modifikationen ermöglicht, eine ganze Anzahl von Aufgaben bzw. Funktionen übernehmen kann.

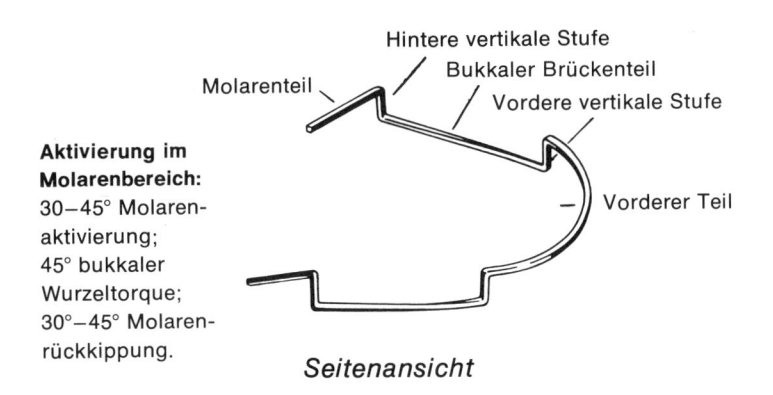

Aktivierung im Molarenbereich:
30–45° Molarenaktivierung;
45° bukkaler Wurzeltorque;
30°–45° Molarenrückkippung.

Molarenteil
Hintere vertikale Stufe
Bukkaler Brückenteil
Vordere vertikale Stufe
Vorderer Teil

Seitenansicht

Aufbiegen der bukkalen Brücken

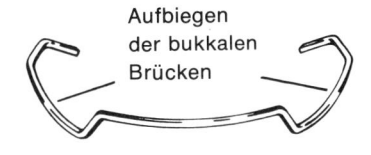

Vorderansicht

Draufsicht

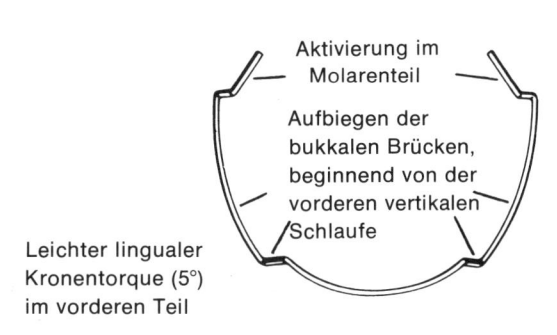

Aktivierung im Molarenteil
Aufbiegen der bukkalen Brücken, beginnend von der vorderen vertikalen Schlaufe
Leichter lingualer Kronentorque (5°) im vorderen Teil

Die Konstruktionsmerkmale es Unterkiefer-Utilitybogens

Größe
Der Unterkiefer-Utilitybogen wird am besten aus .016 x .016 blauem Elgiloy hergestellt, um so ein Kraftsystem zu schaffen, das eine kontinuierliche leichte Kraft in der Größenordnung von 50–75 p entwickelt.

Gestaltung
Die Gestaltung des Utilitybogens wird durch die Notwendigkeit diktiert, eine leichte kontinuierlich wirkende Kraft zu erzeugen.
Dabei wird das Prinzip des langen Hebelarms von den Molaren zu den Schneidezähnen angewandt, um diesen Effekt zu erzeugen. Der Utilitybogen wird nach unten abgewinkelt, um so eine Störung durch die Kaukräfte zu vermeiden, die den Bogen sonst leicht verbiegen würden.
Der bukkale Brückenteil wird nach außen aufgebogen, um eine Irritation der Weichgewebe gegenüber den vertikalen Stufen zu vermeiden, wenn sich der Bogen durch die fortschreitende Intrusion der Schneidezähne diesen Weichteilen nähert.

Therapeutische Rolle und Funktion

Einstellung der Molaren für kortikale Verankerung
a) Distal- und Lingualrotation der Molaren des Unterkiefers;
b) Aufrichtung gekippter oder nach mesial geneigter Molaren;
c) der Bogen torquet die Molarenwurzeln nach vestibulär unter die Kortikalis.

Ausformung des Schneidezahnsegmentes
a) Intrusion oder Extrusion der Schneidezähne auf das Niveau der in Okklusion stehenden Seitenzähne;
b) Protrusion oder Retrusion der Schneidezähne, je nachdem ob es sich um Dehnungs- oder Extraktionsfälle handelt;
c) Nivellieren und Rotationskontrolle der Schneidezähne;
d) Kontrolle der Achsenneigung durch die Möglichkeit des labialen oder lingualen Kronentorques.

Der Bogen stabilisiert den unteren Zahnbogen und erlaubt die zusätzliche Anwendung von Segmentbögen.
a) Er wirkt dahingehend, daß die Zahnbogenstabilität aufrechterhalten bleibt, während die Eckzähne intrudiert und einzeln an ihren Ort gebracht werden;
b) er erlaubt die Benutzung von Segmentbögen zur Eckzahnretraktion, wobei die übrigen Zähne zur Verankerung benutzt werden;
c) er stabilisiert den unteren Zahnbogen zur Anwendung von Klasse-II-Gummizügen an obere Segmentbögen oder Utilitybögen;
d) er erlaubt die Rotation und die Aufrichtung der Zähne im bukkalen Segment.

Physiologische Rollen und Funktionen des Utilitybogens
a) Er benutzt Muskelverankerung ähnlich wie ein Lippenschild;
b) die vestibulären Anteile stellen einen Lippenschild dar und erlauben eine Dehnung im Seitenzahnbereich;
c) er hat einen Aktivatoreffekt, indem er die propriozeptiven Einflüsse auf die unteren Schneidezähne ausschaltet;
d) er erlaubt einen besseren Durchbruch der Seitenzähne, indem er funktionelle Störungen beseitigt;
e) er korrigiert den vertikalen Überbiß vor dem sagittalen Überbiß, so daß ein fehlerhafter Schneidezahnkontakt erst gar nicht entstehen kann;
f) er erhält die physiologische Zahnbogenform und/oder die Molarenweite aufrecht.

Der Utilitybogen erlaubt eine Überkorrektur, um so die Stabilität während der Retentionsperiode zu verbessern
a) Er erlaubt das Erreichen einer Kante-zu-Kante-Schneidezahnrelation als Überkorrektur für Tiefbißfälle mit übergroßer sagittaler Stufe;
b) er erlaubt eine Überkorrektur der Okklusion im Seitenzahnbereich und im Eckzahnbereich durch die Verwendung der Segmentbogentechnik;
c) er erlaubt eine Überkorrektur der Rotation im Seitenzahnbereich, da die Molaren und die Schneidezähne gleichzeitig stabilisiert werden.

Der Unterkiefer-Utilitybogen

Die Rolle des Utilitybogens im Wechselgebiß

a) Er erlaubt die Ausformung im Schneidezahnbereich und eine Kontrolle der Stellung der Molaren während des Übergangs in das bleibende Gebiß, indem er die Milchseitenzähne umgeht;

b) durch Bandsetzen auf die zweiten Milchmolaren ermöglicht er eine Frühbehandlung des Tiefbisses aufgrund fehlerhafter Schneidezahnstellung;

c) er erlaubt einen günstigeren Durchbruch der unteren ersten Molaren hinter den aufgerichteten zweiten Milchmolaren;

d) er erlaubt einen weiter distal erfolgenden Durchbruch der unteren zweiten Prämolaren, wenn die zweiten Milchmolaren vorher aufgerichtet wurden;

e) er erlaubt eine zeitige Korrektur von Drehständen der Eckzähne und Prämolaren während ihres Durchbruches;

f) es kann damit die Ausformung des Schneidezahnbereiches und die Intrusion der Schneidezähne vorgenommen werden unter Verwendung der zweiten Milchmolaren als Ankerzähne, wobei dann die ersten bleibenden Molaren erst später gebändert werden können.

Herstellung, Aktivierung, Einsetzen und Anwendung des Unterkiefer-Utilitybogens

Herstellung des Bogens

1. Die hintere vertikale Stufe sollte direkt vor dem Molarenröhrchen abgebogen werden, um so eine Verformung durch die Okklusionskräfte zu vermeiden und gleichzeitig bessere Molaren- und Schneidezahnbewegungen zu erlauben.

2. Die vordere vertikale Stufe sollte weit genug hinter dem Schlößchen des seitlichen unteren Schneidezahns abgebogen werden, um so eine Beseitigung der Drehkippstände der Schneidezähne und ihre korrekte Einstellung zu erlauben.

3. Die vordere und die hintere vertikale Stufe sollten nur 5 mm hoch sein; sie können mit dem Maul einer How-Zange hergestellt werden.

4. Die Größen der unteren Utilitybögen werden durch die Längen der bukkalen und der vorderen Teile vorgegeben, z.B.: 25-30-25. Ein schmales flexibles Millimetermaß erleichtert diese intraoralen Messungen und die richtige Auswahl des Bogens. Da die Größen Standardmaße darstellen, können sie sehr leicht vorgefertigt werden.

5. Ein kleines Türmchen, das den .016 x .016 Draht aufnimmt, hilft bei der Herstellung des vorderen Teiles. Aufgrund der Flexibilität der leichteren Bögen wird eine Überkonturierung notwendig.

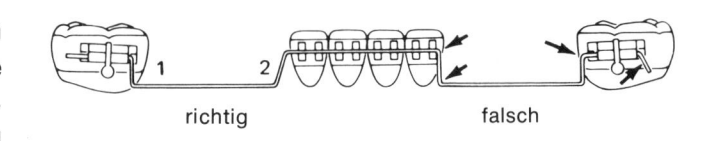

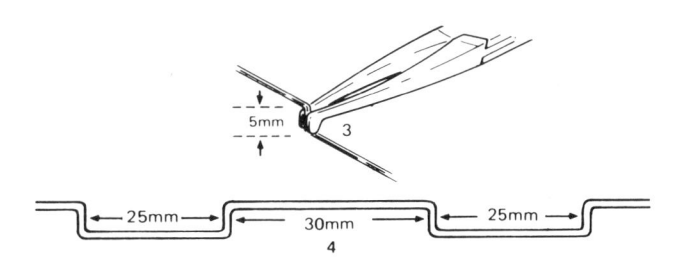

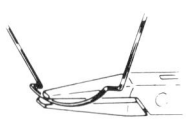

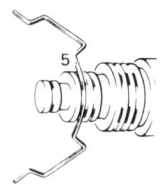

6. Eine Konturzange wird benutzt, um gegebenenfalls eine zusätzliche Biegung im vorderen Teil anzubringen. Diese Zange eignet sich besonders dann, wenn Horizontal-Loops vorhanden sind.

7. Der vordere Teil bekommt die Kontur eines idealen Frontzahnbogens.

8. Der nach unten versetzte bukkale Brückenteil wird im vestibulären Anteil so geformt, daß er vom Alveolarfortsatz absteht und als Lippenschild gegen den Musculus buccinator und die Wangen im unteren Teil des Vestibulums wirkt.

9. Der bukkale Brückenteil wird nach außen gebogen, während der vordere Teil mit einer Howe-Zange festgehalten wird.

10. Durch Aufbiegen der bukkalen Brücken im Bereich der vorderen vertikalen Stufe wird die hintere vertikale Stufe auch nach vestibulär gebogen, und es kommt zu einem bukkalen Wurzeltorque von 45 Grad, wie im Molarenbereich benötigt.

11. Leichter lingualer Kronentorque von 0–5° kann im vorderen Teil eingebogen werden, gleichzeitig mit dem vestibulären Aufbiegen der Brückenteile. (Dies wird mit Pfeil 9 der Abbildungen gezeigt.)

12. Die hintere vertikale Stufe wird nach bukkal aufgebogen, um ein Trauma der Gingiva im Bereich des Molarenröhrchens zu vermeiden.

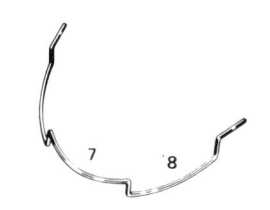

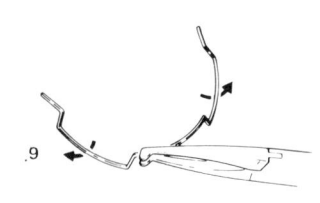

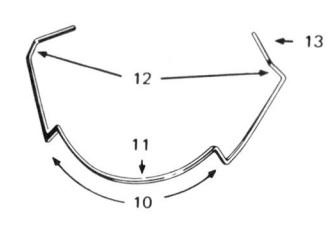

13. Der Molarenteil, der in die Molarenröhrchen eingeführt wird, hat 45° bukkalen Wurzeltorque, 30–45° Distal- und Lingualrotation und 30–45° Rückkippung.

Aktivierung des Bogens

14. Der Pfeil weist auf den bukkalen Wurzeltorque von 45° hin, der in den Molarenteil eingebogen wird. Dieser Torque wird automatisch erreicht, wenn der bukkale Brückenteil nach außen gebogen wird.

15. Der Pfeil weist auf die 30–45° distale Rotation des Molars hin, die in den Molarenteil eingebogen wird.

16. Der Pfeil verdeutlicht die Rückkippung von 30–45°, die in den Molarenteil eingebogen wird, um das Aufrichten des Molars und die Schneidezahnintrusion zu bewirken.

17. Die rückwärtige Ansicht des Utilitybogens zeigt die Gesamtaktivierung, die jetzt eingebogen ist. Sie zeigt auch die Einzigartigkeit und die Charakteristiken der Konstruktion dieses Bogens. Das Aufbiegen der bukkalen Brückenteile verhindert, daß die vertikalen Stufen in das Gewebe über dem Eckzahngebiet eindringen, und gleichzeitig bringen sie im Molarenbereich den entsprechenden Torque.

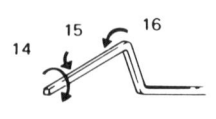

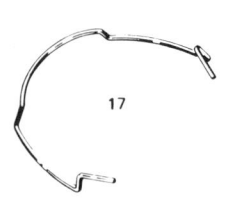

Der Unterkiefer-Utilitybogen

Einsetzen des Bogens

18.–19. Beim Einführen des aktivierten Utilitybogens in die unteren Molarenröhrchen wird der vordere Teil des Bogens im Frontzahnbereich des Vestibulums liegen. Wenn der Bogen auf die Ebene der Schneidezahnbrackets angehoben wird, sollte sich hierbei eine Kraft von 50–75 p ergeben. Diese Kraft wirkt in eine Richtung, die zur Intrusion der unteren Schneidezähne geeignet ist.

Um die Molaren aufrichten zu können, muß der Draht durch das Molarenröhrchen hindurchlaufen und darf distal des Röhrchens nicht abgebogen sein. So wird verhindert, daß sich die Krone aufrichtet.

Die hintere vertikale Stufe sollte nicht aus dem Molarenröhrchen vorne herausstehen, denn dadurch würde sie durch die Okklusionskräfte verbogen werden und die Torquekontrolle über den Molaren verändern.

20–21. Diese Abbildungen zeigen den größeren Aufrichtungseffekt eines geraden – also nicht getorqueten – Bogens gegen einen unteren Schneidezahn, der gekippt ist, im Gegensatz zu einem, der bereits aufrecht steht. Der gerade Bogen kann ohne Torquewirkung angebracht werden.

22. Ein leichter lingualer Kronentorque von 0–5° im vorderen Anteil hilft, die Wurzeln im Frontzahngebiet besser von der lingualen Kortikalis entfernt zu halten, und erlaubt so eine bessere Intrusion der Schneidezähne.

Es sollte darauf geachtet werden, daß die vorderen vertikalen Stufen nach vestibulär aufgebogen werden. Wenn diese Stufen in das Gewebe eingelagert werden, muß man darauf achten, daß es bei der notwendigen Korrektur nicht zu Verbiegungen oder einer Veränderung der Molarenkontrolle kommt.

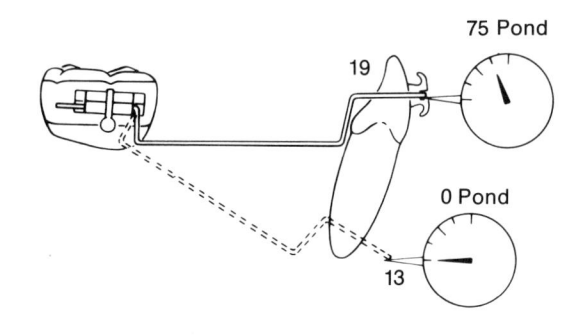

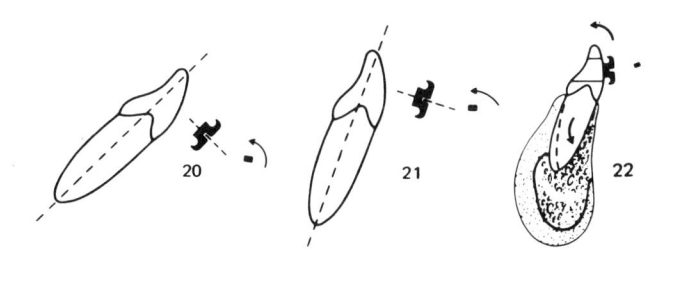

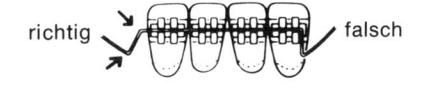

Anwendung des Bogens

Molaren

Distales Aufrichten

Das Aufrichten und das Distalkippen der unteren Molaren vollziehen sich als reziproke Aktion des unteren Utilitybogens. Hierdurch wird der Platz des zweiten Milchmolars gehalten und die Bogenlänge im Seitenzahnbereich vergrößert, so daß die Prämolaren gut durchbrechen können.

Distolinguale Rotation

Die distolinguale Rotation des unteren ersten Molars wird so vorgenommen, daß er einen richtig rotierten oberen Molar gut mit der Kaufläche aufnehmen kann. Dies ist ein sehr wichtiger Faktor für das Errreichen eines guten Molarenverhältnisses; es ist außerdem bedeutsam für die Endbehandlung der Okklusion im Seitenzahnbereich.

Bukkaler Wurzeltorque

Das bukkale Torquen der Wurzeln des unteren ersten Molars unter den kortikalen Knochen der Linea obliqua ist ein wesentlicher Faktor beim Erreichen der Unterkieferverankerung. Der Utilitybogen kann diesen Torque gut durchführen, es ist eine seiner vielen Rollen und Funktionen.

Schneidezähne

Intrusion

Die Intrusion der unteren Schneidezähne bis zur Ebene einer gut funktionierenden Seitenzahnokklusion ist einer der vielen Anwendungsbereiche des Unterkiefer-Utilitybogens. Leichter lingualer Kronentorque und leichte kontinuierliche Kräffte sind für effektvolle Intrusion notwendig.

Körperliche Rückbewegung, körperliche Vorbewegung

Der untere Utilitybogen erlaubt ein körperliches Vorbringen oder körperliches Retrudieren – je nach seiner Modifikation –, um so die jeweiligen Behandlungsziele zu erreichen. Durch intraorale Anpassungen des Utilitybogens können diese Bewegungen leichter durchgeführt werden.

Ausformung

Ein Überlappen der Schneidezähne oder ein Engstand der unteren Schneidezähne können gut korrigiert werden. Sobald die unteren Schneidezähne ideal stehen, können sie durch den Utilitybogen intrudiert werden. Die Modifikationen des Utilitybogens mit eingebogenen horizontalen L- oder T-Schlaufen vereinfachen diese Bewegungen.

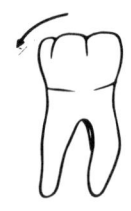

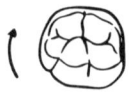

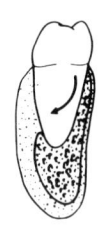

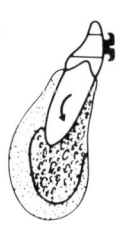

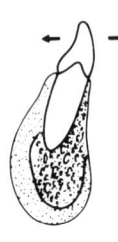

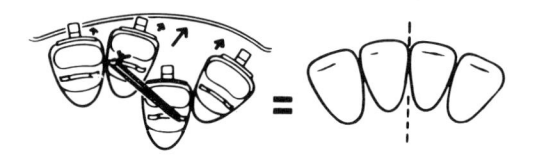

Der Unterkiefer-Utilitybogen

Intraorale Aktivierungen

Intraorale Aktivierungen des Unterkiefer-Utilitybogens können mit einer Schlaufenbiegezange oder einer kleinen Dreifingerzange vorgenommen werden. Es muß besonders darauf geachtet werden, daß dabei die richtige Kontrolle über die Schneidezähne und die Molaren beibehalten wird. Falsche Anpassungsbiegungen können leicht zu einer Veränderung des ursprünglichen Torques führen.

Grundsätzlich sollten intraorale Anpassungsbiegungen entweder parallel oder senkrecht zum Sektionsbogen, der reaktiviert werden soll, ausgeführt werden. Hierdurch kann die Aktion des Bogens auf derselben Ebene gehalten werden, und es kommt nicht zu einer Veränderung des ursprünglichen Torques.

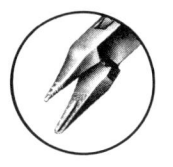

Schleifenbiegezange (i 350)   *Dreifingerzange (i 201)*

Das Ansetzen der Zange im Molarenbereich

Die Aktivierung im Molarengebiet wird senkrecht zum Molarensegment vorgenommen,
– entweder im Bereich der hinteren vertikalen Stufe
– oder am bukkalen Brückenteil.
Die Zange muß aus dorsaler Richtung angesetzt werden, so daß sie im Winkel von 90° zum distal rotierten Molarensegment angreift.

Die oberen Ansatzpunkte der Zange zeigen, wo intraorale Anpassungen am Unterkiefer-Utilitybogen gemacht werden sollen. Die intraoralen Anpassungen werden im Bereich der vorderen oder hinteren vertikalen Stufe gemacht oder nahe bei ihnen im Bereich der bukkalen Brücke.

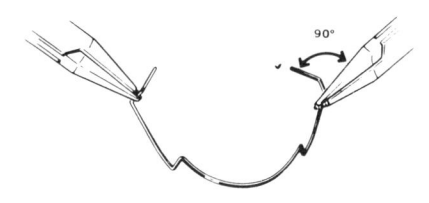

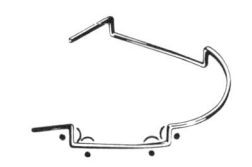

Ansatzstellen für die Zange

Das Ansetzen der Zange im Schneidezahnbereich

Die Aktivierung im Schneidezahnbereich wird parallel zum Schneidezahnsegment gemacht,
– entweder im Bereich der vorderen vertikalen Stufe
– oder im Bereich der vestibulären Brücke in der Nähe der Stufe.

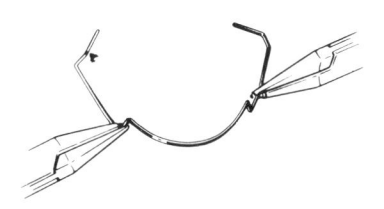

Die Zange muß aus dorsaler Richtung angesetzt werden, so daß sie dem Schneidezahnsegment gegenüber parallel ist.

Intraorale Aktivierung im Molarenbereich

Intraorale Molarenaktivierungen sollten im Bereich der hinteren vertikalen Stufe gemacht werden oder nahe bei ihr im Bereich der vestibulären Brücke. Diese Anpassungen sollten im Winkel von 90° zu dem Teil, der sich im Molarenröhrchen befindet, vorgenommen werden. Für diese Anpassungsbiegung muß die Zange aus dorsaler Richtung eingeführt werden, so daß sie über der distalen Rotation, die zu Anfang im Molarensegment eingebogen wurde, senkrecht steht.

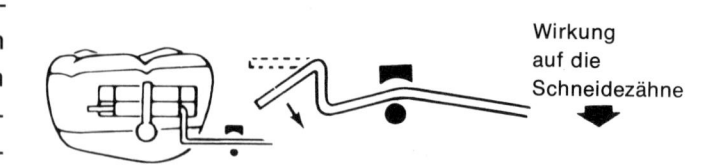

Aktivierung im Bereich der hinteren vertikalen Stufe

Um eine starke Rückkippung der unteren Molaren und gleichzeitig eine stärkere Schneidezahnintrusion zu erreichen, können Anpassungen im Munde mit der Schlaufenbiegezange gemacht werden oder mit einer kleinen Dreifingerzange. Die Aktivierungen sollten dabei senkrecht zu dem am Molarenröhrchen befindlichen Draht erfolgen, der seinerseits eine 30° Distalrotation aufweist. Zwei Gebiete sind für die Aktivierung sehr effektiv:
– die hintere vertikale Stufe;
– die vestibuläre Brücke vor der hinteren vertikalen Stufe.

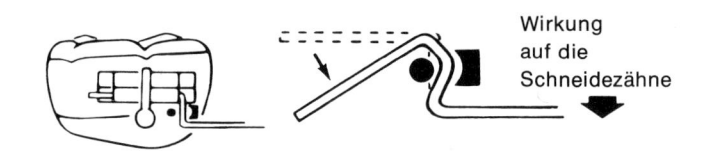

Aktivierung im Bereich der vestibulären Brücke vor der hinteren vertikalen Stufe

---

Kriterien der Gestaltung und der Herstellung, die von extremer Bedeutung für die richtige Aktivierung und die richtige Funktion sind

1. Rückkippung 30°–45° im Molarenteil;
2. distolinguale Rotation 30°–45° im Molarenteil;
3. bukkaler Wurzeltorque 45° im unteren Molarenteil;
4. die distale vertikale Stufe sollte direkt mit dem Molarenröhrchen abschließen;
5. der Utilitybogen sollte durch das Molarenröhrchen durchlaufen, so daß sich der Zahn aufrichten kann;
6. leichter lingualer Kronentorque von 5–10° im vorderen Schneidezahnsegment;
7. bukkales Aufbiegen der bukkalen Brücke im Bereich der vorderen vertikalen Stufe, wodurch es auch zu einem Aufbiegen der hinteren vertikalen Stufe und zu einem 45°-Wurzeltorque im Molarenteil kommt;
8. der Schneidezahnteil soll weit genug distal des seitlichen Schneidezahnes abgebogen sein, so daß sich die Schneidezähne harmonisch anordnen können.

Intraorale Aktivierung im Schneidezahnbereich

Intraorale Anpassungsbiegungen, die sich im Schneidezahnsegment auswirken sollen, müssen im Bereich der vorderen vertikalen Stufe oder direkt neben ihr in der bukkalen Brücke ausgeführt werden. Diese Anpassungsbiegungen für den vorderen Teil sollten parallel zum vorderen Segment gemacht werden. Um diese Aktivierungen vorzunehmen, muß die Zange aus dorsaler Richtung eingeführt werden, so daß sie parallel zur Außenfläche des vorderen Segmentes gehalten wird. Die Aktivierung für dieses Gebiet sollte parallel zum Schneidezahnsegment gemacht werden,

– entweder im Bereich der vorderen vertikalen Stufe
– oder direkt neben der Stufe auf der vestibulären Brücke.

Diese Aktivierungen bedingen vor allem einen labialen Kronentorque oder eine Retraktion mit lingualem Kronentorque und führen nur zu einer geringen Intrusion der Schneidezähne. Zur Intrusion der Schneidezähne wird an der Vertikalen im Molarenbereich aktiviert.

Aktivierung im Schneidezahngebiet

Draufsicht

Aktivierung im Schneidezahngebiet

Seitenansicht

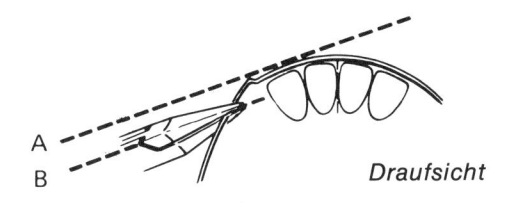

A – Die Aktivierung auf der vorderen Stufe bewirkt eine Aktivierung parallel zum vorderen Segment.

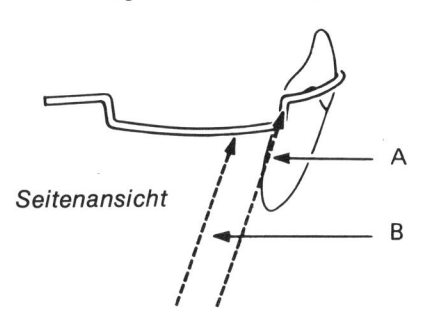

B – Die Aktivierung auf der bukkalen Brücke in der Nähe der vorderen vertikalen Stufe sollte leicht von hinten vorgenommen werden; dabei sollte die Zange parallel zum vorderen Teil des Bogens gehalten werden. Das vordere Segment hat eine halbrunde Form, weshalb die Aktivierung auf jeder Seite durchgeführt werden muß.

Kronentorque oder labiales Vorbringen

Um die Schneidezähne vorzubringen oder einen labialen Kronentorque durchzuführen, sollten die intraoralen Anpassungsbiegungen auf die unten dargestellten Weisen vorgenommen werden. Wenn der Utilitybogen nach einwärts gebogen wird, bewegen sich die Schneidezähne nach vorne und es wird ein labialer Kronentorque erzeugt.

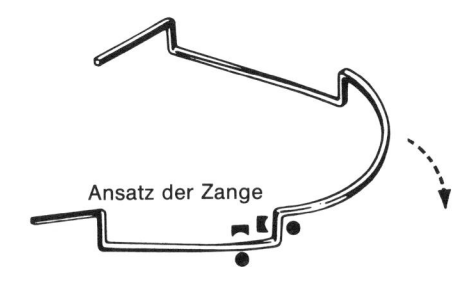

Ansatz der Zange

Biegen des vorderen Teiles der vestibulären Brücke

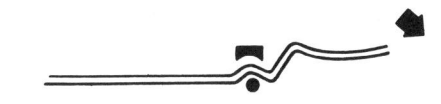

Biegen des vorderen Teiles der vertikalen Stufe

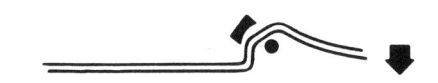

Vorbringen der Front

Kronentorque oder linguales Zurückziehen
(Umdrehen der Zange)

Zur Retrusion der Schneidezähne oder zur Anwendung von lingualem Kronentorque sollten die intraoralen Anpassungsbiegungen so gemacht werden, wie nebenstehend gezeigt. Der Utilitybogen wird dabei nach außen gebogen, er retrudiert die Schneidezähne und bewirkt einen lingualen Kronentorque.

Ansatz der Zange

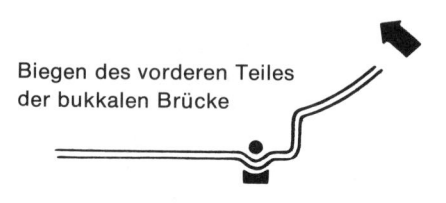

Biegen des vorderen Teiles der bukkalen Brücke

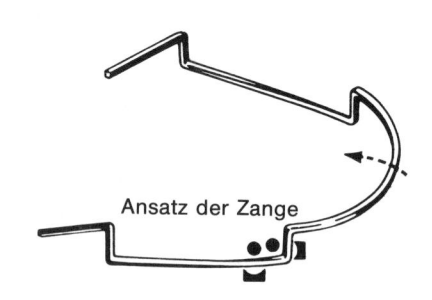

Diese Aktivierung erzeugt bei den Schneidezähnen einen lingualen Kronentorque.

Biegen der vorderen vertikalen Stufe

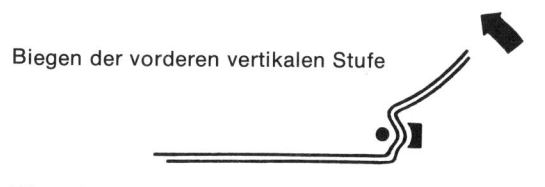

Diese Aktivierung dient der Retraktion der Frontzähne.

Modifikationen des grundlegenden Utilitybogen-Prinzips

(Verschiedene Zwecke der Anwendung des Unterkiefer-Utilitybogens)

1. Anwendung des Expansions-Utilitybogens

Die Anwendung ist praktisch die gleiche wie beim ursprünglichen Utilitybogen – außer daß dieser Bogen die Schneidezähne vorbewegt. Die hintere vertikale Stufe soll direkt vor dem Bukkalröhrchen abgebogen sein.

Kraftentwicklung:		
	1 mm	85 Pond
	2 mm	140 Pond
	3 mm	205 Pond

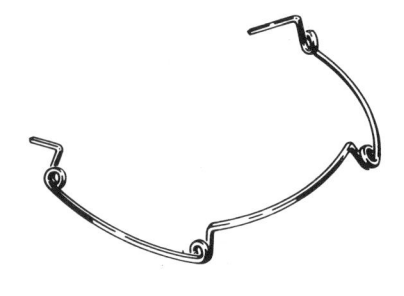

Die Schlaufe liegt innen oder hinter der vorderen vertikalen Stufe, wenn die Schneidezähne vorgebracht werden sollen.

Der Unterkiefer-Utilitybogen 385

2. Anwendung des Kontraktions-Utilitybogens

Dabei handelt es sich um einen Utilitybogen mit spiralförmigen Schlaufen, mit dem sich die Schneidezähne zurückbewegen lassen. Die hintere Stufe soll 5 mm oder mehr vor dem Bukkalröhrchen liegen, um die gewünschte Rückbewegung der Schneidezähne zu ermöglichen.

Kraftentwicklung:
1 mm	50 Pond
2 mm	150 Pond
3 mm	230 Pond
4 mm	300 Pond

Die Schlaufe liegt vor der vorderen oder hinteren Stufe, wenn die Schneidezähne retrudiert werden sollen.

Die Schlaufe an der unteren Ecke der vertikalen Stufe wird nach vorne oder über der Stufe gebogen, wenn die Schneidezähne retrudiert werden müssen. So kommt es zu einer Kraftentwicklung auf die Schneidezähne im Sinne eines Kontraktionsbogens.

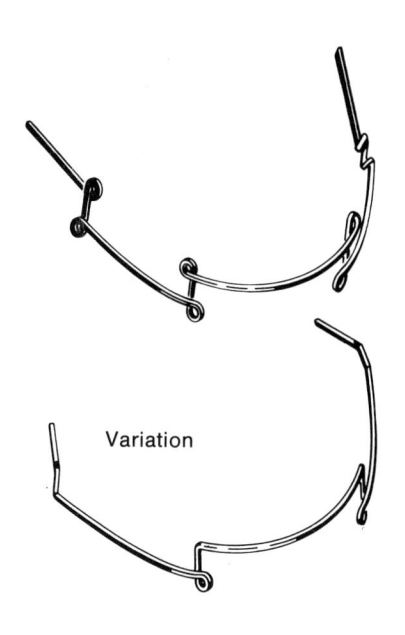

Variation

3. Anwendung des Utilitybogens mit horizontalen T- oder L-Schlaufen

Er rotiert und nivelliert die Schneidezähne. Die Höhe der horizontalen L- oder T-Schlaufen sollte zwischen 5 und 7 mm gehalten werden, um eine Irritation der Schleimhäute im Vestibulum zu vermeiden.

Die Horizontalschlaufen bringen eine große Flexibilität, so daß ein exaktes Ligieren in die Brackets zur Ausformung eines harmonischen Zahnbogens und zur Intrusion möglich wird.

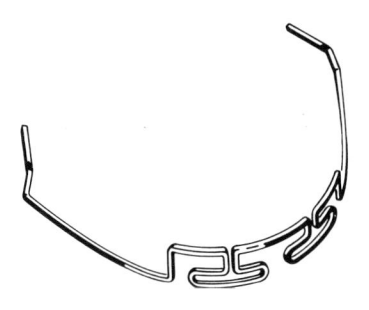

4. Kontraktions- oder Protrusions-Utilitybogen

Eine Vertikalschlaufe wird auf der vestibulären Brücke angebracht: Sie gibt die Möglichkeit zur intraoralen Anpassung im Sinne einer Protrusion oder Kontraktion des Bogens. Liegt diese Schlaufe gegenüber den unteren Eckzähnen, so eignet sie sich zu deren Intrusion, wenn elastische Ligaturen zu den Eckzahnbrackets angebracht werden.

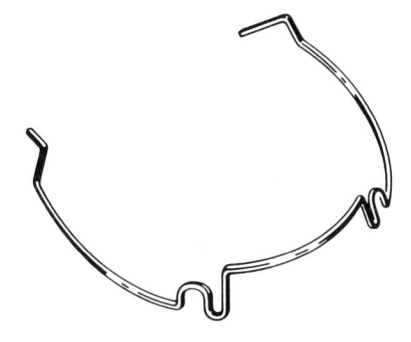

Kapitel 6

Verankerungsplanung bei Extraktionsfällen

Der modifizierte Nance-Palatinalbogen zur Kontrolle der Verankerung im Bereich der oberen Molaren

Das Design des originalen Palatinalbogens nach NANCE ist durch die direkte Drahtverbindung von der Gaumenauflage aus Kunststoff zu den Lingualflächen der Molarenbänder gekennzeichnet.

Der modifizierte Nance-Palatinalbogen hat eine distale Schlaufe, die eingelegt wurde, um eine Expansion im Molarenbereich und eine Rotation der Molaren zu ermöglichen. Eine große Gaumenauflage ist notwendig, um zusätzlich Stabilität zu gewährleisten.

Die Spiralschlaufe im modifizierten Nance-Palatinalbogen ermöglicht eine zusätzliche Rotation der Molaren. Die Lotstelle liegt an der mesiopalatinalen Seite, um eine größere Rotation zu ermöglichen.

Die Spiralschlaufe mit palatinaler Verlängerung im modifizierten Nance-Bogen, erlaubt eine zusätzliche Molarenrotation und eine Expansion im Bereiche der zweiten Prämolaren.

Der modifizierte Nance-Palatinalbogen mit palatinalen Extensionen und Schlaufen an einzelne Zähne erlaubt zusätzliche Bewegungen.

Der modifizierte Nance-Palatinalbogen kann auch individuelle Federn, ausgehend von der Kunststoffgaumenauflage, tragen.

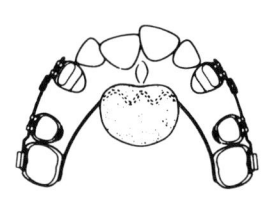

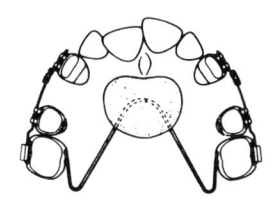

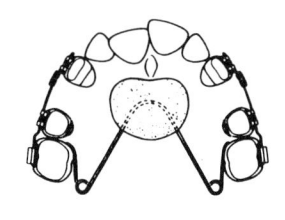

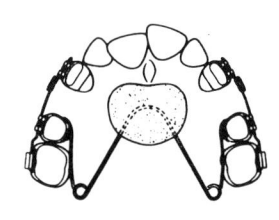

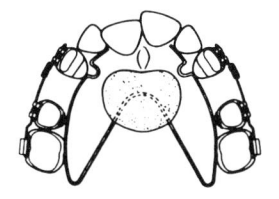

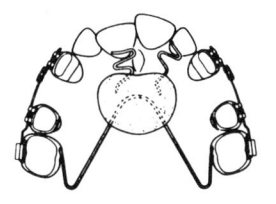

Konstruktionen zur Verankerung der unteren Molaren

Maximale Verankerung

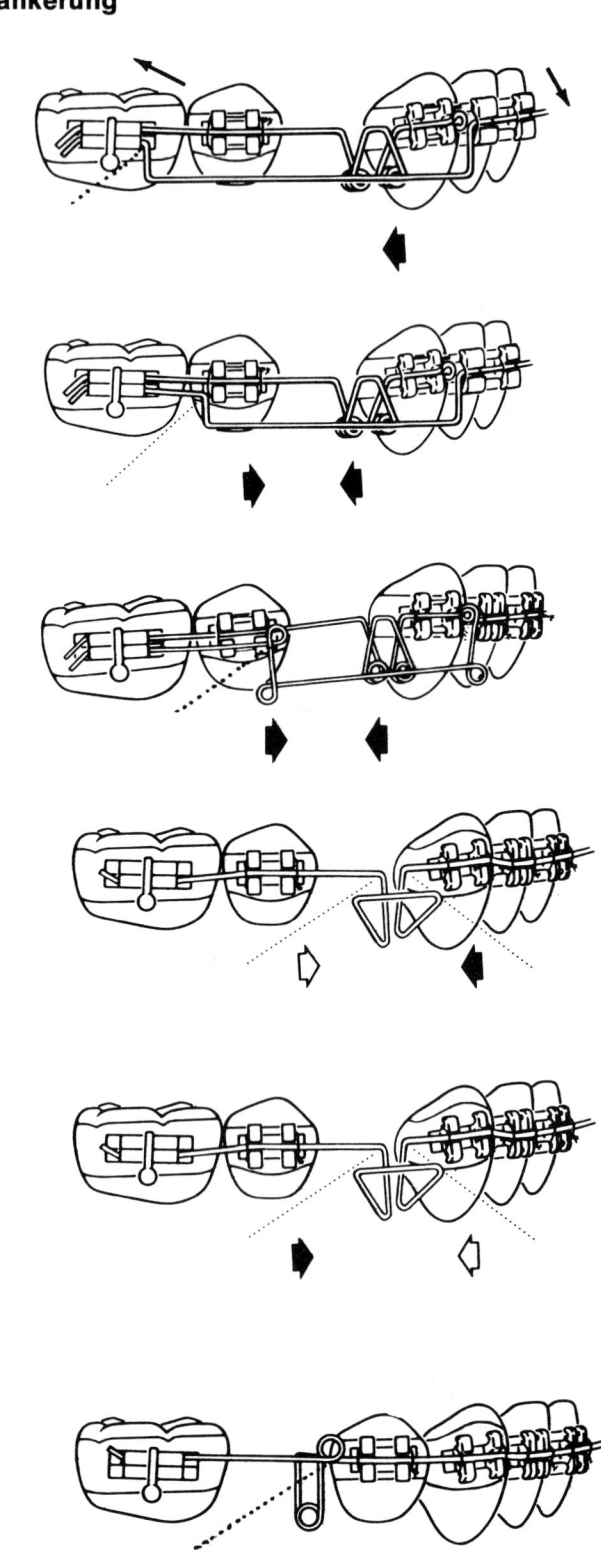

1. Die Molaren werden gehalten, die Frontzähne retrudiert: Maximale Verankerung durch den Utilitybogen, der gegen das Molarenröhrchen abgestützt ist.

2. Die Molaren sollen eine Viertel-Prämolarenbreite vorkommen: Mittlere Verankerung durch den Utilitybogen, wobei die Abknickung *vor* dem Molarenröhrchen liegt.

3. Die Molaren sollen um ein Drittel der Prämolarenbreite vorkommen: Geringe Verankerung durch den Utilitybogen. Anwendung eines Kontraktions-Utilitybogens.

4. Gleichmäßiger Lückenschluß von distal. Molarentorque. Leichte Aktivierung.

5. Gleichmäßiger Lückenschluß von mesial. Kein Molarentorque. Starke Aktivierung.

6. Vorbewegung der Molaren. Kein Molarentorque. Draht im Molarenröhrchen abgerundet.

Minimale Verankerung

Konstruktionen zur Verankerung der oberen Molaren

Maximale Verankerung

1. Nance-Gaumenauflage; danach Headgear.

2. Gerichteter Headgear.

3. Nur Nance-Gaumenauflage. Bei einer Dysgnathie der Klasse I: keine orthopädischen Kräfte.

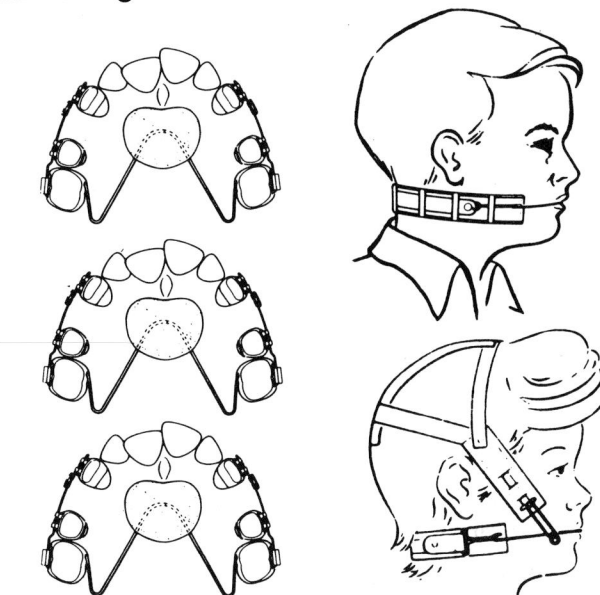

Mittelstarke Verankerung

1. Quad-Helix-Expansionsbogen ohne Gaumenauflage.

2. Oberer Utilitybogen.

3. Zuerst Zurückführen der Eckzähne mit Sektionsbögen; danach Schneidezahnrektraktion.

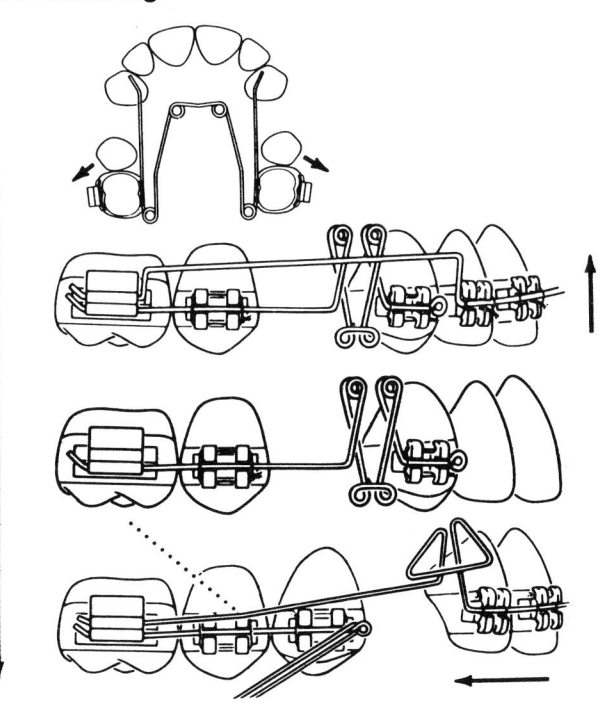

Minimale Verankerung

1. Reziproker Lückenschluß.

2. Extraktion der zweiten Prämolaren und Vorbewegen der Molaren.

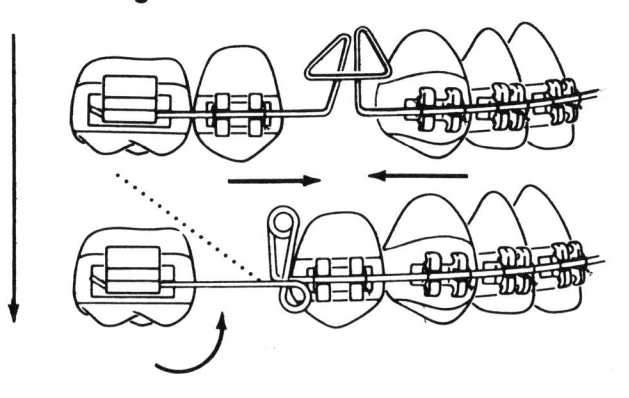

Arbeitsplan zur Behandlungsplanung

Patient _____ Alter _____

Diagnose	Behandlungsplan

Funktionelle Bedingungen
 	
1. Luftwege des Nasenrachenraumes:
   verkleinert _____ ausreichend _____
2. Ungünstige Angewohnheiten (Habits):
   Daumenlutschen _____ Zungenpressen _____
   andere _____
3. Periorale Muskulatur:
   angespannt _____ normal _____ locker _____
   Kaumuskeln: stark _____ normal _____ schwach _____
	1. Besprechung mit dem Hausarzt – Tonsillen, adenoide Wucherungen oder Allergien: ja ____ nein ____
	2. Benötigte Geräte: _____
	   Übung notwendig: _____
	3. Übung notwendig:
	   a. _____
	   b. _____

Orthopädische Bedingungen
 	
1. Gaumennahterweiterung: ja _____ nein _____
2. Änderung der Fazialachse: Ursprünglich ____°
   Öffnen ____° Halten ____ Schließen ____°
3. Veränderung der Konvexität: Ausgangsmessung
   ← ____ mm; Halten _____; _____ mm →
4. Oberer Sechsjahrmolar
   ← ____ mm; Halten _____; _____ mm →
	1. Geräte: _____
	2. Headgear benötigt? ja _____ nein _____
	   Richtung: High Pull ____ Zervikal ____ Kombinations-Headgear ____
	   Kraft _____ Pond
	   Stunden pro Tag _____
	3. Andere _____

Analysen der Zahnbogenlänge
 	
1. Aus dem Fernröntgenseitenbild: (+,−) ____ mm
   Zahnbogenlängendiskrepanz
   (nach dem Modell): (+,−) ____ mm
2. Unterer Schneidezahn: Intrudieren _____
   Extrudieren _____ Stellungsänderung: ← ____ mm; Halten _____; _____ mm →
3. Transversale Dehnung: _____ mm
	1. Extraktion (Oberkiefer): nein _____ ja _____
	2. Extraktion (Unterkiefer): nein _____ ja _____

Verankerungsbedingungen
 	
1. Unterer Sechsjahrmolar
   ← ____ mm; Halten _____; _____ mm →
2. Oberer Sechsjahrmolar:
   ← ____ mm; Halten _____; _____ mm →
3. Oberer Schneidezahn
   ← ____ mm; Halten _____; _____ mm →
   a) Torque _____
   b) Intrusion _____
   c) Kippung _____
4. Vorhandener Platz für die zweiten und dritten Molaren:
   Oberkiefer _____ mm
   Unterkiefer _____ mm
	Zusammenfassung der Behandlungsbedingungen
	
	1. Schwierigkeitsgrad: 1. _____ 2. _____ 3. _____
	2. Notwendige Mitarbeit:
	   durchschnittlich _____ sehr gut _____
	3. Voraussichtliches Datum des Behandlungsendes:
	   ___/___/___
	4. Behandlungskosten: _____ DM
	5. Schlüsselfaktor, der beachtet werden sollte:
	   _____

Kapitel 7
Die Bioprogressive Dreifachkontroll-Technik nach Ricketts

Eine perfektionierte Methode für den nicht gebogenen idealen Bogen

Die Biogrogressive Dreifachkontroll-Technik nach Ricketts stellt eine Entwicklung vieler Jahre dar, die darauf abzielte, die Schwierigkeiten, die bei der Standard-Edgewise-Technik vorkommen, zu überwinden. Sie ist eine Weiterentwicklung von Ricketts' Bioprogressiver Standard-Technik, die in den fünfziger Jahren entwickelt wurde. Ricketts' Bioprogressive Volltorque-Technik wurde in den sechziger Jahren entwickelt.

Die Original-Edgewise-Technik bestach seinerzeit durch ihre große Einfachheit mit nur zwei Bandgrößen und einem einfachen Bracket. Mit der Entwicklung der vorgefertigten und vorgeformten Grundmaterialien, wie sie die Standard-Bioprogressiv-Technik verwendet, ist dem Kieferorthopäden auch die Planung im Rahmen der Bioprogressiven Therapie wesentlich leichter gemacht worden, weil er sein Vorratsmaterial damit ökonomisch halten kann. Bei dieser Technik wurden die Einwärtsbiegungen und der Torque im unteren Zahnbogen vom Kieferorthopäden eingebogen, wogegen Torquebrackets für den oberen Schneidezahnbereich bereits geliefert wurden. Als sich die Fachrichtung an die zusätzlichen Bracket- und Röhrchenkombinationen gewöhnt hatte, kam es schließlich zum Einbiegen von Torque und Rotation in die Befestigungselemente im Unterkiefer. Auf kommerzieller Basis wurden vorgefertigte Module und Bögen angeboten. Das Problem der Einwärts- bzw. Auswärtsbiegungen wurde schließlich durch ein spezielles Bracket-Design beseitigt – eine Notwendigkeit inzwischen, seit sich die Kieferorthopädie dahin entwickelt hat, daß man mit eingebauten Biegungen in allen drei Richtungen des Raumes Kontrolle ausüben kann und will. Daher die Bezeichnung »Dreifachkontroll-Technik«.

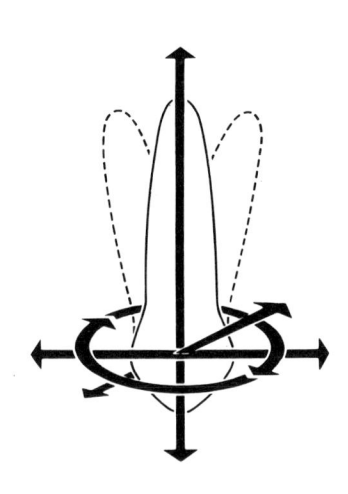

Die Brackets und Röhrchen sind so konstruiert, daß sie den anatomischen Eigenheiten jedes einzelnen Zahnes genau entsprechen. Sie passen zur Krone jedes einzelnen Zahns und bieten zusätzliche Vorteile in bezug auf den Torque, die Winkelung, die Neigung und die Biegungen des Bogens nach oral und vestibulär. Das endgültige Ergebnis ist ein perfektioniertes Gerät mit der funktionellen Harmonie der Mechanik der Bioprogressiven Therapie.

Die Bänder und Brackets sind für jeden einzelnen Zahn spezifisch gestaltet und machen es so einfacher, die gewünschte Zahnstellung zu erreichen; dem Biegen des Bogens kommt damit weniger Bedeutung zu. Die Gestaltung der Bögen erlaubt ein einfaches, schnelles und leichtes Einbringen; denn das einzige, was dem Kieferorthopäden noch an Verformungsarbeit zu tun bleibt, ist das Biegen des Bogens für umgekehrte oder Kompensationskurven. Die Zeitersparnis für den Kieferorthopäden ist auch beim Einsetzen erheblich: Das Einligieren ist einfacher, da die erhöhten Brackets gingival, labial und bukkal weiter abstehen und eine zusätzliche Verbesserung des Hebelarms mit sich bringen.

Insgesamt gesehen bietet Ricketts' Bioprogressive Dreifachkontroll-Technik die Möglichkeit, Behandlungsziele leichter, mit größerer Sicherheit und in kürzerer Behandlungszeit zu erreichen.

Trotz der ersparten Arbeit des Einbiegens von Stufen, Winkeln und von Torque blieb aber immer noch das Problem der Zahnbogenform übrig. Wissenschaftliche Untersuchungen an normalen Zahnbögen und an Fällen mit langzeitstabilen Ergebnissen zeigten jedoch, daß fünf Zahnbogenformen im allgemeinen ausreichen, um alle klinischen Probleme adäquat zu behandeln, wobei nur leichte Modifikationen notwendig sind. Diese Zahnbogenformen wurden zur Benutzung in der dritten Phase der Ricketts-Therapie geschaffen.

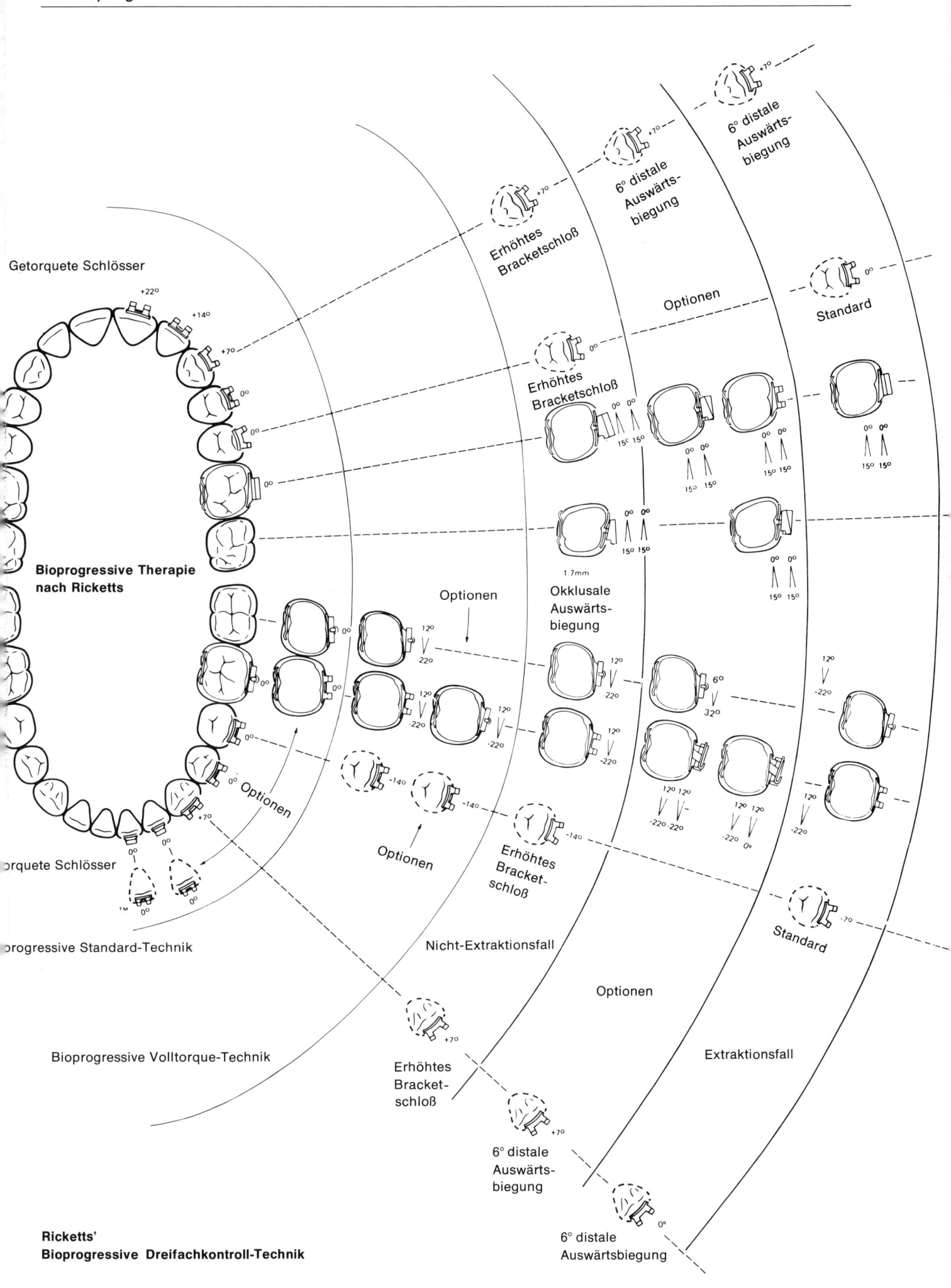

Die Bioprogressive Dreifachkontroll-Technik nach Ricketts

Getorquete Schlösser

Bioprogressive Therapie nach Ricketts

orquete Schlösser

rogressive Standard-Technik

Bioprogressive Volltorque-Technik

**Ricketts'
Bioprogressive Dreifachkontroll-Technik**

Optionen

Erhöhtes Bracketschloß

Optionen

Erhöhtes Bracketschloß

Optionen

Erhöhtes Bracketschloß

Erhöhtes Bracketschloß

6° distale Auswärtsbiegung

6° distale Auswärtsbiegung

6° distale Auswärtsbiegung

6° distale Auswärtsbiegung

Optionen

Okklusale Auswärtsbiegung

Nicht-Extraktionsfall

Optionen

Extraktionsfall

Standard

Standard

Die Bioprogressive Dreifachkontroll-Technik

Fachlicher Hintergrund

Die Bioprogressive Therapie nach RICKETTS wurde vor dem Hintergrund der Edgewisetechnik von ANGLE entwickelt, wobei einige Vorteile der umgekehrten Leichtbogentechniken von BEGG genutzt wurden. Zusätzlich wurde eine Reihe neuer Charakteristiken eingebracht, um sie flexibler zu gestalten, so daß eine Technik optimaler Kontrolle entstand, bei der sowohl sehr leichte als auch sehr starke Kräfte nach Wahl durch den Kieferorthopäden angewandt werden können. Dieses ist die für die verschiedensten Zwecke geeignetste und ansprechendste Technik, die bisher für die klinische Kieferorthopädie entwickelt worden ist. Die Dreifachkontroll-Technik war die natürliche Entwicklung aus der ursprünglichen Bioprogressiven Technik: Sie verfügt jetzt auch über den Vorzug der Technik des geraden Bogens, so daß die meisten Biegungen nicht mehr notwendig sind; damit wird ihre Effizienz maximiert.

Ich halte es für nützlich, den fachlichen Hintergrund dieses Gebietes zu erläutern, um so zu versuchen, die Entstehung der Bioprogressiven Dreifachkontroll-Technik zu erklären. In einer Analyse der verschiedenen Entwicklungen der Edgewisetechnik beschreibt Ricketts drei verschiedene Phasen: Die Original-Edgewisetechnik war die ursprünglich von EDWARD H. ANGLE erfundene, wie er sie in den späten zwanziger Jahren beschrieb. Die zweite Phase der Edgewisetechnik übernahm eine Reihe der ursprünglichen Verfahren, aber sie enthielt auch Veränderungen, wie sie von den späteren Schülern Angle's, nämlich BRODIE und STRANG, vorgenommen wurden. Zu nennen sind zum Beispiel eine Veränderung bezüglich der Bänder, die Herstellung eines stabileren Brackets, die vermehrte Anwendung von runden Drähten und schließlich die Hinzufügung des Headgears. Die dritte Phase der Entwicklung der Edgewisetechnik nennt man charakteristischerweise die Tweed-Technik.

Angle hatte ursprünglich geplant, diese Technik vor allem als Expansionstechnik zu verwenden. Eine Reihe seiner Schüler war dann in die Probleme »sehr voller« Zahnbögen gelaufen und hatte in der Folge Prämolaren extrahiert. Größere Bedeutung wurde daran anschließend der Verankerung beigemessen, weil gleichzeitig ein flacheres Profil »kieferorthopädische Mode« wurde. Die Edgewisetechnik wurde als Folge davon so modifiziert, daß sie schließlich besser zum Lückenschluß geeignet war als zur Dehnung (wofür sie ursprünglich geschaffen worden war).

In gewisser Weise kann die bioprogressive Technik somit als die quartäre Entwicklungsphase der Edgewisetechnik angesehen werden. Das Prinzip des idealen Bogens wurde in all den verschiedenen Entwicklungsphasen aufrechterhalten.

Bei der Zusammenstellung der einzelnen Verfahren, die schließlich auf den idealen Bogen hinauslaufen und auf die Beachtung der biologischen Strukturen in bezug auf ihre Reaktion auf biomechanische Kräfte, zeigt sich das System der Bioprogressiven Therapie besser geeignet als alle anderen Entwicklungen der Edgewisetechnik vor ihr.

Probleme der Höhe des Brackets und des Schlosses

Beginnen wir mit der Bebänderung des Zahns und dem Aufbringen des einfachen Brackets auf den Zahn: Wenn wir uns die Konturen eines Zahnes ansehen und dann ein Band an der Stelle der besten Paßgenauigkeit, des exaktesten Sitzes und der größten Stabilität aufbringen, wird es Unterschiede in der Höhe des Bandes geben, und es wird sich außerdem die Notwendigkeit zeigen – wegen der verschiedenen Zahnformen und -größen –, die Höhe des Brackets zu korrigieren. Auch dieses Problem fand sich unter den verschiedenen anderen, welche die Kliniker untersuchen mußten, als sie anfingen, Zähne mit Bändern zu versehen.

Die Grundidee war die, *bereits in die Apparatur* (lassen Sie mich dies besonders betonen!) so viel Behandlungstechnik einzubauen wie irgend möglich. Hierzu waren einige weitere Überlegungen notwendig: Wenn es möglich wäre, die Brakkets in die gewünschte Stellung zu bringen, würde es nur durch die gleichzeitige Anwendung eines flachen, nicht gebogenen Bogens möglich sein, die Zähne in die gewünschte Stellung zu bringen *(Abb. 1)*. Aus Gründen der Einfachheit wurde zuerst nur ein einziges Bracket entworfen, und die

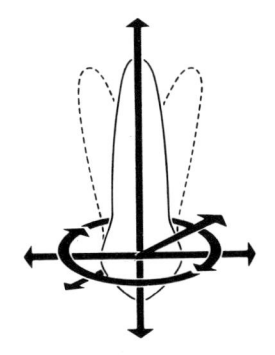

Eingebaute Behandlung

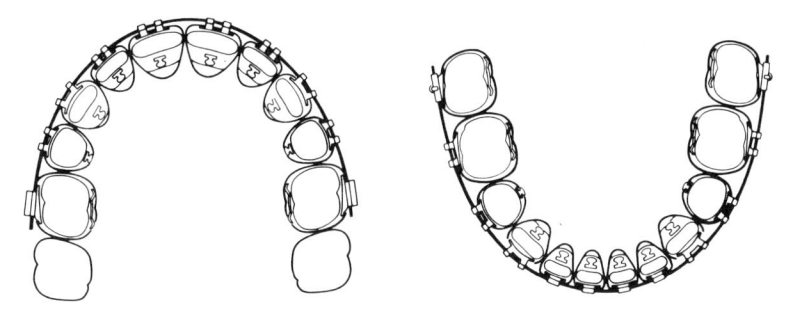

Abb. 1: Nicht gebogener Bogen (sogenannter »gerader Bogen«).

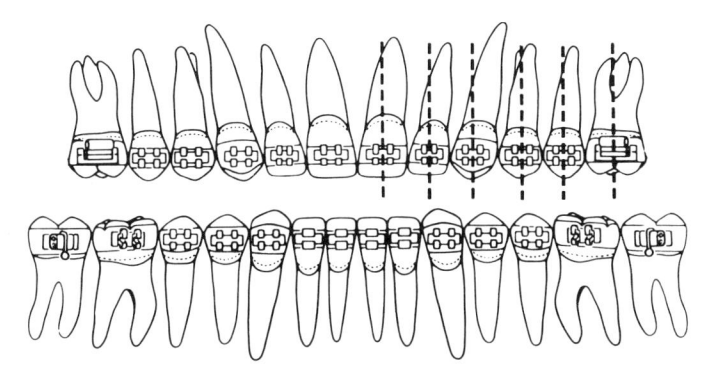

Abb. 2: Winkelung der Brackets auf dem Band.

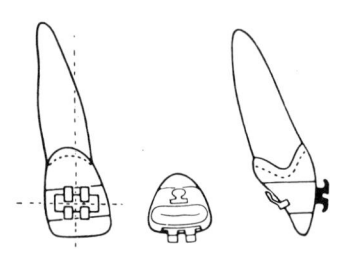

Abb. 3: 8°-Winkelung auf dem oberen seitlichen Schneidezahn.

Kippung des Zahnes oder die Bewegung zweiter Ordnung konnte dann durch eine Neigung des Brackets auf dem Band *(Abb. 2)* erreicht werden oder dadurch, daß man das Bracket vor dem Verlöten oder Punktschweißen leicht drehte. Auf diese Weise ließen sich einige Vorteile erreichen, welche die Kompensationsbiegung für die individuellen Notwendigkeiten des Einzelzahnes eliminieren.

Diese Gedanken standen ganz am Anfang der Entwicklung der Brackets auf den Bändern. Aber, selbst wenn die Kippung berücksichtigt wurde, war es wiederum auf Grund der Kontur des Zahns notwendig, den Bogen individuell anzupassen, um so die verschiedenen Zahnformen zu berücksichtigen *(Abb. 3)*. Diese Bewegungsmöglichkeiten wurden mittels Torqueschlüssel erreicht, durch ein Biegen oder Anpassen des Bogens durch den Kieferorthopäden am Stuhl. Dabei muß man aber sehr viel Aufmerksamkeit auf Detailprobleme verwenden, und die Folge war, daß viele Behandler ihre Zuflucht zu runden Bögen nahmen, um so die Effizienz der Behandlung zu verbessern. Dies war – ganz am Anfang der Entwicklung – eines der Argumente für die Bandanlage und für die Bewegungskontrolle.

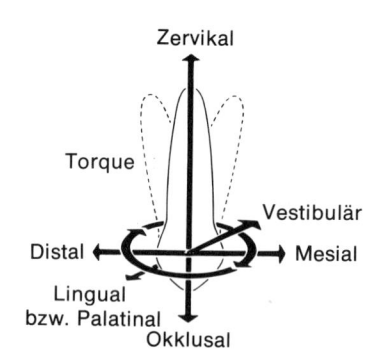

Abbildung 4

Die drei Ordnungen der Zahnbewegungen

ANGLE teilte die Bewegungen der Zähne in drei Ordnungen ein: In der ersten Ordnung finden sich bei ihm die Bewegungen in labialer, bukkaler und lingualer bzw. palatinaler Richtung sowie die Zahndrehungen, Zahnverkürzungen und Zahnverlängerungen. Die zweite Ordnung bilden nach Angle die mesialen und distalen Neigungen der Zähne, und in die dritte Ordnung schloß er alle Wurzel- und Kronenbewegungen ein, die durch die Torquekraft verursacht wurden.

Wir wollen jetzt die Technik näher betrachten, mit der diese verschiedenen Zahnbewegungen bewirkt werden.

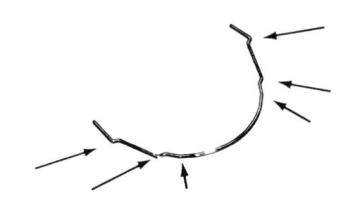

Abb. 5: Biegungen erster Ordnung.

Biegungen erster Ordnung

Die Biegung erster Ordnung stellt eine Biegung in lateraler oder horizontaler Richtung oder nach innen und außen in einem Bogen dar, der (vor dem jeweiligen Biegen) als »gerade Linie« verstanden wird *(Abb. 5)*. Dies bezieht sich zum Beispiel auf die Ein- oder Ausbiegung für einen Prämolar oder Molar oder auf eine Bajonettbiegung, die die Zahnweitendifferenz kompensieren soll. Angle schloß hier die Drehungen, Verkürzungen und Verlängerungen von Zähnen ein.

Biegungen zweiter Ordnung

Biegungen zweiter Ordnung sind die in vertikaler Richtung *(Abb. 6)* oder Biegungen, wie wir sie bei der sogenannten »Jägerzaunbewegung« finden (gemeint ist zum Beispiel die »tip back«-Biegung). Man kann sich hier die Biegung im fortlaufenden Bogen vorstellen, die notwendig wäre, um die Zähne aufzurichten, wie dies analog für die Latten des Jägerzaunes notwendig wäre. Es handelt sich dabei eigentlich um eine kippende Bewegung *(Abb. 7)* im Gegensatz zur·Biegung ersten Grades, die eine Einwärts-/Auswärts- bzw. eine Aufwärts- oder Abwärts-Bewegung mit sich bringt.

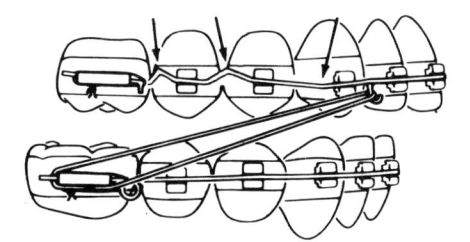

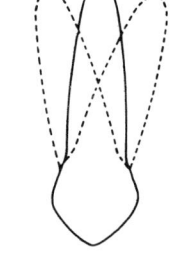

Abb. 7: Kippende Bewegung

Abbildung 6

Biegungen dritter Ordnung

Die Biegung dritter Ordnung ist die Torquebiegung. Eigentlich ist »Torque« ein sehr ungünstiger Ausdruck. Torque nennt man gewöhnlich das Kraftmoment um eine neutrale Achse *(Abb. 8)*. Wenn wir uns vor Augen halten, daß Torque eine Verwindung im Bogen ist *(Abb. 9)*, können wir die drei verschiedenen Bewegungen verstehen: Biegungen ersten Grades sind Seitwärtsbiegungen; die Biegungen zweiten Grades sind Kippbiegungen, und die Biegungen dritten Grades sind Verwindungsbiegungen oder Torsionsbiegungen. Dies wird es uns erleichtern, die Biegungen der ersten, zweiten und dritten Ordnung bei der Bewegung der Zähne mittels eines fortlaufenden Bogens zu verstehen.

Abbildung 8

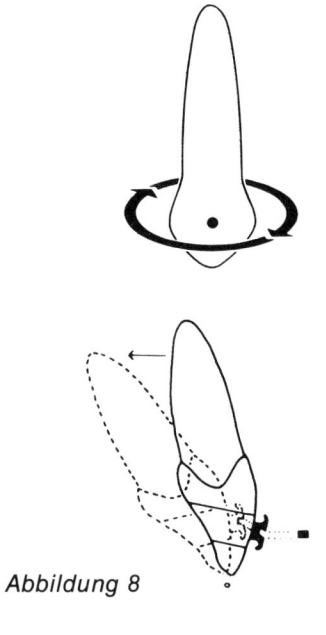

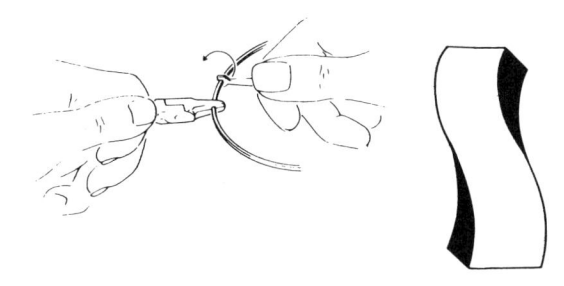

Abb. 9: Das Torquen – ein Kraftmoment um die zentrale Achse.

Ricketts® Bioprogressive Standard-Technik™ (Originalausstattung)
Die historische Entwicklung

Mesiodistale Kontaktpunkte der Zähne

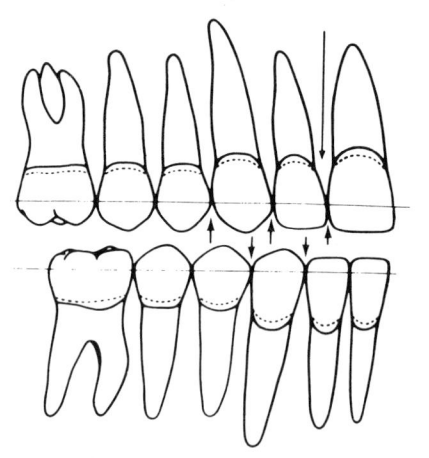

Die wahre Okklusionslinie verläuft durch die Kontaktpunkte.

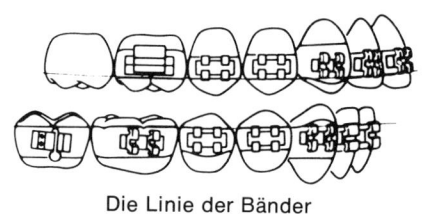

Die Linie der Bänder

Abbildung 10

Wir wollen jetzt zurückkehren zur Idee der vorgeformten Bänder und zu den Veränderungen, die wir vornahmen, als man anfing, vorgeformte Bänder zu benutzen. Vor der Benutzung der vorgeformten Bänder wurden die Bänder aus Bandstreifen individuell hergestellt und angepaßt. Gleichzeitig hatte man angefangen, die Röhrchen aufzubringen und sie auf den Bandstreifen zu angulieren, bevor die Anpassung an den Zahn erfolgte. Als nun die vorgeformten Bänder eingeführt wurden, mußten wir noch mehr daran denken, in diese Geräte so viel an Behandlung bereits einzubauen wie irgend möglich. Als wir dann das Aufschweißen der Brackets auf die vorgeformten Bänder testeten, stellten sich uns noch andere Probleme entgegen, nämlich die der Brackethöhe und der sogenannten Okklusionslinie.

Nachdem ich das Problem näher untersucht hatte, kam ich zu dem Schluß, daß die eigentliche Okklusionslinie durch die Kontaktpunkte verläuft, und zwar einigermaßen genau durch eine Linie, die durch die marginalen Abschlußleisten der hinteren Zähne oder dicht unter ihnen *(Abb. 10)* definiert werden könnte – nämlich ziemlich genau durch die approximalen Kontaktpunkte der Frontzähne. Die Einziehung am Kontaktpunkt ist der Raum, der sich gingival von der Kontaktfläche der Nachbarzähne erstreckt. Also fingen wir an, entsprechendes Bandmaterial zu entwerfen, und die Brackets wurden so gewinkelt, daß die Biegungen der zweiten Ordnung erreicht werden konnten. Dabei gingen wir freilich davon aus, daß einige Winkelungen durch den Kieferorthopäden selbst vorgenommen werden können, indem er das Band entsprechend auf dem Zahn anpaßt. So dachten wir zum Beispiel in unseren ersten Entwürfen, daß das Bracket um 5 Grad gewinkelt sein sollte oder überhaupt nicht. Deshalb beließen wir es – falls die 5 Grad nicht benötigt wurden – einfach bei 0 Grad, d.h., die Brackets verliefen parallel zum Rand des Bandes.

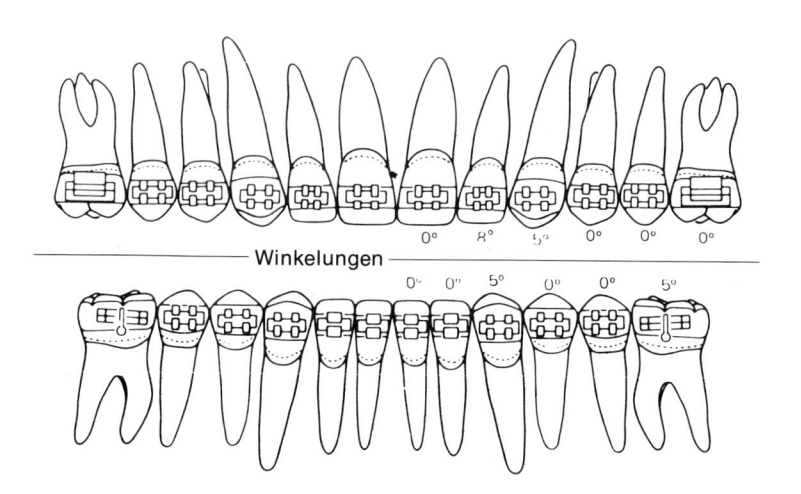

Winkelungen

Abbildung 11

Dies betrifft unsere Originalanordnungen für eine Winkelung von 5° auf allen vier Eckzähnen und ebenfalls 5° auf den unteren Molarenröhrchen oder -brackets; für die seitlichen oberen Schneidezähne entschlossen wir uns zu einer Winkelung von 8 Grad *(Abb. 11)*.

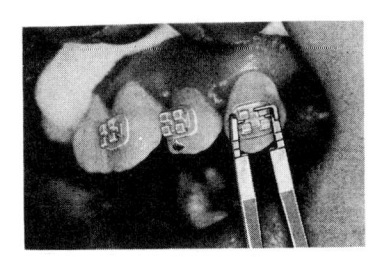

Abb. 12: Plazierung des Brackets auf dem Zahn.

Alle anderen Brackets und Röhrchen wurden parallel zum Rand des Bandes aufgeschweißt, so daß es dem Kieferorthopäden überlassen war, die Veränderung um 1–4° in der Winkelung des Brackets durch ein individuelles Anpassen der Bänder am Patienten zu erreichen.

Dies war also die Originalausstattung, die wir für die Brakketwinkelungen festlegten. Jetzt wollen wir uns die nächste Entwicklungsphase ansehen: die Veränderungen in bezug auf Schlaufen im Bogen und die Methoden, um diese Schlaufen zwischen die einzelnen Zähne einzubringen. Hierdurch erreicht man eine größere Reichweite der Kräfte und gleichzeitig die Anwendung leichterer Kräfte mit dem Ziel einer größeren Effizienz. Es zeigte sich dabei deutlich, daß die Kontrolle des Torques bei gleichzeitigem Einbringen von Loops im Frontzahngebiet große Probleme aufwarf. Deshalb übernahmen und modifizierten wir einige der von JARABAK benutzten Torquegradierungen und fanden, daß einige von ihnen für uns annehmbar erschienen, während dies bei anderen nicht der Fall war. Nachdem wir einige Veränderungen vorgenommen hatten, entstand das, was wir die »Bioprogressive Original-Standard-Aufstellung« nennen. Der linguale Wurzeltorque der oberen mittleren Schneidezähne lag bei 22° *(Abb. 13)*, die seitlichen Schneidezähne hatten 14° Torque *(Abb. 14)* und die Eckzähne 7 Grad *(Abb. 15)*.

Obwohl der 7°-Eckzahntorque etwas später kam, erklärt es sich so, daß dieser Torque auf den oberen Frontzähnen verwendet wird. Er half zugleich bei der Patientenbehandlung, denn hierdurch wurde das ursprünglich eintretende Aufrichten verhindert, das sich im allgemeinen während der Schneidezahnretraktion einstellt. Typischerweise muß der Torque, der später angewendet wird, nicht nur stärker sein, sondern dieses zusätzliche Einbringen von Torque wird dann auch zu einer zeitaufwendigen Behandlungsphase. Dieses Problem wird durch das sogenannte automatische Torquen der oberen Schneidezähne und Eckzähne wesentlich verkleinert. Es zeigt sich, daß der Torque fast immer ein Vielfaches von 7° ist, wobei der Eckzahn 7° Torque aufweist, der seitliche Schneidezahn 14° und der mittlere Schneidezahn 22°.

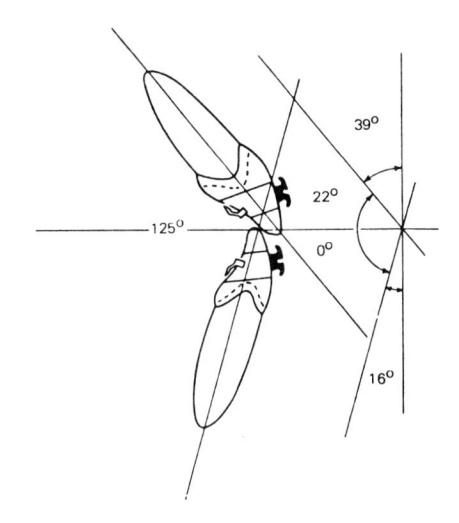

Abb. 13: Mittlere Schneidezähne.

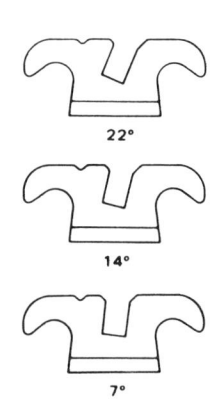

Abb. 14: Torquebrackets.

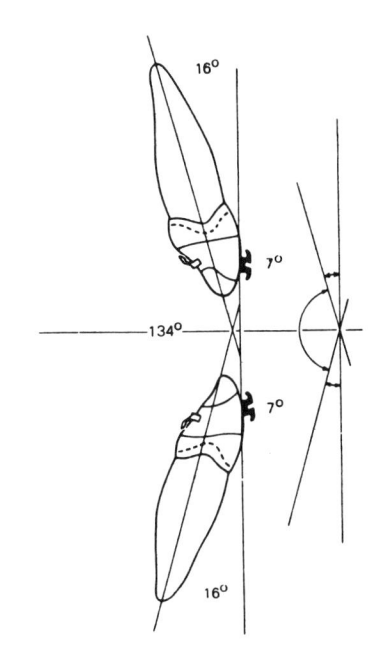

Abb. 15: Eckzähne.

Ricketts® Bioprogressive Standard-Technik™

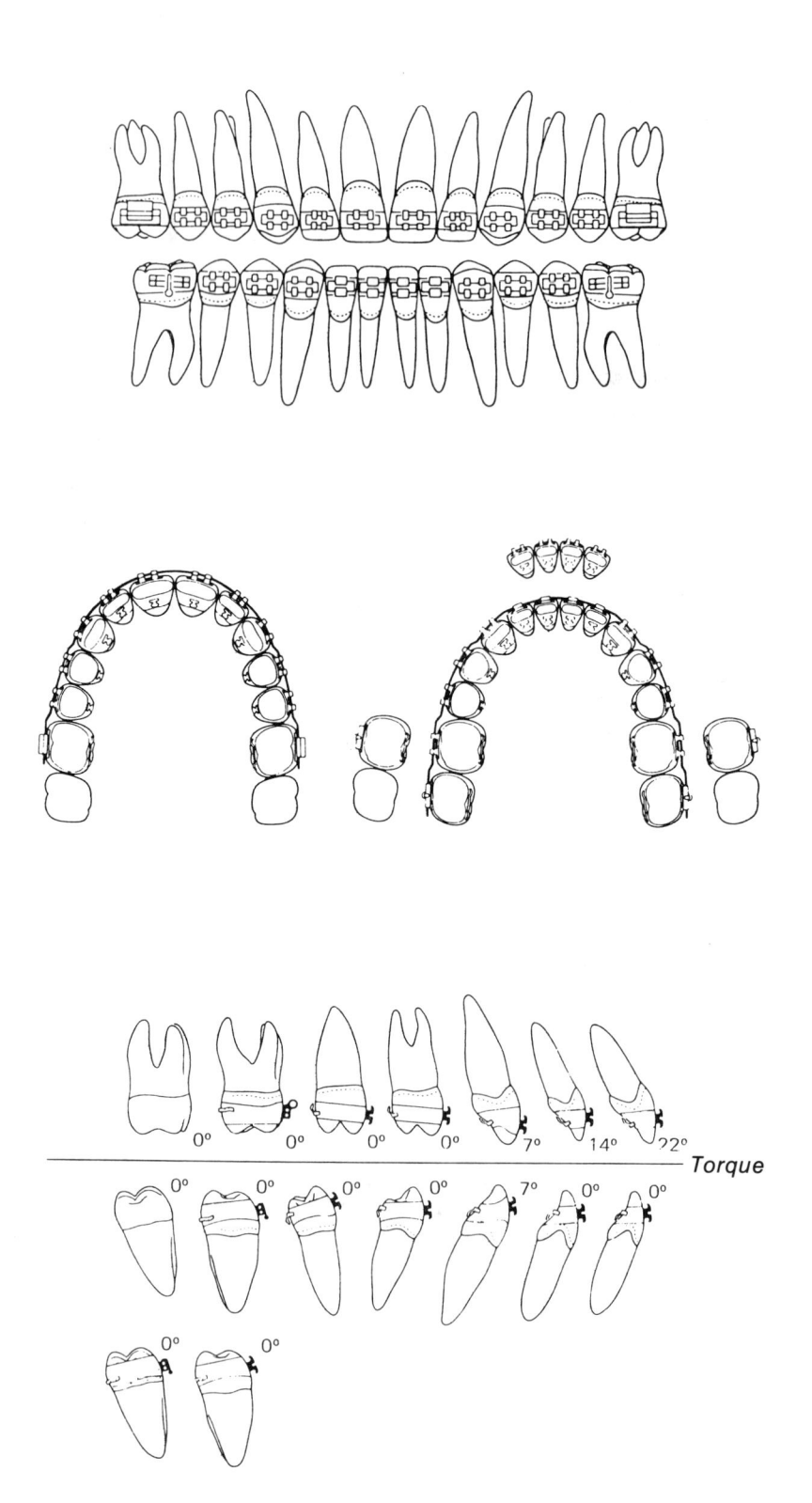

Die Bioprogressive Original-Standard-Aufstellung in drei Dimenionen: Der Torque war in die Brackets der oberen Schneidezähne und aller vier Eckzähne eingebaut. Die Bänder waren so entworfen, daß sie entsprechend den Randleisten angepaßt werden konnten. Torque mußte in den unteren Seitenzahnsegmenten eingebracht werden, wobei alle Biegungen, der Torque und die Zahnbogenform durch den Kieferorthopäden hergestellt werden mußten.

Ricketts® Bioprogressive Volltorque-Technik™

Der nächste Schritt, weg von der Bioprogressiven Original-Technik, wurde als »Bioprogressive Volltorque-Technik« bezeichnet. Wie weiter vorne beschrieben, wurde der Torque im oberen Schneidezahngebiet schon früher benutzt. Die klinischen Resultate mit 22°, 14° und 7° Torque waren hervorragend. Deshalb waren in diesem Gebiet keine Änderungen erforderlich. Im unteren Zahnbogen allerdings zeigte sich, daß eine Reihe von praktisch tätigen Kieferorthopäden Schwierigkeiten hatte, genügend Torque im Molarengebiet anzuwenden, besonders angesichts der Notwendigkeit einer guten Verankerung in diesem Zahnbogen.

Deshalb entschlossen wir uns schließlich, im unteren Molarengebiet den Torque bereits einzubauen *(Abb. 16)*. Dies bedeutete, daß die Anwendung progressiven Torques aus der alten Edgewisetechnik jetzt in den Röhrchen und Brackets selbst vorhanden sein muß, anstatt in den Bogen eingebogen zu werden. Interessanterweise zeigten unsere Studien dann, daß die gleiche Abstufung von 7°, 14° und 22° auch im unteren Bogen angewendet werden konnte. Aus diesem Grund entschlossen wir uns dann, diese Veränderung zu benutzen. Da wir jetzt sowieso schon dabei waren, eine neue Art von Brakket bzw. Röhrchen zu entwerfen, und andere Untersucher es nützlich gefunden hatten, Rotation in die Röhrchen und Brackets auf den Molaren einzubauen, entschieden auch wir uns, in die unteren Molaren die Rotation bereits einzubauen. Studien wiesen darauf hin, daß der untere Molar eine Rotation von 12° benötigt *(Abb. 17)*. Deshalb wurden diese 12° in das Röhrchen und das Bracket eingebaut, als Teil des Kontrollsystems zur kontinuierlichen Rotation der unteren Molaren. Die Brackets und die Röhrchen wurden auf dem Band mit einer 5°-Winkelung zentriert aufgeschweißt *(Abb. 18)*. Bis dahin wurde der obere Molar noch immer nicht rotiert – und zwar geschah dies aus Gründen der Einfachheit: Bis zu dieser Zeit hatten wir immer versucht, die Apparatur selbst und das ganze Inventarium so einfach wie möglich zu halten. Dies schien uns auch vernünftig zu sein, vorausgesetzt, daß der Kieferorthopäde die Vorteile jeder einzelnen Biegung im Bogen und die Gründe, sie anzuwenden, verstand.

Da es galt das große Inventarium zu verkleinern und da Schlaufen in den Bögen notwendig waren, schien es vorteilhaft, die entsprechenden Auswärts- und Einwärtsbiegungen in die vorgefertigten Bögen einzubauen. Auf diese Weise konnten die Aktivierungsmechanismen und die Bogensysteme, die in der Bioprogressiven Therapie angewendet werden, weiterentwickelt werden.

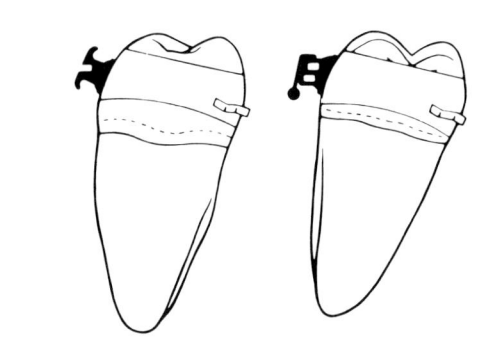

Abb. 16: 22° Torque.

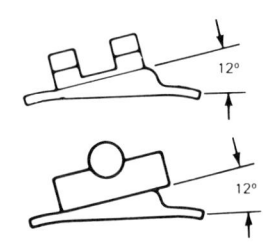

Abbildung 17

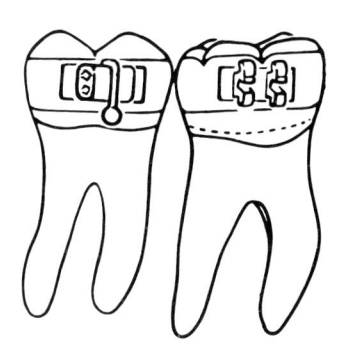

Abb. 18: 5° Winkelung auf den Bändern.

Ricketts® Bioprogressive Volltorque-Technik™

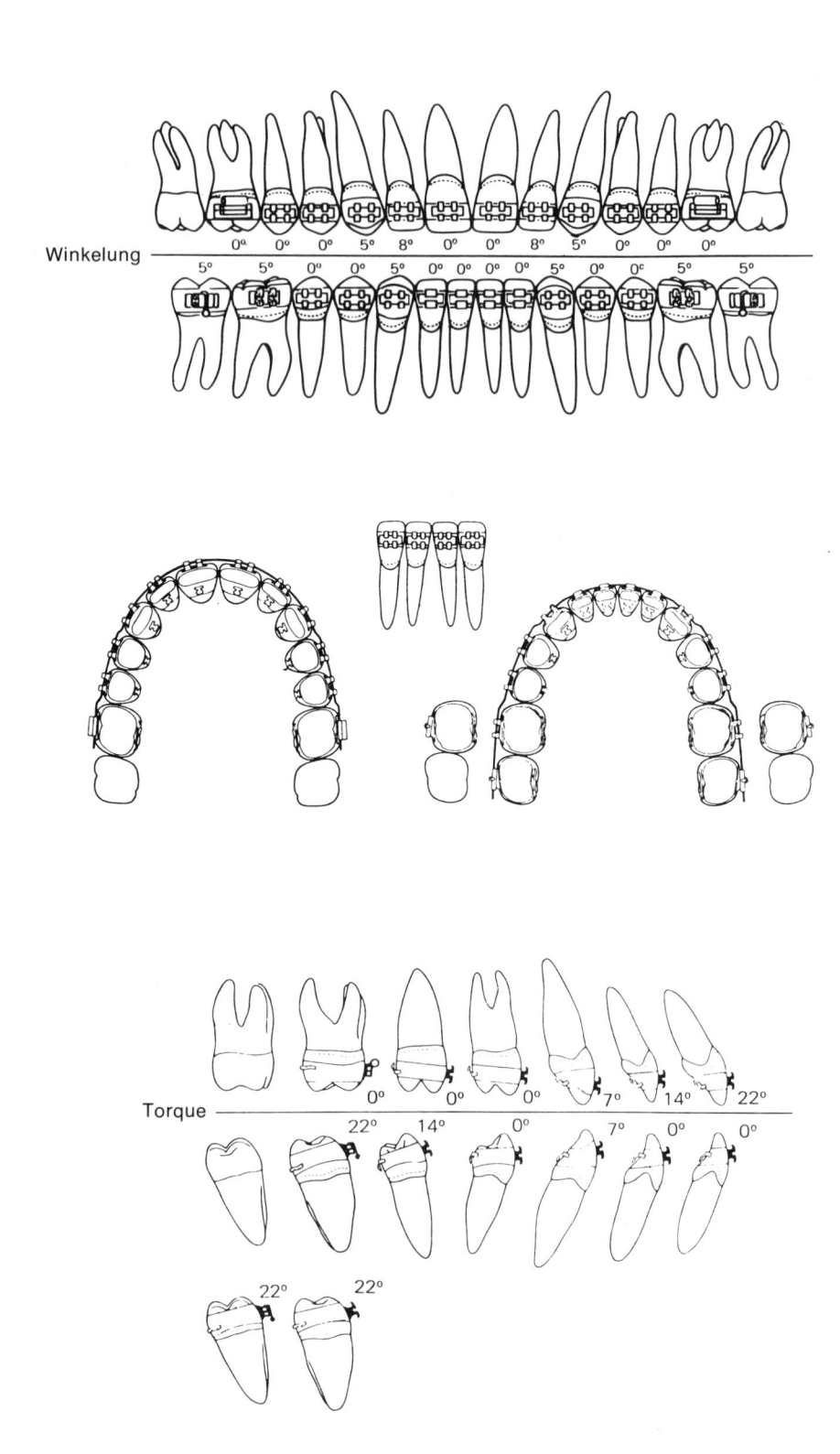

Die Bioprogressive Volltorque-Technik schloß die alte Standard-Aufstellung für den oberen Bogen ein, aber ein Torque- und Rotationsröhrchen für den unteren Molar sowie ein Torquebracket für den unteren zweiten Prämolar wurden neu geschaffen. Sie wurden der Technik angepaßt, und so konnte auf ein zu starkes Torquen des Bogens in den Endphasen verzichtet werden. Gleichzeitig verstärkten diese Vorrichtungen die Verankerung.

Ricketts® Bioprogressive Dreifachkontroll-Technik™

Nachdem der Ruf nach dem »Einbau von so viel Behandlung wie möglich« in den festsitzenden Teil der Geräte immer lauter wurde, entschlossen wir uns schließlich dazu, die Biegungen im fortlaufenden Bogen ganz wegzulassen. Um dies zu erreichen, mußten erhöhte Brackets auf bestimmte Zähne aufgebracht werden, die zur Folge haben würden, daß diese Zähne nach innen bewegt oder die Nachbarzähne nach außen bewegt würden, je nach Art des vorliegenden Falles *(Abb. 19)*. Bestimmte Brackets mußten erhöht oder an der Basis verdickt werden, so daß das entsteht, was wir »tiefe Basis« nennen. (Von »weiter Basis« wird im allgemeinen gesprochen, wenn man die mesiodistalen Weiten der Brackets meint.) Bisher hatten wir versucht, die Notwendigkeit für rechte und linke obere Molarenbänder zu umgehen. Wegen der Vestibularfläche der unteren Molaren und der Angulierung der unteren Röhrchen wurde es notwendig, rechte und linke Molarenbänder zu schaffen. Aus Gründen der Einfachheit glaubten wir, daß es praktikabler sei, keine Rotationsröhrchen auf den oberen Molaren anzuwenden.

Außerdem wollten wir keine Irritationen der Wange verursachen, die durch das Nach-Außen-Stehen des oberen Molarenröhrchens auf der distalen Seite der Vestibularfläche als Risiko drohten. Andererseits bestand der Wunsch nach Rotationsröhrchen auf den oberen Molaren fort, und unsere Untersuchungen zeigten, daß dann dafür eine Rotation von 15° notwendig wäre. Deshalb wurde ein Dreifachröhrchen zur Rotation des oberen Molars entworfen *(Abb. 20)*. Außerdem wurden erhöhte Brackets entworfen, um die oberen Prämolaren und die oberen Eckzähne nach innen zu bringen – was im Effekt die ersten Prämolaren nach vestibulär bringt. Dasselbe erfolgte im Unterkiefer, wo herausgehobene Brackets für die unteren zweiten Prämolaren und die Eckzähne eingesetzt wurden. Diese Kombinationen bildeten dann die Aufstellung, die »Bioprogressive Dreifachkontroll-Technik« genannt wurde *(Abb. 21)*, mit der es möglich wird, die Zähne mit den eingebauten drei Ordnungen der Bewegung in ihrer Stellung zu verändern.

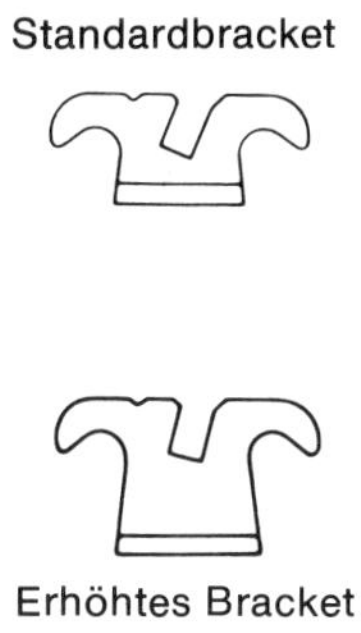

Standardbracket

Erhöhtes Bracket

Abb. 19: Brackets der bioprogressiven Technik.

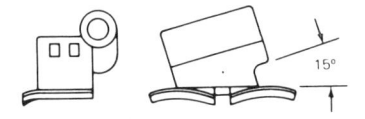

Abb. 20: Dreifach-Rotationsröhrchen für den oberen ersten Molar.

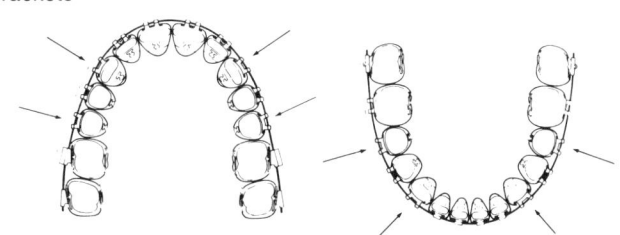

Erhöhte Brackets

Abbildung 21

Abbildung 22

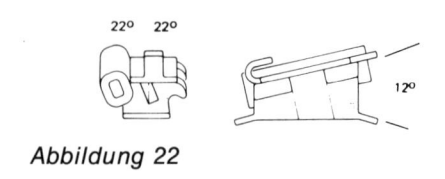

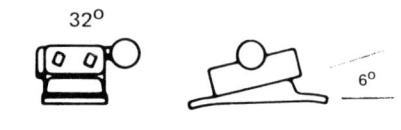

Abbildung 23

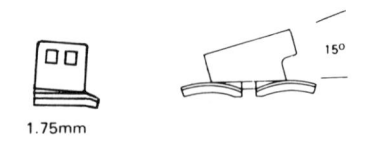

Okklusal liegende Auswärtsbiegung
Abbildung 24

(Abbildung 25: siehe Seite 406)

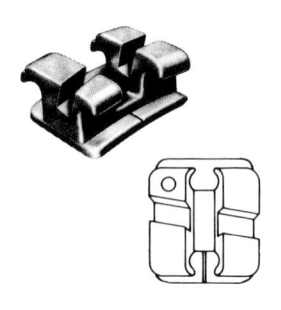

Abbildung 26

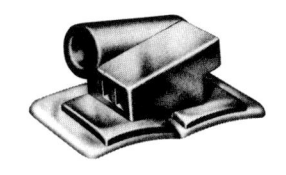

Abbildung 27

Unterkiefer

Die Fortsetzung dieser Arbeiten führte uns zu drei weiteren Entwicklungen – den ersten Ergänzungen zur neuen Technik. Die eine war ein wegbrechbares konvertibles unteres Molarenröhrchen, das in das System paßt. Dies machte es leichter, den unteren zweiten Molar bei der Behandlung zu bändern und dabei das okklusale Molarenröhrchen in ein Brakket zu verändern *(Abb. 22)*.

Die zweite Weiterentwicklung war ein Röhrchen für den zweiten Molar mit 32° Torque und 6° Rotation sowie 5° Angulierung zur besseren Verankerung *(Abb. 23)*.

Oberkiefer

Die dritte Weiterentwicklung stellt ein neues Band mit Röhrchen für den oberen zweiten Molar dar. Um die durchschnittliche Spee'sche Kurve in entsprechender Weise zu behandeln, muß das obere Vierkantröhrchen um 1,75 mm weiter nach apikal gesetzt werden – entsprechend dem Niveau des Röhrchens auf dem ersten Molar. Durch dieses Verfahren ist es möglich, den oberen Molar mit einem nicht-gebogenen Draht einzuordnen *(Abb. 24)*.

Direktes Kleben

Eine weitere Entwicklung vollzog sich auf dem Gebiet des direkten Klebens. Mit dem Auftreten der direkt geklebten Brakkets kam es auch zu Empfehlungen einiger Kieferorthopäden, die Brackets auf verschiedene Höhen zu plazieren. Um die Bänder mit den Klebebrackets in eine sinnvolle Harmonie zu bringen, entwickelte Ricketts eine Basis, die so, wie für die Bänder vorgeschrieben, zu den marginalen Randleisten orientiert werden konnte. Dadurch entstand ein System, nach welchem auf dem einen Zahn ein Band benutzt werden kann und harmonisch dazu auf dem nächsten Zahn ein Klebebrakket. Das erforderte natürlich, daß das Bracket auf der Klebebasis genauso anguliert wurde wie das Band *(Abb. 25, Seite 406)*.

Als eine weitere Entwicklung wurden Veränderungen für die Direkt-Klebetechnik vorgenommen. Die Einschnitte für die Bögen erfolgten in einem bestimmten Winkel, so daß eine Verwindung in der Bracketklebebasis ausgeschaltet wurde. Aufschweißlaschen wurden ebenfalls weggelassen, um die Basisbreite zu verkleinern, so daß eine bessere Adaptation an die Kontur des Zahnes möglich wurde *(Abb. 26)*. Eine weitere Entwicklung war eine konturierte und vorgekrümmte Basis für das Direktkleben der Molarenröhrchen oder der Molarenbrackets *(Abb. 27)*.

Zahnbogenformen

Wenigstens zehn Kriterien müssen in Betracht gezogen werden, wenn man die Zahnbogenform wissenschaftlich untersucht. Dazu gehören die Korrelation der Zahnbögen, die Breite und Länge der Zahnbögen, die Ansatzstellen für die Messungen der Zahnbögen, approximale Kontaktpunkte und schließlich die endgültige Bestimmung der Form bei aufgebrachten Brackets. Eine Reihe von unabhängigen Untersuchungen (einschließlich Computeranalysen der *Foundation for Orthodontic Research*) von Zahnbogenformen normaler, unbehandelter Patienten wurden dafür aufgewendet. Ursprünglich erstellte man zwölf verschiedene Zahnbogenformen. Durch entsprechende Arbeit mit dem Computer wurden sie auf neun heruntergedrückt. Weiterführende Studien an anderen normalen Zahnbögen und anhand stabiler Resultate behandelter Patienten führten noch einmal zu einer Verringerung jener Zahl auf die jetzigen fünf Formen. Eine nochmalige Untersuchung an normalen Okklusionen erlaubte eine genaue Beschreibung dieser Formen, die daran anschließend verifiziert wurden. Auf der Basis dieser übereinstimmenden Untersuchungsergebnisse erschien es sinnvoll, diese fünf verschiedenen Zahnbögen vorzuformen und sie für das dritte Therapiestadium mit Hitzebehandlung zu »stählen«. Sie wurden »Penta-Morphic™ Arches (Ricketts®)« genannt und können entsprechend bestimmter technischer Verfahren ausgewählt werden *(Abb. 28, Seite 407)*.

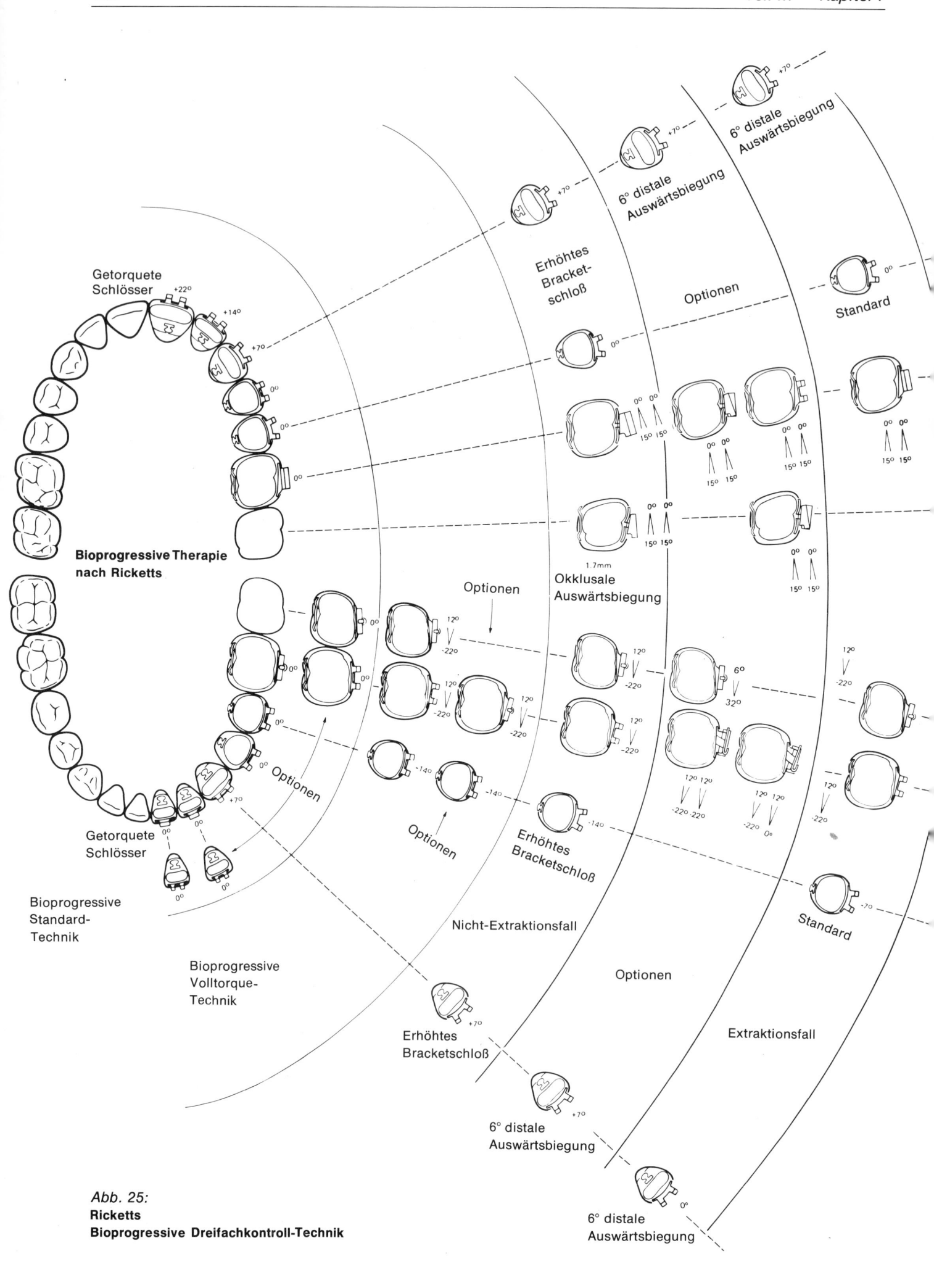

Abb. 25:
**Ricketts
Bioprogressive Dreifachkontroll-Technik**

Penta·Morphic™ Arches (Ricketts®)

schmal oval

zugespitzt

normal

oval

eng zugespitzt

Penta·Morphic™ Arches (Ricketts®)

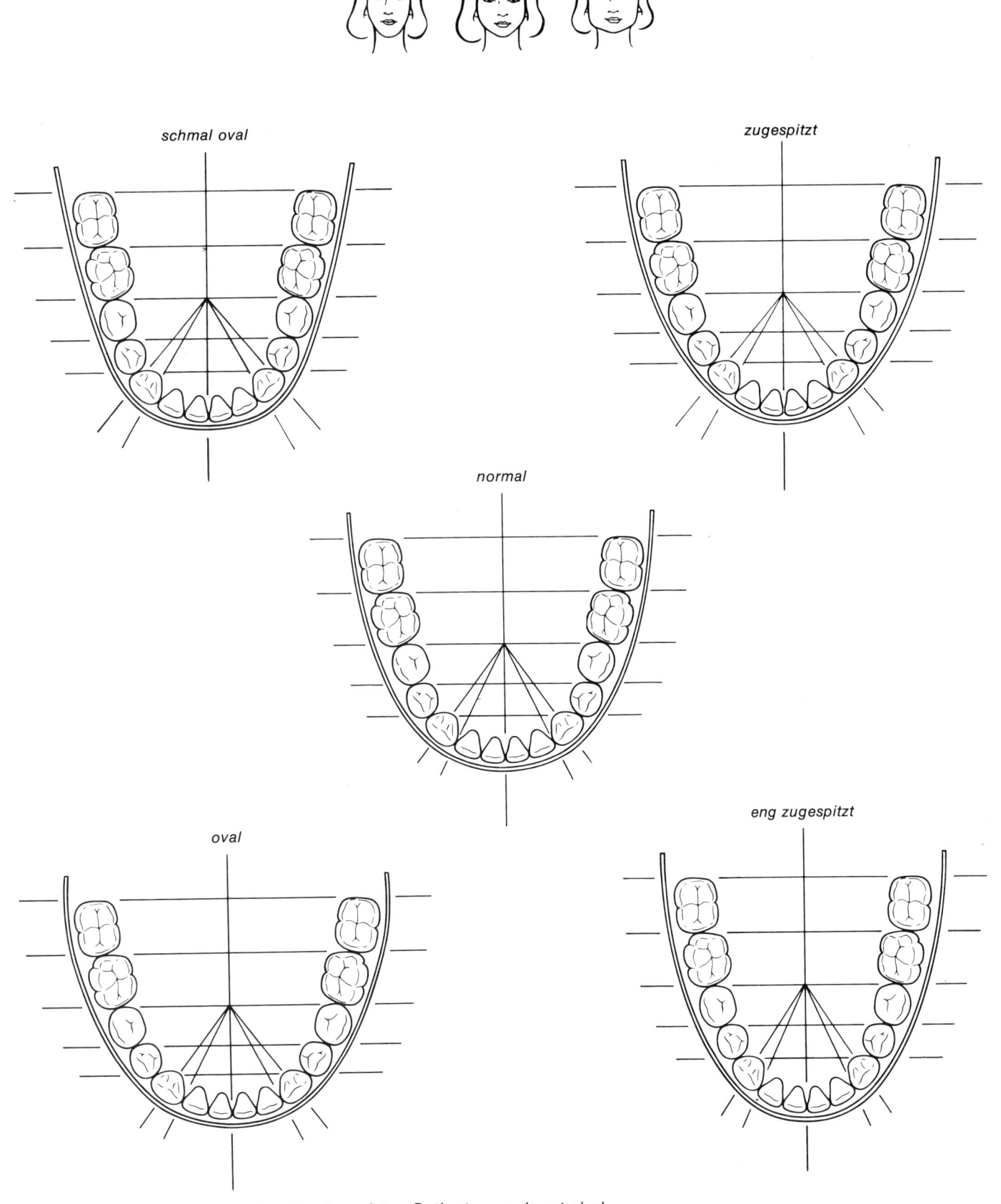

Abb. 28: Fünf Bogenformen, die für die meisten Patienten geeignet sind.

Ricketts® Bioprogressive Dreifachkontroll-Technik™

Winkelung

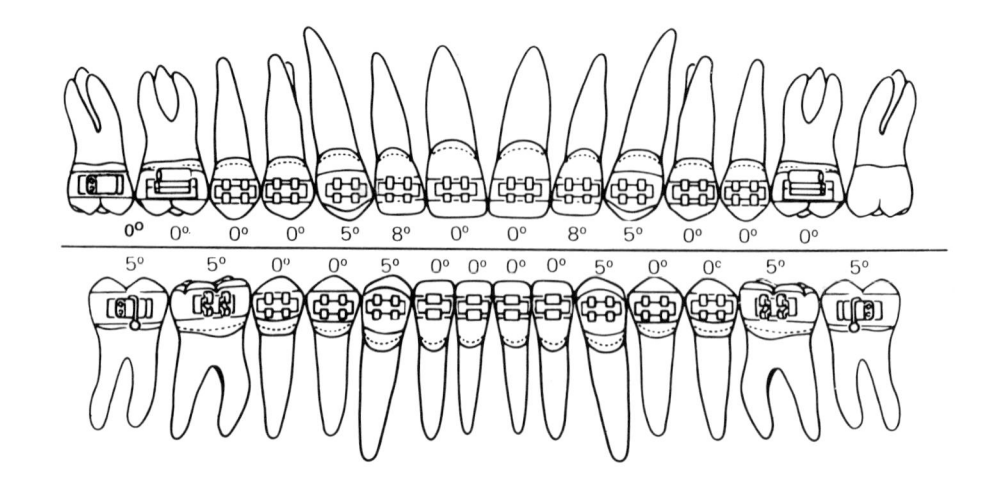

| 0° | 0° | 0° | 0° | 5° | 8° | 0° | 0° | 8° | 5° | 0° | 0° | 0° |
| 5° | 5° | 0° | 0° | 5° | 0° | 0° | 0° | 0° | 5° | 0° | 0° | 5° | 5° |

Optionen

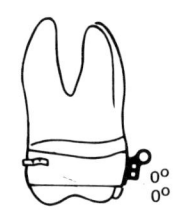

15° Auswärtsbiegung 0°/0°

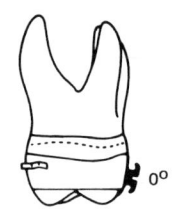

15° Auswärtsbiegung 0°

15° Auswärtsbiegung 0°/0°

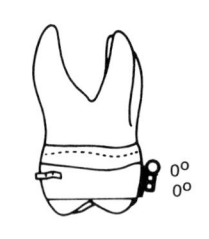

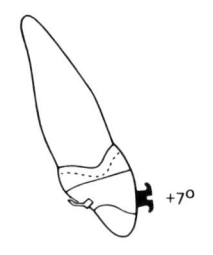

6° distale Auswärtsbiegung +7°

Torque

0° 0° 0° 0° +7° +14° +22°

22°/22° 22° 14° 0° +7° 0° 0°

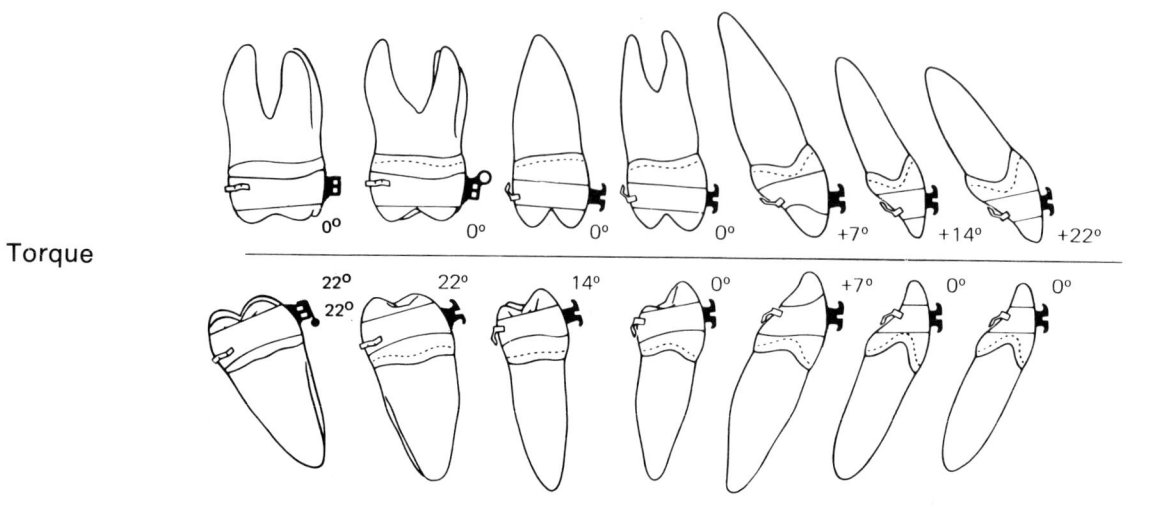

Die Bioprogressive Dreifachkontroll-Technik nach Ricketts

Optionen

32°
32°
12° Auswärtsbiegung

22°
22°
12° Auswärtsbiegung

22°
0°
5° voranguliertes Schloß
für den Bogen
12° Auswärtsbiegung

+7°
6° distale Auswärtsbiegung

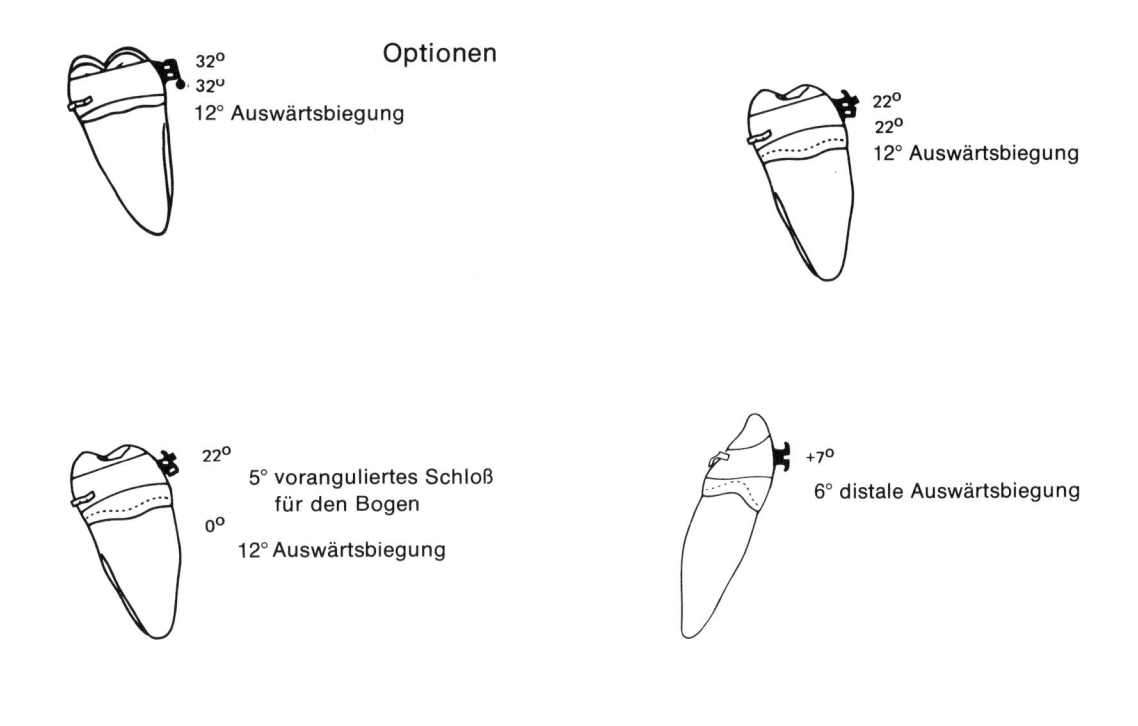

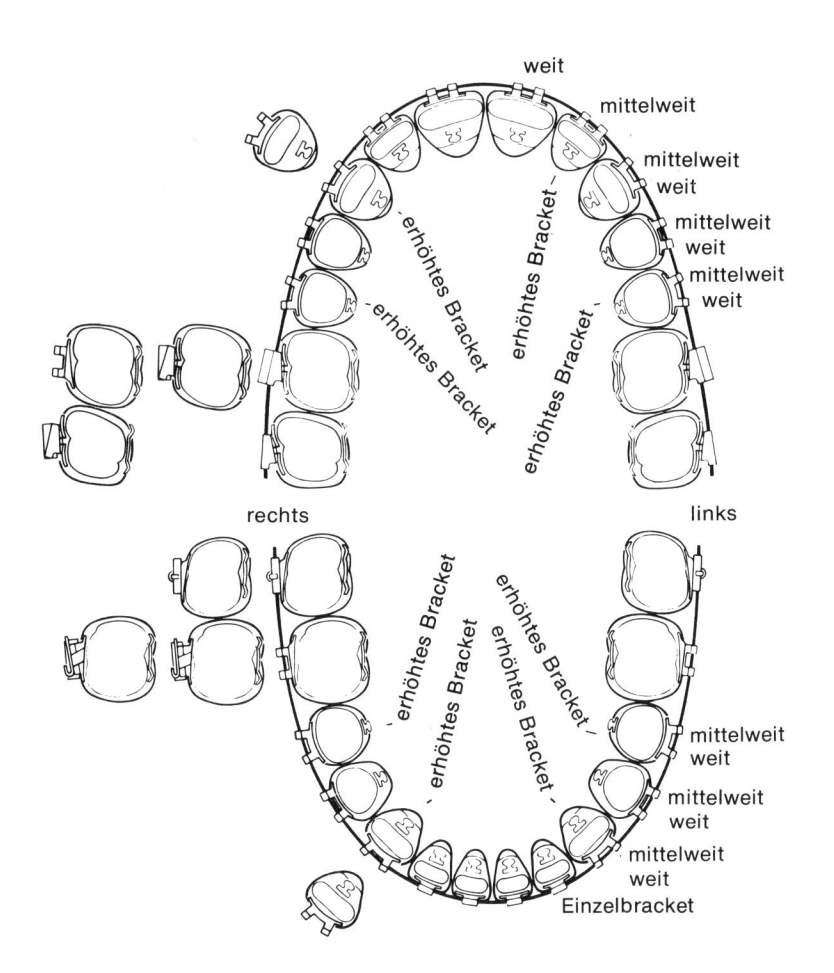

weit
mittelweit
mittelweit
weit
mittelweit
weit
mittelweit
weit

erhöhtes Bracket
erhöhtes Bracket
erhöhtes Bracket
erhöhtes Bracket

rechts links

erhöhtes Bracket
erhöhtes Bracket
erhöhtes Bracket
erhöhtes Bracket

mittelweit
weit
mittelweit
weit
mittelweit
weit
Einzelbracket

Eine Aufstellung für die Bioprogressive Dreifachkontroll-Technik: Sie beinhaltet Faktoren der Überkorrektur eines bestimmten Torques, der Überkorrektur von Zahndrehungen und Vorrichtungen zur Überkorrektur der Seitenzahnsegmente im Oberkiefer. Das erhöhte Bracket wurde für alle Eckzähne und zweiten Prämolaren entwickelt, so daß ein gerade durchlaufender Draht im Stadium des idealen Bogens benutzt werden kann.

Extraktionsfälle

Die Extraktion von vier Prämolaren kompliziert die Kontrollbiegungen der ersten Ordnung. Alle Fälle mit Prämolarenextraktionen werden gleich bebändert, so daß bestimmte kleine Anpassungen wegen unterschiedlicher Zahngrößen dem Kieferorthopäden selbst überlassen bleiben. Denn es erscheint unsinnig, eine unendliche Zahl von Bracketvariationen herzustellen.

Bei Fällen mit Prämolarenextraktionen werden die Prämolaren nicht mit erhöhten Brackets versehen. Dies ist der einzige Unterschied zu den Nicht-Extraktionsfällen. Weil aber der untere Prämolar getorquet ist und ein Zahn dazwischen fehlt, wird eine Modifikation der Kombination notwendig: Während sich bei den unteren ersten Molaren und Schneidezähnen nichts ändert, ist der Eckzahn mit einem herausgehobenen Bracket ohne Torque versehen (oder sein Torque ist 0°), und der untere Prämolar hat einen Torque von 7° nach lingual, um die 14° Torque, die normalerweise beim zweiten Prämolar, und die 0°, die normalerweise beim ersten Prämolar eingebaut sind, zu kompensieren.

Bei Fällen mit Extraktion lediglich von oberen Prämolaren kann das gerade Non-Rotation-Dreifachröhrchen für den oberen Molar weiterhin benutzt werden. Dies ist ein Fall, bei dem die »Original Light Square Bioprogressive Technique«-

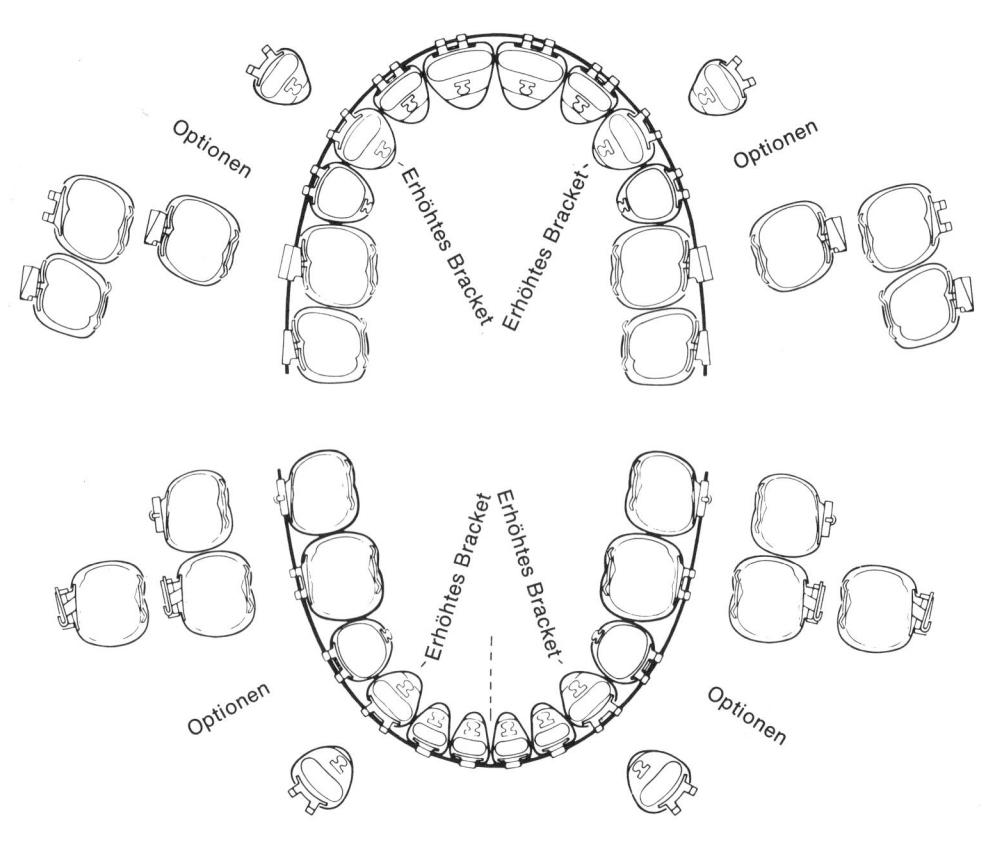

Die schematische Darstellung der Dreifachkontroll-Aufstellung für den Extraktionsfall. Beachten Sie den gerade durchlaufenden Bogen!

Aufstellung überlegen wäre. Bei Extraktion lediglich von unteren Prämolaren sollte der jeweils übrig bleibende Prämolar nicht mit einem herausgehobenen Bracket versehen werden, damit er bei dieser speziellen Extraktionssituation weiterhin vestibulär bleibt. Dies heißt, daß jeder, der irgendeine der drei verschiedenen bioprogressiven Techniken benutzt, die Standardtechnik, die Voll-Torque-Technik oder die Dreifach-Kontroll-Technik, noch immer Verständnis für die Okklusion, die Artikulation und das Aufeinanderpassen der Zähne haben und vielleicht entsprechende Modifikationen selbst vornehmen muß.

Die Vorteile von Ricketts' Bioprogressiver Dreifachkontroll-Technik

1. Die Kombinationen von Torque und Tip in den vorgefertigten Bändern sind inzwischen über lange Zeit getestet, und es hat sich herausgestellt, daß sie in idealer Weise wirken. Jeder, der diese Verfahren anwendet, kann sich auf sie verlassen und von den Erfahrungen anderer profitieren.

2. Bei diesen Entwicklungen haben wir sehr genau darauf geachtet, daß gewisse Probleme, die sonst während der Behandlung auftraten, vermieden werden. So wird z.B. durch den Torque im Gebiet der oberen Schneidezähne bei zu geringer Ausprägung ein Vorstand dieser Zähne simuliert: Aus diesem Grunde versuchen wir, die häufige Anwendung von Runddraht zu vermeiden – besonders in den Fällen, in denen Torque später notwendig wird.

3. Die dauernde Aufrechterhaltung des Torques aus Verankerungsgründen ist im unteren Zahnbogen gewährleistet – und zwar dadurch, daß die kortikale Verankerung durch die Benutzung des kompakten Knochens hergestellt wird. Andererseits kann natürlich bei der Anwendung starker intermaxillärer Gummizüge auch dieser eingebaute Faktor eine Verstärkung benötigen. Die verschiedenen Torque-Kombinationen werden schließlich in dem Stadium der Perfektion oder Idealisation gebraucht.

4. Der Torque und der Tip im Bereich der Eckzähne sind so gewählt worden, daß eine Resistenz durch den kortikalen Knochen während der Eckzahnretraktion vermieden wird. Das erhöhte distale Bracket und das etwas erhöhte mesiale Bracket gewährleisten eine bessere Stabilität und bilden einen Schutz gegen eine zu starke Expansion im Eckzahnbereich.

5. Bei entsprechend exakter Bandplazierung helfen diese Kombinationen dabei, die Zähne durch Erreichen der richtigen Achsenneigungen so zu positionieren, daß sie die größte Stabilität erreichen.

6. Durch das normale Einligieren der Brackets kommen die Kontaktpunkte der Zähne an die echte und natürliche Okklusionsebene.

7. Wir haben in die Apparatur nicht nur idealisierte Werte eingebracht, sondern sind bis jenseits dieser idealisierten Werte zur »Überbehandlung« für die überwiegende Mehrzahl der Fälle gegangen. Dies manifestiert sich im allgemeinen durch das leichte Verblocken der unteren seitlichen Schneidezähne in labialer Richtung und die Behandlung der seitlichen Schneidezähne im Oberkiefer in leicht labiale Position, so daß der Seitenzahnbereich ohne Störung durch den unteren Eckzahn »überbehandelt« werden kann.

8. Indem wir einen Schneidezahnwinkel von 125° bei der Endbehandlung vorgegeben haben, helfen wir das Wiederentstehen des Tiefbisses zu verhindern und so die Chancen für ein dauerhaft gutes okklusales Resultat zu vergrößern.

9. Einen weiteren Faktor stellt die ausreichende Rotation der Molaren dar, die bei anderen Techniken insuffizient ist. Diese Vorsichtsmaßnahme erlaubt es, die Endbehandlung gewissermaßen bereits gleich nach der Bandanlage zu beginnen, wenn der erste Bogen einligiert wird.

10. Die Gesamtheit der in diesen Behandlungsmechanismus der Dreifachkontrolltechnik eingebauten Faktoren ist geeignet, Endresultate für eine maximal günstige Funktion und optimale Ästhetik zu erreichen.

11. Es gibt eine große Anzahl von Vorteilen, die sich aus der Benutzung verschiedener Kombinationen und Details der Bioprogressiven Dreifachkontroll-Technik ergeben. Die verschiedenen Bogenformen und Segmentmodule sowie die ganzen anderen Zubehörteile der bioprogressiven Technik, die bisher in Benutzung waren, können bei der weiterentwikkelten Technik genauso gut benutzt werden. In der Biologie hat sich nichts verändert: Unsere grundlegenden Anschauungen bezüglich der Abschätzung des Verankerungswertes der Wurzeln, der einzelnen Kraftmodule und der Anwendung orthopädischer Kräfte sind noch immer von überragender Bedeutung, und die Grundprinzipien, auf denen unsere Technik klinisch basiert, sind alle durch Langzeiterfahrungen gestützt und zeigen eindeutig, daß sie für die Gesundheit der parodontalen Gewebe und den Erhalt der Zähne bestens geeignet sind.

12. Eines der ärgerlichen Probleme bei allen Fällen mit Engstand ist das Rezidiv im Bereich der Frontzähne. Durch diese Technik wird einer Überexpansion der Zähne in diesem Bereich vorgebeugt.

13. Das Wichtigste jedoch bei Ricketts' Bioprogressiver Dreifachkontroll-Technik ist die Einfachheit ihrer Anwendung – wenn man sie einmal richtig verstanden hat.

Teil IV

Kapitel 1	Eine Methode in vier Schritten, orthodontische Veränderungen vom natürlichen Wachstum zu unterscheiden	415
Kapitel 2	Die Berücksichtigung der Luftwege bei der kieferorthopädischen Behandlung	435
Kapitel 3	Die dritten Molaren und die kieferorthopädische Diagnostik	441
Kapitel 4	Die Planung kieferchirurgischer Eingriffe; neue Methoden der Kommunikation	451

Kapitel 1
Eine Methode in vier Schritten, orthodontische Veränderungen vom natürlichen Wachstum zu unterscheiden

Während der vergangenen 20 Jahre hat der Autor zahlreiche Kurse über kieferorthopädische Fragestellungen gegeben und die Reihe derjenigen angeführt, die das Prinzip der Wachstumsvorausschätzung als vitalen Bestandteil der Behandlungsplanung benutzen wollen [1]. Kephalometrische Aufstellungen wurden zur Bestimmung der für jeden Patienten am geeignetsten scheinenden Ziele benutzt. Dadurch, daß das erreichbare Resultat von Anfang an »sichtbar« gemacht werden konnte – real im Sinne des Wortes –, war es auch möglich, genaue Pläne für die skelettalen Anteile, die Zähne und die Weichgewebe für tausende von Patienten aufzustellen, bei denen die Behandlung sehr erfolgreich war. Wir glauben auch, daß auf diese Weise die gewünschten Resultate und ein bestimmt besseres Verständnis durch die Verwendung von Vorhersagemethoden erreicht werden konnten. Die Hartnäckigkeit des Autors bei der Verfolgung seiner Ideen spielte dabei eine nicht unerhebliche Rolle[2].

Die Lehrerfahrung bei der Fachfortbildung so vieler Zahnärzte und Kieferorthopäden deutet darauf hin, daß hierdurch vielleicht der Schlüssel zu einem besseren Verständnis des Vorhersageprinzips entdeckt werden konnte. Bisher konnte sich die Fachwelt nicht genügend darauf einigen, die grundlegende Methode der Langzeitanalyse anzuwenden, ohne die ein wirkliches Vertrauen in die klinische Kephalometrie nicht aufgebaut werden konnte. Es ist andererseits klar, daß der Streit über verschiedene Punkte oder Überdeckungsebenen den Fortschritt des Fachgebietes als Ganzes behindert hat[3]. Die Möglichkeiten und Grenzen der einzelnen Behandlungen auf klinischer Ebene sind deshalb im Dunkeln geblieben, weil es sich nur um einen Streit der Argumente handelte. Ohne ein gewisses Vertrauen in die Möglichkeit, daß aus der Kephalometrie eine Information zu erhalten sein könnte, wollten viele Kieferorthopäden sie erst gar nicht benutzen. Einige kieferorthopädische Autoritäten haben außerdem dazu beigetragen, daß man sich mehr auf die Variationen als auf die Ähnlichkeiten der Menschen bezog, wodurch die Anstrengungen des Kieferorthopäden, seine Gedanken zu organisieren und seine Aufmerksamkeit adäquat auszurichten, diskreditiert wurden. Deshalb wird der Kieferorthopäde, der nach einer klinischen Anwenddung des Werkzeuges Kephalometrie sucht, sein Vertrauen in sie bald durch diejenigen Kollegen zerstört finden, die ständig auf Extremfälle verweisen oder auf die Ausnahmen von den Normalwerten. Eine gewisse Ordnung ist erforderlich.

Eine Reihe von bekannten Analysemethoden wird den Studenten oft als notwendig zum Verständis der Literatur nahegelegt. Ein Problem entsteht dann bald dadurch, daß – selbst, wenn dem Studenten eine detailliert deskriptive morphologische Analyse angeboten wird – diese Analyse ihm nicht genau zeigt, wie er das Problem des individuellen Patienten angehen soll. Der Zahnarzt in der Fachfortbildung wird deshalb dann schließlich das Fernröntgenbild zur Seite legen und sich nur noch mit der unteren Zahnbogenlänge im Kiefermodell beschäftigen. Das Verankerungsproblem wird dann lediglich auf einer statischen Basis ausgerechnet, und die Gedanken über die Grenzen der Behandlung erhalten für alle zukünftigen Folgerungen das Übergewicht.

Eine noch größere Ironie besteht darin, daß man – selbst wenn eine genaue Vorhersage oder zumindest eine hinreichende Abschätzung des endgültigen Zustandes nach der Behandlung möglich ist – dem angehenden Kieferorthopäden nicht sagt, wie man die notwendigen Veränderungen zur Behandlung in eine Beziehung zueinander setzt oder wie er die Informationen von der Anfangssituation zur Endsituation miteinander in Beziehung setzen kann. Um schließlich die Anwendung der Kephalometrie noch weiter zu komplizieren, bringt man die direkte Anwendung des Wachstums durcheinander. Weil man dem Kieferorthopäden immer sagt, daß das Wachstum so kompliziert sei, daß man es auch nicht vorhersagen könne, wird es infolge dieser überwältigenden Unsicherheit überhaupt nicht bei der Planung berücksichtigt[4]. Die durch die Behandlung hervorgerufenen Effekte sind ein weiteres Geheimnis – wegen der Überzeugung, daß viele Veränderungen sich lediglich auf lokale Veränderungen des Alveolarfortsatzes beziehen[5]. Ist dies der Fall, so werden alle skelettalen Veränderungen oder selbst die physiologischen Veränderungen, die während der Behandlung auftreten, einfach mit dem Stempel »Wachstum« versehen. Das liegt einfach daran, daß bei den meisten kephalometrischen Methoden physiologische Veränderungen, Veränderungen durch die Behandlungsgeräte und Wachstumsveränderungen nicht mit begründeter Genauigkeit voneinander unterschieden werden können.

Aus den vorgenannten Beobachtungen ergibt sich, daß ein großes Dilemma bei der klinischen Verwendung des »Werkzeuges« Kephalometrie existiert. Wenn der Kieferorthopäde nicht an die Möglichkeit ausreichend genauer Abschätzungen des Wachstums und der Reaktionen auf die Behandlung glauben kann, wird er sich weiterhin grundsätzlich auf die Kiefermodelle verlassen und so gezwungenermaßen auch nicht den Horizont seiner Möglichkeiten erweitern. Die Wahrheit ist die, daß er so lange kein Vertrauen in die Vorhersage entwickeln kann, wie er nicht eines in die Wachstumsanalyse entwickelt hat und auftretende Veränderungen selbstkritisch bestimmen kann.

Deshalb ist der Autor zu der Überzeugung gelangt, daß der Kieferorthopäde einen Fall nicht genau analysieren kann, geschweige denn die Vorgänge des normalen natürlichen Wachstums im Vergleich zu den Veränderungen, die seine eigenen Eingriffe verursachen, bevor er nicht die komplizierten kephalometrischen Methoden verstanden hat. Auch kann er der klinischen Anwendung der kephalometrischen Methode kein Vertrauen schenken, und damit auch nicht den sichtbar gemachten Behandlungszielen. Selbst nachdem er sie gesehen hat, kann er sie nicht richtig anwenden, solange er nicht einige grundlegende Prinzipien der kephalometrischen Überdeckung benutzt, an die er glauben und denen er vertrauen kann.

Beobachtungen von Problemen bei der kephalometrischen Planung

Traditionell ist die Planung immer schon dadurch kompliziert worden, daß der Kieferorthopäde und vielleicht auch der wissenschaftliche Untersucher sehr häufig ihre Überlegungen am falschen Ende beginnen. Aufgrund der Nähe des Oberkiefers zur vorderen Schädelbasis und aufgrund des Vertrauens, das die meisten Kieferorthopäden der Linie Sella–Nasion entgegenbringen, lag die größte Aufmerksamkeit bei der Erstellung der Diagnose und der Planung oft im Bereich des Mittelgesichtes. Daraus folgte dann direkt, daß ein therapeutischer »Angriff« im Bereich des A-Punktes und des Unterkiefers die größte Aufmerksamkeit bei der Planung erhielt. Bei dieser Denkweise reduzierte sich dann die klinische Kephalometrie auf die Veränderung der Konvexität oder des Unterschiedes SNA-SNB sowie auf die Ausformung der Zähne in bezug auf das Profil. Das Verhalten des Unterkiefers wurde als sekundär betrachtet, da die Vorhersage des Unterkieferverhaltens lediglich im Sinne einer Betrachtung der Vergrößerung der Neigung des Unterkieferebenenwinkels angewandt wurde. Man differenzierte bei den üblichen Methoden nicht zwischen der Messung von der Frankfurter Ebene und von anderen Schädelebenen aus. Häufig benutzten die Erfinder verschiedener Analysen nicht einmal die gleichen Punkte am Unterkiefer [6–8].

Es gibt ein eindeutig bewiesenes Faktum in der Kephalometrie: Die Verbindung des Unterkiefers zur vorderen Schädelbasis ist eine ausgesprochen problematische Basis für die Vorhersage, denn die knöcherne Umgebung der Fossa glenoidalis stellt einen Knochen dar, der in einer anderen Schädelgrube liegt. Für die Überdeckung zur Analyse wurde konventionell die Mitte der Sella turcica als Bezugspunkt angenommen. Der Punkt Sella wurde aus Bequemlichkeitsgründen im allgemeinen zusammen mit der Sella–Nasion-Ebene zur Identifikation benutzt. Die »größte Paßgenauigkeit« bei der Überdeckung der anatomischen Strukturen der Schädelbasis wurde ebenfalls vorgeschlagen[9]. Das klinische Vertrauen auf eine dieser verschiedenen Überdeckungsmethoden im Bereich der vorderen Schädelbasis allein hat sich inzwischen als ungeeignet für die Vorhersage herausgestellt, und der Kliniker, der sich darin versucht, wird sehr schnell seine Fähigkeiten verlieren, klinische Veränderungen mit anderen Zielen der Behandlung zu assoziieren.

Es gibt noch ein anderes Problem: Eine einzige Überdeckung wurde im allgemeinen für die Hauptanalyse der Fälle benutzt, so als ob der ganze Fall aufgrund einer einzigen Überdeckungsebene analysiert werden könnte. Es ist wahr, daß – wenn man sich auf die Richtung des Wachstums des Schädels bezieht – die meisten Kieferorthopäden automatisch an das Kinn als den führenden Teil für die Gesichtsentwicklung denken. Wachstumstrends werden im allgemeinen in bezug zum Verhalten des Kinns begriffen. Im allgemeinen wird jedoch bei den konventionellen Methoden das Kinn häufig so analysiert, daß man den Unterkieferebenenwinkel öffnet oder schließt oder daß man die allgemeinen Eigenschaften des Winkels SNB beurteilt. Beide Verfahren können in die falsche Richtung führen und sind deshalb nicht geeignet.

Bei einer Podiumsdiskussion mit Dr. Charles Tweed hat der Autor im Jahre 1962 vorgeschlagen, daß jeder die eine oder andere der zentralen Achsen des Gesichts zur Beschreibung der Wachstumstrends benutzen solle [10]. Die Y-Achse zum Beispiel, die von Brodie benutzt wurde, stellt eine der »frühesten« Referenzlinien in bezug auf das zentrale Verhalten des Gesichtes dar. Weil sie sich jedoch bei der Öffnung oder Schließung verändert, glaubten einige Kieferorthopäden, daß keine aussagekräftigen Schlüsse in bezug auf die Richtungsveränderung der Y-Achse möglich seien [11].

Aus zwingenden Gründen wurde deshalb die Ebene Basion–Nasion empfohlen *(Abb. 1)*. Bereits im Jahre 1950 schlug der Autor aufgrund der Beurteilung des Nasions bei Schichtaufnahmen vor, daß Veränderungen im Bereich der Y-Achse am günstigsten von der Basion-Nasion-Ebene aus beurteilt werden sollten. Es war aber noch immer bei einigen Fällen schwierig, zu bestimmen, ob ein Teil der Veränderung auf einer Positionsveränderung der Sella oder auf einer tatsächlichen Veränderung im Kinnbereich beruhte. Es konnte außerdem gezeigt werden, daß der Schädelbasiswinkel, der im allgemeinen konstant bleibt, in einer Reihe von Fällen eine Veränderung um 5° in der einen oder der anderen Richtung über einen Zeitraum von drei Jahren zeigte [12]. Auf diese Weise gab es während zwanzig Jahren Zweifel und viel Raum für skeptische Denkweisen in bezug auf die Art der orthodontischen Überdeckung und daraus folgend natürlich in bezug auf die Interpretation der Resultate.

Der wissenschaftliche Hintergrund für die Methode

Zuerst gilt es festzustellen, daß die hier von uns empfohlene Technik darin besteht, mit der Analyse der Unterkieferentwicklung oder der Entwicklung des unteren Gesichtes zu beginnen, anstatt mit der Entwicklung des Obergesichtes. Dabei ist es eine einfache und bekannte Tatsache, daß der Umfang der Konvexität, die notwendigerweise durch die Einwirkung orthopädischer Kräfte im Oberkiefer korrigiert werden muß – oder durch eine Retraktion der oberen Schneidezähne –, nur dann bestimmt werden kann, wenn man den Teil in Rechnung stellt, der durch Wachstum des Unterkiefers korrigiert wird. Die Konvexität kann durch eine Rotation des Unterkiefers verschlechtert werden, entweder auf schnelle und dramatische Art oder durch die sogenannte physiologische Rotation oder noch langsamer durch vertikale Wachstumskomplikationen, die im allgemeinen mit dem Kondylus zusammenhängen. Deshalb ist es wichtig, zwischen Wachstumsrotation und physiologischer Rotation zu unterscheiden, weil beide stattfinden können und ein Teilrezidiv nach der Behandlung teilweise oder vollständig davon abhängig sein kann, welcher der beiden Prozesse nun wirklich vorliegt.

Zum zweiten muß aus praktischen Gründen eine Vorhersagemethode nicht absolut genau sein, um doch einen entsprechenden Wert zu haben oder dem Kliniker eine wichtige Information zu bieten. Vorhersagen in bezug auf den Ober- und den Unterkiefer, die klinischen Zwecken dienen sollen, werden im allgemeinen für eine kurze Zeit und zu Behandlungszwecken gemacht. Andererseits werden Langzeitvorhersagen (bis zum Erreichen des Wachstumsabschlusses) gemacht, um die erreichbaren Behandlungsziele einzuschließen. Inzwischen gesammelte wissenschaftliche Untersuchungen deuten darauf hin, daß, selbst wenn eine große Genauigkeit unrealistisch ist, sich doch häufig eine Annäherung an die absoluten Ergebnisse erreichen läßt. Häufig wäre es auch für den Kieferorthopäden sehr schwer, den Fall so genau durchzuzeichnen, daß damit eine Vorhersage von bis zu 10 Jahren gemacht werden kann. Selbst wenn das letztlich immer unser Ziel sein sollte, können auch deutliche Annäherungen akzeptiert werden, wenn es möglich ist, den vorherrschenden Trend zu treffen und ihn sichtbar zu machen. So wird es möglich, mit den vorhandenen Vorhersagemethoden eine Hilfe für die Kommunikation und die genaue Bestimmung der erreichbaren Ziele zu bekommen. Die wichtigste Tatsache ist, daß der Kieferorthopäde im allgemeinen mit seinen mechanischen Manipulationen gar nicht die oben beschriebene Genauigkeit erreichen kann – und dennoch die therapeutischen Notwendigkeiten und die Vorhersage sowohl als Kurzzeit- als auch als Langzeitziel erfährt.

Auf der Basis dieser Anwendung des Seitenprofil-Fernröntgenbildes läßt sich die Verankerung planen. Hier wird die Umsetzung aus der Durchzeichnung in den Behandlungsplan wichtig – und hier fand der Zusammenbruch in der Kommunikation zwischen dem Autor und seinen Kollegen in der Vergangenheit statt. Deshalb stellt der wichtigste Zweck dieser Ausführungen den Versuch dar, zu zeigen, wie ein Kieferorthopäde das Vertrauen in die klinische Kephalometrie durch die Anwendung von lediglich vier Schlüsselverfahren zur Überdeckung bei der Longitudinalanalyse gewinnen kann.

In dem Bemühen, dieses Problem organisatorisch »in den Griff zu bekommen«, wird eine einfache Methode aus vier Schritten für die Überdeckung als Grundlage

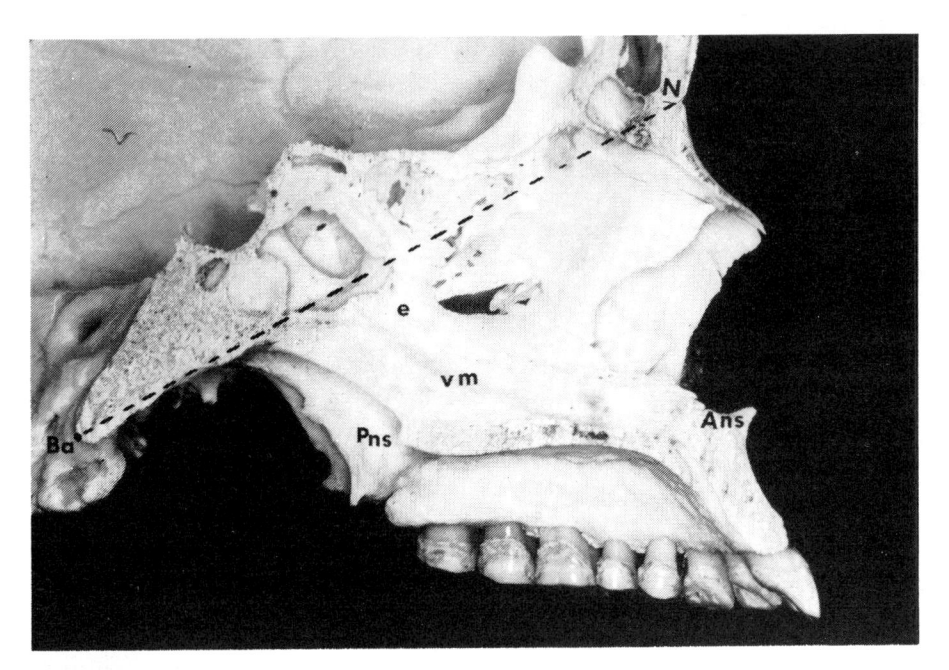

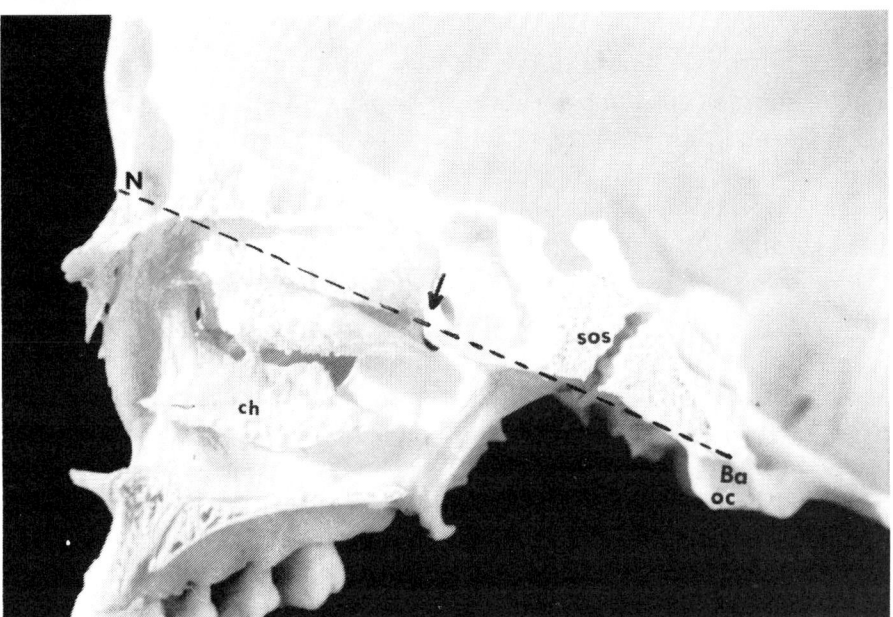

Abbildung 1a (oben): Ein mittiger Sagittalschnitt durch den Schädel zeigt den basalen Anteil des Os occipitale und das Gebiet der Sutura naso-frontalis. Der Punkt Basion (Ba) liegt am vorderen Rand des Foramen magnum am Scheitelpunkt des Winkels zwischen dem Clivus und dem Dach des Nasopharynx. Der Punkt Nasion (N) liegt am Rand des Os nasale im Bereich der vorderen Verbindung. Die Verbindung zwischen Basion und Nasion (BaN) stellt eine Trennungslinie des Gesichtsschädels vom übrigen Schädel dar und somit eine Achse für die vordere Schädelbasis in bezug auf das Wachstum sowie eine strukturelle Referenzlinie. Man beachte außerdem die Stellung des Vomer (vm) und die Verbindung mit dem Os ethmoidale (e). Beachten Sie ferner die Spina nasalis anterior und die Spina nasalis posterior (Ans-Pns).

Abbildung 1b (unten): Zur Orientierung für diejenigen, die das Röntgenbild in der anderen Blickrichtung zu betrachten pflegen. Derselbe Querschnitt wie oben bei einem achtjährigen Kind. Basion und Nasion können auch in dieser Ansicht festgestellt werden. Man beachte das weite Gebiet der Synchondrosis spheno-occipitalis (sos), welches das Os sphenoidale vom Os occipitale trennt. Zu sehen sind weiterhin die Conchae (ch) auf der seitlichen Nasenwand.

für einen Vergleich erklärt, mittels dessen der Kieferorthopäde sein Vertrauen in die Kephalometrie stärken kann. Durch dieses Vorgehen ist es ihm möglich, festzustellen, was seine Geräte in seinen Händen bewirken, welcher Art das Wachstumsverhalten der Fälle ist, die er behandelt, und schließlich kann er die Langzeitstabilität seiner eigenen Arbeiten beurteilen.

Standardabweichung

Die erste wichtige Definition, die wir gemeinsam verstehen müssen, betrifft die Funktion der Standardabweichung. Sehr viele Kieferorthopäden, die sich im wesentlichen mit mechanischen Prinzipien abgeben, finden es unattraktiv, ja sogar erschreckend, in ihre Überlegungen die Statistik einzubeziehen; denn sie glauben, daß dies nur dem Wissenschaftler zustehe. Dem Kieferorthopäden entgehen damit jedoch viele wichtige Fakten und eine sehr nützliche Methode, denn die Statistik ist genau wie die Worte ein Werkzeug für die Gedanken und eine Sprache für die Kommunikation. Einfache statistische Begriffe stellen ein Mittel dar, das für die wissenschaftliche Beschreibung der Variabilität eine Struktur benutzt. Messungen werden dabei als Beschreibungsmethoden benutzt, die die oberflächlichen Klassifizierungen der Vergangenheit ersetzen sollen. Die Kieferorthopäden können so mit anderen Kieferorthopäden sinnvoll über die Fragen und Probleme ihres Fachgebietes sprechen, und für sich selbst kann jeder Kieferorthopäde durch die Anwendung der Messungen und Gesetzmäßigkeiten der Statistik die eigenen Fälle logisch interpretieren.

In einfachen statistischen Darstellungen wird einem immer wieder vor Augen geführt, daß sich bei der Analyse einer Gruppe von Fällen die Messungen immer (ja immer!) auf einer Verteilungskurve finden. Die normale Kurve, die sich aus den Messungen ergibt, stellt eine Glockenkurve dar, die sogenannte Gauß'sche Verteilungskurve. Die Mitte der Kurve oder das durchschnittliche Verhalten ist das häufigste und stellt die zentrale Tendenz dar. Die Verteilung oder die Abweichung der Variabilität um das Ideal herum kann man sich durch die Art der Steigung sichtbar machen oder durch die Spitze der Kurve selbst.

Um die Natur der Kurve mathematisch auszudrücken, so daß sie auf diese Weise sich auf einen einfachen kommunizierbaren Ausdruck reduzieren läßt, haben die Mathematiker eine Formel ausgearbeitet. Mit ihrer Hilfe wird die Abweichung vom Mittelwert ausgerechnet. Man hat dabei einen Wert festgestellt, der etwa 68% oder annähernd zwei Drittel aller zu erwartenden Möglichkeiten abdeckt. Deshalb ist dem Kieferorthopäden, sobald einmal das Mittel oder der Durchschnittswert bestimmt sind, auch die Variabilität oder Abweichung bekannt, denn jeder seiner Patienten kann sofort in die Gesamtheit eingeordnet werden. Ein abgeleiteter Wert läßt sich in einer Zahl ausdrücken, die größer oder kleiner ist als der Mittelwert. Das Symbol hierfür ist ein Plus- über einem Minuszeichen ($\pm$). Das X (x) stellt dabei den Mittelwert dar. Eine Zahl, die größer als eine andere ist, wird durch einen Pfeil nach rechts ($>$) bezeichnet, während Werte, die kleiner als andere sind, durch einen Pfeil nach links ($<$) dargestellt werden. Standardabweichungen werden durch das griechische Symbol Sigma (σ) dargestellt.

Eine mögliche Verwirrung kann es wegen des Unterschiedes zwischen der Standardabweichung in der Morphologie und der Standardabweichung bezüglich der beschriebenen Veränderung geben. Eine Standardabweichung kann eine Variabilität der Struktur vom Durchschnitt einer Gruppe von Fällen beschreiben. Wesentlich komplizierter ist die sogenannte Standardabweichung der Veränderung. Setzen wir eine Patientengruppe voraus, bei denen Veränderungen im Sinne einer Langzeituntersuchung über eine Periode von einem Jahr, zwei Jahren, fünf Jahren oder des gesamten Wachstumsprozesses beobachtet wurden, so kann das Verhalten eines bestimmten Winkels in bezug auf seine Variabilität innerhalb dieser Fallgruppe durch die Standardabweichung der Veränderung ausgedrückt werden. Groß ist z.B. die Standardabweichung der Veränderung des Unterkieferebenenwinkels während einer 5-Jahres-Periode. Wir wissen, daß sich der Unterkieferebenenwinkel um annähernd 1,7° innerhalb von fünf Jahren verkleinert [13]. Dies bedeutet, daß der Winkel zwischen der Frankfurter Ebene und der Unterkieferebene, der im Alter von drei Jahren etwa 27° betrug, bis zum Alter von 13 Jahren sich auf 23 $1/4$° reduziert hat. Dies ist die durchschnittliche Tendenz. Aber wir müssen auch die Standardabweichung dieser Veränderung in bezug auf die Wahrscheinlichkeit kennen. Mit anderen Worten: Wie groß ist die Wahrscheinlichkeit, daß sich dieser Wert um 5° oder weniger als 5° während jener bestimmten Wachstumsperiode verändert? Die Standardabweichung der Veränderung gibt also die Wahrscheinlichkeit der Konstanz der Veränderung einer bestimmten Messung an. Bei einer Patientenserie betrug diese Zahl ± 2,8° über fünf Jahre und mehr als 4° in zehn Jahren. Dies heißt, daß Sie nur zu 70 Prozent sicher sein können, daß der Unterkieferebenenwinkel zehn Jahre später wirklich 27° beträgt und tatsächlich irgendwo zwischen die Werte von 19° und 27 $1/4$° fällt – also eine recht magere Hilfe, wenn Sie diesen Winkel allein als Langzeit-Vorhersagefaktor benutzen wollen. Daraus resultiert die Abneigung des Autors, diesen Winkel zu benutzen.

Aus den obigen Ausführungen erscheint klar, daß die Standardabweichung der Veränderung der Schlüssel ist, die Vertrauenswürdigkeit einer Überdeckungsmethode in Zahlen auszudrücken. Um dieses Konzept getrennt zu halten von der Standardabweichung der Beschreibung, werden wir die Standardabweichung der Veränderung in Zukunft einfach »Standardabweichung« nennen.

Überdeckungsmethode

Für die im folgenden empfohlene Methode sind einige neue Punkte und Ausdrücke notwendig. Sie sollten nicht zu kompliziert sein, wenn der Kieferorthopäde einen nach dem anderen aufnimmt und sich mit ihnen in logischer Reihenfolge beschäftigt.*

In einer Arbeit wie dieser, die für den praktizierenden Kieferorthopäden geschrieben ist, wollen wir den wissenschaftlichen Nebel beiseite schieben und anstelle einer Verteidigung jedes speziellen Punktes lediglich die *Resultate* der wissenschaftlichen Forschung darstellen. Die wissenschaftliche Diskussion sollte an anderer Stelle geführt werden. Will der Kieferorthopäde wirklich ein neues Vertrauen in die Kephalometrie entwickeln, so kann er jetzt und hier beginnen!

Das Ziel der Vier-Positionen-Analyse ist sehr einfach; es bezieht sich auf zwei skelettale und zwei dentale Faktoren: auf das Kinn (Position 1), auf den Oberkiefer (Position 2), auf die Zähne des Oberkiefers (Position 3) und die des Unterkiefers (Position 4).

Es handelt sich jetzt im Folgenden darum, die vertrauenswürdigsten und nützlichsten Beschreibungsmethoden für diese vier Veränderungen zu finden, die Verteilung also in bezug auf jede dieser Methoden, wie sie im Normalfall zustandekommen. Damit wird ein Informationsfundus für die Wahrscheinlichkeiten geschaffen, mit denen der Kieferorthopäde arbeiten kann.

---

* Der Autor meint, daß die Analyse der Fernröntgen-Frontaufnahme ebenfalls nützlich ist, aber aus Gründen der Vereinfachung hier vernachlässigt wird.

Position 1 (Kinn)

Wir brauchen drei Schädelreferenzpunkte für diese skelettale Analyse: Es handelt sich um Basion, Nasion und den Pterygoid-Punkt. Die Überdeckung in der Linie Basion–Nasion erachtet man seit langem als die vertrauenswürdigste für eine Langzeituntersuchung.

Der Punkt Nasion braucht nicht diskutiert zu werden. Auch die Festlegung des Basions lernt man sehr schnell, wenn man sich mit dem Fernröntgenseitenbild richtig befaßt: Das Basion findet man als Punkt in der Nähe der Basis des vorderen Randes der Kondylen des Os occipitale, am vorderen Rand des Foramen magnum oder am Ende der Clivusebene, dort wo sie das Dach des Nasopharynx schneidet *(siehe Abb. 1)*. Die Verbindung des Nasions mit dem Basion stellt die Basion-Nasion-Ebene (BaN) dar. (Sie ist ähnlich, aber nicht gleich der basokranialen Achse, wie sie HUXLEY beschreibt).

Das Zentrum der Basion–Nasion-Ebene liegt auf dem Os sphenoidale, aber auch am oberen Teil der Fossa pterygopalatina bzw. am unteren Rand des Foramen rotundum in der Nähe des Mittelpunkts der Gesichtsstrukturen. Ein Punkt (Pt) wurde am unteren Teil des Foramen rotundum ausgewählt, der nicht mit der Fissura pterygomaxillaris verwechselt werden darf und an der Verbindungslinie zwischen den Pterygoidplatten und der Oberkiefertuberosität liegt *(Abb. 2)*.

Der obere Teil der Fossa pterygopalatina liegt gegenüber der Wurzel des Oberkieferkörpers. Diese Fossa enthält außerdem die Arteria maxillaris interna und den Oberkieferanteil des fünften Nervs, der aus dem Foramen rotundum austritt.

Das Foramen rotundum liegt fast genau zwischen den medialen und lateralen Teilen der Processus pterygoidei an der Stelle, wo diese aus dem Körper des Os sphenoidale austreten. Eine größere Anzahl von Schnitten durch getrocknete Schädel haben gezeigt, daß der Oberkiefernerv tatsächlich durch einen Kanal läuft *(Abb. 2)*. Dieser Kanal läßt sich 5–7 mm unterhalb der Wurzel des Oberkieferkörpers erkennen, dort wo sein oberer Teil mit dem Os palatinum zusammenläuft. Wenn man den unteren Teil der Lippe des Foramen rotundum nimmt, wie sie sich auf dem Fernröntgenseitenbild darstellt, läßt sich dieser Punkt als Pterygoid-Punkt (Pt) beschreiben [13]. Er wird als Referenzzentrum benutzt, da er die geringste Veränderung hat: Er hat den Platz des Punktes Sella eingenommen, der üblicherweise für Langzeitvergleiche benutzt wurde.

Zur Illustration des oben Gesagten wird ein männlicher Patient mit Klasse I und Protrusion, G. L., 13 Jahre alt, demonstriert. Der Fall wurde mit den Geräten der Bioprogressiven Therapie behandelt *(Abb. 3, 4, 5)*.

Eine Linie vom Punkt Pt zum kephalometrischen Gnathion (GN), die von dem Schnittpunkt der Fazialebene mit der Unterkieferebene gebildet wird, stellt die Zentralachse dar *(Abb. 3)*. Die Zentralachse bildet für morphologische oder statisch-skelettale Beschreibungen fast einen absoluten rechten Winkel mit der Linie Basion–Nasion; das gilt für etwa die Hälfte der Gesamtpopulation. Dies stellt ein sehr interessantes Faktum dar, da die klinische Abweichung seiner Morphologie nur 3° von den üblichen 90° ist. Man findet dieselben 90° in verschiedenen Populationen von dreijährigen Kindern und genauso gut in Erwachsenenpopulationen. Beim Individuum kann natürlich die Zentralachse anders sein. Man hat eine Veränderung von bis zu 6° während des Übergangs vom Wechselgebiß zum bleibenden Gebiß beobachtet. Obwohl dies Extremwerte sind, müssen wir uns doch mit der nächsten Frage beschäftigen und eine Antwort darauf finden, wie hoch die Wahrscheinlichkeit für das Eintreten derartiger Fälle sein kann. Wenn wir uns jetzt diese Tendenzen oder Trends vor Augen halten, so liegt das wirkliche Problem in der Wahrscheinlichkeit des Verhaltens während der üblichen zweijährigen Behandlungszeit. Wie-

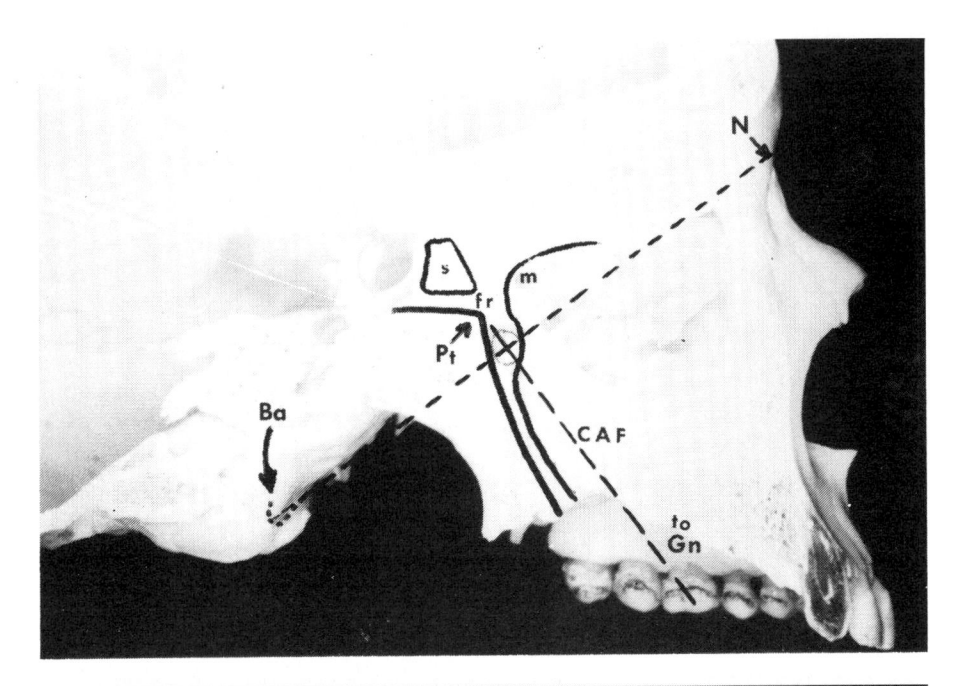

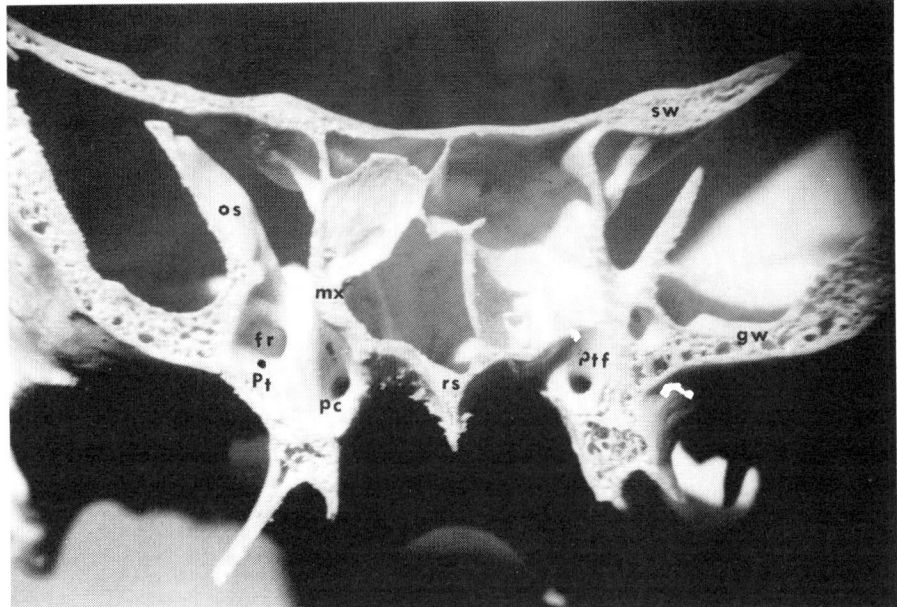

Abbildung 2a (oben): Ein Querschnitt durch den Schädel im Bereich der Mitte der Pterygoid-Platten durch das Foramen rotundum (fr). Man beachte hier den Kanal, der in die Fossa pterygopalatina eintritt. Der Pterygoid-Punkt (Pt) liegt an der Spitze des Knochens an der oberen Lippe des Foramen. Man beachte weiterhin die enge Relation in bezug auf ein Zentrum der Linie BaN. Wir glauben, daß dieser Punkt den am dichtesten gelegenen Punkt in Orientierung auf ein Zentrum des geringsten Wachstums für Serienüberdeckung darstellt. Die Zentral- oder Gesichtsachse stellt den Mittelpunkt eines Konus dar, der das Gesicht umfaßt (CAF). s = Knochen an der Basis des orbitalen Anteiles des Os sphenoidale; m = der obere Teil der Oberkiefertuberosität.

Abbildung 2b (unten): Ein schräger Frontalschnitt durch den vorderen Anteil der Fossa pterygoidea mit Sicht auf das Foramen rotundum (fr). Die oberen und mittleren Foramina sind Canales pterygoidei. Man beachte das Verhältnis des Pterygoid-Punktes (Pt) zum Os sphenoidale (rs) sowie den Sinus sphenoidalis. Weiterhin sind der orbitale Anteil des Os sphenoidale, die kleinen Flügel des Os sphenoidale (sw) und der große Flügel (gw) zu erkennen.

Juni 1967

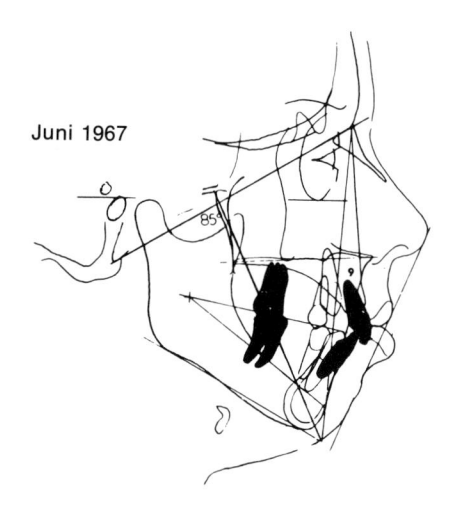

Abb. 3 (Anfangsdiagnostik): Fall G. L., männlich, 13 Jahre alt, mit stark ausgeprägter bimaxillärer Protrusion. Die Diagnose und die Behandlungsplanung sprachen für die Extraktion aller ersten Prämolaren mit einer maximalen Verankerung. Außerdem sollte ein Oblique-Headgear mit leichten Kräften vorgesehen werden. Man beachte die Zentralachse mit einem Winkel von 45° und andere Referenzlinien bezüglich der Langzeitanalyse. Die Konvexität betrug 9 mm, die Lippe stand um 7 mm vor der ästhetischen Ebene.

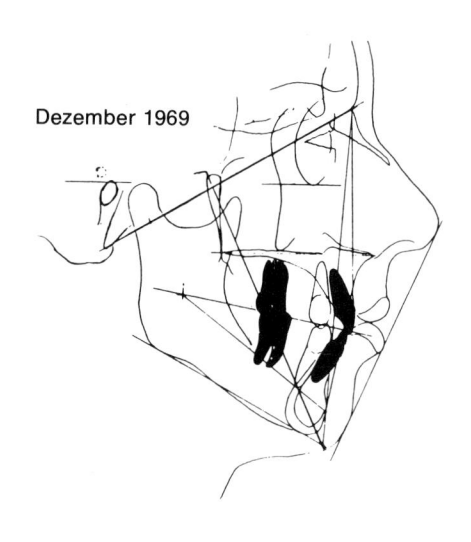

Dezember 1969

Abb. 4 (Fortschrittsdiagnostik): Fall G. L. im Alter von 15,6 Jahren, gerade vor Beginn der Retention. Man beachte die Verbesserungen nach rund 2½ Jahren. Die Behandlungszeit war etwas verlängert wegen eines langsamen Prämolarendurchbruchs und einer Einbeziehung der zweiten Molaren in die Kontrollapparatur. Man beachte, daß keine Veränderung im Bereich der Zentralachse auftrat, aber eine deutliche Veränderung im Bereich der Konvexität.

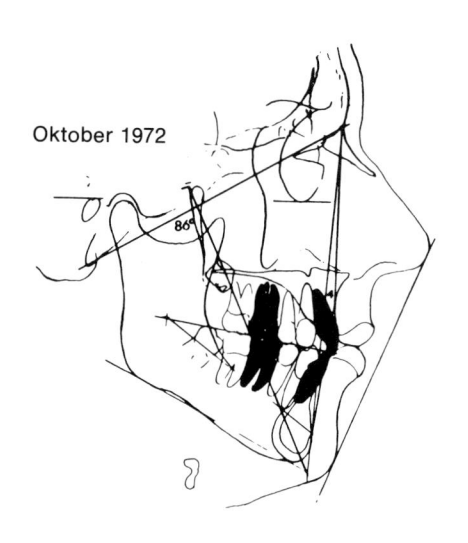

Oktober 1972

Abb. 5 (Retentionsdiagnostik): Man beachte eine weitere Verbesserung im Bereich des Profils und des Verhältnisses der Zahnreihen zueinander im Alter von 18,4 Jahren bei dem Fall G. L.: Der Patient wurde mit Splintapparaturen retiniert. Es zeigte sich eine Anterior-Rotation der Zentralachse auf 86°. Beachten Sie die gute Lippenrelation zur ästhetischen Ebene mit −4 mm. Beachten Sie weiterhin den Platzmangel für die dritten Molaren und die Reduktion der Konvexität auf +4 mm.

viele von den Veränderungen erfolgen in dieser Zeit tatsächlich aufgrund der Behandlung, und wie groß ist die natürliche Veränderung aufgrund des Wachstums?

Eine Wachstumsanalyse ist besonders wichtig, wenn man sie angesichts der Entwicklung der heutigen klinischen Kieferorthopädie betrachtet. Die Behandlung mit dem Nackenzug und die Verwendung intermaxillärer Gummizüge wurden beide wegen ihres Effekts der Extrusion der Zähne und ihrer Bißöffnungstendenz mit Distalrotation oder Öffnung der Zentralachse in Verbindung gebracht. Die Frage ist jetzt, bis zu welchem Umfang ein natürliches Rezidiv stattfinden wird. Dieses Verhalten ist auch deshalb wichtig, weil die Behandlung mit dem Aktivator oder anderen abnehmbaren Geräten möglicherweise ein weiter nach vorne gehendes Wachstum des Kinns gegenüber den normalen Erwartungen mit sich bringen und so das skelettale Verhalten des Kindes beeinflussen wird.

Bei verschiedenen Langzeituntersuchungen ohne Behandlung fand man, daß die durchschnittliche Veränderung 0° und die Standardabweichung ± 1,5° über eine Periode von fünf Jahren beträgt [14].

Sieht man diese Zahlen im Durchschnitt über einen Zeitraum von fünf Jahren, so können 0,3° Veränderung pro Jahr angenommen werden, wenn man von einem Wachstum in gerader Linie ausgeht. Wegen der kleinen unterschiedlichen Veränderungen von Jahr zu Jahr benutzt man in der Statistik ein Stichprobenmodell. Wenn V die Standardabweichung für einen Zeitraum von 5 Jahren ist, dann ist $V \sqrt{n/5}$ die Standardabweichung für n Jahre. Somit beträgt die Standardabweichung der Fazialachse 1,5° in 5 Jahren dar. Dies läßt sich auf 2,2 Jahre in 10 Jahren hochrechnen oder auf 0,95° in 2 Jahren und etwa 0,7° im Zeitraum von 1 Jahr. Somit kann man 1° als nützliche Regel für eine zu erwartende Variation über einen Zeitraum von zwei Jahren benutzen.

Dies bedeutet andererseits, daß man – wenn 1° eine Standardvariation darstellt, die 68% der Patienten umfaßt – von den übrigen 32% der Patienten erwarten kann, daß sie in bezug auf ihre Zentralachse sich um mehr als 1° in zwei Jahren im Sinne einer Schließung oder Öffnung verändern, wobei sich jeweils die Hälfte nach der einen oder anderen Richtung verändert. Dies bedeutet, daß sich das Kinn von 16% der Bevölkerung um mehr als um 1° nach vorne bewegt. Derselbe Wert läßt sich für die Öffnung benutzen, und es würde dabei herauskommen, daß in einem von sechs Fällen die Öffnung 1° oder mehr im Zeitraum von zwei Jahren beträgt.

Zwei Variationen decken also annähernd 95% der Bevölkerung ab. Von den übrigen lassen sich jeweils 2,5% (oder 1 Patient aus 40) auf den beiden extremen Seiten finden. Nehmen wir jetzt an, daß eine 2°-Veränderung im allgemeinen zwei Standardvariationen umfaßt, so läßt sich daraus schließen, daß nur 2,5% der Patienten eine Öffnung oder Schließung um mehr als 2° in bezug auf die Zentralachse und einen Zweijahreszeitraum zeigen würden oder um 1,4° in einem Jahr. Mit anderen Worten heißt dies: Falls ein behandelter Patient eine Öffnung um mehr als 1,2° in einem Jahr zeigt, stehen die Chancen etwa 40:1, daß Sie, nämlich der behandelnde Kieferorthopäde, diese Veränderung verursacht haben.

Wenn wir jetzt sagen, daß drei Variationen 2° repräsentieren, und wenn wir weiter sagen, daß 99,7% aller Patienten in diesen drei Standardabweichungen der Variabilität enthalten sind, hieße das, daß fast nur einer von tausend Patienten eine Veränderung im Sinne einer anterioren oder posterioren Rotation hat, die größer ist als 2° pro Jahr. Diese Werte stellen eine fast absolute äußere Erwartungsgrenze dar, wenn man die wahrscheinlichen Veränderungen ohne Behandlungseffekte betrachtet. Somit ist alles, was über 2° bezüglich Öffnung oder Schließung ohne Behandlung vorkommt, einfach unnatürlich und in seiner Ereigniswahrscheinlichkeit astronomisch selten. Kommt dieses Ereignis trotzdem vor, so muß damit gerechnet werden, daß massive pathologische Vorgänge ablaufen. Vom praktischen Gesichtspunkt aus könnten wir im allgemeinen erwarten, daß normale Patienten mit einer normalen Morphologie innerhalb der Plus-Minus-Grenze von 0,67° während des Zeitraumes von einem Jahr liegen – ein Wert, der etwa dem des Fehlers bei der Durchzeichnung entspricht.

Im Falle G. L. gab es keine Veränderung *(Abb. 6)*. Wie groß war die Beeinflussung des Unterkiefers in diesem Falle? Entsprechend unserer Arbeitshypothese gibt es eine Wahrscheinlichkeit von 2:1, daß keine Veränderung von mehr als 0,1° eintreten würde. Da andererseits natürlich vom Typischen keine Veränderung erwartet wird, kann angenommen werden, daß auch kein Effekt erzeugt wurde.

Position 2 (Oberkiefer)

Unter der Voraussetzung der Verwendung derselben Basion-Nasion-Ebene werden jetzt die Durchzeichnungen zur Position 2 (im Nasion) hin verschoben *(Abb. 7)*. Dazu wird der Winkel Basion–Nasion–A-Punkt benutzt, der dem SNA-Winkel von Steiner ähnelt [15].

Der Winkel Ba–N–A-Punkt ist ohne Behandlung fast eine Konstante. Der Winkel, der in diesem Fall annähernd 66° beträgt, verändert sich sehr wenig bei verschiedenen für Wachstumsstudien untersuchten Populationen; auch beim Individuum verändert er sich sehr wenig. Die Standardabweichung über eine Fünfjahresperiode ist lediglich ± 1,0°. Rechnet man dies auf jährliche Raten um, so beträgt die praktische Variation pro Jahr 0,5°. Geringe Veränderungen zeigen sich häufig durch eine Protrusion oder eine Retrusion der mittleren Schneidezähne – mit lokaler Veränderung im Gebiet des A-Punktes als Ursache, statt einer tatsächlichen Veränderung der Position des Oberkiefers insgesamt. Benutzt man jetzt eine Veränderung um 0,2° im Sinne der Fehlerbreite, so zeigt die Hypothese, daß nur Veränderungen um weniger als 0,5° durch die Natur zu erwarten sind.

Die Konstanz dieses Winkels besagt im großen und ganzen, daß sich der A-Punkt im Prinzip so ähnlich verhält wie der Punkt N. Wenn sich der Punkt N nach anterior bewegt, so bewegt sich auch der A-Punkt dorthin, und wenn das Nasion nicht nach vorne kommt, so kommt auch der Punkt A nicht nach vorne. Das Verhalten des Punktes Nasion auf der Basalachse vom Gebiet des Punktes Pt aus ist eine Anteriorbewegung um 0,7° ± 0,26° pro Jahr. Dies scheint außerdem darauf hinzudeuten, daß der Vorstand des Oberkiefers gleichzeitig in einer Vorwärtsbewegung der gesamten knöchernen Struktur des Gebietes Nasion besteht. Der Autor glaubt, daß dies im Prinzip so ist. Auf jeden Fall kann der Kieferorthopäde bei einer derart geringen Standardabweichung der Veränderung sich absolut darauf berufen, daß die meisten Veränderungen im Bereich des A-Punktes während der Behandlung – wenn er dies durch Überdeckung entsprechend ausmißt – von ihm selbst verursacht sind. Es gibt dabei keine großen Unterschiede, ob es sich um eine Betrachtung über einen kurzen oder einen längeren Zeitraum handelt. Es sollte jedoch unterschieden werden, ob Veränderungen im Bereich des A-Punktes auf lokaler alveolärer Grundlage stattfinden oder ob sie durch eine Gesamtveränderung des Skeletts erfolgen, welche im nachfolgenden Teil unter Position 3 diskutiert wird.

Das Verhältnis des Oberkiefers zur Schädelbasis ist während des Wachstums sehr konstant, wie Brodie bereits 1951 beobachtete [16]. Auch Björk war im Jahre 1946 dieser Meinung [17], ebenso Lande im Jahre 1952 [18]. Steiner zeigte das bei seiner Analyse im Jahre 1953, und der Autor hat in einer Vielzahl einzelner Studien dieses konstante Verhalten bestätigt [19].

Die Position 2 gibt deshalb die Stellung des Oberkiefers an und dient als wertvoller Führer bei der Diagnostik und der weiteren Behandlungsplanung. Die einzige Ver-

Abb. 6: Position 1 (Beurteilung des Unterkiefers oder des Kinns). Die beiden Ba-N-Ebenen werden überdeckt, und die Registrierung erfolgt im Punkt Pt auf der Zentralachse. Diese Orientierung zeigt keine Veränderung in bezug auf die Zentralachse. Eine nach kaudal und ventral gerichtete Kinnentwicklung besagt, daß eine sehr geringe oder überhaupt keine Veränderung der Kinnhaltung während der Behandlung erfolgte. Man beachte die nach kranial und ventral gerichtete Bewegung des Nasions und die nach kaudal und dorsal gerichtete Veränderung im Bereich des Punktes Basion.

Abb. 7: Position 2 (Beurteilung des Oberkiefers). Die Durchzeichnungen werden auf derselben Ba-N-Ebene so verschoben, daß ihre Registrierung im Punkt Nasion erfolgen kann. Diese Orientierung zeigt jetzt eine Dorsalbeeinflussung des Punktes A um 3° während der Behandlung, wodurch die Konvexität reduziert wurde. Im Bereich der Frontzähne wurde ein Headgear mit High-pull an die Frontzähne angewendet, und im Bereich der Spina nasalis anterior zeigt sich nur ein geringer Effekt. Hätte man einen Nackenzug angewandt, so wäre der Effekt in bezug auf die Gaumenebene deutlicher ausgefallen. Man beachte weiterhin, daß sich der Nasenknochen im Verlaufe der Beobachtungszeit leicht weiter nach ventral bewegte. Bei der Anwendung eines Headgears mit starken Kräften wäre das Gegenteil der Fall gewesen.

Abb. 8: Position 3 (Beurteilung der Zähne des Oberkiefers). Die Durchzeichnungen werden im Bereich der Kau-Ebene überdeckt und im Punkt Ans registriert. Man beachte die Intrusion und die Dorsalbewegung des Schneidezahnes um fast 7 mm. Ohne Behandlung würde der Schneidezahn weiter nach ventral und nach anterior durchbrechen, wobei seine Gesamtbewegung während dieser Zeitspanne etwa 1 mm wäre. Eine Remodellierung des Alveolarfortsatzknochens läßt sich im Schneidezahngebiet beobachten, wo der Punkt A um 2 mm nach dorsal beeinflußt wurde, was den größten Umfang der Veränderung der Konvexität erklärt. Man beachte, daß der obere Molar um fast 2 mm nach vorne kam. Dabei muß jedoch bemerkt werden, daß der erste Molar während dieser Zeit aufgrund des Verlustes des zweiten Milchmolars und seiner normalen Durchbruchstendenz um fast 1 mm nach anterior wanderte.

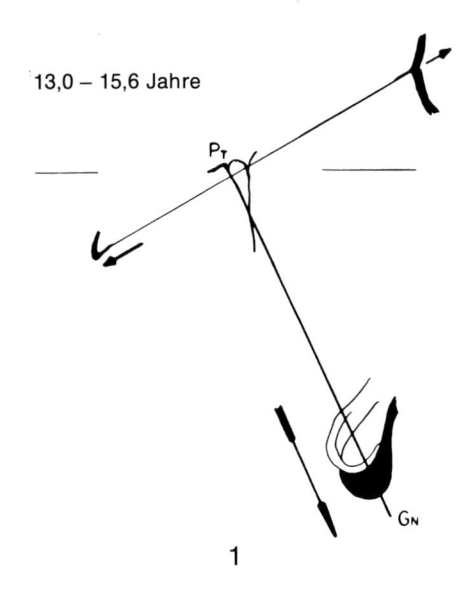

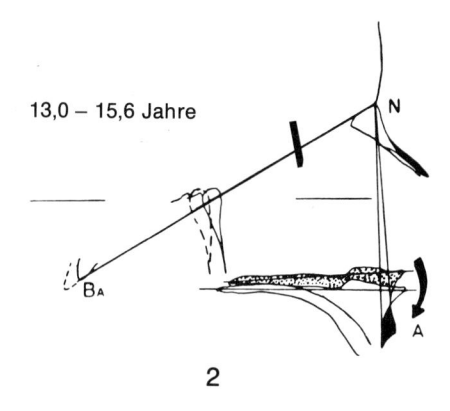

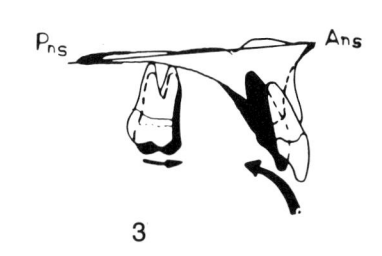

änderung, die in bezug auf die Steiner'sche Analyse gemacht wird, ist die Benutzung des Punktes Basion anstelle des Punktes Sella. Mit anderen Worten – ein Winkel BaNA wird anstelle des Winkels SNA benutzt. Die Verwendung des Basions hilft dabei, einige der extrem divergierenden Wachstumsbedingungen ebenfalls abzudecken. Im Falle des Patienten G.L. läßt sich beispielsweise feststellen, daß der Punkt A sich um −3,0° verändert hat. Die Wahrscheinlichkeit spricht dafür, daß dies fast vollständig aufgrund der Behandlung geschah.

Position 3 (Zähne des Oberkiefers)

Die Position 3 benutzt die Originalmethode von BRODIE und DOWNS, wobei es keine technischen Unterschiede gibt [20]. Die Punkte Ans und Pns werden überdeckt (Palatinalebene) und im Punkt Ans registriert *(Abb. 8)*. Nachdem gezeigt werden konnte, daß die Kaudalbewegung des Gaumens nicht vollständig aufgrund des Wachstums der Suturen entsteht, sondern auch durch remodellierende Resorption, stellt die Oberkieferebene den besten Parameter für die Beurteilung der Veränderung im Bereich des Oberkieferzahnbogens dar. Überdeckt man auf die oben beschriebene Art, so zeigt sich, daß der obere Zahnbogen nach kaudal durchbricht und sich geringfügig um etwa 0,2–0,3 mm pro Jahr nach ventral in bezug auf seine Stellung zur Basis des Oberkiefer-Alveolarfortsatzes bewegt.

Mit dieser natürlichen Tendenz und einer geringen Abweichung der Veränderung des oberen Schneidezahns zeigt sich auch eine deutliche Stabilität. Dies besagt, daß jegliche Veränderungen des Molars nach anterior oder nach posterior oder des Schneidezahns nach anterior oder posterior im Verlauf von zwei Jahren praktisch vollständig den Eingriffen des Kieferorthopäden zugeschrieben werden können, und nicht dem normalen Wachstum; denn eine Veränderung von mehr als 0,4 mm in zwei Jahren ist sehr unwahrscheinlich – mit der Ausnahme, wenn die Schneidezähne im Bereich der Mundspalte stark protrudieren.

Eine geringfügige Ausnahme zu der obengenannten Hypothese stellen die Fälle dar, in denen ein deutlicher Platz infolge Fehlens des oberen zweiten Milchmolars gefunden wird. Dazu läßt sich sagen, daß es sich um den Effekt des Zahnverlustes handelt und nicht um ein natürliches Phänomen, wie es bei Vorhandensein aller Zähne auftritt. Durch eine Bestimmung der Veränderungen im Bereich des Punktes A unter Benutzung des Punktes Ans läßt sich der Umfang der Veränderungen im Oberkiefer bei der Position 3 feststellen. Im Falle des Patienten G.L. bewegt sich die Inzisalkante des oberen Schneidezahns um insgesamt 6,0 mm nach kranial und dorsal, wobei sicher ist, daß dies alles infolge der Behandlung geschah. Die Krone des oberen Sechsjahrmolars bewegte sich um fast 2 mm nach ventral, wobei 1 mm hiervon wahrscheinlich der Behandlung zuzuschreiben ist.

Position 4 (Zähne des Unterkiefers)

Die Position 4 verlangt vom Kieferorthopäden das Lernen zweier neuer Punkte und zweier neuer Ebenen *(Abb. 9)*. Der erste Punkt, den wir neu einführen mußten, war der Punkt Suprapogonion, genannt »Pm« (für Protuberantia mentalis). Der Autor hielt seine Einführung für notwendig, denn ein Punkt am vordersten Rand der Symphyse läßt sich als definierter Punkt in der Vertikalen nicht finden. Es war deshalb erforderlich, einen Punkt auf der Protuberantia mentalis zu suchen und ihn Pm zu nennen. Er stellt sich als ein Punkt dar, an dem das Kinn in bezug auf das Profil nach dorsal zurückweicht, oder als der »oberste« Punkt der hufeisenförmigen Kortikalis im Sagittalschnitt der Symphyse. Die meisten Untersucher haben gezeigt, daß dieses Gebiet nur einer sehr geringen Veränderung unterliegt. Hier scheint weder eine Resorption noch eine Apposition oder eine remodellierende Knochenveränderung stattzufinden. Der Punkt Pm stellt den stabilsten Referenzpunkt für Langzeitvergleiche im Bereich des Kinns dar, den der Autor bestimmen konnte [21].

BJÖRK stellte in seinen Untersuchungen fest, daß der Unterrand des Kieferwinkels beim normalen Wachstumsverhalten der Resorption unterliegt [22]. Dies besagt, daß die Messung des Zahndurchbruches von der Unterkieferebene in Wirklichkeit kein Maß für den Durchbruch ergibt, sondern daß auch die Resorption am Unterkieferrand hierfür in Betracht gezogen werden muß. Das bedeutet, daß die Unterkieferebene weder für den Zahndurchbruch noch für die Veränderungen der Position der Zähne eine vertrauenswürdige Bezugsebene darstellt.

Als Alternative wurde ein Punkt bestimmt, der die Mitte des Ramus darstellt; er wurde »Xi-Punkt« genannt. Dieser Punkt läßt sich durch Ausmessung des Unterkiefers finden und liegt auf der Hälfte der Strecke zwischen dem am weitesten dorsal gelegenen Punkt der Incisura semilunaris und einem Punkt direkt darunter am unteren Rand des horizontalen Astes des Unterkiefers – bei Orientierung entsprechend der Frankfurter Horizontalen *(Abb. 9)*. (Er liegt auf der Mitte der geringsten Tiefe des Ramus ascendens.) Es zeigte sich, daß der Punkt Xi eine starke biologische Bedeutung hat, die er aufgrund des Foramen mandibulae und als Rotationszentrum des Unterkiefers darstellt. Die Verbindung zwischen dem Punkt Pm und dem Punkt Xi stellt eine Ebene dar, die wir »Unterkieferkorpusachse« nennen [23].

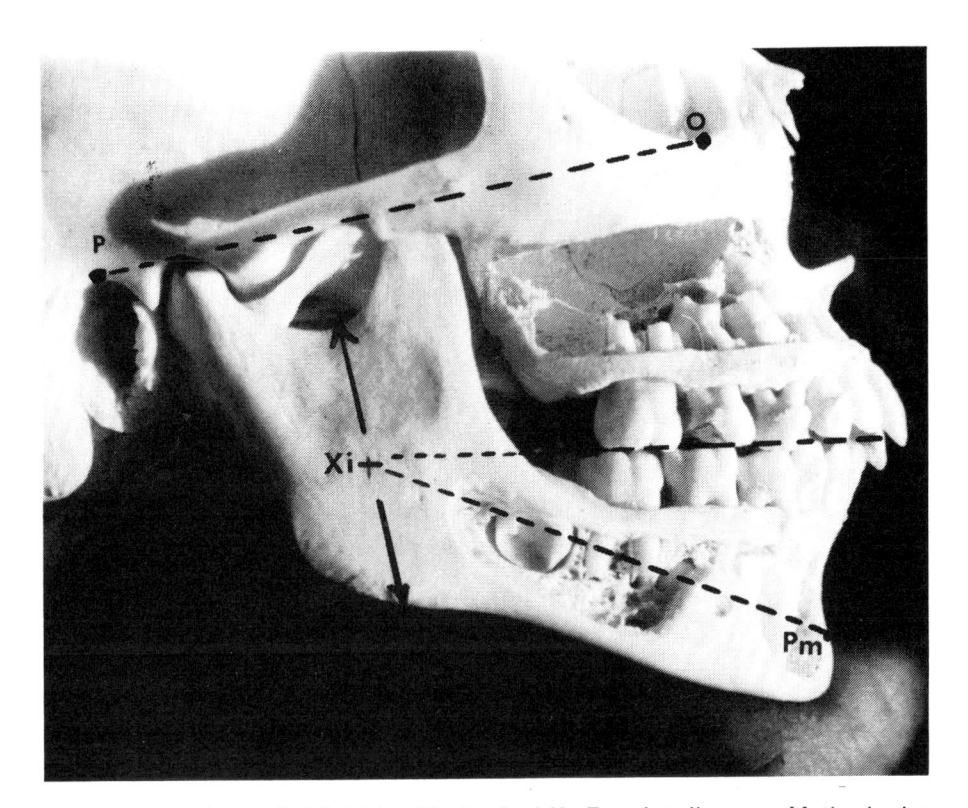

Abb. 9: Präparierter Schädel im Wechselgebiß. Er zeigt die neue Methode der Orientierung an Hand der Unterkieferpunkte: Sie wird für die Untersuchung der Veränderungen im Bereich der Okklusionsebene benutzt. Der Punkt Pm liegt auf dem oberen Knochenrand im Bereich der Protuberantia mentalis an der Stelle, an der die anteriore Kontur nach dorsal umschlägt. Das Zentrum des Ramus ascendens wurde als Punkt ausgewählt, durch Ausmessung der geringsten Höhe und Tiefe des Ramus. Er wurde Xi-Punkt genannt. Die Verbindung dieser beiden Punkte stellt die Unterkieferkorpusachse dar (Pn–Xi). Die Okklusionsebene wird durch die Halbierungslinie der Höcker der Seitenzähne eingezeichnet und die »echte Okklusionsebene« genannt. Der Winkel zwischen der Okklusionsebene und der Korpusachse ist sehr stabil. Man beachte ferner die Punkte Porion und Orbitale.

Die »echte Okklusionsebene« wird durch Halbierung des Überbisses im Seitenzahngebiet eingezeichnet. Es zeigt sich dabei, daß bei einem großen Prozentsatz von Fällen die Verlängerung der echten Okklusionsebene des Unterkiefers dicht in der Nähe des Punktes Xi verläuft. Der Winkel zwischen der Okklusionsebene und der Unterkieferkorpusachse zeigte die höchste Korrelation aller Messungen, die mittels Computer ausgewertet wurden. Dies deutet darauf hin, daß er für die Überdeckung und auch für die Vorhersage sehr günstig ist. Benutzt man diesen Winkel als Maß, so läßt sich jegliche Veränderung im Bereich der Okklusionsebene von der Korpusachse aus bestimmen, und sie wäre fast vollständig durch die Behandlung verursacht. Die Standardabweichung beträgt 0,68° pro Jahr.

Der Sechsjahrmolar des Unterkiefers hat die Tendenz, schräg nach vorne und kranial von der Korpusachse aus – bei Überdeckung im Punkt A – in einem rechten Winkel zur Frankfurter Horizontalen durchzubrechen, wobei sich die gesamte Okklusionsebene genau nach kranial bewegt und der Winkel zwischen der Okklusionsebene und der Unterkieferkorpusachse konstant bleibt.

Der erste Molar im Unterkiefer bricht etwa 0,8 mm pro Jahr in vertikaler Richtung von der Unterkieferkörperachse durch. Außerdem bewegt sich der untere Schneidezahn direkt nach kranial, wenn man sein Verhalten von der Unterkieferkorpusachse aus betrachtet, da Veränderungen der Zahnbogenlänge im allgemeinen nicht eintreten. Außerdem scheint der untere Schneidezahn sein Verhältnis zur A–PO im allgemeinen ebenfalls beizubehalten. Der Verlust des zweiten unteren Milchmolaren bringt eine Anteriorbewegung um ungefähr 1 mm zusätzlich zur normalen Anteriorwanderungstendenz. Somit zeigt sich, daß eine Messung nach anterior oder nach posterior von diesen Punkten aus auf der Okklusionsebene eine sehr gute Grundlage darstellen kann zur Bestimmung des Verhaltens der Zähne im Unterkieferzahnbogen.

Im Falle des Patienten G. L. *(Abb. 10)* bewegte sich die Spitze des unteren Schneidezahns um 6,0 mm nach dorsal, und der untere erste Molar bewegte sich nur um 1 mm nach anterior und 2 mm nach kranial.

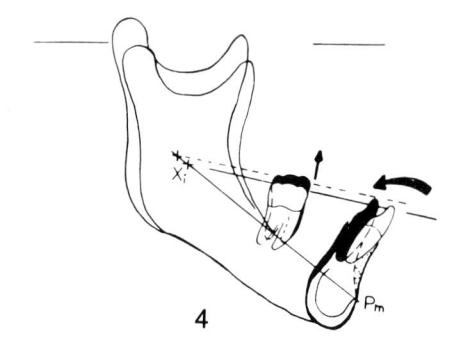

13,0–15,6 Jahre

Abb. 10: Position 4 (Beurteilung der Zähne des Unterkiefers). Die Durchzeichnungen werden auf der Korpusachse überdeckt und im Punkt Pm registriert. Hierdurch zeigt sich, daß der untere Schneidezahn direkt nach dorsal beeinflußt wurde, und zwar um 6 mm im Bereich der Krone und um 3 mm im Bereich der Wurzelspitzen. Man beachte die Remodellierung des Alveolarfortsatzes (Punkt B) und eine leichte Apposition am unteren Rand der Symphyse. Die Krone des unteren ersten Molars wurde nach dorsal gehalten und bewegte sich um 2 mm nach kranial – ein Verhalten, das fast typisch dem normalen Verhalten entspricht. Die Wurzel bewegte sich um etwa 1 mm nach anterior und zeigt für einen Extraktionsfall eine gute Stabilität.

Zusammenfassung

Eine Überdeckung in vier verschiedenen Positionen wird dem Kieferorthopäden zur Beurteilung der Behandlungsresultate empfohlen. Diese vier Positionen basieren auf charakteristischen Eigenheiten der normalen, natürlichen Entwicklung. Sie sollen eine Leitlinie für die Vergleichsmethoden während der Behandlung darstellen.

Ein männlicher Patient im Alter von 13 Jahren wurde mit der Bioprogressiven Therapie und mit Extraktionen erster Prämolaren behandelt. Einige neue Punkte und Ebenen wurden vorgeschlagen, weil sie für den Kieferorthopäden vertrauenswürdiger sind und sich als Bezugsebenen besser eignen.

Wir glauben, daß diese Methoden, wenn sie dem Kieferorthopäden einmal geläufig sind und von ihm routinemäßig benutzt werden, eine genaue kephalometrische Planung ermöglichen. Wir hoffen, daß aufgrund dieser Darstellungen ein größerer Fortschritt zum Verständnis der Therapie, zum Nutzen für unsere Patienten, für uns und unsere Fachrichtung erreicht wird. Eine genaue Anwendung kephalometrischer Methoden liegt somit für jeden Kieferorthopäden in Reichweite.

Anhang

Statistische Beurteilung der Analyse der vier Positionen

In Zusammenarbeit mit Dr. James A. McNamara vom *Center for Human Growth and Development* der *Universität Michigan* wurde eine Studie durchgeführt, um den Wert der Vier-Positionen-Analyse zu testen. Fünfzig Fälle ohne kieferorthopädische Behandlung wurden nach Zufallszahlen durch das Zentrum ausgewählt; bei allen Probanden waren Unterlagen über etwa zehn Jahre vorhanden. Wir glaubten, daß die Zehnjahresperiode wünschenswert sei, aufgrund der Tatsache, daß der Meßfehler weniger wichtig wird, da die Langzeitwachstumstendenz einen Teil der Fehler ausmerzt, die bei der Auswahl der Punkte entstehen.

Tabelle I gibt die mittleren Veränderungen im Zeitraum von zehn Jahren an und die Standardvariation über zehn Jahre in bezug auf die vier Positionen. Diese Werte der Vier-Positionen-Methode wurden außerdem mit den traditionellen Analysemethoden verglichen, die häufig zum Beschreiben der Wachstumsveränderungen benutzt werden. Die Ergebnisse zeigen, daß die Fazialachsenveränderung zu vernachlässigen ist, da sie nur zwei Zehntel-Grad im Durchschnitt in zehn Jahren betrug, was bedeutet, daß sie sich um 0,02 Grad pro Jahr veränderte.

Tabelle 1

Vier-Positionen-Analyse			Konventionelle Überdeckung		
Messung	Mittlere Veränderung in 10 Jahren	*Standardabweichung: Veränderung in 10 Jahren	Messung	Mittlere Veränderung in 10 Jahren	Standardabweichung: Veränderung in 10 Jahren
Fazialachse	−0,22	1,35	Unterkieferebene (zur S−N-Ebene)	−3,09	3,58
Winkel Ba−N−A	−0,57	2,28	Winkel S−N−A	0,25	2,40
Schneidezahn (zur Unterkieferkorpusachse)	−0,26	2,21	Schneidezahn (zur Unterkieferebene)	−3,0	2,93
Molar (zur Unterkieferkorpusachse)	1,64	1,84	Molar (zur Unterkieferebene)	0	2,19

*Standardvariation

Der Winkel zwischen der Unterkieferebene und der Linie SN, der im allgemeinen zur Beschreibung der Wachstumsveränderungen benutzt wird, zeigte eine durchschnittliche Veränderung von drei Grad in zehn Jahren, d.h. er war etwa 15mal so groß wie der der Fazialachse. Außerdem ist die Standardvariation der Unterkieferebene 50 Prozent höher als die der Fazialachse. Dies bedeutet, daß die Unterkieferebene eine sehr viel größere Variation zeigt und deshalb weniger geeignet ist für die Interpretation des Individualfalles. Es zeigt sich weiterhin, daß der Winkel BaNA und der Winkel SNA weitgehend gleiche Maße in bezug auf den Oberkiefer sind.

Eine Methode, orthodontische Veränderungen vom natürlichen Wachstum zu unterscheiden 433

A. Die Veränderung der Fazialachse in 10 Jahren

Mittelwert −0,22
Standardvariation 2,35

B. Die Veränderung des Winkels Ba–N–A in 10 Jahren

Mittelwert −0,57
Standardvariation 2,28

C. Der Durchbruch der Zähne des Oberkiefers in 10 Jahren

D. Die Veränderung der Stellung des Schneidezahns und des Molars zur Unterkieferkorpusachse. Veränderung in 10 Jahren

Molar:
Mittelwert 1,64
Standardvariation 1,84

Schneidezahn:
Mittelwert −0,26
Standardvariation 2,21

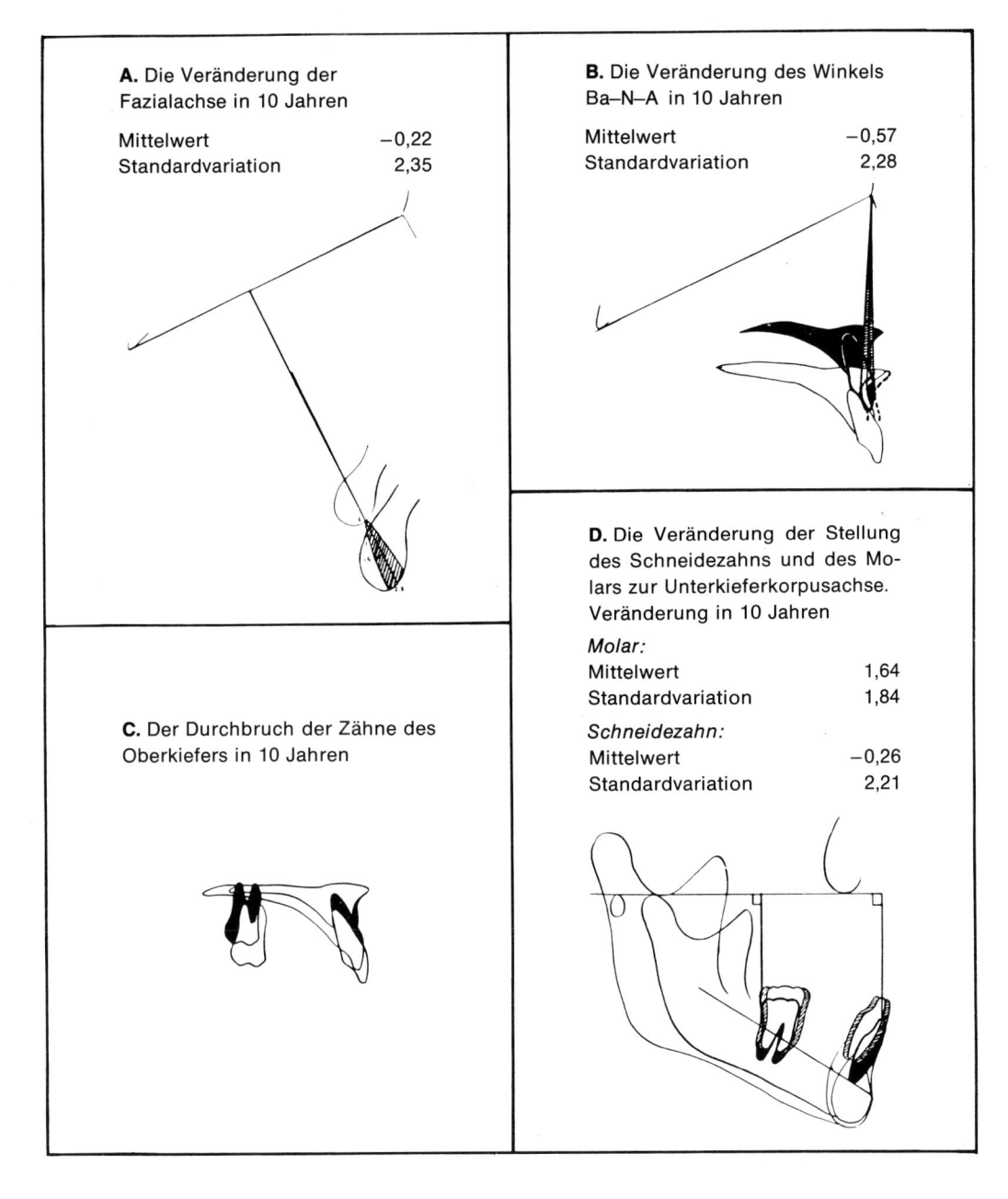

Abb. 1: In den Teilen A, B, C und D werden die durchschnittliche mittlere Veränderung und die Standardvariation in Diagrammen der 50 untersuchten Fälle über einen Zeitraum von annähernd 10 Jahren ohne Behandlung gezeigt. Die gestrichelten Linien zeigen das Verhalten bei einer Standardvariation in jeder Richtung.

Schließlich zeigt die Tabelle, daß bei Überdeckung auf der Unterkieferkorpusachse im Punkt Pogonion der untere Schneidezahn sich weg bewegte – auf einer Senkrechten zur Frankfurter Ebene – um durchschnittlich 0,26 mm während eines Zeitraumes von zehn Jahren.

Der Schneidezahn schien nach kranial und dorsal durchzubrechen, wenn man die Unterkieferebene zu seiner Beurteilung benutzte. Auch in diesem Fall zeigte es sich, daß die Variabilität bei Benutzung der Unterkieferebene 50 Prozent höher war als bei Benutzung der Korpusachse.

Die Daten zeigten auch, daß der untere Molar sich um 1,6 mm nach anterior in bezug auf das Pogonion bewegte. Dies heißt natürlich, daß dieser Wert im Durchschnittsfall gleich der mesiodistalen Differenz zwischen den Prämolaren und den Milchmolaren ist, und dies paßt genau in unsere klinischen Konzeptionen. Diese Untersuchung deutet stark darauf hin, daß die Vier-Positionen-Analyse die genaueste und vertrauenswürdigste Methode für die Überdeckung im klinischen Gebrauch ist.

Literaturhinweise

1. Ricketts, R. M.: Planning Treatment on the Basis of the Facial Pattern and an Estimate of its Growth. Angle Orthodontist, 27: 14, January, 1957.
2. Holdaway, R. A.: The 1971 Denver Summer Meeting for the Advancement of Orthodontic Practice and Research. Denver, Colorado.
3. Salzmann, J. A.: The Research Workshop of Cephalometrics. American Journal of Orthodontics, November, 1960.
4. Johnson, L. E.: A Statistical Evaluation of Cephalometric Prediction. Angle Orthodontist, 38: 4, 284–304, July, 1968.
5. Brodie, A. G., Downs, W. B., Goldstein, A., and Meyer, E.: Cephalometric Appraisal of Orthodontic Results. Angle Orthodontist, 8: 261–265, 1938.
6. Downs, W. B.: Variations in Facial Relationships: Their Significance in Treatment and Prognosis. American Journal of Orthodontics, 34: 812–840, 1948.
7. Steiner, C. C.: Cephalometrics for You and Me. American Journal of Orthodontics, 39: 728–855, 1953.
8. Brodie, A. G.: On the Growth of the Human Head from the Third Month to the Eighth Year of Life. American Journal of Anatomy, 68: 209–262, 1941.
9. Woodside, D. G.: The Present Role of the General Practitioner in Orthodontics. Dental Clinics of North America, July, 1968.
10. Ricketts, R. M.: Factors in the Diagnosis and Treatment of Malocclusions Complicated by Tongue Problems. Panel, Charles H. Tweed Foundation for Orthodontic Research. Waldorf-Astoria Hotel, New York, 1962.
11. Schudy, F. F.: Personal Communication.
12. Ricketts, R. M.: A Study of Changes in Temporomandibular Relations Associated with the Treatment of Class II Malocclusion (Angle). American Journal of Orthodontics, 38: 918–933, 1952.
13. Ricketts, R. M.: Introducing Computerized Cephalometrics. Rocky Mountain Data Systems, Inc., Spring, 1969.
14. Ricketts, R. M.: Proceedings of Foundation for Orthodontic Research, 1971. Dr. James F. Mulick, Editor, Woodland Hills, California.
15. Steiner, C. C.: Cephalometrics in Clinical Practice. Angle Orthodontist, 29: 1, 8–29, January, 1959.
16. Brodie, A. G.: Late Growth Changes in the Human Face. Angle Orthodontist, 23: 3, July, 1953.
17. Björk, A.: Some Biological Aspects of Prognathism and Occlusion of the Teeth. ACTA Odontologica Scandinavica, 9: 1, March, 1950.
18. Lande, M.: Growth Behavior of the Human Bony Facial Profile as Revealed by Serial Cephalometric Roentgenology. Angle Orthodontist, 22: 78–90, 1952.
19. Ricketts, R. M.: The Influence of Orthodontic Treatment on Facial Growth and Development. Angle Orthodontist, 30: 103, July, 1960.
20. Downs, W. B.: The Role of Cephalometrics in Orthodontic Case Analysis and Diagnosis. American Journal of Orthodontics, 38: 162–182, 1952.
21. Ricketts, R. M.: The Value of Cephalometrics and Computerized Technology. Angle Orthodontist 42: 3, 179–199, July, 1972.
22. Björk, A.: Variations in the Growth Pattern of the Human Mandible, Longitudinal Radiographic Study by the Implant Method. Journal of Dental Research, 42: 400–411, 1963.
23. Ricketts, R. M.: An Overview of Computerized Cephalometrics. American Journal of Orthodontics. 61: 1, 1–28, January, 1972.

Kapitel 2
Die Berücksichtigung der Luftwege bei der kieferorthopädischen Behandlung

Robert J. Schulhof, A.B., M.A.*

Der im folgenden geschilderte Fall ist ein drastisches Beispiel aus der kieferorthopädischen Praxis für die Bedeutung der Luftwege des Nasenrachenraumes. Es handelte sich um einen Jungen von 12½ Jahren *(Abb. 1A)* mit einer submukösen Gaumenspalte, die mit Pharyngoplastik behandelt wurde. Dabei ergab sich als ungünstiges Ergebnis ein vollständiger Verschluß des normalen Luftwege: Der Patient wurde zum Mundatmer. Fünf Jahre später hatte sich dann ein vollständig offener Biß mit einer Veränderung der Fazialachse um 6° entwickelt *(Abb. 1B)*. Die Häufigkeit eines solchen Vorkommnisses liegt bei weniger als 1:1 000 000. Fehlokklusionen durch Mundatmung wegen einer Verlegung der Luftwege im Bereich des Nasenrachenraumes sind dagegen relativ häufig.

Die Mundatmung beschäftigt die Kieferorthopäden seit vielen Jahren. Die Wissenschaftler haben die Mundatmung als eine der Ursachen für eine Reihe kieferorthopädischer Probleme festgestellt. Einige von ihnen betreffen Fehlbildungen der Angle'Klasse II, den seitlichen Kreuzbiß, die tiefe Lage der Zunge und schließlich Probleme des Vertikalwachstums. Außerdem betrachtet man die Mundatmung als Hindernis für eine erfolgreiche kiefer-

* Präsident der Rocky Mountain Data Systems, 7900 Sepulveda Blvd., Van Nuys, Ca. 91405 USA

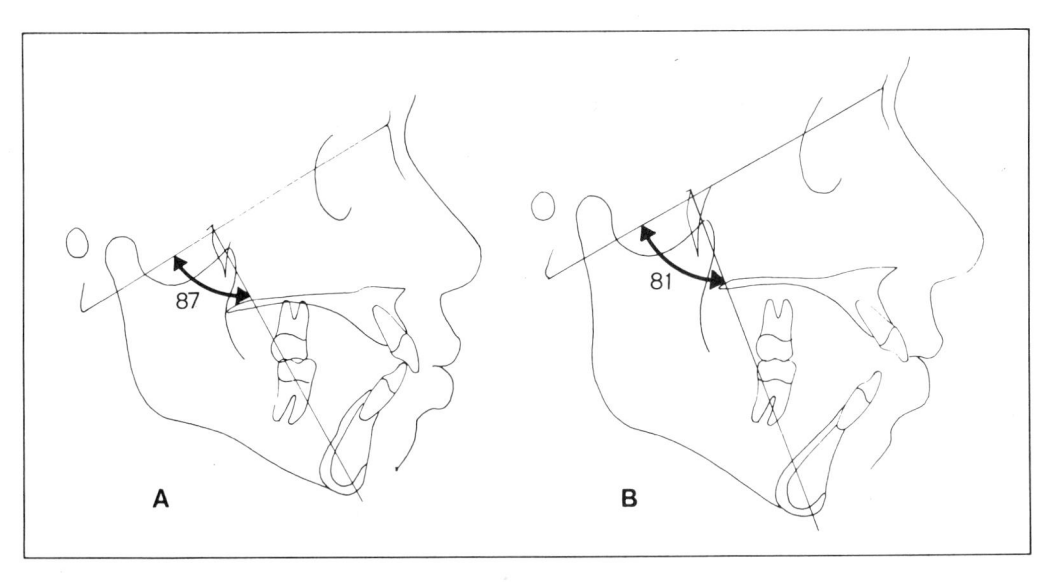

Abb. 1A: Durchzeichnung des Fernröntgenseitenbildes eines Jungen von 12½ Jahren.

Abb. 1B.: Fünf Jahre später. Ein vollständig offener Biß hat sich entwickelt. Die Fazialachse hat sich um 6° verändert.

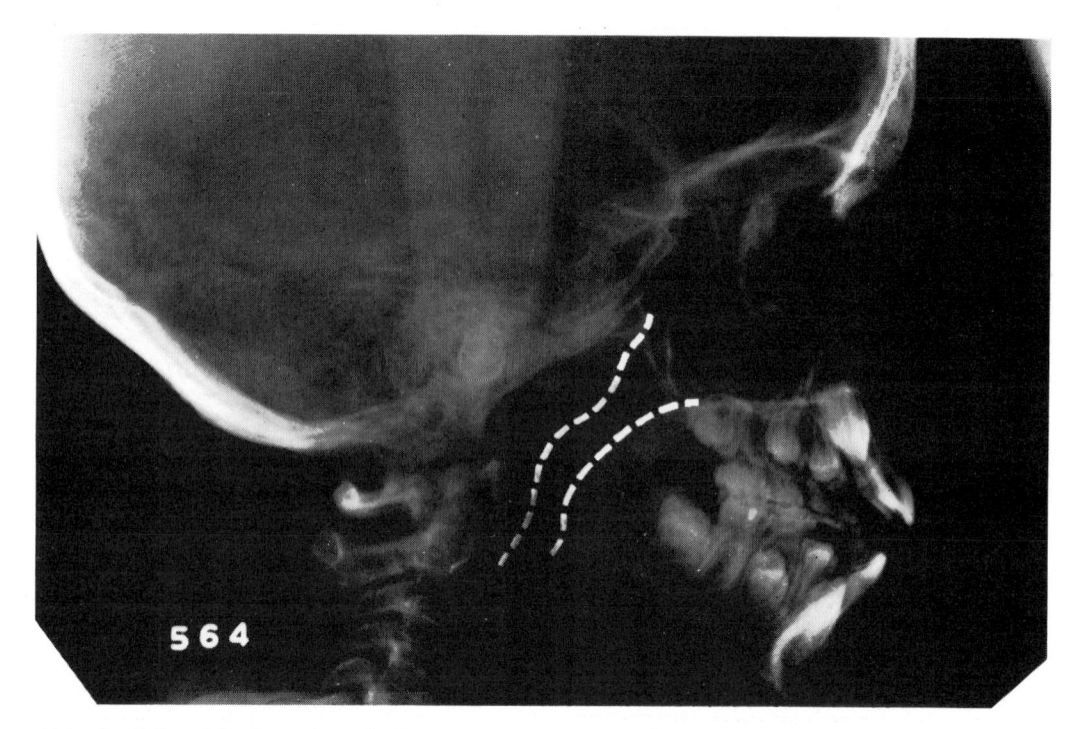

Abb. 2: Adenoide Gewebe, die Tonsillen und die Luftwege des Nasopharynx können im Fernröntgenseitenbild sowohl beobachtet als auch gemessen werden.

orthopädische Behandlung. Es ist deshalb notwendig, daß Mundatmung beim Kind so früh wie möglich entdeckt wird. Dysgnathien mit offenem Biß wurden von HARVOLD (1972) durch Verschluß der Luftwege bei Affen künstlich erzeugt [1, 2].

Ätiologie und Diagnose

Es gibt drei mögliche Ursachen für eine Verengung der Luftwege:
1. Vergrößerte Adenoide (im Verhältnis zu den tatsächlich vorhandenen Luftwegen);
2. ungenügende Entwicklung der Luftwege der Nase;
3. Verstopfung und Schwellung der Weichteile, z.B. durch Allergien.

Die Diagnose und Behandlung von Allergien sind Aufgabe des Kinderarztes; bezüglich anatomisch und entwicklungsgeschichtlich bedingter Dysfunktionen jedoch ist der Kieferorthopäde kompetent, die folgenden Fragen beantworten zu können:
1. Behindern die Adenoide stark die Luftwege?
2. Ist die Nasenhöhle unterentwickelt?
3. Ist bei dem Patienten eine Gaumennahterweiterung im Verlaufe seiner kieferorthopädischen Behandlung angezeigt?

Viele Kieferorthopäden und auch Kinderärzte sind überrascht, wenn sie feststellen, daß die adenoiden Wucherungen, die Tonsillen und die Luftwege des Nasenrachenraumes im Seitenprofil-Fernröntgenbild sowohl beobachtet als auch gemessen werden können *(Abb. 2)*. Während der vergangenen zehn Jahre hat eine Reihe von Wissenschaftlern Röntgenbilder benutzt, um Methoden zu entwickeln, mit deren Hilfe man bestimmen kann, ob die adenoiden Wucherungen die Luftwege stark behindern. LINDER-ARONSON hat wohl die bis heute vollständigste Arbeit hierüber veröffentlicht [3]. Er analysierte 200 Messungen aus dem Bereich des Gesichtsschädels, um festzustellen, ob sie mit dem Syndrom der Mundatmung in einem Zusammenhang stehen. Außerdem quantifizierte er die Veränderungen in den Abmessungen des Nasenrachenraums mit fortschreitendem Alter [4].

RICKETTS [5] analysierte zusätzlich eine Reihe von Messungen, die von LIN-

DER-ARONSON nicht untersucht worden waren. BUSHEY [6] studierte den Einfluß der Adenoidektomie auf die Mundatmung. HANDELMAN [7] beschrieb eine genaue Methode, um die Dimensionen des Nasopharynx zu bestimmen, und untersuchte dessen Wachstum mit dem fortschreitenden Alter des Kindes und die allmähliche Schrumpfung der Adenoide.

Signifikante kephalometrische Messungen

Alle im folgenden genannten Messungen wurden von POOLE UND ENGEL getestet.* Beim Vergleich von Mundatmern mit Nicht-Mundatmern stellte sich heraus, daß acht Messungen auf dem Fünf-Prozent-Niveau signifikant waren (Abb. 3). Von diesen Messungen wurden wiederum die vier ausgewählt, die am signifikantesten erschienen, und zu einem System zusammengestellt:

Es handelt sich um

1. den Prozentanteil des Luftweges, d.h., den prozentualen Anteil des Nasenrachenraumes, der durch adenoide Gewebe bedeckt wird (HANDELMAN);
2. die Strecke AD1 – PNS, d.h., den Abstand von der Spina nasalis posterior (PNS) zum nahesten adenoiden Gewebe, gemessen entlang der Strecke Spina nasalis posterior – Basion (PNS-BA) (LINDER-ARONSON);
3. die Strecke AD2 – PNS, d.h., den Abstand des Punktes PNS zum nächsten adenoiden Gewebe, gemessen entlang

* Die wissenschaftlichen Untersuchungen wurden unter dem Patronat der Stiftung für Wissenschaftliche Kieferorthopädische Forschungen (Foundation for Orthondonic Research) durchgeführt.

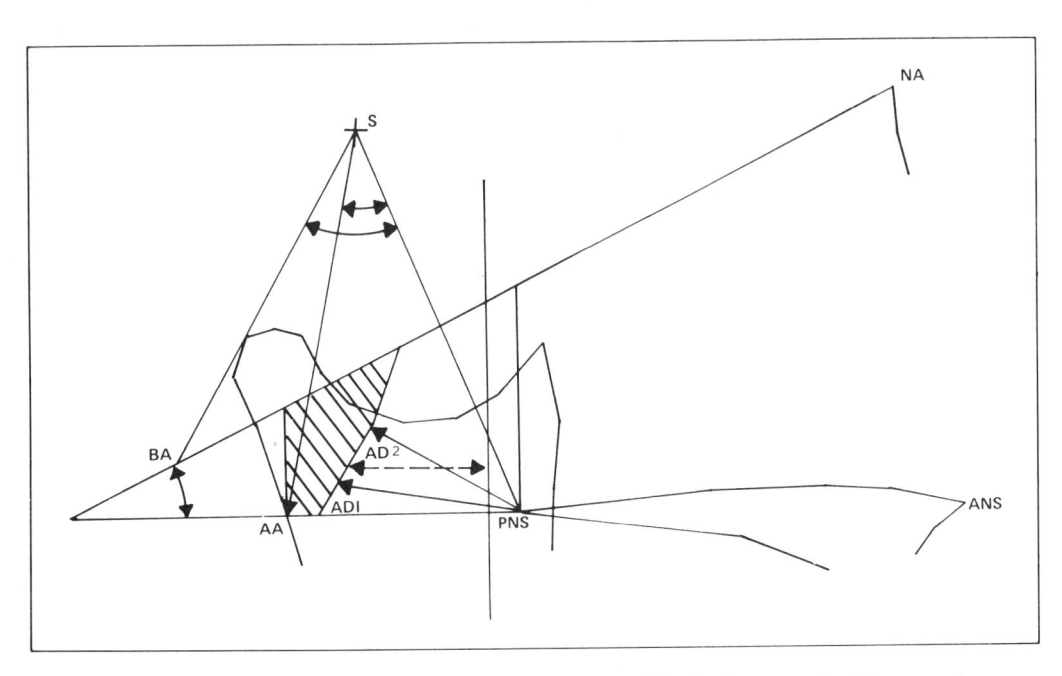

Abb. 3: Zur Bestimmung, welche Patienten eine adenoide Verlegung des Nasenrachenraumes haben, werden die folgenden statistisch signifikanten Messungen durchgeführt.
1. Der Prozentsatz der Luftwege: Der prozentuale Anteil des Nasenrachenraumes, der durch adenoide Gewebe besetzt wird (es handelt sich dabei um das Verhältnis des in der Abbildung gestrichelten Teiles zur gesamten trapezähnlichen Fläche).
2. Strecke AD1–PNS: Dies ist der Abstand des Punktes PNS zum nächstgelegenen adenoiden Gewebe, gemessen auf der Strecke PNS–BA.
3. Abstand AD2–PNS: Der Abstand des Punktes PNS zum nahesten adenoiden Gewebe, gemessen entlang dem Lot vom Punkt PNS auf die Strecke S–BA.
4. Strecke PTV–AD: Der Abstand des nahesten adenoiden Gewebes, gemessen von einem Punkt auf der Pterygoidvertikalen 5 mm oberhalb des Punktes PNS.
5. Hintere Höhe: Die Länge der Strecke S–AA.
6. Der Winkel O: Dieser Winkel wird gebildet durch die Verlängerung der beiden Linien PNS–ANS und BA–NA.
7. Tiefe 1: Der Winkel AA–S–PNS.
8. Tiefe 2: Der Winkel BA–S–PNS.

der Linie Spina nasalis posterior senkrecht zur Linie Sella–Basion (S-BA) (LINDER-ARONSON);
4. die Strecke PTV–AD, d.h., den Abstand des nahesten adenoiden Gewebes von einem Punkt auf der Pterygoidvertikalen (PTV) 5 mm oberhalb der Spina nasalis posterior (RICKETTS).

Dann wurde nach Zufallszahlen aus der Studie der *University of Michigan* eine beliebige Population von 50 Individuen im Alter von 6 und 16 Jahren analysiert, um Normen für dieses System zu schaffen. Diese Durchschnittszahlen zeigt die *Tabelle I*. Für jeden Patienten läßt sich so ein Vergleich anstellen zwischen den entsprechenden Normen und den am Patienten gemessenen Werten. So läßt sich entscheiden, ob eine Verlegung des Nasopharynx aufgrund der Adenoide besteht. Wenn ein Patient, der Mundatmer ist, normale Adenoide hat (normal in bezug auf seine Luftwege) und zusätzlich eine schmale Nasenhöhle und einen schmalen Oberkiefer (im Verhältnis zum Unterkiefer), so wäre eine Gaumennahterweiterung wahrscheinlich die günstigste Therapie.

Normwerte zur Ausmessung der Luftwege

Messung		männlich 6 Jahre	16 Jahre	weiblich 6 Jahre	16 Jahre
Prozentsatz der Luftwege	X	50,55	63,96	50,99	62,68
	SA	15,85	12,80	13,49	16,09
Strecke AD1 – PNS	X	20,66	26,48	14,74	26,32
	SA	5,50	5,45	5,69	4,28
Strecke AD2 – PNS	X	15,89	22,44	14,93	21,78
	SA	3,53	4,26	3,52	4,67
Strecke PTV – AD	X	7,07	14,59	7,02	14,56
	SA	3,84	6,10	3,87	4,70

X = Mittelwert   SA = Standardabweichung

Behandlung

WERTZ [8] berichtete, daß die Atmungsproblematik insbesondere für *die Patienten* von Bedeutung war, bei denen die Weite der Nasenhöhle nicht ausreichte *(Abb. 4)*. Die Untersuchung der Patientengruppe mit Gaumennahterweiterung, die von der *Foundation for Orthodontic Research* beobachtet wurde, zeigte, daß die Weite der Nasenhöhle durch eine Gaumennahterweiterung wesentlich vergrößert wurde. Hierbei war der Effekt am stärksten ausgeprägt und am längsten stabil, wenn diese Therapie im frühen Alter durchgeführt wurde. Eine spätere Untersuchung desselben Patientenkollektivs durch BUSHEY [9] zeigte, daß jene Fälle mit der Gaumennahterweiterung weitgehend rezidivfrei waren, bei denen die Oberkieferweite im Verhältnis zu der des Unterkiefers stark unterentwickelt war *(Abb. 4)*.
Nicht ausreichende Luftwege aufgrund eines zu großen Widerstandes in der Nase können also durch Gaumennahterweiterung verbessert werden. Untersuchungen, die an der *Universität von North Carolina* durchgeführt

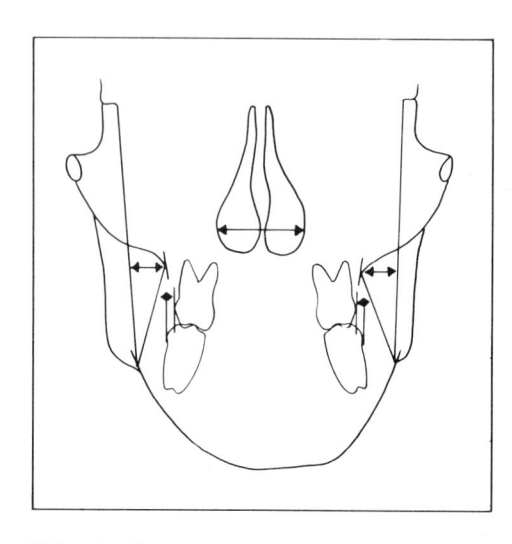

Abb. 4: Messungen, die benutzt werden, um festzustellen, ob eine Gaumennahterweiterung sinnvoll ist.

wurden, zeigten eine 45prozentige Verbesserung in bezug auf den Widerstandswert der Nase als Folge der Gaumennahterweiterung, vorausgesetzt, daß keine Adenoide den Nasenrachenraum verlegten.

Wie steht es nun aber bei den Fällen, bei denen die Luftwege durch Adenoide blockiert werden? Wenn die Luftwege stark verengt sind, würde eine Gaumennahterweiterung oder eine Behandlung der Allergie eine ungünstige Prognose haben. Wenn alle vier Messungen darauf hinweisen, daß die Adenoide zu groß für den Luftweg sind (das heißt, daß sie wenigstens um eine Standardabweichung zu groß sind), so ergibt sich eine 98-Prozent-Wahrscheinlichkeit, daß der Patient aufgrund seiner Adenoide ein Mundatmer ist *(Abb. 5)*. Hier würde eine vollständige oder partielle Entfernung der Adenoide die einzige Therapiemöglichkeit darstellen.

Schlußfolgerungen

Es gab einmal eine Zeit, in der die Tonsillen und Adenoide routinemäßig entfernt wurden, und der Kieferorthopäde durfte sicher sein, daß der Kinderarzt sofort auf seinen Wunsch nach Beseitigung der Atemhindernisse eingehen würde. Andererseits konnte gezeigt werden, daß die Tonsillen und die Adenoide aus lymphoidem Gewebe bestehen, das Antigene erzeugt, und daß die Entfernung dieser Gewebe eine größere Anfälligkeit für Krankheiten mit sich bringt [11]. Stünde nun eine Norm für die Größe der Adenoide zur Verfügung, so ergäbe sich die Möglichkeit, eine Behandlung im Sinne einer partiellen Entfernung der Adenoide vorzunehmen.

Wenn man nur einen Teil des adenoiden Gewebes entfernen würde, um so auf einen prozentual normalen Luftweg zu kommen, könnte man das lymphoide System funktionsfähig erhalten, weil die Tonsillen selbst intakt bleiben könnten. Durch die Benutzung moderner kephalometrischer Meßtechniken ist der Kieferorthopäde heute in der Lage, eine exakte Diagnostik zu betreiben, um Alternativlösungen aufzuzeigen zwischen

– einer vollständigen oder teilweisen Entfernung der Adenoide,
– einer Gaumennahterweiterung,
– einer andergearteten Behandlung, wie zum Beispiel einer Allergiebehandlung.

Dieser Weg weist in eine Zukunft, in der der Kieferorthopäde nicht nur »Zähne geradestellt«, sondern über ein vollständiges Angebot von Diagnose- und Therapieleistungen zur Gesundheit des orofazialen Systems verfügen wird.

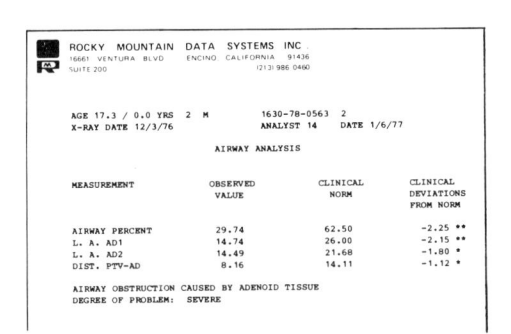

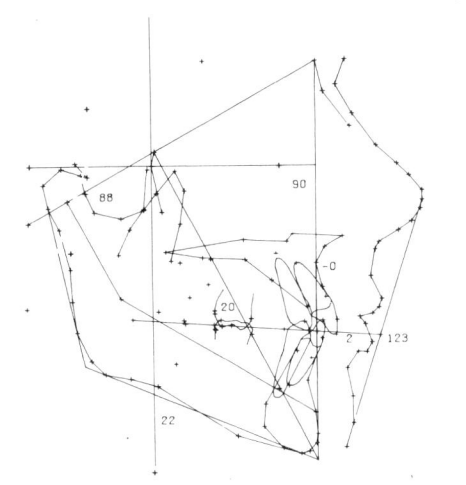

Abb. 5: Computerausdruck und Durchzeichnung des Fernröntgenseitenbildes zur Illustration der Verlegung der Luftwege. Alle vier Messungen des Ausdrucks deuten darauf hin, daß die Adenoide zu groß sind für die Luftwege. In diesem Fall ergäbe sich eine 98prozentige Wahrscheinlichkeit dafür, daß der Patient ein Mundatmer aufgrund der Adenoide ist. Eine vollständige oder teilweise Adenoidektomie scheint die einzige Lösung zu sein.

Literaturverzeichnis

1. Harvold, E.: Experiments on development of dental malocclusion. *Am. Ortho.* 61:38–44, 1972.
2. Harvold, E.: Primate Experiments on Oral Sensation and Dental Malocclusions. *Am. J. Ortho.* 63:494–508, 1973.
3. Linder-Aronson, S.: Adenoids: Their Effect on Mode of Breathing and Nasal Airflow and Their Relationship to Characteristics of the Facial Skeleton and the Dentition; *Acta Oto-Laryngologica*, Supplementum 265, 1970.
4. Linder-Aronson, S.; Henrickson, C.O.; Westborg, B.: Roentgenological Changes in Anteroposterior Nasopharyngeal Dimensions in 6 to 15 Years Old. *Practica-Otorhinolaryngologica*, 173 (Swiss); In Press.
5. Ricketts, R.M.: The Cranial Base and Soft Structures in Cleft Palate Speech and Breathing; *Plastic and Reconstructive Surgery*, 14; 47–61, 1954.
6. Bushey, R.S.: Alterations in Certain Anatomical Relations Accompanying the Change from Oral to Nasal Breathing; Masters' Thesis, Univ. of Illinois, 1965.
7. Handelman, C.S.; Osborne, G.: Growth of the Nasopharynx and Adenoid Development from One to Eighteen Years; *Angle Orthodontist* 46:3; 243–259, 1976.
8. Wertz, R.A.: Changes in Nasal Airflow Incident to Rapid Maxillary Expansion; *Angle Orthodontist* 38:1; 1–11, 1968.
9. Bushey, R.S.: A Four Dimensional Assessment of Posterior Crossbite; Angle Society Presentation; July, 1977.
10. Hershey, H.G. et al: Changes in Nasal Resistance Associated With Rapid Maxillary Expansion; *Am. J. Orthod.* 69:3, 1976.
11. Steele, C.H.; Fairchild, R.C.; Ricketts, R.M.: Forum on the Tonsil and Adenoid Problem in Orthodontics; *Am. J. Orthod.* 54; 485–514, 1968.

Kapitel 3
Die dritten Molaren und die kieferorthopädische Diagnostik

Robert J. Schulhof, A.B., M.A.

Der dritte Molar im Unterkiefer hat für jeden Menschen eine verschiedene Bedeutung. Für den Patienten stellt er das Objekt für seine Furcht vor einer schmerzhaften Operation in den späten Jugendjahren dar. Nach Björk dürften etwa 45% der Bevölkerung impaktierte untere dritte Molaren haben. Für diese 45 Prozent kann die Entfernung der unteren dritten Molaren schmerzhaft sein und im Extremfall auch einen Kieferbruch oder eine Beschädigung des unteren zweiten Molars zur Folge haben. Deshalb sollte eine weniger traumatische Methode zur Entfernung der unteren dritten Molaren gesucht werden.
Für den Allgemeinzahnarzt haben die unteren dritten Molaren sowohl positive als auch negative Seiten. Als günstig ist zu bemerken, daß sie benutzt werden können, um einen verlorengegangenen ersten oder zweiten Molar zu ersetzen; daß sie weiterhin die sehr wichtige vertikale Dimension für das Kiefergelenk aufrechterhalten und daß sie möglicherweise als Brückenpfeiler dienen können. Auf der negativen Seite stellen sie Schmutznischen für Speisereste dar, sie sind schwierig zu säubern, sie bilden einen Co-Faktor bei Parodontalerkrankungen, sie verursachen dem Patienten Schmerz, und im ungünstigsten Falle können sich Epithelreste zu einem Karzinom entwickeln. Die negativen Seiten überwiegen eindeutig gegenüber den positiven, so daß die Extraktion bei etwa 75% der Menschen, die in regelmäßiger zahnärztlicher Behandlung stehen, durchgeführt wird.
Auch für den Kieferorthopäden hat der dritte Unterkiefermolar viele komplexe Probleme parat. Die Patienten beobachten zuerst das Entstehen eines Engstandes im Unterkiefer, das mit dem Durchbruch der unteren dritten Molaren zusammenfällt, und konsultieren wegen dieses Problems den Kieferorthopäden. Der Durchbruch der dritten Molaren wird in vielen Fällen auch als Ursache für das Rezidiv beschuldigt. Einige Behandlungstechniken scheinen eine Falle zu bilden, in der der zweite Molar zwischen dem ersten und dritten Molar in Nicht-Extraktionsfällen gefangen wird. Die Entfernung von Prämolaren wurde mit der Platzbeschaffung für durchbrechende dritte Molaren gerechtfertigt. Kiefergelenksprobleme sollen angeblich sowohl infolge fehlerhafter Stellung der dritten Molaren als auch infolge ihres Fehlens entstehen.
In den letzten Jahren haben wissenschaftliche Untersuchungen über die Wachstumsvorhersage und den Effekt des verfügbaren Platzes ein neues Licht auf die Problematik der Weisheitszahnes bezüglich seiner Impaktierung und des Effektes der Germektomie geworfen – Anlaß zur Hoffnung, daß die Probleme mit den dritten Molaren in der Zukunft geringer sein werden. Der Autor, der an der statistischen Auswertung dieser Untersuchungen wesentlich beteiligt war, gibt im folgenden eine Zusammenfassung dieser Untersuchungen.

Kann der Durchbruch der dritten Molaren einen Engstand verursachen?

Über dieses Thema hat es in den vergangenen Jahren in der Kieferorthopädie heftige Kontroversen gegeben. Einige Autoren behaupten: ja, andere: nein. Wie bei allen biologischen Untersuchungen kann allein die Planung der Untersuchungen und auch die Interpretation der Daten augenscheinlich ganz verschiedene Antworten auf dieselben Fragen geben. Obwohl ich selbst nicht die Gelegenheit hatte, jede einzelne Veröffentlichung über dieses Problem zu lesen, gibt die Arbeit von Dr. LeRoy Vego [2] doch eine ziemlich definitive Antwort. Er benutzte diagnostische Langzeitunterlagen aus der *Bolton Foundation* und stellte fest, daß der Umfang des Zahnbogenverlustes bei Fällen mit dritten Molaren um 0,8 mm größer war als bei Fällen, bei denen diese nicht angelegt waren. Diese Zahlen sind statistisch signifikant. Obwohl der Zahnbogenverlust ein physiologisches Phänomen ist, das bei fast jedem über längere Zeit genau beobachteten Fall zwischen dem Durchbruch des zweiten Molars und dem 17. Lebensjahr eintrat, zeigen die Arbeiten von Vego *(Tafel 1)*, daß die Wahrscheinlichkeit eines Zahnbogenverlustes von mehr als 3 mm nur annähernd 8% der Fälle betrifft, bei denen die dritten Molaren durchbrechen. So läßt sich aus dieser Arbeit schließen, daß die dritten Molaren zwar nicht selbst Ursache für den Engstand in der Adoleszenz sind, daß sie jedoch einen sehr bedeutenden Co-Faktor in sehr vielen Fällen darstellen.

Tabelle 1
Häufigkeitsverteilung des Verlustes an Zahnbogenlänge

Verlust in Millimeter	Fälle mit dritten Molaren	Fälle ohne dritte Molaren
0–0,4	2	2
0,5–0,9	4	6
1,0–1,4	8	1
1,5–1,9	5	6
2,0–2,4	5	4
2,5–2,9	3	4
3,0–3,4	3	1
3,5–3,9	2	0
4,0–4,4	3	1
4,5–4,9	1	0
5,0–5,4	2	0
5,5–5,9	0	0
6,0	2	0
	40	25

Stark ausgeprägte Korrelation zwischen dem Verlust der Zahnbogenlänge und dem Durchbruch der dritten Molaren. Der durchschnittliche Zahnbogenverlust war bei Fällen mit dritten Molaren nur 0,8 mm größer; aber ein Verlust von mehr als 3 mm fand sich viel häufiger bei Fällen mit dritten Molaren. (Aus: Vego, L. A.: A Longitudinal study of mandibular arch perimeter, Angle Ortho., 32:3, July 1962, Seite 190)

Andere Untersucher haben dagegen »keine signifikanten Unterschiede« zwischen Fällen mit und ohne dritte Molaren beobachtet. Kaplan [3] schloß daraus, daß »diese Daten darauf hindeuten, daß die Gegenwart dritter Molaren keinen stärkeren Engstand nach der Beendigung der Retention verursacht als den, der in Fällen mit fehlenden dritten Molaren eintritt. Diese Studie kann somit die Theorie, daß die dritten Molaren einen Druck auf die Zähne mesial von ihnen ausüben, nicht stützen.«
Sieht man sich jedoch die diagnostischen Unterlagen, auf denen Kaplan's Arbeit basiert, näher an, so kann man feststellen, daß die Gruppe mit durchbrechenden dritten Molaren um 1 mm mehr Engstand hatte als die Gruppe, bei der die dritten

Die dritten Molaren und die kieferorthopädische Diagnostik 443

Molaren fehlten; das heißt, daß es sich fast genau um das gleiche Resultat handelte, das auch Vego gefunden hatte. Da jedoch der statistische Test (der F-Test), der für die Untersuchungen von Kaplan benutzt wurde, auch die Beurteilung von Fremdfaktoren (wie von Weisheitszähnen, die zwischen den einzelnen Gruppen liegen) einschließt und die Größe der untersuchten Population etwas geringer war als bei Vego, kommt es zu dem Unterschied in den Feststellungen der beiden Autoren mehr aufgrund der Größe der Population als aufgrund tatsächlich verschiedener Ergebnisse. Hätte Kaplan dasselbe Resultat aufgrund der Untersuchung einer größeren Population erhalten, so wäre er gezwungen gewesen, Vego zuzustimmen. Das ist das alte Problem der Statistik. Ich zweifle diesen Punkt deshalb an, weil augenscheinlich gegensätzliche Resultate ständig die Ursache von Frustrationen für den Kieferorthopäden sind, der eine Ja- oder Nein-Antwort haben will und der die Resultate bei seinen Patienten in der täglichen Praxis anwenden möchte. *Aus den vorliegenden Tatsachen muß ich schließen, daß durchbrechende dritte Molaren ein Faktor bei der Entstehung des Engstandes sind.*

Wird im Rahmen einer kieferorthopädischen Extraktionsbehandlung genügend Platz geschaffen, damit die dritten Molaren durchbrechen können?

Hier müssen wir uns auf Studien beziehen, die die Wahrscheinlichkeit der Impaktierung in bezug auf den vorhandenen Platz untersuchen. Der vorhandene Platz wurde auf verschiedene Arten gemessen. Im Jahre 1956 zeigte BJÖRK – indem er den Platz auf Fernröntgenbildern als Abstand zwischen dem vorderen Rand des Ramus ascendens und der Distalfläche des zweiten Molars maß –, daß sich die Wahrscheinlichkeit der Impaktierung mit dem Umfang des vorhandenen Platzes verringert. RICKETTS vermaß etwa 100 Schädel von erwachsenen Indianern und kam zu derselben Schlußfolgerung, wobei er die nützliche Regel fand, daß die Wahrscheinlichkeit eines erfolgreichen Durchbruchs in direkter Relation zu dem Teil des dritten Molars steht, der sich vor dem vorderen Rand des Ramus ascendens befindet. Da die Hälfte des dritten Molars hinter dem Ramus ascendens versteckt war, lag die Chance für

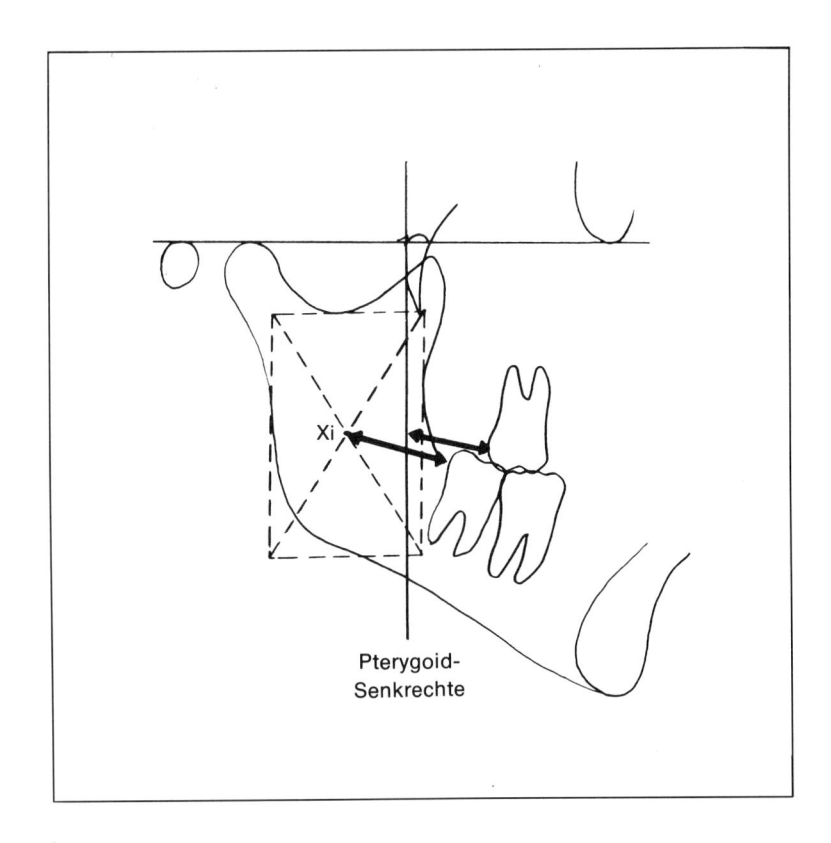

Abb. 1: Diese wichtigen Messungen müssen bei der Beurteilung der Wahrscheinlichkeit eines erfolgreichen Durchbruches der dritten Molaren ausgeführt werden. Für den unteren dritten Molar: Abstand von Xi zur Distalfläche des zweiten Molars. Für den oberen dritten Molar: Abstand der Pterygoid-Senkrechten zur Distalfläche des ersten Molars.

einen Durchbruch lediglich bei 50%. Meine Korrespondenz mit Dr. T.M. GRABER zeigt, daß seine Arbeiten darauf hinweisen, daß es viele Faktoren gibt, die in einem Bezug zum Durchbruch der dritten Molaren einschließlich der Durchbruchsrichtung stehen. Dies ist der Grund, weshalb wir im folgenden nur die Wahrscheinlichkeit des Durchbruches als Funktion des vorhandenen Platzes diskutieren wollen. Wir können sie nicht mit Sicherheit vorhersagen. Graber glaubt, dies sei der Grund dafür, daß diejenigen Kollegen so häufig enttäuscht werden, die routinemäßig an einen guten Durchbruch glauben, wenn Prämolaren extrahiert wurden.

Eine sehr beweiskräftige Arbeit über diesen Problemkreis wurde von DR. PATRICK TURLEY auf der Konferenz der *NIDR*, der nationalen Vereinigung für zahnärztliche Forschung in New York vorgetragen [4]. Turley stützte sich auf 75 kieferorthopädisch behandelte Fälle und untersuchte verschiedene Methoden der Ausmessung des vorhandenen Platzes. Er fand, daß die nützlichste diejenige war, die vom Punkt Xi in der Mitte des Ramus ascendens zur Distalfläche des zweiten Molars maß *(Abb. 1)*. Diese Messung konnte sehr günstig in Fälle mit impaktierten dritten Molaren (schlechte Prognose), mit dritten Molaren, die in eine gute Okklusion durchgebrochen waren (gute Prognose), und mit dritten Molaren, die in eine ungünstige Okklusion durchgebrochen waren (Grenzfälle) eingeteilt werden *(Abb. 2)*.

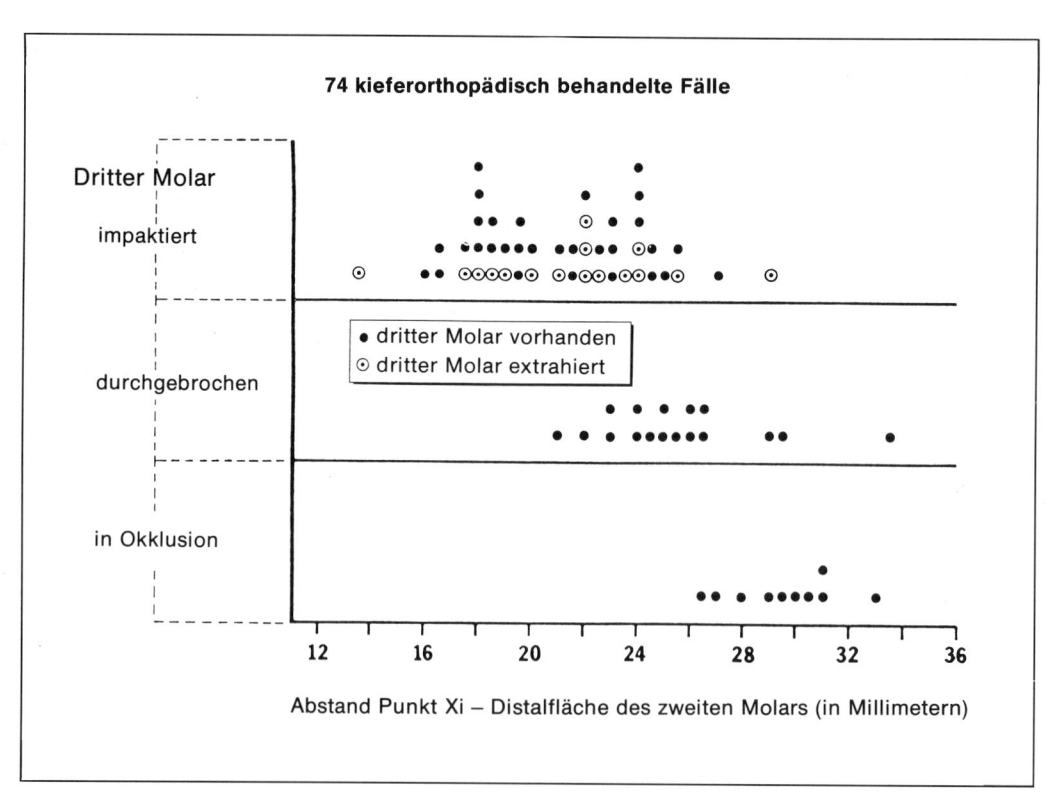

Abb. 2: Der Abstand vom Punkt Xi bis zur Distalfläche des zweiten Molars differenziert zwischen den impaktierten Fällen und durchgebrochenen Weisheitszähnen und bei diesen wiederum zwischen solchen, die nicht in Okklusion stehen, und solchen, die in eine gute Okklusion durchgebrochen sind. (Aus: Turley, P.K.: A computerized method of forecasting third molar space in the mandibular arch. Unpublished paper presented at 1974 NIDR Meeting.)

Diese Durchschnitssabstände waren etwa 21 mm verfügbarer Platz für impaktierte, 25 mm für Grenzfälle und 30 mm für Zähne, die voll in die Okklusion durchgebrochen waren. Aus diesen Daten wurde eine Kurve gezeichnet, die die Wahrscheinlichkeit der Impaktierung als Funktion des vorhandenen Platzes zeigt *(Abb. 3)*.

Gemäß den Messungen im Alter von acht Jahren

[Diagramm: Prozent Wahrscheinlichkeit (y-Achse, 0–100) gegen Vorhandener Platz beim Durchbruch (in Millimetern) (x-Achse, 10–40). Kurven: Impaktiert, Durchbruch in ungünstige Okklusion, Durchbruch in gute Okklusion.]

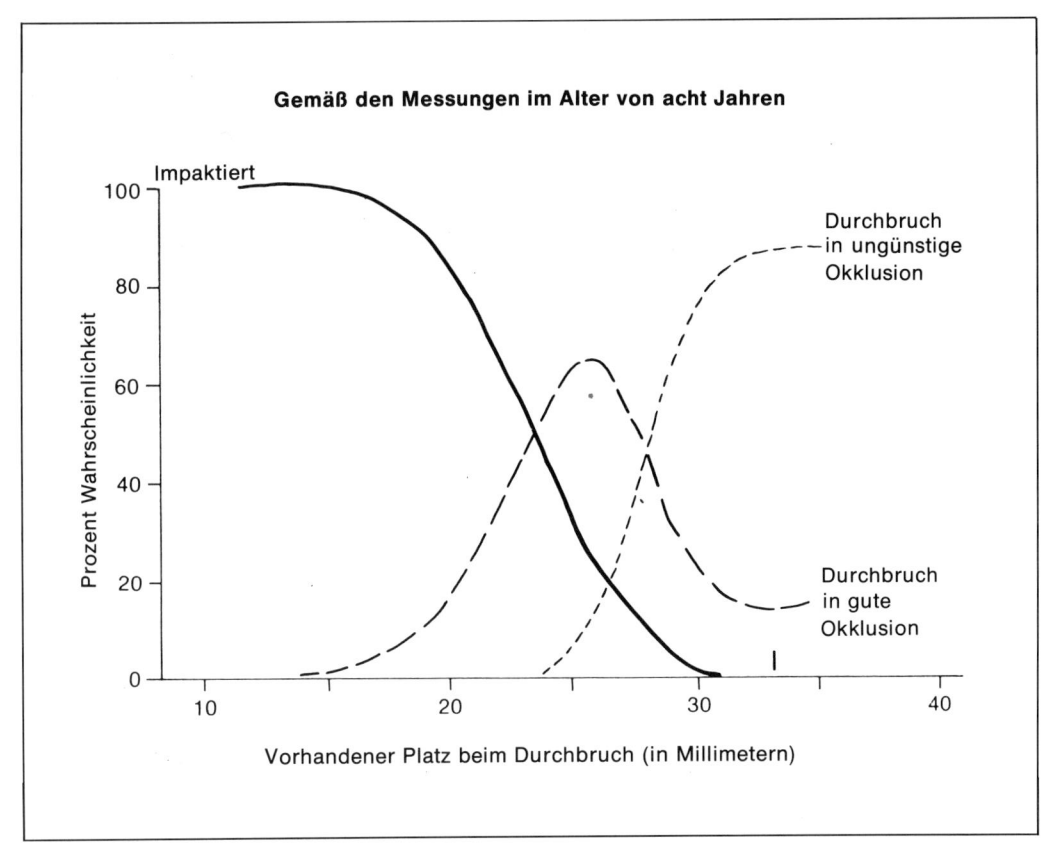

Abb. 3: Die Wahrscheinlichkeit für den Durchbruch des dritten Molars. Der vorhandene Platz wird vom Mittelpunkt des Ramus ascendens bis zum zweiten Molar gemessen.

Diese Kurve wurde dann bei einer Population von 75 unbehandelten Individuen angelegt (aus der Sammlung der *Foundation für Orthodontic Research*), um daraus das Vorkommnis der Impaktierung oder des Durchbruchs vorherzusagen. Hierbei zeigte sich eine gute Übereinstimmung zwischen der Impaktion, wie sie sich aus der Kurve ergab, und der, wie sie tatsächlich beobachtet wurde *(Tabelle 2)*.

Tabelle 2
Beurteilung der Wahrscheinlichkeitskurven für den dritten Molar
(Population aus dem Datenmaterial der *Foundation for Orthodontic Research*)

Gemessener Abstand (in Millimetern) vom Punkt Xi zur Distalfläche des zweiten Molars	0–18,9	19–20,9	21–22,9	23–24,9	25–26,9	27–28,9	29
Vorhergesagte Impaktierungen in %	95%	85%	67/	57%	25%	10%	3/
Vorhergesagte Impaktierungen (P)	2,9	7,7	8,7	6,8	4,0	1,1	0,1
Tatsächliche Impaktierungen (A)	2	8	9	7	7	2	0
Tatsächliche Impaktierungen in %	67%	89%	69%	58%	47%	18%	0
Fehler $= \frac{(P-A)^2}{P} = X^2$	0,28	0,01	0,01	0,01	2,93		

Um die Wahrscheinlichkeitskurven verifizieren zu können, wenden wir uns nun der Frage zu: Welchen Effekt wird eine zusätzliche Platzbeschaffung auf die Wahrscheinlichkeit des Durchbruchs haben? Nehmen wir verschiedene Punkte auf der

Abbildung 3 an, so sehen wir, daß 7 mm zusätzlicher Platz – die mesiodistale Breite eines Prämolars – das Risiko einer Impaktierung um 70% verringert. Man muß nun allerdings auf Verankerungsprobleme Rücksicht nehmen. Der Kieferorthopäde kann als Durchschnittsregel annehmen, daß 1 mm zusätzlicher Platz die Chance des Durchbruchs um 10% vergrößert. Andererseits wird natürlich eine Retraktion der Schneidezähne oder ein Engstand wesentlich weniger Platz zur Verfügung lassen. Wenn wir zum Beispiel 4 mm Engstand auflösen müssen und den unteren Schneidezahn um 2 mm palatinal bei einem Extraktionsfall bewegen, würden 4 mm von den 7 mm abgezogen werden, so daß lediglich eine 30prozentige Verbesserung für die Wahrscheinlichkeit des Durchbruchs gegeben wäre.

Verschlechtert die Nicht-Extraktionsbehandlung die Chance für einen Durchbruch der unteren dritten Molaren?

Hier geht es wieder einmal um den Einzelfall in bezug auf seine individuellen Behandlungsziele und -probleme. Es gibt Fälle, in denen der gesamte untere Zahnbogen nach anterior bewegt werden muß. Dadurch wird es zu einer Platzbeschaffung und zu einer Vergrößerung der Chance für einen guten Durchbruch des Weisheitszahns kommen. Andererseits werden die Techniken, die den unteren Molar aufrichten, und seine Distalisierung um 1–2 mm entsprechend der Kurve auf *Abbildung 3* mit sich bringen, die Wahrscheinlichkeit des Durchbruchs um 10–20% verringern.

Worin besteht der Effekt der Headgear-Therapie?

Wir haben im allgemeinen gefunden: Je weniger Platz für die oberen dritten Molaren in bezug auf die Messung von der Pterygoid-Senkrechten *(Abb. 1)* zur Verfügung steht, desto kleiner ist die Chance für einen Durchbruch des unteren dritten Molars. Wenn man die oberen Molaren nach distobukkal bewegt, so wird es hierdurch zu einer Reduzierung des vorhandenen Platzes für die oberen dritten Molaren kommen. Als allgemeine Regel kann gelten, daß wenigstens 18 mm zwischen der Distalfläche des ersten Molars und der Pterygoid-Senkrechten notwendig sind, damit es zu einem richtigen Durchbruch der oberen dritten Molaren kommt. Ist weniger Platz vorhanden, so ist die Prognose schlecht. Als zusätzlicher interessanter Punkt wurde gefunden, daß Fälle mit weniger als 14 mm auf eine sehr schlechte Durchbruchsmöglichkeit für die zweiten Molaren deuten, wodurch es zu einem möglichen Rezidiv und zu Kiefergelenksstörungen kommen kann.

Kann die Impaktierung vorhergesagt werden?

Keine biologische Tatsache kann mit absoluter Sicherheit vorhergesagt werden. Andererseits zeigt die *Abbildung 1* eindeutig, daß wir, wenn wir den Abstand zwischen dem Ramus ascendens und dem zweiten Molar kennen, auch die Wahrscheinlichkeit der Impaktierung kennen. Könnten wir diesen Abstand vorhersagen, könnten wir auch die Wahrscheinlichkeit der Impaktierung vorhersehen. In diesem Stadium sind jetzt computerisierte Wachstumsvorhersagen in der Lage, den vorhandenen Platz mit einem Standardfehler von 2,8 mm vorherzusagen [5]. Diese 2,8 mm Fehler können ausreichend sein, daß ein Patient von der Impaktionsgruppe in die Grenzfallgruppe kommt oder daß er aus der Grenzfallgruppe in diejenige Gruppe von Fällen kommt, in der die Weisheitszähne in eine gute Okklusion durchbrechen. Dieser Abstand von 2,8 mm reicht aber nicht aus, um die Prognose von der Impaktierung in den Durchbruch in eine gute Okklusion zu verändern; denn es besteht eine Differenz von 10 mm zwischen dem Mittelwert der Impaktionsgruppe und dem Mittelwert der Zähne, die in eine gute Okklusion durchbrechen. Es gibt auch noch andere Methoden zur Wachstumsvorhersage. So hat RICKETTS manuelle Methoden veröffentlicht, und DR. LYSLE JOHNSON hat ein Gitternetz konstruiert. Man könnte auch seine eigene Methode entwickeln, indem man den Atlas der *University of Michigan* benutzt oder die Arbeit der *Bolton Foundation*.

Abbildung 4 zeigt die Wahrscheinlichkeit der Impaktierung als Funktion des vorhandenen Platzes, wobei die Vorhersage im Alter von acht Jahren gemacht wird. Es zeigt sich, daß in einer Vielzahl der Fälle eine Chance von 50:50 besteht. Andere Patienten haben dagegen eine Wahrscheinlichkeit von 80% oder nur 20% für die Impaktierung der Weisheitszähne. *Dabei sollte beachtet werden, daß ein Patient mit einer höheren als einer 50-Prozent-Wahrscheinlichkeit für die Impaktion praktisch keine Chance für einen Durchbruch dieser Zähne in eine gute Okklusion hat.* Im günstigsten Falle wird es zum Durchbruch der Zähne kommen, wobei sie sich aber nicht in eine gute Okklusion einstellen und so dann doch früher oder später entfernt werden müssen. Der vorhandene Platz wird durch die kieferorthopädische Behandlung beeinflußt, und man sollte keine Vorhersage machen, bevor eine genaue kieferorthopädische Planung erstellt worden ist, welche die zu erwartenden Bewegungen der unteren Molaren zeigt. Hierzu ist die Erstellung eines vollständigen sichtbar gemachten Behandlungsplanes notwendig, wie es im Dezember 1975 im *Journal of Clinical Orthodontics* zum ersten Mal gezeigt wurde. Um jetzt die endgültige Stellung der unteren Molaren zu bestimmen, müssen wir für das Ende der kieferorthopädischen Behandlung die Stellung des Kinns im Raum bestimmen und den Umfang der transversalen Dehnung sowie die Notwendigkeit von Extraktionen abschätzen. Jeder dieser Faktoren kann unsere Antwort verändern. Ist jetzt eine vollständige kieferorthopädische Ausarbeitung erstellt und eine genaue Wachstumsvorhersage gemacht, so kann man die Möglichkeit der Impaktierung oder des Durchbruchs in eine gute Okklusion oder die Möglichkeit der Halbretention aufgrund des vorhandenen Platzes ermitteln.

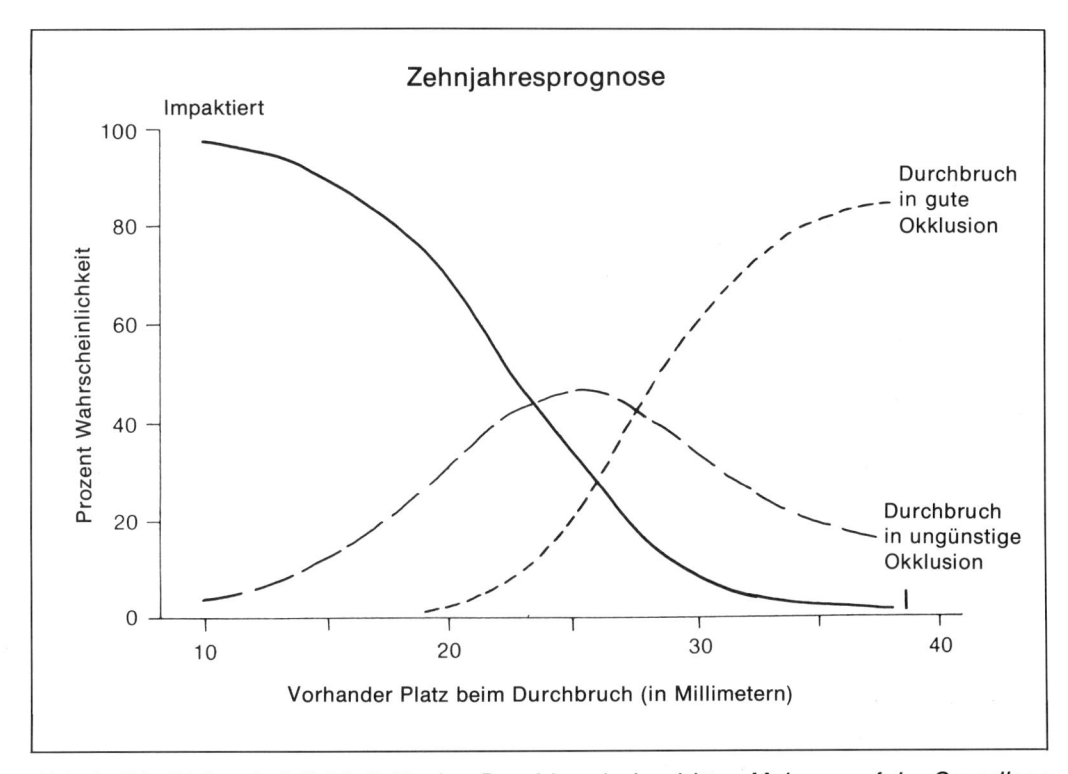

Abb. 4: Die Wahrscheinlichkeit für den Durchbruch der dritten Molaren auf der Grundlage der Vorhersage im Alter von acht Jahren. Der vorhandene Platz wurde vom Mittelpunkt des Ramus ascendens (Punkt Xi) bis zur Distalfläche des zweiten Molars gemessen.

Wenn wir Probleme mit den dritten Molaren vorhersagen: Was kann man tun, sie zu verhindern?

Im Jahre 1929 hatte Dr. C. Bowdler Henry in England mit der Germektomie der dritten Molaren vor ihrer Verkalkung klinische Versuche unternommen. Nachdem er viele tausende von Kinderschädeln untersucht hatte, stellte er fest, daß die Knospe des dritten Molars im Alter von 8 oder 9 Jahren durch eine Art »Fenster« zugänglich ist, ohne daß die Notwendigkeit der Entfernung von Knochen gegeben ist *(Abb. 5)*.

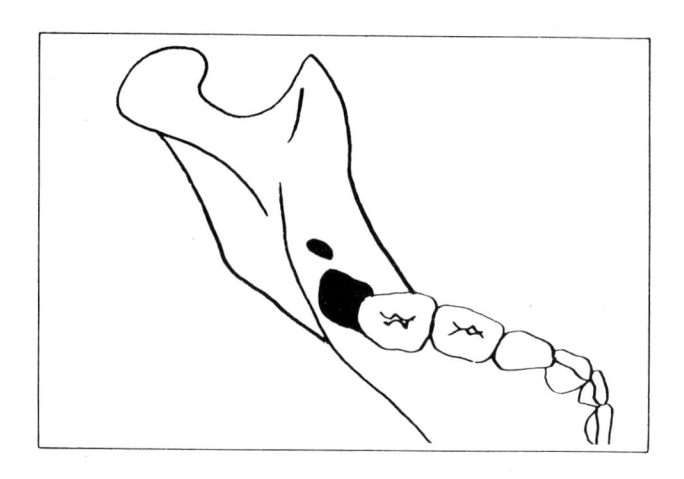

Abb. 5: Im Alter von 8 Jahren ist der Keim des unteren dritten Molars durch ein »Fenster« am vorderen Teil des aufsteigenden Astes zugänglich, wodurch eine Germektomie möglich wird, ohne daß Knochen entfernt werden muß.

Er beschrieb eine Operation der Germektomie, die nur etwa 1–2 Minuten pro Seite in Anspruch nimmt. Henry führte etwa 3000 derartiger Operationen im *Royal General Hospital* in London durch. Er hat tausende von Fortschrittsröntgenbildern gemacht, die uns zum Studium angeboten wurden, und es wurde über keine ungünstigen Nebenwirkungen berichtet.

Ende der sechziger Jahre kam Ricketts unabhängig davon zu demselben Schluß. Es fanden sich aber sehr wenige Oralchirurgen, die bereit waren, diese Operation durchzuführen, weil ihnen die Anatomie eines 8jährigen Kindes im wesentlichen unbekannt war. Ricketts hat dann bis zum Jahre 1979 über 200 Germektomien in seiner Praxis durchgeführt, und er hat keine Probleme festgestellt. Er berichtet, daß die Operation im Normalfall weniger als 5 Minuten pro Seite dauerte und nur eine Leitungsanästhesie benötigte und daß der Patient manchmal sogar am selben Tag wieder in die Schule ging.

Die Germektomie der dritten Molaren scheint keine größeren Schwierigkeiten aufzuwerfen und ist wesentlich weniger traumatisch, als wenn man bis zur Impaktierung wartet. Kurse über diese Technik werden an der *Universität von Los Angeles* in Los Angeles gegeben.

In einer kürzlichen Veröffentlichung hat Schwarze über eine deutliche Verringerung der Mesialbewegung der unteren ersten Molaren berichtet, wenn die Germektomie der dritten Molaren bei Patienten im Alter von 13–22 Jahren ausgeführt wurde. Er führt den frontalen Engstand im Unterkiefer auf eine exzessive Mesialwanderung der Seitenzähne zurück und glaubt, daß die Germektomie des dritten Molars eine prophylaktische Maßnahme gegen den frontalen Engstand ist. Die chirurgische Intervention scheint allerdings bei Patienten im Alter von 13–22 Jahren wesentlich schwieriger zu sein als im Alter von 8 Jahren.

Worin bestehen die potientiellen Vorteile und die Risiken der Germektomie der dritten Molaren?

Die Vorteile sind auf den ersten Blick einsichtig. Wenn nach einer eingehenden kieferorthopädischen Diagnose feststeht, daß bei dem Patienten eine Wahrscheinlichkeit von mehr als 50% für eine Impaktierung der Zähne besteht und weniger als 10% für den Durchbruch in eine normale Okklusion, so kann man ihm durch die frühzeitige Germektomie das beträchtliche Trauma der operativen Entfernung ersparen. Ihm kann außerdem die mögliche Beschädigung der zweiten Molaren erspart werden. Selbst wenn die Zähne nicht impaktiert sind, sondern nur in eine Infraposition durchbrechen, ist die Wahrscheinlichkeit groß (32%), daß sie ein kieferorthopädisches Rezidiv verursachen und später doch noch wegen anderer dentaler Probleme wie einer Perikoronitis, Gelenkbeschwerden oder Karies entfernt werden müssen.

Auf der anderen Seite sollte dieses Argument nicht benutzt werden, um die prophylaktische Entfernung der dritten Molaren bei allen Menschen zu fordern. Wenn genügend Platz für die dritten Molaren (30 mm) vorhanden ist, ist es unsinnig, einen nützlichen Zahn zu entfernen: Man hat beobachtet, daß die dritten Molaren geeignet sind, die normale vertikale Abstützung zu geben. Ist genügend Platz vorhanden, so wird der Molar relativ wenige Probleme verursachen (weniger als 20%), und er kann auch gut behandelt werden. Andererseits können kariesanfällige Patienten bereits im jugendlichen Alter erkannt werden. Sie benötigen möglicherweise die dritten Molaren als Ersatz für die ersten oder zweiten Molaren oder als Brückenpfeiler. ANDERSON UND MITARBEITER [7] haben in ihrer Untersuchung am *Burlington Growth Center (Zentrum für Wachstumsforschung)* festgestellt, daß die Wahrscheinlichkeit für den Verlust des zweiten Molars annähernd 10% ist und daß diese Wahrscheinlichkeit mit einem niedrigeren sozioökonomischen Status zunimmt. Man fand dabei nicht, daß die Kariesfrequenz bei sozioökonomisch geringer gestellten Gruppen höher war, sondern daß einfach das Geld oder das Interesse für eine adäquate prothetische Versorgung nicht vorhanden war. Will man eine Germektomie in Betracht ziehen, so sollte der Patient ermahnt werden, seine regelmäßigen Kontrolluntersuchungen beim Zahnarzt einzuhalten. Es sollte sich auch möglichst um Patienten handeln, von denen man annehmen kann, daß sie ein vernünftiges Kariesprophylaxeprogramm durchführen. Die Germektomie sollte deshalb für die sozial schwächergestellten Schichten nicht als Grundregel angesetzt werden – es sei denn, daß die zukünftige Zahnbehandlung des Patienten sichergestellt ist. Bei vernünftiger Zahnpflege ist das Risiko des Verlustes des ersten oder zweiten Molars weniger als 10% und nicht so groß wie die anderen Risiken, die wir diskutierten – insbesondere, wenn man berücksichtigt, daß eine große Wahrscheinlichkeit für die Impaktierung vorliegt.

Eine der alten Mythen der Kieferorthopädie ist, daß die dritten Molaren für das richtige Wachstum des Unterkiefers notwendig sind. Obwohl Ricketts von 1968 bis 1978 derartige Germektomien sehr häufig durchgeführt hat, konnte er keinen Beweis für ein solches Ereignis finden. ENUNLU [8] aus Istanbul in der Türkei hat die ersten bleibenden Molaren bei Hunden entfernt und eine prinzipiell normale Unterkieferentwicklung festgestellt, wobei der Unterschied lediglich 1 mm auf der Extraktionsseite betrug.

Ein schwierigeres und mit mehr Emotionen belastetes Problem liegt darin, die Behauptungen bezüglich der Wahrscheinlichkeit der Zystenbildung mit oder ohne Germektomie zahlenmäßig festzulegen. Über Zysten, die auf der Basis von Epithelresten entstehen, wurde von SHIRA berichtet. Der Prozentsatz ihres Vorkommens in der Gesamtpopulation wurde nicht bestimmt, aber er ist unzweifelhaft extrem gering. Einige Pathologen glauben, daß die Germektomie ein höheres Risiko zur Bildung von Zysten mit sich bringe, falls Epithelreste nach der Operation im Mundbereich verbleiben. Andere wiederum meinen, daß die Wahrscheinlichkeit, bei Patienten im Alter von 8 Jahren Epithelreste zurückzulassen, nicht höher ist, als wenn die Germektomie zu einem späteren Zeitpunkt – sagen wir mit etwa 18 Jahren – durchgeführt wird; sie ist auch sicher nicht größer, als wenn man den Zahn impaktiert ließe. Aufgrund der Seltenheit des Vorkommens von Zysten kann dieses Risiko nicht quantifiziert werden. Es steht fest, daß das Ereignis bei keiner der 3000 Germektomien auftrat, die in den letzten 45 Jahren von Henry durchgeführt wurden. Die Germektomie der Prämolaren wird seit vielen Jahren vorgenommen, und meines Wissens sind keine Berichte über Zysten veröffentlicht worden. Der Kieferorthopäde oder der Oralchirurg ist jedoch gut beraten, wenn er als Vorsichtsmaßnahme postoperativ Röntgenbilder macht, damit er sicherer sein kann, daß keine Reste hinterlassen wurden.

Literaturverzeichnis

1. Björk, A.: Mandibular growth and third molar impaction. Acta Odontologica Scandinavia, Vol. 14: 231–72, November 1956.
2. Vego, LeRoy: A longitudinal study of mandibular arch perimeter. The Angle Orthodontist, Vol. XXXII, No. 3 – July 1962.
3. Kaplan, R. G.: Mandibular third Molars and postretention crowding. American Journal of Orthodontics, Volume 66, No. 4, October 1974.
4. Turley, Patrick, K.: A computerized method of forecasting third molar space in the mandibular arch. Paper read at NIDR Meeting, 1974.
5. Schulhof, R. J. and Bagha, L.: A statistical evaluation of the Ricketts and Johnston growth-forecasting methods. American Journal of Orthodontics, Vol. 67, No. 3, March 1975.
6. Schwarze, C. W.: The influence of third molar germectomy – a comparative long-term study. Trans. Third Intl. Ortho. Cong. – 1973, p. 551.
7. Anderson, D. L.: Socioeconomic status, loss of teeth, and participation in a dental study. Journal of Public Health Dentistry, Vol. 34, No. 2 – Spring issue.
8. Enunlu, H.: Early Extraction of Molars. Trans. Europ. Orth. Soc., 47: 439–449, 1971.

Kapitel 4
Die Planung kieferchirurgischer Interventionen; neue Methoden der Kommunikation

Robert J. Schulhof, A.B., M.A.

Da kieferchirurgische Interventionen immer eine fachübergreifende Zusammenarbeit erfordern, besteht eine erhöhte Notwendigkeit zu entsprechender Kommunikation. Vor einem kieferchirurgischen Eingriff ist der Wunsch des Patienten und sein Recht auf Information notwendigerweise viel größer als bei der normalen kieferorthopädischen Behandlung. Er muß genau wissen, wo die für ihn relevanten Probleme sitzen, welches das Ergebnis der chirurgischen Intervention wäre und welche Alternativen sich ihm bieten in bezug auf die Schwierigkeit der Behandlung und das zu erwartende Ergebnis.

Der Kieferorthopäde und der Kieferchirurg brauchen natürlich auch ihrerseits eine entsprechende Kommunikation untereinander. Sie müssen entscheiden, welche chirugischen Eingriffe durchgeführt werden sollen und inwieweit eine kieferorthopädische Behandlung vor oder nach der chirurgischen Intervention notwendig wird.

Die Behandlungsplanung bringt so neue Herausforderungen mit sich, wenn die Behandlung mit einem chirurgischen Eingriff verbunden ist, weil es so viele Möglichkeiten und Alternativen gibt, die in Betracht gezogen werden können. Bestimmte Begrenzungen der Behandlungsmöglichkeiten aufgrund bestimmter skelettaler Strukturen, die möglicherweise bei der kieferorthopädischen Behandlung in Betracht gezogen werden müssen, können andererseits bei der chirurgischen Intervention vollständig verändert sein. Die Diagnostik und die Behandlungsplanung nehmen somit bei der kieferchirurgischen Intervention neue Dimensionen und neue Möglichkeiten an.

Die Analyse der Fernröntgenbilder kann dabei ein unschätzbar wichtiges Mittel für die Behandlungsplanung darstellen. Es ist verständlich, daß die vereinfachten Analysen, die lediglich auf bestimmten Zahlen basieren und die in der Vergangenheit für die orthodontische Diagnostik einen gewissen Popularitätsgrad erreichten, nur einen kleinen Teil des Gesamtspektrums der Möglichkeiten bei kieferchirurgischen Interventionen abdecken.

Vor einigen Jahren konnten wir im *Journal of Clinical Orthodontics* zeigen, daß die Linie S–N bei chirurgischen Klasse-III-Fällen nicht vertrauenswürdig ist, weil die Stellung der Sella und des Nasions in diesen Fällen anomal ist. Tatsächlich können bei chirurgischen Fällen mit extremen Anomalien *alle* Referenzlinien in Frage gestellt werden. Deshalb haben wir uns bei *Rocky Mountain Data Systems* dazu entschlossen, bei chirurgischen Fällen die Zahlen nicht mehr zu benutzen, sondern die »visuelle« Norm anzulegen, wenn wir die Probleme des individuellen Patienten bestimmen wollen. Diese visuelle Norm stellt eine computerisierte Annäherung zur Erfüllung von BROADBENT'S ursprünglichem Ziel dar, eine Art »Blaupause« für sichtbar zu machende Vergleiche verfügbar zu haben.

Der Vorteil der Benutzung des Computers liegt darin, daß die Norm entsprechend den individuellen Gegebenheiten des Patienten benutzt wird. Für Individuen mit durchschnittlichen Größenmaßen können Blaupausen wie die von Broadbent nützlich sein. Handelt es sich jedoch um sehr große oder sehr kleine Patienten, so kann die Frage: »Ist der Unterkiefer groß oder klein?« nicht mit Sicherheit beantwortet werden.

Darüber hinaus muß festgestellt werden, daß die Untersucher der Broadbent' Population diese Gesichter unter dem Aspekt »gute Gesichter« sammelten. Diese Fälle scheinen einen sehr starken Trend zu den Tiefbiß-Brachyfazialtypen darzustellen, wenn man sie mit nach Zufallszahlen ausgesuchten Personen vergleicht.

Die Normen des Rocky Mountain Data Systems-Computers basieren auf den Arbeiten, die in den *Proceedings* der *Foundation for Orthodontic Research* 1976 veröffentlicht wurden. Sie repräsentieren über 2000 Einzelfälle und stellen gewissermaßen das Destillat aus 21 größeren Untersuchungen dar, die von Kieferorthopäden unternommen wurden, um das »Normale« zu analysieren. Diese Untersuchungen wurden benutzt, um das Gesicht neu zu »erschaffen«, wie es sich in der *Abbildung 1* darstellt.

Der folgende Fall soll die Benutzung der »Sichtbaren Norm« demonstrieren.

Die Bestimmung des Problems

Die *Abbildung 2* zeigt einen Fall, der entsprechend der Steiner-Analyse untersucht wurde. Sie ist eine beschreibende Analyse, die uns für diesen Fall sagt, daß der Unterkiefer retrognath ist (SNB = 75°), sowie daß es sich um einen sehr vertikalen Gesichtstyp handelt, mit einem Unterkieferebenenwinkel von 37°. Leider sagt die Steiner-Analyse nicht, wo das Problem liegt, und natürlich auch nicht, welches die beste Art seiner Korrektur wäre.

Durch Überdeckung unserer Durchzeichnung über die sichtbare Norm *(Abb. 3a)* auf der Frankfurter Ebene in der Pterygoid-Vertikalen lassen sich die insgesamt vorhandenen Diskrepanzen in bezug auf die Stellung des Oberkiefers und des Unterkiefers sichtbar machen. Hier sehen wir den Komplex der Probleme: Der Oberkiefer liegt sehr hoch, d. h., das obere Gesicht ist kurz. Der obere erste Molar ist zu sehr extrudiert, und der Unterkiefer liegt nach dorsal, nach hinten und unten.

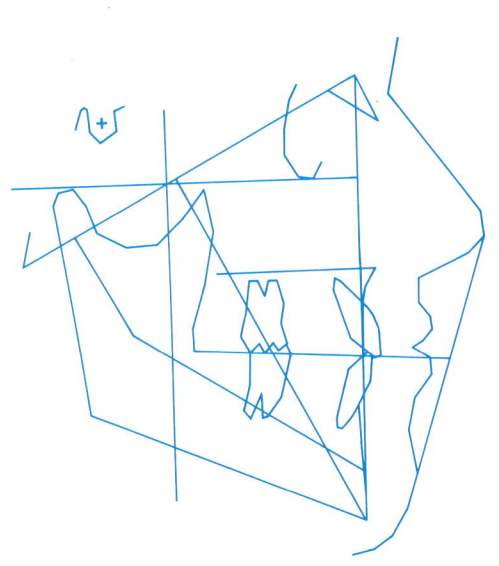

Abb. 1: Die »sichtbare Norm« stellt ein normales Computerbild dar, das für den individuellen Patienten auf der Basis seiner Größe, seines Alters, seines Geschlechtes und seiner Rasse gezeichnet wird.

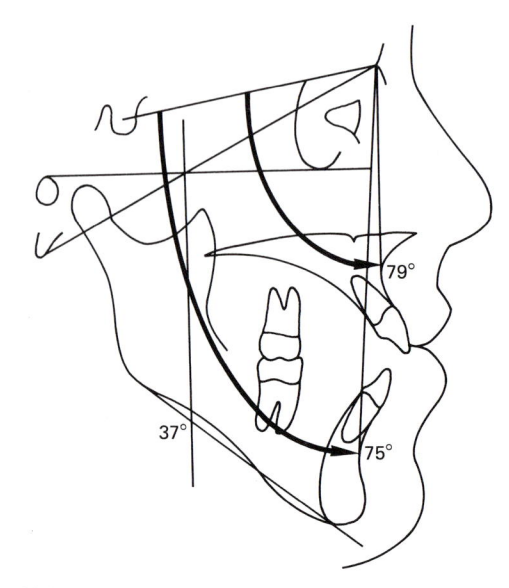

Abb. 2: Die Analyse des Falles mittels der Steiner-Analyse zeigt einen retrognathen vertikalen Gesichtsentwicklungstyp. Die Steiner-Analyse zeigt jedoch nicht die wirkliche Ursache des Problems.

Die Planung kieferchirurgischer Interventionen

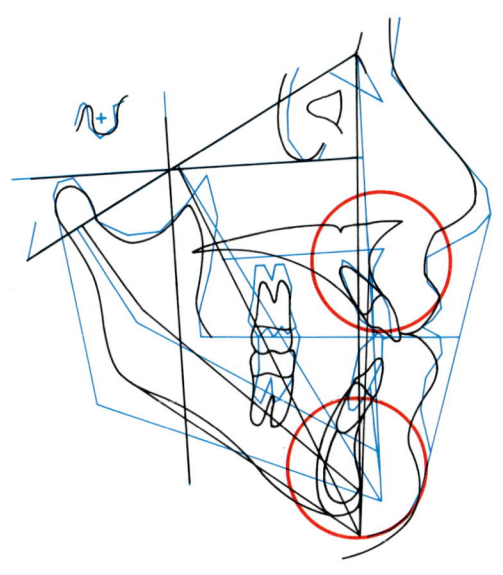

Abb. 3a: Die Überdeckung unserer Durchzeichnung über die »sichtbare Norm« auf der Frankfurter Ebene und der Pterygoid-Senkrechten zeigt uns, daß der Oberkiefer zu hoch lokalisiert ist und daß der Unterkiefer zu weit unten und hinten liegt.

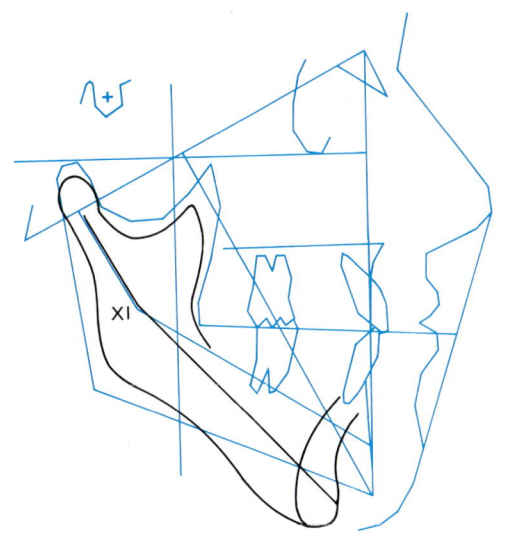

Abb. 3b: Die Analyse des Unterkiefers selbst zeigt uns die wirkliche Anomalie in bezug auf die Form des Unterkiefers.

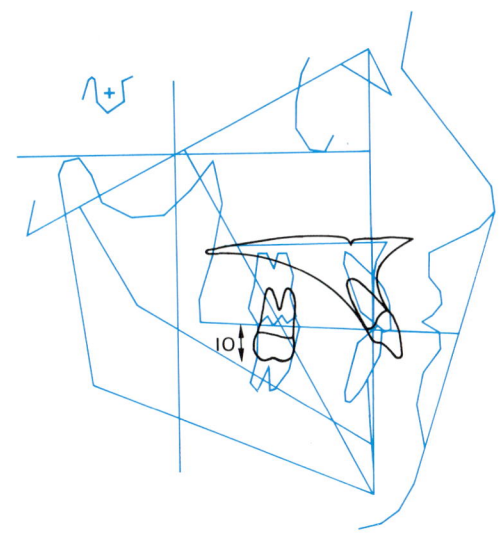

Abb. 3c: Die Überdeckung im Bereich des Oberkiefers zeigt uns, daß der obere Molar sehr weit durchgebrochen ist – annähernd 10 mm zu viel.

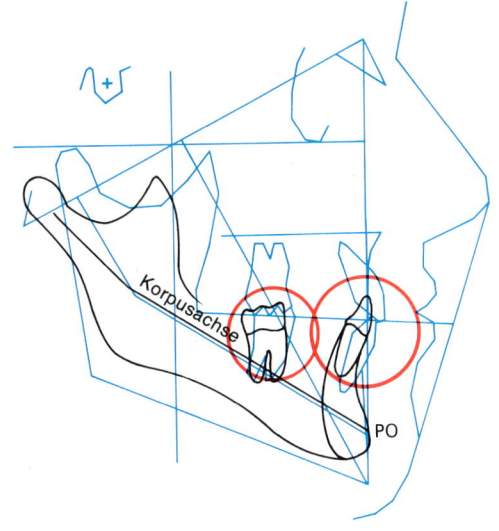

Abb. 3d: Die Überdeckung im Bereich der Korpusachse im Pogonion zeigt uns, daß der untere Molar nicht zu weit durchgebrochen ist; andererseits sind jedoch die unteren Schneidezähne zu weit durchgebrochen, bei ihrem Versuch den Biß zu schließen.

Wollen wir jetzt den Unterkiefer für sich analysieren, so können wir in der Kondylarachse *(Abb. 3b)*, im Zentrum oder im Punkt Xi überdecken. Hier zeigt sich eine echte Anomalie in der Form des Unterkiefers, die den offenen Biß fördert. Die Überdeckung *(Abb. 3c)* auf dem Oberkiefer zeigt den Durchbruch der oberen Zähne. Es ist festzustellen, daß der obere erste Molar sehr weit durchgebrochen ist – etwa 10 mm mehr als normal.
Eine Überdeckung in der Korpusachse im Punkt Pogonion *(Abb. 3d)* läßt uns

den Durchbruch der unteren Zähne erkennen. Hierbei zeigt sich, daß der untere Molar nicht zu weit durchgebrochen ist, daß aber der untere Schneidezahn zu weit beim Versuch durchgebrochen ist, den offenen Biß zu schließen. So ergibt sich die Möglichkeit, die Ursachen genau zu bestimmen und das Ausmaß des Problems festzulegen.

Dieser Fall wurde als gute Illustration ausgesucht, weil der Oberkiefer sehr weit kranial und der Unterkiefer sehr weit kaudal liegt und der Unterkiefer eine echte abnormale Form aufweist, wozu zusätzlich der zu starke Durchbruch der Zähne kommt.

Würde man eine der üblichen Fernröntgen-Analysemethoden benutzen, so wäre es nicht möglich, die Höhe des Oberkiefers oder den Umfang des Durchbruches der Zähne in bezug auf ihre apikale Basis zu beurteilen. Hier zeigt sich, daß der obere Molar im Verhältnis zum unteren Molar zu weit durchgebrochen ist.

Die Planung der Behandlung

Wir bitten den Leser, einen Artikel über die Technik der Behandlungsplanung im *American Journal of Orthodontics*, Januar 1977, mit dem Titel »Surgical Correction of Long Face Syndrome« (Die chirurgische Behandlung des Syndroms des »langen Gesichtes«) von BELL, CREEKMORE UND ALEXANDER nachzulesen. Die Seiten 48–51 dieses Artikels illustrieren die Methoden der Modellanalyse und die Herstellung von Blaupausen für die chirurgische Behandlungsplanung.

Bei der Konstruktion der chirugischen Behandlungsziele mittels der Verfahren von *Rocky Mountain Data Systems* gehen wir in ähnlicher Weise wie folgt vor:

Schritt 1: Die skettalen Verhältnisse

Es muß eine Entscheidung darüber getroffen werden, wie der Patient behandelt werden soll. Um dies zu ermöglichen, wird zuerst eine Kopie der Durchzeichnung angefertigt; der Unterkiefer wird ausgeschnitten, so daß er als Schablone benutzt werden kann *(Abb. 4)*. Der erste Faktor, der bei diesem Fall in Betracht gezogen werden mußte, war die Überextrusion der oberen Molaren *(Abb. 5)*, die ihrerseits natürlich eine der größten Abnormalitäten bei diesem Patienten darstellte. Bei Benutzung der Unterkieferschablone können wir dann den Unterkiefer so abstützen lassen, bis sich die unteren

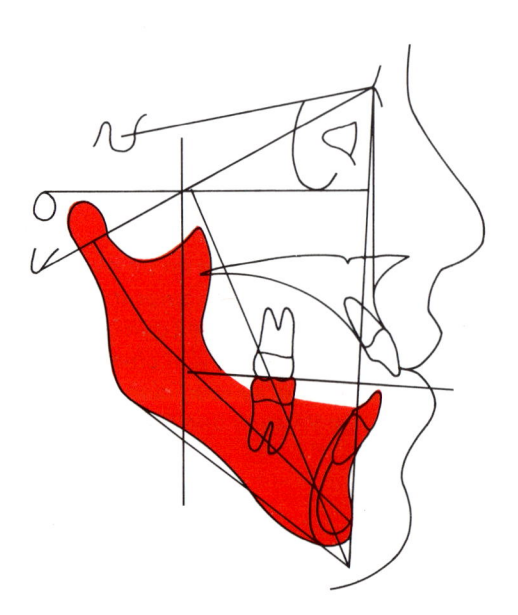

Abb. 4: Eine Kopie des ursprünglichen Unterkiefers wird ausgeschnitten, um als Schablone benutzt zu werden.

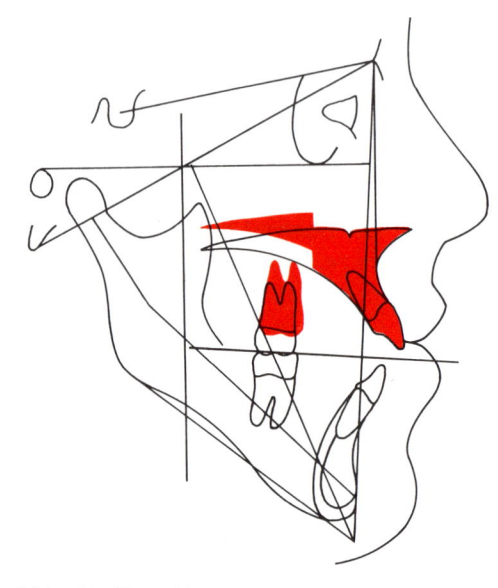

Abb. 5: Eine Kopie des Oberkiefers wird ausgeschnitten, um als Schablone benutzt zu werden. Hier wird die Intrusion des posterioren Segmentes des Oberkiefers und der oberen Molaren gezeigt.

Zähne berühren, was das zu erwartende Resultat – die Intrusion der oberen Molaren – darstellen würde. Bei einem Vergleich dieser neuen Kieferlage mit der sichtbaren Norm erkennen wir, daß die gesamte Gesichtshöhe tatsächlich in dieser Position annähernd normal ist *(Abb. 6)*.

Es stellt dann einen vernünftigen Kompromiß dar, ohne daß umfangreiche chirurgische Interventionen sowohl im Oberkiefer als auch im Unterkiefer durchgeführt werden; so wurde diese Art der Behandlung als Behandlung der Wahl auserwählt. Natürlich werden Kieferchirurgen bei ihrem Behandlungsansatz möglicherweise zu verschiedenen Lösungen kommen, denn die gezeigte Therapie stellt nur eine von den verschiedenen Möglichkeiten dar. Diese Behandlung würde jedoch ein Resultat ergeben, das der sichtbaren Norm entspricht, es würde ästhetisch gut aussehen und auch funktionell gut sein.

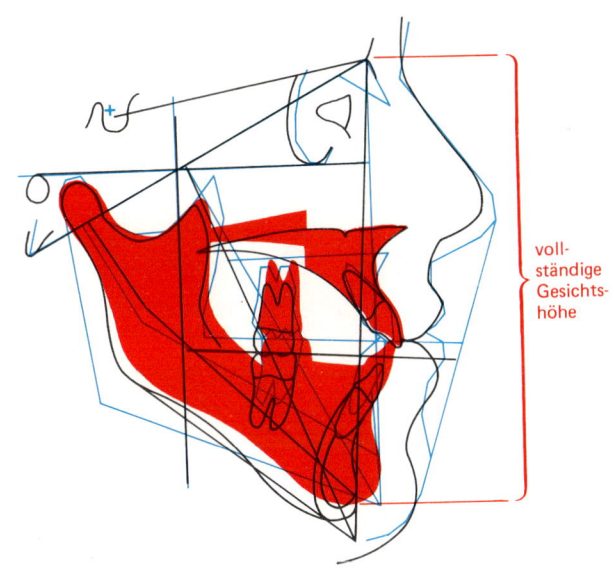

Abb. 6: Unter Benutzung der Unterkieferschablone können wir jetzt den Unterkiefer so rotieren lassen, bis die Frontzähne sich berühren. Man beachte, daß sich die gesamte Gesichtshöhe in dieser Position als annähernd normal beim Vergleich mit der sichtbaren Norm erweist.

Schritt 2: Die Verhältnisse der Zahnbögen

Sobald jetzt die Kiefer zueinander in die richtige Position gebracht worden sind, werden die idealen Verhältnisse der Zahnbögen in bezug auf die Kiefer beurteilt: Die Zähne werden über der sichtbaren Norm auf der A–PO-Ebene entlang der neuen Okklusionsebene *(Abb. 7)* überdeckt. Es zeigt sich, daß die Schneidezähne bei diesem neuen Kieferverhältnis zu weit vorstehen, und deshalb würde ihre Retraktion indiziert sein. Natürlich kann dies nur dann gemacht werden, wenn genügend Platz im Unterkieferzahnbogen vorhanden ist.

Deshalb werden die neuen idealen Zahnpositionen bestimmt, und es wird eine rote Durchzeichnung angefertigt, die die skelettalen und dentalen Verhältnisse am Ende der Behandlung zeigt *(Abb. 8)*.

Schritt 3: Weichteilprofil

Bei diesem Fall wurde das obere Gesicht so durchgezeichnet, wie es sich darstellt: – bis zum Weichteilpunkt A.

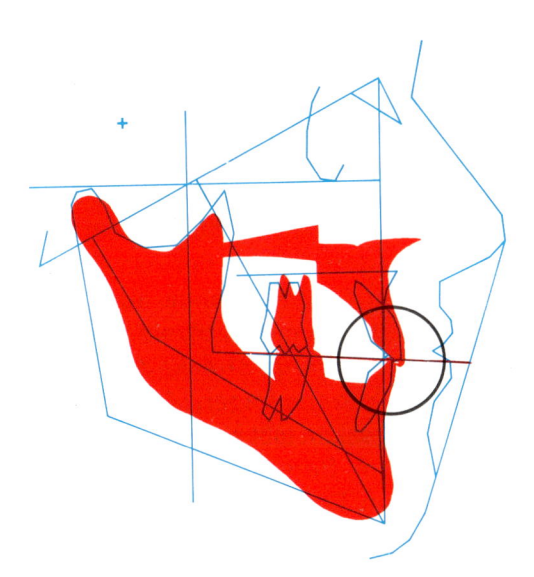

Abb. 7: Hier werden die idealen Zahnbogenverhältnisse in bezug auf die Kiefer beurteilt. Es zeigt sich bei der Überdeckung über die sichtbare Norm entlang der A–PO-Linie, daß die Schneidezähne bei diesem Verhältnis zu sehr protrudiert sind.

Denn dieses Gebiet wird durch die chirurgischen Interventionen nicht beeinflußt *(Abb. 9)*. Es gab eine beträchtliche Muskelspannung im Gebiet der Lippen vor der chirurgischen Intervention *(Abb. 10)*, was sich bei der Ausmessung im Verhältnis der Dicke der Lippe im Bereich des Weichteilpunk-

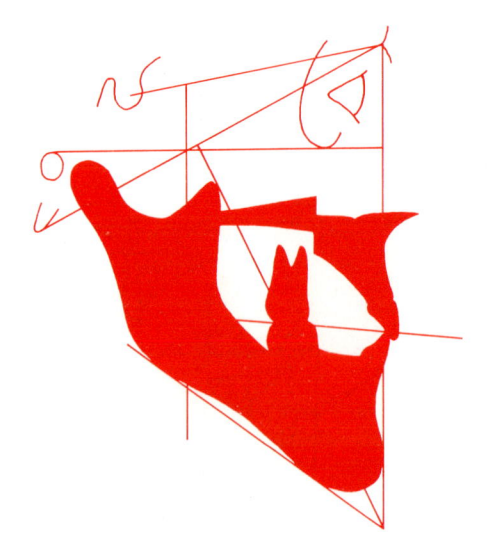

Abb. 8: Anschließend werden die neuen idealen Zahnpositionen bestimmt, und es wird eine rote Durchzeichnung vorbereitet, die die skelettalen und dentalen Verhältnisse am Ende der Behandlung zeigt.

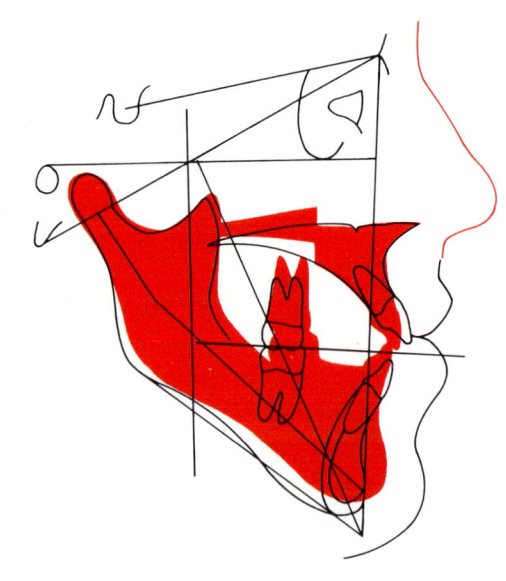

Abb. 9: Das Obergesicht wird so durchgezeichnet, wie es sich darstellt, da dieses Gebiet durch den chirurgischen Eingriff nicht beeinflußt wird.

tes A und der Dicke im Bereich der Lippenrotgrenze zeigte. HOLDAWAY demonstrierte seinerzeit als erster, daß der Umfang der Spannung sich durch den Vergleich der Meßergebnisse an diesen beiden Stellen feststellen läßt. Es ist zu erwarten, daß bei der Retraktion der oberen Schneidezähne auch die Oberlippe etwas nachgibt; sie wird jedoch nicht die ganze Strecke dem oberen Schneidezahn folgen *(Abb. 11)*.
Das Untergesicht läßt sich durch Überdeckung im Bereich der Symphyse einzeichnen. Es ist zu erwarten, daß es zu keiner Veränderung im Bereich des Weichteilpunktes B und des Pogonions kommt. Die Dicke der Weichteile bleibt in diesem Gebiet im allgemeinen gleich, außer bei den Fällen mit einer Fehlfunktion des Musculus mentalis, als deren Folge die Weichgewebe meist nicht gleichmäßig verteilt sind. Das Gesichtsprofil kann danach vervollständigt werden, und so läßt sich eine visuelle Beurteilung des endgültigen Ergebnisses zeigen. Selbstverständlich sind noch beträchtliche wissenschaftliche Untersuchungen notwendig, bis der Umfang der Anpassung der Weichgewebe an die Hartgewebe geklärt ist.

Schritt 4: Das sichtbar gemachte Behandlungsziel für den chirurgischen Eingriff

Jetzt läßt sich das rote sichtbar gemachte Behandlungsziel fertigstellen, das die skelettalen, die dentalen und auch die Weichteilveränderungen zeigt *(Abb. 12)*.

Treten Sie der Datenbank bei!

Obwohl wir Ihnen zum augenblicklichen Zeitpunkt die einfachsten Verfahren zeigen können, mit denen sich ein fast ideales Resultat erreichen läßt, liegen unsere größten Limitationen zur Zeit noch im Fehlen von genügend Daten für das Vorkommen von Nebeneffekten und Retentionsproblemen im Bereich der Kieferchirurgie und der chirurgisch-kieferorthopädisch kombiniert behandelten Fälle.
Bis jetzt gab es keine zentrale Informationsquelle, keine Datenbank, an die sich die Ärzte wenden konnten, um schnell und einfach diese Daten zu erhalten. Die Information des Kieferorthopäden beschränkte sich auf die begrenzte Anzahl von Fällen, die er bisher in seiner eigenen Praxis beobachten konnte. Wenn zum Beispiel ein be-

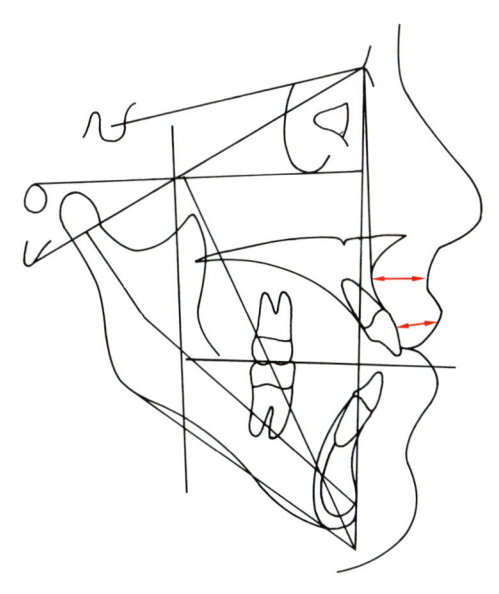

Abb. 10: Es zeigt sich eine beträchtliche Spannung der Lippen vor dem chirurgischen Eingriff. Im Normalfall ist die Lippendicke die gleiche wie die Dicke im Bereich des Weichteilpunktes A.

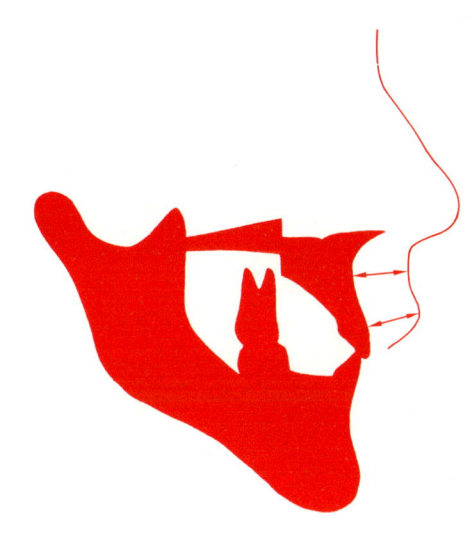

Abb. 11: Es ist zu erwarten, daß bei der Retraktion der oberen Schneidezähne auch die Oberlippe selbst sich etwas entspannt; sie wird aber wahrscheinlich nicht um den gleichen Betrag wie die oberen Schneidezähne nach dorsal kommen. Man beachte, daß die endgültige Lippendicke normal ist im Vergleich mit dem Weichteilpunkt A.

stimmter Nebeneffekt annähernd in 5% der Fälle auftrat und somit eindeutig statistisch signifikant ist, so hätte der Kieferorthopäde dasselbe Behandlungsverfahren mindestens 20mal in einem Jahr anwenden müssen, um ein derartiges Vorkommnis selber einmal zu beobachten. Nehmen wir an, daß er fähig wäre, dies zu tun, so würde der durchschnittliche Kieferorthopäde, der überarbeitet ist, nicht die Zeit haben, entsprechende Fortschrittsdiagnostik zu betreiben, und er würde auch nicht die statistischen Kenntnisse haben, um die Resultate entsprechend auszuwerten. Und er hat keine Möglichkeit, die Resultate, die er erreicht, oder die Schwierigkeiten, denen er dabei begegnet, mit den Resultaten anderer Kieferorthopäden zu vergleichen.

Um dieses Ziel zu erreichen und um dieser Not abzuhelfen, wurde die *kieferchirurgische Datenbank bei Rocky Mountain Data Systems* geschaffen. Sie werden sich vorstellen, daß der Umfang des Erfolges bei einer derartigen wissenschaftlichen Anstrengung abhängt von dem Grad des Interesses und der Teilnahme so vieler Kieferorthopäden wie möglich. Wir brauchen deshalb Ihre Unterstützung!

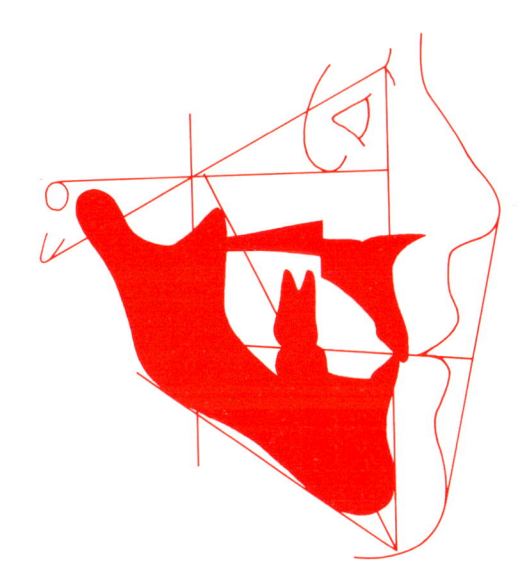

Abb. 12: Das endgültige rote sichtbar gemachte Behandlungsziel für den chirurgischen Eingriff wird dargestellt: Es zeigt die Veränderung im skelettalen, im dentalen und im Weichteilbereich.

Für weitere Informationen und Instruktionen kontaktieren Sie diese Adresse:

Rocky Mountain Data Systems,
16661 Ventura Blvd., Suite 200,
Encino, Calif. 91436,
Telephone (213) 986-0460.

FACHBUCHTIP Hüthig

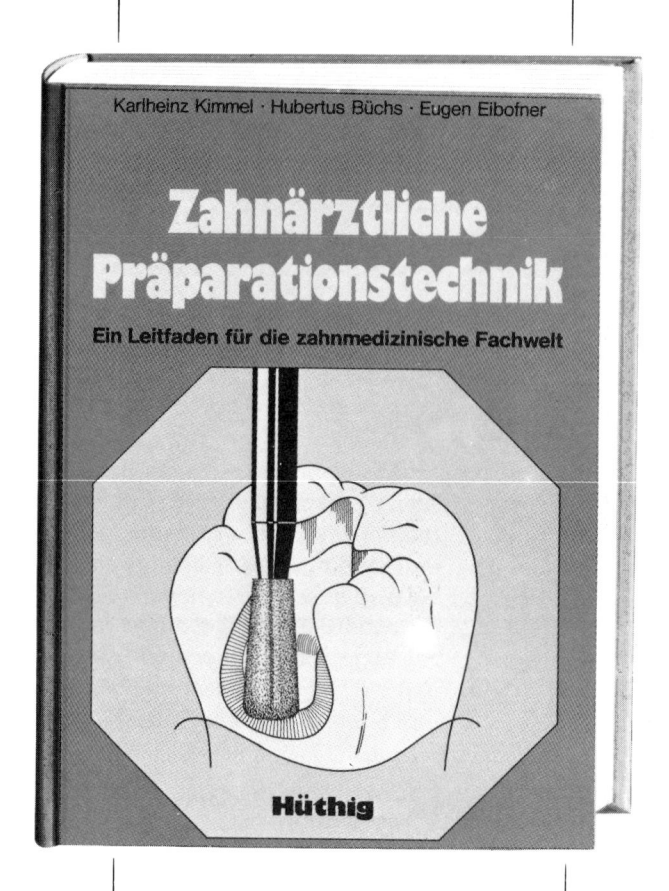

Zahnärztliche Präparationstechnik

von Karlheinz Kimmel, Hubertus Büchs und Eugen Eibofner (Hrsg.)

1985, 301 S., 325 Abb., geb., DM 128,—
ISBN 3-7785-1152-1

Die zahnärztliche Präparationstechnik mit den Kavitäten- und den Kronenstumpfpräparationen als Hauptaufgaben ist ein wichtiger Bestandteil der zahnärztlichen Berufsarbeit.

Ihre Qualität beeinflußt die folgenden Arbeitsgänge im klinischen und zahntechnischen Bereich erheblich, was auch für das gesamte Arbeitsergebnis gilt. Schonende Verfahrensweise, mit der auch iatrogene Gesundheitsgefährdungen vermieden werden können, ist ebenso ein Ziel wie eine rationale Arbeitsgestaltung, bei der fachliche, hygienische, technische, ergonomische und organisatorische Gesichtspunkte zu berücksichtigen sind.

Der von K. Kimmel, H. Büchs und E. Eibofner herausgegebene Leitfaden beruht auf einer umfassenden Untersuchung einer interdisziplinären Arbeitsgruppe, die nach der Analyse der Ist-Situation ein systematisches Präparationskonzept entwickelt hat. Einzeldarstellungen verweisen auf parodontologische, biologische, technische und auch qualitätssichernde Kriterien. Insgesamt gesehen ist dieses Buch geeignet, die Situation in Lehre und Arbeitspraxis zu optimieren.

FACHBUCHTIP Hüthig

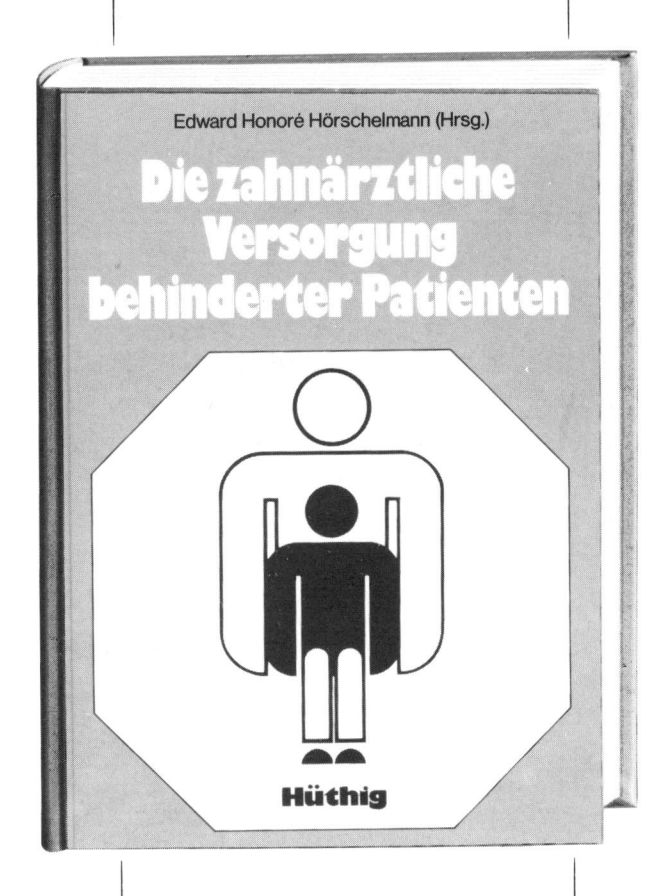

Zahnärztliche Versorgung behinderter Patienten

von Edward Hörschelmann (Hrsg.)

1985, XVI, 156 S., 56 Abb., geb., DM 84,—
ISBN 3-7785-0900-4

Die „Zahnärztliche Behinderungshilfe" hat in der Bundesrepublik Deutschland inzwischen ihren festen Platz erhalten. Zahnärzte, Hochschullehrer und Behörden suchen Antworten auf viele Fragen im Zusammenhang mit diesem Aufgabengebiet. Namenhafte Persönlichkeiten aus Wissenschaft und Praxis haben den augenblicklichen Stand unserer Kenntnisse in dem vorliegenden Buch aufgezeigt.

Von der Früherkennung, über die Mundhygiene und Prophylaxe bis zu den Möglichkeiten der prothetischen und kieferorthopädischen Behandlung zeigen die Beiträge Anregungen und Grenzen. Ärzte, Zahnärzte, Betreuer und Eltern können Hinweise und Daten erfahren, die ihnen Unterstützung und Hilfen in ihrer Beurteilung und im Umgang mit unseren behinderten Mitmenschen sein können.

Wenn in Zukunft der Kreis der betreuenden Zahnärzte immer größer wird, können die bestehenden Zahnschäden noch besser versorgt und wenn möglich vermieden werden.

Aus dem Inhalt:

H. Müller-Fahlbusch: Behindertsein und Menschlichkeit · *G. Neuhäuser:* Gesundheit und Behinderung – Definition und Deutung · *A. Gentz:* Frühförderung · *D. E. Lange* und *E. H. Hörschelmann:* Orale Präventivmedizin und spezielle Mundhygiene bei Behinderten · *J. Einwag:* Fluoridprophylaxe beim Behinderten · *H. G. Schlack:* Eßstörungen und Eßtherapie bei behinderten Kindern · *G. Schröder:* Psychologische Beeinflussungsmöglichkeiten bei kindlichen Ängsten vor zahnärztlicher Behandlung · *J. Radke* und *H. Burchardi:* Anästhesiologische Gesichtspunkte bei der ambulanten zahnärztlichen Versorgung zerebral behinderter Patienten · *H. Hoyer:* Die Sanierung der Mundhöhle in endotrachealer Kombinationsnarkose aus zahnärztlicher Sicht · *J. E. Hausmann* und *G. Neukam:* Zahnärztlich-chirurgische Versorgung Schwerbehinderter · *D. E. Lange:* Parodontale Aspekte bei der Behandlung von Behinderten · *T. Jung:* Prothetische Versorgung Behinderter · *J. Tränkmann:* Kieferorthopädische Betreuung Behinderter